우리 몸에 좋은
장아찌사전

솔뫼 선생과 함께 만드는 우리 자연의 건강약초 장아찌 246종

우리 몸에 좋은
장아찌사전

글·사진 솔뫼

Green Home

머리말

장 아 찌
사　　전

약초장아찌로 입맛도 살리고 건강도 챙긴다

우리 조상들은 모든 만물이 음과 양의 조화로 이루어진다고 여겼으며, 이러한 사상은 사람이 태어나고, 자라고, 병들고, 죽기까지의 모든 생활에 두루 영향을 끼쳐왔다. 이것은 자연이 우리에게 내린 약초 하나를 사용하는 데 있어서도 마찬가지였다. 약초에 무슨 성분이 들어 있는지 분석할 과학 장비조차 없던 그 옛날부터 하늘이 내린 지혜와 오랜 경험을 통해, 그리고 음양오행의 조화를 고려하여 건강을 지키고 병을 물리쳐왔다.

음과 양의 소멸, 성장, 변화는 목(木) → 화(火) → 토(土) → 금(金) → 수(水)라는 오행(五行)의 움직임으로 풀이되며, 약초가 본래 지니고 있는 맛을 오행으로 보면 신맛-목(木), 쓴맛-화(火), 단맛-토(土), 매운맛-금(金), 짠맛-수(水)라는 다섯 가지 맛, 즉 오미(五味)로 나뉜다. 여기에 습습한 맛(담담한 맛) 또는 떫은맛을 더하기도 하는데, 이것을 여섯 가지 맛 즉 육미(六味)라고 한다. 이 각각의 맛들은 다음과 같이 우리 몸에서 다르게 작용한다.

▪ 신맛
거두어들이는 작용을 하여 기운을 모아주고, 진액이 빠져나가는 것을 막아준다.

▪ 쓴맛
배출시키는 작용을 하여 치솟은 기운과 열을 내리고, 입맛을 돋우며, 습한 것을 없앤다.

▪ 단맛
부드럽게 만드는 작용을 하여 소화가 잘 되게 하고, 통증을 완화시키며, 메마른 것을 촉촉하게 하고, 부조화를 다스려 조화롭게 한다.

- **매운맛**

  발산시키는 작용을 하여 기와 피가 잘 돌게 하고, 열과 땀이 나게 하며, 나쁜 기운을 몰아내고, 진액이 고루 퍼지게 한다.

- **짠맛**

  딱딱한 것을 부드럽게 만드는 작용을 하여 기의 흐름을 내려주고, 뭉친 것을 풀어주며, 소변이 잘 나오게 하고, 혈관을 수축시킨다.

- **슴슴한 맛**

  스며 나오게 하는 작용을 하여 몸에 있는 구멍을 통하게 하고, 소변이 잘 나오게 한다.

- **떫은맛**

  수렴시키는 작용을 하여 몸에서 빠져나가는 것을 막아주고, 진액이 생겨나게 한다.

이 책은 이러한 오행상의 맛에 따라 자신의 입맛과 몸 상태에 맞는 약초를 찾아 장아찌를 담글 수 있도록 만들었다.

그렇다면 오행상의 맛과 실제 맛과는 어떤 차이가 있을까? 동양의학에서 말하는 오행상의 맛이란 단순히 실제 입안에서 느껴지는 맛을 넘어 우리 몸에서 작용하는 주요 원리로서의 의미가 더 크다. 따라서 이 책에서 말하는 오행상의 맛은 약초가 지닌 주요 맛인 동시에, 그 맛이 우리 몸에서 어떤 작용을 하는지를 보는 것으로 이해하면 된다. 그래서 실제 약초에서 느껴지는 맛은 오행상의 맛보다 다양하고 복합적이다. 또한 같은 약초라도 새순이냐 억센 것이냐, 깊은 산에서 난 것이냐 재배한 것이냐, 양지에 난 것이냐 그늘에 난 것이냐 등 환경과 여건에 따라 맛이 조금씩 달라진다. 예를 들어 어린 새순은 쓴맛이 덜하고, 억센 것은 아주 쓴 경우가 많다. 그러므로 오행상의 맛에 따라 자신의 체질과 건강 상태에 필요한 약초를 고르는데, 장아찌를 담그기 전에 미리 약초를 조금 뜯어 맛을 보고 단맛이든 신맛이든 필요한 맛을 더해서 자신만의 약초장아찌를 만들면 건강도 챙기고 입맛도 살릴 수 있다.

장아찌는 우리 조상들이 제철에 흔한 좋은 먹을거리를 사계절 내내 먹기 위해 만들

머리말

장아찌
사전

어낸 지혜의 산물이다. 사실 장아찌는 단순한 절임식품이 아니다. 발효 과정을 거치면서 깊고 그윽한 맛이 더해져 입맛을 돋울 뿐만 아니라, 몸에 좋은 성분이 들어 있어 건강도 지킬 수 있다. 게다가 냉장고가 없던 그 옛날에도 장아찌는 몇 년이고 오래 두고 먹을 수 있었고, 한 번 담가두면 따로 조리할 필요가 없어 편리하니 더할 나위 없이 좋은 먹을거리다.

더욱이 옛날에는 상온에서 장아찌를 익히고 보관해야 했으므로 오래 두어도 상하지 않도록 짜게 담갔으나, 지금은 집집마다 냉장고가 있어서 염분을 지나치게 섭취하지 않도록 저염식으로 장아찌를 담글 수 있다.

이 책을 통해 자연이 우리에게 선사한 약초도 알고, 서구화로 밀려난 우리 고유의 밥상도 되찾아 입맛과 건강을 함께 지켜 나가기를 바란다.

구 성
장아찌 사전

이 책의 구성과 보는 법

약초를 크게 오행상의 맛으로 구분한 뒤 여섯 번째에 슴슴한맛(담담한 맛)과 떫은 맛, 일곱 번째에 버섯 종류를 추가로 구성하였다. 약초는 먹기 좋은 맛부터 순서대로 배치하였으며, 같은 맛에 속하고 이름이 비슷한 약초들 중 기본종과 유사종이 있는 경우에는 기본종 → 유사종 순서로 배치하여 비교하기 쉽도록 하였다.

- 토(土)_ 단맛(단맛, 단맛+떫은맛, 단맛+쓴맛)
- 목(木)_ 신맛(신맛, 신맛+떫은맛, 신맛+단맛, 신맛+단맛+쓴맛, 신맛+쓴맛)
- 금(金)_ 매운맛(매운맛, 매운맛+떫은맛, 매운맛+단맛, 매운맛+쓴맛)
- 화(火)_ 쓴맛(쓴맛, 쓴맛+단맛, 쓴맛+단맛+매운맛, 쓴맛+매운맛, 쓴맛+매운맛+짠맛)
- 수(水)_ 짠맛(짠맛, 짠맛+매운맛, 짠맛+단맛+쓴맛)
- 슴슴한맛과 떫은맛
- 버섯

단, 국화과 약초들은 대부분 쓴맛이 강하므로 단맛이 나는 몇 종류를 제외하고 모두 〈쓴맛〉에서 국화과를 한데 묶어 설명하였다.

내용에서 오행상의 맛과 실제의 맛, 효능, 성분, 장아찌 담그는 방법, 생태 등 상세한 정보를 담고, 사진에서는 각 약초마다 상세한 생태 사진, 부위별 사진, 혼동하기 쉬운 유사종 및 독초와의 비교 사진 등 자연 속 모습을 있는 그대로 보여준다.

| CONTENTS |

- 약초장아찌로 입맛도 살리고 건강도 챙긴다 004
- 이 책의 구성과 보는 법 007
- 약초장아찌 담그는 방법 014

Chap. 01

단맛 | 土

001 가지	024	019 두충	060
002 감나무	026	020 둥굴레	062
003 구기자나무	028	021 땃두릅나무	064
004 근대	030	022 뚱딴지(돼지감자)	066
005 께묵	032	023 모시대	068
006 꾸지뽕나무	034	024 모시풀	070
007 돌뽕나무	036	025 묏미나리	072
008 나비나물	038	026 미나리냉이	074
009 냉이	040	027 박	076
010 콩다닥냉이	042	028 사람주나무	078
011 누린내풀	044	029 산수국	080
012 단풍취	046	030 아욱	082
013 대나무(죽순)	048	031 앵초	084
014 더덕	050	032 큰앵초	086
015 소경불알	052	033 영아자	088
016 덩굴닭의장풀	054	034 오이	090
017 돌콩	056	035 원추리	092
018 콩	058	036 질경이	094

037	참마	096	049	미나리	120
038	참외	098	050	비비추	122
039	털비름	100	051	잔대	124
040	피나무	102	052	층층잔대	126
041	헛개나무	104	053	차나무	128
042	연꽃	106	054	참나리	130
043	갈퀴나물	108	055	하늘말나리	132
044	광릉갈퀴	110	056	천문동	134
045	노랑갈퀴	112	057	칡	136
046	갯메꽃	114	058	풀솜대	138
047	고추나무	116	059	환삼덩굴	140
048	두릅나무	118			

Chap. 02

신맛 | 木

060	매실나무	144	068	백작약	160
061	왕머루	146	069	복사나무(복숭아)	162
062	참좁쌀풀	148	070	살구나무	164
063	싱아	150	071	쇠비름	166
064	화살나무	152	072	자두나무	168
065	다래	154	073	토마토	170
066	당개지치	156	074	누리장나무	172
067	덩굴팥	158	075	개곽향	174

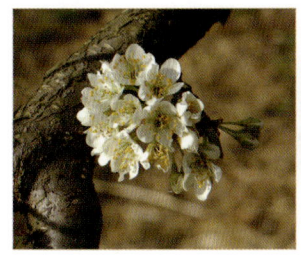 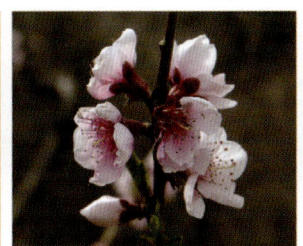 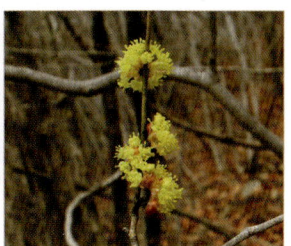

Chap. 03

매운맛 | 金

076	갯기름나물	178
077	겨자무(서양고추냉이)	180
078	큰는쟁이냉이	182
079	고본	184
080	고수	186
081	고추	188
082	고추나물	190
083	구릿대	192
084	궁궁이	194
085	금낭화	196
086	꽃다지	198
087	나도송이풀	200
088	들깨	202
089	차즈기	204
090	명아자여뀌	206
091	박쥐나무	208
092	박하	210
093	배초향	212
094	뿌리부추	214
095	산마늘(명이나물)	216
096	산초나무	218
097	개산초	220
098	초피나무	222
099	생강나무	224
100	속속이풀	226
101	옻나무(참옻)	228
102	음나무	230
103	장대나물	232
104	노랑장대	234
105	족도리풀	236
106	큰땅빈대	238
107	큰쐐기풀	240
108	파드득나물	242
109	활량나물	244
110	나래박쥐나물	246
111	속단	248
112	큰까치수염	250
113	갯무	252
114	무	254
115	곰취	256
116	기름나물	258
117	산기름나물	260
118	산토끼꽃	262
119	꽃마리	264
120	참꽃마리	266
121	마늘	268
122	번행초	270
123	부추	272
124	새삼	274
125	세잎승마	276
126	시금치	278
127	양파	280
128	얼레지	282
129	옥잠화	284
130	참나물	286
131	참당귀	288
132	참반디	290
133	참취	292
134	피마자	294
135	황칠나무	296

136	개다래나무	298	149	별깨덩굴	324
137	개갓냉이	300	150	산달래	326
138	갯사상자	302	151	순비기나무	328
139	거북꼬리	304	152	어수리	330
140	단풍마	306	153	오갈피나무	332
141	도라지	308	154	가시오갈피	334
142	돌소리쟁이	310	155	오리방풀	336
143	땅두릅	312	156	왜우산풀(누리대)	338
144	뚝갈	314	157	이질풀	340
145	마타리	316	158	배암차즈기	342
146	돌마타리	318	159	쥐오줌풀	344
147	미역줄나무	320	160	큰참나물	346
148	바디나물	322	161	참죽나무	348

Chap. 04

쓴맛 | 火

162	눈개승마	352	170	자주섬초롱꽃	368
163	들메나무	354	171	털중나리	370
164	물레나물	356	172	호장근	372
165	바위떡풀	358	173	갯취	374
166	자리공	360	174	겹삼잎국화	376
167	미국자리공	362	175	고들빼기	378
168	참비비추	364	176	왕고들빼기	380
169	초롱꽃	366	177	가는잎왕고들빼기	382

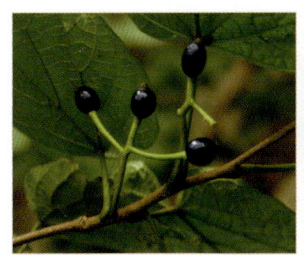 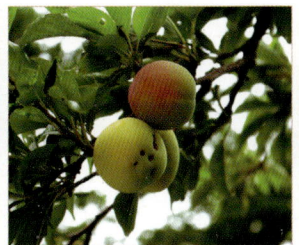 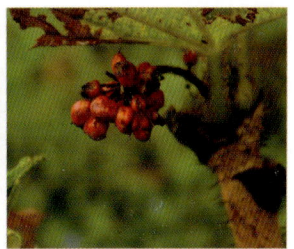

178	까치고들빼기	384	205	큰엉겅퀴	438
179	두메고들빼기	386	206	울산도깨비바늘	440
180	이고들빼기	388	207	흰민들레	442
181	갯고들빼기	390	208	개미취	444
182	그늘취(호망취)	392	209	벌개미취	446
183	미역취	394	210	머위	448
184	버들분취	396	211	각시취	450
185	사데풀	398	212	곤달비	452
186	서덜취	400	213	담배풀	454
187	솜나물	402	214	긴담배풀	456
188	씀바귀	404	215	두메담배풀	458
189	벋음씀바귀	406	216	등골나물	460
190	벌씀바귀	408	217	골등골나물	462
191	산씀바귀	410	218	벌등골나물	464
192	선씀바귀	412	219	멸가치	466
193	노랑선씀바귀	414	220	은분취	468
194	좀씀바귀	416	221	산비장이	470
195	어리병풍	418	222	삽주	472
196	조밥나물	420	223	쇠서나물	474
197	지칭개	422	224	수리취	476
198	지느러미엉겅퀴	424	225	쑥부쟁이	478
199	치커리	426	226	까실쑥부쟁이	480
200	큰방가지똥	428	227	섬쑥부쟁이	482
201	가시상추	430	228	우산나물	484
202	뽀리뱅이	432	229	털진득찰	486
203	엉겅퀴	434	230	가는금불초	488
204	고려엉겅퀴(곤드레)	436			

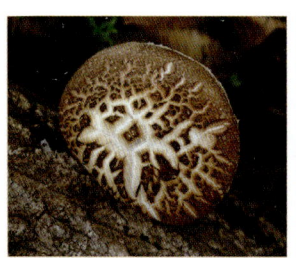
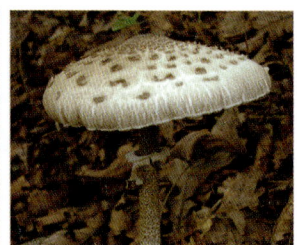
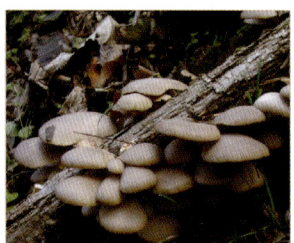

Chap. 05

짠맛 | 水

231 산부추	492	233 일월토현삼	496
232 두메부추	494	234 큰개현삼	498

Chap. 06

슴슴한맛·떫은맛

235 개모시풀	502	237 합다리나무	506
236 싸리냉이	504		

Chap. 07

버섯

238 능이	510	243 큰갓버섯	520
239 표고	512	244 흰우단버섯	522
240 송이	514	245 다발방패버섯	524
241 느타리	516	246 싸리버섯	526
242 석이	518		

담그기

장아찌
사전

약초장아찌 담그는 방법

약초 채취와 밑준비

01 채취하기
장아찌는 익으면서 보드라워지므로 굳이 어린 새순이 아니고 억센 것을 채취해서 담가도 된다. 단, 쓴맛이 강한 약초는 어릴수록 쓴맛이 덜하므로 되도록 꽃이 피기 전에 쇠지 않은 것을 채취하며, 야생에서 채취할 경우 개체가 사라지지 않도록 조금만 채취하고 뿌리와 일부 개체는 반드시 남겨두어야 한다.

02 밑준비
❶ 기본 준비

보통은 약초를 다듬어 깨끗이 씻은 뒤 물기를 쪽 빼서 장아찌를 담근다. 그리고 열매나 뿌리로 담글 경우 겉껍질이 너무 억세면 껍질을 벗기는 것이 좋다. 전통 방식으로 담가서 오래 숙성시킬 경우에는 질기고 억센 부분도 잘 삭혀지므로 그대로 넣기도 한다.

01 음나무 새순 채취하여 씻는 모습.
02 잔대 뿌리 다듬은 모습.

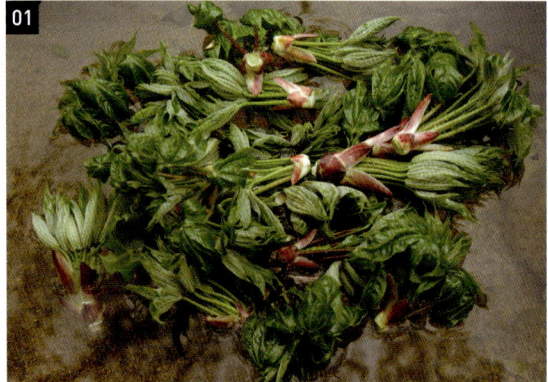
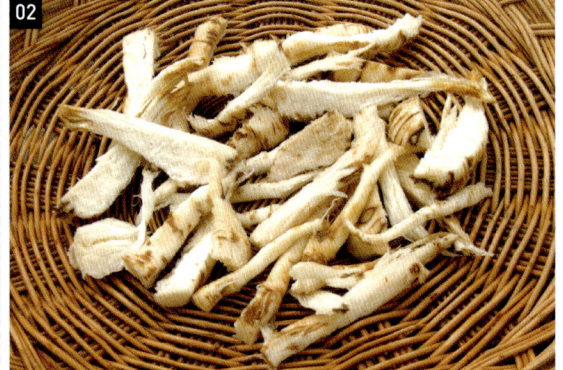

❷ 쓴맛이나 떫은맛이 나는 것

짭짤한 소금물(소금 1컵 : 물 10컵 비율) 또는 소금에 절이거나 삭혀서 여러 번 헹구거나, 찬물에 담가 짠맛을 적당히 빼내고 장아찌를 담근다. 소금이나 소금물에 절인 경우에는 짠맛이 배어 있으므로 장아찌를 담글 맛간장의 간을 조금 싱겁게 하는 것이 좋다.

❸ 아린 맛이 나는 것

식초를 부어서 삭히거나, 식촛물(식초 1큰술 : 물 1컵 비율) 또는 소금식촛물(소금 1컵 : 식초 1컵 : 물 10컵 비율)에 담갔다가 헹구어 장아찌를 담근다.

❹ 억세거나 질기거나 굵은 것

부드러워지도록 팔팔 끓는 물에 데쳐서 찬물에 헹군 뒤 짜서 장아찌를 담근다. 너무 바싹 말리면 장아찌가 질겨지므로 물기를 적당히 없애는 정도로 말린다.

❺ 조금 독성이 있는 것

몸에 좋은 약초라도 조금 독성이 있는 종류가 있는데, 어릴 때는 독성도 약하고 맛도 더 좋으므로 되도록 어릴 때 채취하는 것이 좋다. 또한, 소금물에 삭히거나 끓는 소금물에 데친 뒤 찬물에 담가 독성을 충분히 우려내고 물기를 제거하여 장아찌를 담그면 된다.

03 콩잎을 소금물에 삭힌 모습.
04 박고지 말린 모습.

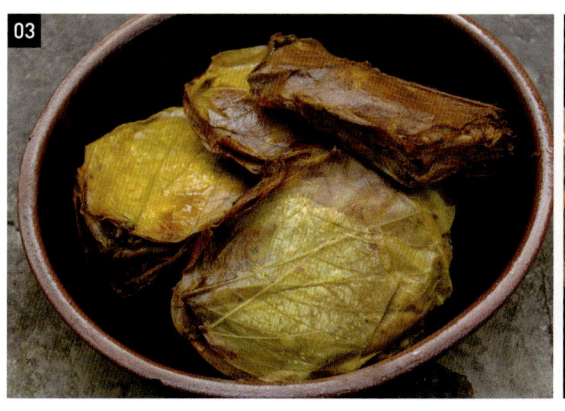
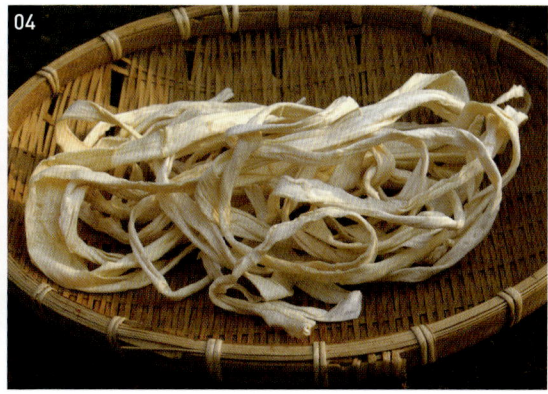

담그기

장아찌
사전

❻ 물기 많은 것

살짝 데치거나 소금에 절여서 숨을 죽인 뒤 찬물에 헹구어 물기를 짜고, 조금 꾸덕꾸덕하게 말려서 장아찌를 담근다.

❼ 재배한 것

농약이 남아 있을 수 있으므로 흐르는 물에 충분히 씻는다.

장아찌 담그기

01 전통 방식으로 담그기

약초를 잘 다듬어 씻은 뒤 채반에 올려 물기를 쏙 빼고, 아무것도 첨가하지 않은 간장, 된장, 고추장 항아리에 박아 넣어 오랜 기간 삭히는 방법이다. 약초 종류에 따라 생으로 또는 끓는 물에 살짝 데쳐서 찬물에 헹군 뒤 채반에 널어 살짝 말리거나, 소금물에 삭혀서 여러 번 헹군 뒤 살짝 말려서 장에 박아 넣기도 한다. 쓴맛이 강한 약초는 장맛을 쓰게 만들 수도 있으므로 다른 항아리에 필요한 양만큼 장을 덜어서 장아찌를 담그는 것이 좋다.

전통 방식으로 장아찌를 담그는 경우 간이 세서 오랫동안 상온에서 익혀도 맛이 잘 변하지 않고, 오히려 오래 둘수록 맛이 깊어진다. 먹을 때는 다진 파, 다진 마늘, 고춧가루, 참기름 외에 입맛에 따라 효소액 또는 설탕, 식초를 더 넣어 양념해서 먹거나, 양념장을 발라 찜통에 쪄서 먹기도 한다.

02 저염식 맛간장으로 담그기

맛간장으로 장아찌를 담그면 맛이 담백하고 자극적이지 않아 노인이나 아이들도 먹기 좋다. 보통은 간장, 식초, 효소액 또는 설탕을 잘 섞어 만드는데, 저염식으로 담글 경우에 맛국물이나 생수를 넣기도 한다. 건강 상태나 입맛에 따라 단것은 넣지 않아도 된다.

❶ 맛간장 재료

▪ **맛국물**

맛간장을 만들 때 다시마, 표고버섯, 감초, 당귀, 마른고추, 양파, 대파, 무, 귤껍질 등을 넣고 맛국물을 달여서 걸러 넣으면 장아찌에서 독특한 향미가 난다.

▪ **간장 또는 소금**

국간장을 사용할 경우에는 간이 짜므로 양을 줄인다. 아니면 국간장에 양조간장을 섞어서 맛을 내거나, 간장으로는 색만 내고 소금으로 간을 맞추는 방법도 있다. 소금물에 절였다가 담그는 경우에는 짠맛이 배어 있으므로 간을 약하게 한다.

▪ **식초**

식초는 약초의 쓴맛이나 아린 맛을 잡아주고, 상큼한 맛을 내주며, 부패를 막는 데도 도움이 된다. 장아찌에 허연 뜸팡이가 끼는 경우, 깨끗이 걷어내고 식초를 너무 신맛이 나지 않을 만큼 더 부어주면 좋다.

▪ **효소액 또는 설탕**

감칠맛과 단맛을 내기 위해 효소액이나 설탕을 넣기도 하는데, 효소는 고온에서 파괴되므로 맛간장을 끓여서 식힌 다음에 효소액을 넣는다. 그러나 당뇨 등 건강상 당분을 줄여야 하는 경우, 단 것을 좋아하지 않는 경우, 약초에 본래 단맛이 있을 경우에는 효소액이나 설탕을 줄이거나 넣지 않아도 된다.

▪ **소주 또는 청주**

맛간장을 끓일 때 간장의 $\frac{1}{3} \sim \frac{1}{5}$ 정도 양의 소주나 청주를 넣으면 잘 상하지 않는다. 알코올 성분은 끓이면서 날아가므로 걱정하지 않아도 된다.

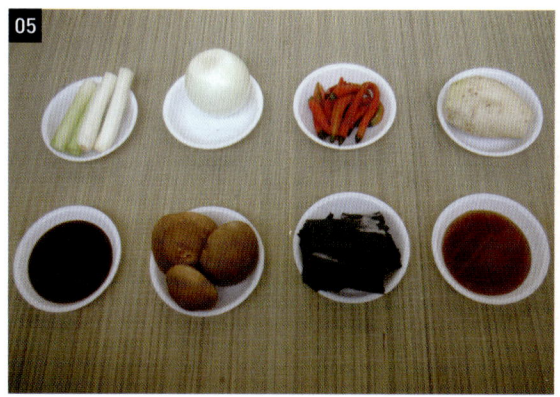 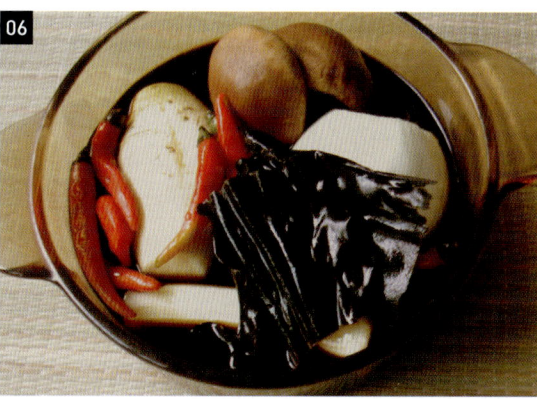

05 맛간장 재료.
06 맛간장의 맛국물 재료를 함께 담아놓은 모습.

담그기

장아찌
사전

❷ 맛간장 배합 비율

맛간장을 찍어 먹었을 때 간이 잘 맞아야 장아찌도 맛있다. 맛간장의 배합 비율은 간장 1컵 : 맛국물 또는 생수 1컵 : 식초 ⅓컵이며, 입맛에 따라 효소액 또는 설탕 ⅓컵을 추가하기도 한다. 또는 맛국물을 넣지 않고 생수를 넣은 다음 맛국물 재료를 함께 넣어 달이면 편리하다. 보다 저염식으로 만드는 경우 맛국물 양을 간장의 1.5~2배 정도로 늘리고, 장아찌를 보다 오래 두고 먹고 싶다면 간장 1컵 : 식초 1컵에 입맛에 따라 효소액 또는 설탕 1컵의 비율로 맛간장을 만들기도 한다. 약초에 본래 신맛이 있을 경우에는 식초를 적게 넣어도 된다. 이와 같이 각자의 입맛에 따라, 그리고 약초 본래의 맛을 고려해서 재료의 비율을 조절하며 간을 맞추면 된다.

❸ 맛간장 달이기

맛국물을 섞어서 맛간장을 만드는 경우 상하기 쉬우므로 한 번 끓여서 장아찌를 담그고, 식초를 넣는 경우 오래 끓이면 향이 날아가므로 맛간장이 팔팔 끓으면 불을 끈다. 맛간장에 맛국물을 넣지 않는 경우에는 모든 재료를 잘 섞은 뒤 끓이지 않고 그냥 장아찌를 담가도 된다.

❹ 맛간장 붓기

잘 배합한 맛간장은 재료에 따라 뜨거울 때 붓거나, 또는 식혀서 붓는다. 아삭한 맛을 살리는 열매나 나물 종류는 맛간장을 끓여서 뜨거울 때 붓는 것이 좋고, 보통의 보드라운 나물 종류는 맛간장을 식혀서 붓는다.

07 죽순에 맛간장을 부어
　 장아찌 담그는 모습.
08 죽순장아찌 완성.

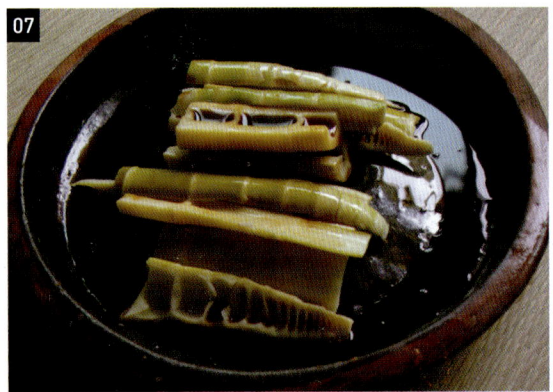
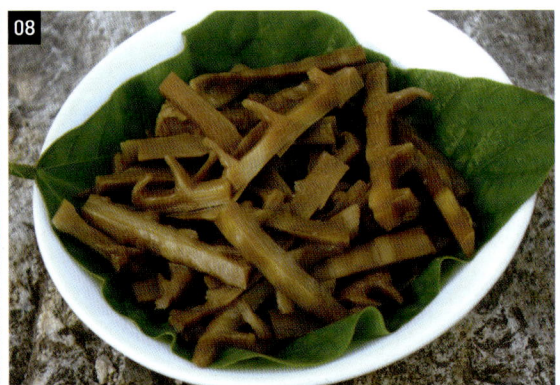

❺ 장아찌 숙성과 보관

맛간장으로 담근 장아찌는 한나절 정도 상온에 두었다가 냉장고에 넣어서 익힌다. 맛간장의 간이 싱거울수록 보관 기간도 몇 개월로 짧아지므로 소량만 담그는 것이 좋다. 장아찌가 익으면서 약초 본래의 맛과 수분 등이 빠져나와 맛간장의 맛도 달라지므로 중간에 부족한 간을 다시 맞춘다.

❻ 맛간장 다시 달여 붓기

맛간장은 상하기 쉬우므로 여름에는 며칠에 한 번씩, 겨울에는 일주일이나 열흘에 한 번씩 부어놓은 맛간장을 따라서 다시 한소끔 끓인 뒤 식혀 붓기를 3~4번 반복한다.

03 저염식 맛된장·맛고추장으로 담그기

❶ 맛된장 기본 재료

구수한 맛의 장아찌를 만들고 싶다면 맛된장으로 장아찌를 담근다. 배합 비율은 집 된장 1컵 : 시판 된장 1컵 : 간장 조금 : 맛국물 조금이며, 입맛에 따라 효소액이나 조청 또는 설탕을 조금 넣어 걸쭉하게 만든다.

❷ 맛고추장 기본 재료

매콤하고 칼칼한 장아찌를 원한다면 간장에 고추장을 섞어서 장아찌를 담근다. 배합 비율은 고추장 1컵 : 간장 ¼컵 : 맛국물 조금이며, 입맛에 따라 조청이나 효소액 또는 설탕을 조금 넣어 걸쭉하게 만든다.

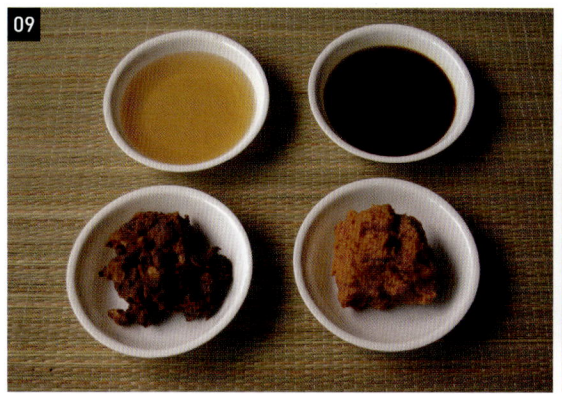
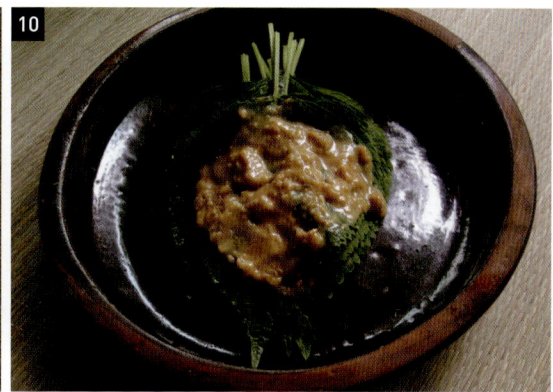

09 맛된장 재료.
10 깻잎에 맛된장을 켜켜이 발라 장아찌 담그는 모습.

담그기

장아찌
사전

❸ 장아찌 담그기

준비한 약초에 맛된장 또는 맛고추장을 넣고 잘 버무리거나 켜켜이 바르듯이 하여 항아리에 담고, 맨 위를 남은 맛된장이나 맛고추장으로 충분히 덮는다. 한나절 정도 상온에 두었다가 냉장고에 넣어 익힌다.

장아찌 보관 용기와 보관 방법

01 용기 선택

화학물질로 만든 플라스틱 용기보다는 깨끗한 유리병이나 숨 쉬는 항아리에 담그는 것이 좋다. 부득이 플라스틱 용기를 사용하는 경우에는 우리 몸에 해로운 환경호르몬이 나올 우려가 있으므로 뜨거운 맛간장을 바로 붓지 않는다.

02 깨끗한 돌로 누르기

보관할 때 공기에 노출되면 장아찌 맨 윗부분이 상하기 쉬우므로 돌이나 무거운 접시로 눌러주는 것이 좋다. 돌은 깨끗이 씻어서 한 번 삶은 뒤 사용한다.

03 냉장 보관

맛간장이나 맛된장, 맛고추장으로 장아찌를 담그는 경우에는 전통 방식으로 담글 때보다 보관 기간이 짧고 상하기 쉬우므로 한나절 정도 상온에서 익힌 뒤 반드시 냉장 보관한다.

11 맛고추장 재료.
12 죽순에 맛고추장을 발라 장아찌 담그는 모습.

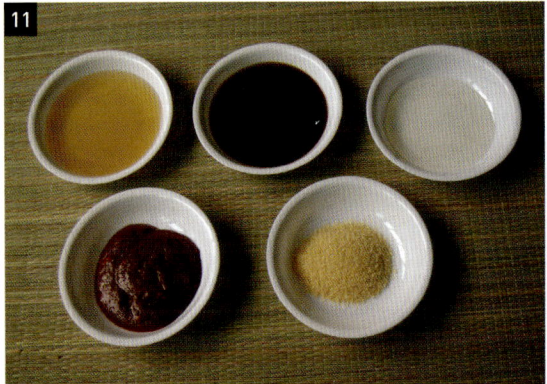
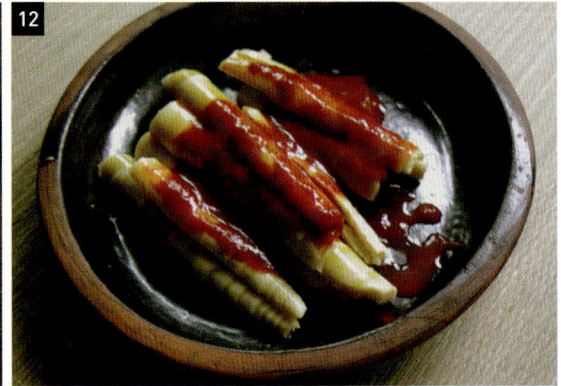

장아찌 숙성과 먹는 방법

01 숙성 기간
약초의 종류와 상태, 그리고 담그는 계절에 따라 숙성 기간이 다른데, 전통 방식으로 담그는 경우 장아찌가 누르스름하게 잘 삭았을 때 꺼내 먹으면 깊은 맛을 즐길 수 있다. 맛간장이나 맛된장, 맛고추장으로 담그는 경우에는 빠르면 며칠 후부터, 종류에 따라 10일이나 15일 또는 한 달 후부터 먹을 수 있다.

02 먹는 방법
약초 본래의 맛을 즐기고 싶다면 별다른 양념 없이 꺼내서 그냥 먹으면 되고, 보다 다양한 맛을 즐기고 싶으면 입맛에 따라 갖은 양념을 하거나 양념장에 쩌서 먹는다. 쓴맛이나 매운맛이 나는 경우에는 양념장에 효소액, 물엿, 조청, 설탕 등과 같은 단맛을 넣어 맛을 중화시키는 것이 좋다. 상큼한 맛과 감칠맛을 원하면 식초를 넣고, 풍부한 맛을 즐기고 싶으면 들기름을 넣는 등 취향에 따라 다양하게 양념을 해서 먹는다. 염분과 당분 섭취를 조절해야 하는 사람은 장아찌를 한 번에 많이 먹지 말고 생채소를 곁들여 먹는 것이 바람직하다.

03 맛간장 활용
장아찌를 담갔던 맛간장에는 원재료인 약초 성분이 녹아 있다. 따라서 쓰거나 떫은 맛이 없고 달달한 맛이 나는 약초로 장아찌를 담근 경우, 맛간장을 조림장 등으로 다시 사용할 수 있다.

■ 단맛은 부드럽게 만드는 작용을 하여 소화가 잘 되게 하고,
통증을 완화시키며, 메마른 것을 촉촉하게 하고,
부조화를 다스려 조화롭게 한다.

Chap. 01

단맛

|土|

단맛
단맛 + 떫은맛
단맛 + 쓴맛

001 가지 _{단맛}

Solanum melongena L.

■ 천식, 기침가래, 더위 먹은 데 효과

가지과
한해살이풀

다른 이름
까지

생약명
가자 茄子

성분
비타민P 모세혈관강화
안토시아닌 노화방지
단백질 근육강화
티아민 심혈관기능향상
니코틴산 숙취해소

원산지
인도

서식지
우리나라에서는 삼국시대부터 밭에 심어 키운다.

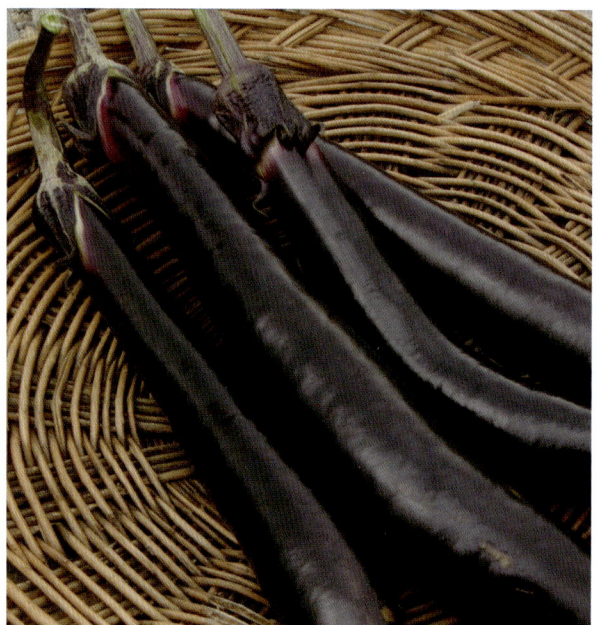

가지 채취한 모습. 7월 24일

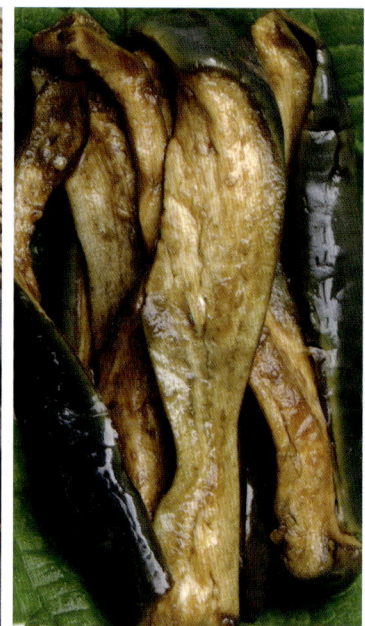

가지장아찌.

장아찌 담그기

채취시기 여름~가을.

채취부위 단단한 가지(열매). 너무 늙은 가지는 장아찌보다는 볶음이나 찜 등으로 익혀 먹는 것이 좋다.

밑준비 가지를 씻어서 물기를 뺀 뒤, 간이 잘 배도록 적당한 크기로 썰어서 살짝 말려둔다. 또는, 가지를 짭짤한 소금물에 반나절 정도 절이고, 숨이 죽으면 여러 번 헹군 뒤 무거운 돌을 올려 물기를 짠다. 여름에는 특히 가지에 물이 많아서 물러지기 쉬우므로 물기를 충분히 제거한다.

담그기 준비한 가지는 맛간장을 끓여서 식혀 붓거나, 맛고추장으로 버무린다. 맛간장에 넣는 효소액은 맛간장이 식은 뒤 넣고, 본래 단맛이 있으므로 단맛을 빼도 된다. 소금에 절인 경우 간을 약하게 하고, 담백한 맛을 살리려면 식초를 넣지 않는다.

숙성 담근 장아찌는 상온에 한나절 두었다가 냉장고에 넣어 익힌다. 부어놓은 맛간장은 며칠에 한 번씩 따라서 다시 끓여 식혀 붓기를 3~4번 한다.

장아찌맛 부드럽고 은은한 맛이 난다. 완성된 장아찌는 다진 파, 다진 마늘, 들기름 등으로 갖은 양념을 해서 먹기도 한다.

오행의 맛과 효능
오행상 단맛. 단맛은 부드럽게 만드는 작용을 하여 소화가 잘 되게 하고, 통증을 완화시키며, 메마른 것을 촉촉하게 하고, 부조화를 다스려 조화롭게 한다.

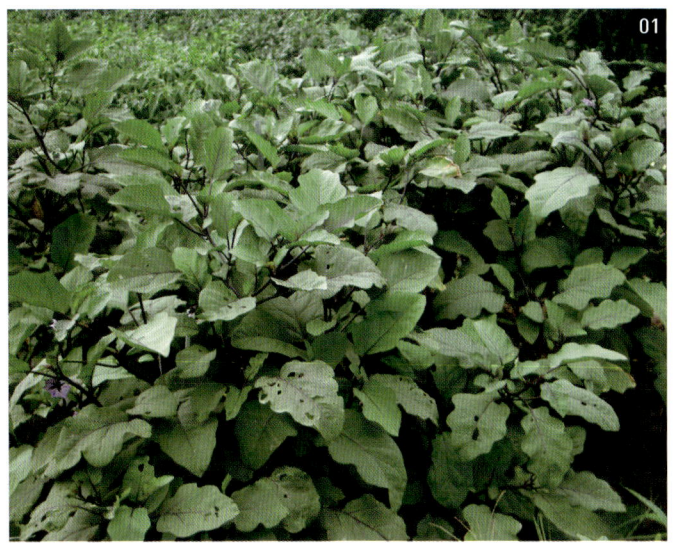

줄기는 60~90㎝ 정도 자라고, 검은자주색을 띠며, 회색 잔털이나 가시털이 빽빽하다. 잎은 어긋나며, 달걀 같은 타원형이고, 좌우 크기가 다르다. 가장자리가 물결처럼 구불거리며, 뒷면에 가시털이 있다. 잎길이 15~35㎝이고, 잎자루가 길다. 꽃은 6~9월에 피고 연한 자주색이며, 꽃부리가 5갈래이다. 꽃지름은 3㎝ 정도이다. 열매는 7~10월에 검은자주색으로 여물고, 굽은 방망이모양이다.

01 잎이 무성한 모습. 7월 24일
02 잎. 7월 24일
03 줄기. 7월 24일
04 꽃. 7월 24일
05 열매(가지) 달린 모습. 7월 24일
06 잎 앞뒷면. 7월 24일

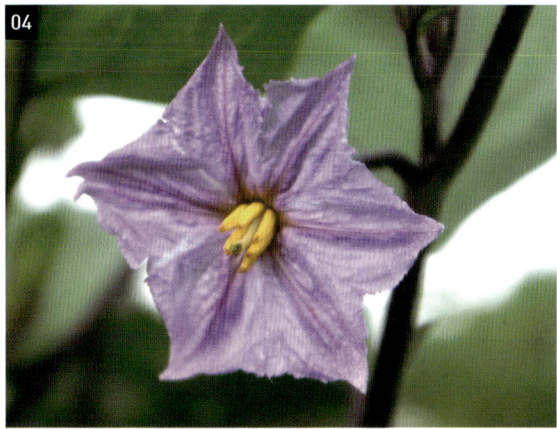

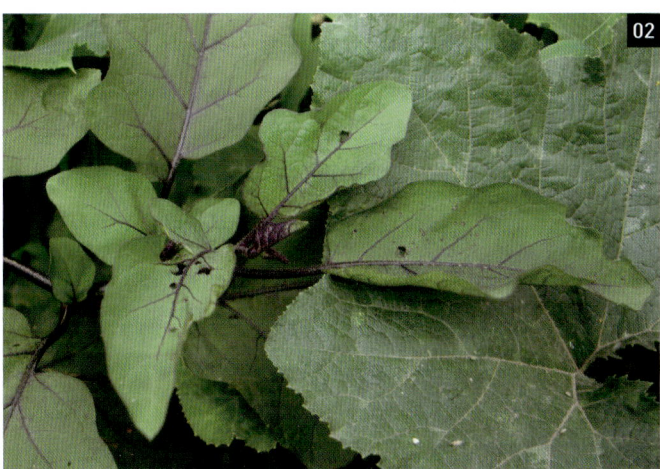

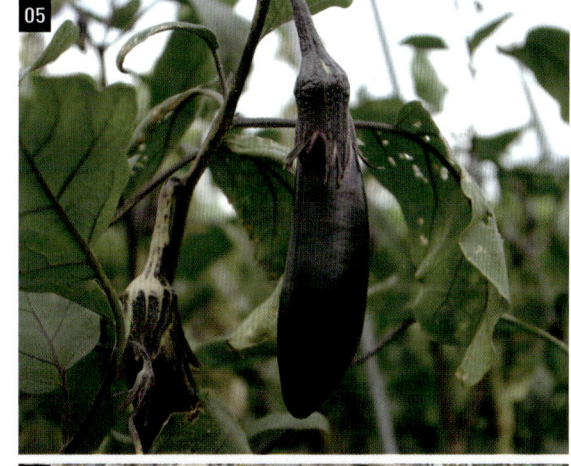

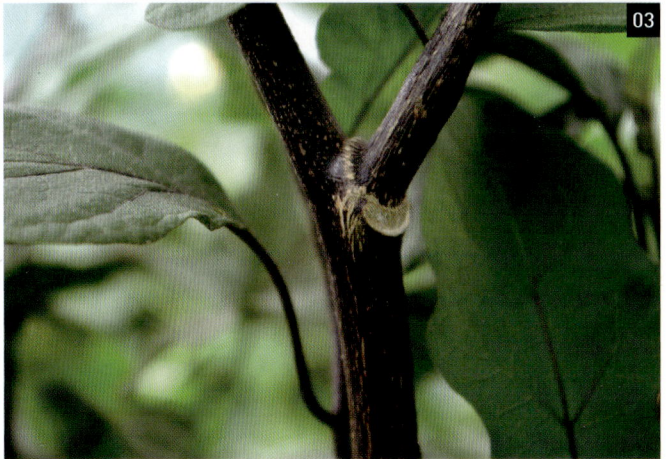

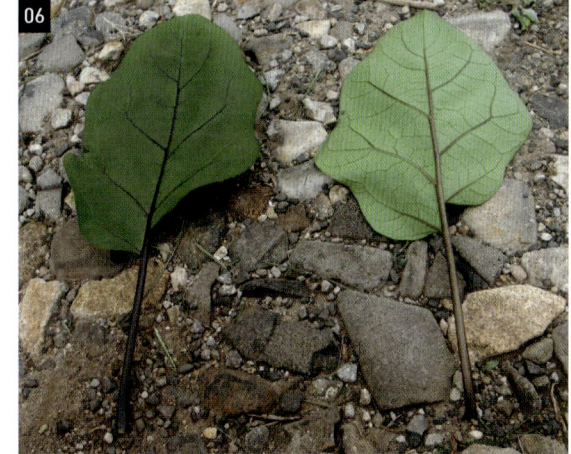

002 감나무 단맛

Diospyros kaki

■ 술독 푸는 데, 위장병, 고혈압, 중풍에 효과

감나무과
잎지는 큰키나무

생약명
시柿

성분
독성이 없다.
비타민C 노화방지
타닌 수렴작용
포도당 에너지공급
과당 피로회복
카로틴 종양억제

원산지
한국

서식지
산과 들판의 양지에서 자라며, 심어서 키우기도 한다.

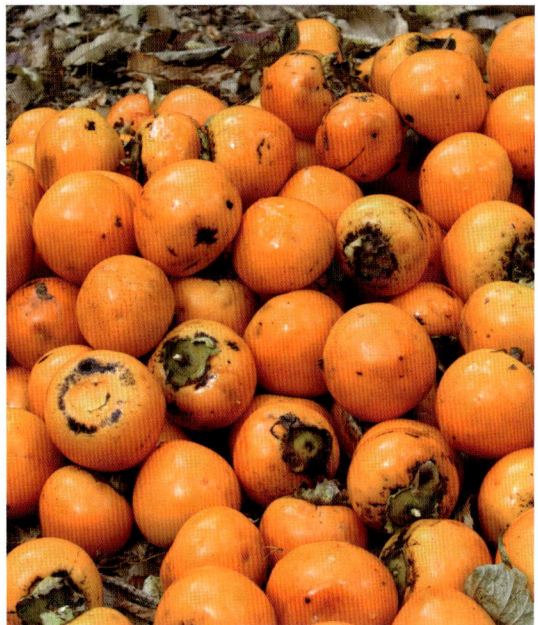 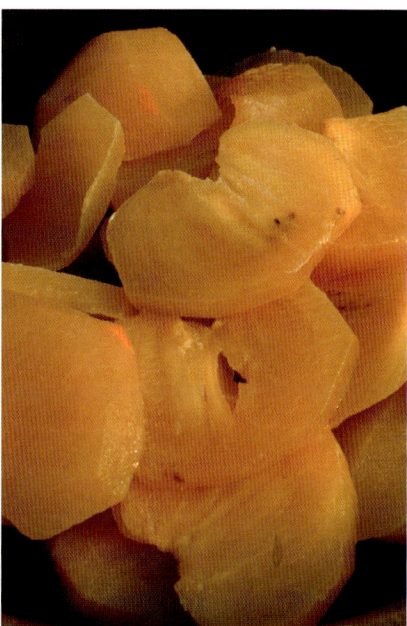

감 채취한 모습. 11월 11일   감장아찌.

장아찌 담그기

채취시기 봄, 가을.

채취부위 어린 감잎(봄), 단단한 단감이나 땡감(가을). 무른 감은 장아찌용으로 적합하지 않다.

밑준비 감잎은 끓는 물에 살짝 데쳐서 부드럽게 만든 뒤 짭짤한 소금물에 한나절 절인다. 감은 짭짤한 소금물(식초를 넣어도 된다)에 1주일 정도 삭혀서 떫은맛을 우려낸 뒤 여러 번 헹궈 물기를 제거한다. 땡감으로 담글 때는 한 달쯤 삭히는 것이 좋으며, 삭힌 감은 간이 잘 배도록 적당한 크기로 썬다.

담그기 감잎을 묵은 된장에 박거나, 맛간장을 끓여서 아삭한 맛이 살도록 뜨거울 때 붓는다. 감은 묵은 고추장에 박거나, 맛간장을 끓여서 식혀 붓거나, 맛고추장으로 버무린다. 맛간장에 넣는 효소액은 맛간장이 식은 뒤 넣고, 본래 단맛이 강하므로 단맛을 빼도 된다. 소금물에 삭혔으므로 간을 약하게 하고, 그윽한 맛을 살리려면 식초를 넣지 않는다.

숙성 맛간장이나 맛고추장으로 담근 경우, 상온에 한나절 두었다가 냉장고에 넣어 익힌다. 부어놓은 맛간장은 며칠에 한 번씩 따라서 다시 끓여 식혀 붓기를 3~4번 한다.

장아찌맛 씹는 맛이 좋고, 그윽한 맛이 난다. 완성된 장아찌는 다진 파, 다진 마늘, 물엿, 들기름 등으로 갖은 양념을 해서 먹기도 한다.

오행의 맛과 효능
오행상 단맛. 아주 달고, 떫은맛이 나기도 한다. 단맛은 부드럽게 만드는 작용을 하여 소화가 잘 되게 하고, 통증을 완화시키며, 메마른 것을 촉촉하게 하고, 부조화를 다스려 조화롭게 한다.

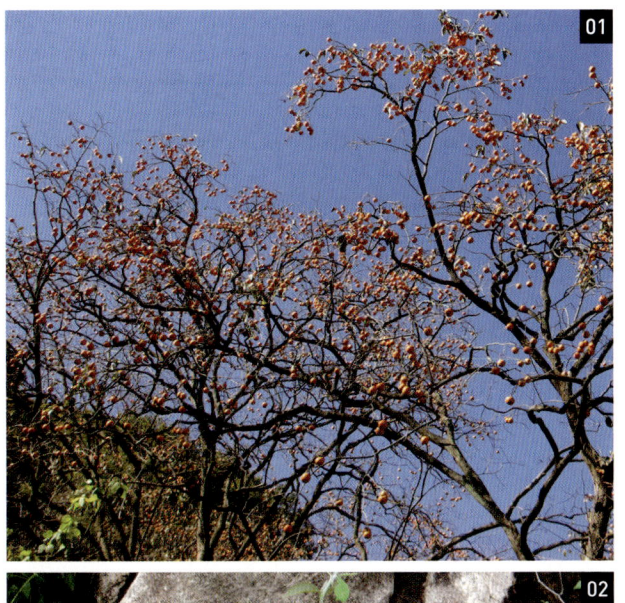

줄기는 6~14m 정도 자라고, 회갈색 줄기껍질이 점차 비늘처럼 갈라지며, 가지가 잘 부러진다. **잎**은 어긋나고, 타원 같은 달걀모양이며, 앞면에 윤기가 있고 두껍다. 잎길이 7~17㎝, 잎자루 길이 5~15㎜이다. **꽃**은 5~6월에 피고 흰노란색이며, 꽃받침이 4갈래이다. **열매**는 10월에 주황색으로 둥글게 여물고, 지름 4~8㎝이다.

01 열매(감) 달린 전체 모습. 11월 2일
02 어린나무. 7월 3일
03 어린가지와 잎. 7월 3일
04 꽃. 5월 28일
05 잎 앞뒷면. 5월 28일
06 고목 밑동. 3월 24일
07 줄기와 가지. 11월 14일

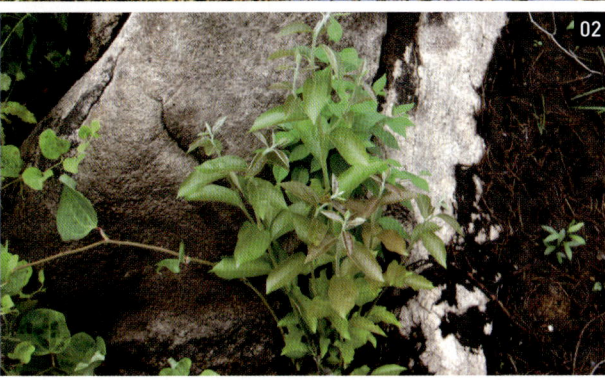

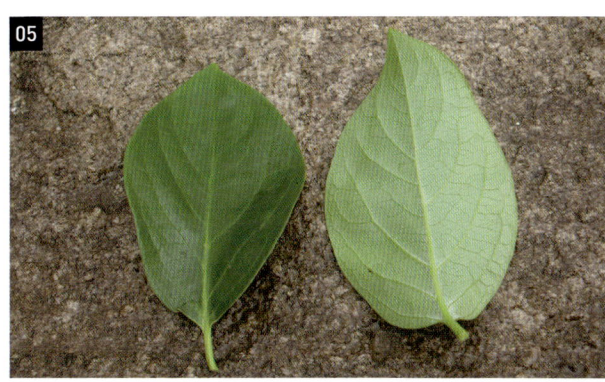

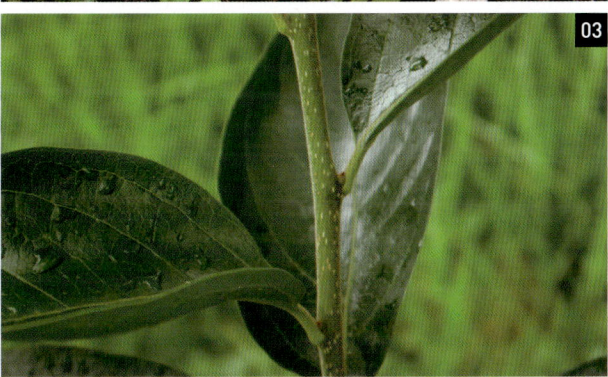

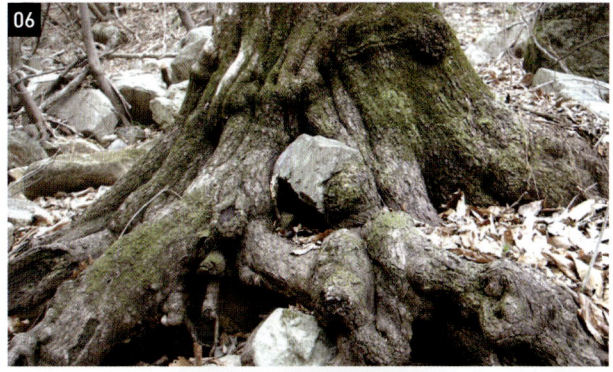

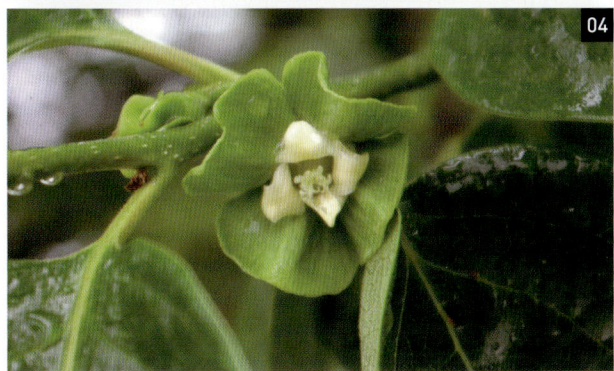

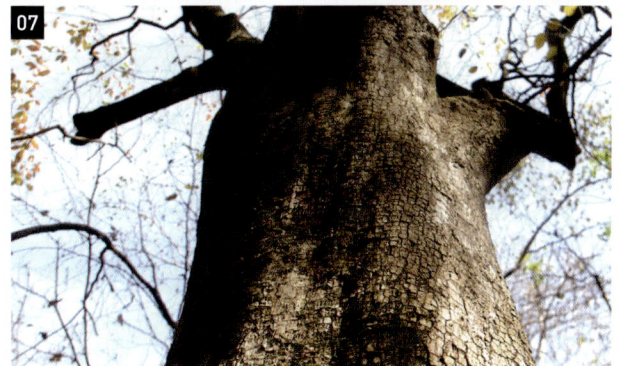

감나무

003

Lycium chinense Mill.

구기자나무 단맛

■ 몸을 보하는 데, 고혈압, 야맹증에 효과

가지과
잎지는 반덩굴성 작은키나무

생약명
구기엽 拘杞葉

성분
독성이 없다.
루틴 모세혈관강화
칼슘 뼈강화
비타민A 시력유지
티아민 에너지대사관여
비타민B₂ 빈혈개선
비타민C 노화방지
니코틴산 숙취해소

원산지
한국

서식지
산과 들판의 양지에서 자란다.

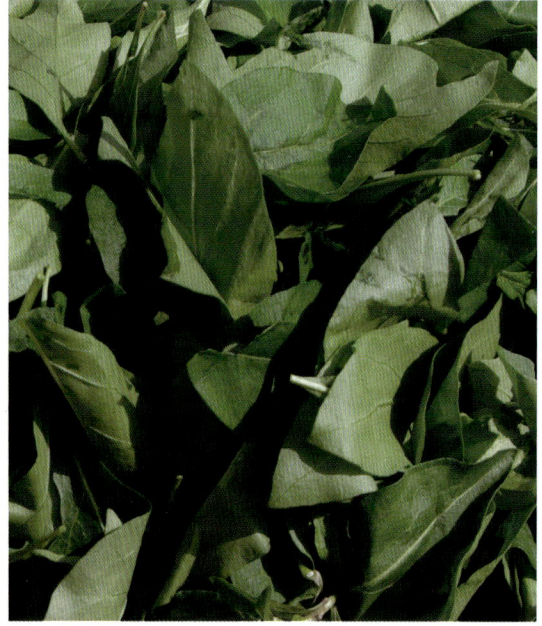

잎 채취한 모습. 11월 2일

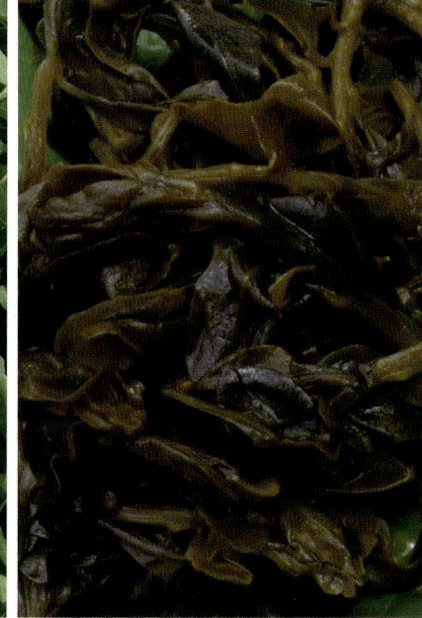

구기자잎장아찌.

장아찌 담그기

채취시기 봄~가을.

채취부위 새순이나 잎.

채취시 주의사항 가지에 가시가 있으므로 장갑을 끼고, 새순을 남겨두어야 나무가 광합성을 하여 양분을 얻으므로 조금만 채취한다.

밑준비 새순이나 잎을 끓는 물에 살짝 데쳐서 부드럽게 만든 뒤 찬물에 반나절 정도 담가서 쌉쌀한 맛을 우려내고, 물기를 짜서 살짝 말린다.

담그기 준비한 것에 맛간장을 끓여서 식혀 붓거나, 맛고추장으로 버무린다. 맛간장에 넣는 효소액은 맛간장이 식은 뒤 넣는다.

숙성 담근 장아찌는 상온에 한나절 두었다가 냉장고에 넣어 익히고, 부어놓은 맛간장은 며칠에 한 번씩 따라서 다시 끓여 식혀 붓기를 3~4번 한다.

장아찌맛 꼬들꼬들하고 깊은 맛이다. 완성된 장아찌는 고춧가루, 다진 파, 다진 마늘 등으로 갖은 양념을 해서 먹기도 한다.

오행의 맛과 효능
오행상 단맛. 쌉싸름한 맛이 나기도 한다. 단맛은 부드럽게 만드는 작용을 하여 소화가 잘 되게 하고, 통증을 완화시키며, 메마른 것을 촉촉하게 하고, 부조화를 다스려 조화롭게 한다.

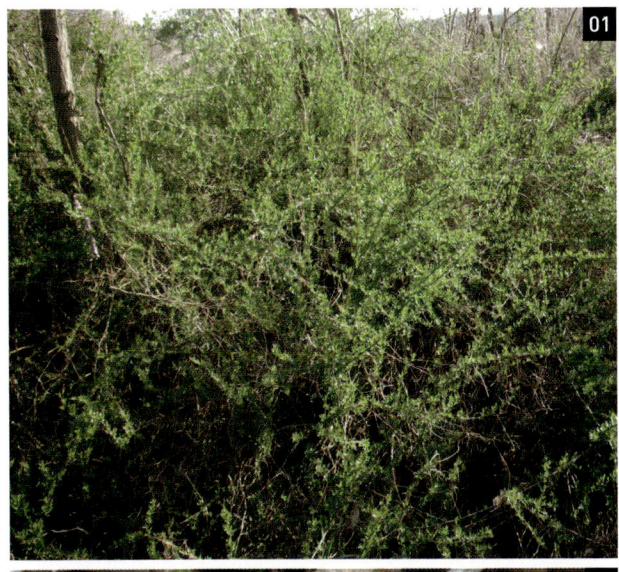

줄기는 2~4m 정도 뻗고, 다른 물체에 기대어 자라며, 무더기로 올라온다. 줄기껍질은 회색을 띠고, 털이 없으며, 가지에 가시가 있다. **잎**은 짧은 가지에는 뭉쳐서 나고, 긴 가지에는 어긋나며, 넓은 타원형 또는 달걀 같은 피침형으로 가장자리가 밋밋하고 털이 없다. 잎길이 3~8㎝이며, 잎자루 길이 1㎝ 정도. **꽃**은 6~9월에 피고 연보라색이며, 꽃부리가 5갈래이다. 꽃길이는 1㎝ 정도. **열매**는 8~10월에 붉은색으로 여물고, 둥근 달걀모양의 긴 타원형이며, 길이 15~25㎜이다.

01 새순 올라온 전체 모습. 4월 8일
02 가지와 새순. 3월 16일
03 꽃과 잎. 7월 23일
04 열매(구기자). 9월 25일
05 가지에 달린 가시. 7월 30일
06 밑동. 4월 1일
07 잎 앞뒷면. 4월 12일

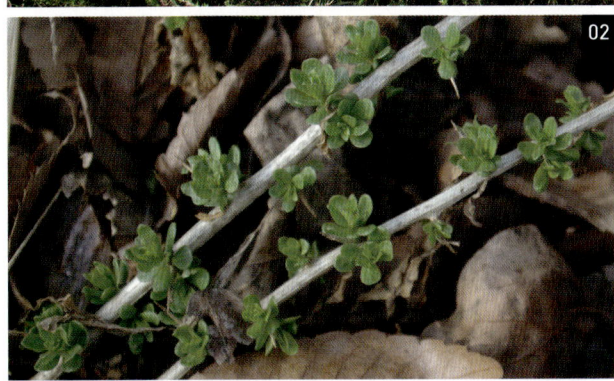

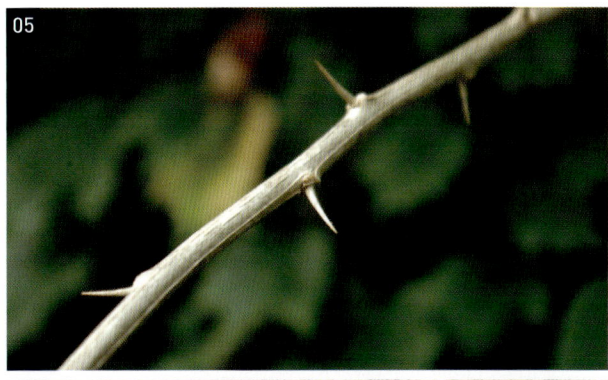

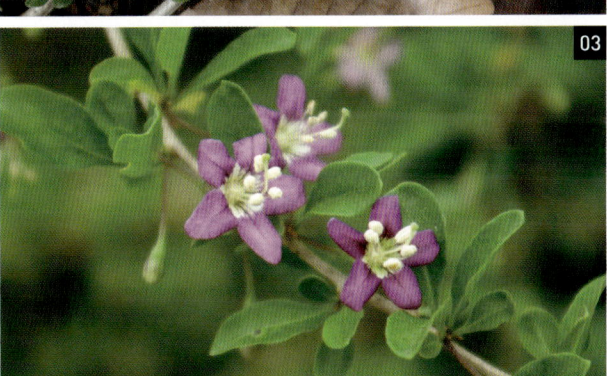

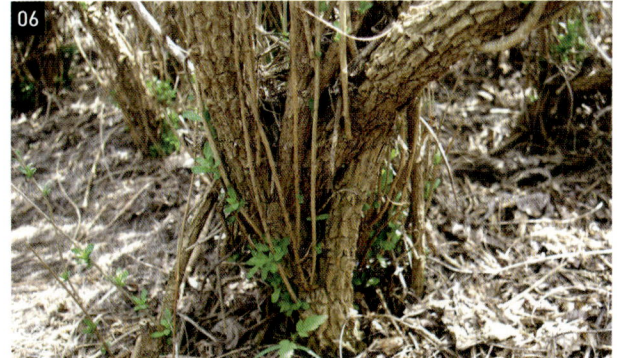

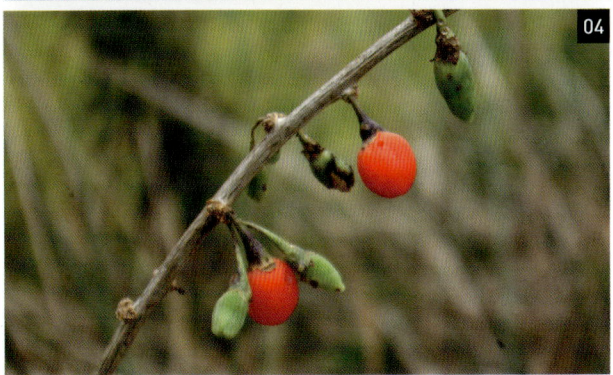

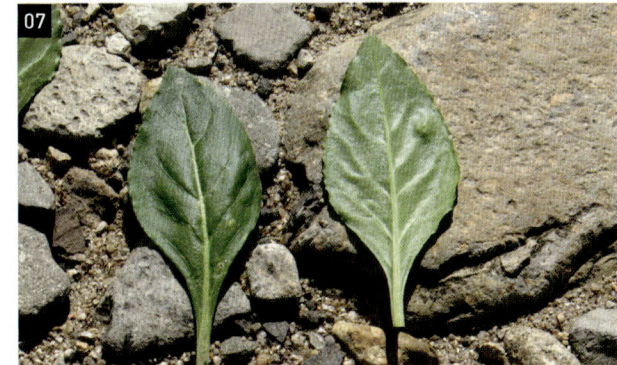

구기자나무

004

Beta vulgaris var. *cicla*

근대 단맛

■ 비장과 위장을 보하고, 독을 풀어주며, 열을 내리고, 새살이 돋게 하는 효과

명아주과
여러해살이풀

생약명
우피채 牛皮菜
군달 莙蓬

성분
라이신 면역력강화
페닐알라닌 항우울작용
뮤신 위벽보호
비타민C 노화방지
비타민G 비만예방
비타민K 출혈방지

원산지
유럽 남부

서식지
우리나라에서는 조선시대부터 밭에 심어 키운다.

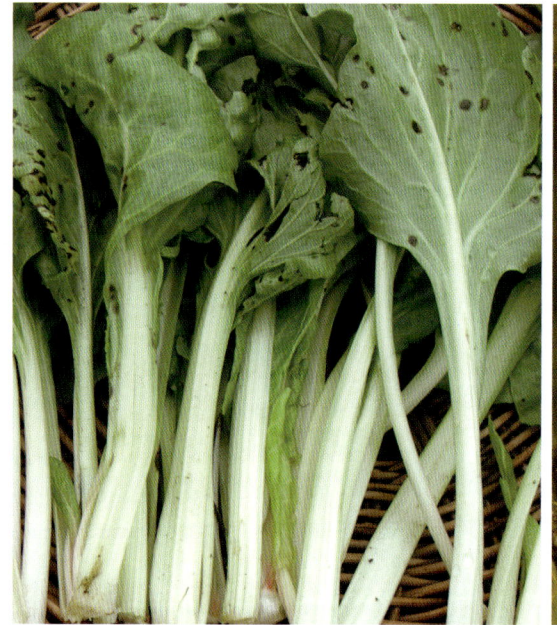
잎 채취한 모습. 8월 24일

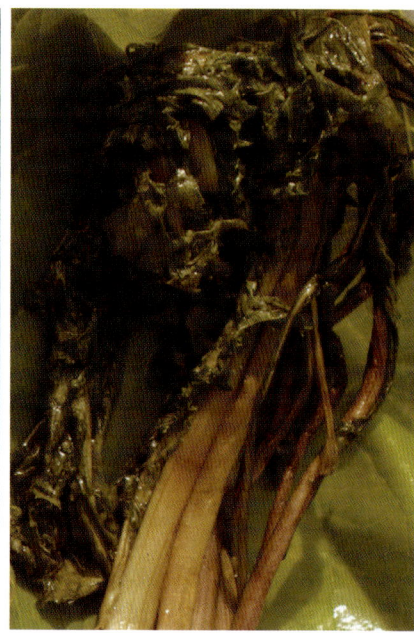
근대잎장아찌.

장아찌 담그기

채취시기 여름~가을. 봄, 가을에 씨를 뿌리므로 늦가을에도 장아찌를 담글 수 있다.
채취부위 줄기가 올라오기 전의 근대잎.
밑준비 잎을 씻어서 물기를 뺀 뒤 차곡차곡 모은다.
담그기 준비한 잎에 맛간장을 끓여서 식혀 붓거나, 맛된장으로 한 켜 한 켜 바르듯이 버무린다. 맛간장에 넣는 효소액은 맛간장이 식은 뒤 넣고, 본래 단맛이 있으므로 단맛을 줄여도 된다.
숙성 담근 장아찌는 상온에 한나절 두었다가 냉장고에 넣어 익히고, 부어놓은 맛간장은 며칠에 한 번씩 따라서 다시 끓여 식혀 붓기를 3~4번 한다. 잎이 연하므로 너무 오래 보관하지 않는 것이 좋다.
장아찌맛 부드럽고 은은한 맛이다.

오행의 맛과 효능

오행상 단맛. 단맛은 부드럽게 만드는 작용을 하여 소화가 잘 되게 하고, 통증을 완화시키며, 메마른 것을 촉촉하게 하고, 부조화를 다스려 조화롭게 한다.

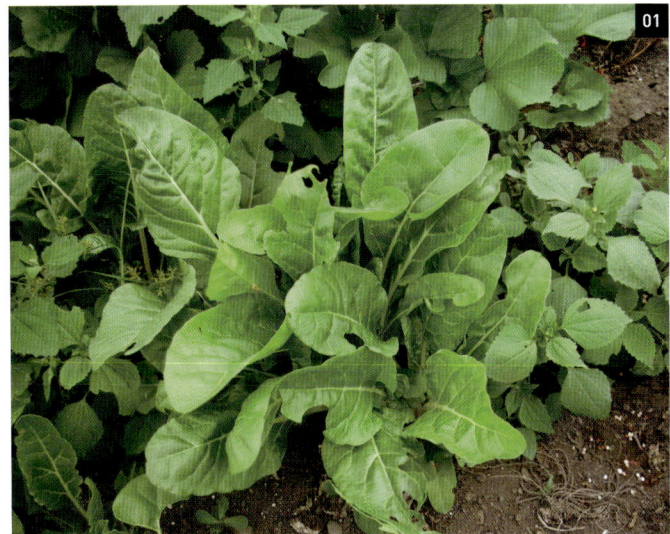

줄기는 30~100㎝ 정도 자라고, 가지가 많이 갈라져 나온다. 잎은 뿌리에서는 뭉쳐서 나고, 줄기에는 어긋난다. 달걀모양 또는 긴 타원형이며, 줄기잎은 가장자리가 물결모양이 되기도 한다. 잎이 두꺼우면서도 연하며, 잎자루에 살이 많고 길다. 꽃은 5~6월에 피고 노란녹색이며, 꽃잎모양의 꽃덮이가 5갈래로 갈라진다. 작은 꽃 여러 송이가 원뿔모양으로 달린다. 열매는 7월에 여물고, 둥글거나 콩팥모양이다.

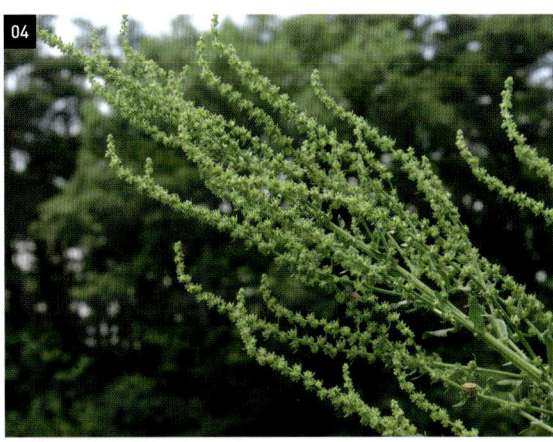

01 전체 모습. 9월 29일
02 새순. 9월 11일
03 어린 뿌리잎. 9월 30일
04 뿌리잎이 무성해진 모습. 10월 17일
05 꽃 핀 모습. 6월 6일
06 뿌리잎의 앞뒷면과 뿌리. 8월 24일

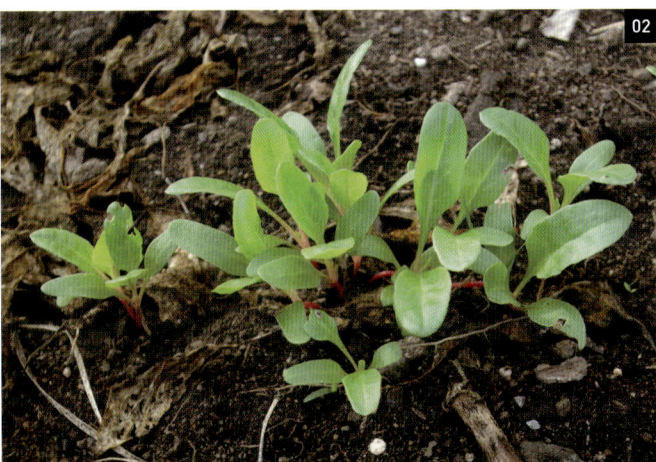

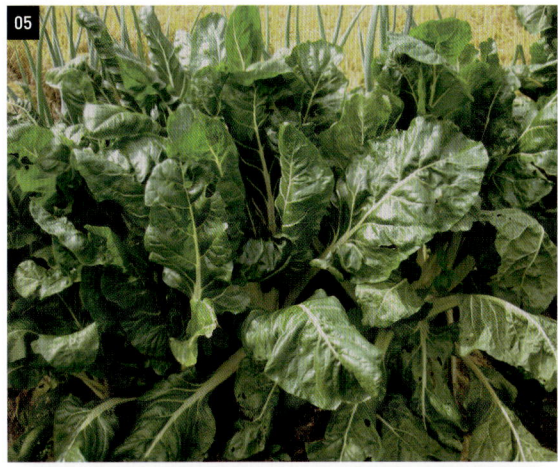

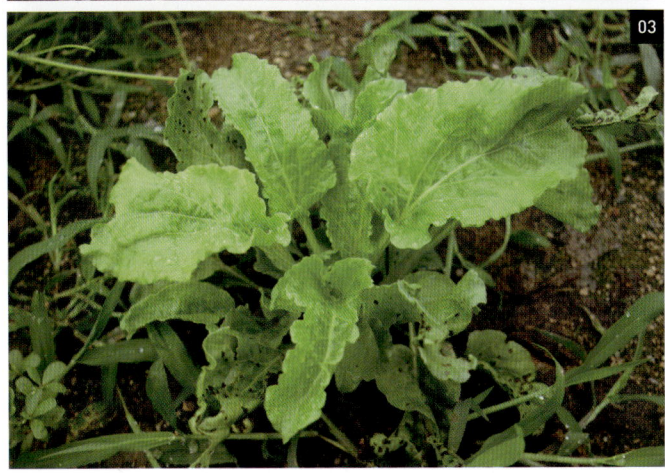

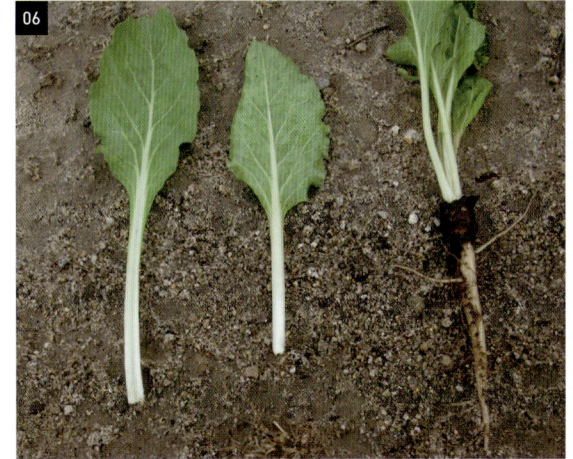

005 께묵 _{단맛}

Hololeion maximowiczii Kitam.

■ 소변이 잘 나오게 하고, 산후출혈, 가슴이 답답한 데 효과

국화과
두해살이풀

다른 이름
께묵
묵쑥
실쇠채나물

생약명
전광국 全光菊

성분
아르지닌 면역력강화
리놀렌산 체지방감소
팔미트산 담즙분비촉진
자당 혈당조절
포도당 에너지공급

원산지
한국

서식지
산과 들판의 습지나 물가에 난다.

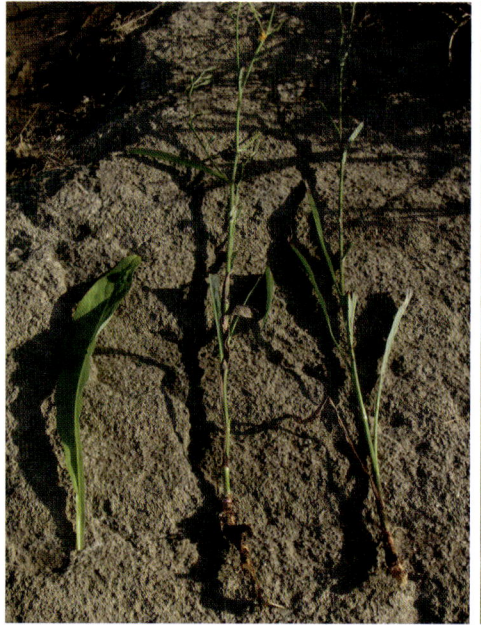
뿌리 달린 전체 모습. 10월 11일

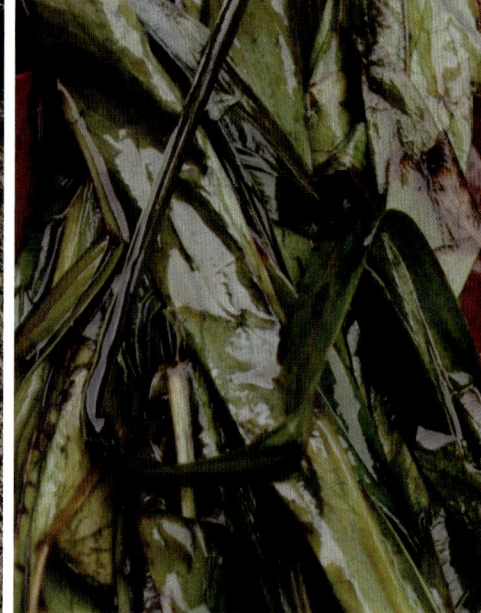
께묵잎장아찌.

장아찌 담그기

채취시기 여름~가을.
채취부위 잎.
채취시 주의사항 흔치 않은 약초이므로 조금만 채취하고 개체를 남겨둔다.
밑준비 잎을 깨끗이 씻어서 물기를 뺀다.
담그기 준비한 잎에 맛간장을 끓여서 식혀 붓거나, 맛고추장으로 한 켜 한켜 바르듯이 버무린다. 맛간장에 넣는 효소액은 맛간장이 식은 뒤 넣고, 본래 단맛이 있으므로 단맛을 줄여도 된다.
숙성 담근 장아찌는 상온에 한나절 두었다가 냉장고에 넣어 익히고, 부어놓은 맛간장은 며칠에 한 번씩 따라서 다시 끓여 식혀 붓기를 3~4번 한다.
장아찌맛 씹는 맛이 좋고 담백한 맛이다. 완성된 장아찌는 다진 파, 다진 마늘, 들기름 등으로 갖은 양념을 해서 먹기도 한다.

오행의 맛과 효능
오행상 단맛. 단맛은 부드럽게 만드는 작용을 하여 소화가 잘 되게 하고, 통증을 완화시키며, 메마른 것을 촉촉하게 하고, 부조화를 다스려 조화롭게 한다.

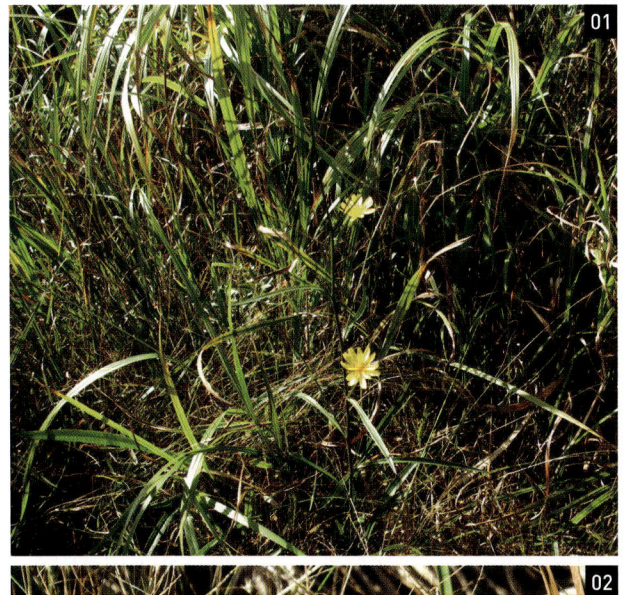

줄기는 50~100㎝ 정도 자라고, 세로로 옅은 홈이 있으며, 털이 없다. **잎**은 어긋나며, 긴 피침형으로 가장자리가 밋밋하고 털이 없다. 잎 길이 14~40㎝이고, 줄기 윗동잎은 작아져서 줄모양이 된다. **꽃**은 8~10월에 노란색으로 피고, 꽃잎모양의 혀꽃이 모여 1송이가 된다. 혀꽃은 길이 2㎝, 폭 3㎜ 정도이고, 꽃을 감싼 비늘조각 끝이 자줏빛을 띤다. **열매**는 9~10월에 여무는데, 씨앗에 연갈색 갓털이 있어 바람에 날려간다.

---

01 꽃 핀 전체 모습. 10월 11일
02 어린잎. 10월 13일
03 다 자란 잎. 10월 13일
04 잎이 쓰러진 모습. 10월 13일
05 줄기에 잎 달린 모습. 10월 24일
06 꽃. 10월 11일
07 열매. 10월 14일

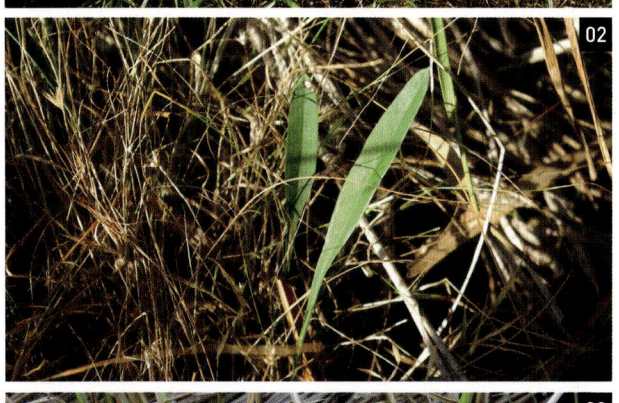

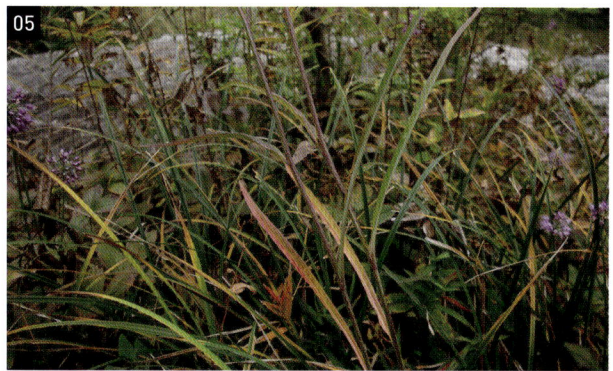

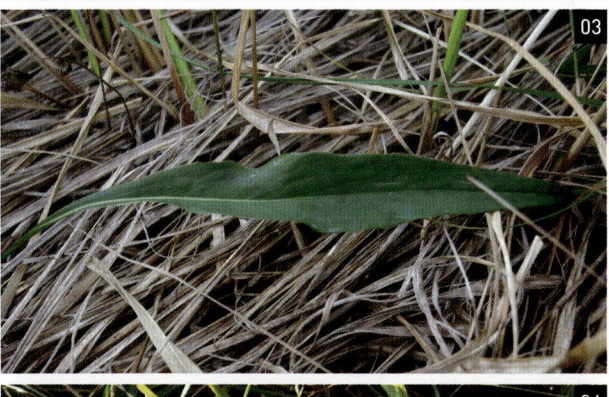

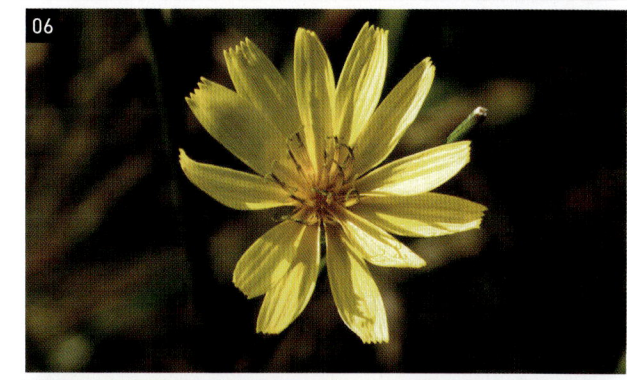

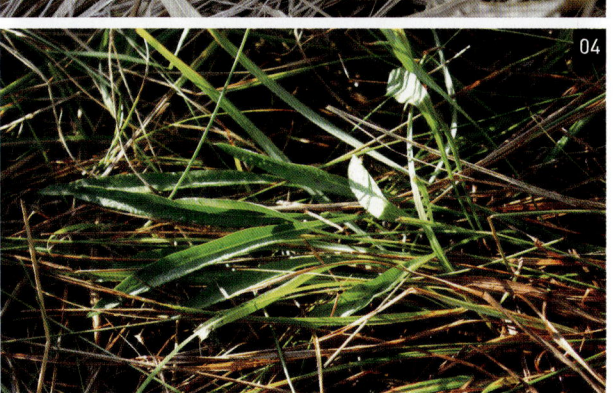

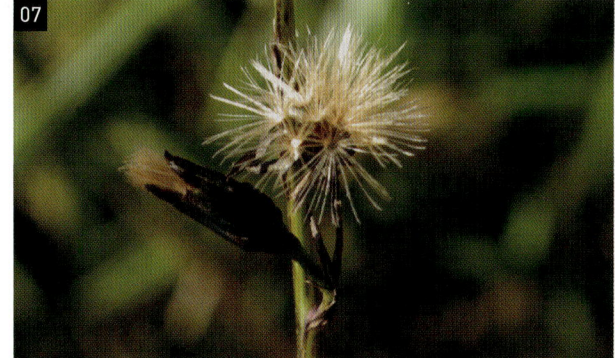

006

Cudrania tricuspidata Bureau

뽕나무과
잎지는 작은큰키나무

다른 이름
구지뽕

생약명
자수경엽 柘樹莖葉

성분
독성이 없다.
가바 혈압내림
루틴 모세혈관강화
플라보노이드 노화방지
아스파라긴산 숙취해소
아미노산 근육강화

원산지
한국

서식지
산기슭 양지에서 자란다.

꾸지뽕나무 _{단맛}

■ 관절염, 피부병, 습진에 효과

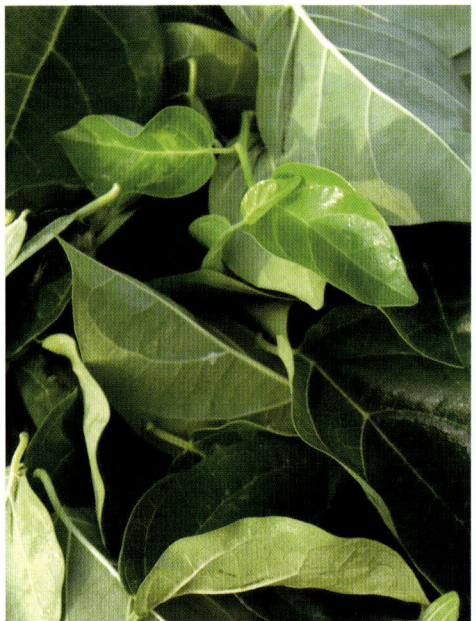 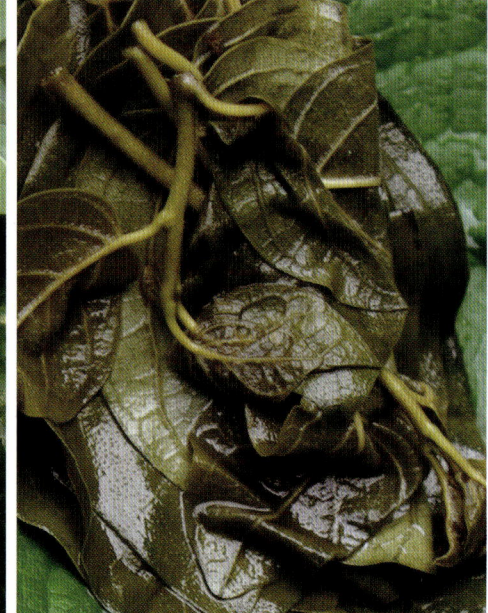

잎 채취한 모습. 7월 25일 　　　　　　　　　　　꾸지뽕잎장아찌.

장아찌 담그기

채취시기 봄~여름.
채취부위 새순이나 연한 잎.
채취시 주의사항 가지에 가시가 있으므로 장갑을 끼고 채취한다.
밑준비 새순이나 잎을 끓는 물에 데쳐서 부드럽게 만든 뒤 찬물에 헹구고, 물기를 짜서 살짝 말린다.
담그기 준비한 것을 묵은 된장이나 묵은 고추장에 박는다. 또는 맛간장을 끓여서 아삭한 맛이 살도록 뜨거울 때 붓거나, 맛고추장으로 한 켜 한 켜 바르듯이 버무린다. 맛간장에 넣는 효소액은 맛간장이 식은 뒤 넣고, 본래 단맛이 있으므로 단맛을 줄여도 된다.
숙성 맛간장, 맛고추장으로 담근 경우 상온에 한나절 두었다가 냉장고에 넣어 익히고, 부어놓은 맛간장은 며칠에 한 번씩 따라서 다시 끓여 식혀 붓기를 3~4번 한다.
장아찌맛 꼬들꼬들하고 은은한 맛이다.

오행의 맛과 효능
오행상 단맛. 독특한 향이 있다. 단맛은 부드럽게 만드는 작용을 하여 소화가 잘 되게 하고, 통증을 완화시키며, 메마른 것을 촉촉하게 하고, 부조화를 다스려 조화롭게 한다.

■ 土의 맛 | 단맛

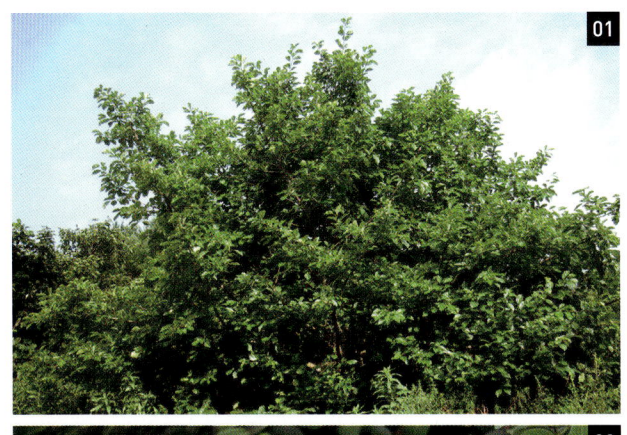

줄기는 10m 정도 자라며, 줄기껍질이 갈색 또는 회갈색이고 얕게 갈라진다. 가지에 날카로운 가시가 있다. **잎**은 어긋나고, 긴 타원형이며, 끝이 2~3갈래로 갈라지기도 한다. 잎 뒷면과 잎자루에 잔털이 있다. 잎길이 6~10㎝. **꽃**은 5~6월에 연노란색으로 피며, 암꽃과 수꽃이 다른 그루에 달린다. 수꽃은 둥글게 모여 1송이가 되고 털이 있으며, 암꽃은 타원형으로 모여 1송이가 되고 실모양의 암술대가 있다. **열매**는 9~10월에 붉은색으로 여물며, 둥글고 주름이 있다. 지름 2~3㎝.

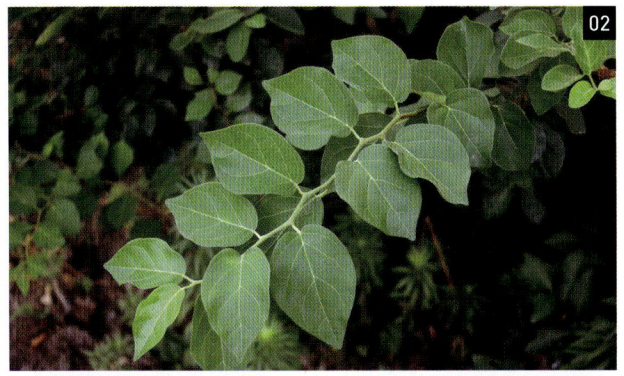

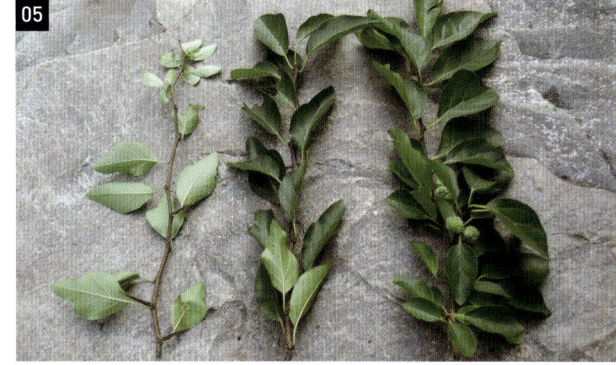

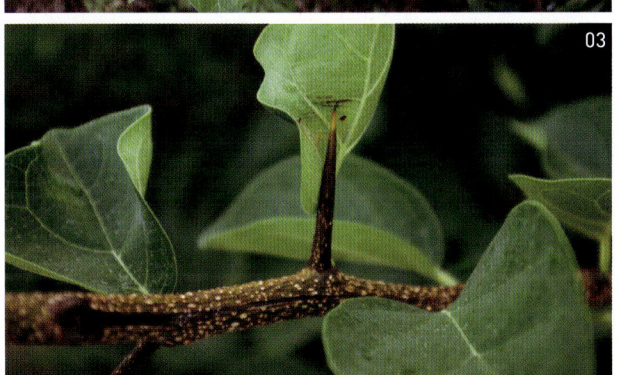

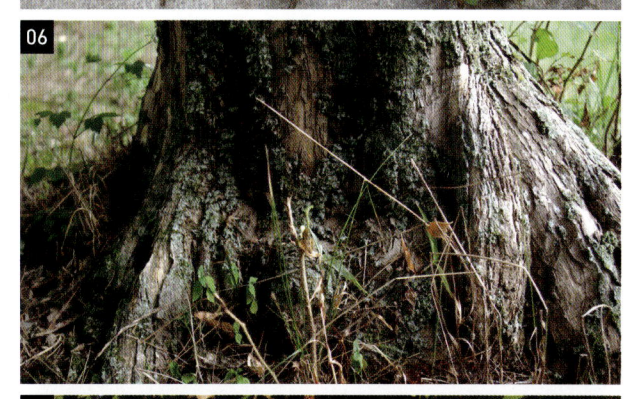

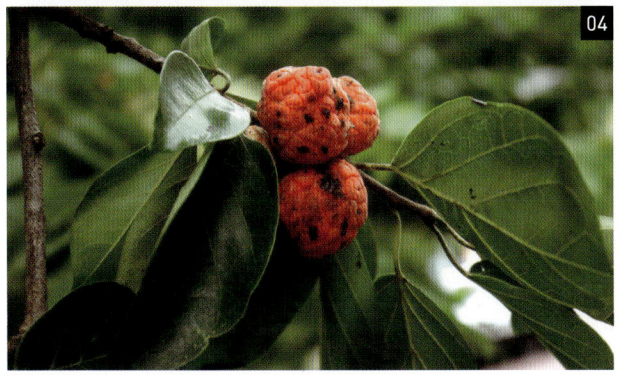

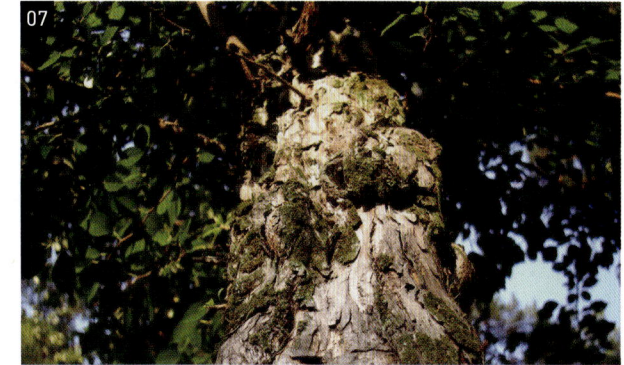

01 잎이 무성한 모습. 7월 25일
02 잎 달린 모습. 7월 25일
03 가지에 달린 가시. 7월 25일
04 열매. 9월 10일

05 잎 앞뒷면과 풋열매. 7월 25일
06 고목 밑동. 8월 19일
07 줄기껍질과 잔가지. 8월 19일

꾸지뽕나무

007 돌뽕나무 ^{단맛}

Morus cathayana Hemsl.

■ 당뇨, 중풍, 기침감기에 효과

뽕나무과
잎지는 큰키나무

다른 이름
털뽕나무

생약명
상엽桑葉
화상华桑

성분
비타민A 시력유지
티아민 에너지대사관여
비타민B₂ 빈혈개선
칼슘 뼈강화
인 혈중콜레스테롤 개선
철분 빈혈개선

원산지
한국

서식지
산기슭이나 들판의 양지, 바닷가에서 자란다.

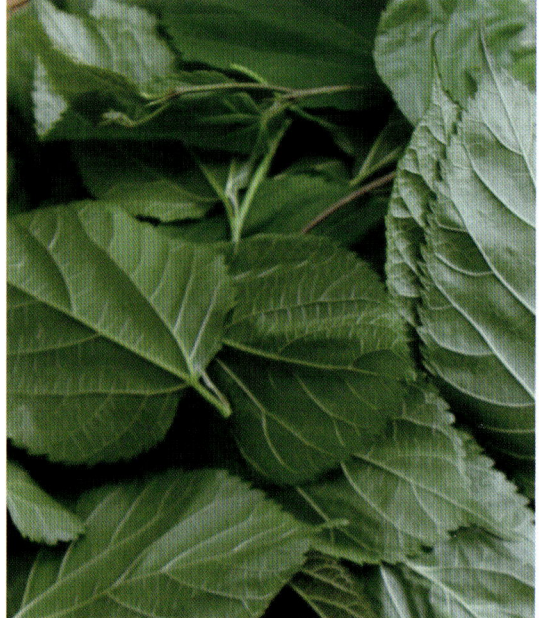
잎 채취한 모습. 5월 16일

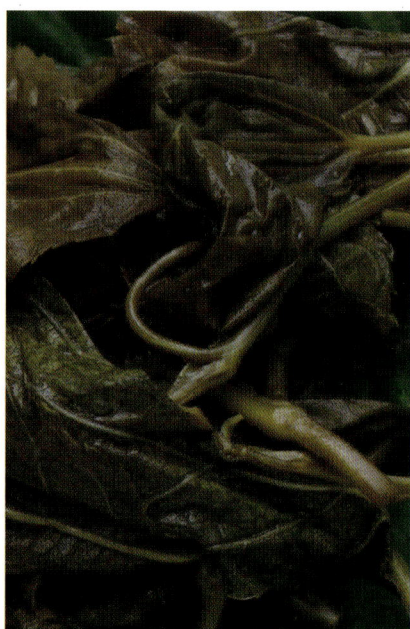
돌뽕나무잎장아찌.

장아찌 담그기

채취시기 봄~여름.
채취부위 새순이나 연한 잎.
채취시 주의사항 새순을 남겨두어야 나무가 광합성을 하여 양분을 얻으므로 조금만 채취한다.
밑준비 새순이나 잎을 씻어서 물기를 뺀다.
담그기 맛간장을 끓여서 아삭한 맛이 살도록 뜨거울 때 준비한 새순이나 잎에 붓는다. 맛간장에 넣는 효소액은 맛간장이 식은 뒤 넣고, 본래 단맛이 있으므로 단맛을 줄여도 된다.
숙성 담근 장아찌는 상온에 한나절 두었다가 냉장고에 넣어 익히고, 부어놓은 맛간장은 며칠에 한 번씩 따라서 다시 끓여 식혀 붓기를 3~4번 한다.
장아찌맛 씹는 맛이 좋고 깔끔한 맛이다.

오행의 맛과 효능
오행상 단맛. 단맛은 부드럽게 만드는 작용을 하여 소화가 잘 되게 하고, 통증을 완화시키며, 메마른 것을 촉촉하게 하고, 부조화를 다스려 조화롭게 한다.

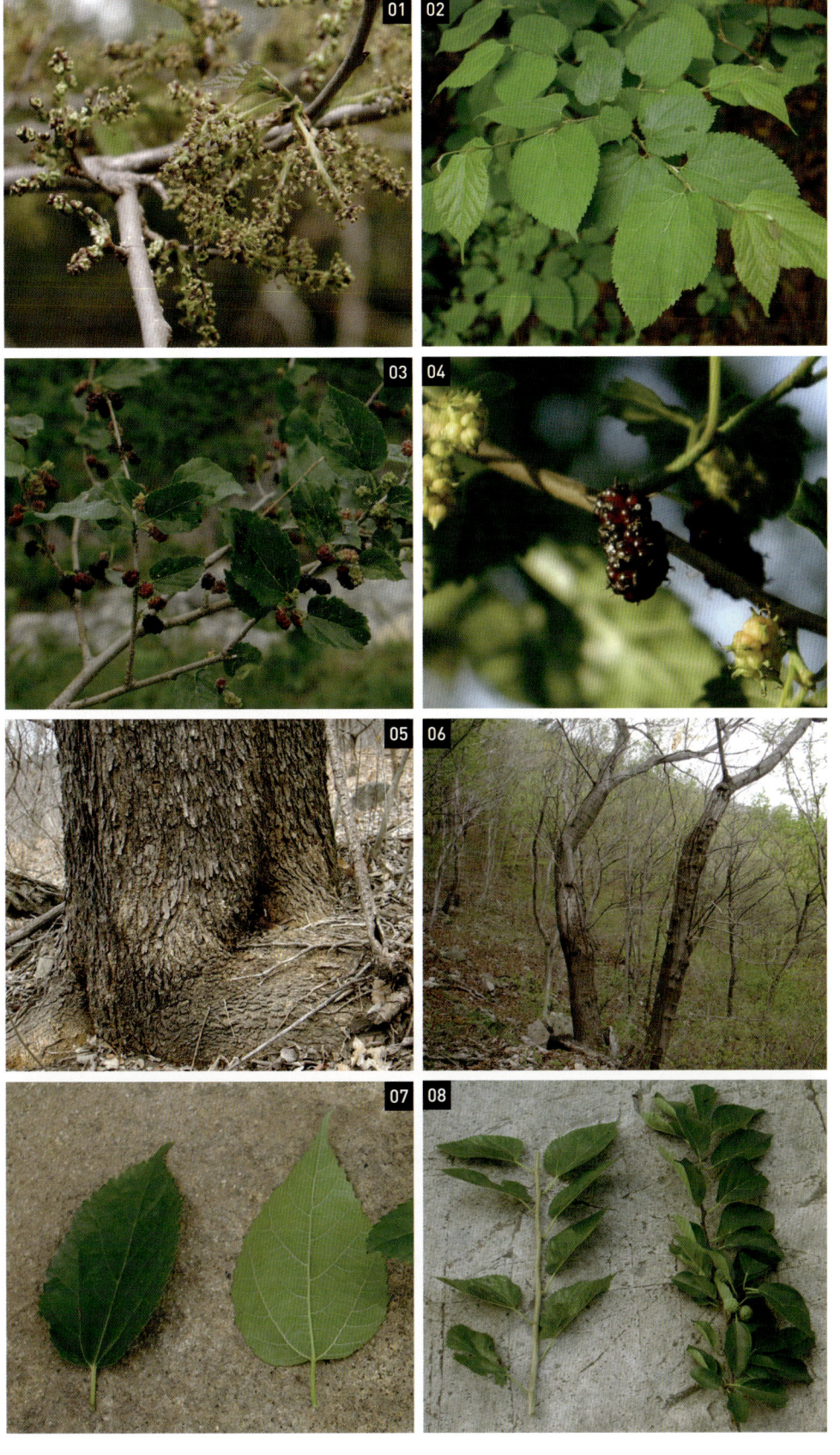

줄기는 8~15m 정도 자라며, 줄기껍질이 회갈색이고 점차 세로로 얕게 갈라진다. **잎**은 어긋나며, 타원형 또는 달걀모양 또는 둥근 모양으로 끝이 뾰족하다. 가장자리가 3갈래로 갈라지기도 하며, 얕고 불규칙한 톱니가 있다. 잎길이 3.5~24cm이고, 앞면에 거친 털이 있으며, 뒷면 잎맥에 잔털이 빽빽하다. 잎자루는 길이 1.5~9cm이며 잔털이 빽빽하다. **꽃**은 5~6월에 어린잎과 함께 피는데 연한 녹색이며, 암꽃과 수꽃이 각기 다른 나무에 이삭모양으로 달린다. 꽃자루에도 잔털이 빽빽하다. **열매**는 7~8월에 여무는데 둥글거나 타원형이며, 희다가 점차 붉어지고 익으면 윤기 있는 검붉은색이 된다.

01 꽃과 새순. 4월 29일
02 잎 달린 모습. 5월 16일
03 열매 달린 모습. 6월 11일
04 열매 익는 모습. 5월 30일
05 고목 밑동. 3월 12일
06 줄기와 가지. 5월 2일
07 잎 앞뒷면. 6월 10일
08 유사종 돌뽕나무(왼쪽)와 꾸지뽕나무(오른쪽) 잎 비교. 7월 25일

돌뽕나무

008

나비나물 단맛

Vicia unijuga A. Braun

■ 허약체질, 고혈압, 현기증, 술독 푸는 데 효과

콩과
여러해살이풀

다른 이름
야완두

생약명
왜두채 歪頭菜

성분
플라보노이드 노화방지

원산지
한국

서식지
산과 들판의 양지에 난다.

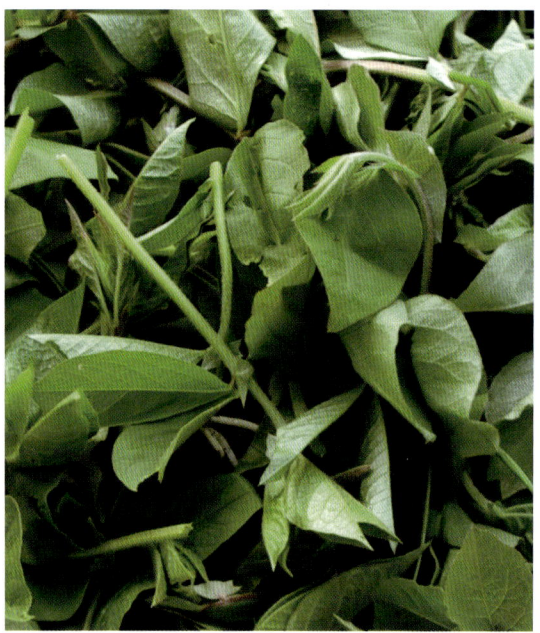
잎 채취한 모습. 3월 31일

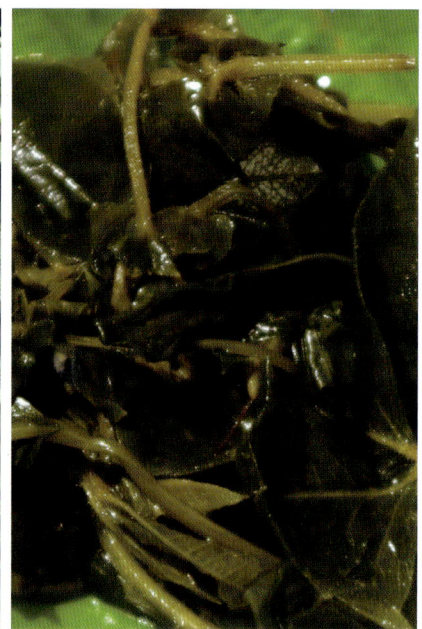
나비나물잎장아찌.

장아찌 담그기

채취시기 봄~여름.
채취부위 잎.
채취시 주의사항 흔치 않은 약초이므로 조금만 채취하고 개체를 남겨둔다.
밑준비 잎을 씻어서 물기를 뺀다.
담그기 준비한 잎에 맛간장을 끓여서 식혀 붓는데, 효소액은 맛간장이 식은 뒤 넣는다. 본래 단맛이 있으므로 단맛을 줄여도 된다.
숙성 담근 장아찌는 상온에 한나절 두었다가 냉장고에 넣어 익히고, 부어놓은 맛간장은 며칠에 한 번씩 따라서 다시 끓여 식혀 붓기를 3~4번 한다.
장아찌맛 구수하고 부드러운 맛이다.

오행의 맛과 효능
오행상 단맛. 단맛은 부드럽게 만드는 작용을 하여 소화가 잘 되게 하고, 통증을 완화시키며, 메마른 것을 촉촉하게 하고, 부조화를 다스려 조화롭게 한다.

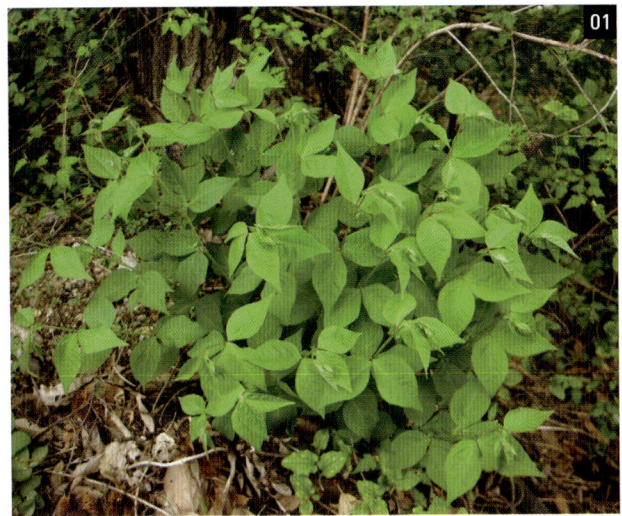

줄기는 30~100㎝ 정도 자라고, 단면이 네모지며, 세로로 얕은 홈이 있다. **잎**은 2장씩 나비모양으로 나며, 달걀모양 또는 넓은 피침형이고 끝이 뾰족하다. 잎길이는 3~8㎝이다. **꽃**은 8월에 붉은자주색으로 피고, 꽃부리가 5갈래이다. 꽃길이는 12~15㎜이다. **열매**는 10월에 여무는데 콩꼬투리 모양이고 털이 없으며, 길이는 3㎝ 정도이다.

01 줄기가 자란 전체 모습. 4월 29일
02 어린잎. 4월 8일
03 줄기 자라는 모습. 4월 5일
04 줄기와 잎. 6월 5일
05 꽃. 10월 10일
06 풋열매. 10월 15일
07 잎 앞뒷면. 4월 8일

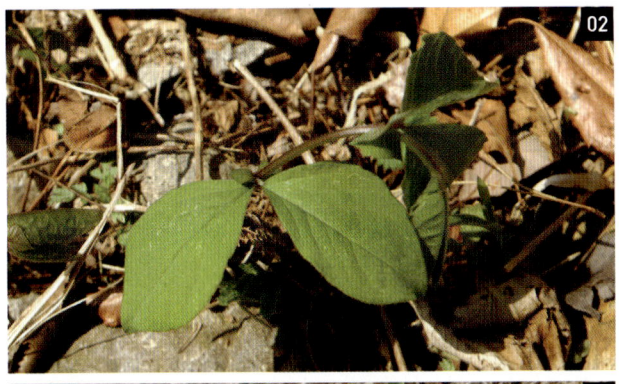

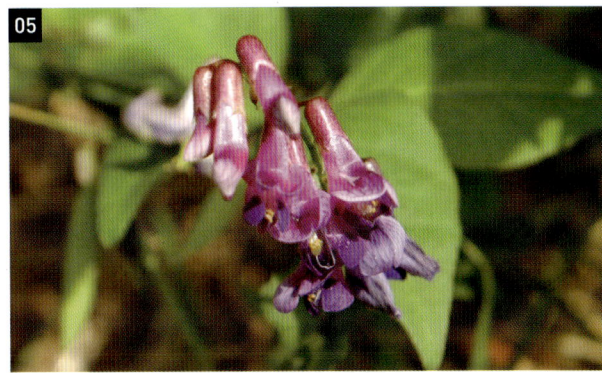

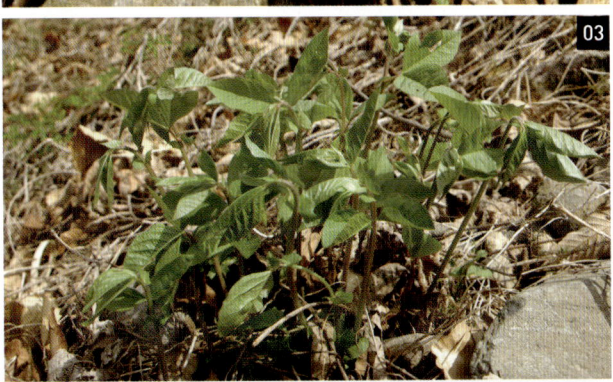

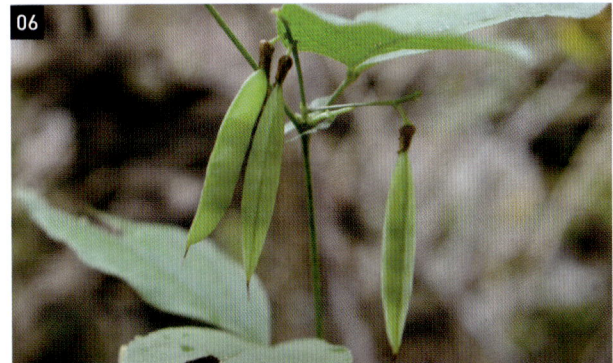

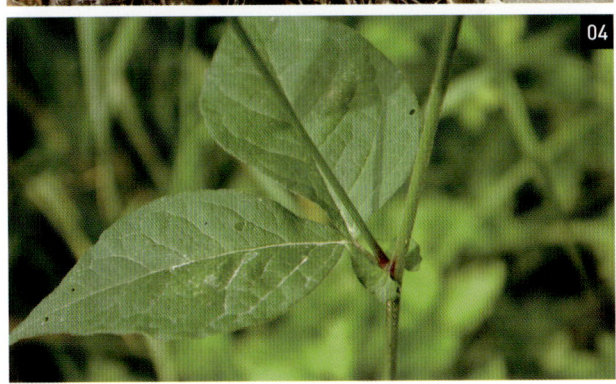

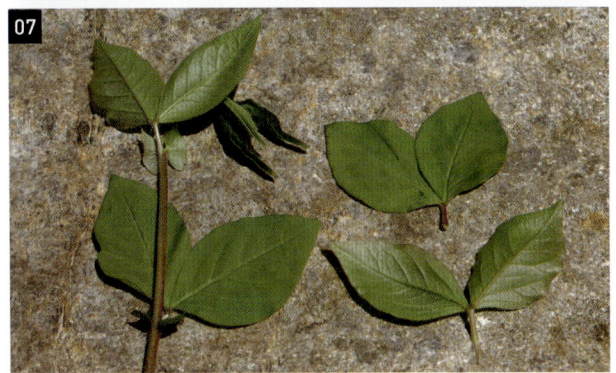

나비나물

009

Capsella bursapastoris
(L.) L. W. Medicus

냉이 단맛

■ 눈 침침한 데, 술독 푸는 데 효과

십자화과
두해살이풀

다른 이름
나숭개

생약명
제채薺菜

성분
독성이 없다.
콜린 숙취해소
칼슘 뼈강화
철분 빈혈개선
비타민A 시력유지
비타민B2 빈혈개선
비타민C 노화방지

원산지
한국

서식지
들판의 양지나 밭둑에 난다.

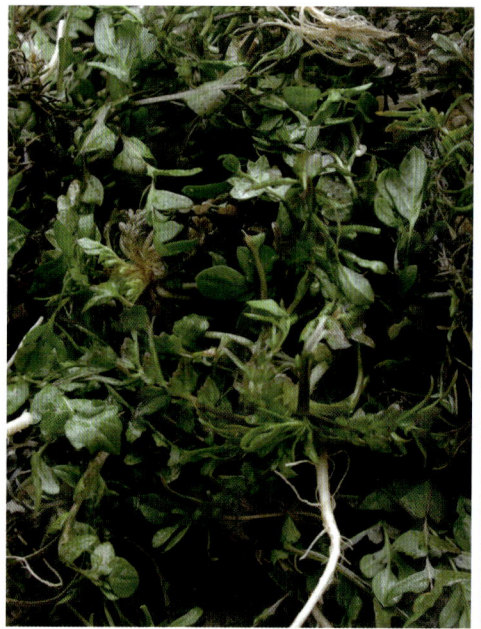
뿌리째 채취한 모습. 3월 8일

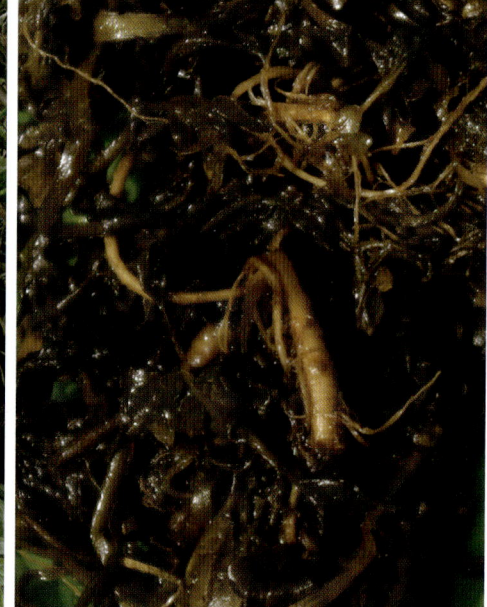
냉이장아찌.

장아찌 담그기

채취시기 봄~겨울.
채취부위 줄기가 올라오기 전에 새순이나 잎을 뿌리째 채취한다.
채취시 주의사항 도로가에 나는 것은 오염되어 있으므로 채취하지 않는다.
밑준비 뿌리에 흙이 남지 않도록 껍질째 깨끗이 씻어서 물기를 뺀다
담그기 준비한 것을 묵은 된장이나 묵은 고추장에 박는다. 또는 맛간장을 끓여서 아삭한 맛이 살도록 뜨거울 때 붓거나, 맛된장으로 버무린다. 맛간장에 넣는 효소액은 맛간장이 식은 뒤 넣고, 본래 단맛이 있으므로 단맛을 빼도 되며, 독특한 향을 살리려면 식초를 넣지 않는다.
숙성 맛간장이나 맛된장으로 담근 경우 상온에 한나절 두었다가 냉장고에 넣어 익히고, 부어놓은 맛간장은 며칠에 한 번씩 따라서 다시 끓여 식혀 붓기를 3~4번 한다.
장아찌맛 꼬들꼬들하고 향긋한 맛이다.

오행의 맛과 효능
오행상 단맛. 그윽한 향과 조금 매운맛이 있다. 단맛은 부드럽게 만드는 작용을 하여 소화가 잘 되게 하고, 통증을 완화시키며, 메마른 것을 촉촉하게 하고, 부조화를 다스려 조화롭게 한다.

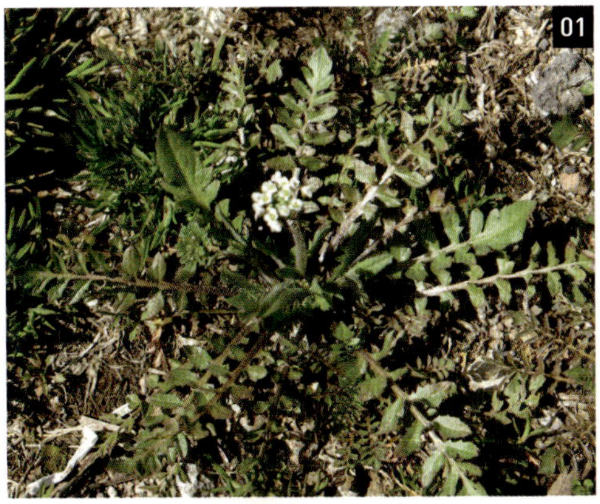

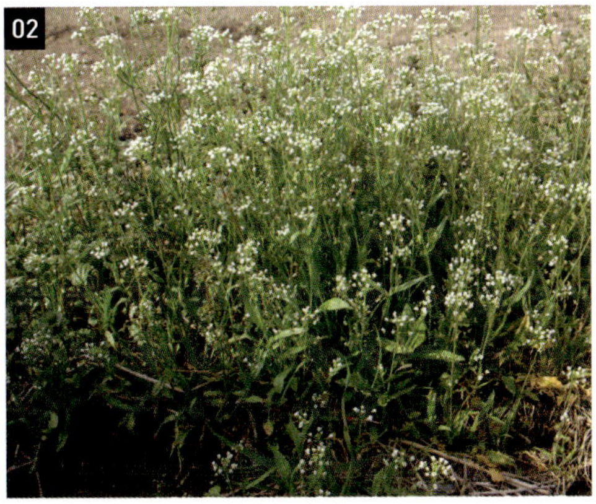

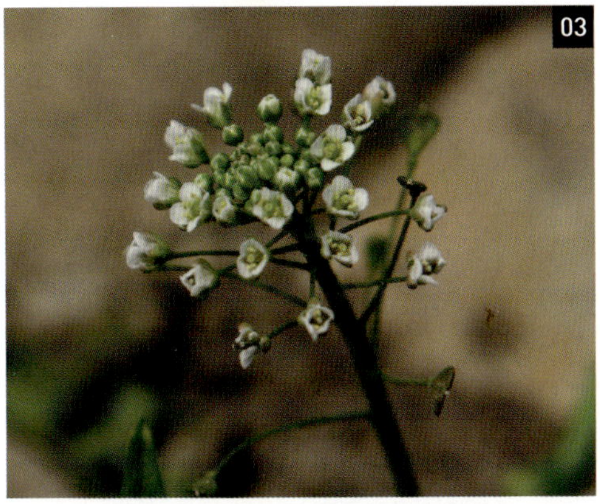

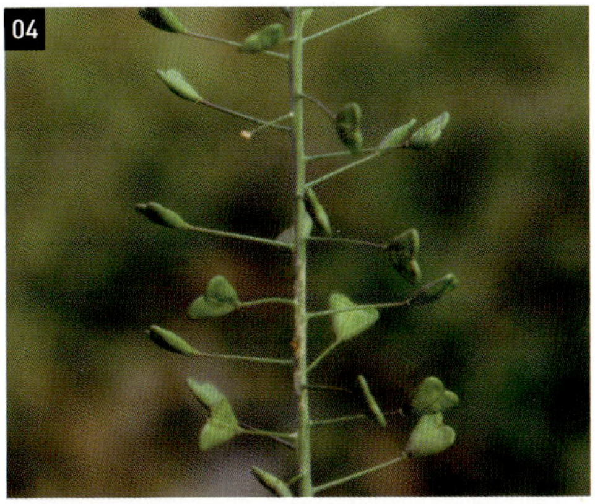

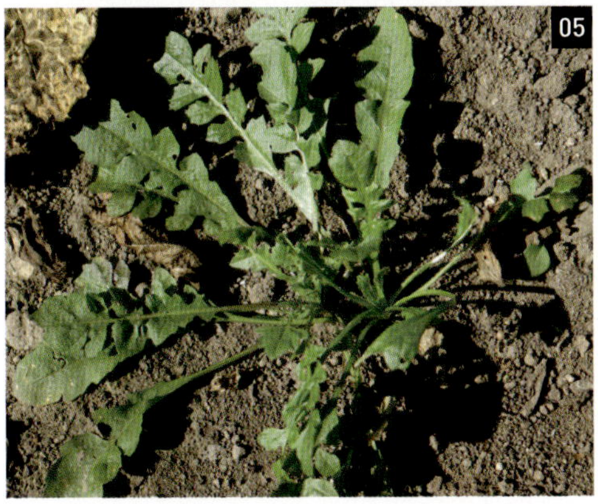

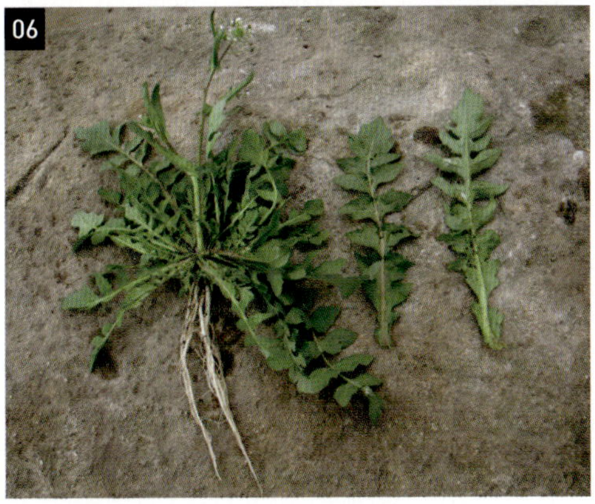

줄기는 10~50cm 정도 자라고, 윗동에서 가지가 많이 갈라져 나온다. **잎**은 뿌리잎은 뭉쳐서 나와 퍼지고, 깃털모양으로 갈라지며, 이빨 같은 톱니가 있다. 잎길이 10cm 이상이며, 잎자루가 있다. 줄기잎은 어긋나고, 작으며, 잎자루가 없다. **꽃**은 5~6월에 흰색으로 피고, 꽃잎 4장이 십자모양으로 붙는다. 작은 꽃 여러 송이가 어긋나게 모여 달린다. **열매**는 6~8월에 여무는데 납작한 심장모양이며, 길이가 6~7mm이다.

---

01 봄에 꽃이 핀 전체 모습. 3월 16일
02 줄기 자라는 모습. 4월 6일
03 꽃. 3월 8일
04 풋열매. 5월 11일
05 가을에 뿌리잎 자라는 모습. 10월 24일
06 뿌리 달린 전체 모습과 뿌리잎 앞뒷면. 4월 20일
07 유사종 냉이(왼쪽)와 콩다닥냉이(오른쪽). 3월 14일
08 유사종 냉이(왼쪽)와 콩다닥냉이(오른쪽) 뿌리째 비교. 3월 20일

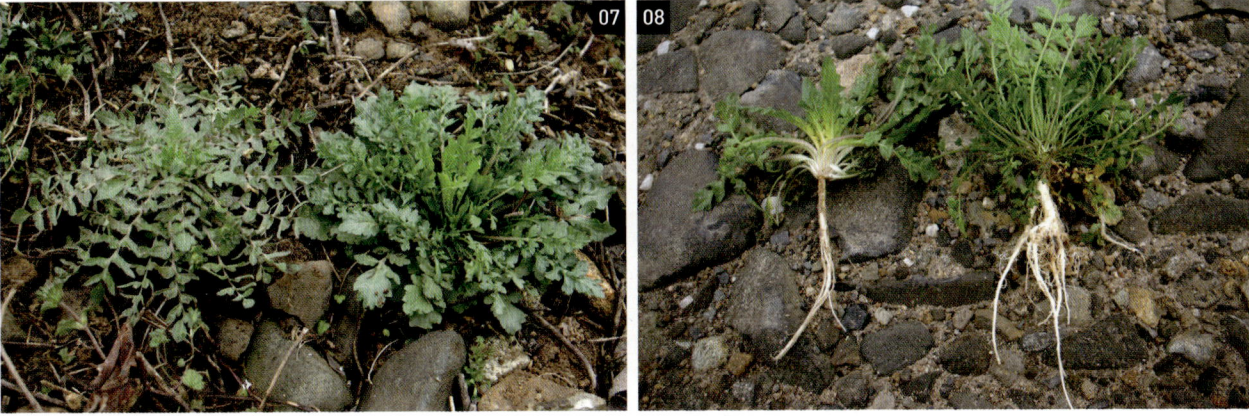

냉이

041

010 콩다닥냉이 ^{단맛}

Lepidium virginicum L.

■ 기침가래, 비만, 얼굴붓기, 가려움증, 땀띠, 소변보기 힘든 데 효과

십자화과
두해살이풀

다른 이름
콩말냉이

생약명
북미독행채 北美独行菜

성분
강심배당체 심장강화
단백질 근육강화
비타민A 시력유지
비타민C 노화방지
탄수화물 에너지공급

원산지
북아메리카

서식지
들판이나 빈터에 난다.

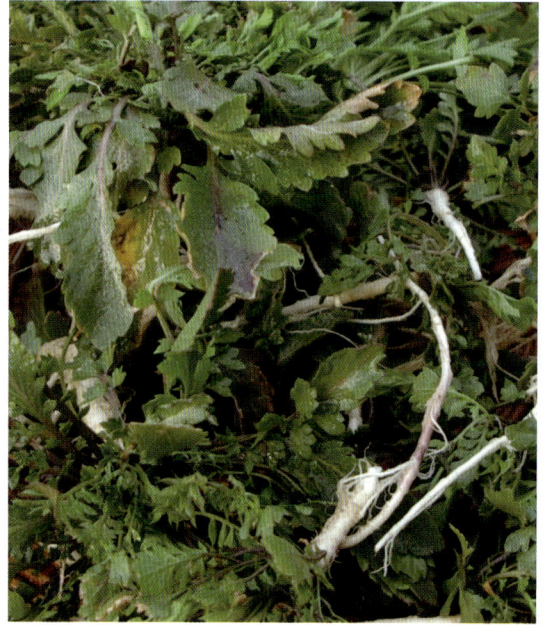

뿌리째 채취한 모습. 3월 16일 　　　　콩다닥냉이장아찌.

장아찌 담그기

채취시기　봄~가을.
채취부위　줄기가 올라오기 전에 새순이나 잎을 뿌리째 채취한다.
채취시 주의사항　도로가에 나는 것은 오염되어 있으므로 채취하지 않는다.
밑준비　뿌리에 흙이 남지 않도록 껍질째 깨끗이 씻어서 물기를 뺀다.
담그기　준비한 것에 맛간장을 끓여서 아삭한 맛이 살도록 뜨거울 때 붓거나, 맛고추장으로 버무린다. 맛간장에 넣는 효소액은 맛간장이 식은 뒤 넣고, 본래 단맛이 있으므로 단맛을 빼도 된다.
숙성　담근 장아찌는 상온에 한나절 두었다가 냉장고에 넣어 익히고, 부어놓은 맛간장은 며칠에 한 번씩 따라서 다시 끓여 식혀 붓기를 3~4번 한다.
장아찌맛　아삭아삭하고 은은한 맛이다.

오행의 맛과 효능
오행상 단맛. 단맛은 부드럽게 만드는 작용을 하여 소화가 잘 되게 하고, 통증을 완화시키며, 메마른 것을 촉촉하게 하고, 부조화를 다스려 조화롭게 한다.

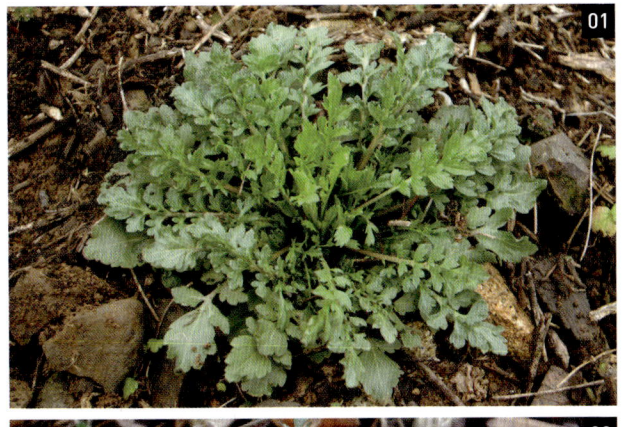

줄기는 30~50㎝ 정도 자라고, 털이 없으며, 윗동에서 가지가 많이 갈라져 나온다. **잎**은 뿌리잎은 뭉쳐서 나와 퍼지고 긴 잎줄기에 작은 잎 여러 장이 깃털모양으로 달리며, 줄기잎은 어긋나고 거꾸로 된 피침형이다. 잎 가장자리에 톱니가 있다. **꽃**은 5~7월에 흰색으로 피며, 꽃잎 4장이 십자모양으로 붙는다. 작은 꽃 여러 송이가 줄기와 가지 끝에 어긋나게 모여 달린다. **열매**는 6~9월에 여무는데 둥근 타원형이고, 위쪽이 조금 오목하며, 길이 3㎜ 정도이다.

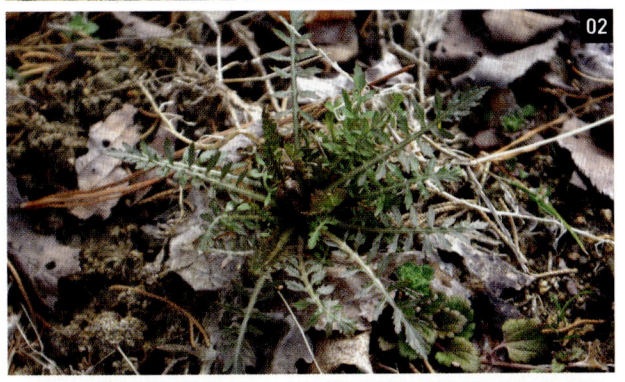

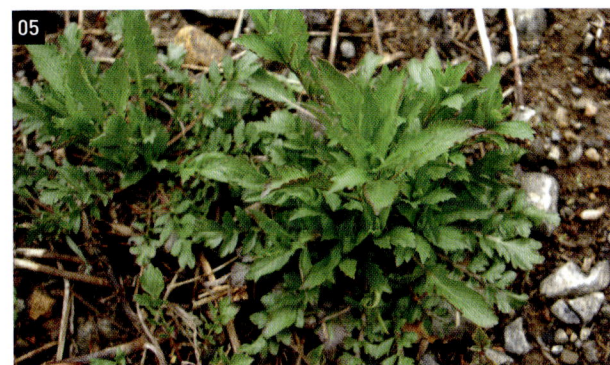

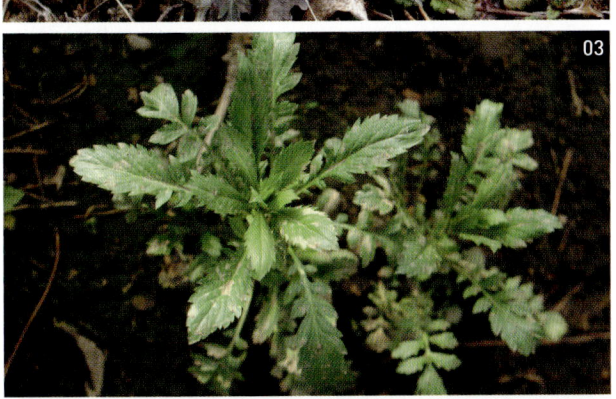

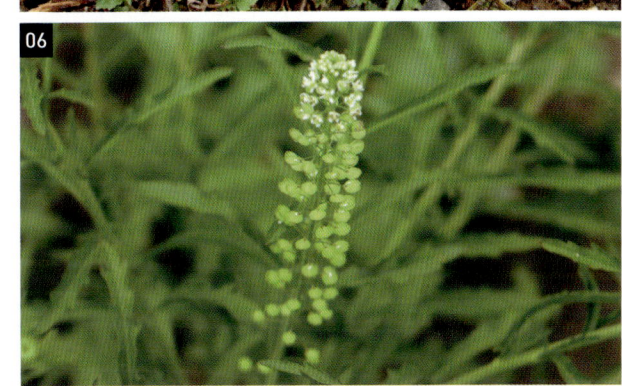

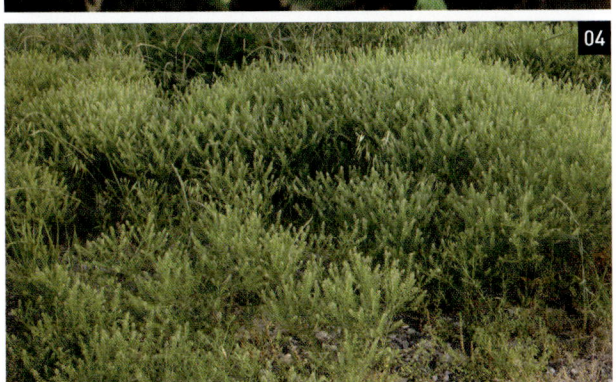

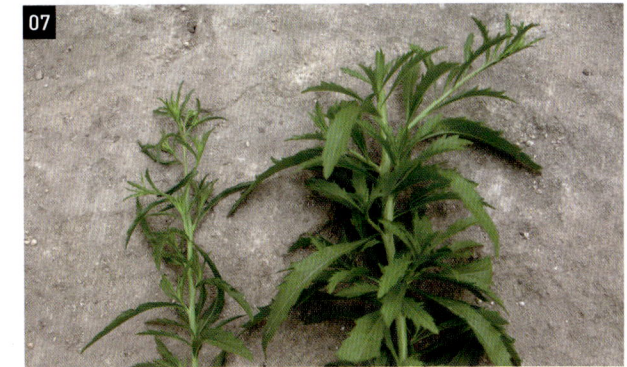

01 뿌리잎 전체 모습. 3월 14일
02 새순. 3월 16일
03 줄기 올라오는 모습. 4월 6일
04 줄기잎 자라는 모습. 4월 4일

05 꽃(위)과 풋열매(아래). 5월 16일
06 꽃과 열매가 달린 군락. 6월 3일
07 줄기잎 앞뒷면. 5월 16일

콩다닥냉이

011 누린내풀

Caryopteris divaricata (S. et Z.) Max

조금 단맛 조금 독성

■ 감기, 요로감염, 더위 먹은 데 효과

마편초과
여러해살이풀

다른 이름
노린재풀

생약명
화골단 化骨丹
유 获

성분
독성이 조금 있다.
정유 방향성분

원산지
한국

서식지
산과 들판의 양지에 난다.

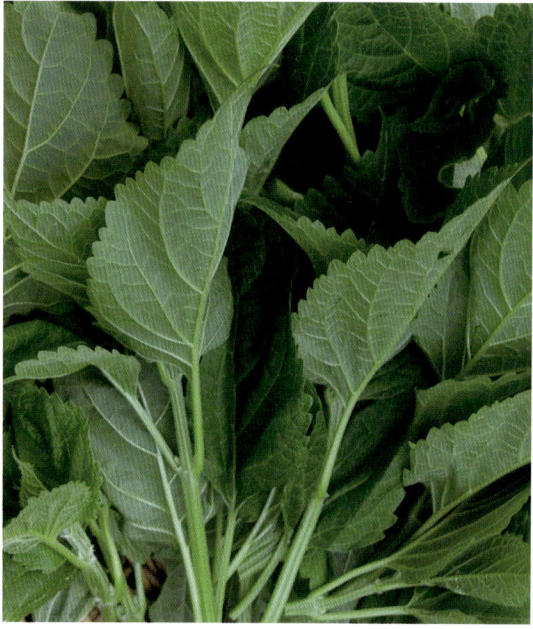
잎 채취한 모습. 5월 21일

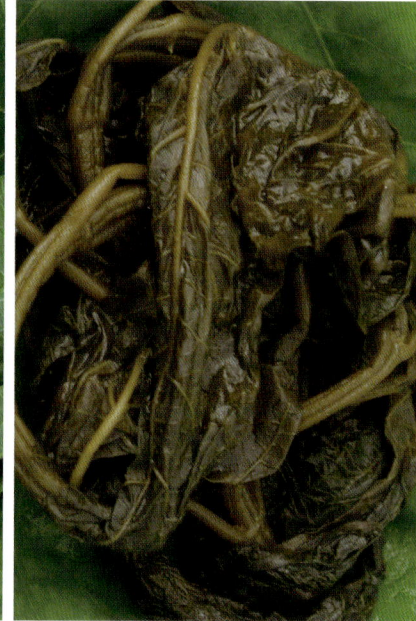
누린내풀잎장아찌.

장아찌 담그기

채취시기 봄~여름.

채취부위 연한 잎.

밑준비 잎을 끓는 소금물에 살짝 데쳐서 부드럽게 만든 뒤 찬물에 담가 누린내를 우려내고, 물기를 짜서 살짝 말린다.

담그기 준비한 잎에 맛간장을 끓여서 식혀 붓는데, 효소액은 맛간장이 식은 뒤 넣는다.

숙성 담근 장아찌는 상온에 한나절 두었다가 냉장고에 넣어 익히고, 부어놓은 맛간장은 며칠에 한 번씩 따라서 다시 끓여 식혀 붓기를 3~4번 한다.

장아찌맛 아삭아삭하고 노릿한 맛이 난다.

오행의 맛과 효능

오행상 조금 단맛. 단맛은 부드럽게 만드는 작용을 하여 소화가 잘 되게 하고, 통증을 완화시키며, 메마른 것을 촉촉하게 하고, 부조화를 다스려 조화롭게 한다.

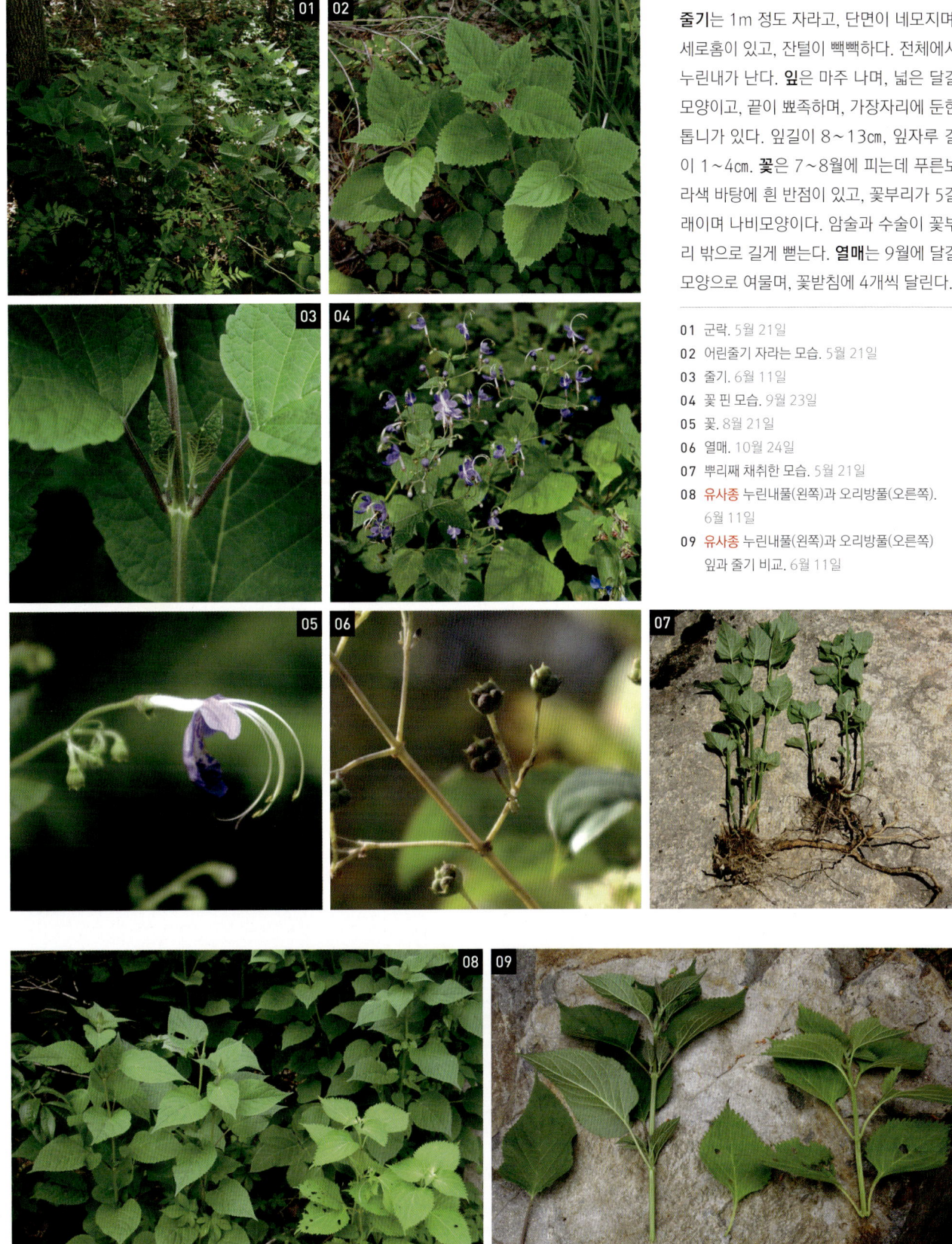

줄기는 1m 정도 자라고, 단면이 네모지며, 세로홈이 있고, 잔털이 빽빽하다. 전체에서 누린내가 난다. **잎**은 마주 나며, 넓은 달걀 모양이고, 끝이 뾰족하며, 가장자리에 둔한 톱니가 있다. 잎길이 8~13cm, 잎자루 길이 1~4cm. **꽃**은 7~8월에 피는데 푸른보라색 바탕에 흰 반점이 있고, 꽃부리가 5갈래이며 나비모양이다. 암술과 수술이 꽃부리 밖으로 길게 뻗는다. **열매**는 9월에 달걀 모양으로 여물며, 꽃받침에 4개씩 달린다.

01 군락. 5월 21일
02 어린줄기 자라는 모습. 5월 21일
03 줄기. 6월 11일
04 꽃 핀 모습. 9월 23일
05 꽃. 8월 21일
06 열매. 10월 24일
07 뿌리째 채취한 모습. 5월 21일
08 유사종 누린내풀(왼쪽)과 오리방풀(오른쪽). 6월 11일
09 유사종 누린내풀(왼쪽)과 오리방풀(오른쪽) 잎과 줄기 비교. 6월 11일

누린내풀

012

Ainsliaea acerifolia Sch. Bip.

단풍취 단맛

■ 기침감기, 두통, 술독 푸는 데 효과

국화과
여러해살이풀

다른 이름
괴발딱지
장이나물

생약명
색엽일아풍 色葉―芽風

성분
독성이 없다.
아피게닌 염증억제
사포닌 면역력강화
아미노산 근육강화
칼륨 신경세포와 근육기능강화
비타민A 시력유지
비타민C 노화방지

원산지
한국

서식지
깊은 산 촉촉한 곳에 난다.

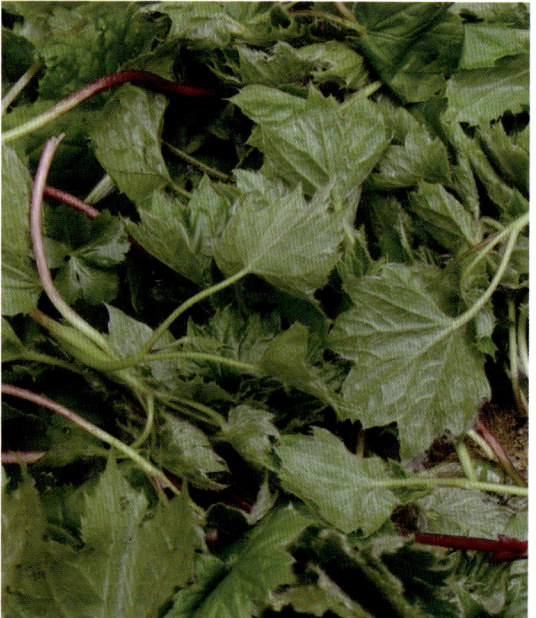

잎 채취하여 씻은 모습. 4월 20일

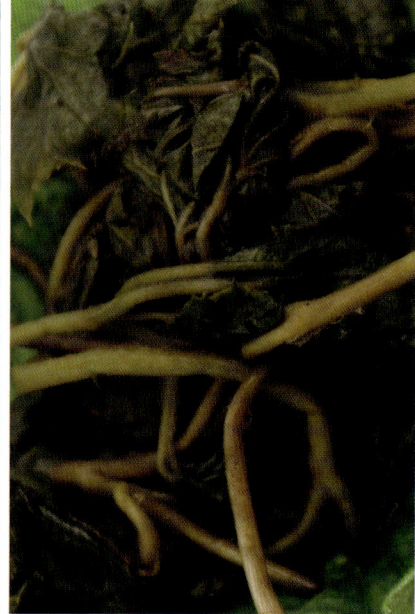

단풍취잎장아찌.

장아찌 담그기

채취시기 봄~여름.
채취부위 잎.
채취시 주의사항 흔치 않은 약초이므로 조금만 채취하고 남겨둔다.
밑준비 잎을 씻어서 물기를 뺀 뒤 차곡차곡 모은다.
담그기 준비한 잎을 묵은 된장이나 묵은 고추장에 박는다. 또는 맛간장을 끓여서 식혀 붓거나, 맛고추장으로 한 켜 한 켜 바르듯이 버무린다. 맛간장에 넣는 효소액은 맛간장이 식은 뒤 넣고, 본래 단맛이 있으므로 단맛을 줄여도 된다. 독특한 향을 살리려면 식초를 넣지 않는다.
숙성 맛간장이나 맛고추장으로 담근 경우 상온에 한나절 두었다가 냉장고에 넣어 익히고, 부어 놓은 맛간장은 며칠에 한 번씩 따라서 다시 끓여 식혀 붓기를 3~4번 한다.
장아찌맛 아삭아삭하고 그윽한 맛이다.

오행의 맛과 효능
오행상 단맛. 향이 난다. 단맛은 부드럽게 만드는 작용을 하여 소화가 잘 되게 하고, 통증을 완화시키며, 메마른 것을 촉촉하게 하고, 부조화를 다스려 조화롭게 한다.

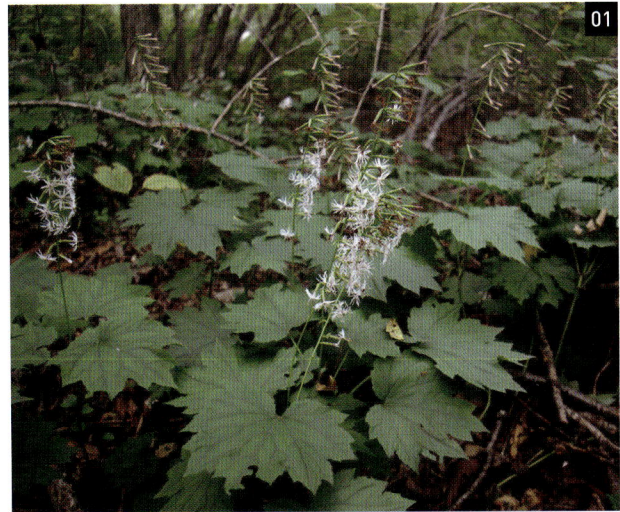

줄기는 35~80cm 정도 자라며, 가지가 없다. **잎**은 4~7장이 빙 둘러나고, 손바닥모양이며, 가장자리에 불규칙한 톱니가 있다. 잎길이 6~12.5cm이고, 잎자루 길이는 5~13cm이다. **꽃**은 7~9월에 노란흰색으로 피고, 꽃부리가 가늘고 길며 여러 갈래이다. 꽃지름 1~1.5cm. **열매**는 10월에 여무는데, 씨앗에 갈색 갓털이 있어 바람에 날려간다.

01 꽃이 핀 전체 모습. 9월 19일
02 새순. 4월 20일
03 어린잎 자라는 모습. 4월 22일
04 줄기에 잎자루 달린 모습. 9월 2일
05 꽃. 9월 2일
06 열매. 11월 7일
07 뿌리와 새순. 4월 1일

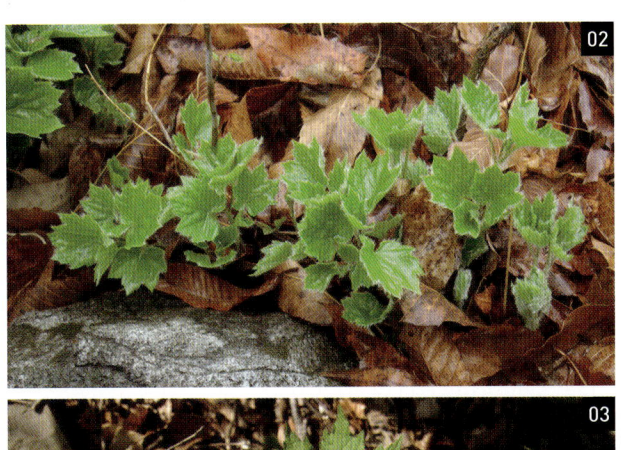

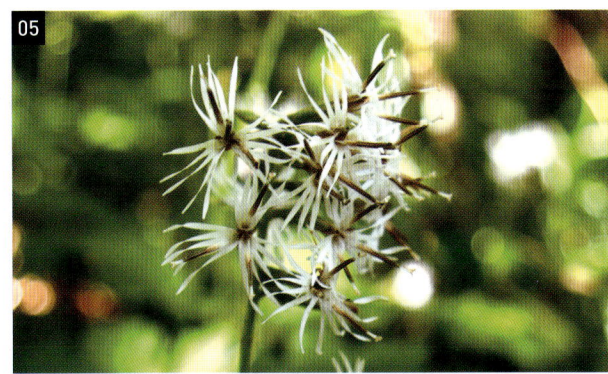

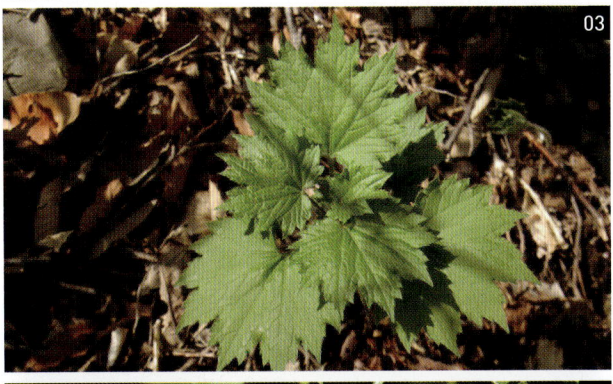

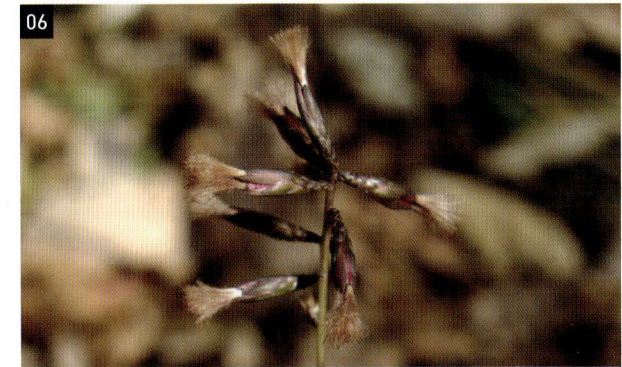

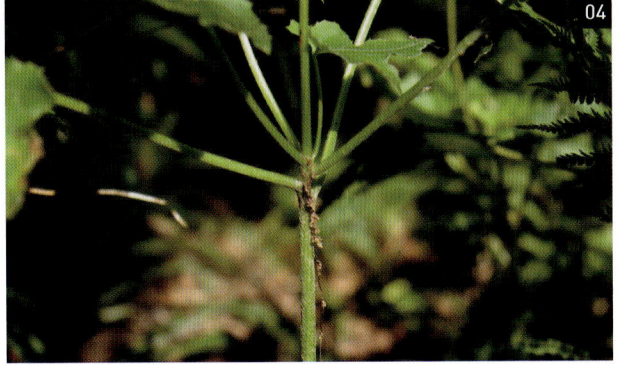

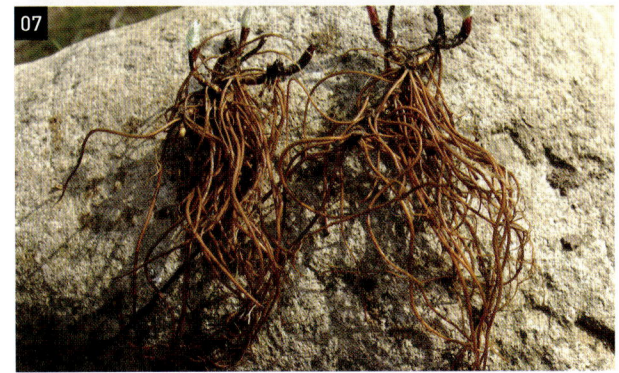

단풍취

013

Phyllostacys spp.
Siebold & Zucc. Gramineae

벼과
늘푸른 여러해살이 식물

생약명
죽순 竹筍

성분
타이로신 신경세포활성화
키네틴 노화방지
지베렐린 성장촉진

원산지
중국

서식지
산과 들판의 양지에서 자란다.

대나무(죽순) 단맛

■ 불면증, 비만, 변비, 원기회복, 갈증에 효과

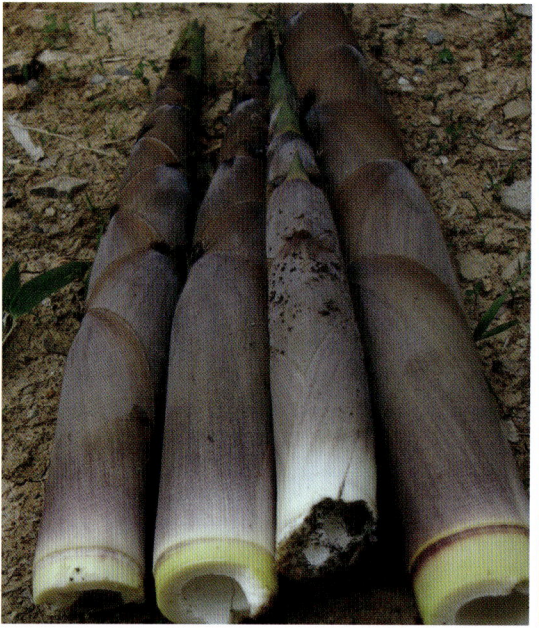

죽순 채취한 모습. 5월 26일

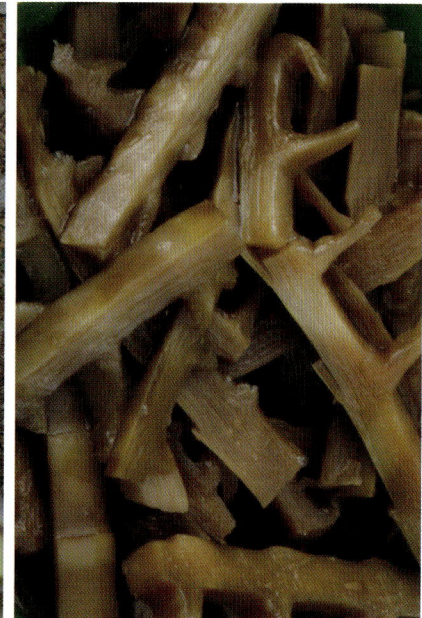

죽순장아찌.

장아찌 담그기

채취시기 봄.
채취부위 싱싱한 죽순.
밑준비 죽순을 쌀뜨물에 데쳐서 부드럽게 만든 뒤 겉껍질을 벗긴다. 이것을 식촛물에 담가 아린 맛을 우려내고, 간이 잘 배도록 적당한 크기로 썬다.
담그기 준비한 죽순에 맛간장을 끓여서 식혀 붓거나, 맛고추장으로 버무린다. 맛간장에 넣는 효소액은 맛간장이 식은 뒤 넣고, 본래 단맛이 있으므로 단맛을 줄여도 된다.
숙성 담근 장아찌는 상온에 한나절 두었다가 냉장고에 넣어 익히고, 부어놓은 맛간장은 며칠에 한 번씩 따라서 다시 끓여 식혀 붓기를 3~4번 한다.
장아찌맛 쫄깃쫄깃하고 고소한 맛이다. 완성된 장아찌를 고추장, 고춧가루, 다진 파, 다진 마늘, 들기름 등으로 양념해서 먹기도 한다.

오행의 맛과 효능

오행상 단맛. 아린맛이 나기도 한다. 단맛은 부드럽게 만드는 작용을 하여 소화가 잘 되게 하고, 통증을 완화시키며, 메마른 것을 촉촉하게 하고, 부조화를 다스려 조화롭게 한다.

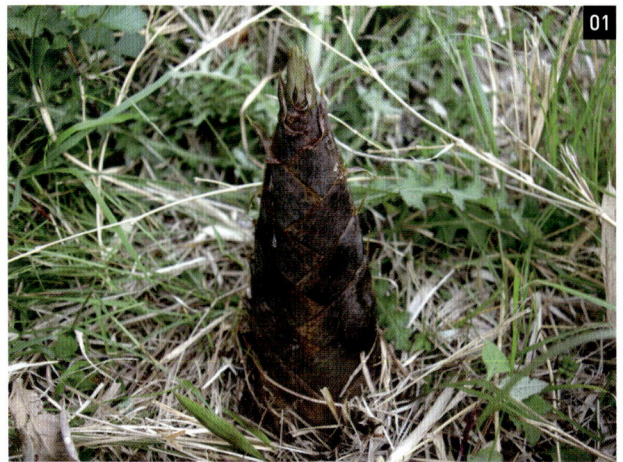

뿌리는 옆으로 길게 뻗으며, 마디가 있다. **줄기**는 20m 정도 자라고, 마디가 있으며, 속이 비어 있다. 5~6월에 새순이 올라와 한꺼번에 자라며, 첫해에는 푸르고 2~3년 묵으면 노란녹색이 된다. **잎**은 긴 피침형으로 3~7장씩 나며, 잎맥이 나란하고, 앞뒷면에 털이 없다. 잎길이가 10~20cm이며, 잎이 사계절 푸르다. **꽃**은 죽기 전에 한 번 6~7월에 피고 밥풀모양이며, 작은 꽃 여러 송이가 이삭모양으로 달린다. **열매**는 7~8월에 여물고, 밀알모양이다.

01 죽순 전체 모습. 4월 29일
02 죽순이 길어진 모습. 7월 3일
03 어린잎 나오는 모습. 6월 11일
04 햇줄기와 햇가지. 7월 4일
05 꽃. 7월 7일
06 죽순 햇뿌리와 뿌리줄기. 6월 17일
07 죽순을 다듬어 자른 모습. 5월 26일

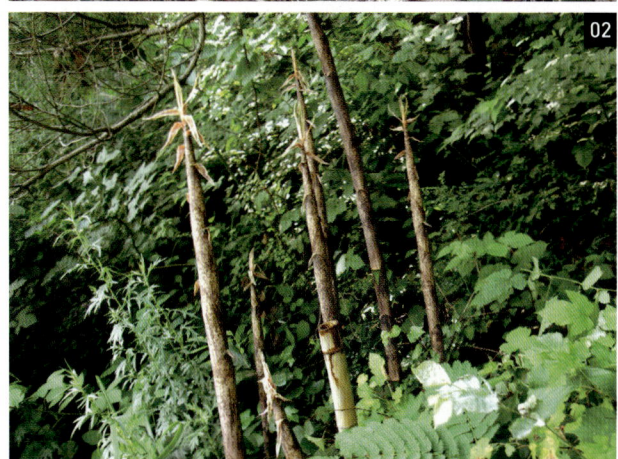

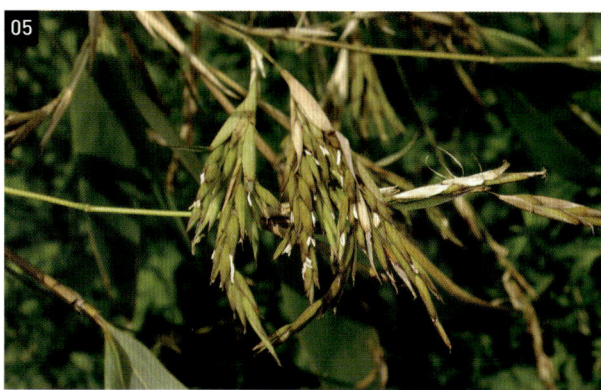

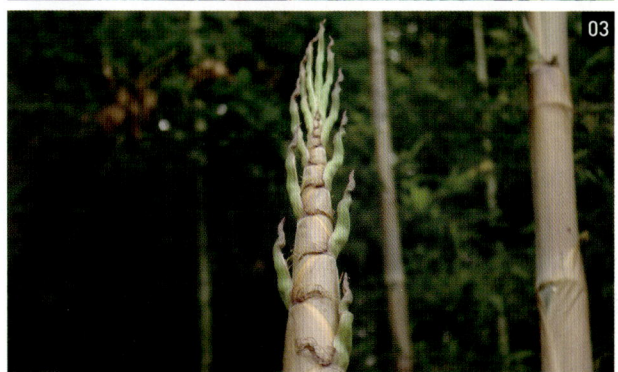

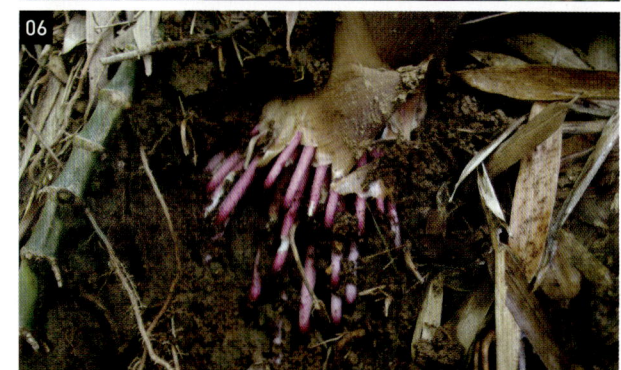

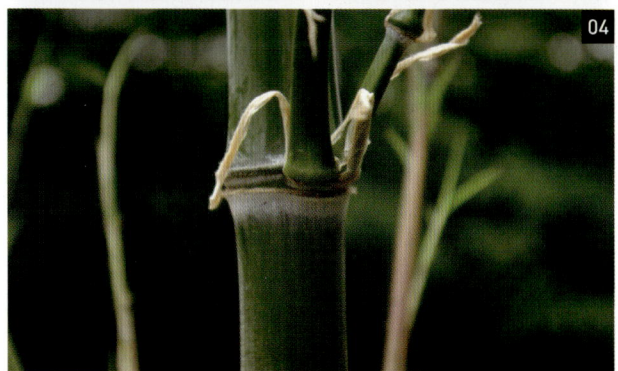

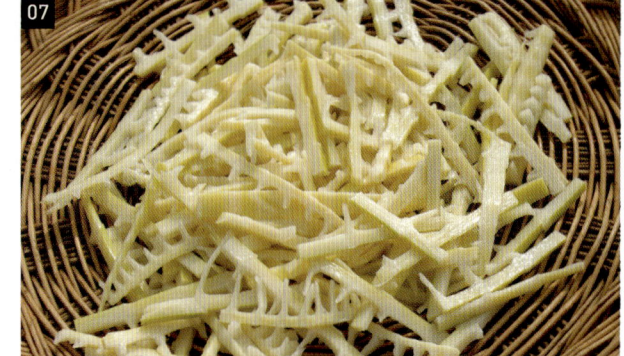

014 더덕 단맛

Codonopsis lanceolata
(Siebold & Zucc.) Trautv.

■ 고혈압, 신장염, 천식, 빈혈, 원기부족에 효과

초롱꽃과
덩굴성 여러해살이풀

다른 이름
참더덕

생약명
양유 羊乳

성분
독성이 없다.
사포닌 면역력강화
니코틴산 숙취해소
티아민 에너지대사관여
비타민B₂ 빈혈개선
칼슘 뼈강화
인 혈중콜레스테롤 개선
철분 빈혈개선
단백질 근육강화

원산지
한국

서식지
산속 반그늘에 난다.

오행의 맛과 효능
오행상 단맛. 그윽한 향이 난다. 단맛은 부드럽게 만드는 작용을 하여 소화가 잘 되게 하고, 통증을 완화시키며, 메마른 것을 촉촉하게 하고, 부조화를 다스려 조화롭게 한다.

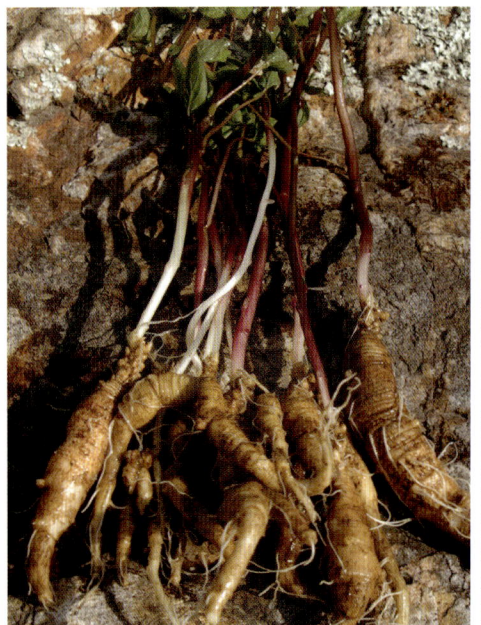
뿌리와 줄기 채취한 모습. 4월 11일

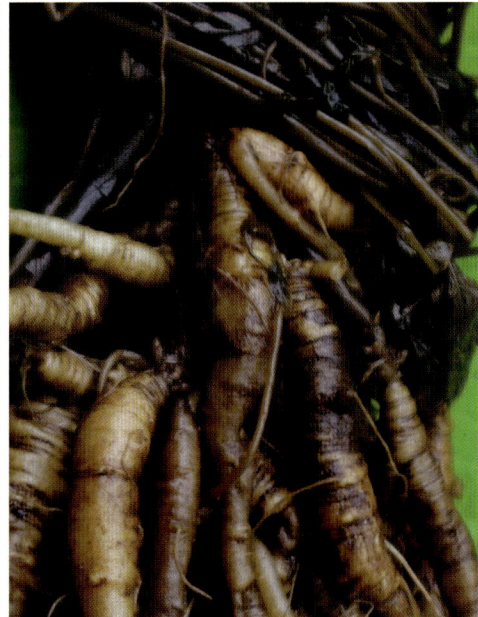
더덕뿌리장아찌.

장아찌 담그기

채취시기 봄~가을.
채취부위 굵은 더덕뿌리 또는 연한 줄기와 잎을 뿌리째 채취한다. 장아찌는 뿌리째 담가도 되고, 뿌리와 잎과 줄기를 따로 담가도 된다.
밑준비 더덕에 흙이 남지 않도록 껍질째 깨끗이 씻어서 물기를 살짝 말린다. 줄기째 담글 때는 둘둘 만다.
담그기 준비한 것을 묵은 간장이나 묵은 된장이나 묵은 고추장에 박는다. 또는 맛간장을 끓여서 식혀 붓거나, 맛된장이나 맛고추장으로 버무린다. 맛간장에 넣는 효소액은 맛간장이 식은 뒤 넣고, 본래 단맛이 있으므로 단맛을 빼도 된다. 독특한 향을 살리려면 식초를 넣지 않는다.
숙성 맛간장이나 맛된장, 맛고추장으로 담근 경우 상온에 한나절 두었다가 냉장고에 넣어 익히고, 부어놓은 맛간장은 며칠에 한 번씩 따라서 다시 끓여 식혀 붓기를 3~4번 한다.
장아찌맛 아삭아삭하고 향긋한 맛이다.

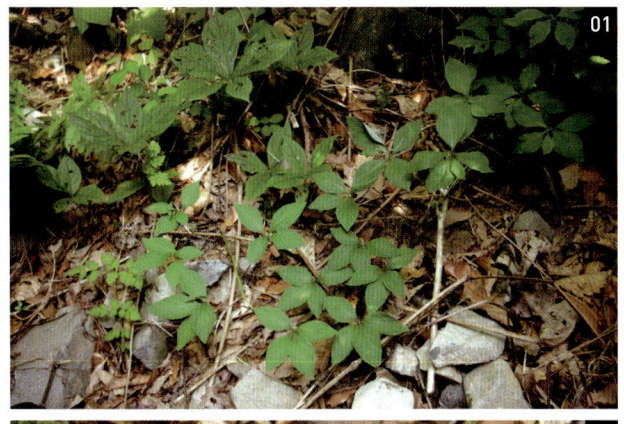

뿌리는 굵게 자라고 살이 많으며, 양끝이 뾰족한 타원형이다. **줄기**는 2m 정도 뻗고, 덩굴손으로 다른 물체를 감거나 기댄다. 줄기를 꺾으면 향긋한 하얀 유액이 나온다. **잎**은 어긋나고, 가지 끝에는 4장이 모여 나며, 긴 타원형 또는 피침형이다. 잎 앞뒷면에 털이 없으며, 뒷면은 희끗하다. 잎길이 3~10㎝. **꽃**은 8~9월에 피는데 붉은자주색 바탕에 검은자주색 반점이 있으며, 초롱모양이고 꽃부리가 5갈래이다. 꽃길이 27~37㎜. **열매**는 9월에 여무는데 원뿔모양이며, 꽃받침이 붙어 있다.

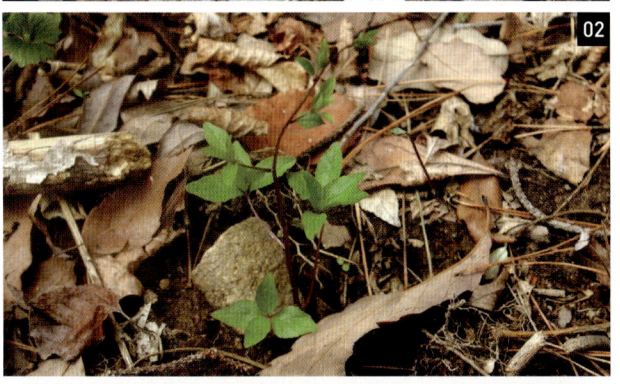

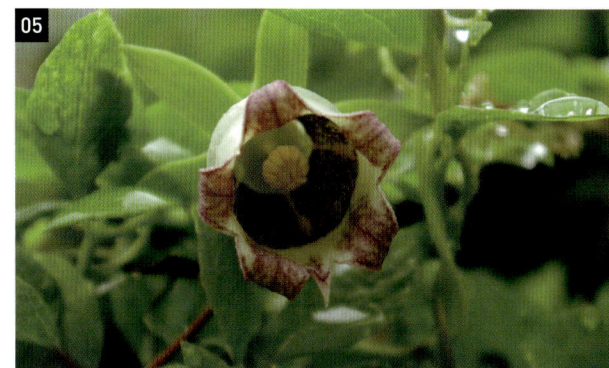

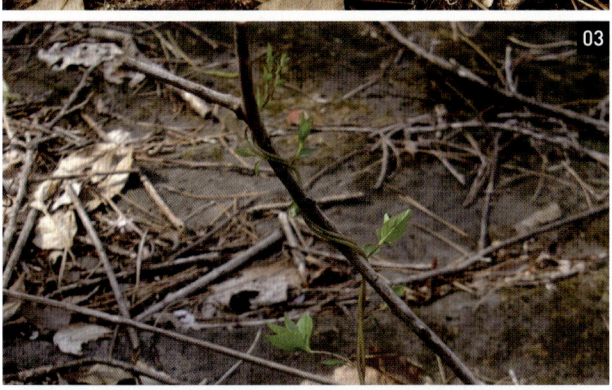

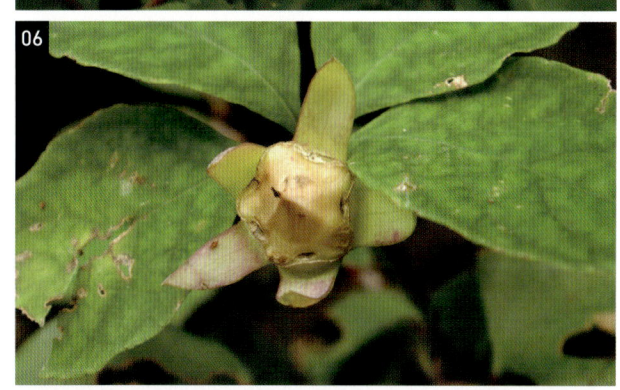

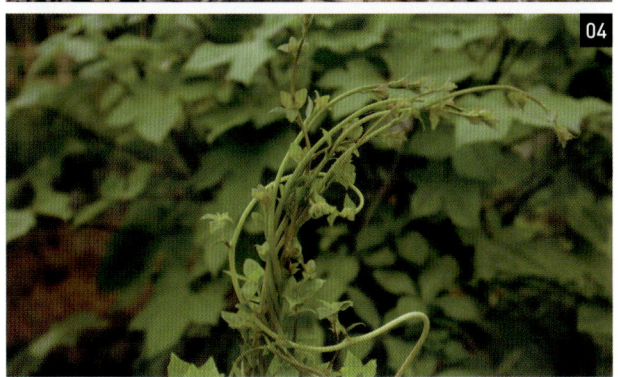

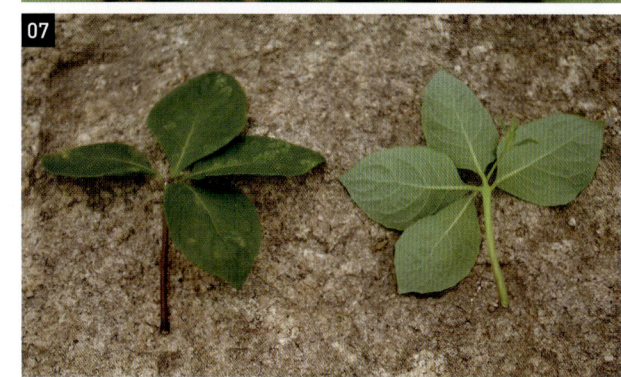

01 덩굴이 기는 전체 모습. 6월 17일
02 새순. 4월 18일
03 덩굴을 감은 모습. 4월 26일
04 덩굴손. 6월 1일
05 꽃. 7월 28일
06 열매. 10월 9일
07 잎 앞뒷면. 6월 1일

015 소경불알 _{단맛}

Codonopsis ussuriensis
(Rupr. & Maxim.) Hemsl.

■ 편도선염, 기침, 위장과 비장이 약한 데 효과

초롱꽃과
덩굴성 여러해살이풀

다른 이름
알더덕
만삼아재비

생약명
작반당삼 雀斑黨參

성분
트리테르페노이드 면역력증진
페닐프로파노이드 방향성분

원산지
한국

서식지
산과 들판의 자갈밭에 난다.

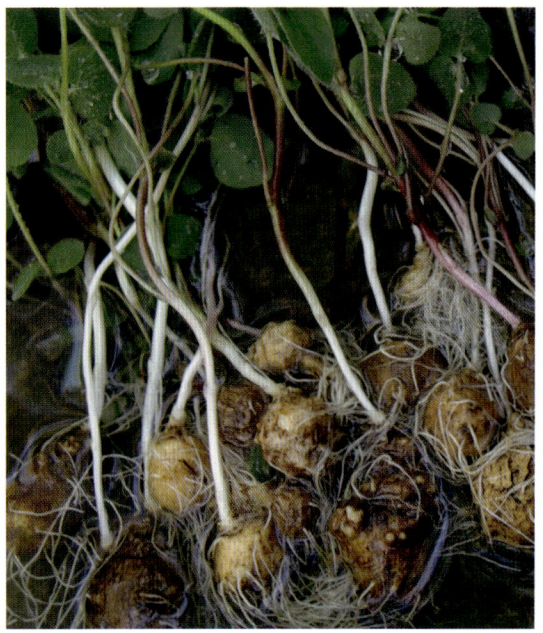 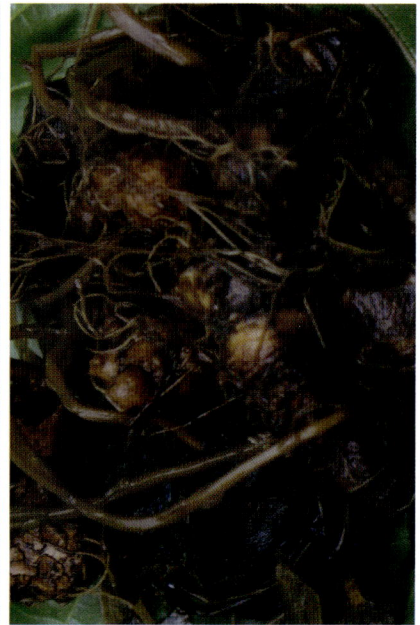

뿌리째 채취하여 씻은 모습. 4월 25일   소경불알장아찌.

장아찌 담그기

채취시기 봄~여름.
채취부위 뿌리. 줄기가 연한 것은 줄기째 채취하여 담가도 된다.
채취시 주의사항 흔치 않은 약초이므로 조금만 채취하고 개체를 남겨둔다.
밑준비 뿌리에 흙이 남지 않도록 껍질째 깨끗이 씻어서 물기를 빼고, 줄기가 길면 둘둘 만다.
담그기 준비한 것을 묵은 된장이나 묵은 고추장에 박는다. 또는 맛간장을 끓여서 식혀 붓거나, 맛된장이나 맛고추장으로 버무린다. 맛간장에 넣는 효소액은 맛간장이 식은 뒤 넣고, 본래 단맛이 있으므로 단맛을 줄여도 된다.
숙성 맛간장이나 맛된장, 맛고추장으로 담근 경우 상온에 한나절 두었다가 냉장고에 넣어 익히고, 부어놓은 맛간장은 며칠에 한 번씩 따라서 다시 끓여 식혀 붓기를 3~4번 한다.
장아찌맛 씹는 맛이 좋고 은은한 맛이다.

오행의 맛과 효능
오행상 단맛. 단맛은 부드럽게 만드는 작용을 하여 소화가 잘 되게 하고, 통증을 완화시키며, 메마른 것을 촉촉하게 하고, 부조화를 다스려 조화롭게 한다.

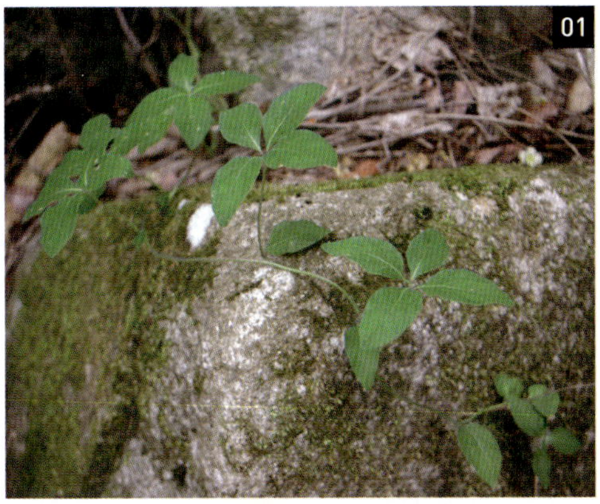

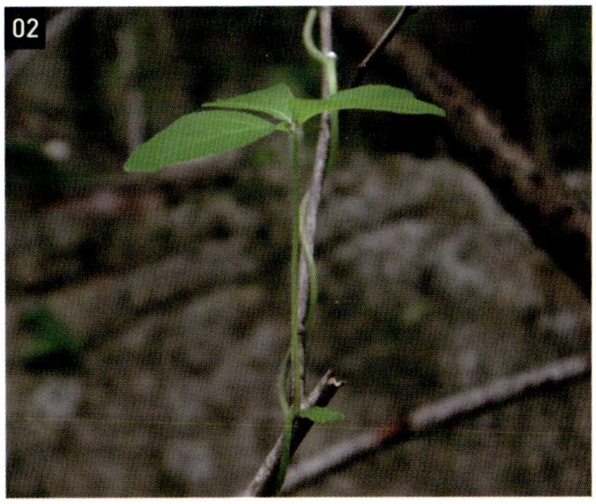

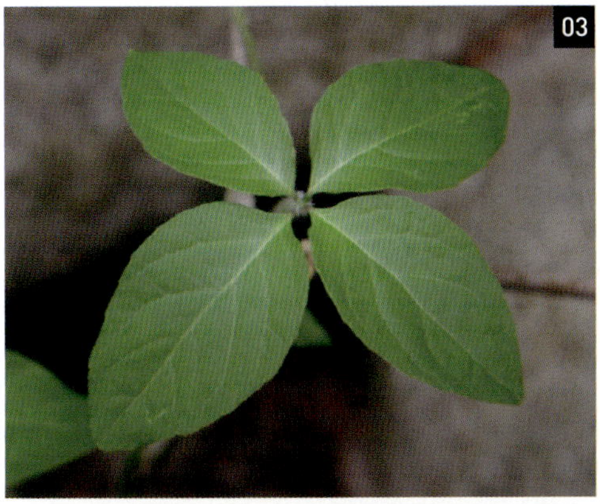

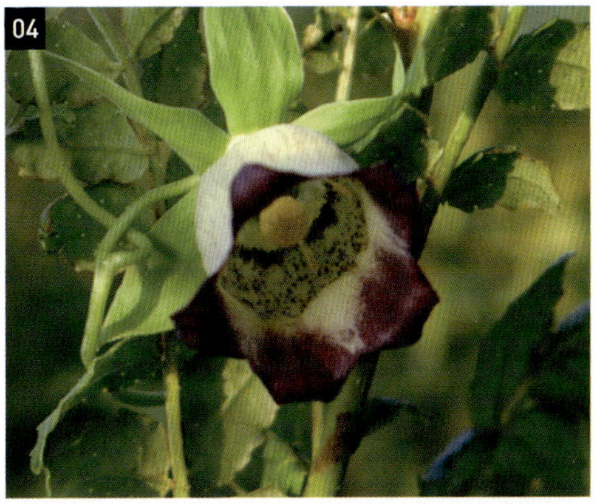

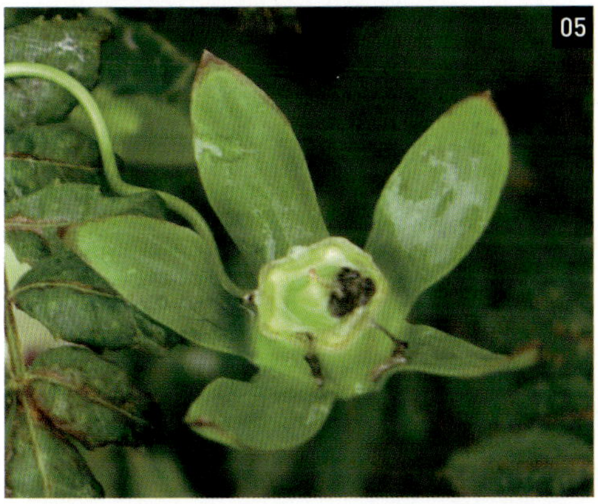

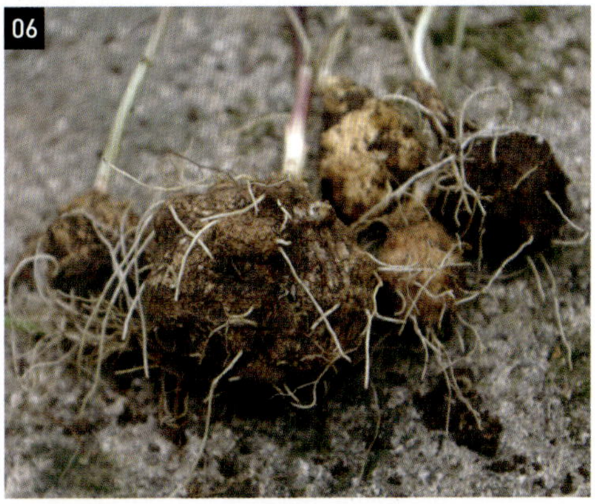

뿌리는 둥글고 울퉁불퉁하며 살이 많고, 잔뿌리가 있다. **줄기**는 3m 정도 뻗고, 다른 물체를 감거나 기대며, 어릴 때 잔털이 있다. **잎**은 어긋나는데 곁가지에는 4장씩 빙 둘러 나며, 달걀모양 또는 타원형이고 양끝이 좁다. 잎 앞뒷면에 흰색 잔털이 있으며, 뒷면이 희끗하다. 잎길이가 2~4.5㎝. **꽃**은 7~9월에 피는데 붉은자주색 바탕에 자주색 반점이 있으며, 초롱모양이고 꽃부리가 5갈래이다. 꽃길이 2~2.5㎝. **열매**는 10~11월에 여물고 원뿔모양이며, 껍질이 3갈래로 갈라져 씨앗이 나온다.

01 덩굴이 기는 전체 모습. 6월 8일
02 어린줄기와 어린잎. 6월 8일
03 잎. 6월 8일
04 꽃. 8월 5일
05 열매. 8월 17일
06 뿌리. 6월 8일
07 유사종 더덕(왼쪽)과 소경불알(오른쪽). 4월 25일
08 유사종 더덕(왼쪽)과 소경불알(오른쪽) 뿌리째 비교. 4월 25일

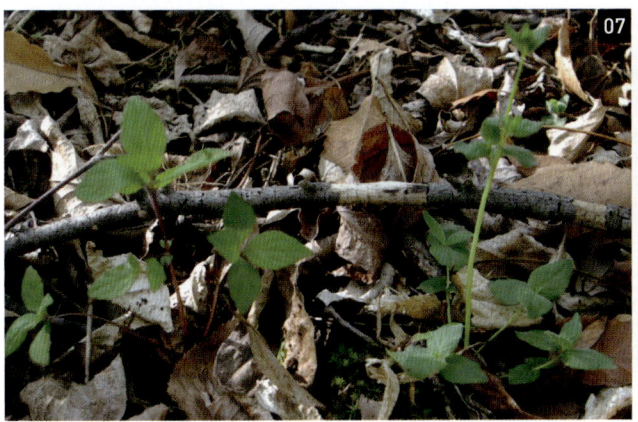
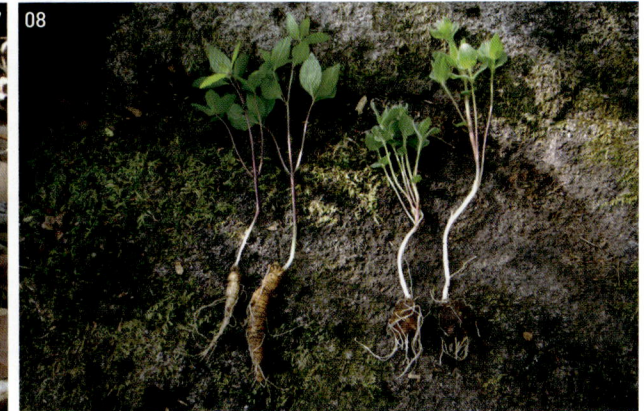

소경불알

016 덩굴닭의장풀 단맛

Streptolirion volubile Edgew.

■ 고열, 소변이 안 나오는 데, 비만에 효과

닭의장풀과
덩굴성 한해살이풀

다른 이름
덩굴달개비

생약명
죽엽자 竹葉子

성분
단백질 근육강화
칼슘 뼈강화
인 혈중콜레스테롤 개선
철분 빈혈개선
카로틴 종양억제
티아민 심혈관기능향상

원산지
한국

서식지
산기슭 습한 곳에 난다.

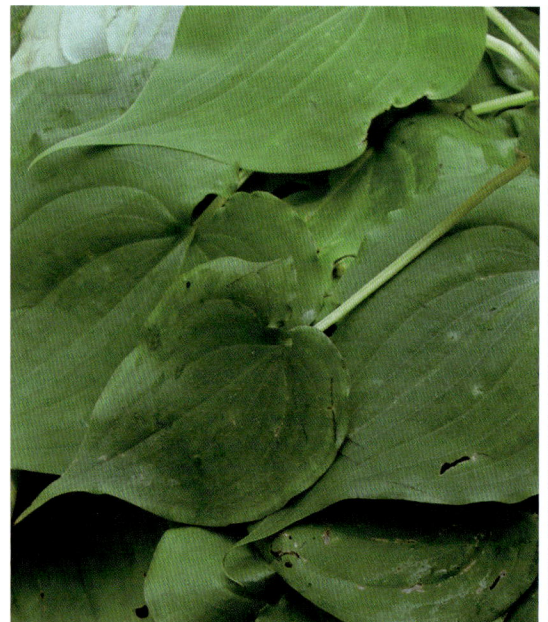
잎 채취한 모습. 8월 9일

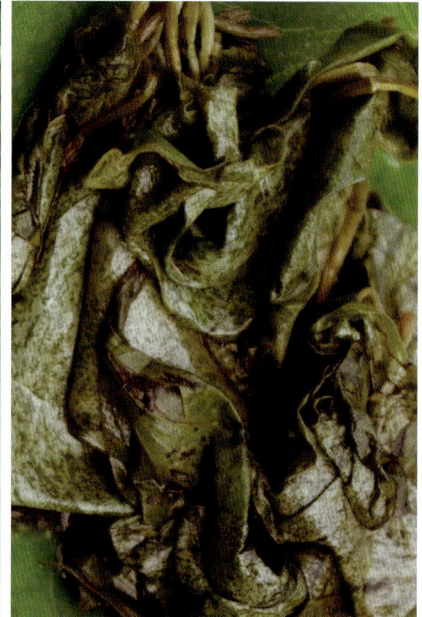
덩굴닭의장풀잎장아찌.

장아찌 담그기

채취시기 봄~여름.

채취부위 연한 잎.

밑준비 잎을 씻어서 물기를 뺀 뒤 살짝 말려서 차곡차곡 모은다.

담그기 준비한 잎에 맛간장을 끓여서 식혀 붓거나, 맛고추장으로 한 켜 한 켜 바르듯이 버무린다. 맛간장에 넣는 효소액은 맛간장이 식은 뒤 넣고, 효소액에 본래 단맛이 있으므로 단맛을 줄여도 된다.

숙성 담근 장아찌는 상온에 한나절 두었다가 냉장고에 넣어 익히고, 부어놓은 맛간장은 며칠에 한 번씩 따라서 다시 끓여 식혀 붓기를 3~4번 한다.

장아찌맛 씹는 맛이 연하고 담백하다. 완성된 장아찌는 다진 파, 다진 마늘, 들기름 등으로 갖은 양념을 해서 먹기도 한다.

오행의 맛과 효능
오행상 단맛. 단맛은 부드럽게 만드는 작용을 하여 소화가 잘 되게 하고, 통증을 완화시키며, 메마른 것을 촉촉하게 하고, 부조화를 다스려 조화롭게 한다.

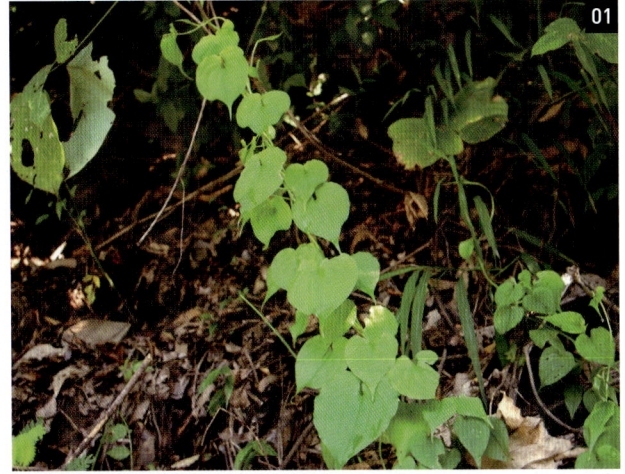

줄기는 2~3m 정도 뻗고, 다른 물체를 감거나 기대며, 연하다. **잎**은 어긋나고, 끝이 뾰족한 심장모양이며, 길이 5~8cm이다. 잎자루는 길이 3~9cm이고, 아래쪽이 칼집모양으로 줄기를 감싸며, 잔털이 있다. **꽃**은 7~8월에 흰색으로 피고, 꽃잎이 줄모양이다. 꽃지름은 5~6mm이다. **열매**는 9월에 여물고, 3개의 능선이 있는 타원형이며, 길이는 8~11mm이다.

01 덩굴 뻗는 전체 모습. 8월 9일
02 덩굴과 잎 달린 모습. 8월 9일
03 잎. 8월 9일
04 줄기와 잎자루. 8월 9일
05 꽃. 9월 13일
06 열매 맺히는 모습. 8월 19일
07 잎 앞뒷면과 뿌리. 8월 9일

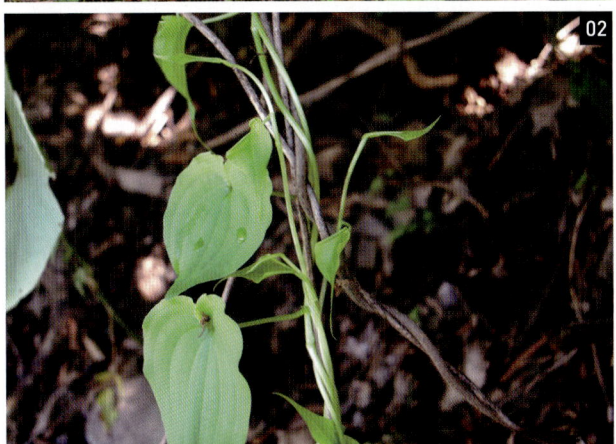

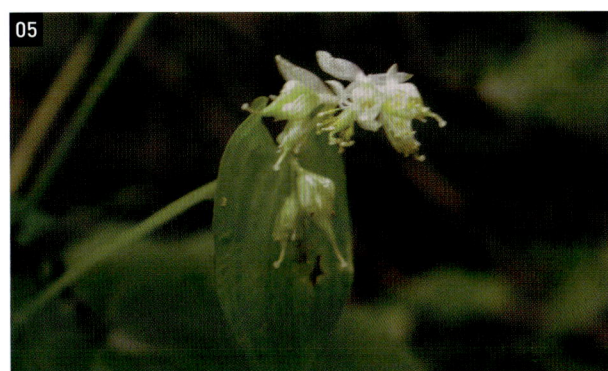

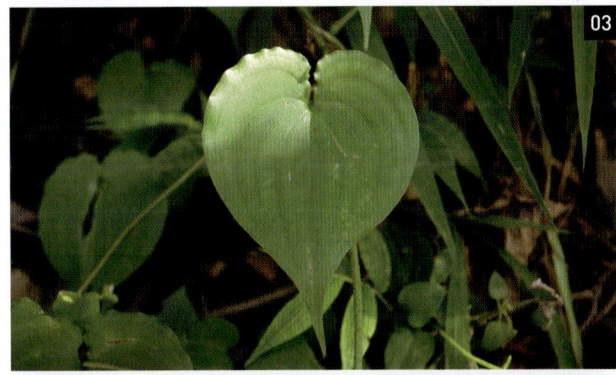

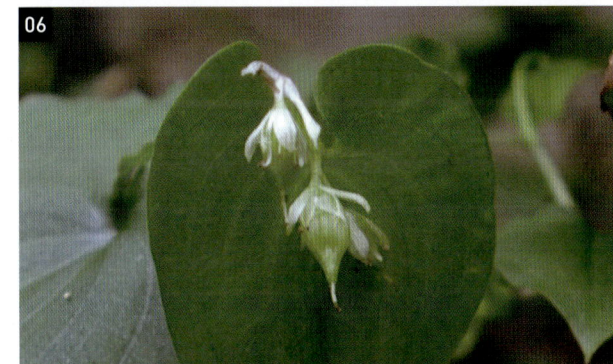

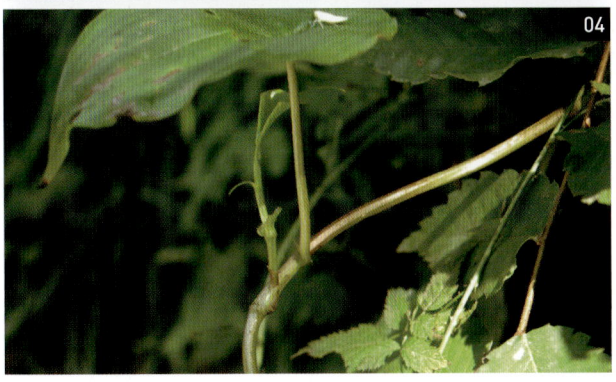

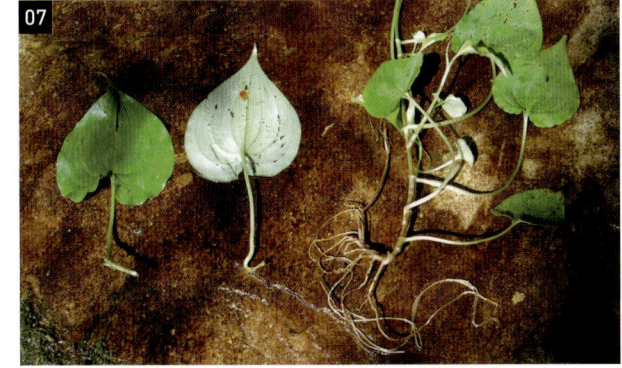

덩굴닭의장풀

017 돌콩 단맛

Glycine soja Siebold & Zucc.

■ 현기증, 아이 소화불량, 신장염, 기침감기, 비 오듯 땀나는 데 효과

콩과
덩굴성 한해살이풀

다른 이름
야황두 野黃豆

생약명
야대두 野大豆

성분
단백질 근육강화

원산지
한국

서식지
들판의 반그늘이나 양지에 난다.

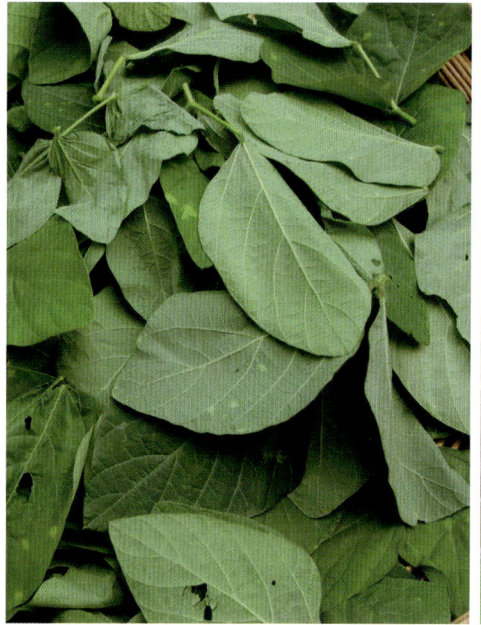
잎 채취한 모습. 8월 12일

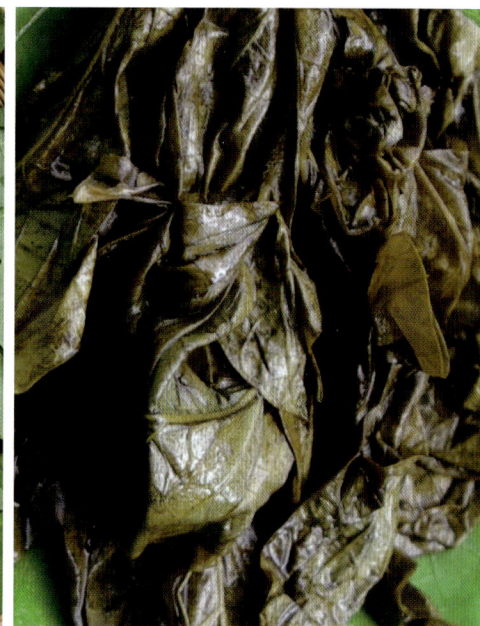
돌콩잎장아찌.

장아찌 담그기

채취시기 봄~여름.

채취부위 새순이나 연한 잎.

밑준비 새순이나 잎을 끓는 물에 살짝 데쳐서 부드럽게 만든 뒤 찬물에 헹구고, 물기를 짜서 살짝 말린다.

담그기 준비한 것을 묵은 된장에 박는다. 또는 맛간장을 끓여서 식혀 붓거나, 맛고추장으로 한 켜 한 켜 바르듯이 버무린다. 맛간장에 넣는 효소액은 맛간장이 식은 뒤 넣고, 본래 단맛이 있으므로 단맛을 줄여도 된다. 담백한 맛을 살리려면 식초를 넣지 않는다.

숙성 맛간장이나 맛고추장으로 담근 경우 상온에 한나절 두었다가 냉장고에 넣어 익히고, 부어 놓은 맛간장은 며칠에 한 번씩 따라서 다시 끓여 식혀 붓기를 3~4번 한다.

장아찌맛 담백하고 구수한 맛이다. 완성된 장아찌는 고춧가루, 다진 파, 다진 마늘 등으로 갖은 양념을 해서 먹기도 한다.

오행의 맛과 효능

오행상 단맛. 조금 쓴맛이 있다고도 한다. 단맛은 부드럽게 만드는 작용을 하여 소화가 잘 되게 하고, 통증을 완화시키며, 메마른 것을 촉촉하게 하고, 부조화를 다스려 조화롭게 한다.

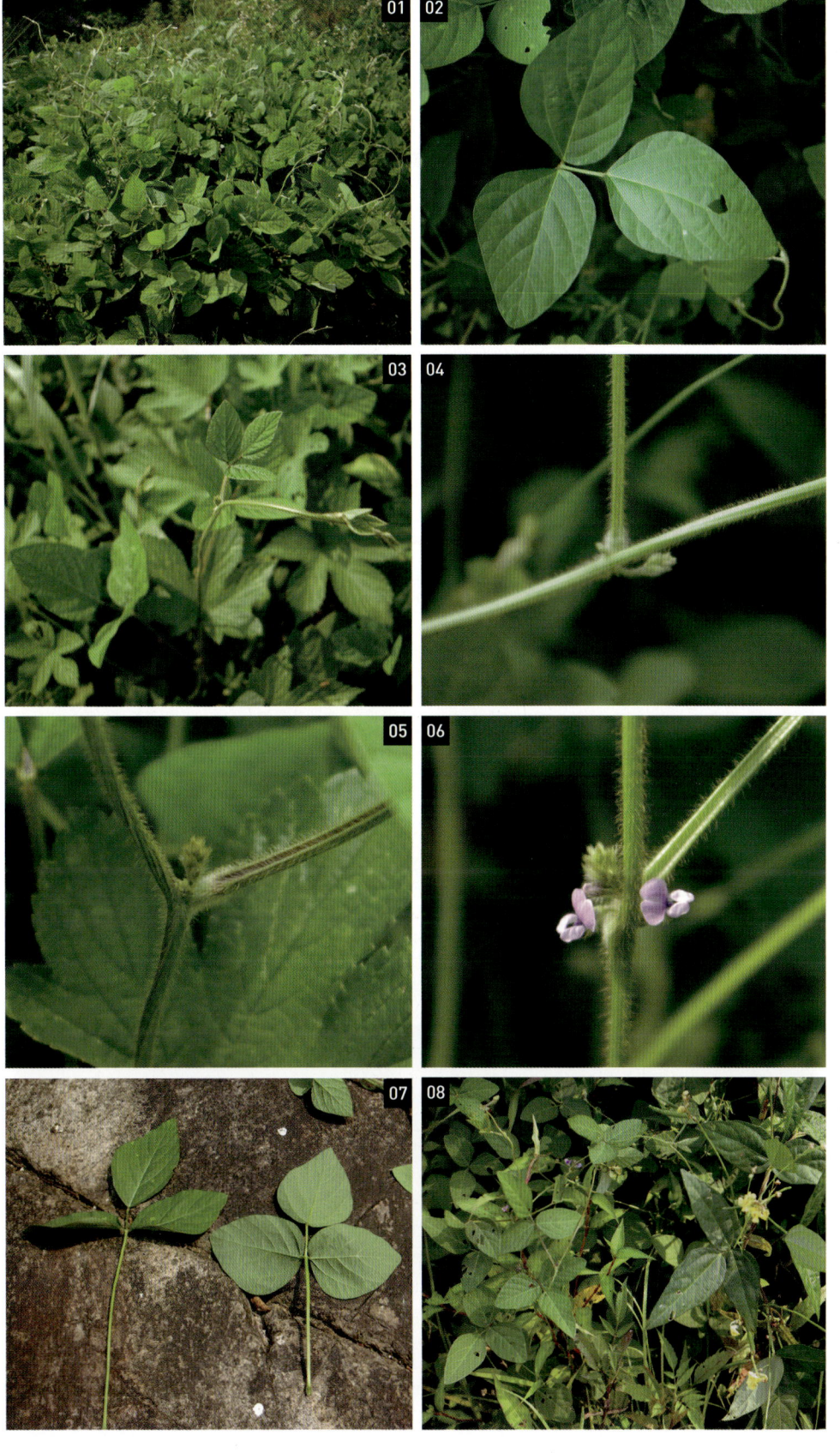

줄기는 2m 정도 뻗고, 다른 물체를 감거나 기대며, 털이 빽빽하다. **잎**은 3장씩 어긋나고, 달걀모양 또는 긴 타원형 또는 피침형이고, 길이 3~8cm이다. 잎자루는 길이 7~15cm이고, 털이 빽빽하며, 넓은 피침형 턱잎이 있다. **꽃**은 7~8월에 연보라색으로 피고, 꽃부리가 나비모양으로 갈라지며, 꽃받침에 잔털이 있다. 작은 꽃 여러 송이가 어긋나게 모여 달린다. **열매**는 9월에 여무는데 꼬투리모양이고, 털이 빽빽하며, 길이 2~3cm이다.

01 전체 모습. 8월 12일
02 잎. 8월 12일
03 덩굴 뻗는 모습. 8월 12일
04 줄기와 곁가지. 8월 12일
05 꽃봉오리 생기는 모습. 8월 12일
06 꽃. 8월 12일
07 잎 앞뒷면. 8월 12일
08 유사종 돌콩(왼쪽)과 덩굴팥(오른쪽). 8월 12일

돌콩

018

콩 단맛

Glycine max (L.) Merr.

■ 고혈압, 동맥경화, 지방간, 당뇨, 허약체질에 효과

콩과
한해살이풀

생약명
대두엽 大豆葉

성분
독성이 없다.
소야사포닌 종양예방
이소플라본 성인병예방
플라본 노화방지
테로카판 동맥경화예방

원산지
만주

서식지
고조선시대부터 밭에 심어 키운다.

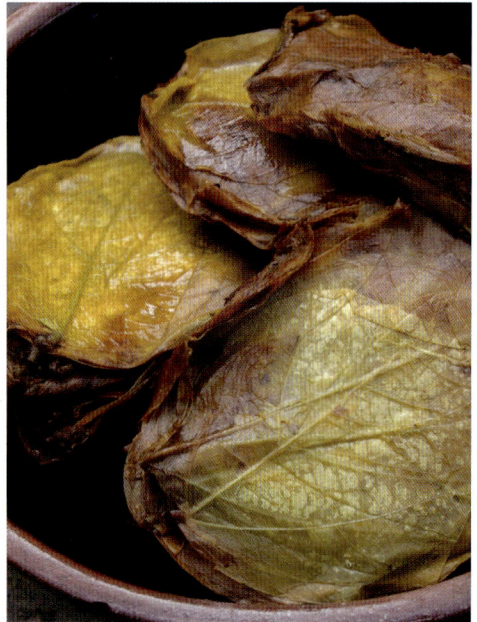
콩잎을 소금물에 삭힌 모습. 8월 19일

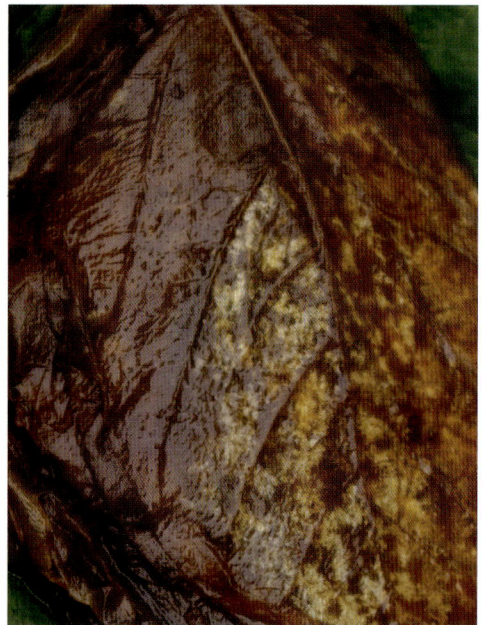
콩잎장아찌.

장아찌 담그기

채취시기 봄~여름.

채취부위 콩잎. 잎이 조금 질기지만 경상도 지방에서 장아찌로 먹어왔다.

밑준비 콩잎을 짭짤한 소금물 또는 소금식촛물에 1주일 정도 노랗게 삭히고, 여러 번 헹군 뒤 물기를 짜서 살짝 말린다.

담그기 준비한 콩잎을 묵은 된장에 박는다. 또는 맛간장을 끓여서 식혀 붓거나, 맛고추장으로 한 켜 한 켜 바르듯이 버무린다. 맛간장에 넣는 효소액은 맛간장이 식은 뒤 넣고, 본래 단맛이 있으므로 단맛을 빼도 된다. 소금물에 삭혔으므로 간을 약하게 하고, 담백한 맛을 살리려면 식초를 넣지 않는다.

숙성 맛간장, 맛고추장으로 담근 경우 상온에 한나절 두었다가 냉장고에 넣어 익히고, 부어놓은 맛간장은 며칠에 한 번씩 따라서 다시 끓여 식혀 붓기를 3~4번 한다.

장아찌맛 꼬들꼬들하고 은은한 맛이다. 완성된 장아찌는 고춧가루, 다진 파, 다진 마늘 등으로 갖은 양념을 해서 먹기도 한다.

오행의 맛과 효능
오행상 단맛. 단맛은 부드럽게 만드는 작용을 하여 소화가 잘 되게 하고, 통증을 완화시키며, 메마른 것을 촉촉하게 하고, 부조화를 다스려 조화롭게 한다.

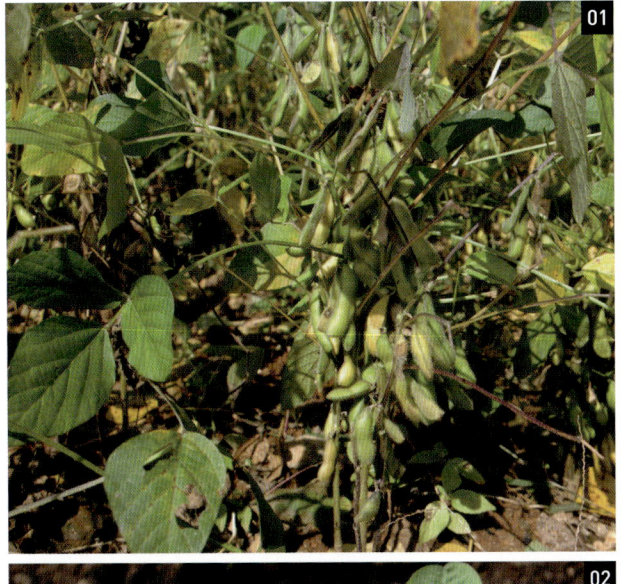

줄기는 60㎝ 정도 자라고, 모가 나 있으며, 갈색 잔털이 빽빽하다. **잎**은 어긋나는데 가지 끝에는 3장씩 겹으로 나며, 달걀모양 또는 타원형이고 끝이 뾰족하거나 밋밋하다. 잎자루는 길고 잔털이 있으며, 줄모양의 턱잎이 있다. **꽃**은 7~8월에 피는데 흰색 또는 자줏빛 도는 붉은색이며, 꽃잎모양의 꽃받침이 5조각이다. **열매**는 8~10월에 여무는데 꼬투리모양이며, 거친 잔털이 있다.

01 콩꼬투리가 달린 전체 모습. 10월 3일
02 새순 올라온 모습. 6월 15일
03 잎 달린 모습. 8월 2일
04 잎과 줄기 자라는 모습. 7월 4일
05 꽃과 줄기의 털. 8월 2일
06 콩(열매). 10월 26일
07 잎 앞뒷면. 5월 17일

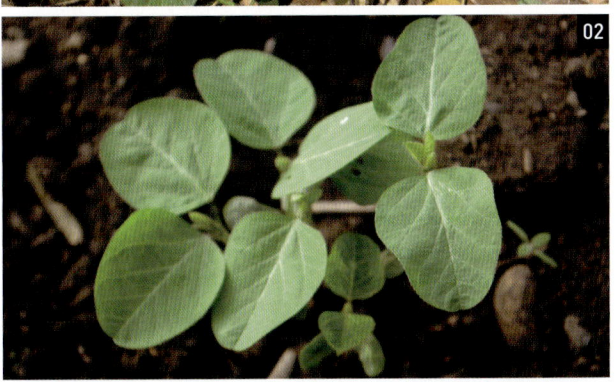

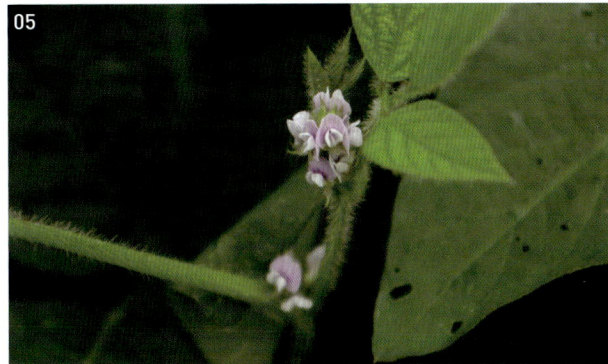

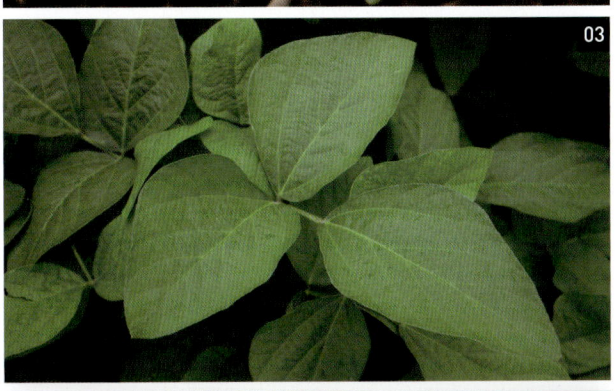

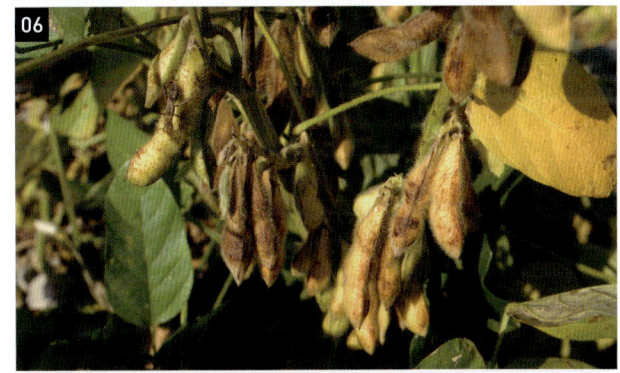

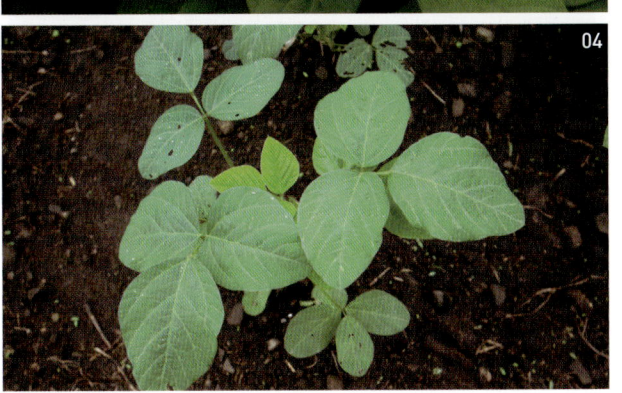

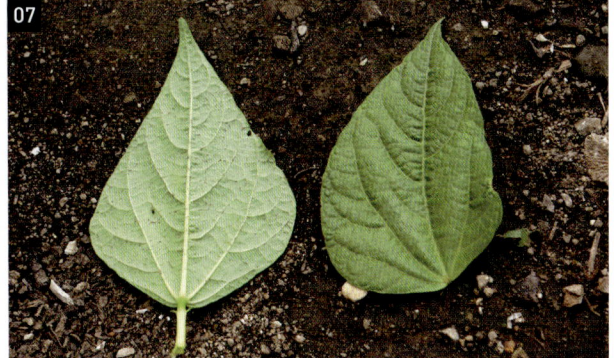

019

Eucommia ulmoides Oliver

두충과
잎지는 큰키나무

생약명
두충 杜仲

성분
독성이 없다.
사포닌 면역력강화
클로로겐산 노화방지
알칼로이드 염증과 통증완화
비타민C 노화방지

서식지
중국 특산식물.
산과 들판의 양지에서 자라며,
심어서 키우기도 한다.

두충 단맛

■ 고혈압, 신경쇠약, 불면증, 류머티즘, 신경통에 효과

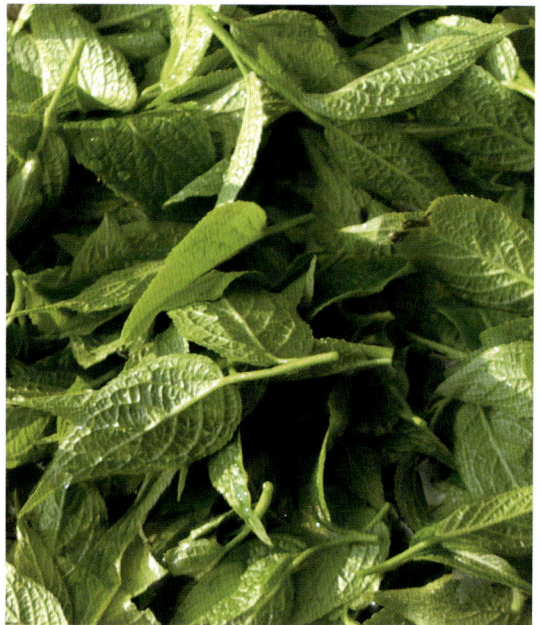
새순을 채취하여 씻은 모습. 4월 26일

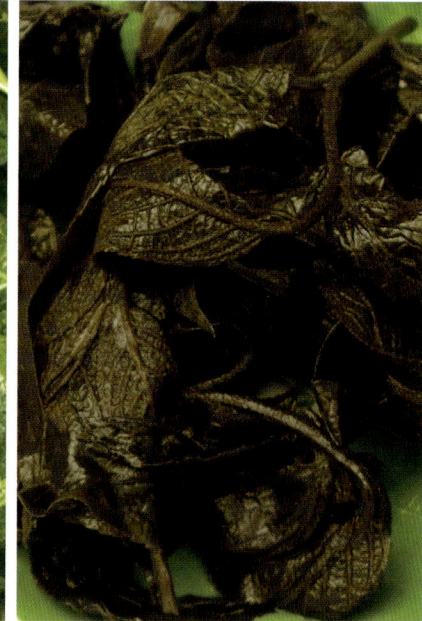
두충순장아찌.

장아찌 담그기

채취시기 봄.

채취부위 부드러운 새순이나 어린잎.

채취시 주의사항 잎이 자라면 질겨지므로 되도록 연한 것을 고른다. 새순을 남겨두어야 나무가 광합성을 하여 양분을 얻으므로 조금만 채취한다.

밑준비 새순이나 어린잎을 끓는 소금물에 데쳐서 부드럽게 만든 뒤 찬물에 헹구고, 물기를 짜서 살짝 말린다.

담그기 준비한 것에 맛간장을 끓여서 아삭한 맛이 살도록 뜨거울 때 붓는다. 맛간장에 효소액을 넣을 때는 맛간장이 식은 뒤 넣고, 본래 단맛이 있으므로 단맛을 줄여도 된다.

숙성 담근 장아찌는 상온에 한나절 두었다가 냉장고에 넣어 익히고, 부어놓은 맛간장은 며칠에 한 번씩 따라서 다시 끓여 식혀 붓기를 3~4번 한다. 잎이 질기므로 노르스름해질 때까지 충분히 삭혀서 먹는다.

장아찌맛 씹는 맛이 좋고 담백한 맛이다. 완성된 장아찌는 고춧가루, 다진 파, 다진 마늘, 들기름 등으로 갖은 양념을 해서 먹기도 한다.

오행의 맛과 효능
오행상 새순과 어린잎은 단맛. 조금 매운맛이 난다고도 한다. 단맛은 부드럽게 만드는 작용을 하여 소화가 잘 되게 하고, 통증을 완화시키며, 메마른 것을 촉촉하게 하고, 부조화를 다스려 조화롭게 한다.

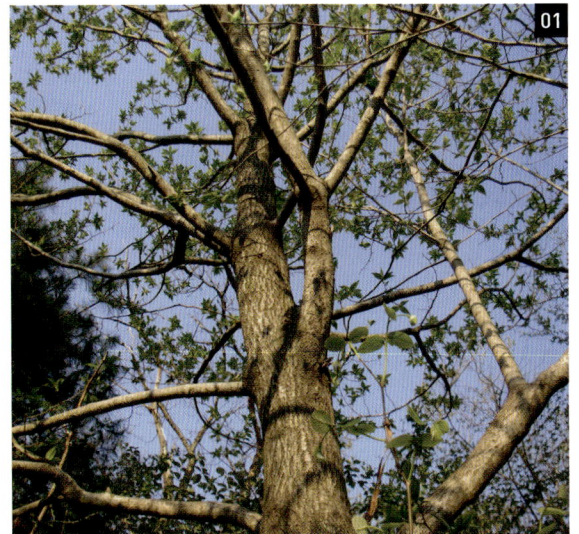

줄기는 10~20m 정도 자라며, 줄기껍질이 밝은 회색을 띠고 점차 얕게 갈라진다. 가지를 꺾으면 유액이 나온다. **잎**은 어긋나며, 타원형이고 끝이 뾰족하다. 가장자리에 날카로운 톱니가 있다. 잎길이가 2~7cm이고, 뒷면 잎맥에 잔털이 조금 있다. **꽃**은 4월에 연녹색으로 피고, 꽃잎이 없으며, 암꽃과 수꽃이 다른 그루에 핀다. 수꽃은 수술이 4~10개이고, 암꽃에는 2갈래의 암술이 있다. **열매**는 9~10월에 여물고, 납작한 긴 타원형에 날개가 있으며, 길이 3~3.5cm이다. 열매를 자르면 실 같은 점액이 나온다.

01 새순이 달린 전체 모습. 4월 26일
02 새순과 어린잎. 4월 26일
03 어린잎. 4월 26일
04 잎과 풋열매. 5월 26일
05 겨울 군락. 2월 28일
06 밑동. 4월 26일
07 어린잎 앞뒷면. 4월 26일

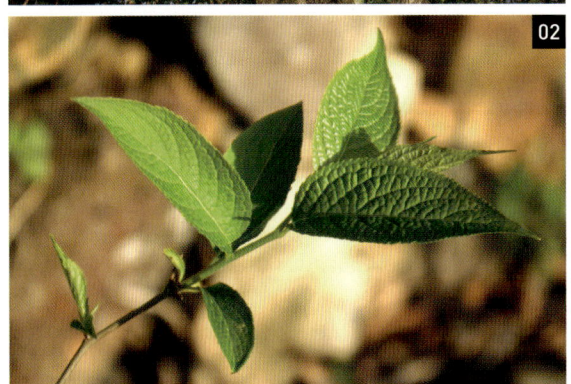

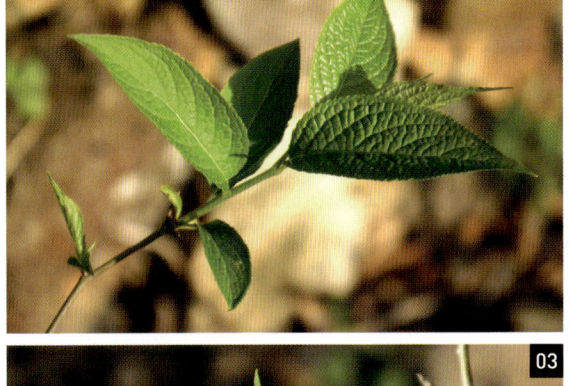

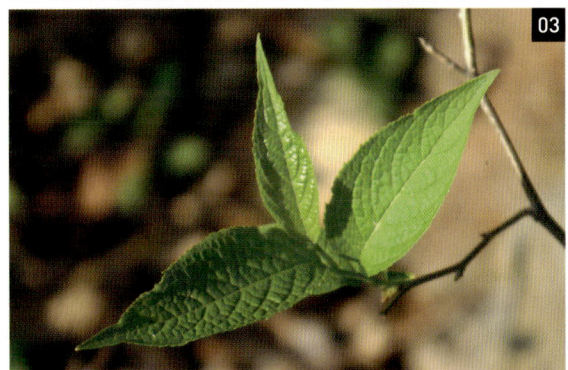

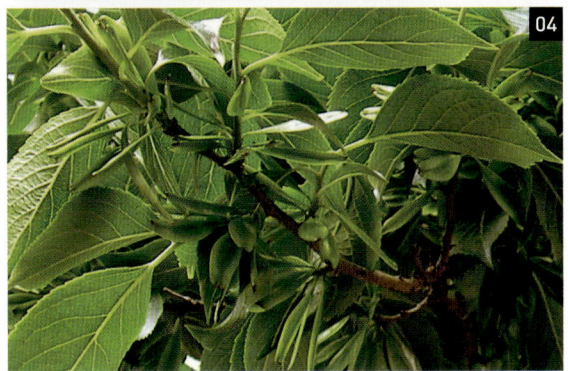

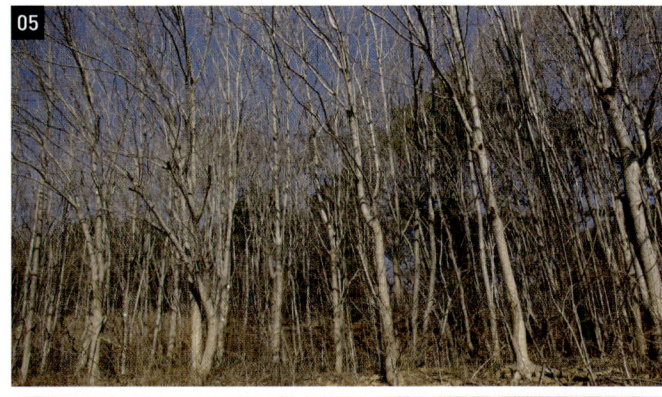

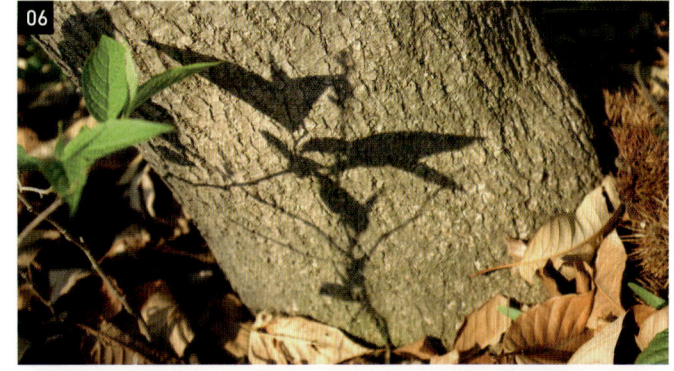

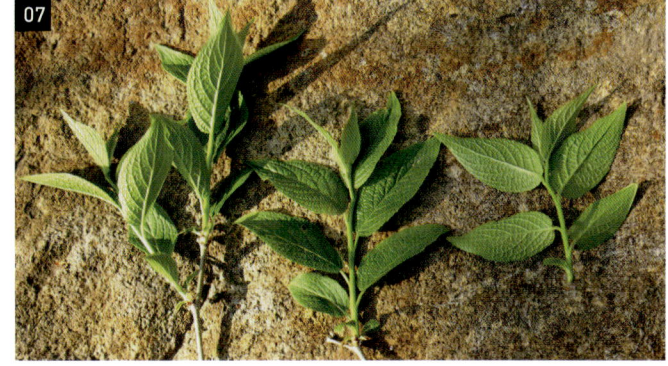

두충

020 둥굴레 단맛

Polygonatum odoratum var. *pluriflorum* (Miq.) Ohwi

■ 심장쇠약, 허약체질, 기운 없을 때 효과

백합과
여러해살이풀

생약명
황정黃精

성분
독성이 없다.
사포닌면역력강화
아미노산근육강화
비타민A시력유지

원산지
한국

서식지
산과 들판의 양지나 반그늘에 난다.

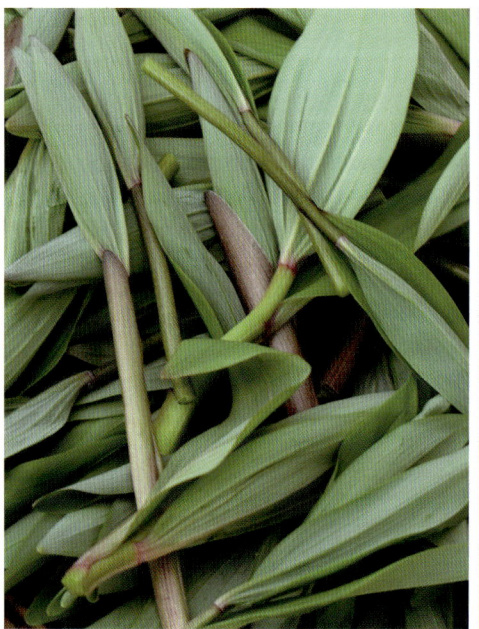 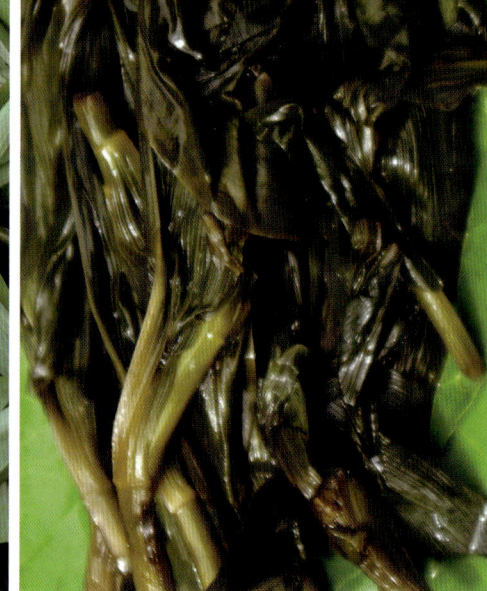

잎 채취한 모습. 4월 5일.   둥굴레잎장아찌.

장아찌 담그기

채취시기 봄~여름.
채취부위 연한 잎.
밑준비 잎을 씻어서 물기를 뺀 뒤 차곡차곡 모은다.
담그기 준비한 것을 묵은 된장이나 묵은 고추장에 박는다. 또는 맛간장을 끓여서 아삭한 맛이 살도록 뜨거울 때 붓거나, 맛된장 또는 맛고추장으로 버무린다. 맛간장에 넣는 효소액은 맛간장이 식은 뒤 넣고, 본래 단맛이 있으므로 단맛을 줄여도 된다. 구수한 향을 살리려면 식초를 넣지 않는다.
숙성 맛간장이나 맛된장, 맛고추장으로 담근 경우 상온에 한나절 두었다가 냉장고에 넣어 익히고, 부어놓은 맛간장은 며칠에 한 번씩 따라서 다시 끓여 식혀 붓기를 3~4번 한다.
장아찌맛 부드럽고 구수한 맛이다. 완성된 장아찌는 다진 파, 다진 마늘, 들기름 등으로 갖은 양념을 해서 먹기도 한다.

오행의 맛과 효능
오행상 단맛. 단맛은 부드럽게 만드는 작용을 하여 소화가 잘 되게 하고, 통증을 완화시키며, 메마른 것을 촉촉하게 하고, 부조화를 다스려 조화롭게 한다.

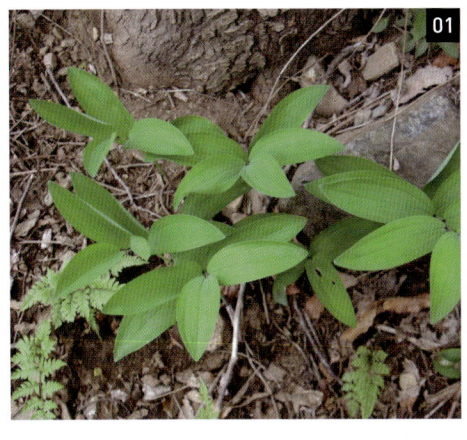
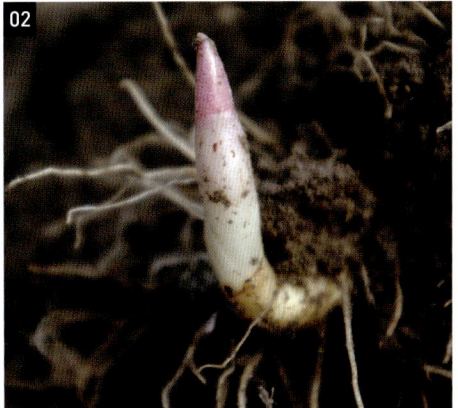
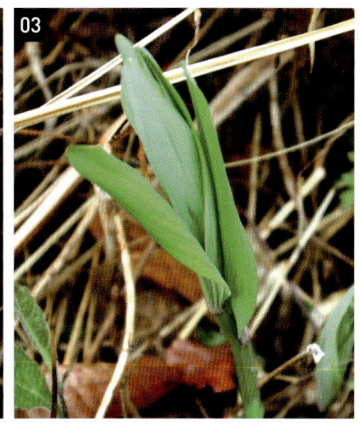
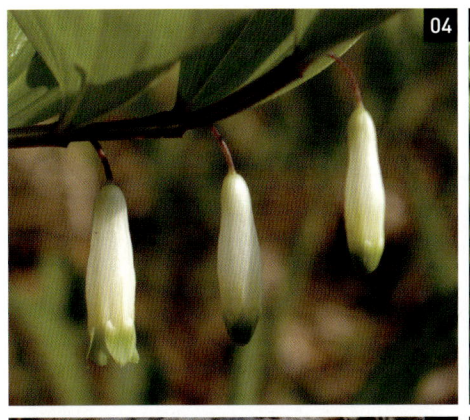
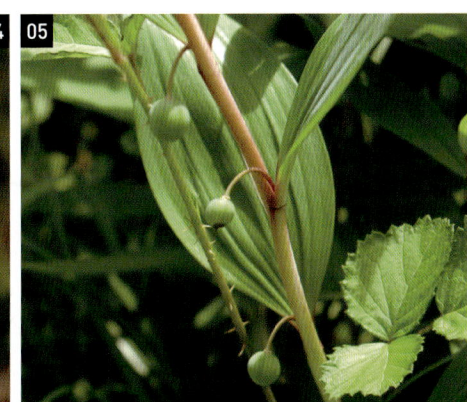
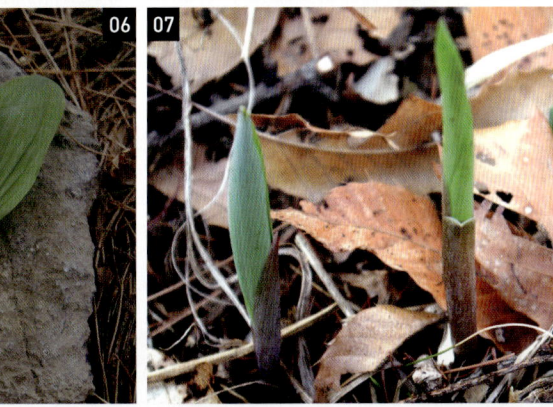
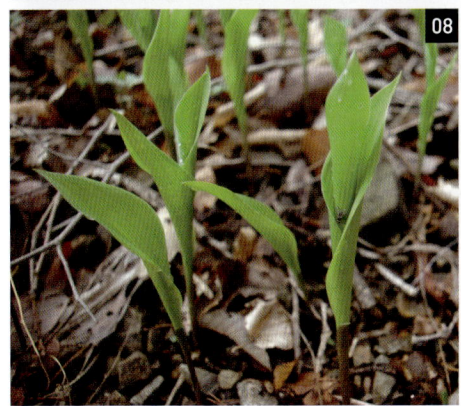
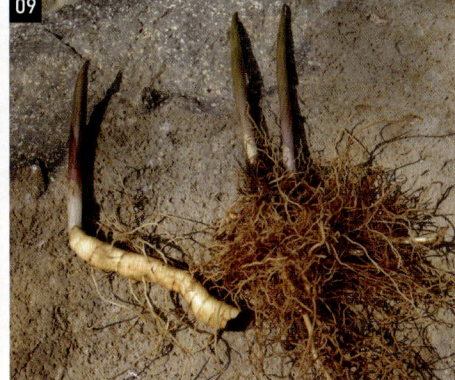

뿌리는 옆으로 뻗으며 굵어지고, 살이 많다. **줄기**는 비스듬히 30~50cm 정도 자라고, 가지가 없다. **잎**은 어긋나고, 긴 타원형이며, 길이 5~10cm이다. 잎자루는 없다. **꽃**은 5~6월에 흰색으로 피고, 꽃부리가 6갈래이다. 꽃길이가 1.5~2cm이고, 작은 꽃 여러 송이가 아래를 향해 줄지어 달린다. **열매**는 8~9월에 검은색으로 여문다.

|유사종| 은방울꽃(*Convallaria keiskei* Miq. *Liliaceae*). 맹독성. 새순이 둥글레와 비슷하나 뿌리가 가늘고 수염처럼 뻗는 것이 다르다. 특히 뿌리에 독성이 많아 잘못 먹으면 심부전증을 일으키므로 주의한다.

01 어릴 때 전체 모습. 4월 29일
02 새순. 3월 24일
03 어린잎 펴지는 모습. 4월 7일
04 꽃. 4월 22일
05 풋열매. 6월 5일
06 새순과 잎. 4월 5일
07 유사종 둥굴레(왼쪽)와 은방울꽃(오른쪽, 맹독성). 4월 5일
08 유사종 은방울꽃(맹독성) 어린잎. 4월 10일
09 유사종 둥굴레(왼쪽)와 은방울꽃(오른쪽, 맹독성) 뿌리째 비교. 4월 5일

021 땃두릅나무 _{단맛}

Oplopanax elatus Nakai

■ 고혈압, 기침, 관절염, 자양강장에 효과

두릅나무과
잎지는 작은키나무

다른 이름
땅두릅나무

생약명
자인삼 刺人蔘

성분
독성이 없다.
사포닌 면역력강화
알칼로이드 염증과 통증완화
플라보노이드 노화방지
타닌 수렴작용
강심배당체 심장강화

원산지
한국

서식지
깊은 산 중턱이나 능선에서 자란다.

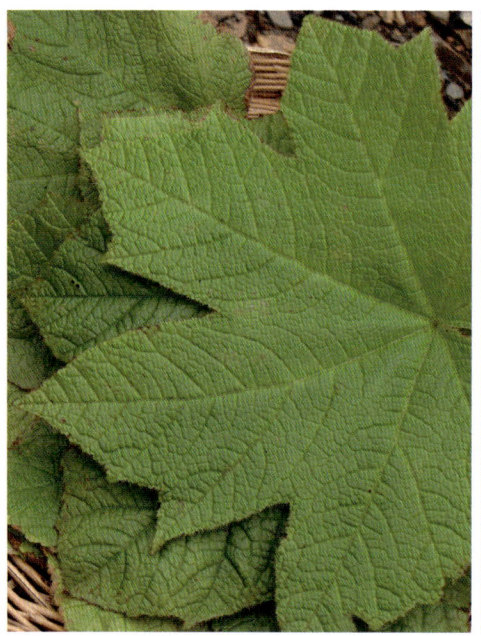

잎 채취한 모습. 8월 31일

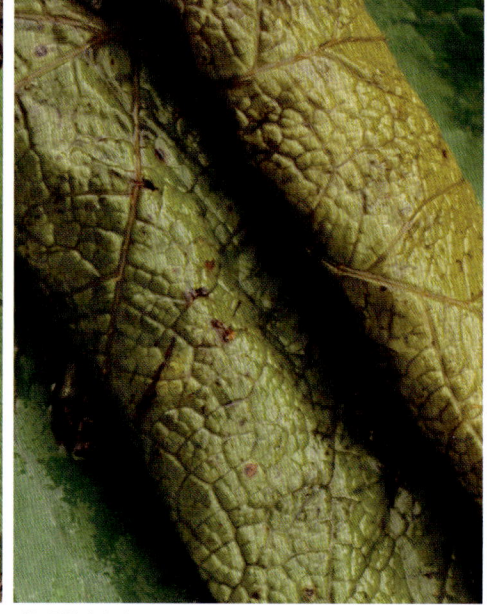

땃두릅잎장아찌.

장아찌 담그기

채취시기 봄~여름.
채취부위 새순이나 연한 잎.
채취시 주의사항 줄기에 가시가 있으므로 장갑을 끼고, 흔치 않은 약초이므로 조금만 채취하고 개체를 남겨둔다.
밑준비 새순과 잎을 끓는 소금물에 데쳐서 부드럽게 만든 뒤 찬물에 헹구고, 물기를 짜서 살짝 말린다.
담그기 준비한 것에 맛간장을 끓여서 식혀 붓는다. 맛간장에 넣는 효소액은 맛간장이 식은 뒤 넣고, 본래 단맛이 있으므로 단맛을 줄여도 된다.
숙성 담근 장아찌는 상온에 한나절 두었다가 냉장고에 넣어 익히고, 부어놓은 맛간장은 며칠에 한 번씩 따라서 다시 끓여 식혀 붓기를 3~4번 한다.
장아찌맛 꼬들꼬들하고 그윽한 맛이다.

오행의 맛과 효능
오행상 단맛. 단맛은 부드럽게 만드는 작용을 하여 소화가 잘 되게 하고, 통증을 완화시키며, 메마른 것을 촉촉하게 하고, 부조화를 다스려 조화롭게 한다.

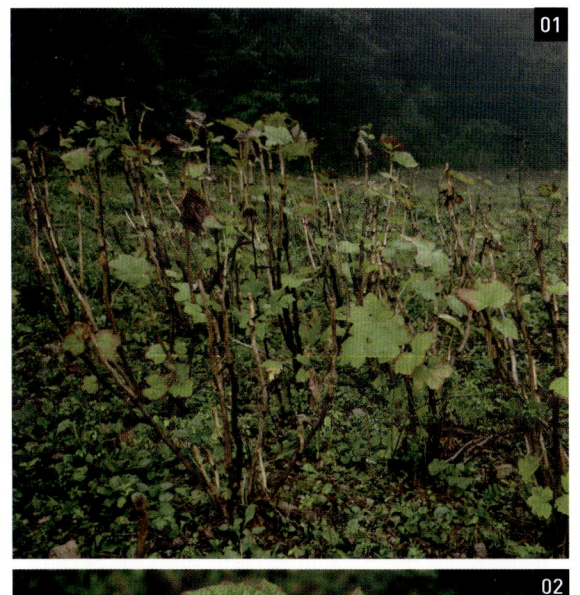

줄기는 2~3m 정도 자라고, 무더기로 올라오며, 날카로운 가시가 많다. **잎**은 어긋나고, 가장자리가 5~7갈래로 갈라진 손바닥모양이며, 가장자리에 작은 톱니가 있다. 잎 앞뒷면의 잎맥과 잎자루에 가시털이 있다. **꽃**은 7~8월에 연녹색으로 피고, 꽃잎이 5장이다. 꽃지름은 9~13mm이며, 작은 꽃 6~10송이가 우산모양으로 뭉쳐서 꽃가지에 어긋나게 달린다. **열매**는 8~9월에 붉은색으로 여물며, 둥근 타원형이고 암술대가 붙어 있다. 열매지름 7~12mm.

01 줄기가 자란 전체 모습. 8월 31일
02 잎. 8월 31일
03 줄기와 가시. 8월 31일
04 꽃봉오리. 5월 26일
05 열매. 8월 31일
06 밑동. 8월 31일
07 잎 앞뒷면. 8월 31일

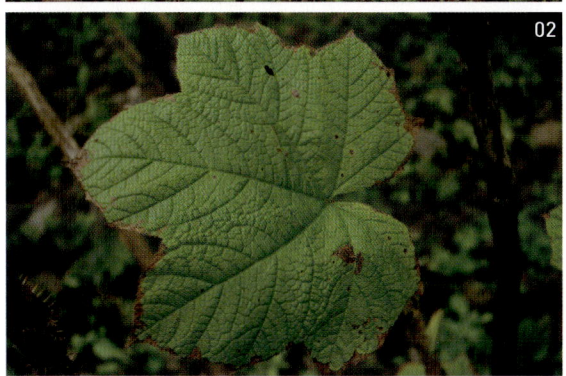

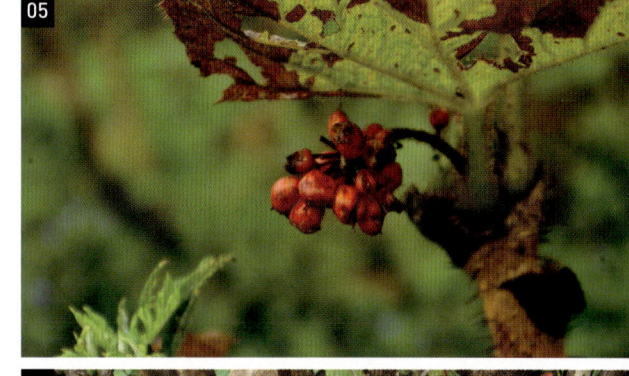

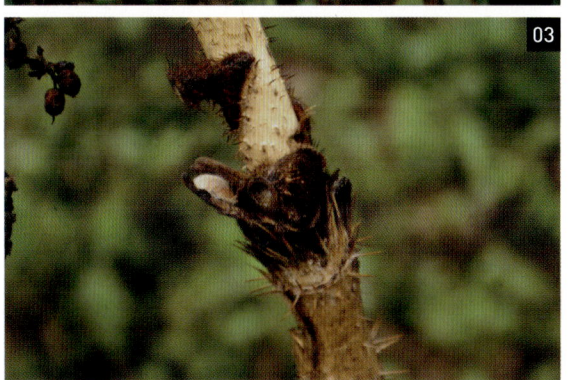

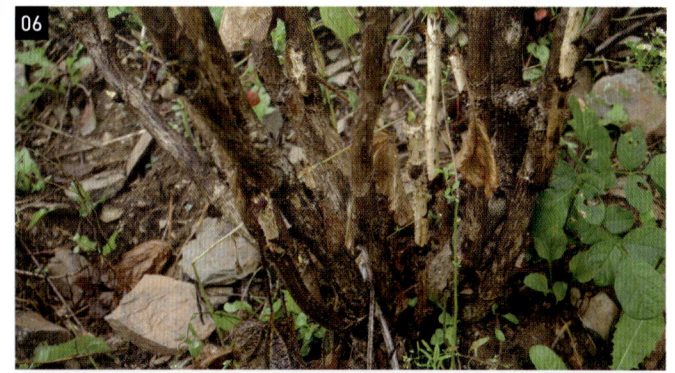

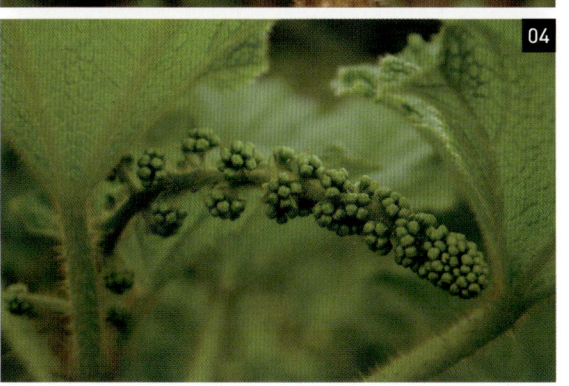

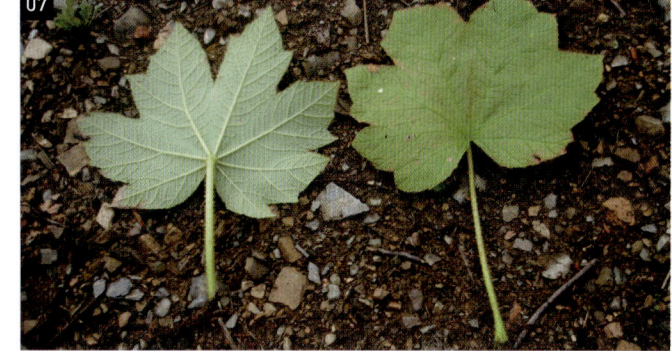

땃두릅나무

022

Helianthus tuberosus L.

뚱딴지(돼지감자) _{단맛}

■ 열병, 장출혈, 당뇨, 골절통, 비만에 효과

국화과
여러해살이풀

생약명
국우 菊芋
우내 芋乃

성분
이눌린 위와 장기능강화
폴리페놀 혈압상승억제
칼륨 신경세포와 근육기능강화
나트륨 수분유지
단백질 근육강화
비타민B₃ 혈액순환촉진
비타민C 노화방지

원산지
북아메리카

서식지
우리나라에서는 밭에 심어 키우며, 야산이나 들판에 야생으로 나기도 한다.

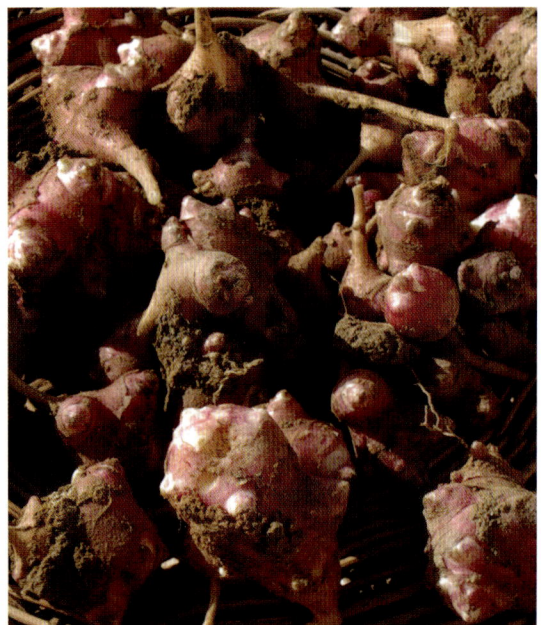
뿌리 채취한 모습. 11월 11일.

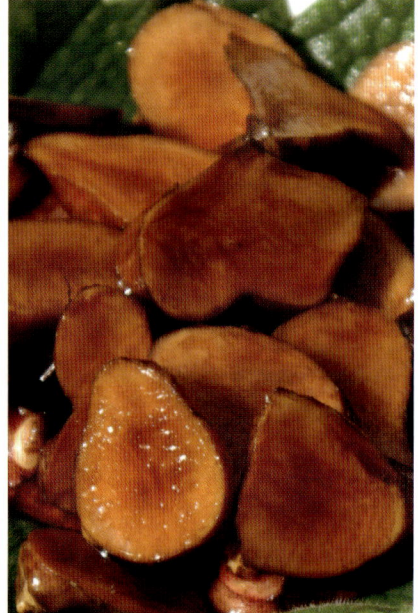
뚱딴지(돼지감자)장아찌.

오행의 맛과 효능
오행상 단맛. 조금 쓴맛이 난다고도 한다. 단맛은 부드럽게 만드는 작용을 하여 소화가 잘 되게 하고, 통증을 완화시키며, 메마른 것을 촉촉하게 하고, 부조화를 다스려 조화롭게 한다.

장아찌 담그기

채취시기 가을~봄.
채취부위 굵은 뿌리.
밑준비 뿌리에 흙이 남지 않도록 껍질째 깨끗이 씻어서 간이 잘 배도록 적당한 크기로 썬다. 또는 썬 것을 짭짤한 소금물에 살짝 절여서 숨을 죽이고, 여러 번 헹구어 물기를 제거한 뒤 살짝 말린다.
담그기 준비한 것에 맛간장을 끓여서 식혀 붓거나, 맛된장 또는 맛고추장으로 버무린다. 맛간장에 넣는 효소액은 맛간장이 식은 뒤 넣고, 본래 단맛이 있으므로 단맛을 줄여도 된다. 소금에 절인 경우 간을 약하게 한다.
숙성 담근 장아찌는 상온에 한나절 두었다가 냉장고에 넣어 익히고, 부어놓은 맛간장은 며칠에 한 번씩 따라서 다시 끓여 식혀 붓기를 3~4번 한다.
장아찌맛 사각사각하고 향긋한 맛이다.

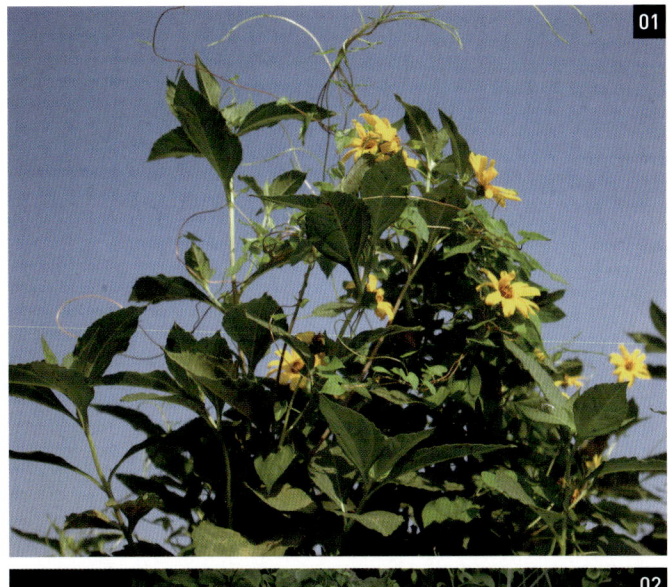

뿌리는 끝이 굵고 울퉁불퉁하며, 살이 많고 잔털이 있다. **줄기**는 1.5~3m 정도 자라고, 세로홈이 있으며, 거친 잔털이 있다. **잎**은 밑동잎은 마주 나고 윗동잎은 어긋나며, 긴 타원형으로 끝이 뾰족하고 가장자리에 불규칙 톱니가 있다. 앞뒷면에 거친 잔털이 있다. 잎길이 15㎝ 정도이고, 잎자루에 날개가 있다. **꽃**은 8~10월에 노란색으로 피고, 꽃잎모양의 혀꽃 10개 이상이 모여 1송이가 된다. 1송이 지름은 8㎝ 정도. **열매**는 10월에 여문다.

01 꽃이 핀 전체 모습. 8월 5일
02 어린잎과 줄기. 8월 6일
03 잎. 7월 31일
04 줄기와 잔털. 7월 31일
05 꽃. 8월 5일
06 열매. 10월 16일
07 잎 앞뒷면과 잎줄기와 뿌리. 7월 31일

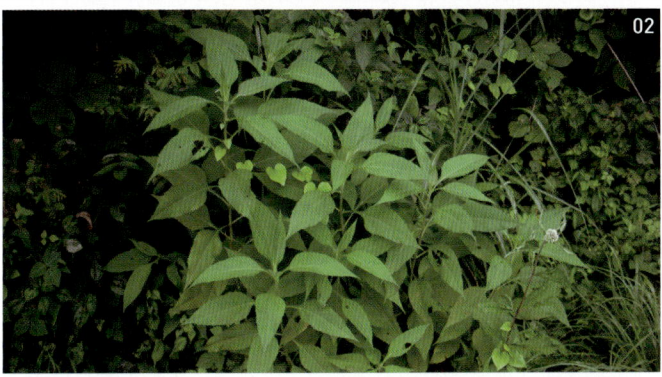
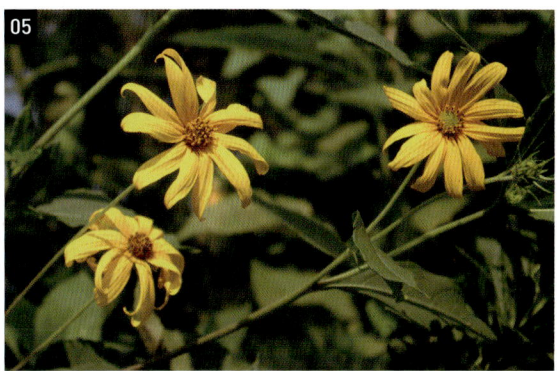
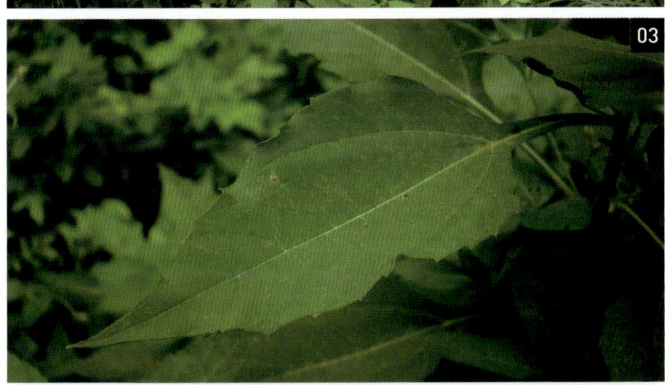
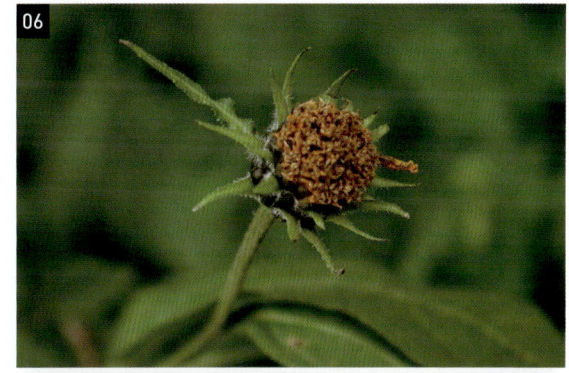
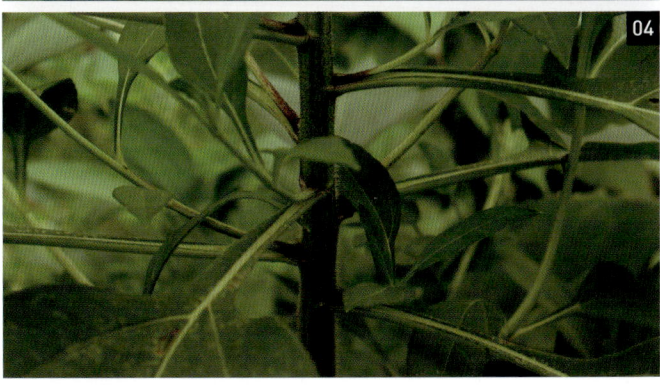
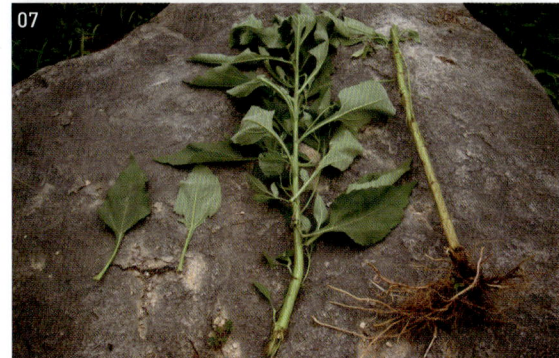

똥딴지(돼지감자)

023 모시대 단맛

Adenophora remotiflora
(S. et Z.) Miq.

■ 기침, 가래, 폐렴, 피부염에 효과

초롱꽃과
여러해살이풀

다른 이름
모시잔대

생약명
제니 薺苨

성분
독성이 없다.
베타시토스테롤
혈중콜레스테롤 개선
인 혈중콜레스테롤 개선
칼슘 뼈강화
철분 빈혈개선

원산지
한국

서식지
산기슭 반그늘이나 계곡가에 난다.

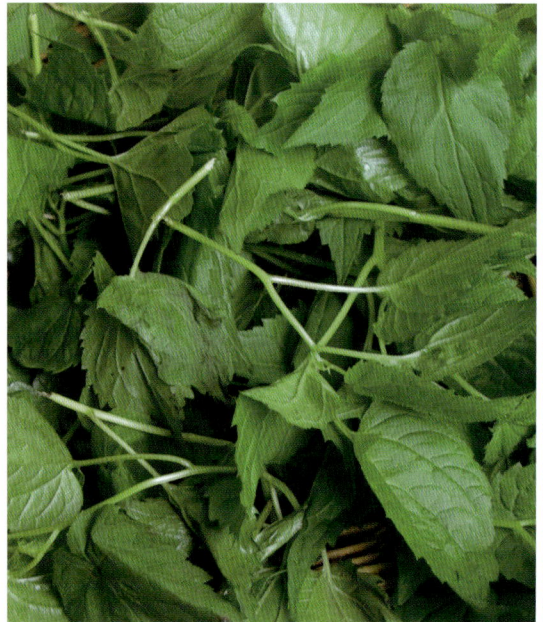 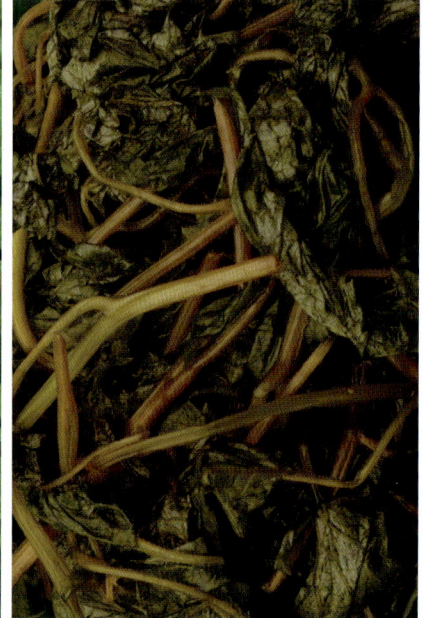

잎 채취한 모습. 11월 11일.   모시대잎장아찌.

장아찌 담그기

채취시기 봄~여름.
채취부위 연한 잎.
채취시 주의사항 흔치 않은 약초이므로 조금만 채취하고 개체를 남겨둔다.
밑준비 잎을 씻어서 물기를 뺀 뒤 차곡차곡 모은다.
담그기 준비한 것을 묵은 된장이나 묵은 고추장에 박는다. 또는 맛간장을 끓여서 식혀 붓는데, 효소액은 맛간장이 식은 뒤 넣는다. 본래 단맛이 있으므로 단맛을 줄여도 된다.
숙성 맛간장으로 담근 경우 상온에 한나절 두었다가 냉장고에 넣어 익히고, 부어놓은 맛간장은 며칠에 한 번씩 따라서 다시 끓여 식혀 붓기를 3~4번 한다.
장아찌맛 씹는 맛이 좋고 담백한 맛이다.

오행의 맛과 효능
오행상 단맛. 단맛은 부드럽게 만드는 작용을 하여 소화가 잘 되게 하고, 통증을 완화시키며, 메마른 것을 촉촉하게 하고, 부조화를 다스려 조화롭게 한다.

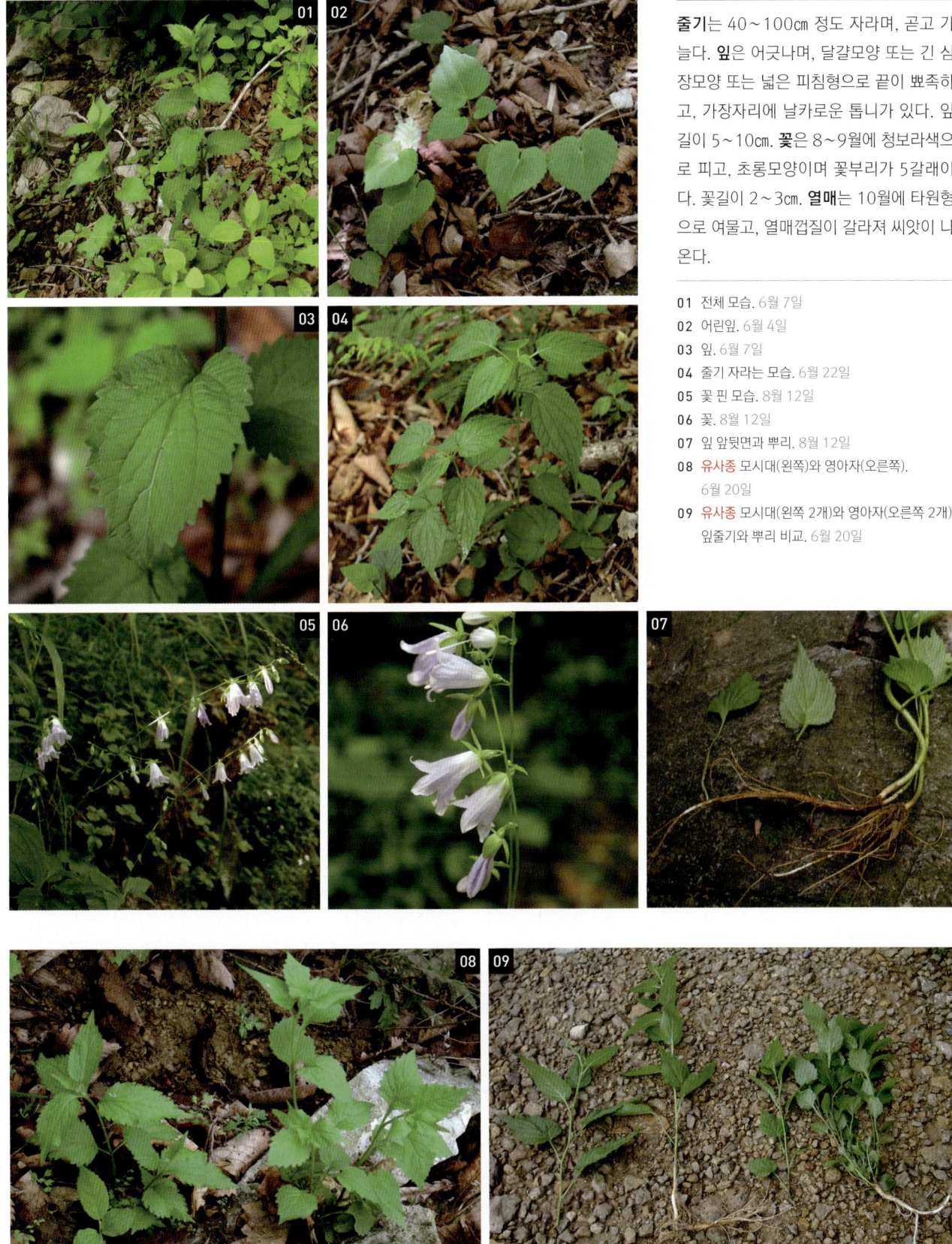

줄기는 40~100㎝ 정도 자라며, 곧고 가늘다. **잎**은 어긋나며, 달걀모양 또는 긴 심장모양 또는 넓은 피침형으로 끝이 뾰족하고, 가장자리에 날카로운 톱니가 있다. 잎 길이 5~10㎝. **꽃**은 8~9월에 청보라색으로 피고, 초롱모양이며 꽃부리가 5갈래이다. 꽃길이 2~3㎝. **열매**는 10월에 타원형으로 여물고, 열매껍질이 갈라져 씨앗이 나온다.

01 전체 모습. 6월 7일
02 어린잎. 6월 4일
03 잎. 6월 7일
04 줄기 자라는 모습. 6월 22일
05 꽃 핀 모습. 8월 12일
06 꽃. 8월 12일
07 잎 앞뒷면과 뿌리. 8월 12일
08 유사종 모시대(왼쪽)와 영아자(오른쪽). 6월 20일
09 유사종 모시대(왼쪽 2개)와 영아자(오른쪽 2개) 잎줄기와 뿌리 비교. 6월 20일

모시대

024 모시풀 _{단맛}

Boehmeria nivea (L.) Gaudich.

■ 장염, 붓기 등에 효과

쐐기풀과 여러해살이풀

다른 이름
남모시

생약명
저마 苧麻

성분
독성이 없다.
루틴 모세혈관강화
플라보노이드 노화방지
클로로겐산 종양억제

원산지
한국

서식지
들판의 촉촉한 곳에 난다.

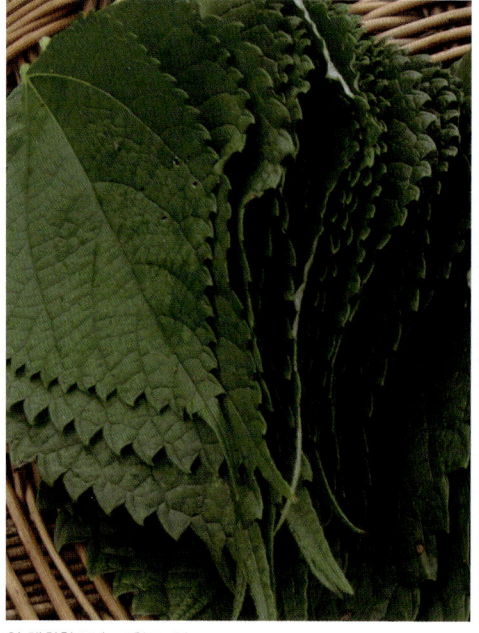
잎 채취한 모습. 8월 31일

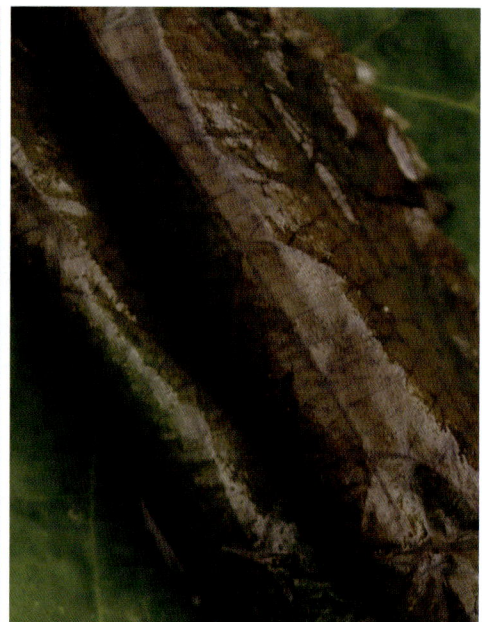
모시풀잎장아찌.

장아찌 담그기

채취시기 봄~여름.
채취부위 연한 잎.
채취시 주의사항 흔치 않은 약초이므로 조금만 채취하고 개체를 남겨둔다.
밑준비 잎을 끓는 물에 데쳐서 부드럽게 만든 뒤 찬물에 헹구고, 물기를 짜서 살짝 말린다.
담그기 준비한 것에 맛간장을 끓여서 식혀 붓는다. 효소액은 맛간장이 식은 뒤 넣고, 본래 단맛이 있으므로 단맛을 줄여도 된다.
숙성 담근 장아찌는 상온에 한나절 두었다가 냉장고에 넣어 익히고, 부어놓은 맛간장은 며칠에 한 번씩 따라서 다시 끓여 식혀 붓기를 3~4번 한다. 잎이 질기므로 노르스름해질 때까지 충분히 삭혀서 먹는다.
장아찌맛 꼬들꼬들하고 담백한 맛이다. 완성된 장아찌는 다진 파, 다진 마늘, 들기름 등으로 갖은 양념을 해서 먹기도 한다.

오행의 맛과 효능
오행상 단맛. 단맛은 부드럽게 만드는 작용을 하여 소화가 잘 되게 하고, 통증을 완화시키며, 메마른 것을 촉촉하게 하고, 부조화를 다스려 조화롭게 한다.

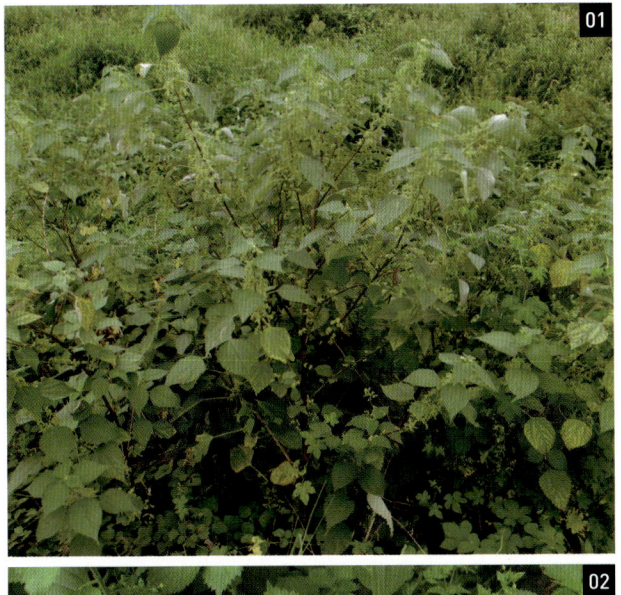

줄기는 1~2m 정도 자라고, 잔털이 있다. **잎**은 어긋나며, 둥근 달걀 모양으로 끝이 꼬리처럼 길다. 가장자리에 고른 톱니가 있으며, 뒷면은 희고 솜털이 빽빽하다. 잎길이가 10~15㎝이며, 잎자루는 잎과 길이가 비슷하고 잔털이 있다. **꽃**은 7~8월에 피는데 암꽃과 수꽃이 한 그루에 달린다. 암꽃은 연한 녹색이고 통모양의 꽃덮이로 싸여 있으며, 수꽃은 노란흰색이고 꽃덮이가 4장이다. 작은 꽃들이 원뿔모양으로 달린다. **열매**는 9월에 타원형으로 여물고, 길이 1㎜ 정도이다.

01 꽃 핀 전체 모습. 9월 12일
02 잎 달린 모습. 5월 22일
03 잎 뒷면이 희끗하다. 10월 2일
04 줄기와 잎자루. 8월 30일
05 수꽃. 9월 2일
06 암꽃. 9월 12일
07 잎 앞뒷면. 8월 31일

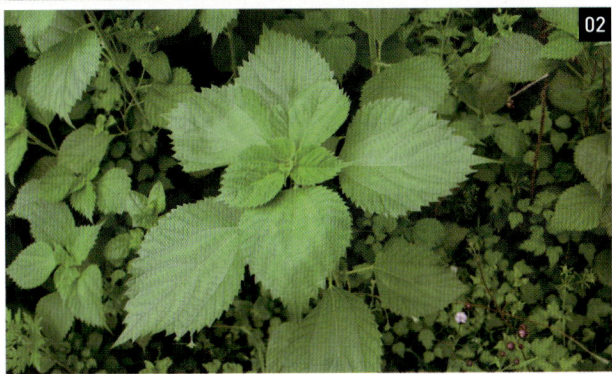

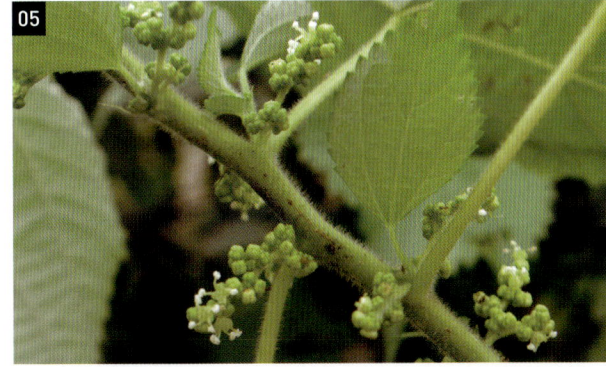

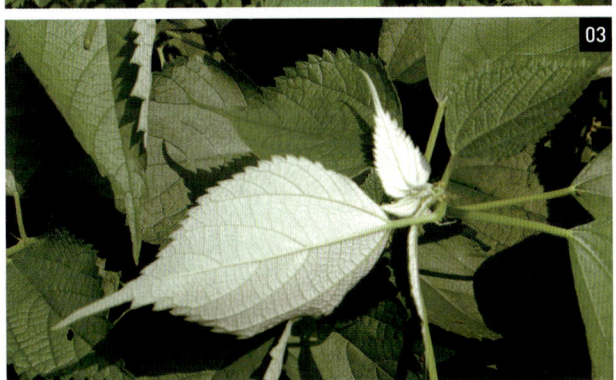

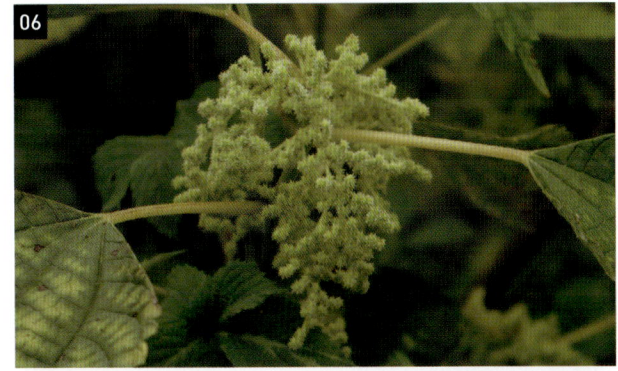

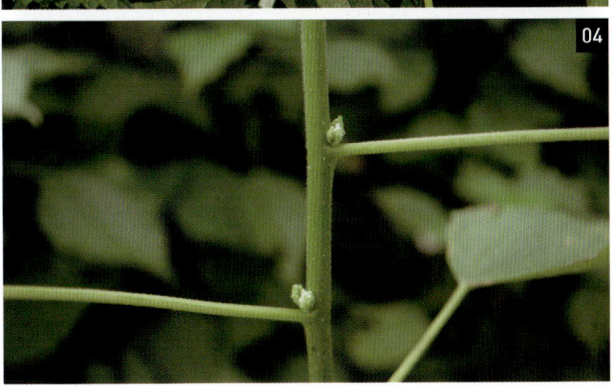

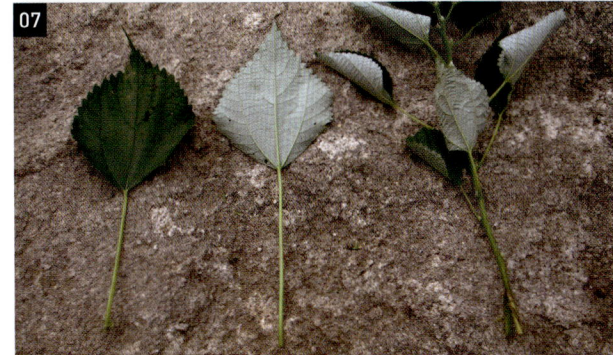

모시풀

025 묏미나리 _{단맛}

Ostericum sieboldii (Miq.) Nakai

■ 두통감기, 붓기, 간질환, 술독 푸는 데 효과

산형과
여러해살이풀

다른 이름
돌미나리
산미나리

생약명
산근山芹

성분
독성이 없다.
케르세틴 알러지예방
칼슘 뼈강화
칼륨 신경세포와 근육기능강화
비타민A 시력유지
비타민C 노화방지
카로틴 종양억제

원산지
한국

서식지
산골짜기의 습한 곳에 난다.

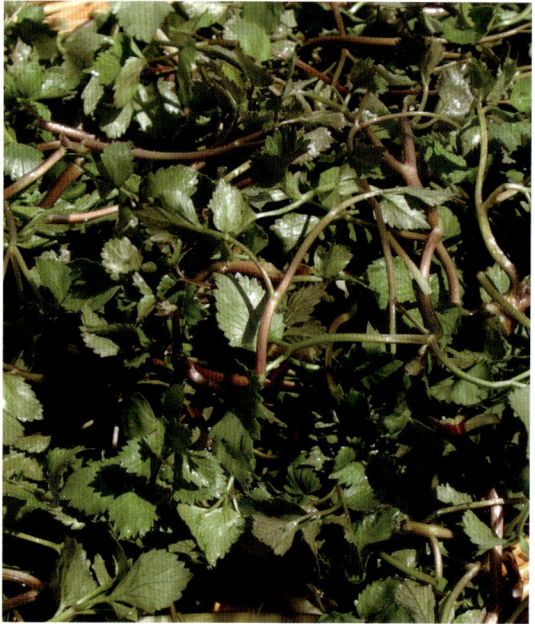

잎줄기 채취한 모습. 3월 21일   묏미나리잎줄기장아찌.

장아찌 담그기

채취시기 봄~가을.
채취부위 잎줄기.
밑준비 잔뿌리를 떼어내고 씻어서 물기를 뺀다. 줄기가 길면 둘둘 만다.
담그기 준비한 것에 맛간장을 끓여서 아삭한 맛이 살도록 뜨거울 때 붓거나, 맛고추장으로 버무린다. 맛간장에 넣는 효소액은 맛간장이 식은 뒤 넣고, 본래 단맛이 있으므로 단맛을 줄여도 된다. 그윽한 향을 살리려면 식초를 넣지 않는다.
숙성 담근 장아찌는 상온에 한나절 두었다가 냉장고에 넣어 익히고, 부어놓은 맛간장은 며칠에 한 번씩 따라서 다시 끓여 식혀 붓기를 3~4번 한다.
장아찌맛 아삭아삭하고 그윽한 맛이다. 완성된 장아찌는 고춧가루, 다진 파, 다진 마늘, 들기름 등으로 갖은 양념을 해서 먹기도 한다.

오행의 맛과 효능
오행상 단맛. 은은한 향이 나기도 한다. 단맛은 부드럽게 만드는 작용을 하여 소화가 잘 되게 하고, 통증을 완화시키며, 메마른 것을 촉촉하게 하고, 부조화를 다스려 조화롭게 한다.

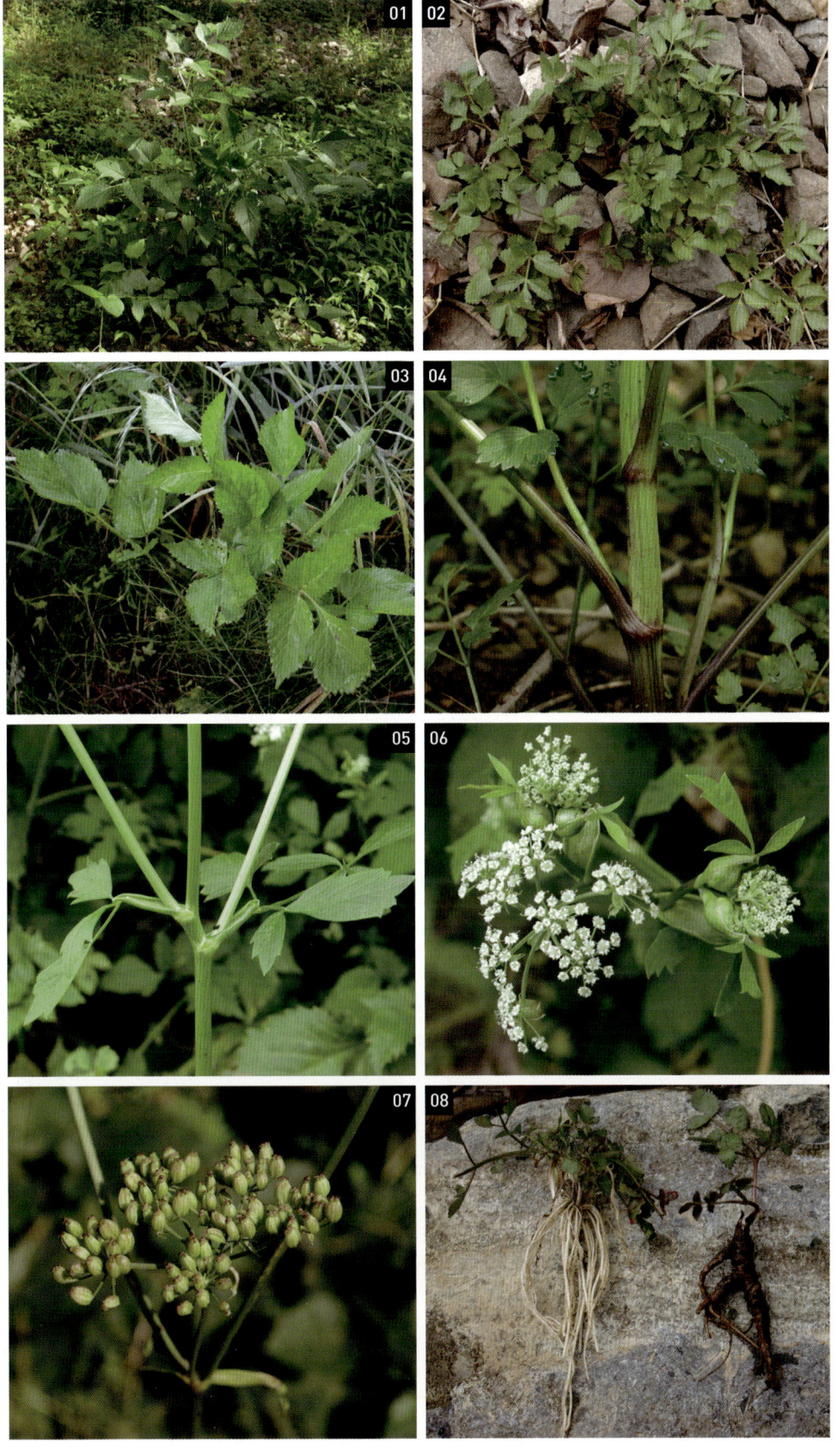

줄기는 1m 정도 자라고, 세로로 얕은 홈이 있으며, 붉은 자줏빛이 돌기도 한다. **잎**은 어긋나게 나서 2~3회 갈라진 잎줄기에 3장씩 깃털처럼 달린다. 작은 잎은 달걀모양이고 끝이 뾰족하며, 가장자리에 톱니가 있고, 길이 10~40cm이다. 줄기 윗동잎은 퇴화되고, 잎자루가 짧아진다. **꽃**은 8~9월에 흰색으로 피고, 작은 꽃 여러 송이가 겹우산모양으로 달린다. **열매**는 9~10월에 여물고, 편평한 타원형이다.

- 01 전체 모습. 6월 5일
- 02 어릴 때 모습. 3월 24일
- 03 잎 달린 모습. 6월 3일
- 04 줄기와 잎자루. 6월 5일
- 05 줄기 윗동과 잎. 9월 12일
- 06 꽃. 9월 12일
- 07 열매. 10월 14일
- 08 유사종 미나리(왼쪽)와 묏미나리(오른쪽) 뿌리째 비교. 3월 14일

묏미나리

026 미나리냉이 ^{단맛}

Cardamine leucantha (Tausch) O. E. Schulz var. *leucantha*

■ 기관지염에 효과

십자화과
여러해살이풀

다른 이름
승마냉이

생약명
채자칠 菜子七

성분
단백질 근육강화
칼슘 뼈강화
철분 빈혈개선

원산지
한국

서식지
산과 들판의 그늘진 곳이나 계곡가에 난다.

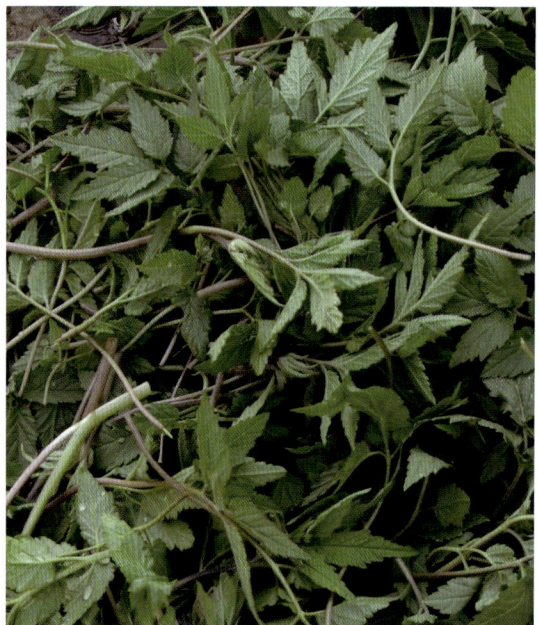
잎줄기 채취하여 씻은 모습. 11월 11일

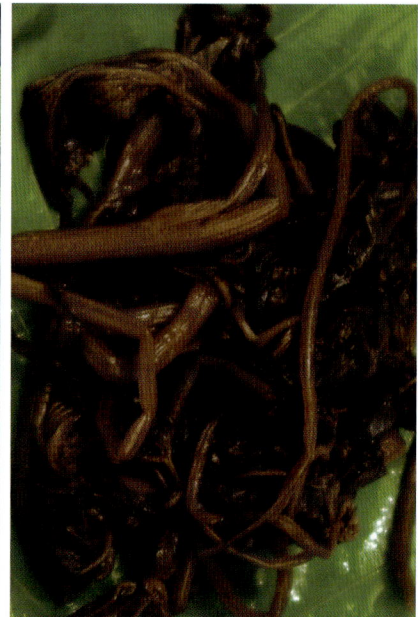
미나리냉이잎줄기장아찌

장아찌 담그기

채취시기 봄~여름.
채취부위 잎줄기.
밑준비 잎줄기를 씻어서 물기를 뺀 뒤 차곡차곡 모으고, 줄기가 길면 둘둘 만다.
담그기 준비한 것을 묵은 된장이나 묵은 고추장에 박는다. 또는 맛간장을 끓여서 식혀 붓거나, 맛고추장으로 버무린다. 맛간장에 넣는 효소액은 맛간장이 식은 뒤 넣고, 본래 단맛이 있으므로 단맛을 줄여도 된다.
숙성 맛간장이나 맛고추장으로 담근 경우 상온에 한나절 두었다가 냉장고에 넣어 익히고, 부어 놓은 맛간장은 며칠에 한 번씩 따라서 다시 끓여 식혀 붓기를 3~4번 한다.
장아찌맛 아삭아삭하고 깔끔한 맛이다.

오행의 맛과 효능
오행상 단맛. 매운맛이 있다고도 한다. 단맛은 부드럽게 만드는 작용을 하여 소화가 잘 되게 하고, 통증을 완화시키며, 메마른 것을 촉촉하게 하고, 부조화를 다스려 조화롭게 한다.

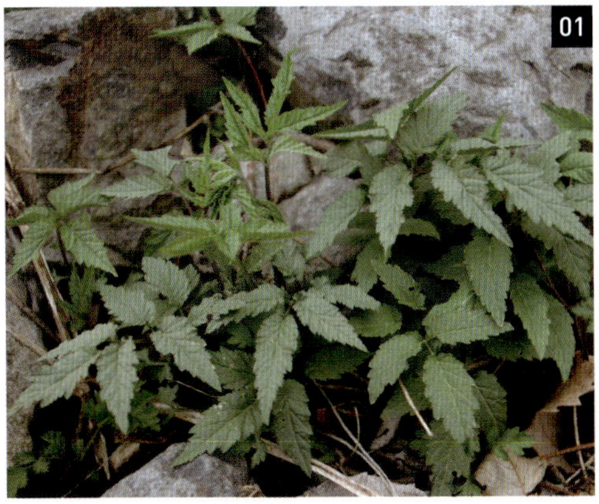

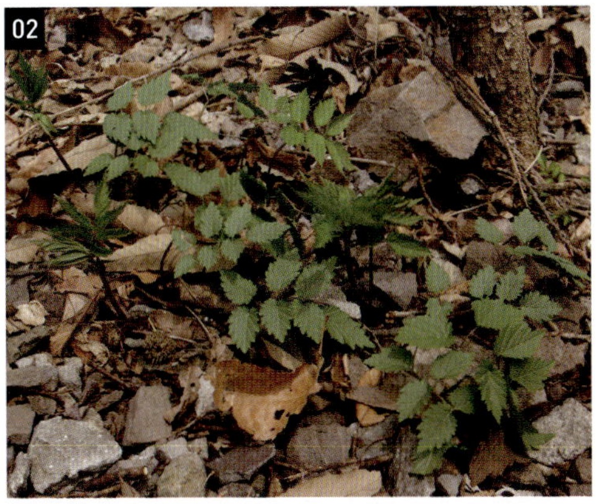

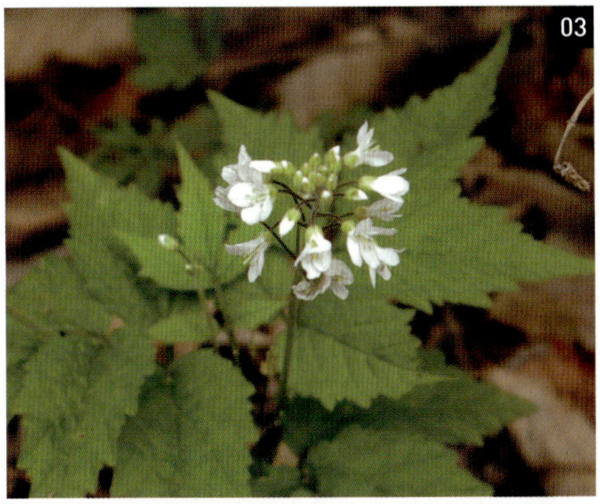

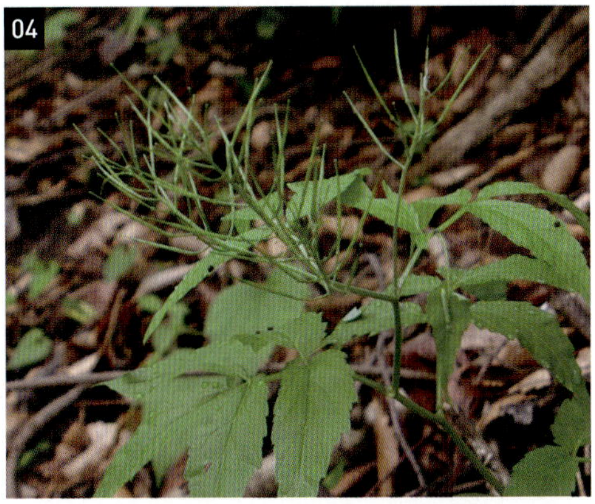

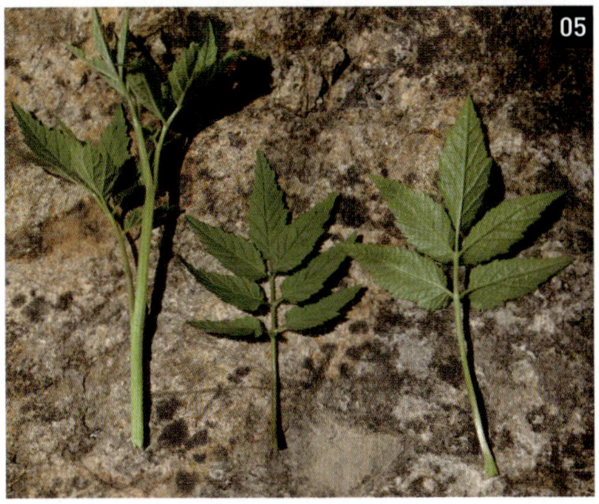

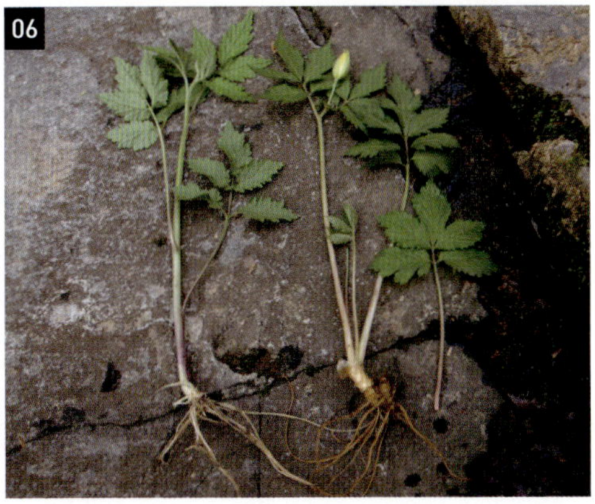

줄기는 50㎝ 정도 자라며, 짧은 흰털이 빽빽하다. **잎**은 어긋나는 잎줄기에 5~7장이 깃털처럼 달린다. 작은 잎은 긴 타원형이고 끝이 뾰족하며, 가장자리에 톱니가 있다. 길이 4~8㎝. **꽃**은 6~7월에 흰색으로 피고, 꽃잎 4장이 십자모양으로 붙는다. 작은 꽃 여러 송이가 어긋나게 모여 달린다. **열매**는 7~8월에 갈색으로 여물고 긴 줄모양이다. 길이 2~3㎝. 씨앗은 달걀모양이고, 길이 2㎜ 정도이다. |**유사종**| 피나물(*Hylomecon vernale* Max., 독성). 잎모양이 미나리냉이와 비슷하나 꽃줄기에서 붉은 유액이 나오고, 4~5월에 노란꽃이 피는 것이 다르다.

01 전체 모습. 3월 28일
02 어릴 때 모습. 4월 1일
03 꽃. 5월 2일
04 풋열매. 5월 20일
05 잎 앞뒷면. 4월 8일
06 **유사종** 미나리냉이(왼쪽)와 피나물(오른쪽, 독성). 4월 20일
07 **유사종** 피나물(독성). 줄기를 꺾으면 붉은 유액이 나온다. 4월 20일
08 **유사종** 피나물(독성) 꽃. 4월 20일

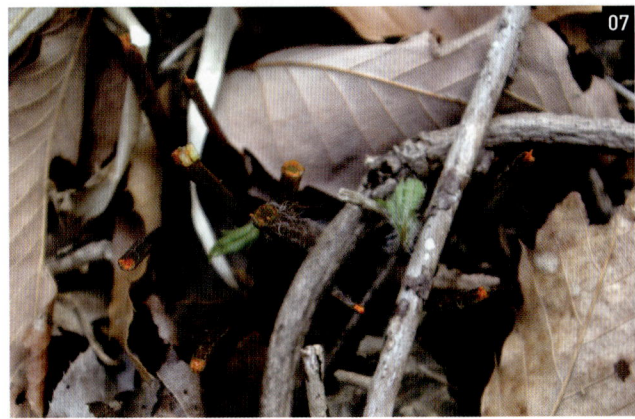
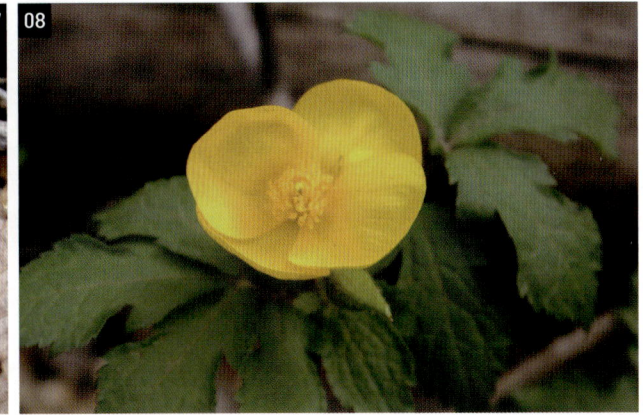

미나리냉이

027

Lagenaria leucantha Rusby

박 단맛

■ 간염, 복수 찬 데, 림프샘염에 효과

박과
덩굴성 한해살이풀

다른 이름
바가지박

생약명
호로 壺盧

성분
단백질 근육강화
칼슘 뼈강화

원산지
아프리카
열대아시아

서식지
우리나라에서는 삼국시대부터 밭에 심어 키운다.

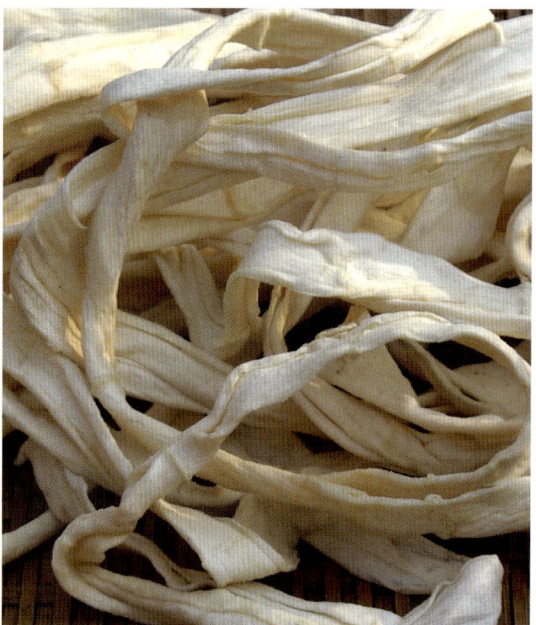
박고지 말린 모습. 10월 29일

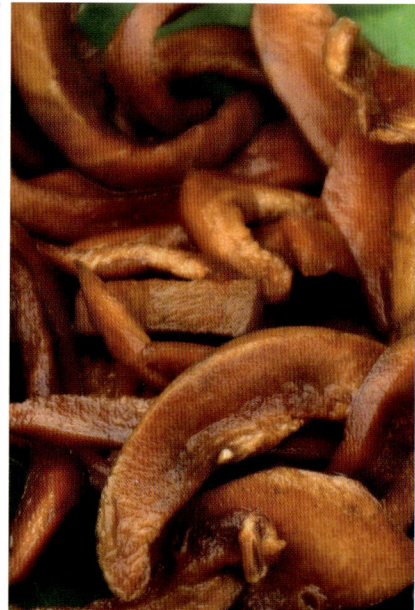
박장아찌.

장아찌 담그기

채취기간 늦여름~가을.
채취부위 잘 익은 박.
밑준비 질긴 겉껍질을 벗기고 속을 빼서 간이 잘 배도록 적당한 크기로 썬다. 물기가 많으므로 짭짤한 소금물에 반나절 정도 절여서 숨을 죽이고, 여러 번 헹군 뒤 물기를 빼서 살짝 말린다.
담그기 준비한 것을 묵은 된장이나 묵은 고추장에 박는다. 또는 맛간장을 끓여서 뜨거울 때 붓거나, 맛고추장으로 버무린다. 맛간장에 넣는 효소액은 맛간장이 식은 뒤 넣고, 본래 단맛이 있으므로 단맛은 빼도 된다. 소금에 절인 경우 간을 약하게 하고, 담백한 맛을 살리려면 식초를 넣지 않는다.
숙성 맛간장, 맛고추장으로 담근 경우 상온에 한나절 두었다가 냉장고에 넣어 익히고, 부어놓은 맛간장은 며칠에 한 번씩 따라서 다시 끓여 식혀 붓기를 3~4번 한다.
장아찌 맛 부드럽고 담백한 맛이다.

오행의 맛과 효능
오행상 단맛. 단맛은 부드럽게 만드는 작용을 하여 소화가 잘 되게 하고, 통증을 완화시키며, 메마른 것을 촉촉하게 하고, 부조화를 다스려 조화롭게 한다.

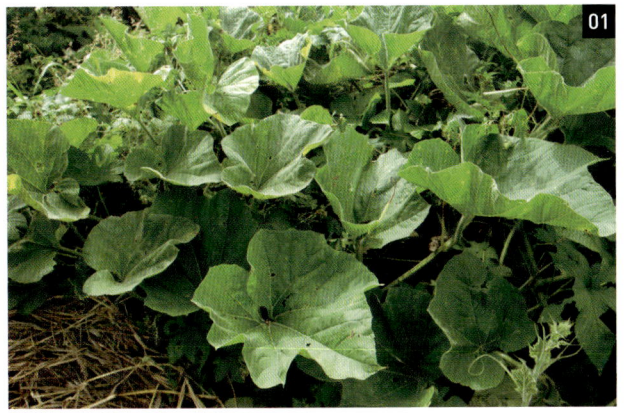

줄기는 5m 정도 뻗고, 덩굴손으로 다른 물체를 감거나 기댄다. 줄기 단면이 네모지고, 마디와 세로홈이 있으며, 잔털이 많다. **잎**은 어긋나고, 얕게 갈라진 손바닥모양이며, 가장자리에 불규칙한 톱니가 있다. 잎 뒷면에는 흰색 잔털이 빽빽하다. 잎길이 20~30cm이며, 잎자루가 길고, 덩굴손이 마주 난다. **꽃**은 7~9월에 흰색으로 피고, 꽃부리가 5갈래이며, 밤에 피고 아침에 시든다. 꽃지름 5~10cm이며, 꽃부리가 5갈래로 갈라진다. **열매**는 8~9월에 여무는데 공모양이며, 지름이 30cm 이상이다.

01 잎이 무성한 모습. 10월 5일
02 잎. 10월 4일
03 줄기. 10월 4일
04 밑동. 10월 4일
05 꽃. 10월 5일
06 풋열매. 10월 4일
07 박 전체 모습. 10월 5일

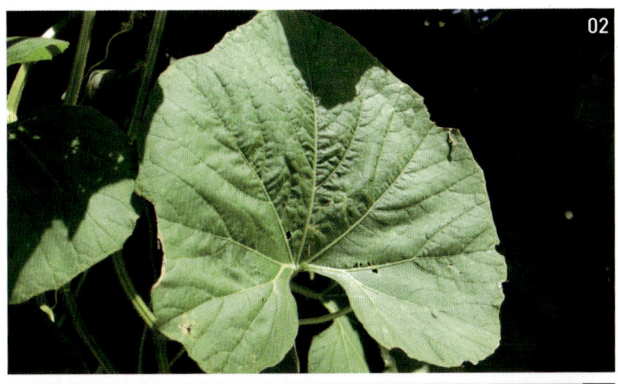

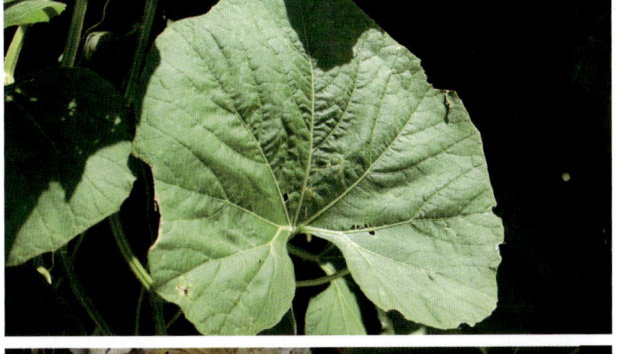

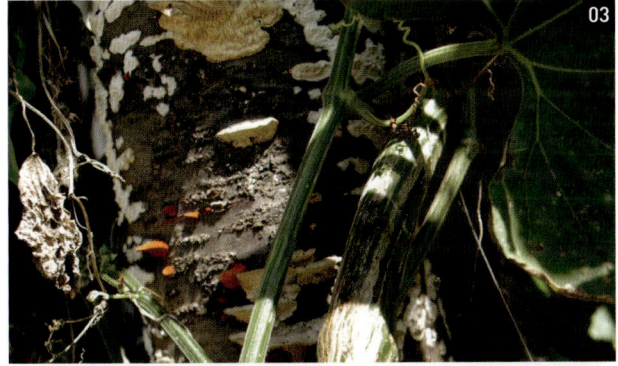

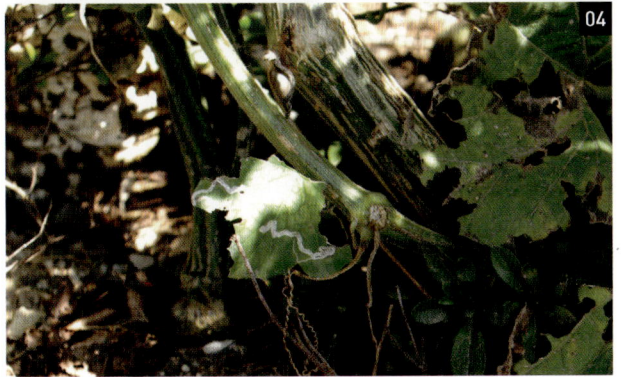

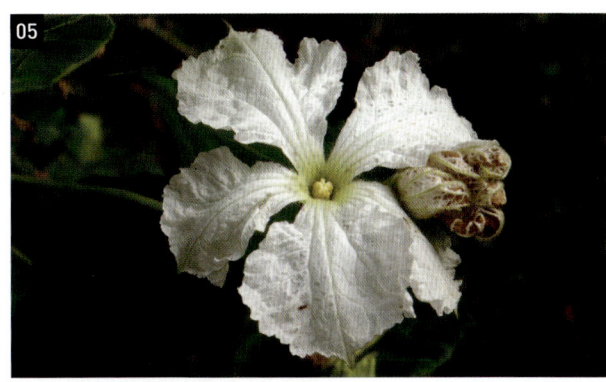

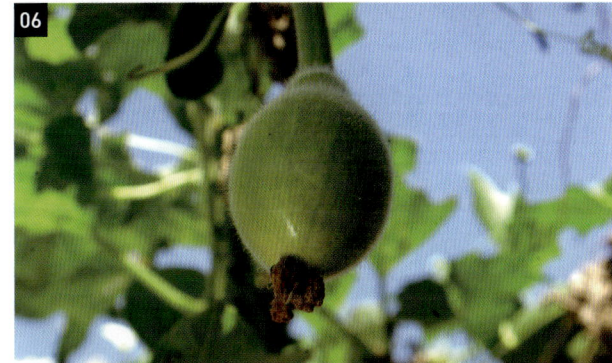

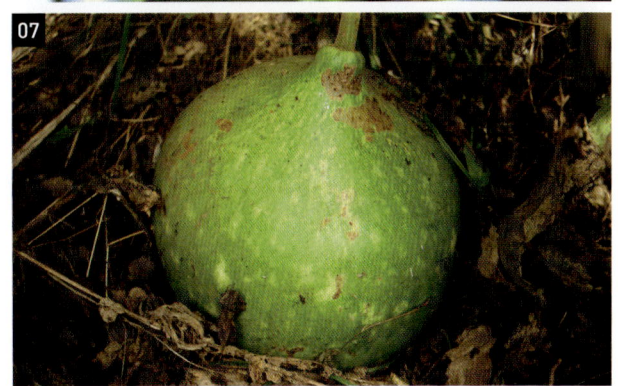

028 사람주나무 단맛

Sapium japonicum (Siebold & Zucc.) Pax & Hoffm.

■ 변비, 피부염에 효과

대극과
잎지는 작은큰키나무

생약명
백목오구 白木烏桕

성분
독성이 없다.
리놀레산 체지방감소
스테아르산 필수지방산
테르펜 독성중화
박카틴 종양억제

원산지
한국

서식지
깊은 산 양지에서 자란다.

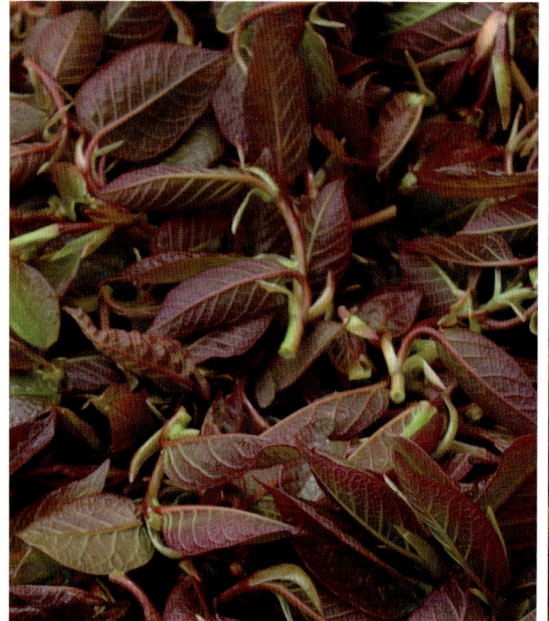 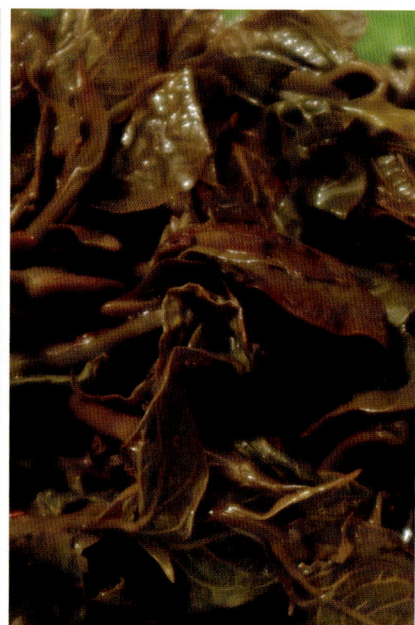

새순 채취한 모습. 4월 24일   사람주나무순장아찌.

장아찌 담그기

채취시기 봄~가을.
채취부위 새순이나 연한 잎.
채취시 주의사항 새순을 남겨두어야 나무가 광합성을 하여 양분을 얻으므로 조금만 채취한다.
밑준비 새순이나 잎을 짭짤한 소금물에 살짝 절여서 숨을 죽인 뒤 여러 번 헹구고, 물기를 짜서 살짝 말린다. 또는 끓는 물에 데쳐서 부드럽게 만든 뒤 찬물에 헹구고, 물기를 짜서 살짝 말린다.
담그기 준비한 것을 묵은 된장이나 묵은 고추장에 박는다. 또는 맛간장을 끓여서 아삭한 맛이 살도록 뜨거울 때 붓는다. 맛간장에 넣는 효소액은 맛간장이 식은 뒤 넣고, 본래 단맛이 있으므로 단맛을 줄여도 된다. 소금에 절인 경우 간을 약하게 하고, 담백한 맛을 살리려면 식초를 넣지 않는다.
숙성 맛간장으로 담근 경우 상온에 한나절 두었다가 냉장고에 넣어 익히고, 부어놓은 맛간장은 며칠에 한 번씩 따라서 다시 끓여 식혀 붓기를 3~4번 한다.
장아찌맛 꼬들꼬들하고 은은한 맛이다. 완성된 장아찌는 고춧가루, 다진 파, 다진 마늘 외에 입맛에 따라 액젓 등을 넣어 양념해 먹기도 한다.

오행의 맛과 효능
오행상 단맛. 단맛은 부드럽게 만드는 작용을 하여 소화가 잘 되게 하고, 통증을 완화시키며, 메마른 것을 촉촉하게 하고, 부조화를 다스려 조화롭게 한다.

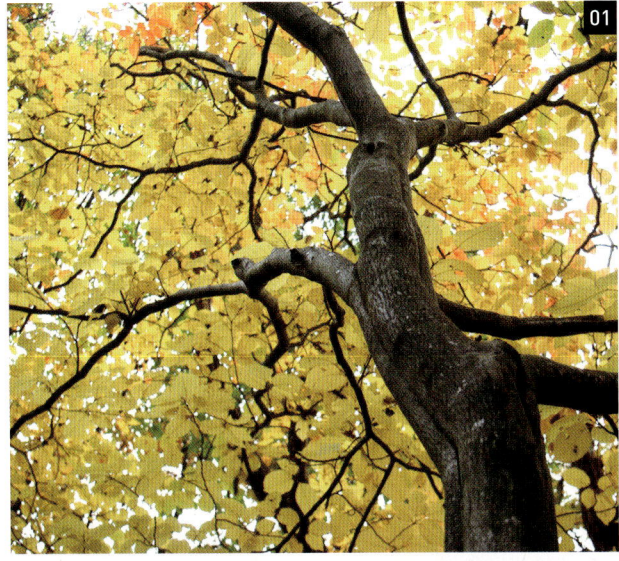

줄기는 5~6m 정도 자라며, 줄기껍질이 밝은 회갈색이고 밋밋하다. 어린가지를 꺾으면 하얀 유액이 나온다. **잎**은 어긋나며, 타원형 또는 달걀모양으로 가장자리가 밋밋하거나 물결모양이고, 가을에 노란색 또는 붉은색으로 물든다. 잎길이 7~15㎝, 잎자루 길이 2~3㎝. **꽃**은 6월에 노란녹색으로 피고, 꽃잎모양의 꽃받침잎이 3갈래이다. 작은 꽃 여러 송이가 이삭모양으로 달린다. **열매**는 10월에 여무는데 3개의 골이 있는 공모양이며, 껍질이 3갈래로 갈라져 씨앗이 나온다.

01 단풍 든 전체 모습. 11월 9일
02 새순. 4월 24일
03 꽃과 잎. 5월 28일
04 풋열매. 7월 4일
05 잎색이 변한 모습. 6월 12일
06 밑동. 11월 9일
07 희끗해 보이는 겨울 군락. 11월 12일

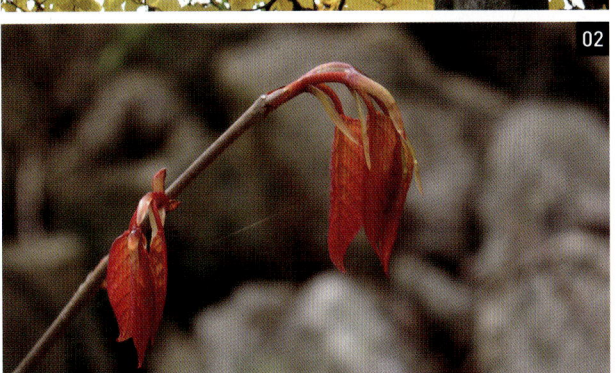

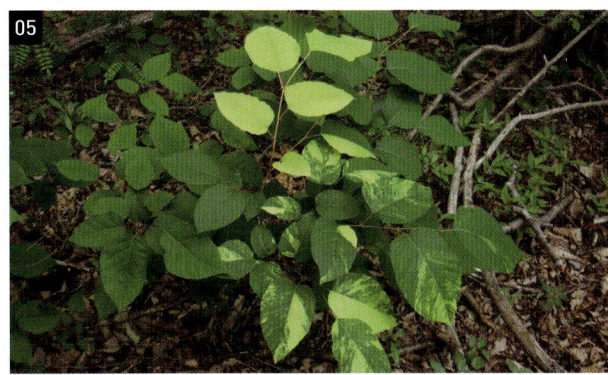

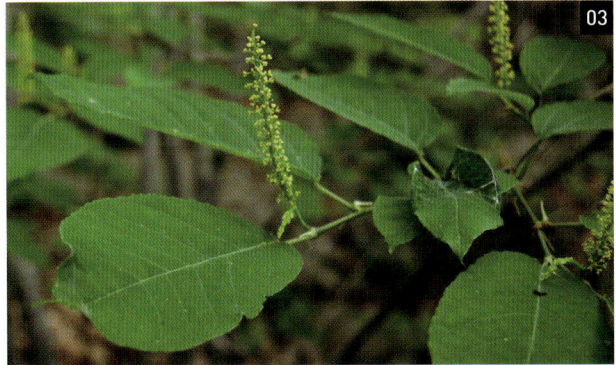

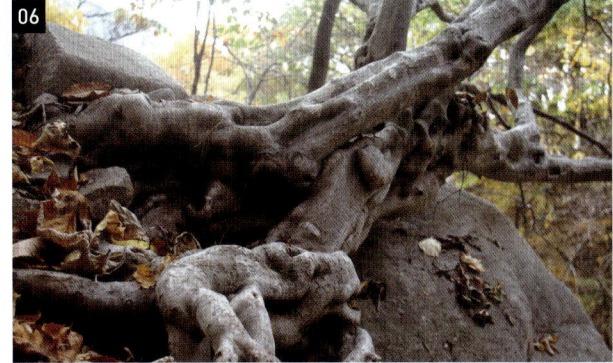

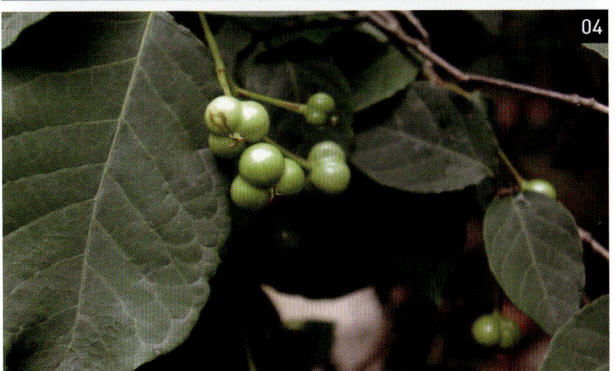

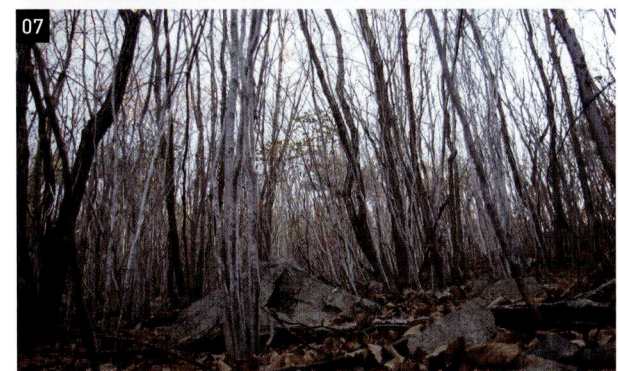

사람주나무

029 산수국 단맛

Hydrangea serrata for. *acuminata* (S. et Z.) Wils.

■ 고열, 기침, 가슴두근거림에 효과

범의귀과
잎지는 작은키나무

다른 이름
감차

생약명
토상산 土常山

성분
루틴 모세혈관강화
알칼로이드 염증과 통증완화
필로둘신 감미성분

원산지
한국

서식지
산골짜기 반그늘이나 계곡가의 자갈밭에 난다.

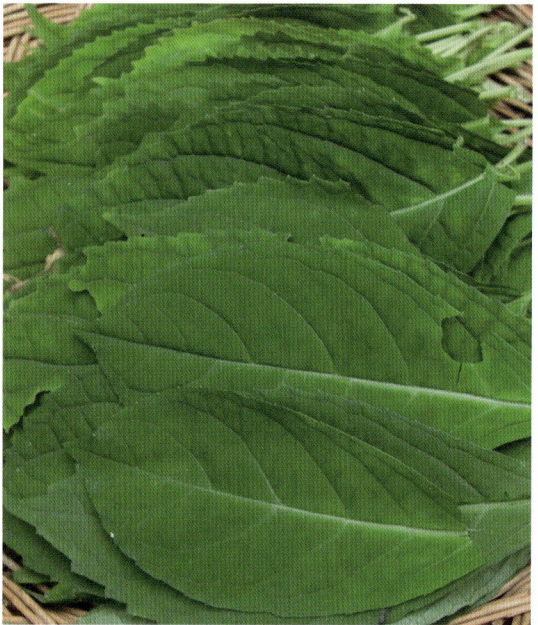

잎 채취한 모습. 7월 27일   산수국잎장아찌.

장아찌 담그기

채취시기 봄~여름.
채취부위 연한 잎.
밑준비 잎을 끓는 소금물에 데쳐서 숨을 죽인 뒤 찬물에 담가 떫은맛을 적당히 우려내고, 물기를 짜서 살짝 말린다.
담그기 준비한 잎에 맛간장을 끓여서 식혀 붓는다. 효소액은 맛간장이 식은 뒤 넣는다.
숙성 담근 장아찌는 상온에 한나절 두었다가 냉장고에 넣어 익히고, 부어놓은 맛간장은 며칠에 한 번씩 따라서 다시 끓여 식혀 붓기를 3~4번 한다.
장아찌맛 부드럽고 깔끔한 맛이다.

오행의 맛과 효능
오행상 단맛. 떫떠름한 맛이 나기도 한다. 단맛은 부드럽게 만드는 작용을 하여 소화가 잘 되게 하고, 통증을 완화시키며, 메마른 것을 촉촉하게 하고, 부조화를 다스려 조화롭게 한다.

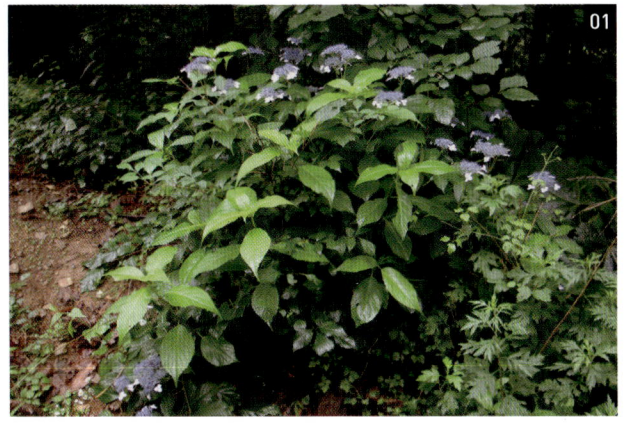

줄기는 1m 정도 자라고, 줄기껍질에 검은갈색 반점이 있으며, 어린가지는 푸르고 잔털이 있다. **잎**은 마주 나고, 긴 타원형으로 끝이 뾰족하거나 갸름하며, 가장자리에 날카로운 톱니가 있다. 잎길이 5~15㎝이고, 앞뒷면의 잎맥에 잔털이 있다. **꽃**은 7~8월에 피는데 흰색 또는 하늘색에서 점차 분홍색, 파란색, 보라색이 되며, 꽃잎이 5장이다. 가장자리에 달리는 헛꽃은 열매를 맺지 못한다. **열매**는 9~10월에 여물고, 타원형이다.

01 꽃이 핀 전체 모습. 7월 9일
02 잎 달린 모습. 7월 27일
03 어린줄기와 잎. 7월 27일
04 잎. 7월 27일

05 꽃. 7월 27일
06 겨울 열매. 12월 8일
07 잎 앞뒷면. 7월 27일

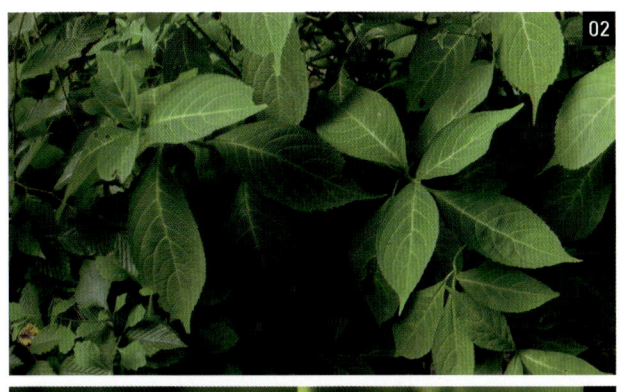

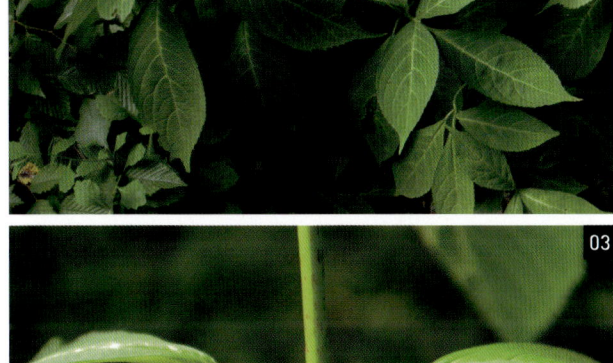

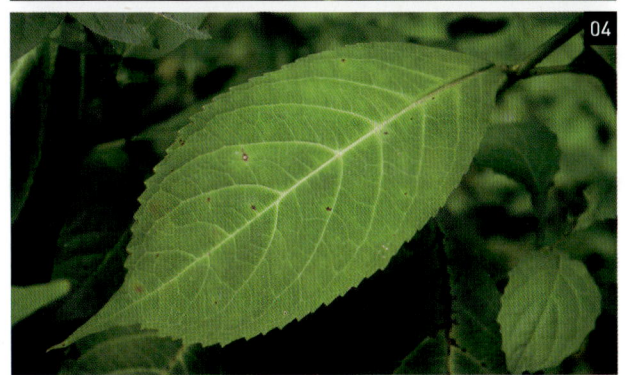

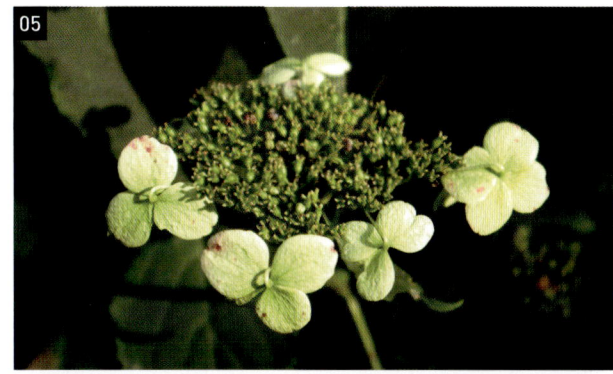

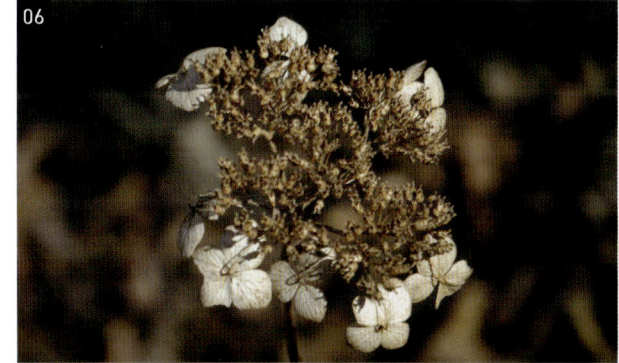

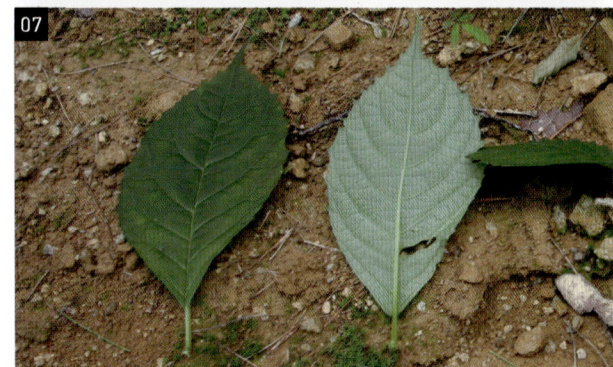

산수국

030 아욱 ^{단맛}

Malva verticillata Linne

■ 변비, 당뇨, 젖멍울, 황달에 효과

아욱과
한해살이풀

다른 이름
아욱

생약명
동규 冬葵

성분
독성이 없다.
철분 빈혈개선
칼륨 신경세포와 근육기능강화
칼슘 뼈강화
아스파라긴산 숙취해소
니아신 혈액순환촉진
비타민A 시력유지
티아민 에너지대사관여
비타민 B_2 빈혈개선
비타민C 노화방지

원산지
북유럽

서식지
우리나라에서는 고려시대부터 밭에 심어 키운다.

오행의 맛과 효능
오행상 단맛. 독특한 향이 있다. 단맛은 부드럽게 만드는 작용을 하여 소화가 잘 되게 하고, 통증을 완화시키며, 메마른 것을 촉촉하게 하고, 부조화를 다스려 조화롭게 한다.

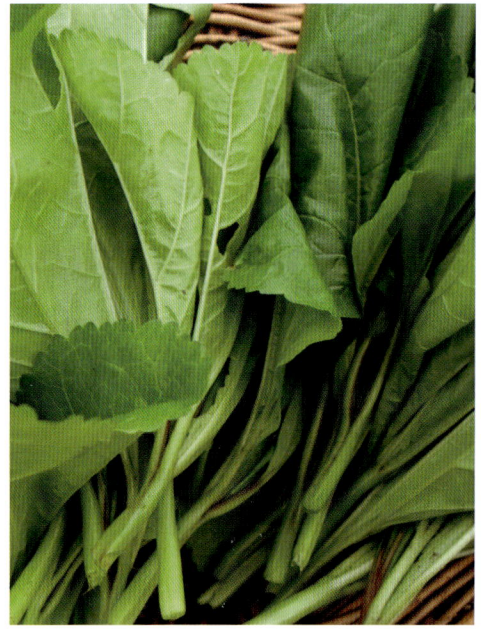

잎 채취한 모습. 10월 2일

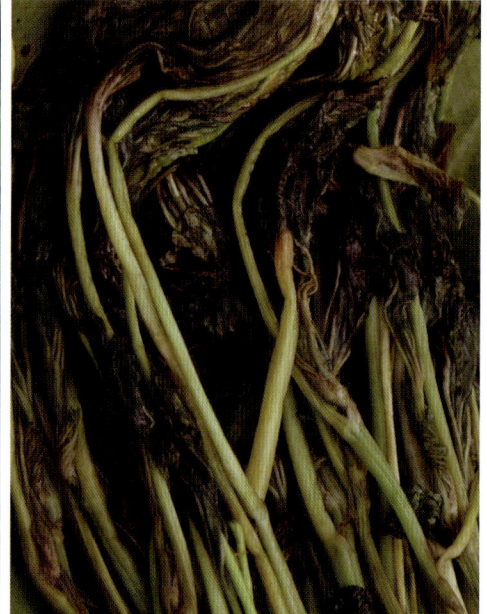

아욱잎장아찌.

장아찌 담그기

채취시기 봄~가을.
채취부위 잎.
밑준비 잎이 크고 억셀 때는 잎자루 쪽에서부터 껍질을 벗기고, 씻어서 물기를 뺀 뒤 차곡차곡 모은다.
담그기 준비한 잎에 맛간장을 끓여서 식혀 붓거나, 맛된장으로 한 켜 한 켜 바르듯이 버무린다. 맛간장에 넣는 효소액은 맛간장이 식은 뒤 넣고, 본래 단맛이 있으므로 단맛을 줄여도 된다.
숙성 담근 장아찌는 상온에 한나절 두었다가 냉장고에 넣어 익히고, 부어놓은 맛간장은 며칠에 한 번씩 따라서 다시 끓여 식혀 붓기를 3~4번 한다.
장아찌맛 부드럽고 은은한 맛이다. 완성된 장아찌는 고추장이나 된장, 다진 파, 다진 마늘 등으로 갖은 양념을 해서 먹기도 한다.

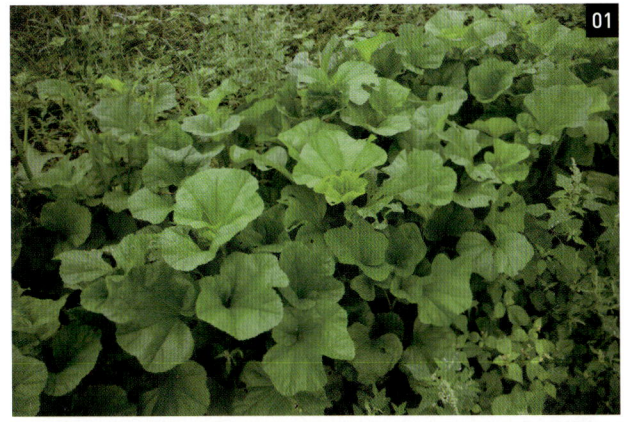

줄기는 60~90㎝ 정도 자라고, 가지가 많이 갈라져 나온다. **잎**은 어긋나며, 얕게 갈라진 손바닥모양이고, 가장자리에 둔한 톱니가 있다. 잎길이 2~8㎝이고, 잎자루가 길거나 짧다. **꽃**은 6~7월에 피는데 연보랏빛 도는 흰색이며, 꽃잎이 5장이다. **열매**는 8~10월에 회갈색으로 여물며, 씨앗이 둥글면서 편평하다.

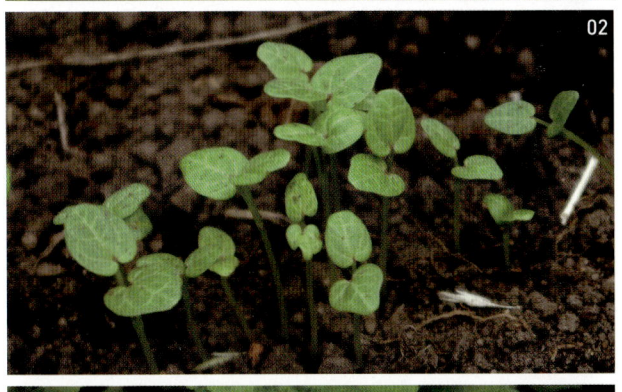

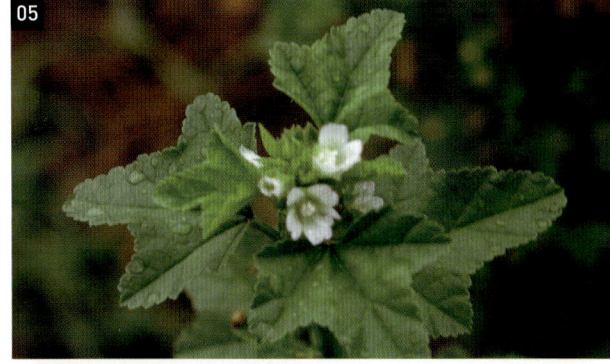

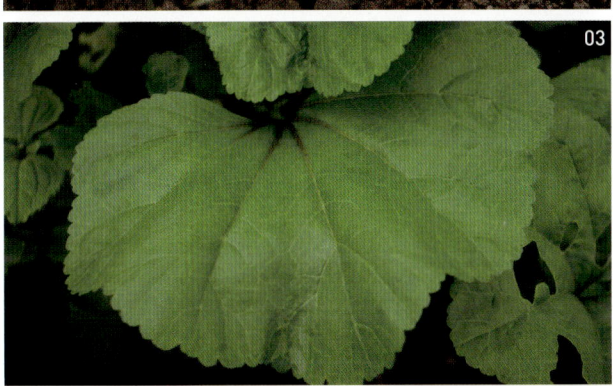

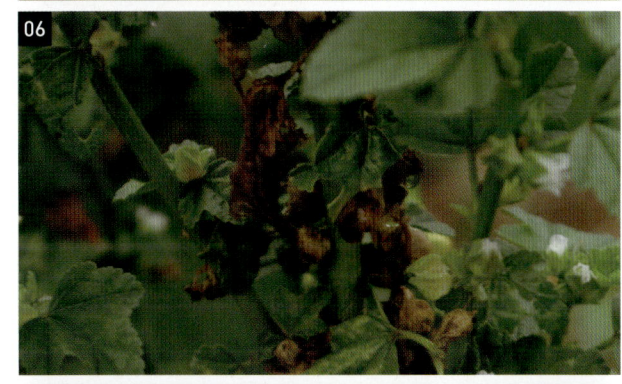

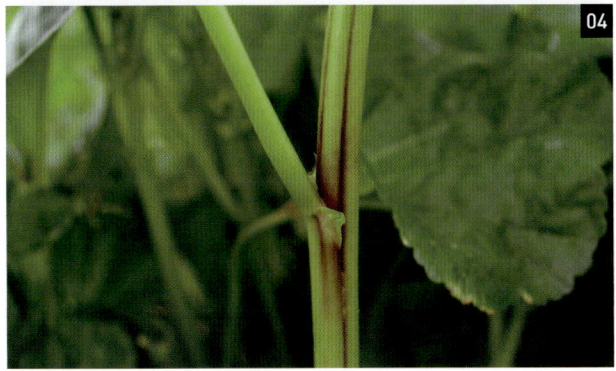

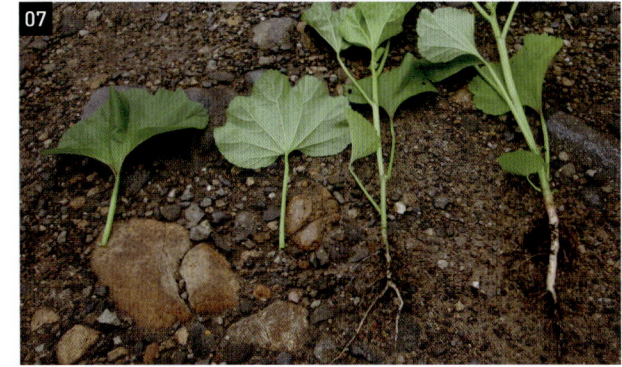

01 전체 모습. 10월 2일
02 새순. 9월 30일
03 잎. 10월 2일
04 줄기와 곁가지. 10월 2일

05 꽃과 잎. 8월 24일
06 꽃과 열매. 8월 24일
07 잎 앞뒷면과 뿌리. 10월 2일

031 앵초 단맛

Primula sieboldii
E. Morren

■ 기침, 가래에 효과

앵초과
여러해살이풀

다른 이름
연앵초

생약명
앵초櫻草

성분
독성이 없다.
트리테르페노이드 사포닌
면역력강화

원산지
한국

서식지
산과 들판의 촉촉한 곳에 난다.

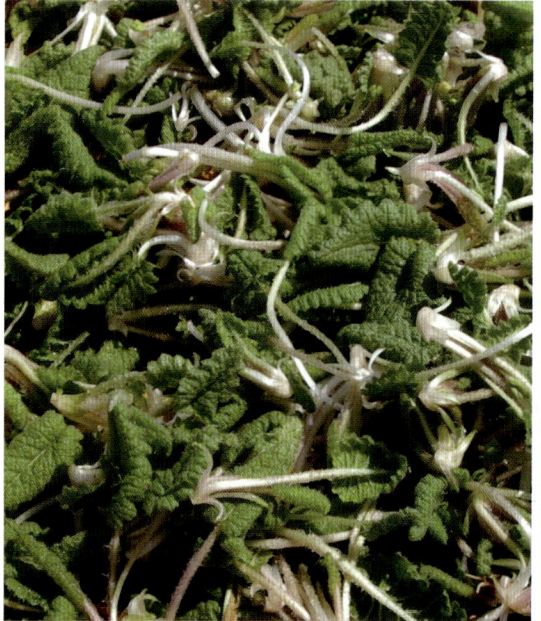

잎 채취한 모습. 3월 25일

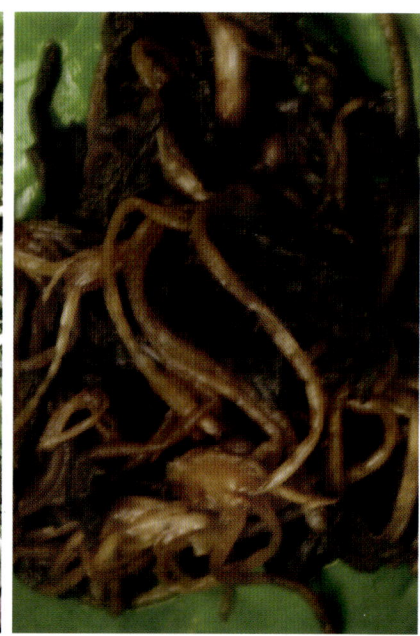

앵초잎장아찌.

장아찌 담그기

채취시기 봄~여름.
채취부위 꽃줄기가 올라오기 전의 잎.
밑준비 잎을 씻어서 물기를 뺀다.
담그기 준비한 잎에 맛간장을 끓여서 식혀 붓는다. 효소액은 맛간장이 식은 뒤 넣고, 본래 단맛이 있으므로 단맛을 줄여도 된다.
숙성 담근 장아찌는 상온에 한나절 두었다가 냉장고에 넣어 익히고, 부어놓은 맛간장은 며칠에 한 번씩 따라서 다시 끓여 식혀 붓기를 3~4번 한다.
장아찌맛 부드럽고 담백한 맛이다.

오행의 맛과 효능
오행상 단맛. 단맛은 부드럽게 만드는 작용을 하여 소화가 잘 되게 하고, 통증을 완화시키며, 메마른 것을 촉촉하게 하고, 부조화를 다스려 조화롭게 한다.

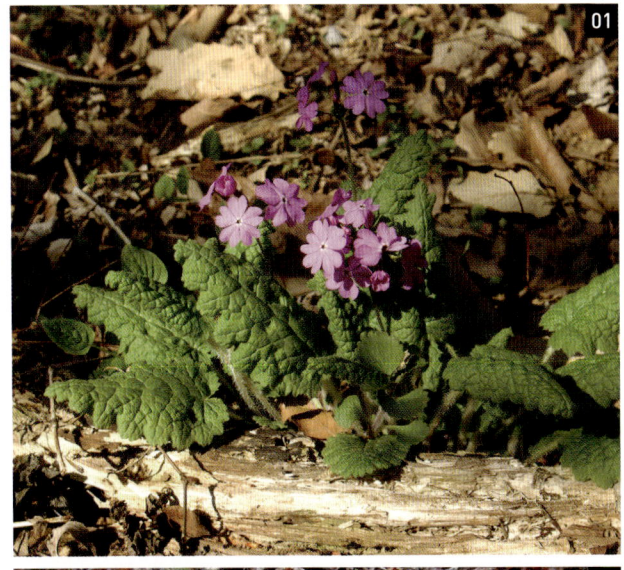

꽃줄기는 15~40㎝ 정도 올라오고, 부드러운 잔털이 있다. **잎**은 뿌리에 뭉쳐서 나며, 달걀모양 또는 타원형으로 가장자리가 물결처럼 갈라지고 불규칙한 톱니가 있다. 잎길이가 4~10㎝이고, 뒷면에 잔털이 있으며, 잎자루가 길다. **꽃**은 4~5월에 붉은자주색으로 피며, 꽃부리가 5갈래이고, 끝이 심장모양이며 평평하다. 꽃지름 2~3㎝. 작은 꽃 7~20송이가 꽃줄기에 우산모양으로 달린다. **열매**는 10월에 여무는데 위쪽이 원뿔모양인 편평한 공모양이며, 지름 5㎜ 정도이다.

01 꽃이 핀 전체 모습. 4월 13일
02 새순 군락. 4월 7일
03 어린잎 자라는 모습. 4월 7일
04 꽃봉오리 맺힌 모습. 4월 4일
05 꽃. 4월 12일
06 열매. 6월 8일
07 잎 앞뒷면과 뿌리. 4월 24일

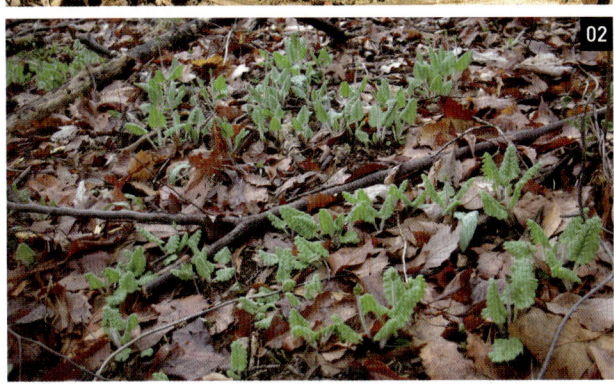

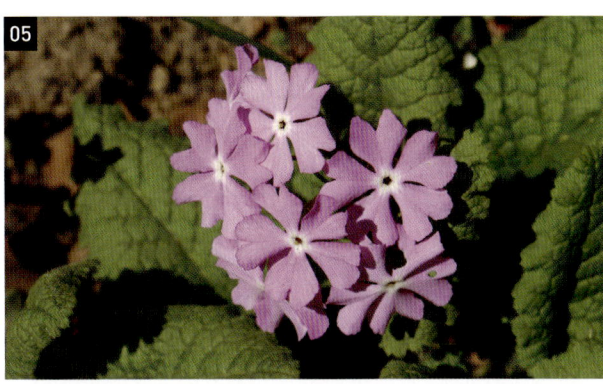

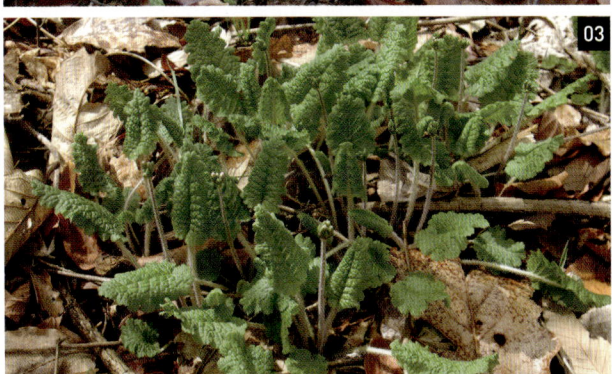

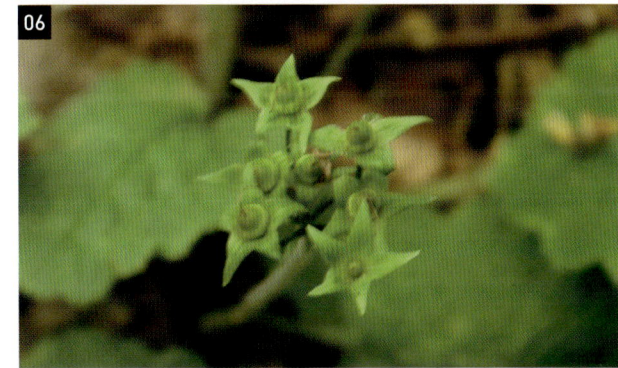

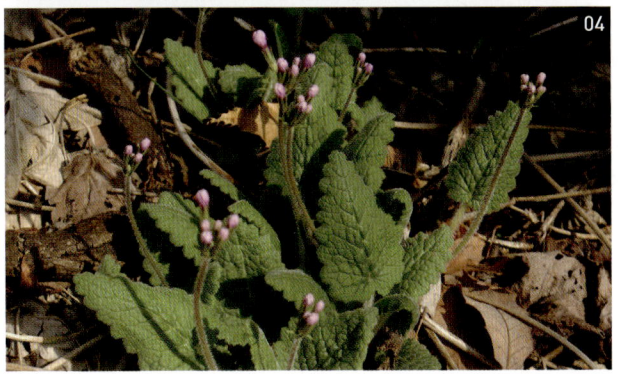

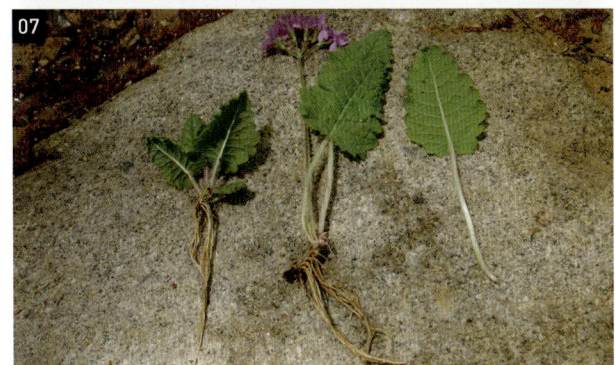

032

Primula jesoana Miq.

앵초과
여러해살이풀

생약명
앵초 櫻草

성분
독성이 없다.
트리테르페노이드 사포닌
면역력강화

원산지
한국

서식지
깊은 산 그늘진 곳에 난다.

큰앵초 _{단맛}

■ 천식, 기관지염에 효과

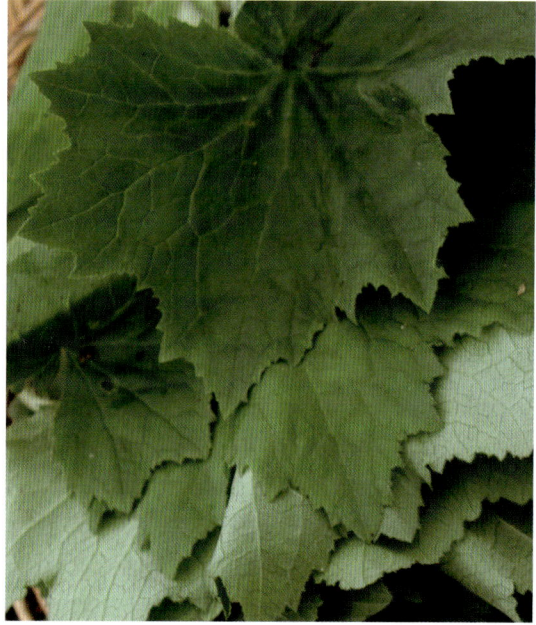

잎 채취한 모습. 6월 22일

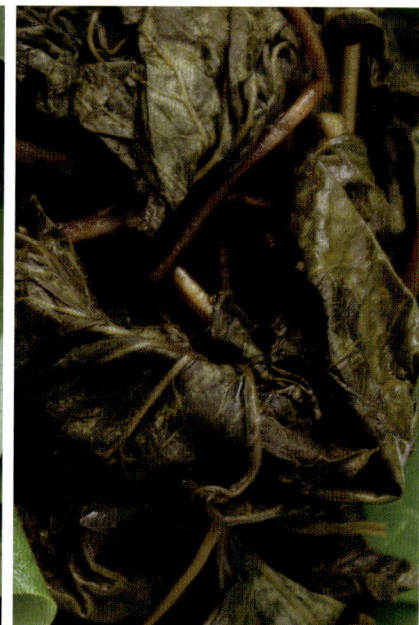

큰앵초잎장아찌.

장아찌 담그기

채취시기 봄~여름.
채취부위 꽃줄기가 올라오기 전의 잎.
밑준비 잎을 씻어서 물기를 뺀다.
담그기 준비한 잎에 맛간장을 끓여서 식혀 붓는다. 효소액은 맛간장이 식은 뒤 넣고, 본래 단맛이 있으므로 단맛을 줄여도 된다.
숙성 담근 장아찌는 상온에 한나절 두었다가 냉장고에 넣어 익히고, 부어놓은 맛간장은 며칠에 한 번씩 따라서 다시 끓여 식혀 붓기를 3~4번 한다.
장아찌맛 담백하고 은은한 맛이다.

오행의 맛과 효능
오행상 단맛. 단맛은 부드럽게 만드는 작용을 하여 소화가 잘 되게 하고, 통증을 완화시키며, 메마른 것을 촉촉하게 하고, 부조화를 다스려 조화롭게 한다.

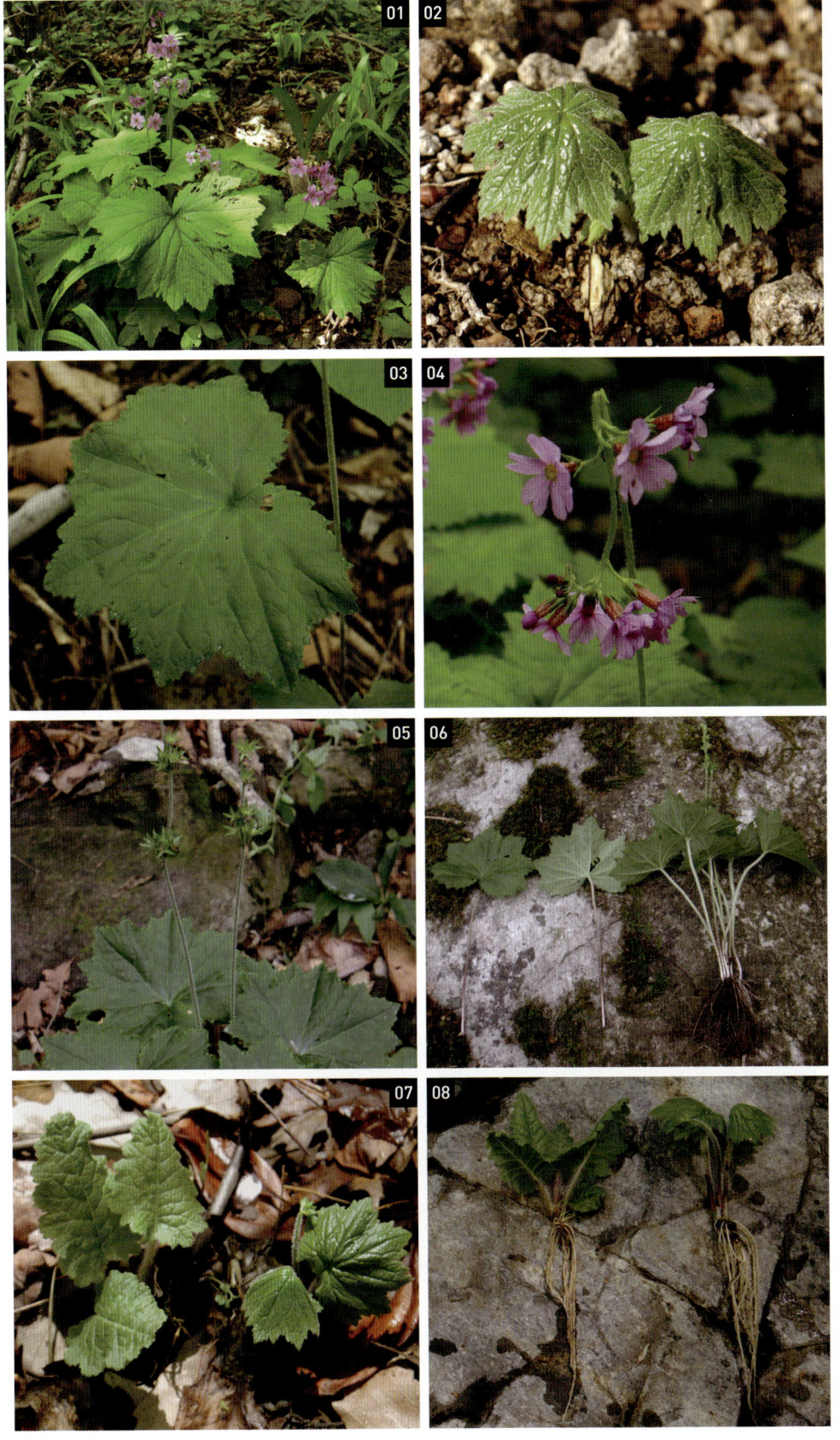

꽃줄기는 15~40㎝ 정도 올라오고, 부드러운 잔털이 있다. 잎은 뿌리에 뭉쳐서 나고, 둥근 콩팥모양 또는 둥근 심장모양의 손바닥모양이며, 가장자리에 불규칙한 톱니가 있다. 잎길이 4~18㎝이고, 앞면에 짧은 잔털이 있으며, 잎자루 길이는 30㎝ 정도이다. 꽃은 4~5월에 피는데 붉은자주색이며, 꽃부리가 5갈래이고 편평하며 끝이 심장모양이다. 꽃지름은 2~3㎝이다. 열매는 8월에 여무는데 긴 타원형이며, 지름 7~12㎜이다.

01 꽃이 핀 전체 모습. 5월 24일
02 새순. 4월 24일
03 잎과 꽃줄기. 6월 22일
04 꽃. 5월 24일
05 풋열매 달린 모습. 6월 22일
06 잎 앞뒷면. 6월 22일
07 유사종 앵초(왼쪽)와 큰앵초(오른쪽). 4월 24일
08 유사종 앵초(왼쪽)와 큰앵초(오른쪽) 뿌리째 비교. 4월 24일

큰앵초

033

Asyneuma japonicum (Miq.) Briq

영아자 _{단맛}

■ 천식, 열병, 몸이 허한 데 효과

초롱꽃과
여러해살이풀

다른 이름
미나리싹

생약명
목근초木根草

성분
독성이 없다.
사포닌 면역력강화
비타민A 시력유지
비타민U 위궤양치료
칼슘 뼈강화
인 혈중콜레스테롤 개선
철분 빈혈개선
마그네슘 체내기능유지

원산지
한국

서식지
산골짜기와 들판의 촉촉한 곳에 난다.

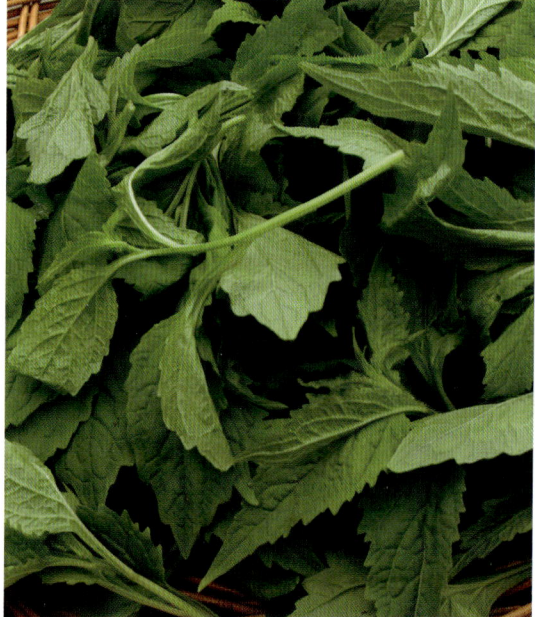

잎 채취한 모습. 6월 7일

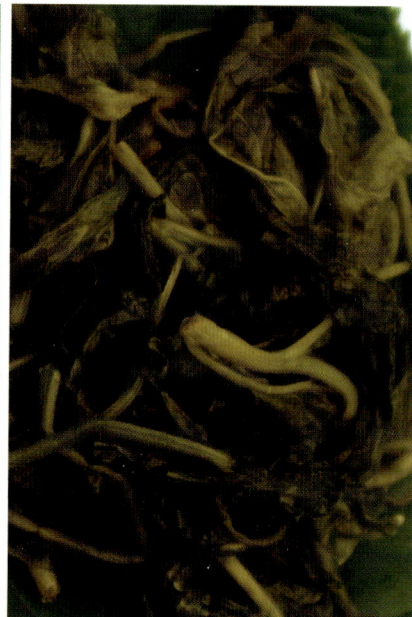

영아자잎장아찌.

장아찌 담그기

채취시기 봄~가을.
채취부위 잎.
밑준비 잎을 씻어서 물기를 빼다.
담그기 준비한 잎에 맛간장을 끓여서 식혀 붓는다. 효소액은 맛간장이 식은 뒤 넣고, 본래 단맛이 있으므로 단맛을 줄여도 된다.
숙성 담근 장아찌는 상온에 한나절 두었다가 냉장고에 넣어 익히고, 부어놓은 맛간장은 며칠에 한 번씩 따라서 다시 끓여 식혀 붓기를 3~4번 한다.
장아찌맛 향긋하고 개운한 맛이다. 완성된 장아찌는 고춧가루, 다진 파, 다진 마늘, 들기름 등으로 갖은 양념을 해서 먹기도 한다.

오행의 맛과 효능
오행상 단맛. 향긋하며, 쓴 맛과 조금 매운맛이 있다고도 한다. 단맛은 부드럽게 만드는 작용을 하여 소화가 잘 되게 하고, 통증을 완화시키며, 메마른 것을 촉촉하게 하고, 부조화를 다스려 조화롭게 한다.

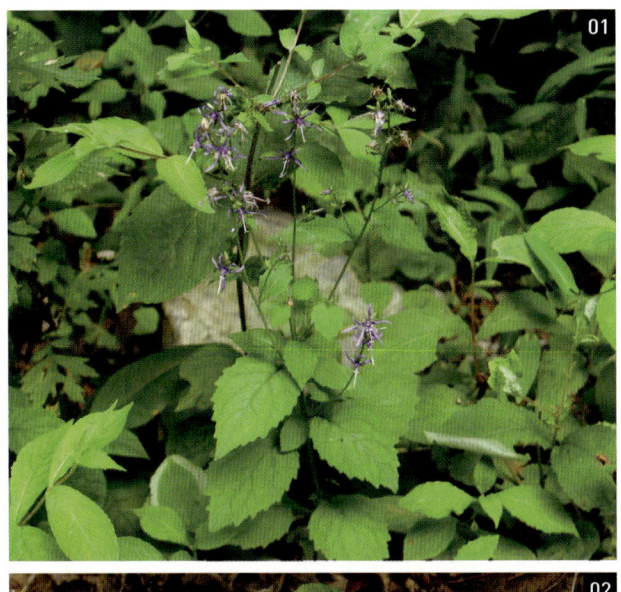

줄기는 50~100cm 정도 자라고, 세로로 얕은 홈이 있으며, 잔털이 조금 있다. 줄기나 가지를 꺾으면 하얀 유액이 나온다. **잎**은 어긋나며, 긴 타원형으로 끝이 뾰족하고, 가장자리에 불규칙한 톱니가 있으며, 앞면에 잔털이 조금 있다. 잎길이 5~12cm. 줄기 중간에 나는 잎은 날개가 있다. **꽃**은 7~9월에 푸른자주색으로 피는데, 꽃잎이 5장이고 줄모양이며 뒤로 말린다. **열매**는 10월에 여물고, 납작한 공모양이다.

01 꽃이 핀 전체 모습. 8월 12일
02 어릴 때 모습. 6월 7일
03 줄기 자라는 모습. 6월 7일
04 줄기를 자르면 하얀 유액이 나온다. 6월 7일
05 줄기에 잎 달린 모습. 8월 12일
06 꽃. 8월 12일
07 잎 앞뒷면과 뿌리. 6월 7일

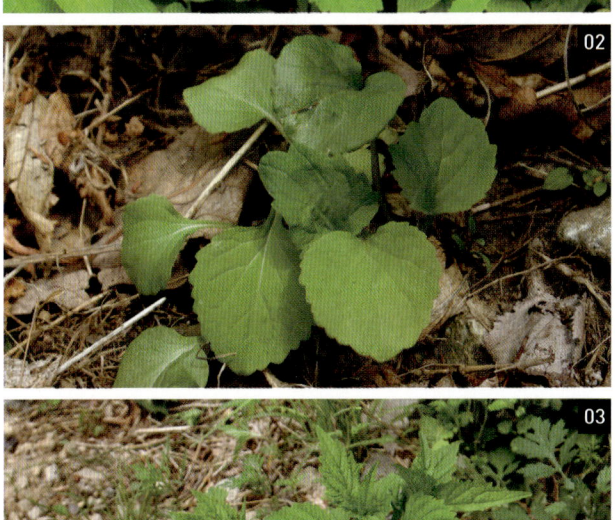

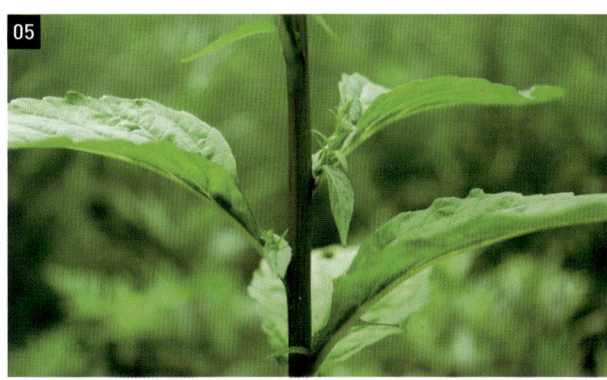

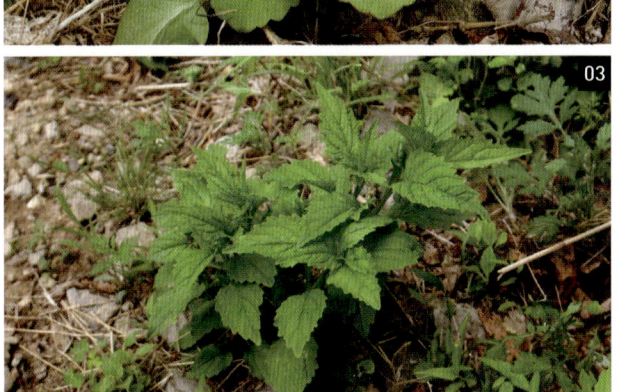

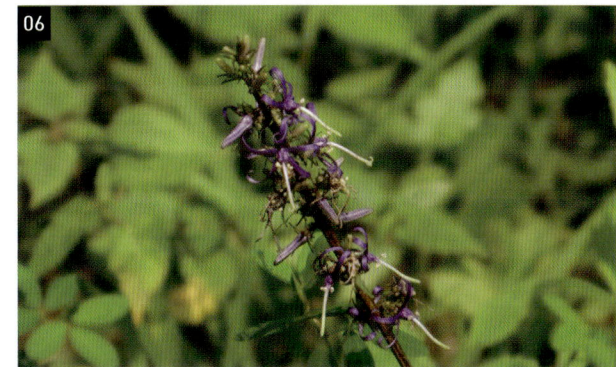

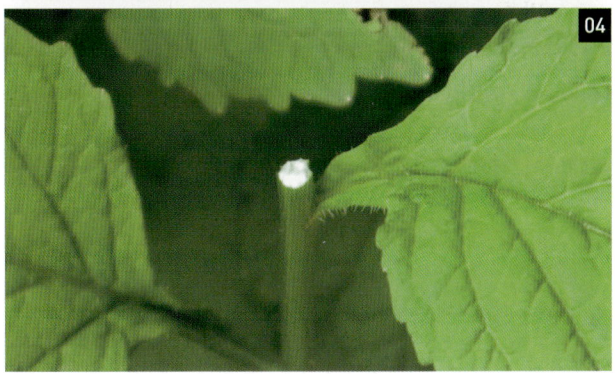

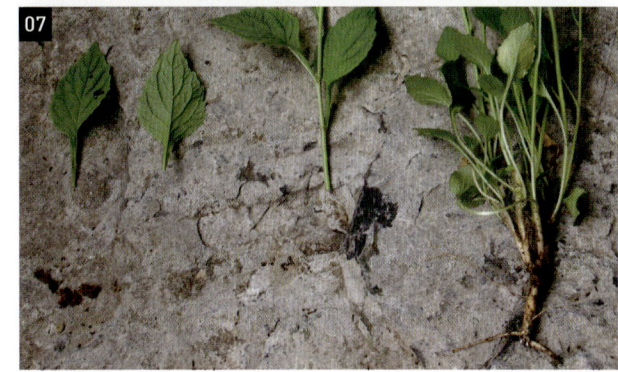

영아자

034

Cucumis sativus L.

박과
덩굴성 한해살이풀

다른 이름
물외

생약명
황과黃瓜

성분
칼륨 신경세포와 근육기능강화
규소 연골강화
비타민A 시력유지
비타민C 노화방지

원산지
인도

서식지
우리나라에서는 통일신라시대부터 밭에 심어 키운다.

오행의 맛과 효능
오행상 단맛. 단맛은 부드럽게 만드는 작용을 하여 소화가 잘 되게 하고, 통증을 완화시키며, 메마른 것을 촉촉하게 하고, 부조화를 다스려 조화롭게 한다.

오이 _{단맛}

■ 갈증, 술독 푸는 데, 더위 먹은 데, 비만에 효과

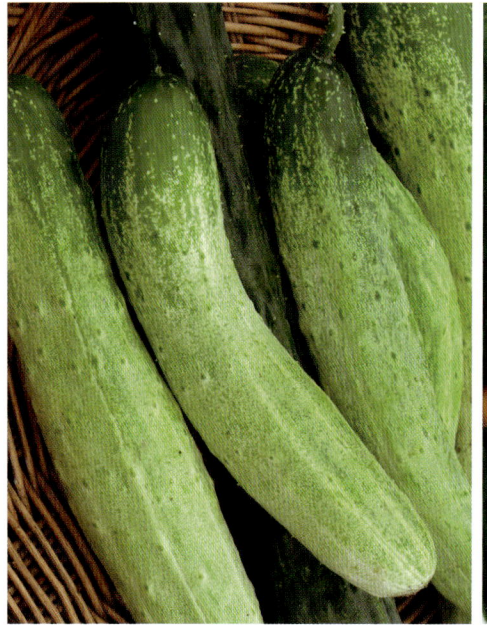 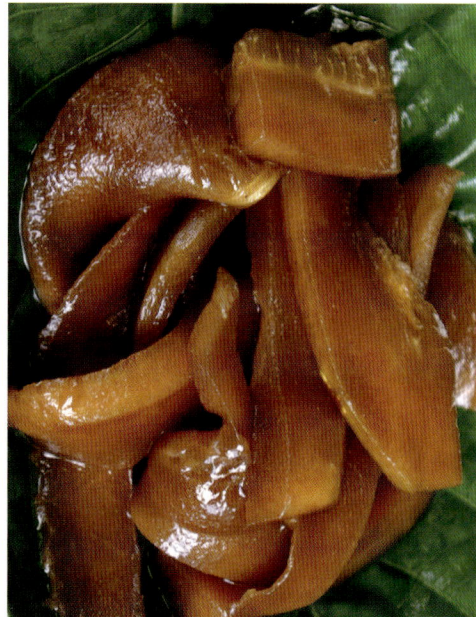

오이 채취한 모습. 6월 25일   오이장아찌.

장아찌 담그기

채취시기 여름.
채취부위 잘 익은 오이(열매).
밑준비 오이를 굵은 소금으로 문질러 잔가시를 제거한다. 이것을 짭짤한 소금물에 담가 며칠간 삭혀서 숨을 죽인 뒤 여러 번 헹구고, 무거운 돌을 올려 물기를 짠다.
담그기 준비한 것을 묵은 고추장에 박거나, 맛간장을 끓여서 식혀 붓는다. 생오이로 담글 때는 아삭한 맛이 살도록 맛간장을 뜨거울 때 붓는다. 맛간장에 넣는 효소액은 맛간장이 식은 뒤 넣고, 본래 단맛이 있으므로 단맛을 줄여도 된다. 소금물에 삭혔으므로 간을 약하게 한다.
숙성 맛간장으로 담근 경우 상온에 한나절 두었다가 냉장고에 넣어 익히고, 부어놓은 맛간장은 며칠에 한 번씩 따라서 다시 끓여 식혀 붓기를 3~4번 한다.
장아찌맛 사각사각하고 시원한 맛이다. 완성된 장아찌는 고춧가루, 다진 파, 다진 마늘, 들기름 등으로 갖은 양념을 해서 먹기도 한다.

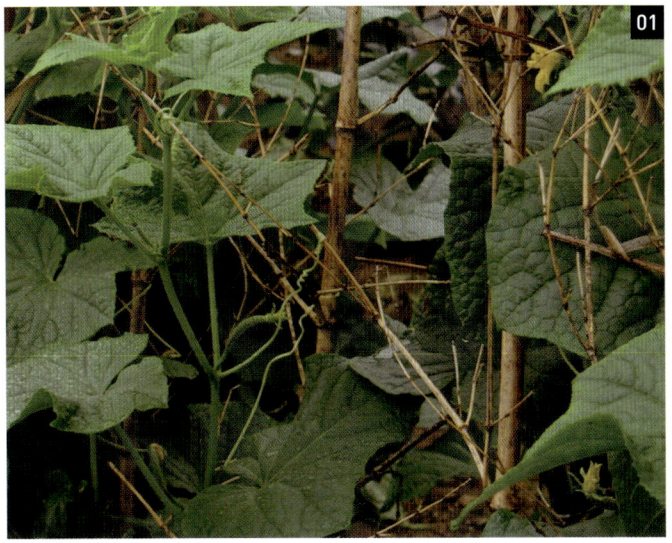

줄기는 3~4m 정도 뻗고, 덩굴손으로 다른 물체를 감거나 기대며, 거친 잔털과 세로홈이 있다. **잎**은 어긋나며, 얕게 갈라진 손바닥모양이고, 가장자리에 거친 톱니가 있으며, 뒷면에는 거친 잔털이 있다. 잎자루가 길다. **꽃**은 5월에 맑은 노란색으로 피고, 꽃부리가 5갈래이다. 꽃지름 3㎝ 정도. **열매**는 6~7월에 녹색으로 여물고, 방망이모양이며 연한 잔가시가 있다.

01 덩굴손 뻗는 모습. 6월 15일
02 받침대를 세운 모습. 6월 2일
03 잎. 6월 2일
04 줄기와 꽃. 7월 12일
05 꽃. 6월 2일
06 오이 달린 모습. 6월 11일

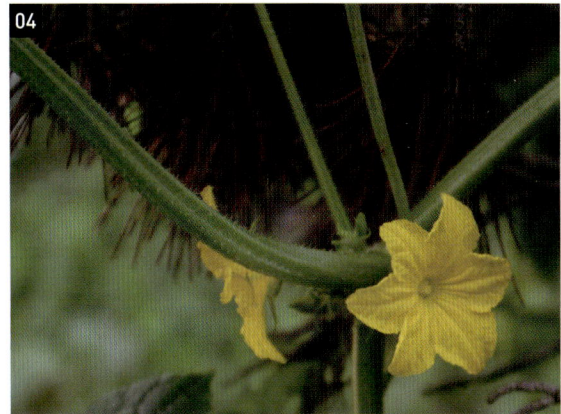

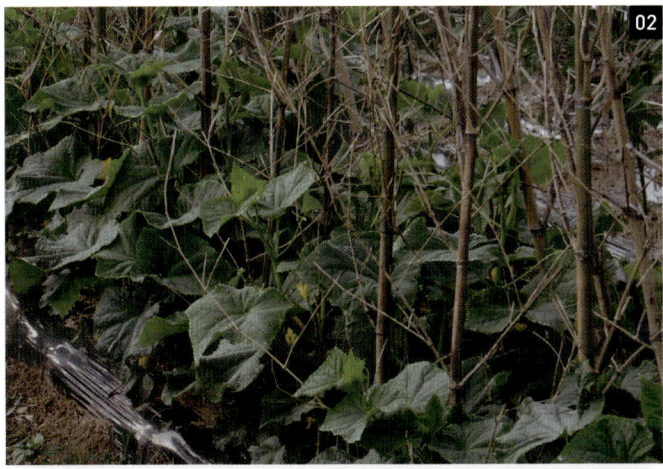

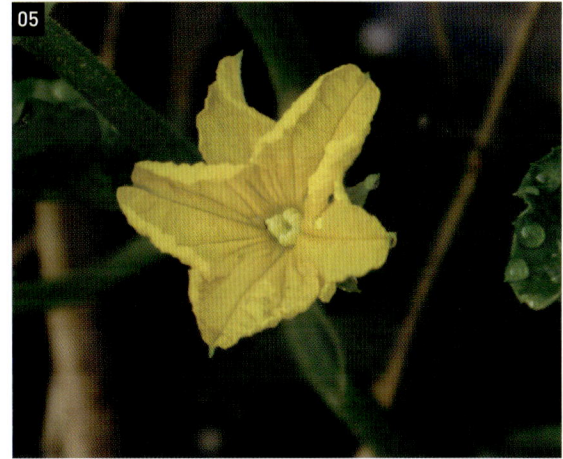

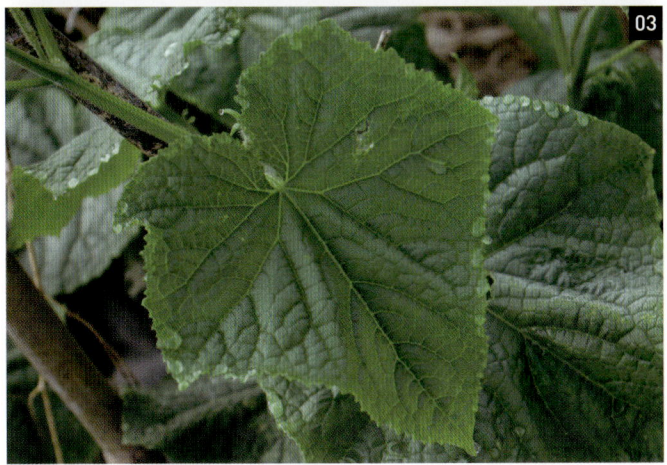

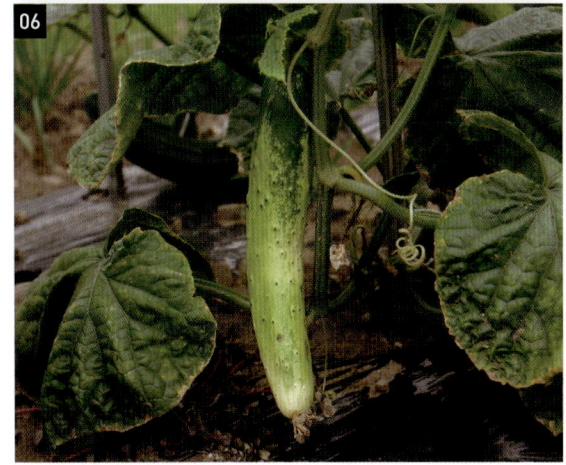

035 원추리

Hemerocallis fulva (L.) L.

단맛 조금 독성

- 우울증, 화병, 젖멍울, 붓기, 황달에 효과

백합과
여러해살이풀

다른 이름
근심풀이풀
넘나물

생약명
훤초 훨후

성분
독성이 조금 있다.
칼륨 신경세포와 근육기능강화
인 혈중콜레스테롤 개선
나트륨 수분유지
철분 빈혈개선
단백질 근육강화
비타민A 시력유지
비타민C 노화방지

원산지
한국

서식지
산기슭의 양지나 물가에 난다.

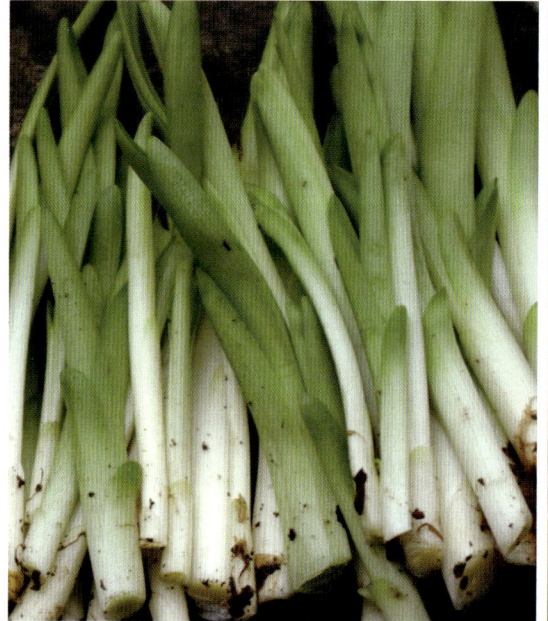
새순 채취한 모습. 3월 8일

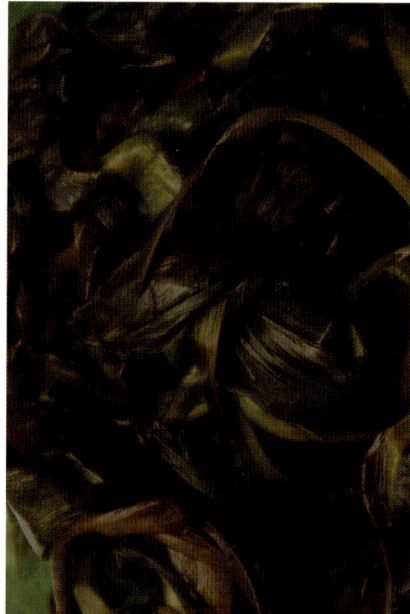
원추리순장아찌.

장아찌 담그기

채취시기 봄~여름.
채취부위 새순.
채취시 주의사항 독성이 조금 있으나 사찰에서 나물로 먹어왔다. 어릴수록 독성이 약하므로 되도록 연한 것을 채취한다.
밑준비 새순을 끓는 소금물에 데쳐서 찬물에 하룻밤 담가 독성을 충분히 우려내고, 여러 번 헹군 뒤 물기를 짜서 살짝 말린다. 생으로 먹거나 독성을 우려내지 않으면 콜히친 성분이 설사를 일으킨다.
담그기 준비한 새순에 맛간장을 끓여서 식혀 붓는다. 효소액은 맛간장이 식은 뒤 넣고, 본래 단맛이 있으므로 단맛을 줄여도 된다.
숙성 담근 장아찌는 상온에 한나절 두었다가 냉장고에 넣어 익히고, 부어놓은 맛간장은 며칠에 한 번씩 따라서 다시 끓여 식혀 붓기를 3~4번 한다.
장아찌맛 부드럽고 달달한 맛이다.

오행의 맛과 효능
오행상 단맛. 단맛은 부드럽게 만드는 작용을 하여 소화가 잘 되게 하고, 통증을 완화시키며, 메마른 것을 촉촉하게 하고, 부조화를 다스려 조화롭게 한다.

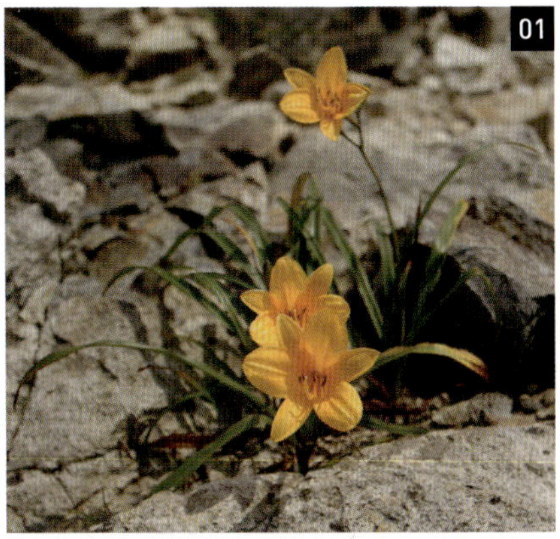

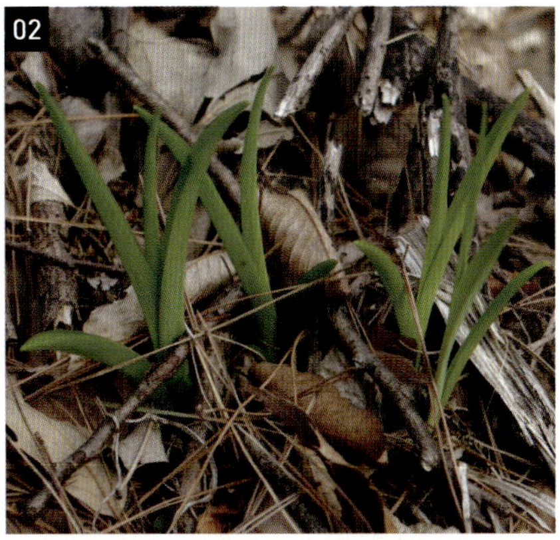

뿌리는 끝이 둥글게 부풀며 굵어지고, 노란 갈색을 띤다. **꽃줄기**는 1m 정도 곧게 올라온다. **잎**은 밑동에서 2개씩 포개져 마주 나며, 긴 칼모양이고, 끝이 뒤로 젖혀진다. 잎 길이 60~80㎝. **꽃**은 6~8월에 피는데 노란색이며, 꽃잎이 6장이다. 꽃길이 10~13㎝. 꽃가지가 갈라져 6~8송이가 어긋나게 모여 달리며, 아침에 피고 저녁에 시든다. **열매**는 10월에 여물고 넓은 타원형이며, 열매껍질이 갈라져 씨앗이 나온다.

01 꽃이 핀 전체 모습. 7월 26일
02 어린잎. 3월 24일
03 잎이 무성한 모습. 6월 5일
04 꽃줄기와 꽃가지. 7월 3일
05 꽃. 7월 3일
06 열매. 9월 5일
07 뿌리와 잎. 3월 17일
08 유사종 원추리(왼쪽)와 왕원추리(오른쪽). 7월 22일
09 유사종 원추리(왼쪽)와 왕원추리(오른쪽) 뿌리째 비교. 7월 24일

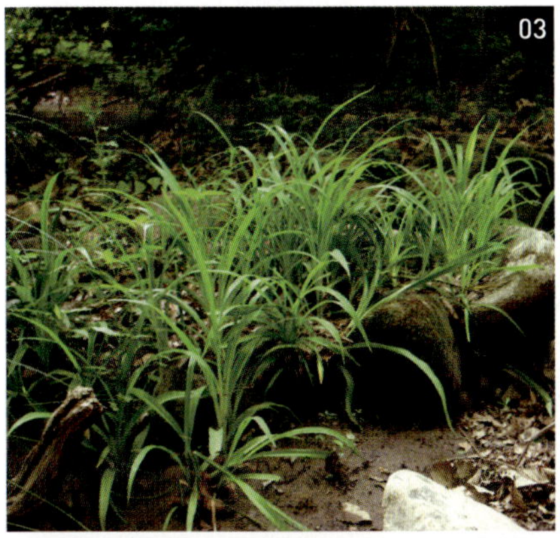

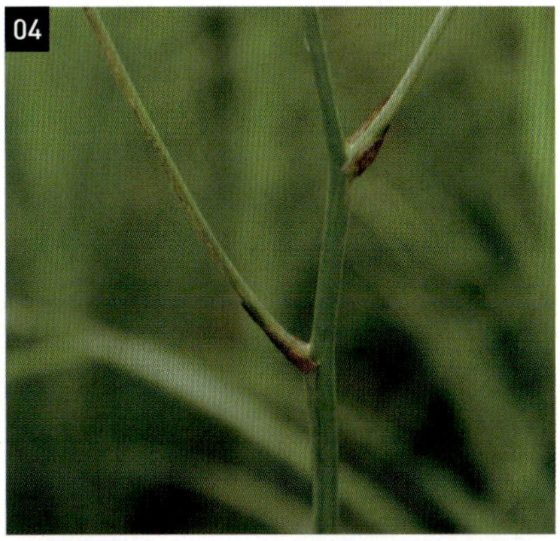

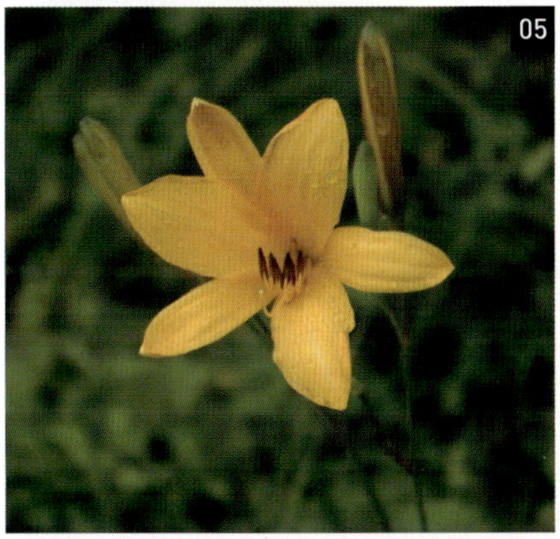

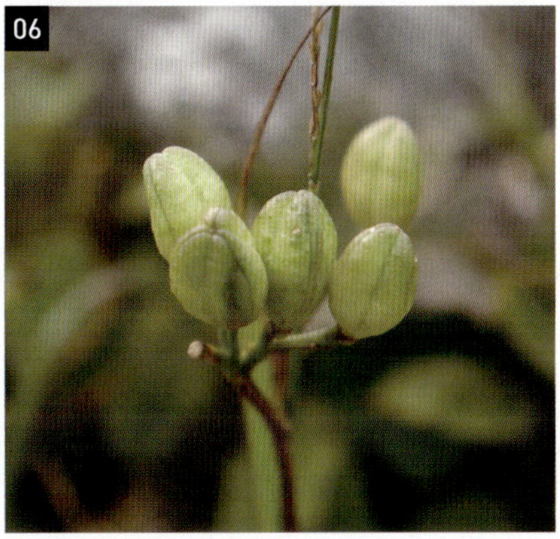

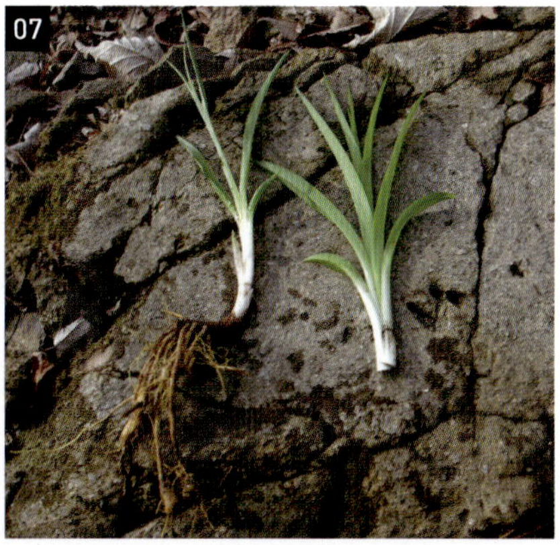

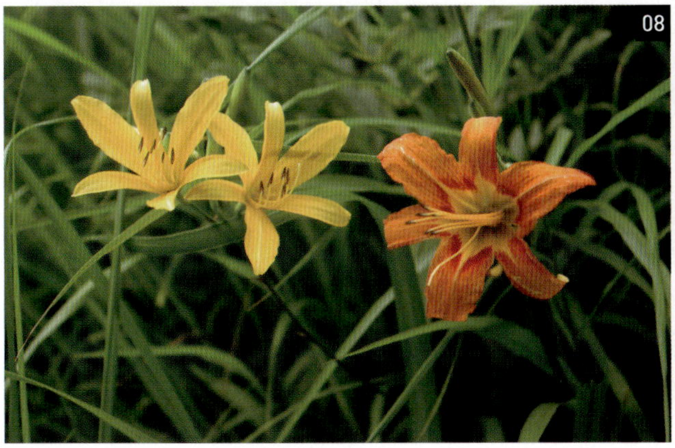

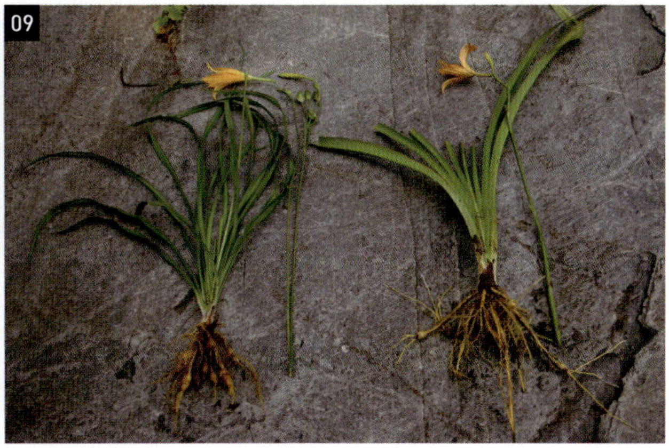

원추리

036 질경이 단맛

Plantago asiatica L.

■ 천식, 기관지염, 장염, 위염, 신장염, 간염에 효과

질경이과
여러해살이풀

다른 이름
배부장이
길장구

생약명
차전 車前

성분
독성이 없다.
칼륨 신경세포와 근육기능강화
티아민 에너지대사관여
비타민C 노화방지
단백질 근육강화
카로틴 종양억제

원산지
한국

서식지
들판의 양지나 길가에 난다.

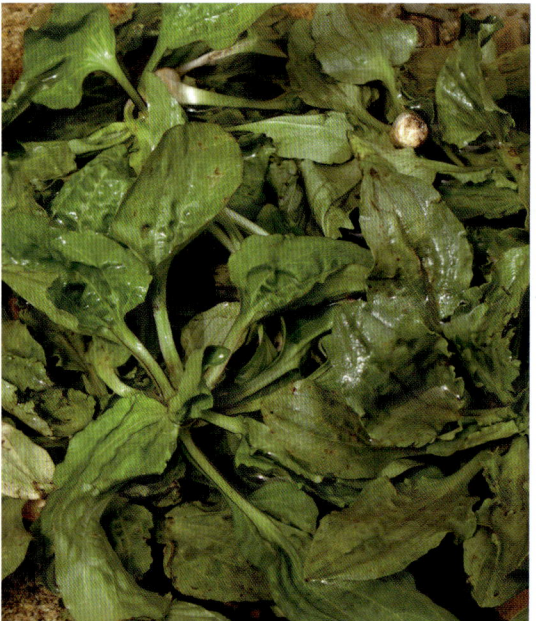 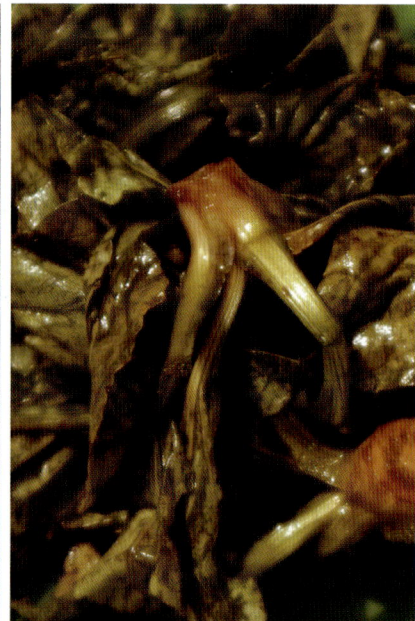

잎 채취하여 씻은 모습. 4월 18일   질경이잎장아찌.

장아찌 담그기

채취시기   봄~가을.
채취부위   줄기가 올라오기 전의 잎.
채취시 주의사항   도로가에 나는 것은 오염되어 있으므로 채취하지 않는다.
밑준비   잎을 끓는 물에 데쳐서 부드럽게 만든 뒤 찬물에 헹구고, 물기를 짜서 살짝 말린다.
담그기   준비한 것을 묵은 된장이나 묵은 고추장에 박는다. 또는 맛간장을 끓여서 식혀 붓는다. 맛간장에 넣는 효소액은 맛간장이 식은 뒤 넣고, 본래 단맛이 있으므로 단맛을 줄여도 된다.
숙성   맛간장으로 담근 경우 상온에 한나절 두었다가 냉장고에 넣어 익히고, 부어놓은 맛간장은 며칠에 한 번씩 따라서 다시 끓여 식혀 붓기를 3~4번 한다. 잎이 질기므로 노르스름해질 때까지 충분히 삭혀서 먹는다.
장아찌맛   꼬들꼬들하고 담백한 맛이다. 완성된 장아찌는 다진 파, 다진 마늘, 들기름 등으로 갖은 양념을 해서 먹기도 한다.

오행의 맛과 효능
오행상 단맛. 단맛은 부드럽게 만드는 작용을 하여 소화가 잘 되게 하고, 통증을 완화시키며, 메마른 것을 촉촉하게 하고, 부조화를 다스려 조화롭게 한다.

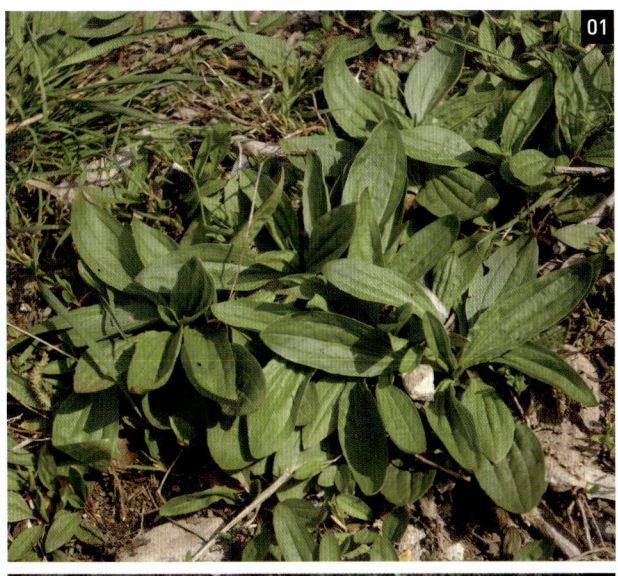

꽃줄기는 10~15㎝ 정도 올라온다. **잎**은 뿌리에서 뭉쳐서 나와 퍼진다. 달걀모양 또는 타원형이고, 가장자리가 물결처럼 구불거리며, 세로 잎맥이 있다. 잎길이 4~15㎝이고, 잎자루가 있다. **꽃**은 6~7월에 피는데 흰색이며, 꽃부리가 4갈래이다. 작은 꽃 여러 송이가 꽃줄기에 이삭모양으로 달린다. **열매**는 7~9월에 검은갈색으로 여물고, 양끝이 뾰족한 타원형이며, 열매껍질이 갈라져 씨앗이 나온다.

01 뿌리잎 전체 모습. 4월 21일
02 새순. 7월 12일
03 꽃과 잎. 5월 10일
04 꽃 핀 군락. 8월 31일
05 열매 맺은 모습. 6월 2일
06 열매. 10월 15일
07 뿌리 달린 전체 모습과 잎 앞뒷면. 4월 18일

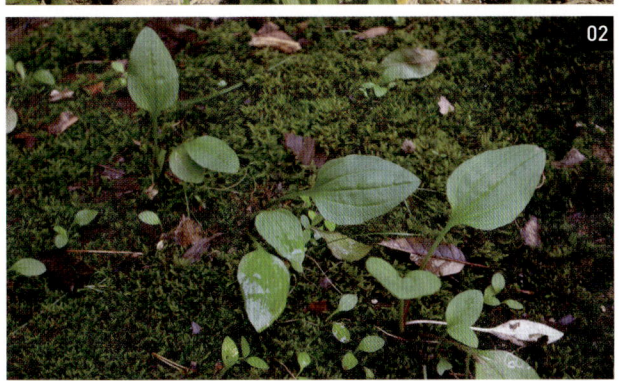

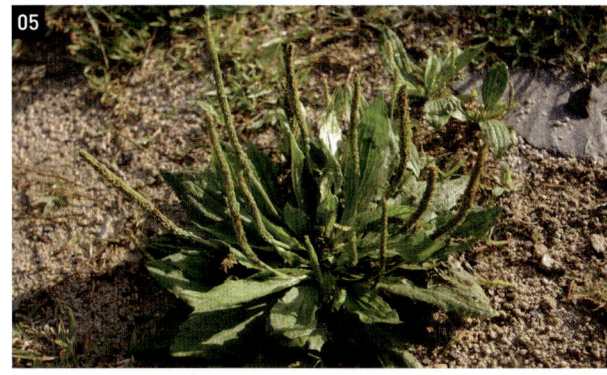

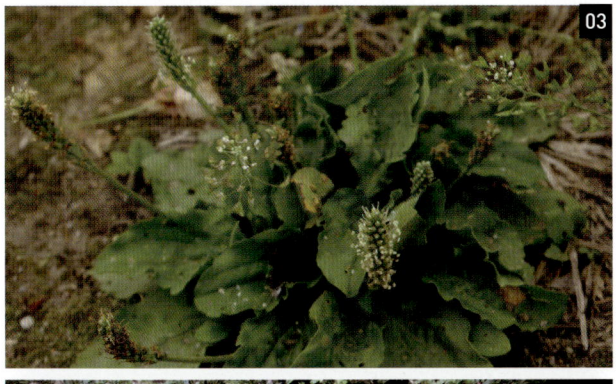

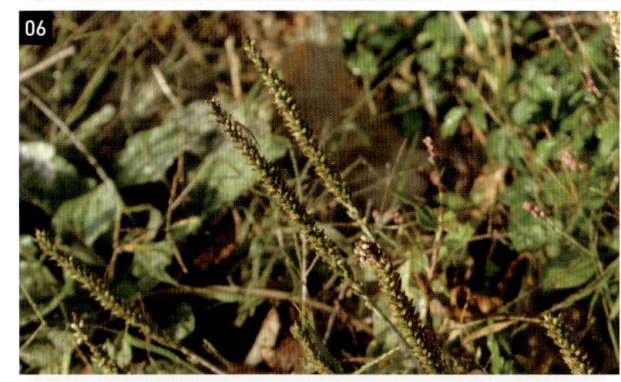

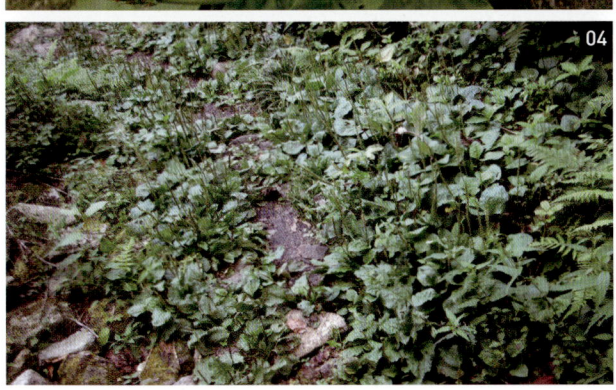

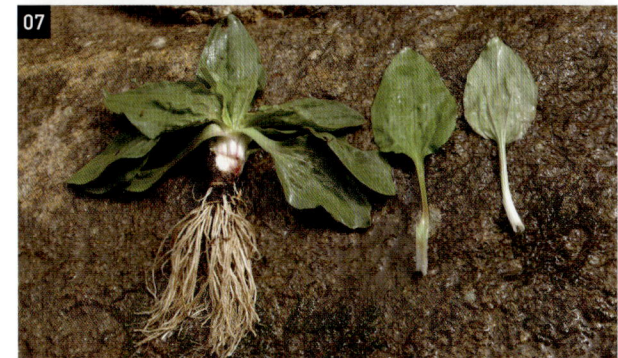

질경이

037 참마 단맛

Dioscorea japonica Thunb.

■ 자양강장, 위장병, 기관지염, 기력 없는 데 효과

마과
덩굴성 여러해살이풀

다른 이름
마

생약명
산약 山藥

성분
콜린 숙취해소
아르지닌 면역력강화
뮤신 위벽보호
사포닌 면역력강화
단백질 근육강화
아미노산 근육강화
전분 에너지보충

원산지
한국

서식지
산기슭 양지에 나며, 밭에 심어 키우기도 한다.

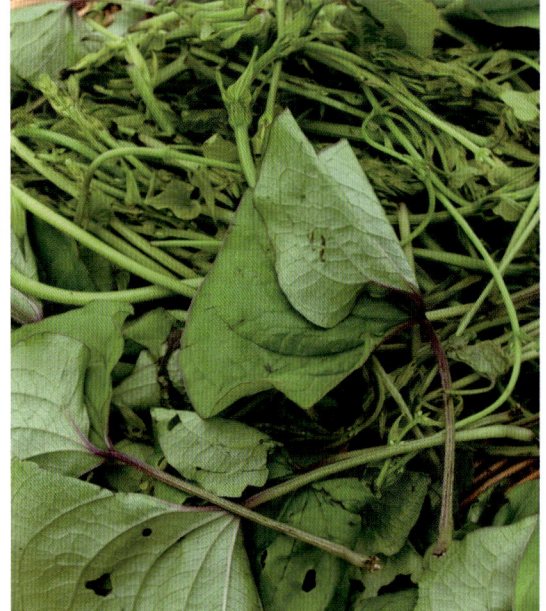
새순 채취한 모습. 11월 11일

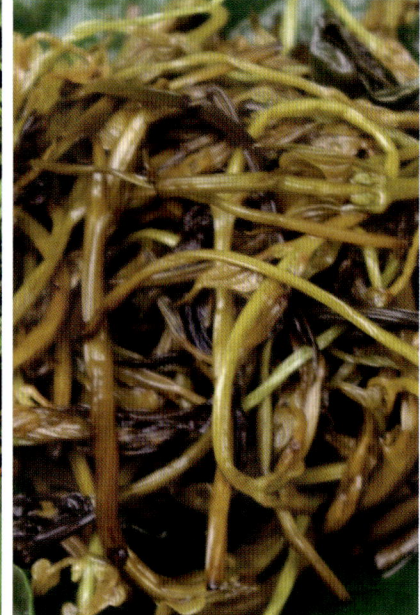
참마순장아찌.

장아찌 담그기

채취시기 봄~가을
채취부위 새순이나 연한 잎(봄~여름), 뿌리(가을).
채취시 주의사항 흔치 않은 약초이므로 조금만 채취하고 개체를 남겨둔다.
밑준비 새순과 잎은 씻어서 물기를 뺀다. 뿌리는 흙이 남지 않도록 깨끗이 씻어서 적당한 크기로 자르고, 끓는 물에 아삭할 정도로 데친 뒤 찬물에 헹구어 살짝 말린다.
담그기 준비한 것에 맛간장을 끓여서 식혀 붓는다. 효소액은 맛간장이 식은 뒤 넣고, 본래 단맛이 있으므로 단맛을 줄여도 된다. 그윽한 맛을 살리려면 식초를 넣지 않는다.
숙성 담근 장아찌는 상온에 한나절 두었다가 냉장고에 넣어 익히고, 부어놓은 맛간장은 며칠에 한 번씩 따라서 다시 끓여 식혀 붓기를 3~4번 한다.
장아찌맛 사각사각하고 은은한 맛이다.

오행의 맛과 효능
오행상 단맛. 단맛은 부드럽게 만드는 작용을 하여 소화가 잘 되게 하고, 통증을 완화시키며, 메마른 것을 촉촉하게 하고, 부조화를 다스려 조화롭게 한다.

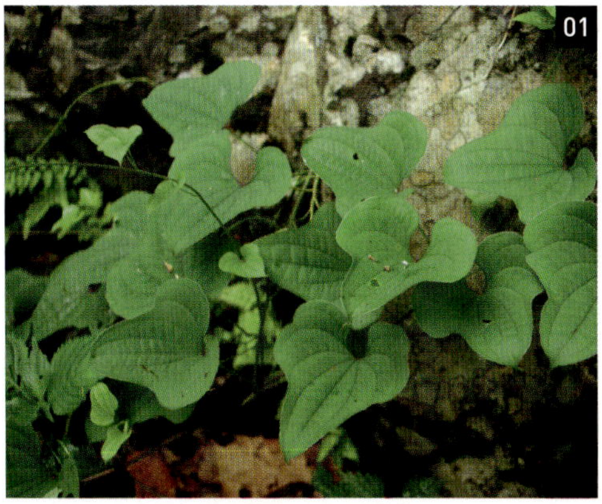

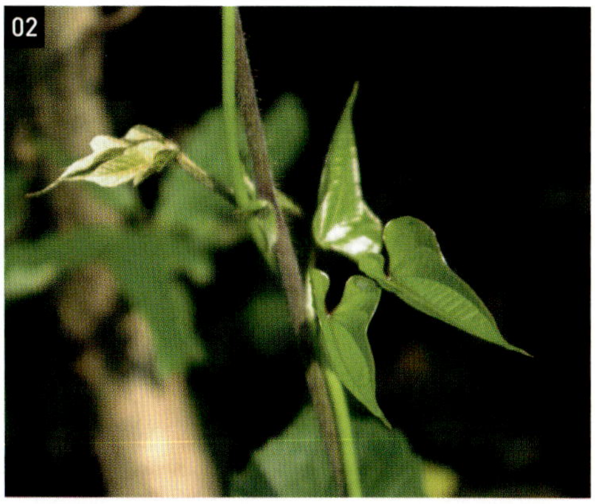

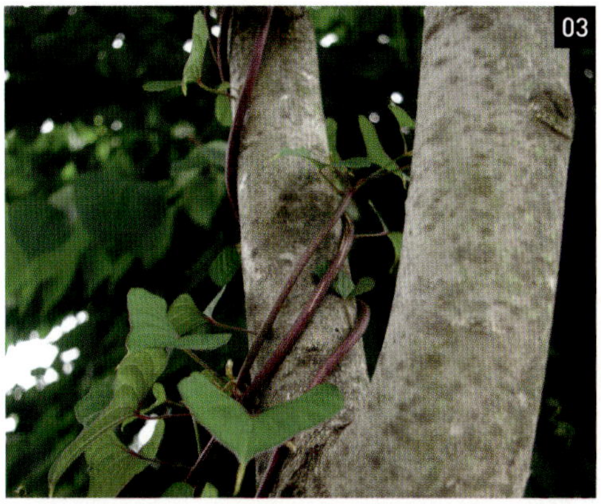

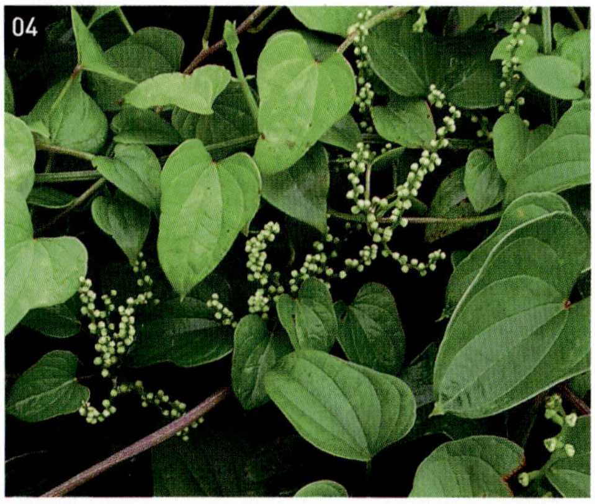

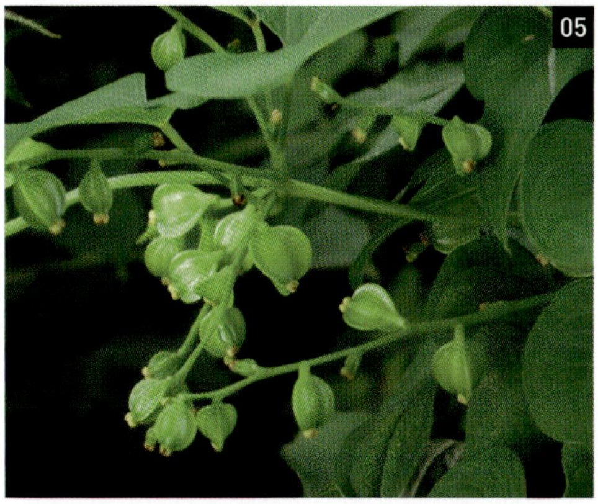

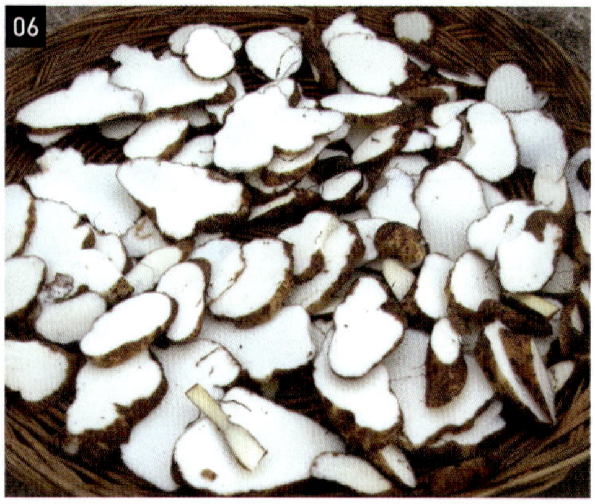

뿌리는 길게 뻗고, 굵어지며, 살이 많다. **줄기**는 2m 정도 뻗고, 땅위를 기거나 다른 물체를 감으며, 자줏빛이 돌기도 한다. **잎**은 마주 나고, 긴 심장모양이며, 길이 5~10cm이다. 잎자루가 있으며, 잎겨드랑이에 구슬눈이 생겨서 땅에 떨어져 싹이 나온다. 가을에 노랗게 물든다. **꽃**은 6~7월에 피는데 흰색이며, 꽃잎모양의 꽃덮이가 6장이다. 작은 꽃 여러 송이가 이삭모양으로 모여 달린다. **열매**는 10월에 여무는데 납작하고 둥글며, 날개가 3개 달려 있다.

---

01 덩굴이 기는 전체 모습. 6월 21일
02 어린줄기와 어린잎. 6월 17일
03 덩굴 감은 모습. 6월 25일
04 꽃 핀 모습. 7월 12일
05 풋열매. 7월 14일
06 뿌리 자른 모습. 12월 11일
07 유사종 참마(왼쪽, 작은 잎)와 단풍마(오른쪽, 큰 잎). 6월 15일
08 유사종 참마(왼쪽)와 단풍마(오른쪽) 뿌리째 비교. 6월 15일

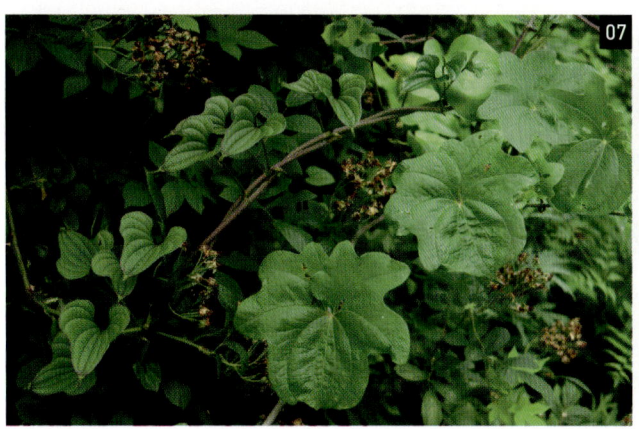
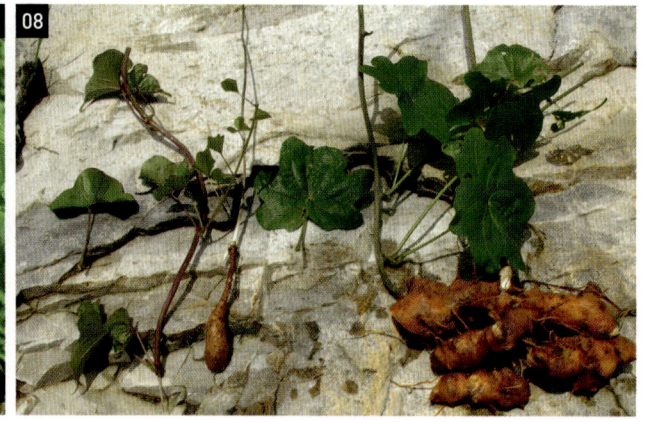

참마

038

Cucumis melo var. makuwa

참외 _{단맛}

■ 간염, 황달, 고혈압, 습진, 신장염, 더위 먹은 데 효과

박과
덩굴성 한해살이풀

생약명
첨과 甛瓜

성분
칼슘 뼈강화
인 혈중콜레스테롤 개선
철분 빈혈개선
베타카로틴 노화방지
단백질 근육강화
티아민 에너지대사관여
비타민B₂ 빈혈개선
비타민C 노화방지

원산지
인도

서식지
우리나라에서는 삼국시대 이전부터 밭에 심어 키운다.

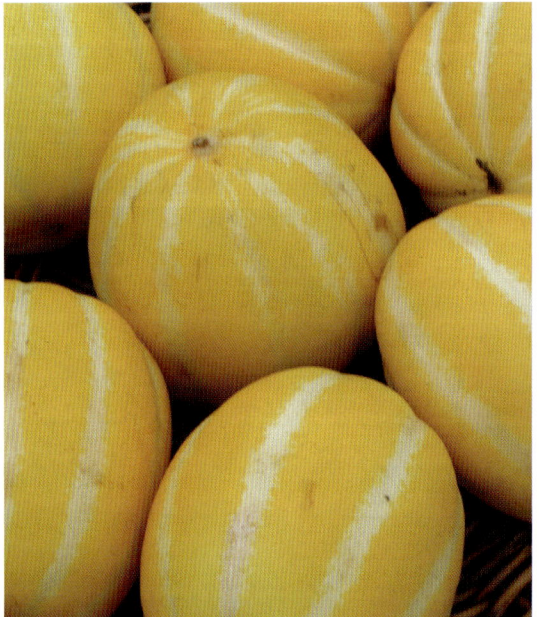

참외 채취한 모습. 7월 2일

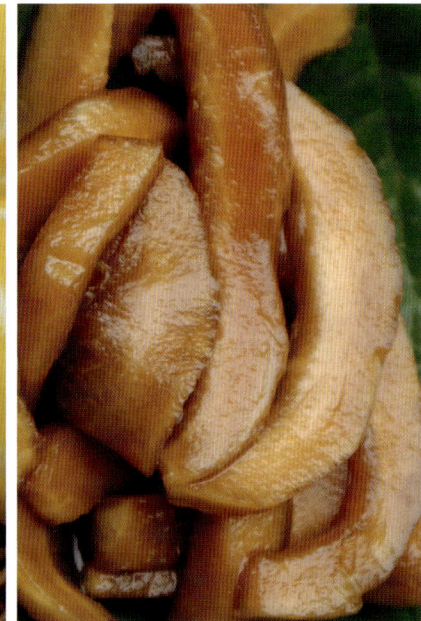

참외장아찌.

장아찌 담그기

채취시기 여름.

채취부위 단단한 풋참외나 익은 참외.

밑준비 참외를 반으로 갈라 씨앗을 긁어내고, 짭짤한 소금물에 하룻밤 절여서 숨을 죽인 뒤 여러 번 헹군다. 무거운 돌을 올려 물기를 짜고 살짝 말린다.

담그기 준비한 것을 묵은 된장이나 묵은 고추장에 박는다. 또는 맛간장을 끓여서 식혀 붓는다. 맛간장에 넣는 효소액은 맛간장이 식은 뒤 넣고, 본래 단맛이 강하므로 단맛은 빼도 된다. 소금에 절인 경우에는 간을 약하게 하고, 시원한 향을 살리려면 식초를 넣지 않는다.

숙성 맛간장으로 담근 경우 상온에 한나절 두었다가 냉장고에 넣어 익히고, 부어놓은 맛간장은 며칠에 한 번씩 따라서 다시 끓여 식혀 붓기를 3~4번 한다.

장아찌맛 쫄깃하고 그윽한 맛이다. 완성된 장아찌는 고춧가루, 다진 파, 다진 마늘 등으로 갖은 양념을 해서 먹기도 한다.

오행의 맛과 효능

오행상 단맛. 아주 달다. 단맛은 부드럽게 만드는 작용을 하여 소화가 잘 되게 하고, 통증을 완화시키며, 메마른 것을 촉촉하게 하고, 부조화를 다스려 조화롭게 한다.

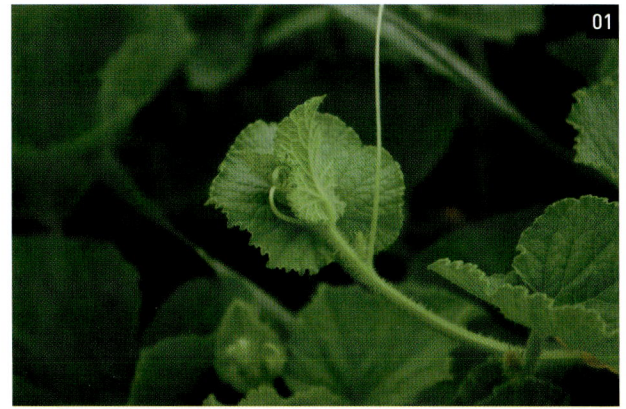

줄기는 2m 정도 뻗고, 덩굴손으로 다른 물체를 감거나 기대며, 세로로 홈이 있고, 굽은 잔털이 있다. **잎**은 어긋나며, 심장모양이 3~5갈래로 얕게 갈라진 손바닥모양이다. 가장자리에 불규칙한 톱니가 있고, 뒷면에는 거친 잔털이 있다. 잎겨드랑이에 덩굴손이 달린다. **꽃**은 6~7월에 피는데 노란색이고, 꽃부리가 5갈래이며, 잎겨드랑이에 달린다. **열매**는 7~8월에 노란색으로 여물고, 타원형으로 세로홈이 있으며, 길이 7~16cm 정도이다.

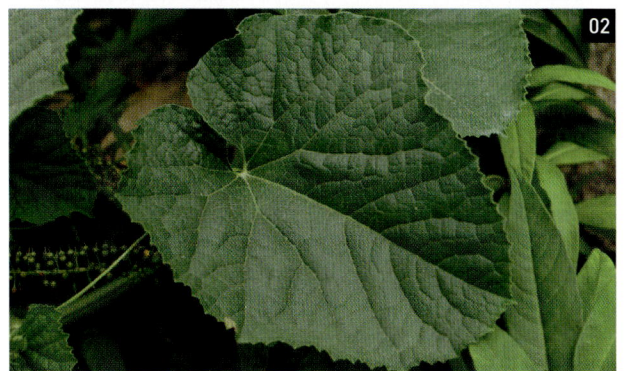

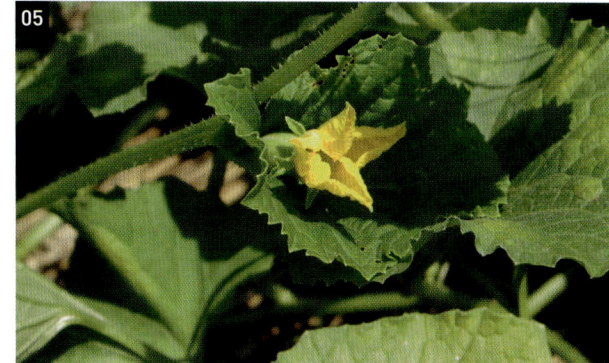

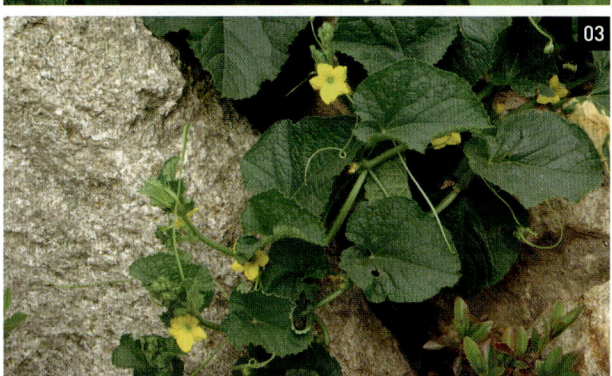

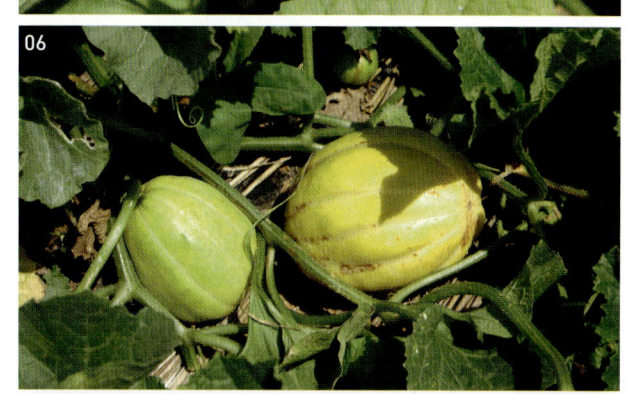

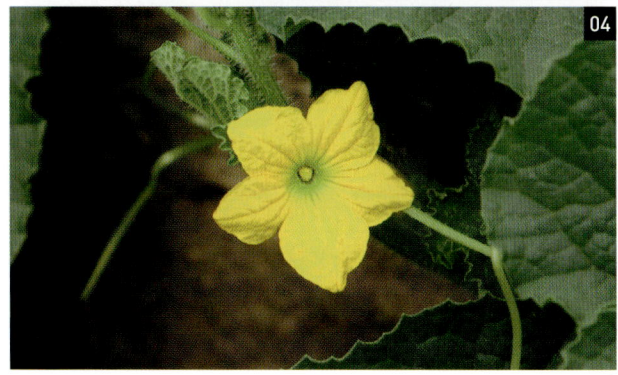

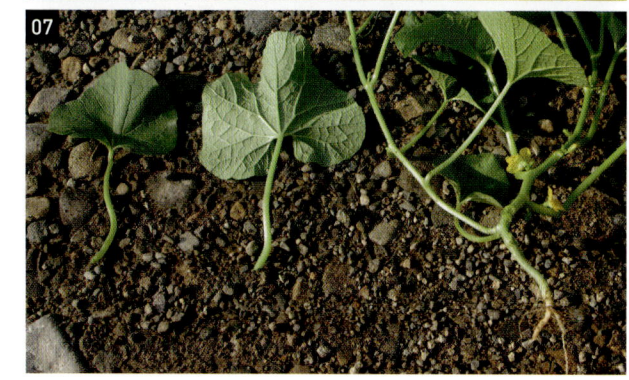

01 어린잎과 덩굴손. 7월 3일
02 잎. 7월 22일
03 줄기 뻗은 모습. 7월 22일
04 꽃. 7월 22일
05 열매 생기는 모습. 7월 2일
06 참외가 달린 모습. 7월 2일
07 잎 앞뒷면. 8월 5일

039

Amaranthus retroflexus L.

비름과
한해살이풀

생약명
반지현 反枝莧

성분
독성이 없다.
베타카로틴 노화방지
리친 살균작용
비타민B₂ 빈혈개선
비타민B₃ 혈액순환촉진
비타민C 노화방지
칼슘 뼈강화
철분 빈혈개선

원산지
열대 아메리카

서식지
들판, 빈터, 길가에 난다.

털비름 ^{단맛}

■ 급성 장염, 복통설사, 붓기, 소변보기 힘든 데 효과

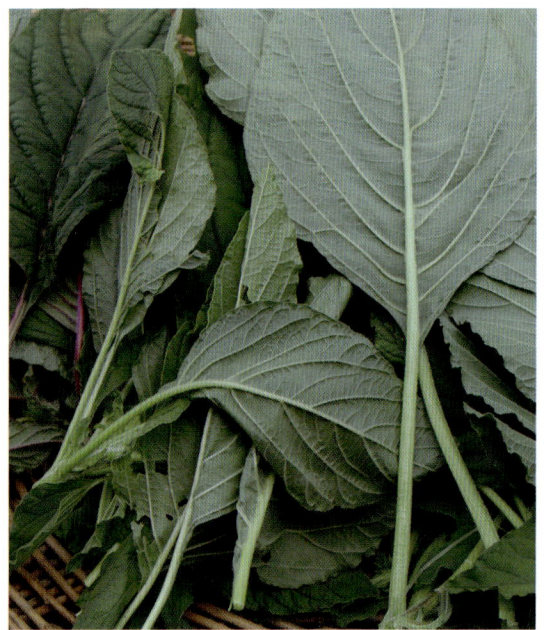
잎 채취한 모습. 8월 19일

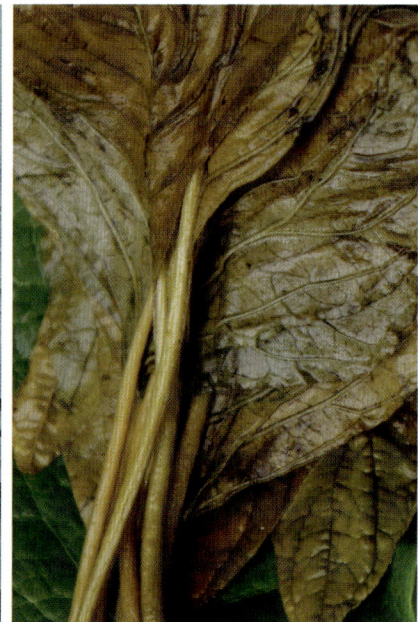
털비름잎장아찌.

장아찌 담그기

채취시기 봄~가을.
채취부위 잎.
채취시 주의사항 도로가에 나는 것은 오염되어 있으므로 채취하지 않는다.
밑준비 잎을 끓는 물에 살짝 데쳐서 부드럽게 만든 뒤 찬물에 헹구고, 물기를 짜서 차곡차곡 모은다.
담그기 준비한 잎에 맛간장을 끓여서 아삭한 맛이 살도록 뜨거울 때 붓는다. 효소액은 맛간장이 식은 뒤 넣고, 본래 단맛이 있으므로 단맛을 줄여도 된다.
숙성 담근 장아찌는 상온에 한나절 두었다가 냉장고에 넣어 익히고, 부어놓은 맛간장은 며칠에 한 번씩 따라서 다시 끓여 식혀 붓기를 3~4번 한다.
장아찌맛 부드럽고 담백한 맛이다.

오행의 맛과 효능
오행상 단맛. 단맛은 부드럽게 만드는 작용을 하여 소화가 잘 되게 하고, 통증을 완화시키며, 메마른 것을 촉촉하게 하고, 부조화를 다스려 조화롭게 한다.

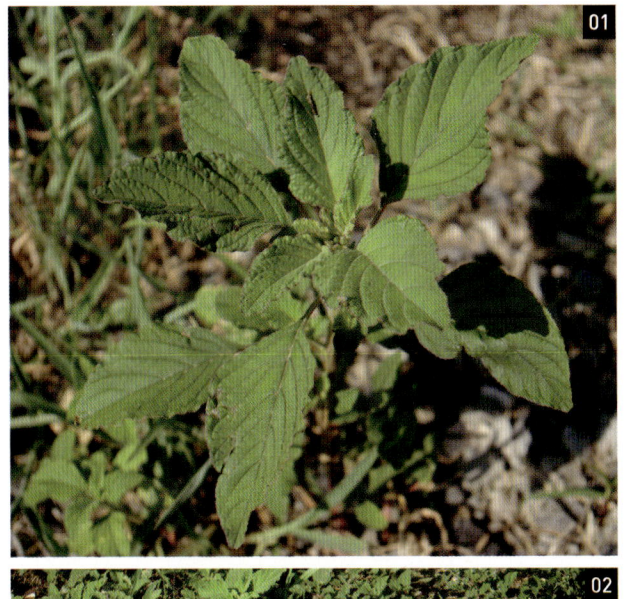

줄기는 1~2m 정도 자라고, 세로홈이 있으며, 잔털이 빽빽하고 붉은 빛이 돌기도 한다. **잎**은 어긋나고, 네모난 달걀모양으로 가장자리가 밋밋하거나 물결모양이며, 뒷면 잎맥에 부드러운 잔털이 있다. 잎길이 5~10㎝. **꽃**은 7~8월에 피고 노란녹색이며, 꽃잎모양의 꽃받침이 5갈래이다. 작은 꽃 여러 송이가 원뿔모양으로 달린다. **열매**는 8~9월에 여물며, 열매껍질이 갈라져 씨앗이 나온다.

---

01 잎 달린 전체 모습. 8월 19일
02 어린잎이 자라는 군락. 8월 19일
03 잎. 8월 19일
04 줄기와 곁가지. 8월 19일
05 꽃. 8월 1일
06 열매. 10월 22일
07 잎 앞뒷면. 8월 19일

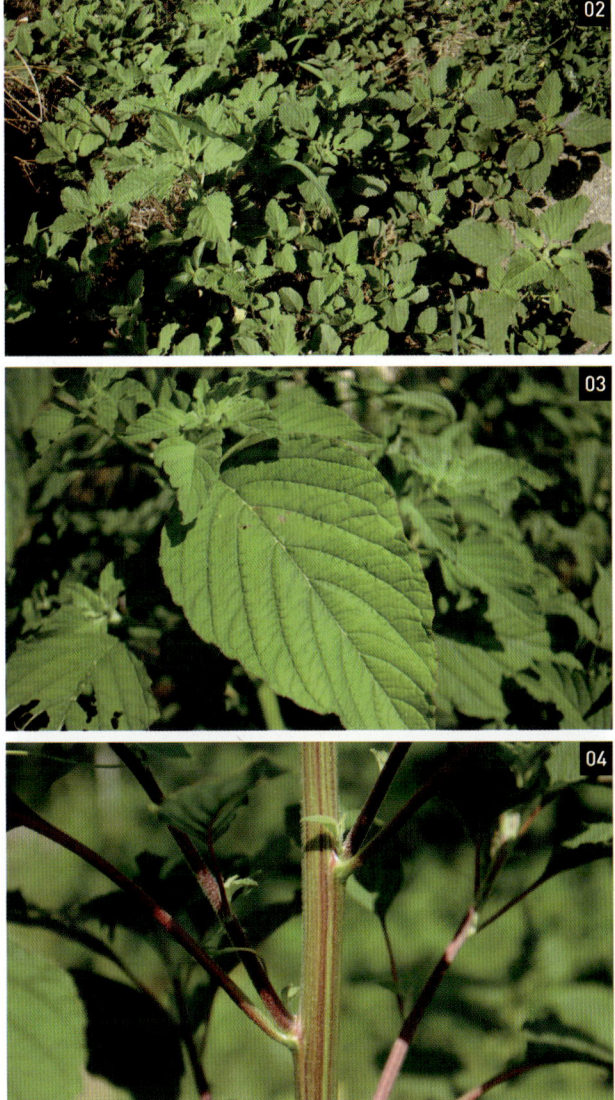

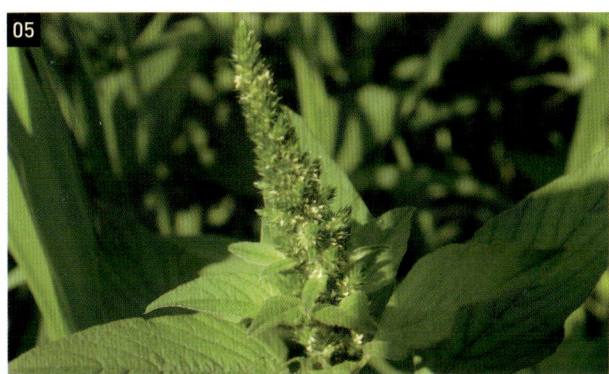

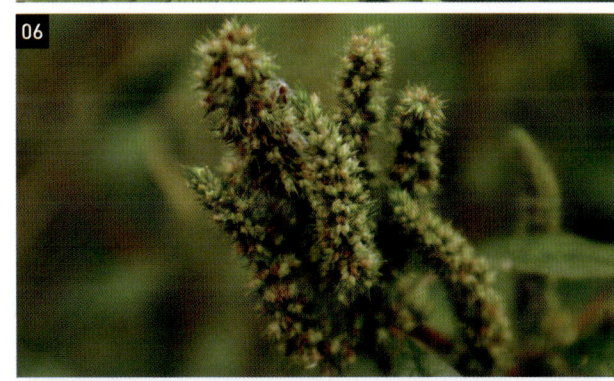

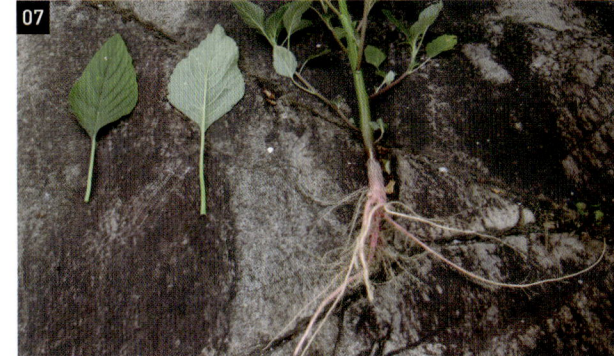

털비름

040

Tilia amurensis Rupr.

피나무과
잎지는 큰키나무

다른 이름
달피나무

생약명
자단 紫椴

성분
사포닌 면역력강화
틸리아닌 동맥경화개선
케르세틴 알러지예방
캠페롤 노화방지
카페산 노화방지

원산지
한국

서식지
산중턱이나 계곡가에서 자란다.

피나무 _{단맛}

■ 고열감기, 입안헐음, 신장염, 기관지염에 효과

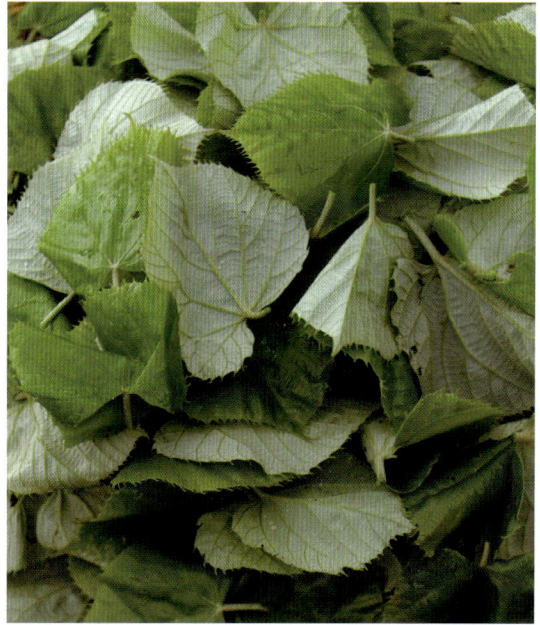
어린잎 채취한 모습. 4월 23일

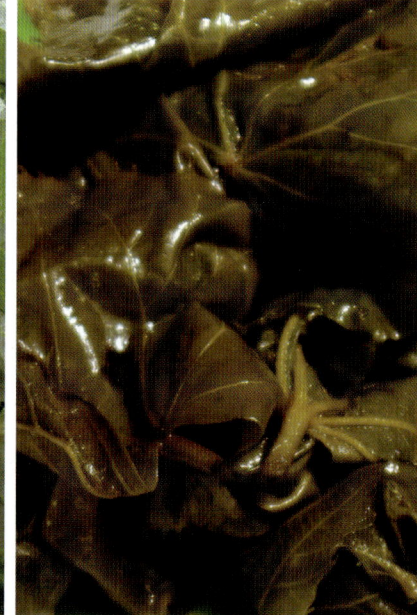
피나무잎장아찌.

장아찌 담그기

채취시기 봄~여름.
채취부위 새순이나 연한 잎.
채취시 주의사항 새순을 남겨두어야 나무가 광합성을 하여 양분을 얻으므로 조금만 채취한다.
밑준비 새순이나 잎을 씻어서 물기를 뺀다.
담그기 준비한 것에 맛간장을 끓여서 아삭한 맛이 살도록 뜨거울 때 붓거나, 맛고추장으로 한 켜 한 켜 바르듯이 버무린다. 맛간장에 넣는 효소액은 맛간장이 식은 뒤 넣고, 본래 단맛이 있으므로 단맛을 줄여도 된다.
숙성 담근 장아찌는 상온에 한나절 두었다가 냉장고에 넣어 익히고, 부어놓은 맛간장은 며칠에 한 번씩 따라서 다시 끓여 식혀 붓기를 3~4번 한다.
장아찌맛 씹는 맛이 좋고 부드러운 맛이다.

오행의 맛과 효능
오행상 단맛. 매운맛이 있다고도 한다. 단맛은 부드럽게 만드는 작용을 하여 소화가 잘 되게 하고, 통증을 완화시키며, 메마른 것을 촉촉하게 하고, 부조화를 다스려 조화롭게 한다.

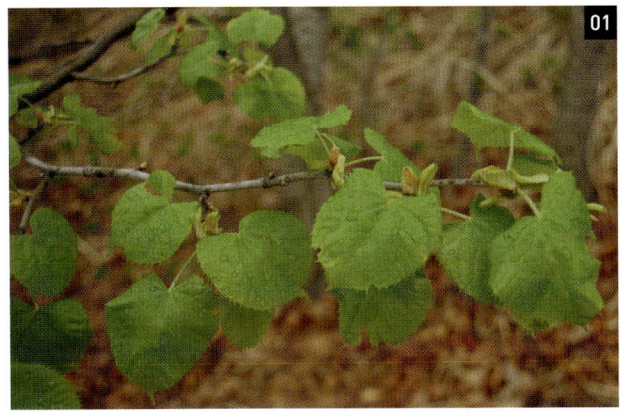

줄기는 10~20m 정도 자라고, 줄기껍질이 회갈색이며 희끗한 반점이 있다. 햇가지에 짧은 잔털이 있다. **잎**은 어긋나고, 둥근 심장모양이며, 뒷면이 회녹색을 띠고, 가장자리에 날카로운 잔 톱니가 있다. 잎길이 3~9cm이고, 뒷면 잎맥겨드랑이에 잔털이 빽빽하며, 잎자루 길이 1.5~6cm이다. **꽃**은 6월에 피고 흰노란색이며, 꽃잎이 5장이다. 꽃지름은 1.5cm 정도이고, 수술이 많으며, 달콤한 향기가 난다. 작은 꽃 여러 송이가 어긋나게 우산모양으로 모여 달리며, 이삭잎(포엽)은 혓바닥모양이고 길이 5cm 정도이다. **열매**는 9~10월에 연노란색으로 여물며, 둥글고 잔털로 덮여 있다.

01 어린잎 달린 모습. 4월 23일
02 어린나무. 4월 17일
03 어린잎 자라는 모습. 4월 17일
04 새순과 어린잎. 4월 23일

05 어린잎 자라는 모습. 4월 17일
06 밑동. 4월 23일
07 잎 앞뒷면. 4월 17일

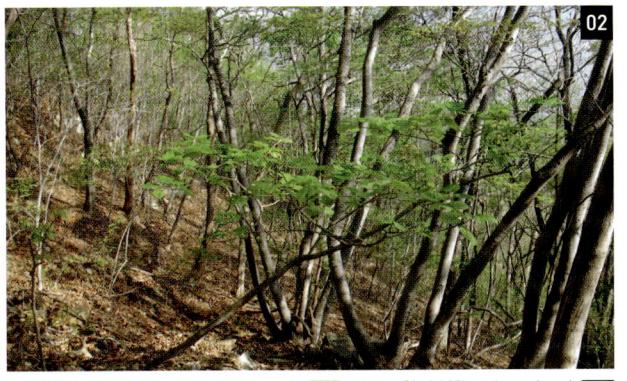

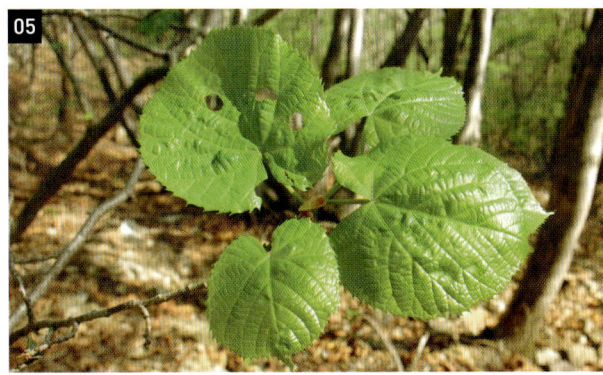

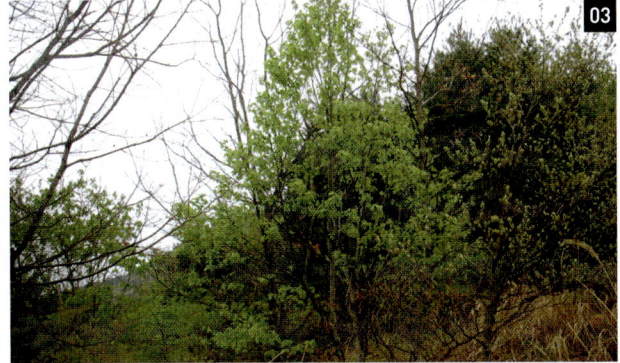

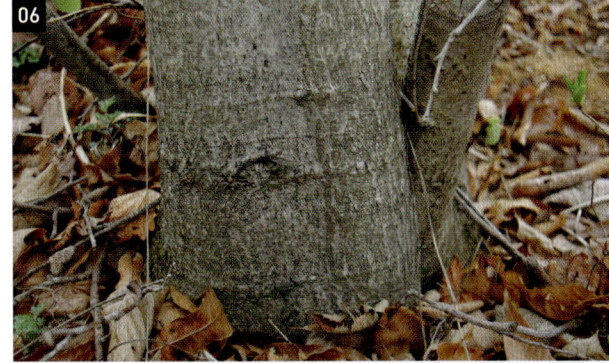

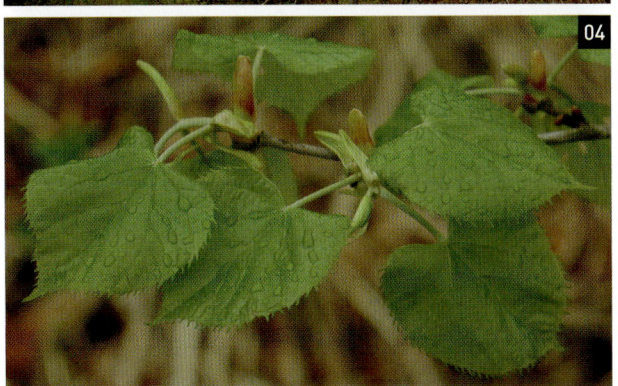

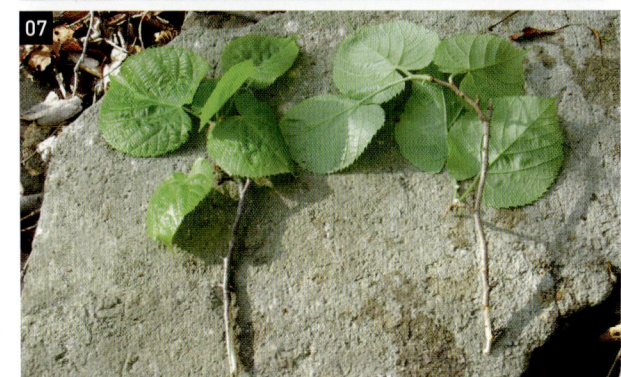

피나무

041 헛개나무 단맛

Hovenia dulcis
Thunb. ex Murray

■ 위장병, 류머티즘, 치질, 술독 푸는 데 효과

갈매나무과
잎지는 큰키나무

다른 이름
호깨나무

생약명
지구 枳椇

성분
독성이 없다.
암페롭신 간보호
호베니틴스 알코올분해
카탈라아제 알코올분해
사포닌 면역력강화
루틴 모세혈관강화
철분 빈혈개선
칼슘 뼈강화
칼륨 신경세포와 근육기능강화
말산 피로회복
포도당 에너지공급

원산지
한국

서식지
높은 산 계곡가나
비탈진 곳에서 자란다.

오행의 맛과 효능
오행상 새순과 잎은 단맛, 다 자란 잎은 첫맛은 쓰고 뒷맛은 달달. 단맛은 부드럽게 만드는 작용을 하여 소화가 잘 되게 하고, 통증을 완화시키며, 메마른 것을 촉촉하게 하고, 부조화를 다스려 조화롭게 한다.

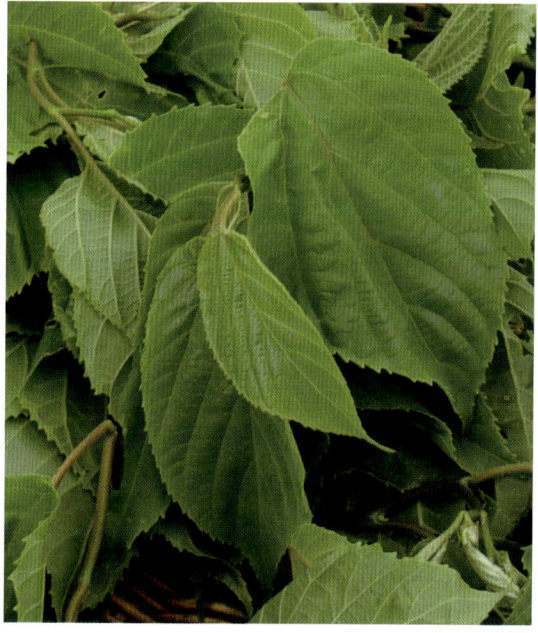
잎 채취한 모습. 5월 16일

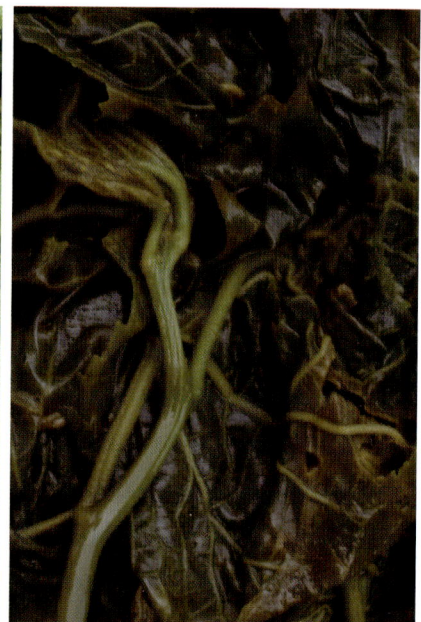
헛개나무잎장아찌.

장아찌 담그기

채취시기 봄~여름.
채취부위 새순이나 연한 잎.
채취시 주의사항 새순을 남겨두어야 나무가 광합성을 하여 양분을 얻으므로 조금만 채취한다.
밑준비 새순이나 잎을 짭짤한 소금물에 하룻밤 절여서 씁쌀한 맛을 우려내고, 여러 번 헹궈서 물기를 짠 뒤 살짝 말린다.
담그기 준비한 것을 묵은 된장이나 묵은 고추장에 박는다. 또는 맛간장을 끓여서 아삭한 맛이 살도록 뜨거울 때 붓거나, 맛된장 또는 맛고추장으로 한 켜 한 켜 바르듯이 버무린다. 맛간장에 넣는 효소액은 맛간장이 식은 뒤 넣고, 본래 단맛이 있으므로 단맛을 줄여도 된다. 소금에 절인 경우 간을 약하게 한다.
숙성 맛간장, 맛고추장, 맛된장으로 담근 경우 상온에 한나절 두었다가 냉장고에 넣어 익히고, 부어놓은 맛간장은 며칠에 한 번씩 따라서 다시 끓여 식혀 붓기를 3~4번 한다.
장아찌맛 쫄깃쫄깃하고 뒷맛이 달달하다.

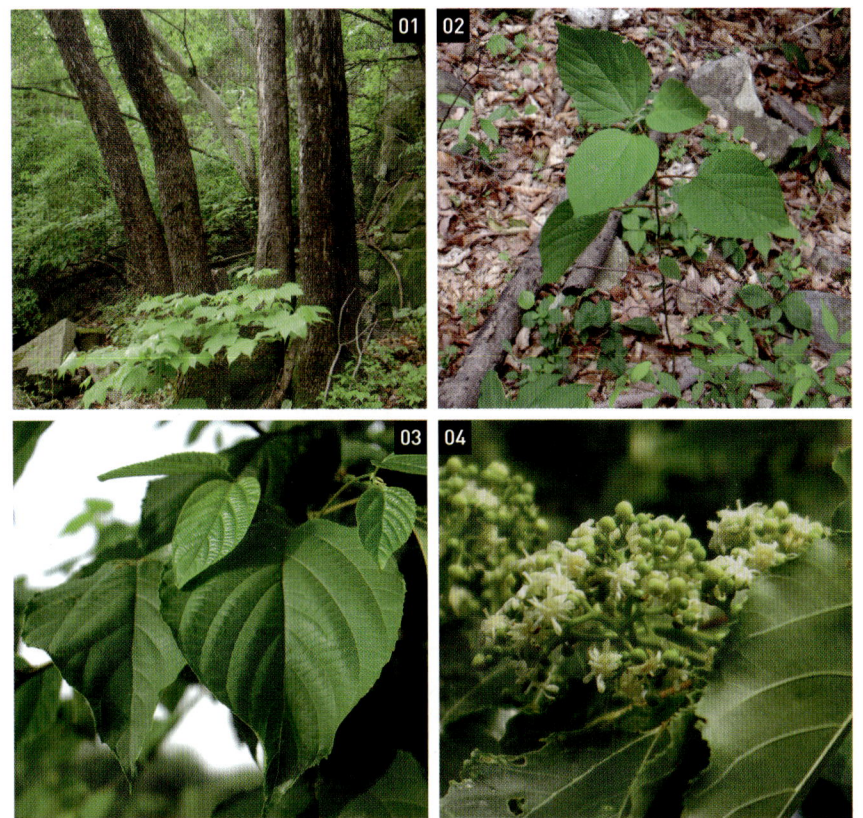

줄기는 10m 정도 자라며, 줄기껍질이 어두운 갈색이고 점차 직사각형 비늘처럼 갈라진다. **잎**은 어긋나며, 타원형 또는 넓은 달걀모양인데 끝이 뾰족하고, 가장자리에 둔한 톱니가 있다. 잎길이 8~15㎝이며, 가을에 노랗게 물든다. **꽃**은 7월에 피는데 흰녹색이며, 꽃잎이 5장이다. 꽃지름 7㎜ 정도이고, 작은 꽃 여러 송이가 모여서 달린다. **열매**는 9~10월에 여물고, 울룩불룩한 단지모양으로 살이 많아지며, 지름 8㎜ 정도이다.

---

01 군락 줄기와 어린나무. 5월 20일
02 어린나무. 6월 12일
03 잎. 6월 15일
04 꽃. 6월 15일
05 풋열매. 7월 12일
06 밑동. 5월 20일
07 줄기와 가지. 11월 12일
08 잎 앞뒷면. 6월 10일

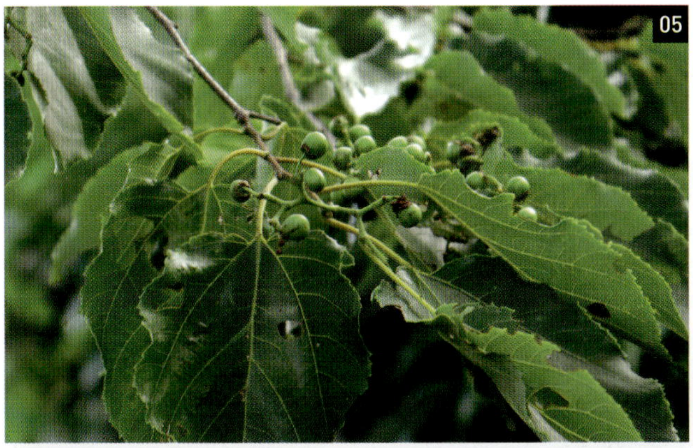

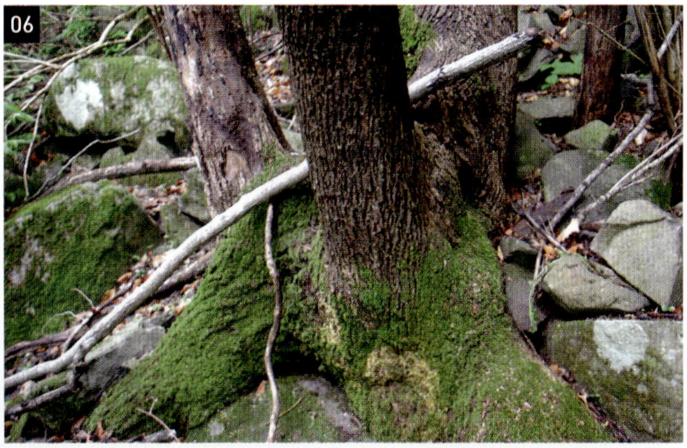

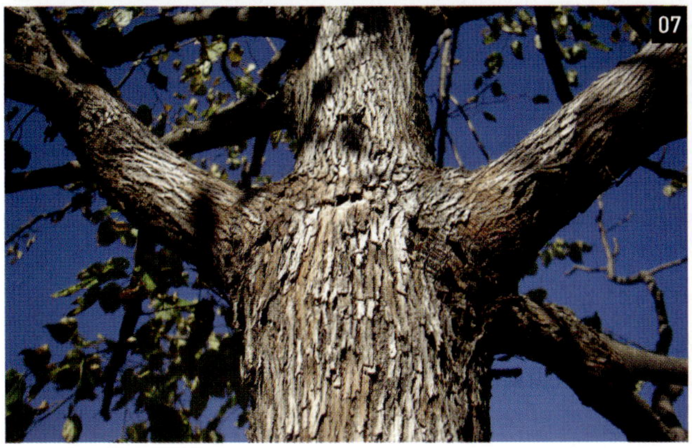

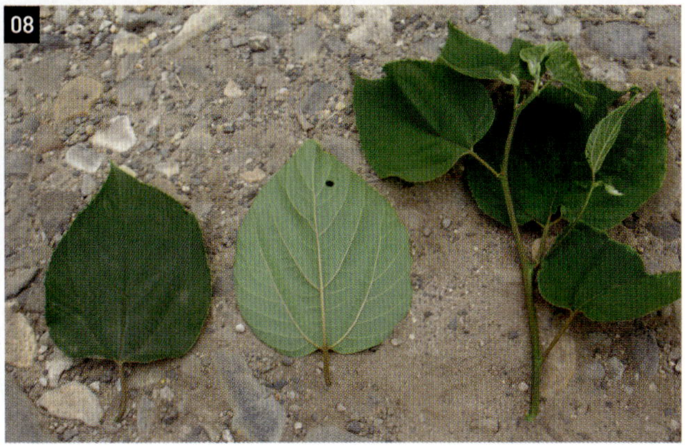

헛개나무

042

Nelumbo nucifera Gaertn

연꽃 단맛 + 떫은맛

■ 빈혈, 고혈압, 잦은 코피, 자양강장에 효과

수련과
여러해살이 물풀

생약명
연근 蓮根

성분
독성이 없다.
뮤신 위벽보호
철분 빈혈개선
비타민C 노화방지

원산지
인도

서식지
들판의 깊은 물웅덩이나 연못에 난다.

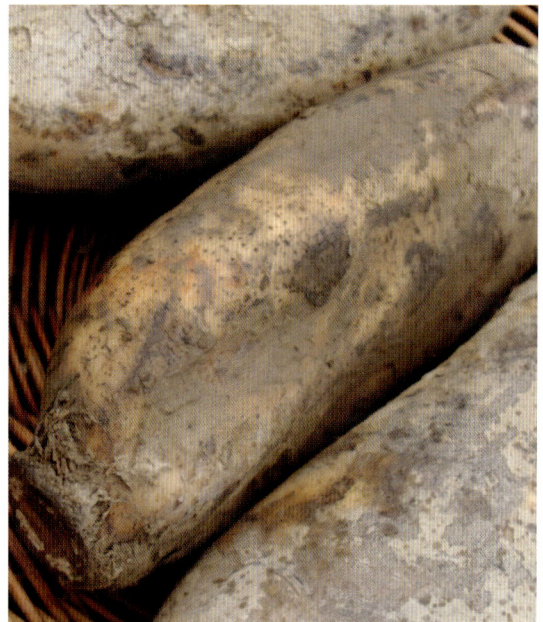
연근 채취한 모습. 6월 22일

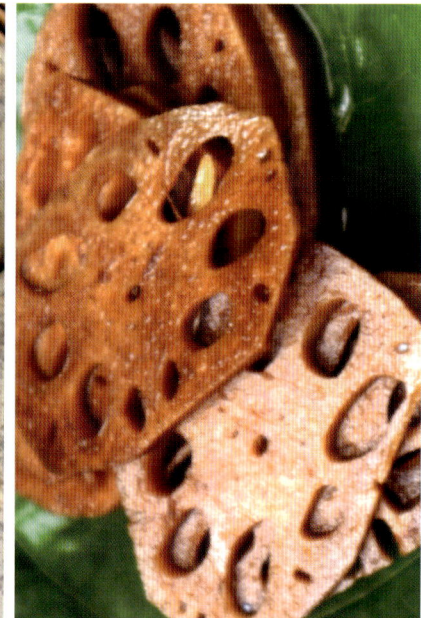
연근장아찌.

장아찌 담그기

채취시기 봄~겨울.

채취부위 굵고 단단한 연근(뿌리).

채취시 주의사항 물을 빼내도 진흙밭이므로 장화를 신고, 뿌리 겉면에 상처가 나지 않도록 조심해서 캐는데, 흙이 마르면 나중에 떼기 어려우므로 미리 털어둔다.

밑준비 연근 겉껍질을 얇게 벗겨서 간이 잘 배도록 적당한 크기로 썬다. 썬 것을 식촛물에 한나절 담갔다가 끓는 물에 아삭할 정도로 살짝 데치고, 찬물에 담가 떫은맛을 우려낸 뒤 물기를 뺀다.

담그기 준비한 연근에 맛간장을 끓여서 아삭한 맛이 살도록 뜨거울 때 붓는다. 효소액은 맛간장이 식은 뒤 넣고, 본래 단맛이 있으므로 단맛을 줄여도 된다.

숙성 담근 장아찌는 상온에 한나절 두었다가 냉장고에 넣어 익히고, 부어놓은 맛간장은 며칠에 한 번씩 따라서 다시 끓여 식혀 붓기를 3~4번 한다.

장아찌맛 사각사각하고 고소한 맛이다.

오행의 맛과 효능
오행상 단맛, 떫은맛. 단맛은 부드럽게 만드는 작용을 하고, 떫은맛은 수렴작용을 한다.

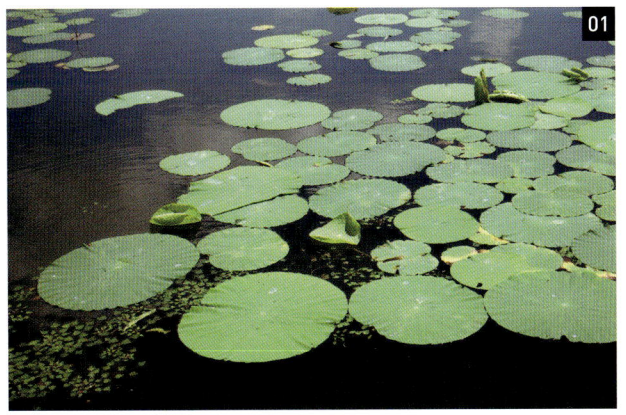

뿌리가 옆으로 길게 뻗고, 매우 굵게 자라며, 원통모양이다. 뿌리에 마디와 공기구멍이 있다. **줄기**는 1m 정도 자란다. **잎**은 뿌리줄기에서 나서 물 위로 올라오며, 겉면이 젖지 않는다. 둥근 방패모양이고, 가장자리가 물결모양이다. 잎지름 40㎝ 정도이며, 잎자루는 길이 1~2m이고 짧은 가시가 있다. **꽃**은 7~8월에 피는데 연한 홍색 또는 흰색이며, 꽃잎이 여러 겹이다. 꽃지름 15~20㎝. **열매**는 9~10월에 여물고, 암술대에 여러 개의 씨앗이 박혀 있다.

01 잎이 물에 뜬 전체 모습. 7월 12일
02 어린잎 펴지는 모습. 6월 17일
03 잎자루. 6월 17일
04 꽃 속에 열매가 맺히는 모습. 7월 6일
05 꽃잎이 떨어지고 열매만 남은 모습. 7월 6일
06 잎과 뿌리. 7월 4일
07 연근 캐는 모습. 4월 4일

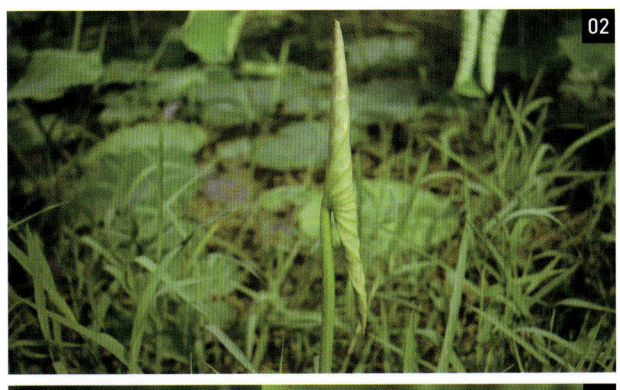

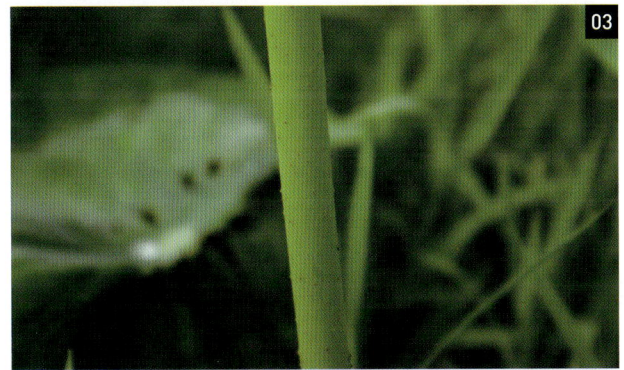

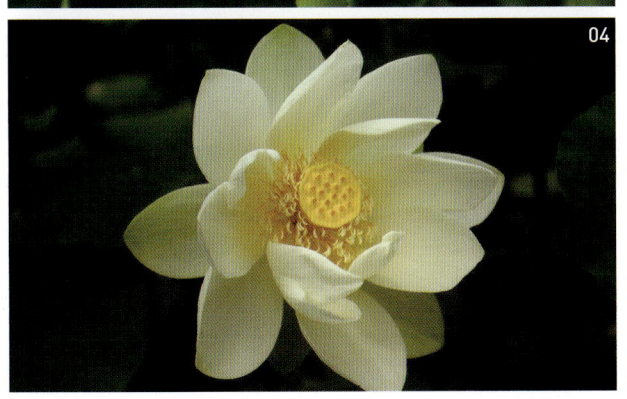

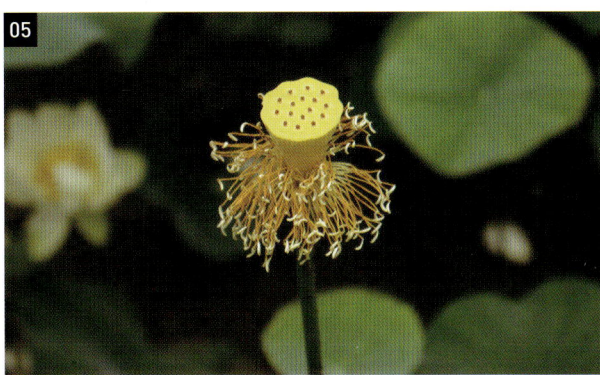

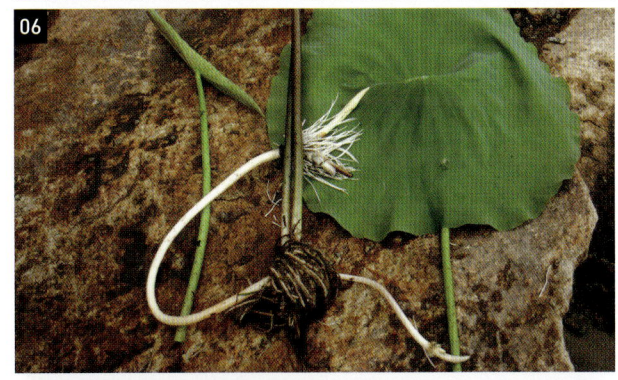

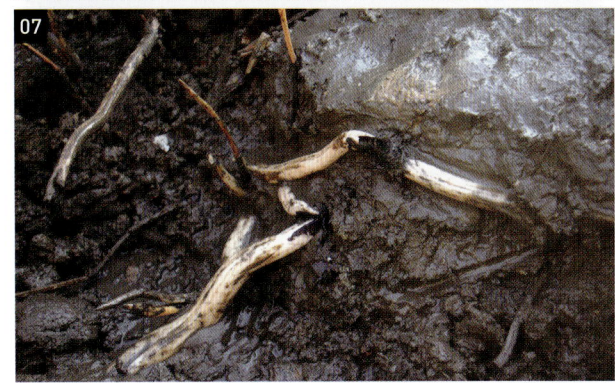

연꽃

043 갈퀴나물 단맛 + 쓴맛

Vicia amoena Fisch. ex DC.

■ 류머티즘, 근육통, 혈액순환장애에 효과

콩과
덩굴성 여러해살이풀

다른 이름
산완두

생약명
산야완두 山野豌豆

성분
독성이 없다.
카페산 노화방지
스코폴레틴 간보호
시아니딘 항산화효과
델피니딘 항산화효과

원산지
한국

서식지
산과 들판의 촉촉한 땅에 난다.

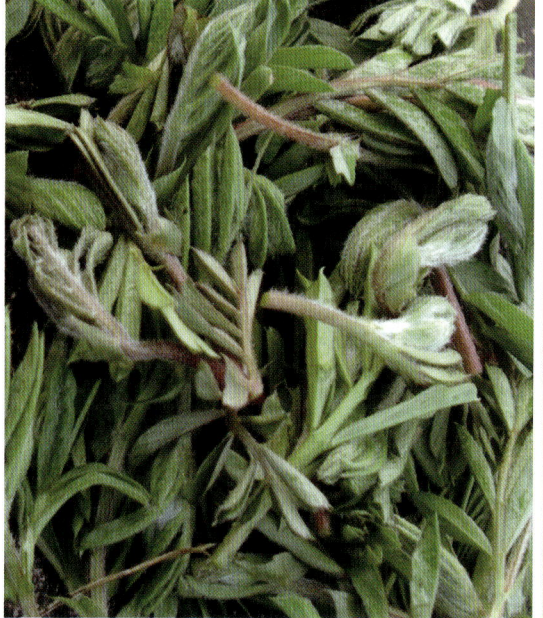
새순 채취한 모습. 4월 6일

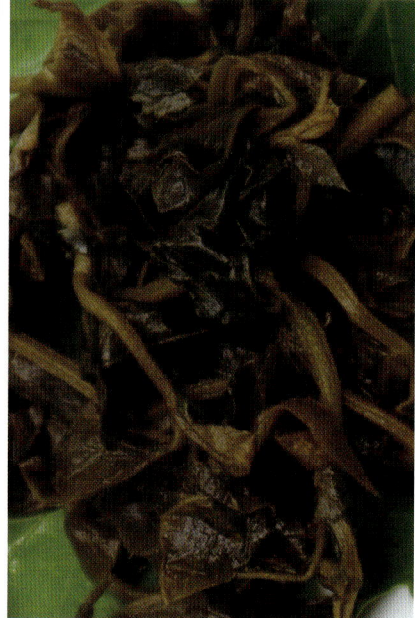
갈퀴나물순장아찌.

장아찌 담그기

채취시기 봄~가을.
채취부위 새순이나 연한 잎줄기.
채취시 주의사항 억센 잎은 단맛이 적으므로 피한다.
밑준비 새순이나 잎줄기를 끓는 물에 살짝 데쳐서 부드럽게 만든 뒤 찬물에 반나절 정도 담가서 씁쌀한 맛을 우려내고, 물기를 짜서 살짝 말린다.
담그기 준비한 것에 맛간장을 끓여서 식혀 붓는다. 효소액은 맛간장이 식은 뒤 넣는다.
숙성 담근 장아찌는 상온에 한나절 두었다가 냉장고에 넣어 익히고, 부어놓은 맛간장은 며칠에 한 번씩 따라서 다시 끓여 식혀 붓기를 3~4번 한다.
장아찌맛 꼬들꼬들하고 구수한 맛이다.

오행의 맛과 효능
오행상 단맛, 쓴맛. 단맛은 부드럽게 만드는 작용을 하고, 쓴맛은 배출시키는 작용을 한다.

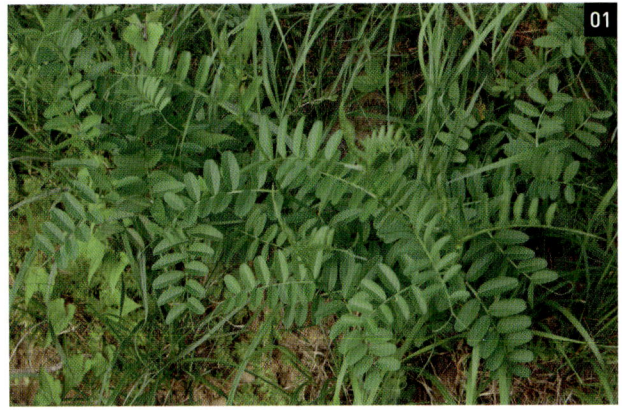

줄기는 80~180cm 정도 뻗고, 다른 물체에 기댄다. 단면이 네모지고, 세로홈이 있다. **잎**은 어긋나는 잎줄기에 10~16장이 깃털처럼 달리며, 작은 잎은 긴 타원형으로 돌기가 있고 길이 1.5~3cm이다. 덩굴손이 있으며, 턱잎은 삼각형 같은 부채모양이다. **꽃**은 6~9월에 피고 붉은자주색이며, 꽃부리가 나비모양으로 갈라진다. 꽃길이 12~15mm. 작은 꽃 여러 송이가 꽃가지 한쪽에 어긋나게 모여 달린다. **열매**는 8~10월에 여물고 꼬투리모양이며, 길이 2~2.5cm이고, 열매껍질이 갈라져 씨앗이 나온다.

01 전체 모습. 6월 17일
02 새순과 어린잎. 5월 19일
03 덩굴 뻗는 모습. 6월 17일
04 줄기와 잎과 턱잎. 6월 17일
05 꽃. 6월 1일
06 꽃 핀 군락. 8월 1일
07 잎 앞뒷면. 6월 17일

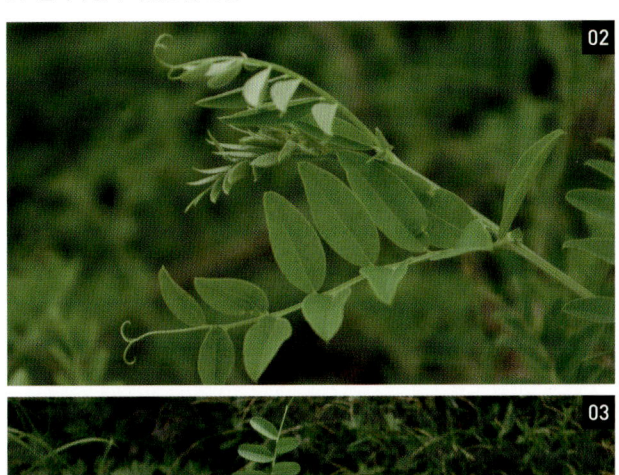

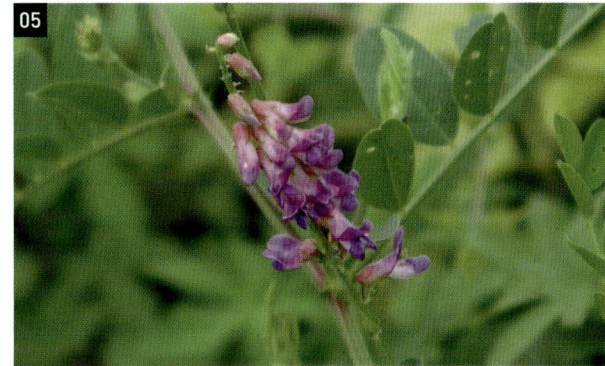

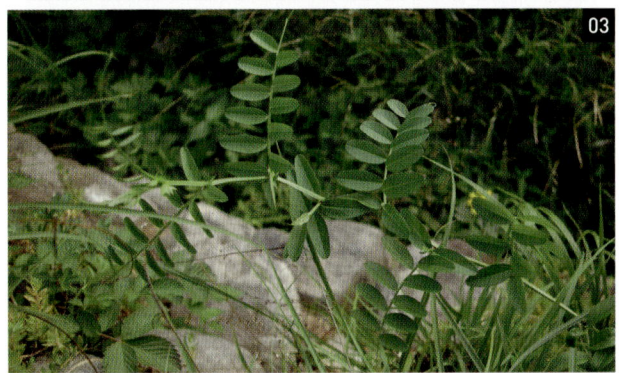

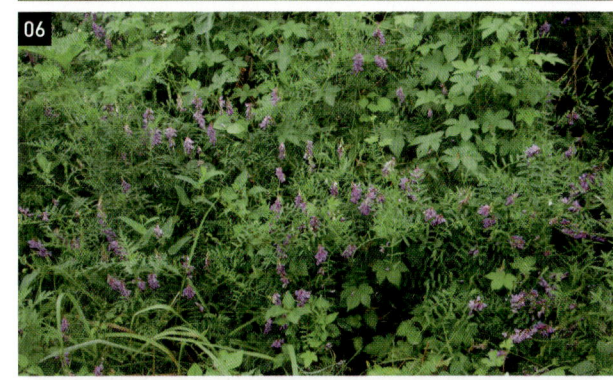

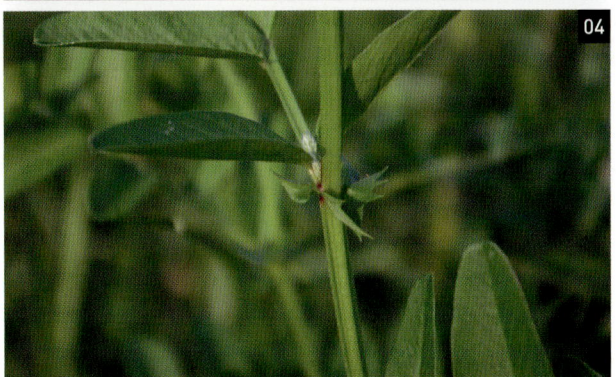

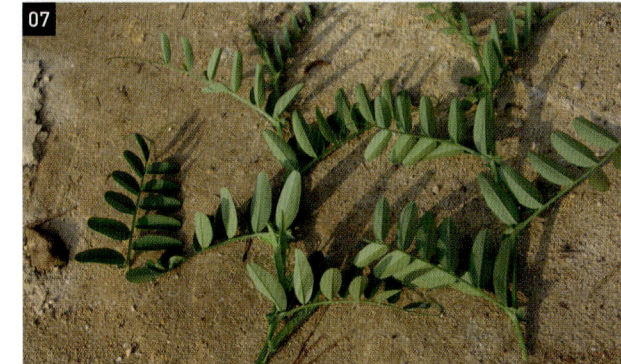

갈퀴나물

044 광릉갈퀴 단맛 + 쓴맛

Vicia venosa var. *cuspidata*

■ 류머티즘, 근육통, 혈액순환장애에 효과

콩과
여러해살이풀

생약명
산야완두 山野豌豆

원산지
한국

서식지
산기슭의 숲속에 난다.

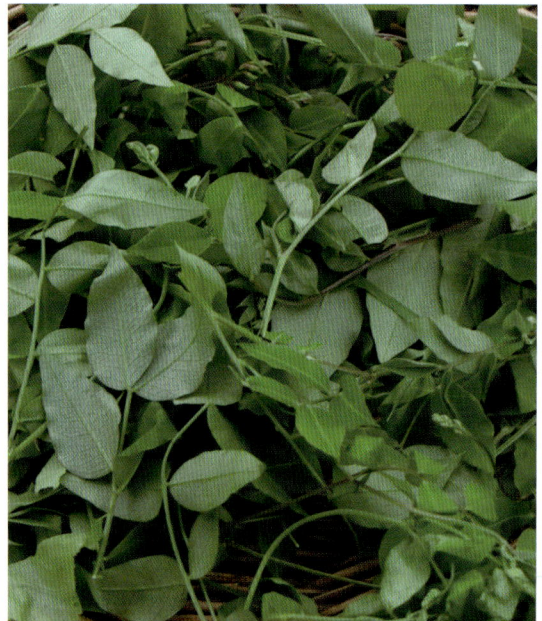
잎줄기 채취한 모습. 6월 5일

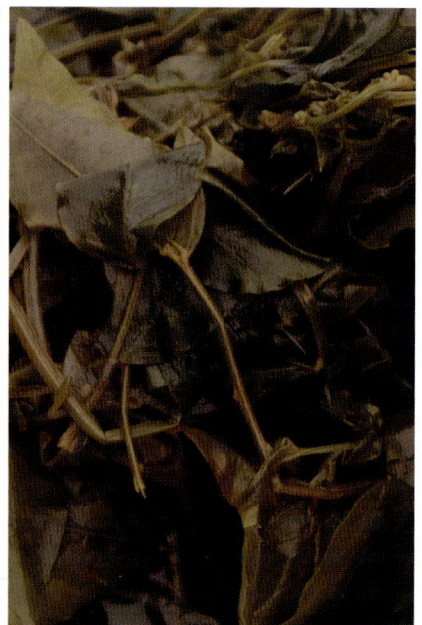
광릉갈퀴잎장아찌.

장아찌 담그기

채취시기 봄~가을.
채취부위 새순이나 연한 잎줄기.
채취시 주의사항 흔치 않은 약초이므로 조금만 채취하고 개체를 남겨둔다.
밑준비 새순이나 잎줄기를 끓는 물에 살짝 데쳐서 부드럽게 만든 뒤 찬물에 반나절 정도 담가서 쌉쌀한 맛을 우려내고, 물기를 짜서 살짝 말린다.
담그기 준비한 것에 맛간장을 끓여서 식혀 붓는다. 효소액은 맛간장이 식은 뒤 넣는다.
숙성 담근 장아찌는 상온에 한나절 두었다가 냉장고에 넣어 익히고, 부어놓은 맛간장은 며칠에 한 번씩 따라서 다시 끓여 식혀 붓기를 3~4번 한다.
장아찌맛 씹는 맛이 좋고 쌉싸래한 맛이다.

오행의 맛과 효능
오행상 단맛, 쓴맛. 단맛은 부드럽게 만드는 작용을 하고, 쓴맛은 배출시키는 작용을 한다.

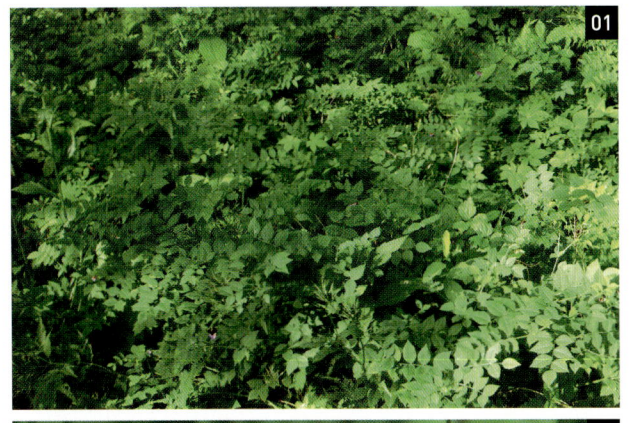

줄기는 80~100cm 정도 자라며, 곧고 단면이 네모지다. 잎은 어긋나는 잎줄기에 6~14장이 깃털처럼 달린다. 작은 잎은 긴 타원형 또는 긴 피침형으로 아래쪽이 뭉툭하고, 길이 2~6cm이며, 짧은 잎자루가 있다. 덩굴손 흔적이 짧게 있으며, 날카로운 톱니가 있는 삼각형 턱잎이 있다. 꽃은 6~7월에 피고 붉은자주색이며, 꽃부리가 나비모양으로 갈라진다. 잎겨드랑이에서 꽃가지가 나와 작은 꽃 여러 송이가 한쪽에 어긋나게 모여 달린다. 열매는 8~10월에 여물고 꼬투리모양이며, 길이 3cm 정도이고, 열매껍질이 갈라져 씨앗이 나온다.

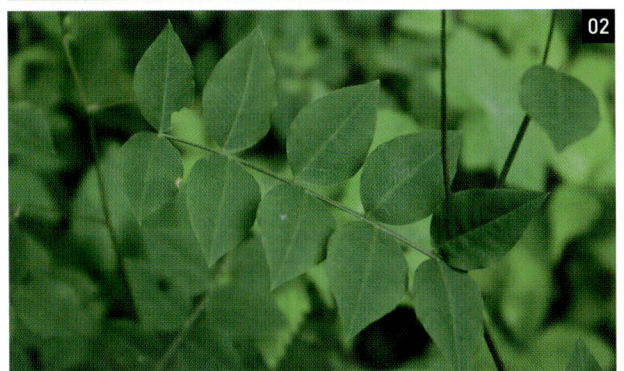

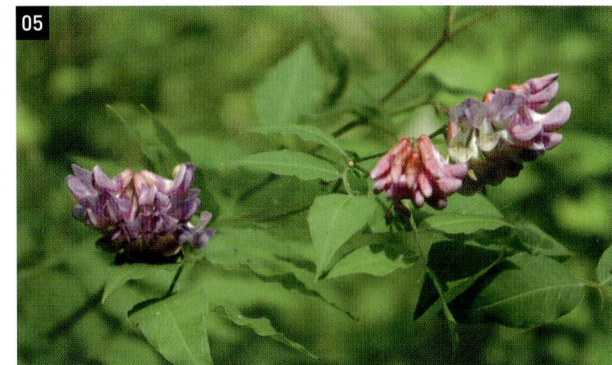

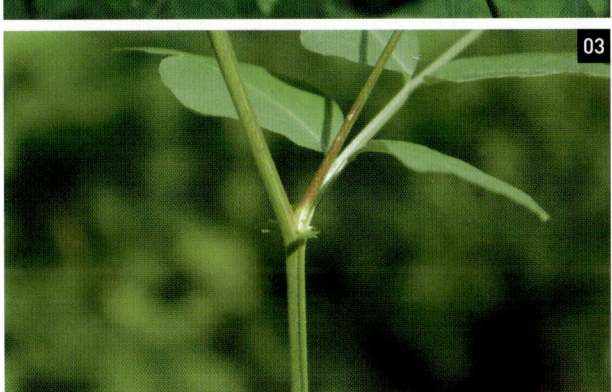

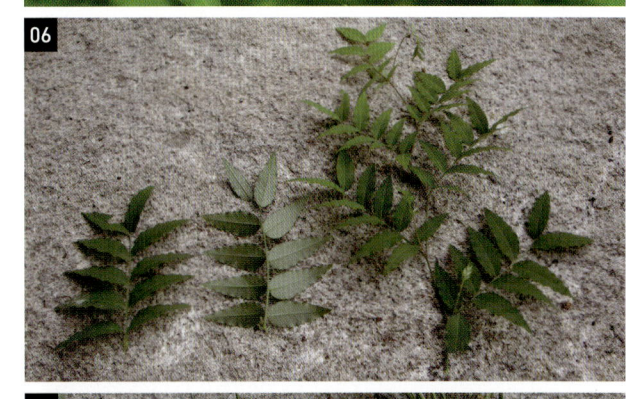

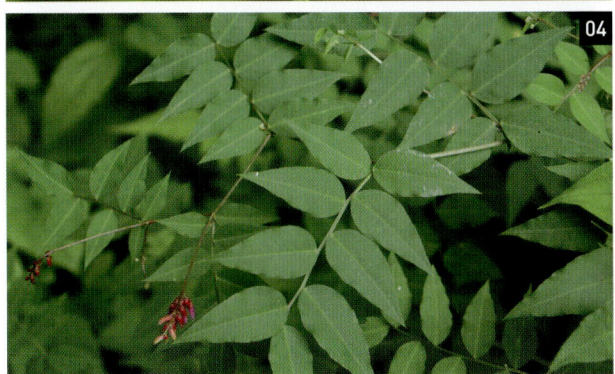

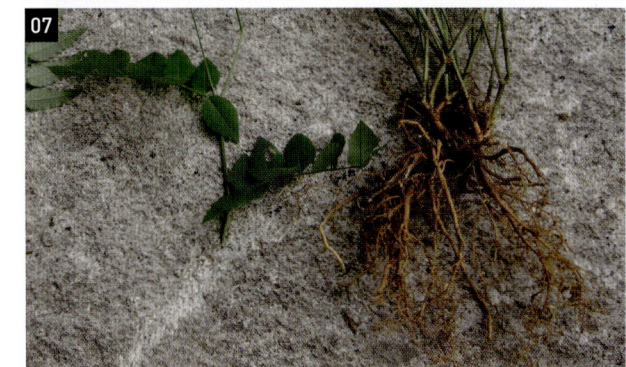

01 군락. 6월 5일
02 잎. 6월 5일
03 줄기와 턱잎. 6월 5일
04 잎과 꽃이 달린 전체 모습. 6월 5일
05 꽃. 6월 5일
06 잎 앞뒷면. 6월 5일
07 잎과 뿌리. 6월 5일

광릉갈퀴

045 노랑갈퀴 단맛 + 쓴맛

Vicia chosenensis
Ohwi Leguminosae

■ 류머티즘, 근육통, 혈액순환장애에 효과

콩과
여러해살이풀

다른 이름
참갈퀴덩굴

생약명
산야완두 山野豌豆

서식지
우리나라 특산식물.
깊은 산기슭의 숲속에 난다.

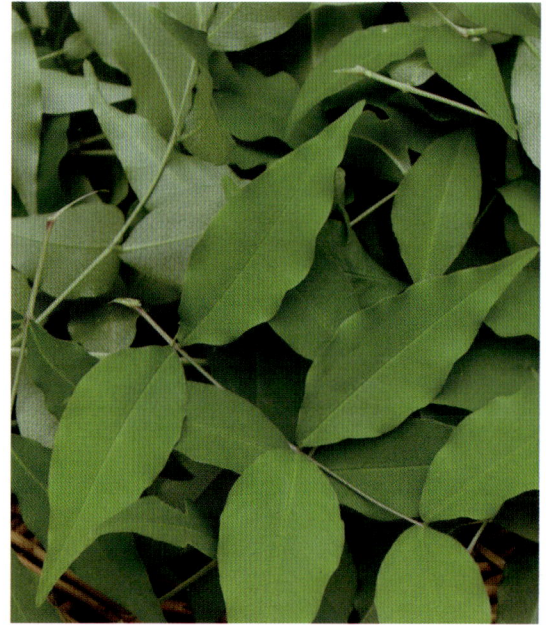

잎줄기 채취한 모습. 5월 16일

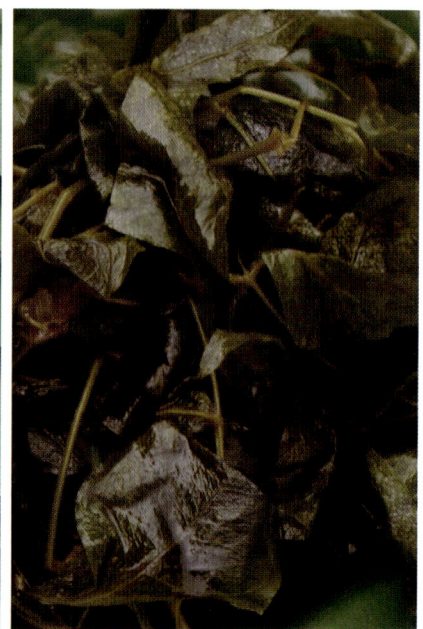

노랑갈퀴잎장아찌.

장아찌 담그기

채취시기 봄~가을.
채취부위 새순이나 연한 잎줄기.
채취시 주의사항 흔치 않은 약초이므로 조금만 채취하고 개체를 남겨둔다.
밑준비 새순이나 잎줄기를 끓는 물에 살짝 데쳐서 부드럽게 만든 뒤 찬물에 반나절 정도 담가서 쌉쌀한 맛을 우려내고, 물기를 짜서 살짝 말린다.
담그기 준비한 것에 맛간장을 끓여서 식혀 붓는다. 효소액은 맛간장이 식은 뒤 넣는다.
숙성 담근 장아찌는 상온에 한나절 두었다가 냉장고에 넣어 익히고, 부어놓은 맛간장은 며칠에 한 번씩 따라서 다시 끓여 식혀 붓기를 3~4번 한다.
장아찌맛 씹는 맛이 좋고 개운한 맛이다.

오행의 맛과 효능
오행상 단맛, 쓴맛. 단맛은 부드럽게 만드는 작용을 하고, 쓴맛은 배출시키는 작용을 한다.

줄기는 80㎝ 정도 곧게 자라고, 털이 없다. **잎**은 어긋나는 잎줄기에 4~8장이 깃털처럼 달리며, 작은 잎은 긴 달걀모양이고 끝이 뾰족하다. 길이 3~7㎝이며, 잎자루가 있다. 덩굴손 흔적이 짧게 있으며, 송곳모양의 턱잎이 있다. **꽃**은 6월에 피는데 자줏빛 나는 노란색이며, 꽃부리가 나비모양으로 갈라진다. 잎겨드랑이에서 꽃가지가 나와 작은 꽃 여러 송이가 한쪽에 어긋나게 모여 달린다. **열매**는 7~8월에 여물고 꼬투리모양이며, 털이 없다. 열매 껍질이 갈라져 씨앗이 나온다.

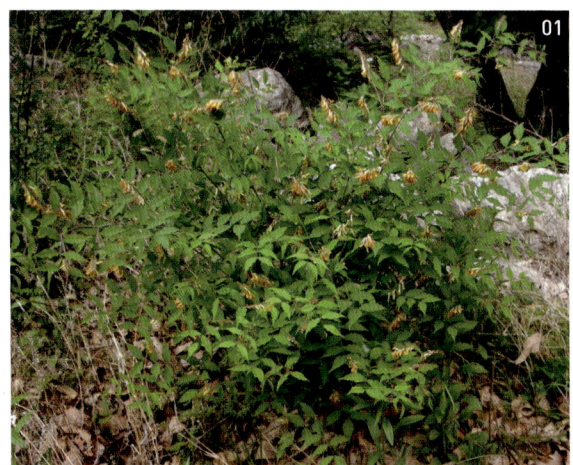

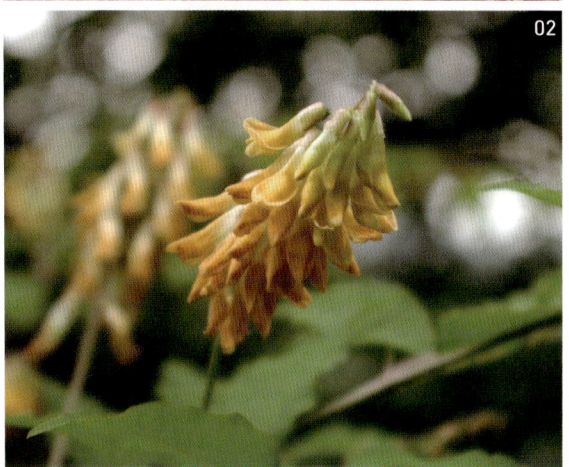

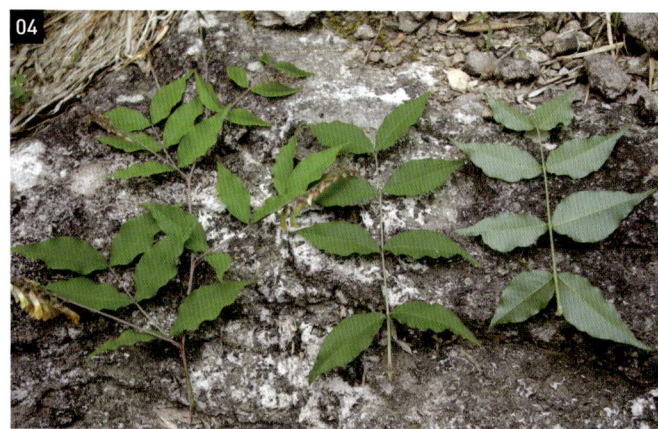

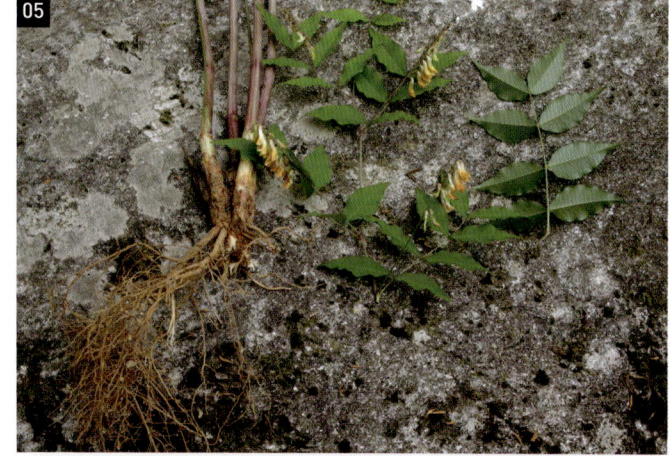

01 꽃 핀 전체 모습. 5월 16일
02 꽃. 5월 16일
03 밑동. 5월 16일
04 잎 앞뒷면. 5월 16일
05 뿌리. 5월 16일
06 잎줄기 채취하여 씻는 모습. 5월 16일

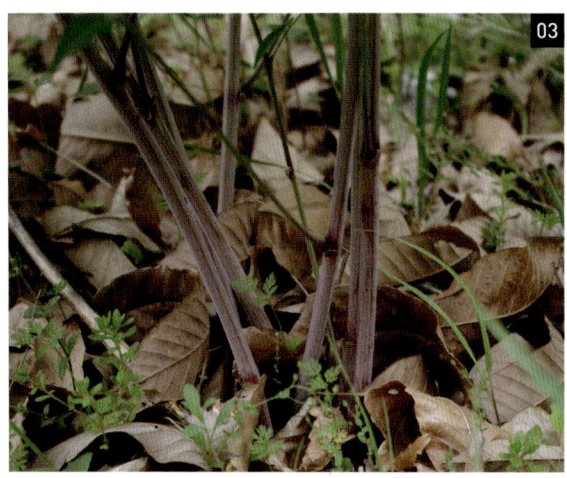

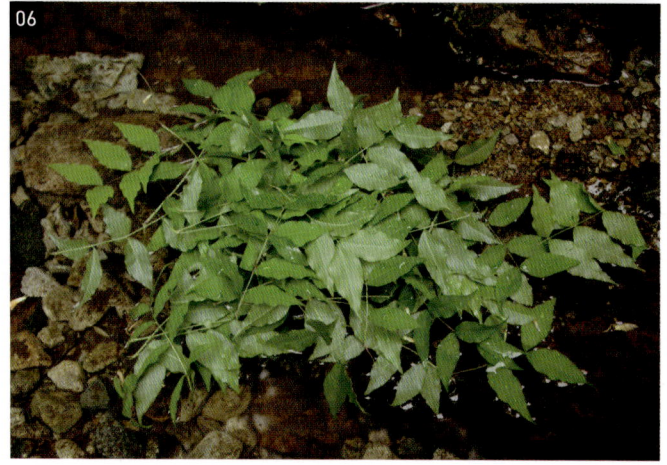

노랑갈퀴

046

Calystegia soldanella (L.) Roem. & Schultb

갯메꽃
단맛 + 조금 쓴맛

- 기침가래, 고열, 중풍, 고혈압, 비만에 효과

메꽃과
덩굴성 여러해살이풀

생약명
빈선화 濱旋花

성분
독성이 없다.
당분 피로회복

원산지
한국

서식지
바닷가 양지바른 풀밭이나 모래땅에 난다.

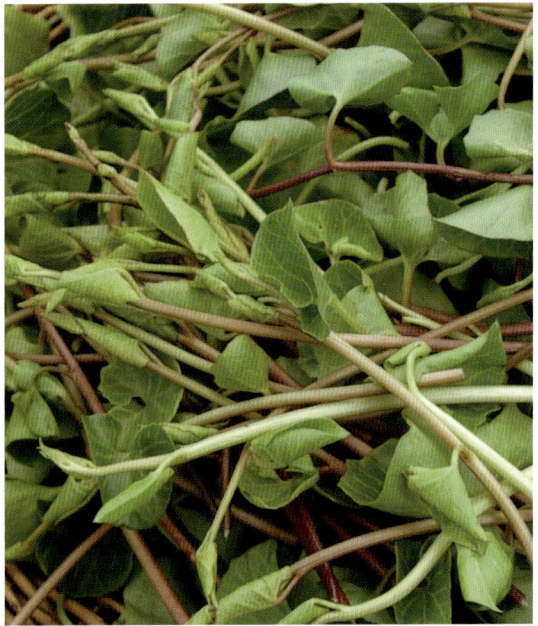
새순 채취한 모습. 7월 14일.

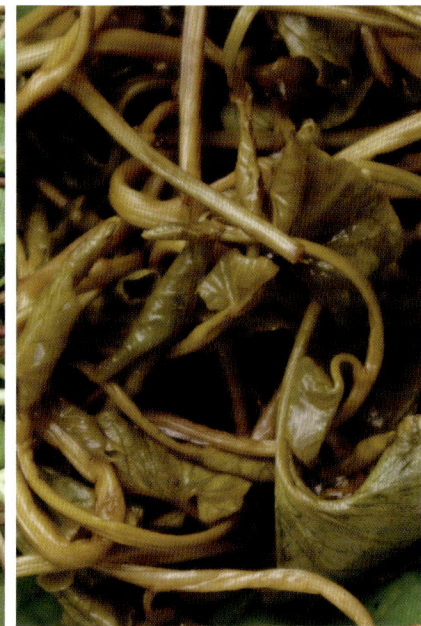
갯메꽃순장아찌.

장아찌 담그기

채취시기 봄~여름.
채취부위 새순이나 어린잎.
채취시 주의사항 흔치 않은 약초이므로 조금만 채취하고 개체를 남겨둔다.
밑준비 새순이나 잎을 끓는 소금물에 살짝 데쳐서 부드럽게 만든 뒤 찬물에 반나절 정도 담가서 씁쌀한 맛을 우려내고, 물기를 짜서 살짝 말린다.
담그기 준비한 것에 맛간장을 끓여서 아삭한 맛이 살도록 뜨거울 때 붓는다. 효소액은 맛간장이 식은 뒤 넣고, 본래 단맛이 있으므로 단맛을 줄여도 된다.
숙성 담근 장아찌는 상온에 한나절 두었다가 냉장고에 넣어 익히고, 부어놓은 맛간장은 며칠에 한 번씩 따라서 다시 끓여 식혀 붓기를 3~4번 한다. 잎이 질기므로 노르스름해질 때까지 충분히 삭혀서 먹는다.
장아찌맛 꼬들꼬들하고 담백한 맛이다.

오행의 맛과 효능
오행상 단맛, 조금 쓴맛. 단맛은 부드럽게 만드는 작용을 하고, 쓴맛은 배출시키는 작용을 한다.

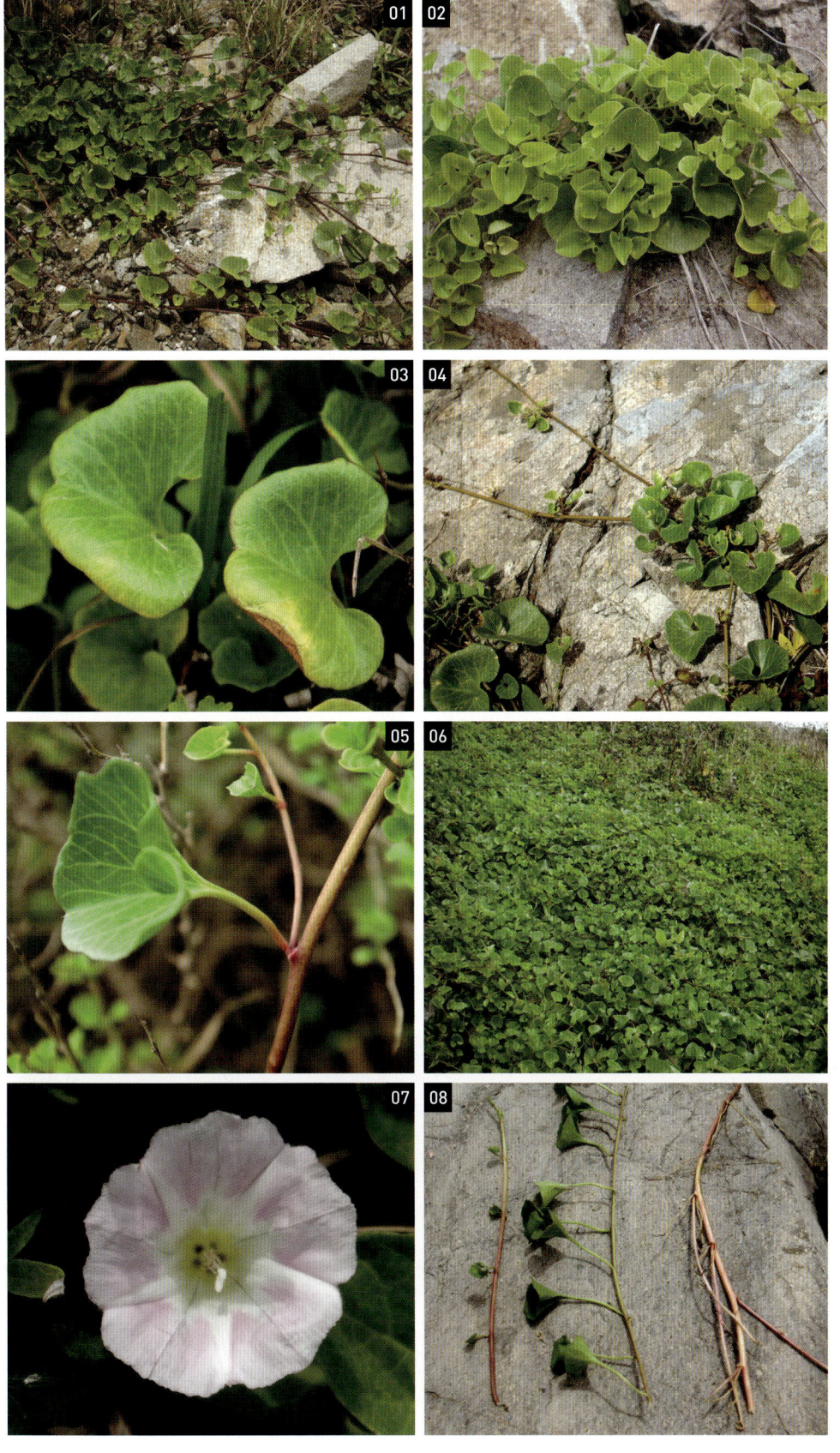

뿌리줄기가 땅속에 길게 뻗고, 땅 위로는 공기뿌리가 뻗어 나온다. **줄기**는 1~5m 정도 뻗고, 다른 물체를 감거나 땅위를 기며, 붉은자줏빛이 돌기도 한다. **잎**은 어긋나며, 콩팥모양이고 끝이 오목하거나 갸름하거나 둥글다. 가장자리가 물결처럼 되거나 안으로 말리기도 한다. 잎 길이 2~3cm이고, 앞면에 윤기가 있으며, 잎자루 길이는 2~5cm이다. **꽃**은 5월에 피고 연분홍색 또는 연보라색이며, 나팔모양이고 꽃부리가 얕게 5갈래로 갈라진다. 꽃지름은 4~5cm이다. **열매**는 8~9월에 여물고 둥글며, 꽃받침과 꽃받침잎으로 싸여 있다.

01 전체 모습. 7월 14일
02 어린잎. 7월 14일
03 잎. 7월 14일
04 줄기 뻗는 모습. 7월 14일
05 줄기와 잎. 7월 14일
06 무성해진 군락. 7월 14일
07 꽃. 7월 14일
08 잎 앞뒷면(왼쪽)과 뿌리(오른쪽). 7월 14일

갯메꽃

047 고추나무 단맛 + 쓴맛

Staphylea bumalda DC.

■ 기관지염, 기침에 효과

고추나무과
잎지는 작은큰키나무

다른 이름
고추대

생약명
성고유 省沽油

성분
독성이 없다.
플라보노이드 노화방지
이소케르세틴 피부노화억제
캠페롤 노화방지
글루코사이드 해독작용

원산지
한국

서식지
깊은 산 양지나 계곡가에서 자란다.

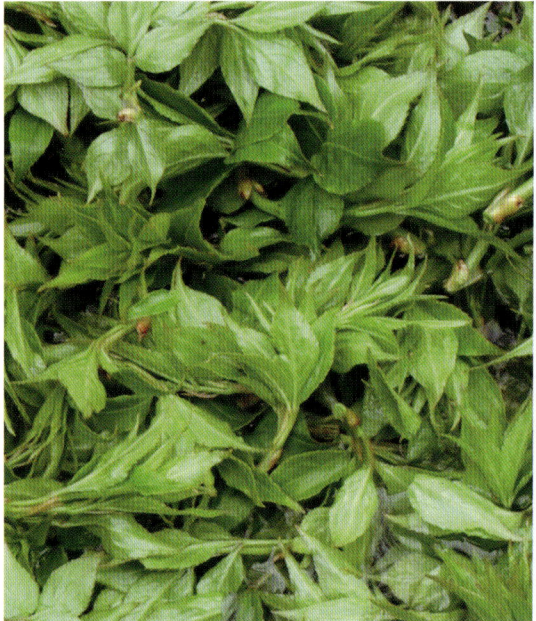
새순 채취하여 씻은 모습. 4월 17일

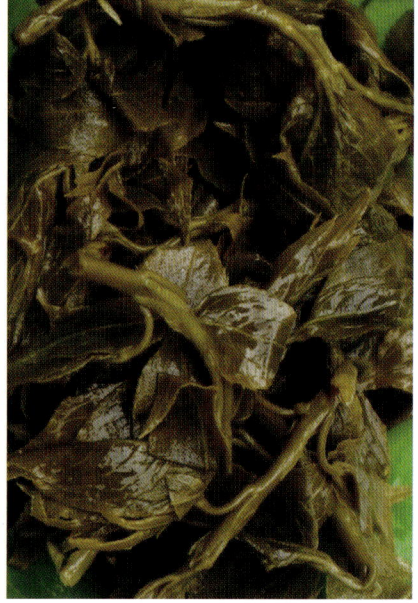
고추나무순장아찌.

장아찌 담그기

채취시기 봄~가을.
채취부위 새순이나 연한 잎.
채취시 주의사항 어릴수록 달달하고 쓴맛이 덜하므로 억세거나 꽃이 핀 것은 피한다.
밑준비 새순이나 잎을 씻어서 물기를 뺀다.
담그기 준비한 것에 맛간장을 끓여서 식혀 붓는다. 효소액은 맛간장이 식은 뒤 넣는다.
숙성 담근 장아찌는 상온에 한나절 두었다가 냉장고에 넣어 익히고, 부어놓은 맛간장은 며칠에 한 번씩 따라서 다시 끓여 식혀 붓기를 3~4번 한다.
장아찌맛 꼬들꼬들하고 깔끔한 맛이다.

오행의 맛과 효능
오행상 단맛, 쓴맛. 단맛은 부드럽게 만드는 작용을 하고, 쓴맛은 배출시키는 작용을 한다.

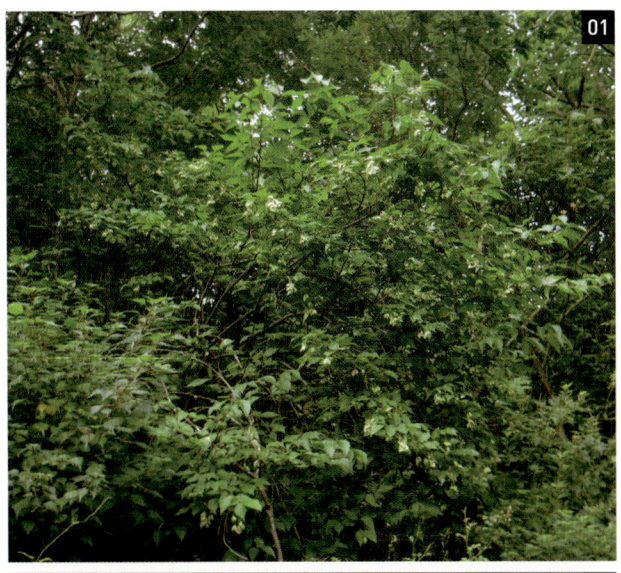

줄기는 3~5m 정도 자라며, 줄기껍질이 회갈색이고 점차 얇게 갈라진다. **잎**은 3장씩 마주 나고, 달걀모양 또는 달걀 같은 타원형으로 끝이 뾰족하며, 가장자리에 바늘 같은 톱니가 있고, 뒷면 잎맥에는 잔털이 있다. 잎길이가 4.5~8㎝이고, 잎자루 길이는 2~3㎝이다. **꽃**은 5~6월에 피고 흰색이며, 꽃잎이 5장이다. 작은 꽃 여러 송이가 원뿔모양으로 달린다. **열매**는 9~10월에 여물고 부푼 바지모양이며, 길이 1.5~2.5㎝이다. 열매껍질이 갈라져 씨앗이 나온다.

01 열매 달린 전체 모습. 7월 12일
02 새순. 4월 17일
03 어린줄기와 가지. 8월 12일
04 꽃. 5월 6일
05 풋열매. 6월 1일
06 밑동. 7월 21일
07 잎 앞뒷면. 5월 20일

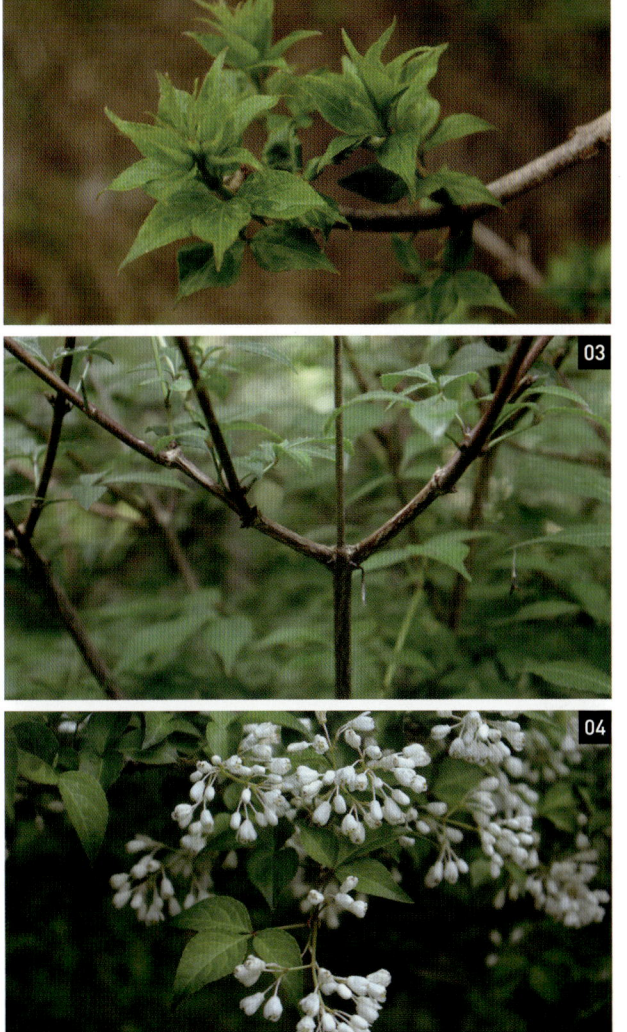

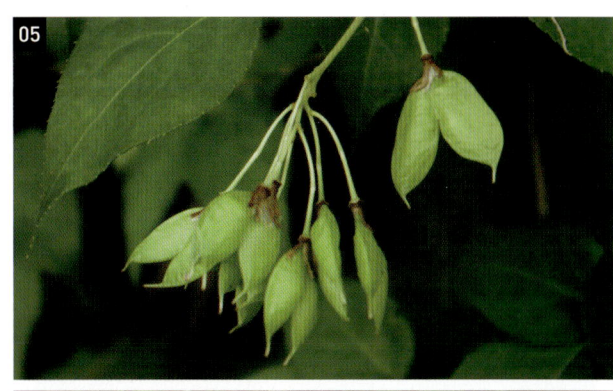

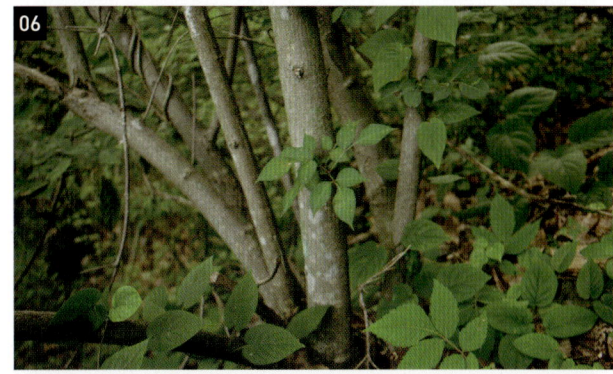

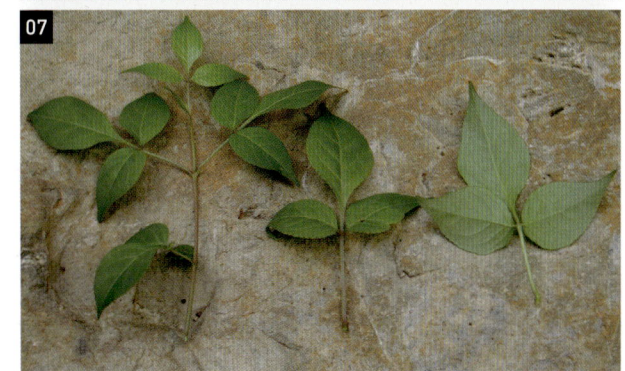

고추나무

048 두릅나무

Aralia elata (Miq.) Seem.

단맛 + 조금 쓴맛

■ 위장병, 간염, 류머티즘, 비만에 효과

두릅나무과
잎지는 작은키나무

다른 이름
참두릅
나무두릅

생약명
총목 楤木
용아총목엽 龙牙楤木葉

성분
독성이 없다.
강심배당체 심장강화
트리테르페노이드 사포닌
종양억제

원산지
한국

서식지
산기슭 양지에서 자란다.

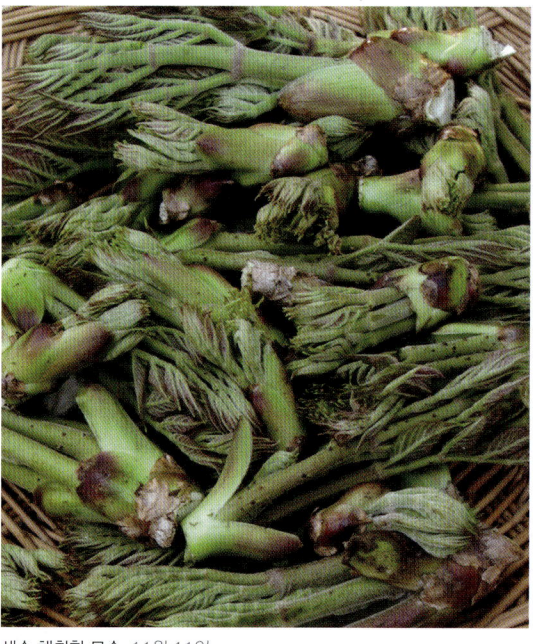
새순 채취한 모습. 11월 11일

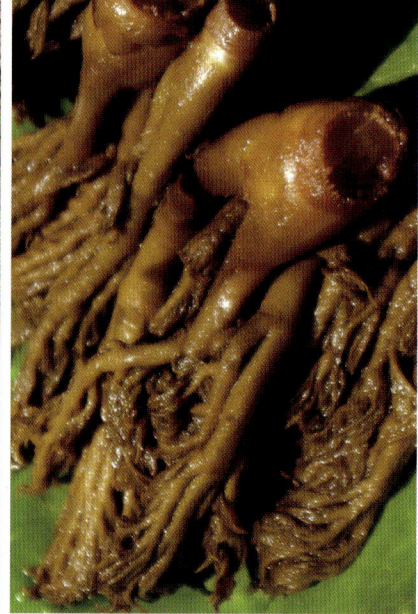
두릅순장아찌.

장아찌 담그기

채취시기 봄.

채취부위 새순.

채취시 주의사항 새순을 남겨두어야 나무가 광합성을 하여 양분을 얻으므로 조금만 채취하고, 쇠붙이를 사용하면 나무가 죽게 되므로 손으로 꺾는다.

밑준비 새순 밑동에 붙은 껍질을 벗기고 짭짤한 소금물에 하룻밤 절여서 숨을 죽인 뒤, 여러 번 헹구고 물기를 제거하여 살짝 말린다. 또는 끓는 물에 살짝 데쳐서 숨을 죽인 뒤 찬물에 헹구고, 물기를 짜서 살짝 말린다.

담그기 준비한 것을 묵은 된장이나 묵은 고추장에 박는다. 또는 맛간장을 끓여서 식혀 붓거나, 맛된장이나 맛고추장으로 버무린다. 맛간장에 넣는 효소액은 맛간장이 식은 뒤 넣고, 소금에 절인 경우 간을 약하게 하며, 그윽한 향을 살리려면 식초를 넣지 않는다.

숙성 맛간장, 맛고추장, 맛된장으로 담근 경우 상온에 한나절 두었다가 냉장고에 넣어 익히고, 부어놓은 맛간장은 며칠에 한 번씩 따라서 다시 끓여 식혀 붓기를 3~4번 한다.

장아찌맛 꼬들꼬들하고 그윽한 맛이다.

오행의 맛과 효능
오행상 단맛, 조금 쓴맛. 은은한 향이 난다. 단맛은 부드럽게 만드는 작용을 하고, 쓴맛은 배출시키는 작용을 한다.

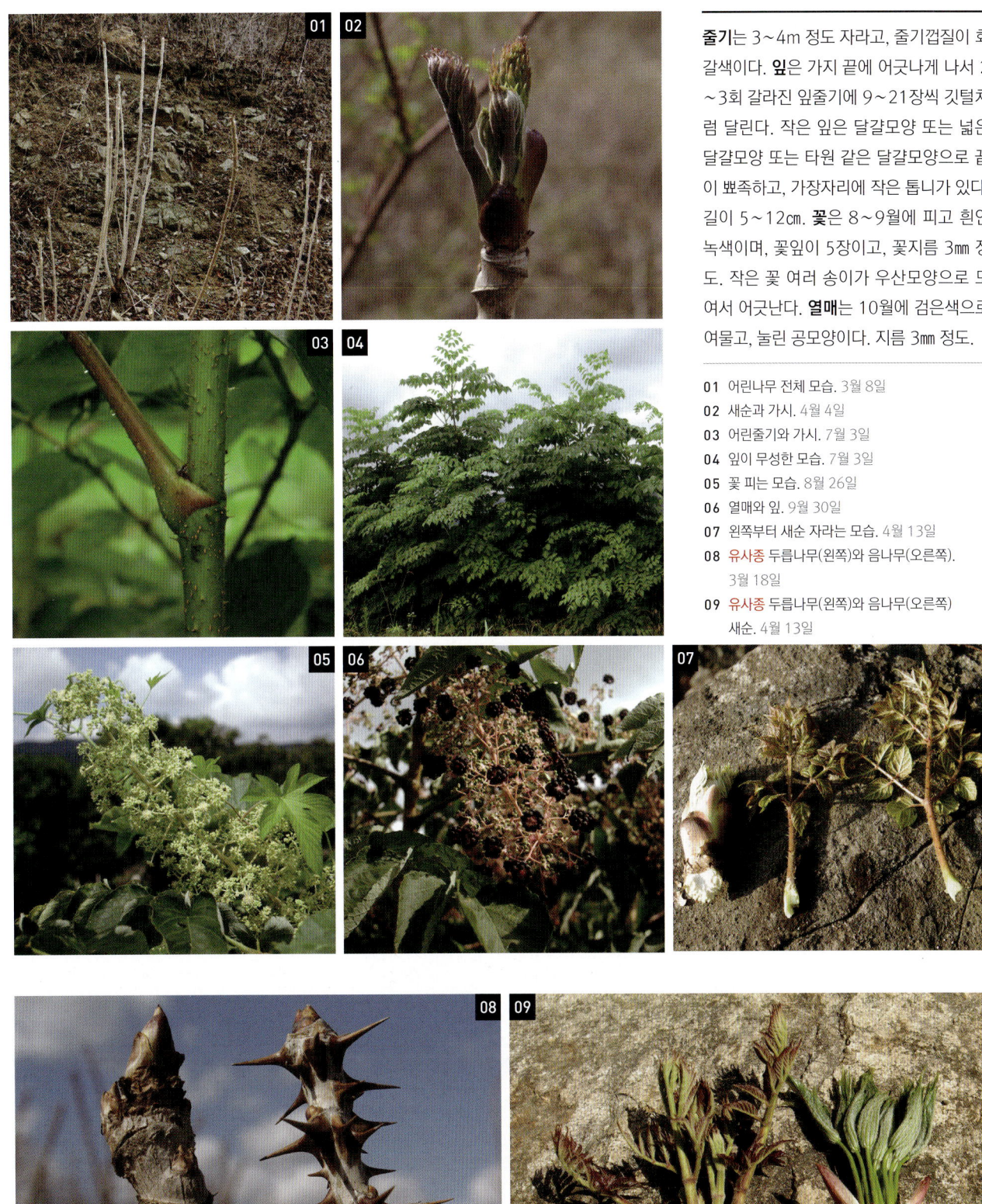

줄기는 3~4m 정도 자라고, 줄기껍질이 회갈색이다. **잎**은 가지 끝에 어긋나게 나서 2~3회 갈라진 잎줄기에 9~21장씩 깃털처럼 달린다. 작은 잎은 달걀모양 또는 넓은 달걀모양 또는 타원 같은 달걀모양으로 끝이 뾰족하고, 가장자리에 작은 톱니가 있다. 길이 5~12㎝. **꽃**은 8~9월에 피고 흰연녹색이며, 꽃잎이 5장이고, 꽃지름 3㎜ 정도. 작은 꽃 여러 송이가 우산모양으로 모여서 어긋난다. **열매**는 10월에 검은색으로 여물고, 눌린 공모양이다. 지름 3㎜ 정도.

01 어린나무 전체 모습. 3월 8일
02 새순과 가시. 4월 4일
03 어린줄기와 가시. 7월 3일
04 잎이 무성한 모습. 7월 3일
05 꽃 피는 모습. 8월 26일
06 열매와 잎. 9월 30일
07 왼쪽부터 새순 자라는 모습. 4월 13일
08 유사종 두릅나무(왼쪽)와 음나무(오른쪽). 3월 18일
09 유사종 두릅나무(왼쪽)와 음나무(오른쪽) 새순. 4월 13일

두릅나무

049

Oenanthe javanica (Blume) DC.

미나리 <small>단맛 + 쓴맛</small>

■ 고혈압, 더위 먹은 데, 황달, 비만, 술독 푸는 데 효과

산형과
여러해살이풀

생약명
수근 水芹

성분
독성이 없다.
유황 신경안정
케르세틴 알러지예방
캠페롤 노화방지
칼슘 뼈강화
칼륨 신경세포와 근육기능강화
카로틴 종양억제
철분 빈혈개선
아연 면역력강화
비타민A 시력유지
티아민 에너지대사관여
비타민B₂ 빈혈개선
비타민C 노화방지
비타민P 모세혈관강화

원산지
한국

서식지
들판의 습지나 연못가에 나며, 무논에 심어 키운다.

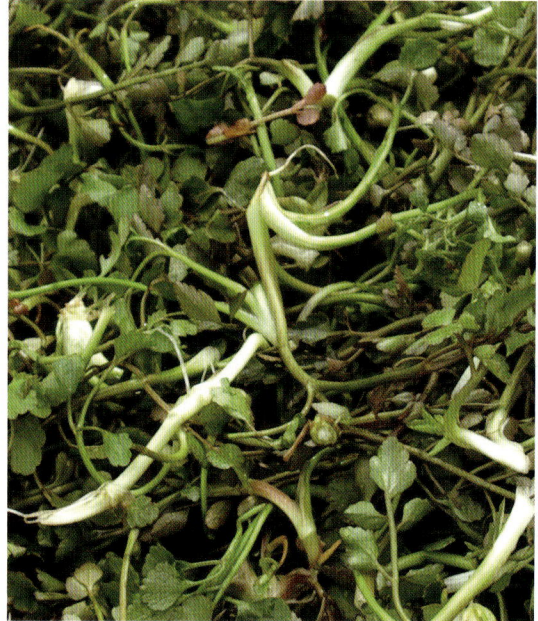 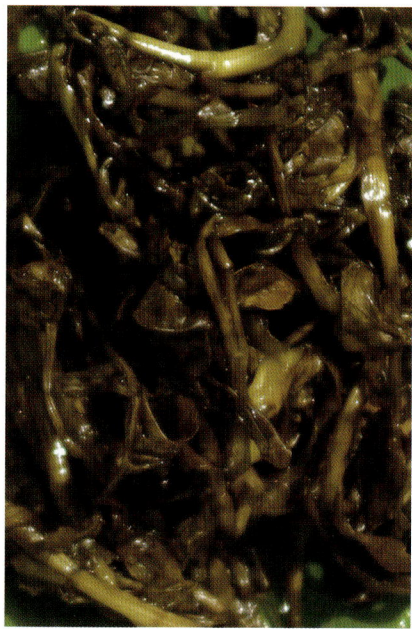

잎줄기 채취한 모습. 3월 24일   미나리잎줄기장아찌.

장아찌 담그기

채취시기 봄~가을.
채취부위 잎줄기.
밑준비 미나리의 잔뿌리를 떼고 씻어서 물기를 뺀다. 또는 뜨거운 물에 살짝 데쳐서 찬물에 헹군 뒤 살짝 말린다.
담그기 맛간장을 끓여서 생미나리는 뜨거울 때, 데친 미나리는 식혀서 붓는다. 효소액은 맛간장이 식은 뒤 넣고, 시원한 향을 살리려면 식초를 넣지 않는다.
숙성 담근 장아찌는 상온에 한나절 두었다가 냉장고에 넣어 익히고, 부어놓은 맛간장은 며칠에 한 번씩 따라서 다시 끓여 식혀 붓기를 3~4번 한다.
장아찌맛 은은하고 향긋한 맛이다.

오행의 맛과 효능
오행상 단맛, 쓴맛. 시원한 향. 단맛은 부드럽게 만드는 작용을 하고, 쓴맛은 배출시키는 작용을 한다.

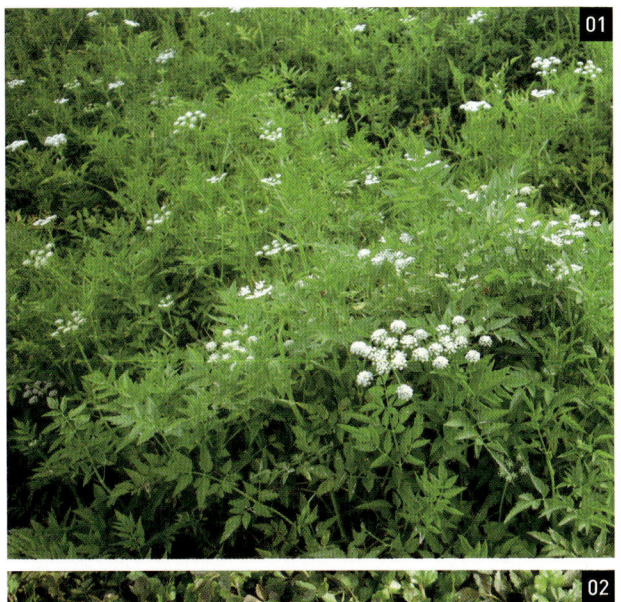

줄기는 30㎝ 정도 자라고, 속이 비어 있으며, 세로로 얕은 홈이 있다. 줄기 마디가 땅에 닿으면 뿌리를 내린다. **잎**은 어긋나게 나서 1~2회 갈라진 잎줄기에 깃털처럼 달리며, 작은 잎은 삼각형 또는 삼각형 같은 달걀모양이고, 가장자리에 날카로운 톱니가 있다. 전체 잎길이는 7~15㎝이다. **꽃**은 7~9월에 피고 흰색이며, 꽃잎이 5장이다. 작은 꽃 여러 송이가 겹우산모양으로 달린다. **열매**는 9월에 여물고 타원형이며, 코르크화된 능선이 있다.

01 꽃 핀 전체 모습. 7월 18일
02 새순이 자라는 모습. 3월 16일
03 뿌리잎. 3월 24일
04 줄기와 곁가지. 7월 12일
05 꽃. 7월 12일
06 잎 앞뒷면. 6월 11일
07 뿌리. 3월 24일

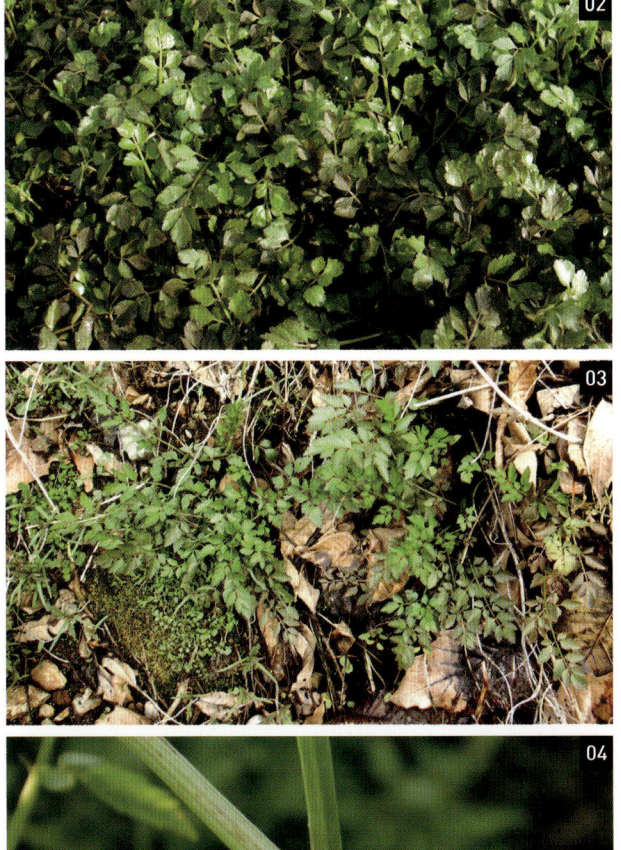

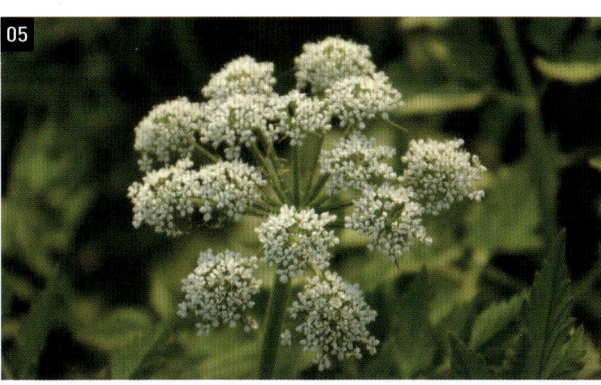

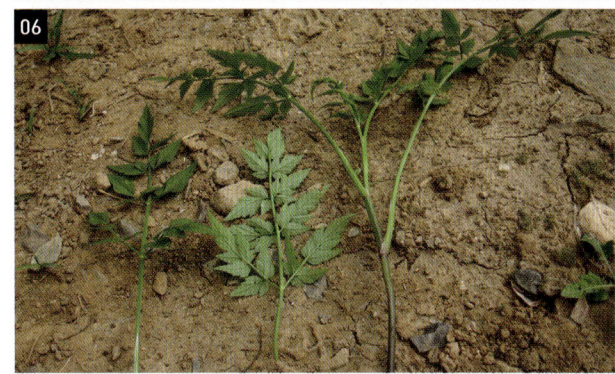

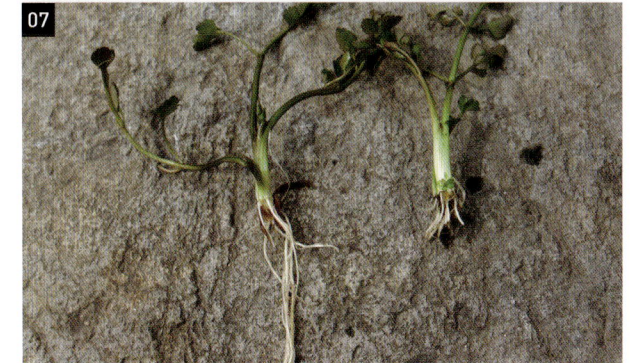

미나리

050

Hosta longipes
(Franch. & Sav.) Matsum.

백합과
여러해살이풀

다른 이름
비비취

생약명
자옥잠 紫玉簪
조선옥잠 朝鮮玉簪
장병옥잠 長柄玉簪

성분
독성이 조금 있다.
사포닌 면역력강화
쿠마린 항혈전제

원산지
한국

서식지
산과 들판의 반그늘이나 냇가에 난다.

비비추

단맛 + 조금 쓴맛 조금 독성

- 기관지염, 두통에 효과

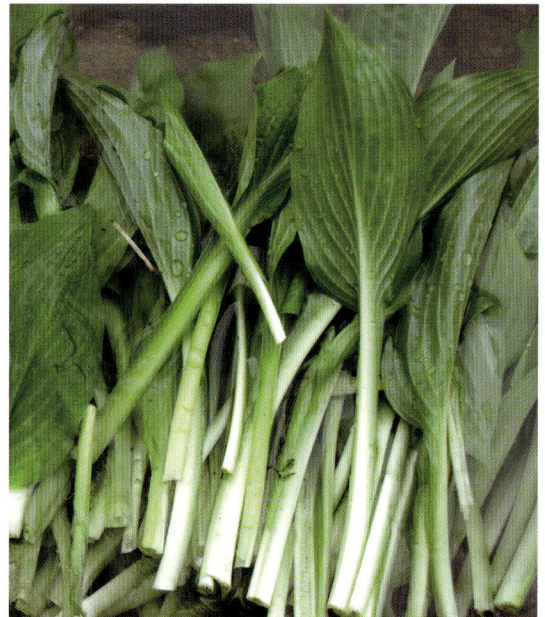
잎 채취하여 씻은 모습. 4월 17일

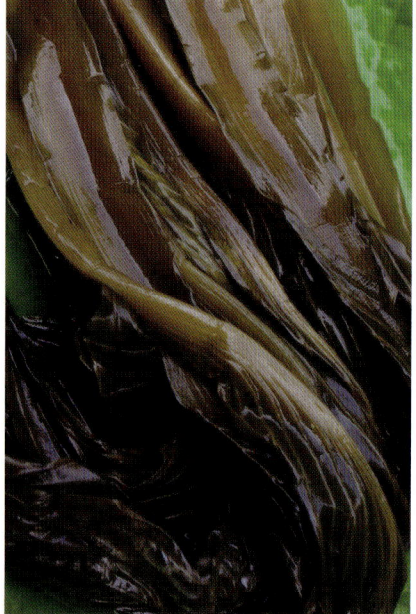
비비추잎장아찌.

장아찌 담그기

채취시기 봄~여름.
채취부위 새순이나 연한 잎.
채취시 주의사항 어릴수록 독성이 약하므로 억세거나 꽃이 핀 것은 피한다.
밑준비 새순이나 잎을 끓는 소금물에 데친 뒤 찬물에 하룻밤 담가 독성을 충분히 우려내고, 손으로 비비면서 여러 번 헹군 뒤 물기를 짜서 살짝 말린다. 생으로 먹거나 독성을 우려내지 않고 먹으면 설사한다.
담그기 준비한 것에 맛간장을 끓여서 아삭한 맛이 살도록 뜨거울 때 붓는다. 효소액은 맛간장이 식은 뒤 넣는다.
숙성 담근 장아찌는 상온에 한나절 두었다가 냉장고에 넣어 익히고, 부어놓은 맛간장은 며칠에 한 번씩 따라서 다시 끓여 식혀 붓기를 3~4번 한다.
장아찌맛 담백하고 부드러운 맛이다.

오행의 맛과 효능
오행상 단맛, 조금 쓴맛. 단맛은 부드럽게 만드는 작용을 하고, 쓴맛은 배출시키는 작용을 한다.

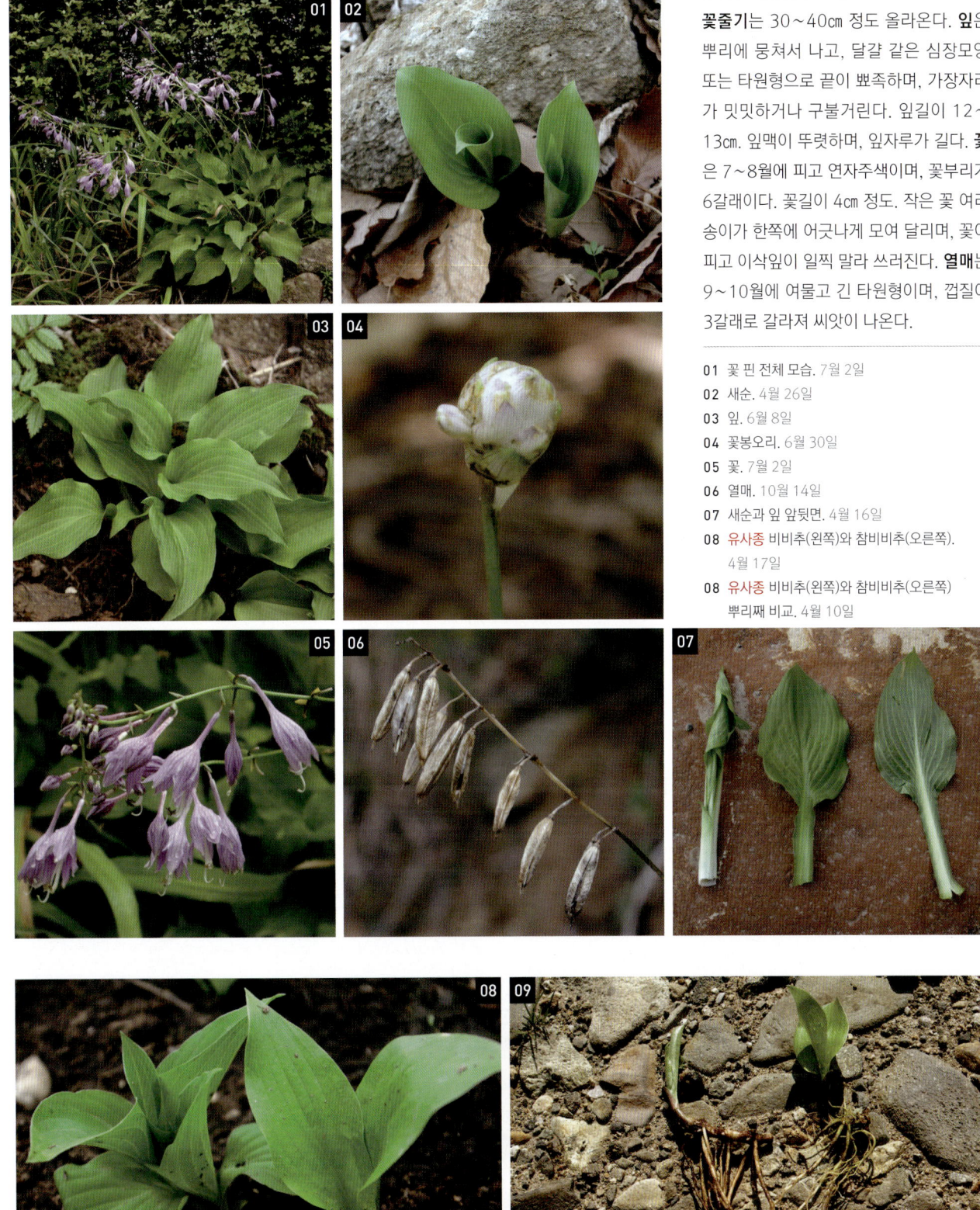

꽃줄기는 30~40㎝ 정도 올라온다. **잎**은 뿌리에 뭉쳐서 나고, 달걀 같은 심장모양 또는 타원형으로 끝이 뾰족하며, 가장자리가 밋밋하거나 구불거린다. 잎길이 12~13㎝. 잎맥이 뚜렷하며, 잎자루가 길다. **꽃**은 7~8월에 피고 연자주색이며, 꽃부리가 6갈래이다. 꽃길이 4㎝ 정도. 작은 꽃 여러 송이가 한쪽에 어긋나게 모여 달리며, 꽃이 피고 이삭잎이 일찍 말라 쓰러진다. **열매**는 9~10월에 여물고 긴 타원형이며, 껍질이 3갈래로 갈라져 씨앗이 나온다.

---

01 꽃 핀 전체 모습. 7월 2일
02 새순. 4월 26일
03 잎. 6월 8일
04 꽃봉오리. 6월 30일
05 꽃. 7월 2일
06 열매. 10월 14일
07 새순과 잎 앞뒷면. 4월 16일
08 유사종 비비추(왼쪽)와 참비비추(오른쪽). 4월 17일
08 유사종 비비추(왼쪽)와 참비비추(오른쪽) 뿌리째 비교. 4월 10일

051 잔대 단맛+쓴맛

Adenophora triphylla var. *japonica* (Regel) H. Hara

■ 천식, 폐렴, 기침가래, 고혈압에 효과

초롱꽃과
여러해살이풀

다른 이름
딱주

생약명
사삼 沙蔘

성분
독성이 없다.
트리테르페노이드 사포닌 종양억제
셀렌 종양억제
단백질 근육강화
비타민E 항산화물질생성

원산지
한국

서식지
산속 양지에 나며,
밭에 심어 키우기도 한다.

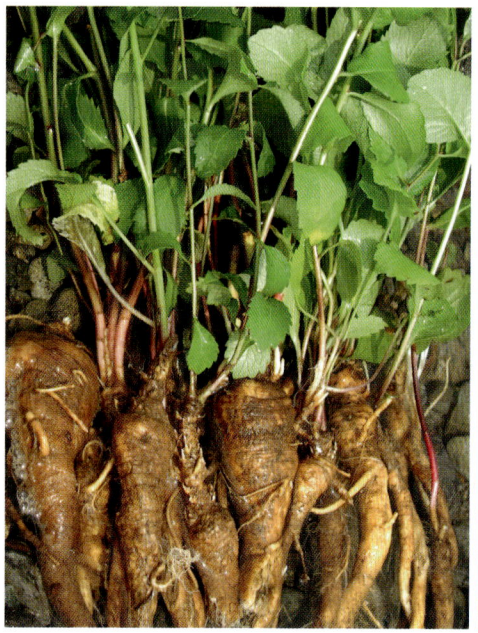
뿌리째 채취하여 씻은 모습. 4월 25일

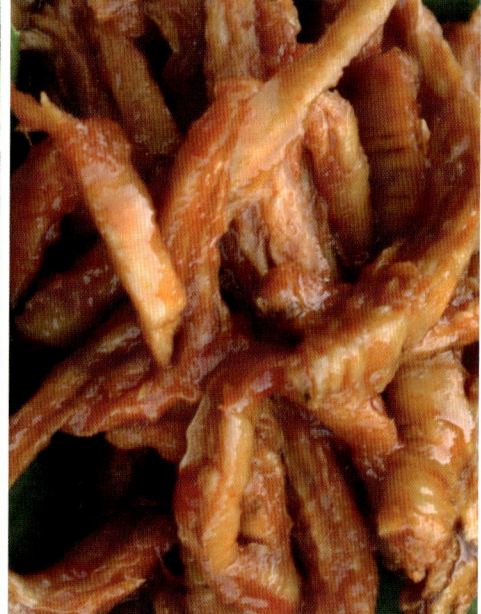
잔대뿌리장아찌.

장아찌 담그기

채취시기 봄~가을.
채취부위 새순이나 연한 잎(봄~여름), 뿌리(가을).
밑준비 새순이나 잎은 씻어서 물기를 뺀다. 뿌리는 흙이 남지 않도록 깨끗이 씻어서 껍질을 벗기고, 간이 잘 배도록 적당한 크기로 썰어서 살짝 말린다.
담그기 준비한 것을 묵은 간장, 묵은 된장, 묵은 고추장에 박는다. 또는 맛간장을 끓여서 식혀 붓거나, 맛된장 또는 맛고추장으로 버무린다. 맛간장에 넣는 효소액은 맛간장이 식은 뒤 넣고, 본래 단맛이 있으므로 단맛을 줄여도 된다.
숙성 맛간장이나 맛된장, 맛고추장으로 담근 경우 상온에 한나절 두었다가 냉장고에 넣어 익히고, 부어놓은 맛간장은 며칠에 한 번씩 따라서 다시 끓여 식혀 붓기를 3~4번 한다.
장아찌맛 씹는 맛이 좋고 담백한 맛이다. 완성된 장아찌는 고춧가루, 다진 파, 다진 마늘 등으로 갖은 양념을 해서 먹기도 한다.

오행의 맛과 효능
오행상 단맛, 쓴맛. 단맛은 부드럽게 만드는 작용을 하고, 쓴맛은 배출시키는 작용을 한다.

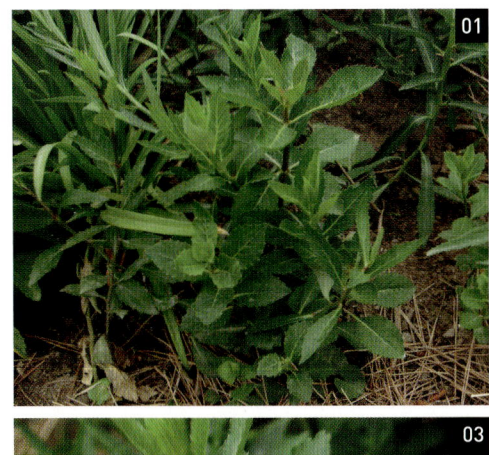
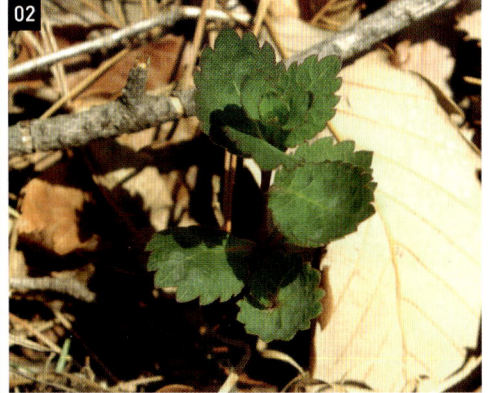
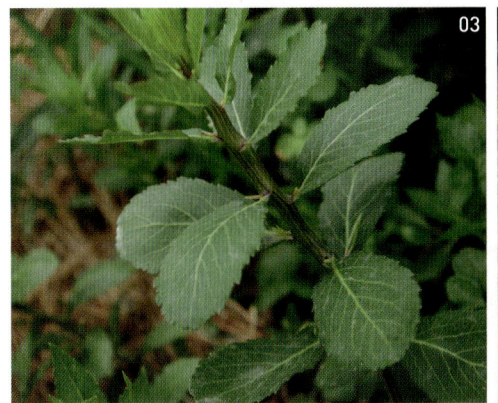
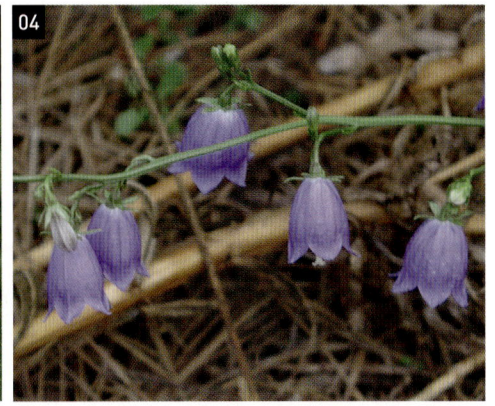
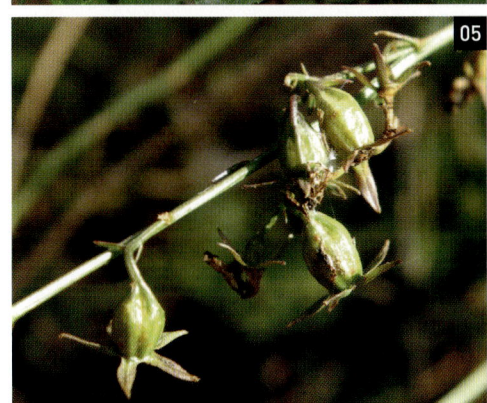
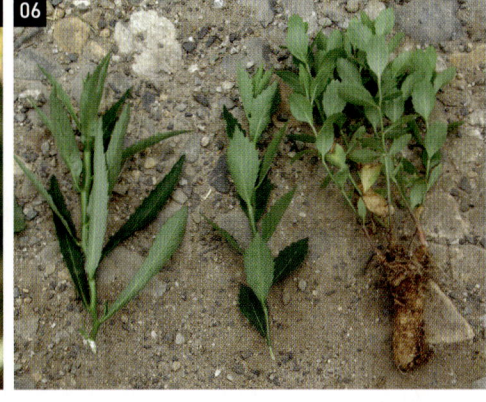

뿌리는 굵고 살이 많으며, 껍질이 조금 거칠다. 껍질을 벗겨내면 하얀 유액이 나온다. **줄기**는 40~120㎝ 정도이고, 붉은자줏빛이 돌기도 하며, 잔털이 있다. **잎**은 뿌리잎은 뭉쳐 나고, 둥근 심장모양에 톱니가 있으며, 잎자루가 길다. 줄기잎은 마주 나거나 어긋나거나 빙 둘러 나고, 둥근 타원형 또는 피침형 또는 넓은 줄모양에 톱니가 있다. 길이 4~5㎝. **꽃**은 7~8월에 피고 연보라색이며, 초롱모양이고 꽃부리가 5갈래이다. 꽃길이 1.3~3.3㎝. **열매**는 10월에 여물고 종지모양이며, 열매껍질이 갈라져 씨앗이 나온다.

01 전체 모습. 6월 10일
02 어린줄기 자라는 모습. 4월 3일
03 줄기와 잎. 6월 10일
04 꽃과 꽃봉오리. 9월 11일
05 열매. 10월 27일
06 뿌리잎(왼쪽), 줄기잎(가운데 2개), 뿌리 달린 전체 모습(오른쪽). 6월 10일
07 유사종 잔대(왼쪽)와 층층잔대(오른쪽). 6월 10일
08 유사종 잔대(왼쪽 2개)와 층층잔대(오른쪽 2개) 비교. 6월 10일

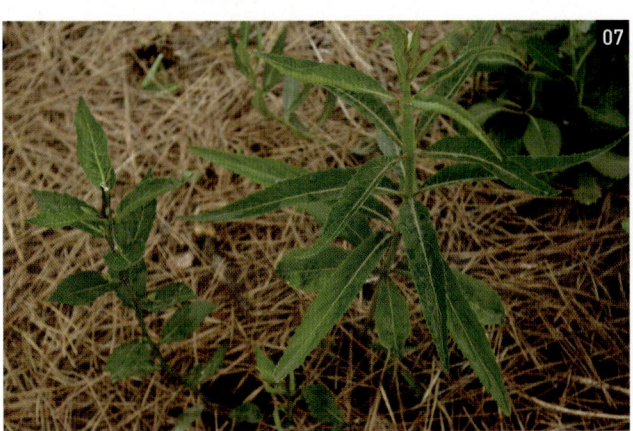
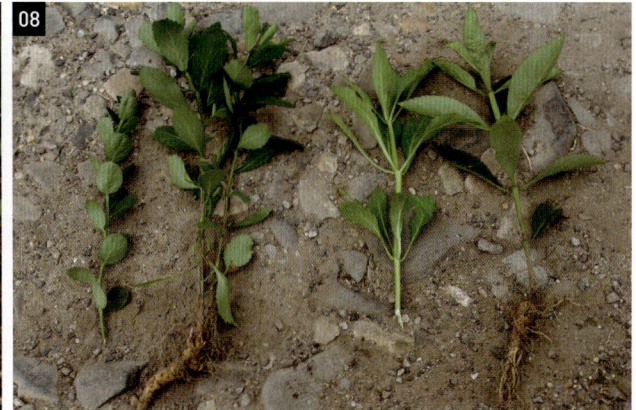

잔대

052 층층잔대 단맛 + 조금 쓴맛

Adenophora verticillata Fisch.

■ 기침, 가래, 천식, 폐렴, 기관지염, 목 아픈 데 효과

초롱꽃과
여러해살이풀

생약명
남사삼 南沙參

성분
독성이 없다.
트리테르페노이드 사포닌 종양억제
셀렌 종양억제
단백질 근육강화
비타민E 항산화물질생성

원산지
한국

서식지
산과 들판의 양지에서 자란다.

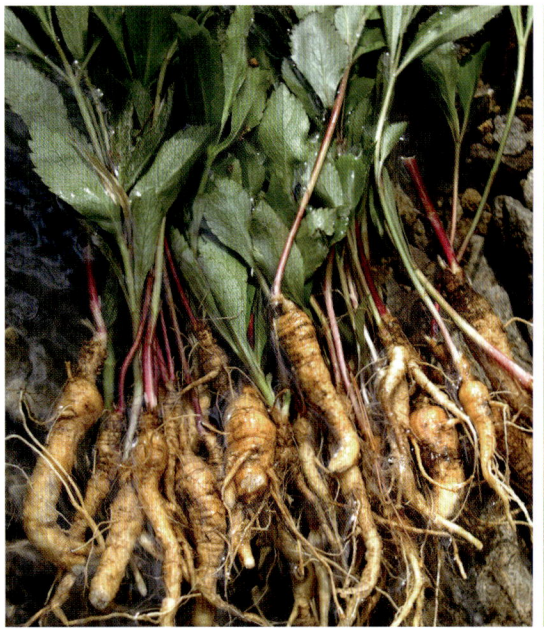 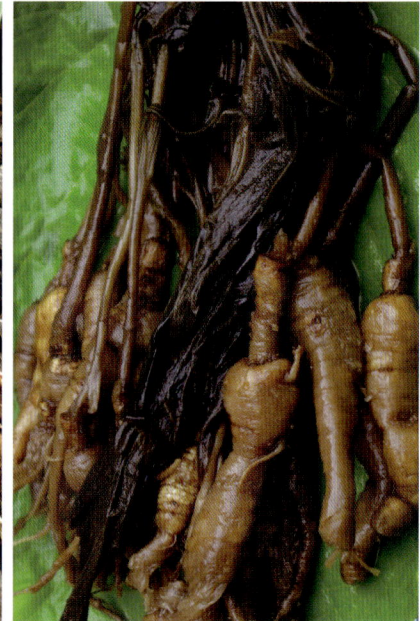

뿌리째 채취하여 씻은 모습. 4월 24일   층층잔대장아찌.

장아찌 담그기

채취시기 봄~가을.
채취부위 새순을 뿌리째 채취한다.
채취시 주의사항 뿌리째 담가도 되고, 새순과 뿌리를 따로 따로 담가도 된다.
밑준비 뿌리껍질이 질기면 벗기고, 뿌리에 흙이 남지 않도록 깨끗이 씻어서 물기를 뺀다.
담그기 준비한 것에 맛간장을 끓여서 식혀 붓거나, 맛고추장 또는 맛된장으로 버무린다. 맛간장에 넣는 효소액은 맛간장이 식은 뒤 넣고, 본래 단맛이 있으므로 단맛을 줄여도 된다.
숙성 담근 장아찌는 상온에 한나절 두었다가 냉장고에 넣어 익히고, 부어놓은 맛간장은 며칠에 한 번씩 따라서 다시 끓여 식혀 붓기를 3~4번 한다.
장아찌맛 쫄깃쫄깃하고 은은한 맛이다.

오행의 맛과 효능
오행상 단맛, 조금 쓴맛. 단맛은 부드럽게 만드는 작용을 하고, 쓴맛은 배출시키는 작용을 한다.

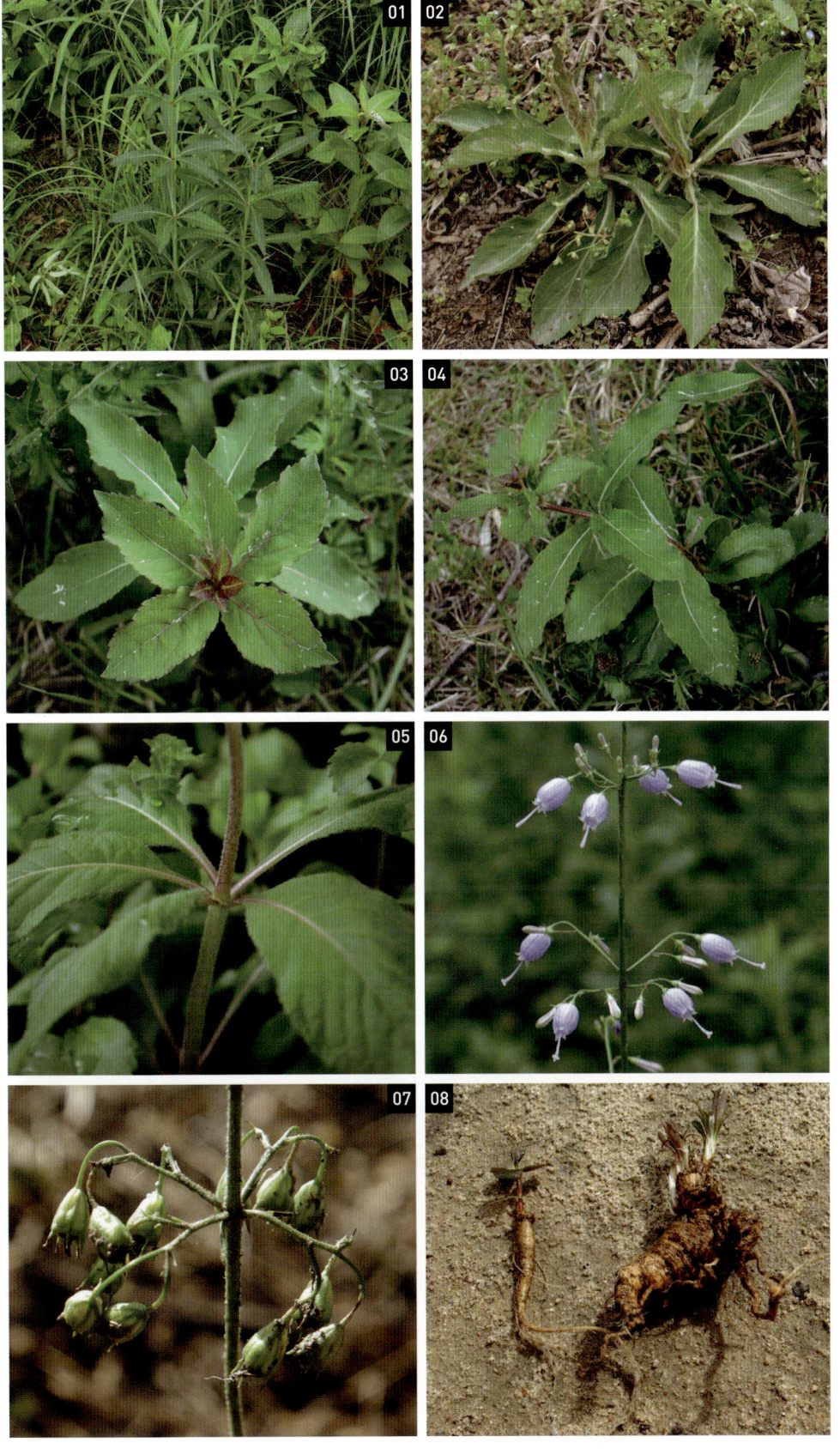

뿌리는 굵게 자라고, 살이 많다. **줄기**는 40~120cm 정도 곧게 자라고, 잔털이 있다. **잎**은 3~5장씩 빙 둘러 나며, 긴 타원형 또는 피침형이고, 가장자리에 톱니가 있다. 잎 길이 4~8cm이고, 잎자루가 짧거나 없다. **꽃**은 7~9월에 피고 푸른빛 도는 연보라색이며, 초롱모양이고 꽃부리가 5갈래이다. 작은 꽃 여러 송이가 줄기 끝에 원뿔모양으로 달린다. **열매**는 11월에 여물고 종지모양이며, 열매껍질이 갈라져 씨앗이 나온다.

01 전체 모습. 6월 25일
02 어린잎. 4월 20일
03 잎 달린 모습. 4월 29일
04 줄기 자라는 모습. 4월 29일
05 줄기. 3월 13일
06 꽃. 8월 12일
07 열매. 10월 27일
08 유사종 층층잔대(왼쪽)와 잔대(오른쪽) 뿌리째 비교. 3월 18일

층층잔대

053

Thea sinensis L.

차나무 _{단맛 + 조금 쓴맛}

■ 위장병, 두통, 비만, 코감기, 술독 푸는 데 효과

차나무과
늘푸른 작은키나무

다른 이름
녹차나무

생약명
다엽 茶葉

성분
독성이 없다.
카페인 각성효과
카테킨 체지방분해
셀렌 종양억제
폴리페놀 혈압상승억제
타닌 수렴작용
아미노산 근육강화
플라보노이드 노화방지
칼슘 뼈강화
칼륨 신경세포와 근육기능강화
마그네슘 체내기능유지
철분 빈혈개선
코발트 빈혈예방
망간 뇌기능유지
구리 빈혈예방
인 혈중콜레스테롤 개선
불소 치아보호
나트륨 수분유지
비타민C 노화방지

원산지
중국

서식지
우리나라에서는 신라시대부터 심어서 키우며, 중부 이남의 산기슭에서 자란다.

오행의 맛과 효능
오행상 단맛, 조금 쓴맛. 단맛은 부드럽게 만드는 작용을 하고, 쓴맛은 배출시키는 작용을 한다.

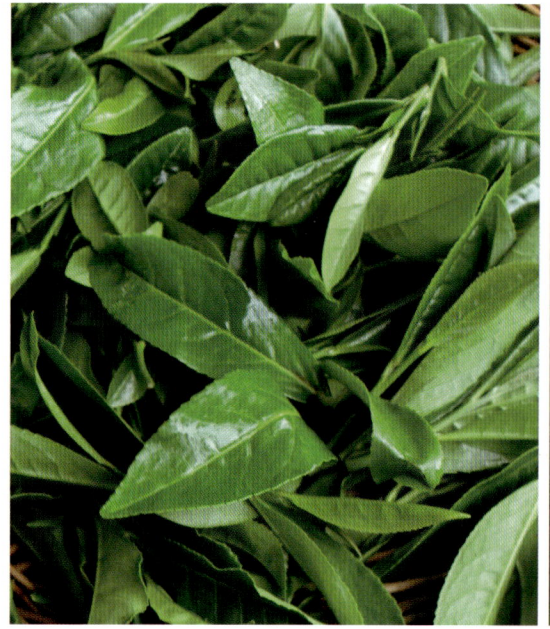
잎 채취한 모습. 11월 11일

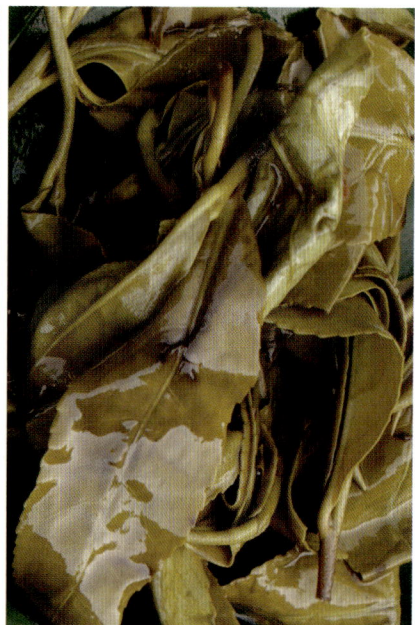
차나무잎장아찌.

장아찌 담그기

채취시기 봄~가을.
채취부위 새순이나 연한 잎.
밑준비 새순이나 잎을 끓는 물에 살짝 데쳐서 부드럽게 만든 뒤 찬물에 반나절 정도 담가서 강한 향과 씁쌀한 맛을 우려내고, 물기를 짜서 살짝 말린다. 또는 덖어서 말린 찻잎을 뜨거운 물에 담가 씁쌀한 맛을 우려낸 뒤 물기를 짜고, 살짝 말려서 담가도 된다.
담그기 준비한 것에 맛간장을 끓여서 식혀 붓거나, 맛고추장으로 버무린다. 맛간장에 넣는 효소액은 맛간장이 식은 뒤 넣고, 본래 단맛이 있으므로 단맛을 빼도 된다. 은은한 향을 살리려면 식초를 넣지 않는다.
숙성 담근 장아찌는 상온에 한나절 두었다가 냉장고에 넣어 익히고, 부어놓은 맛간장은 며칠에 한 번씩 따라서 다시 끓여 식혀 붓기를 3~4번 한다. 잎이 질기므로 노르스름해질 때까지 충분히 삭혀서 먹는다.
장아찌맛 꼬들꼬들하고 은은한 맛이다.
먹을 때 주의사항 카페인이 많으므로 불면증이나 고혈압인 사람은 먹지 않는다.

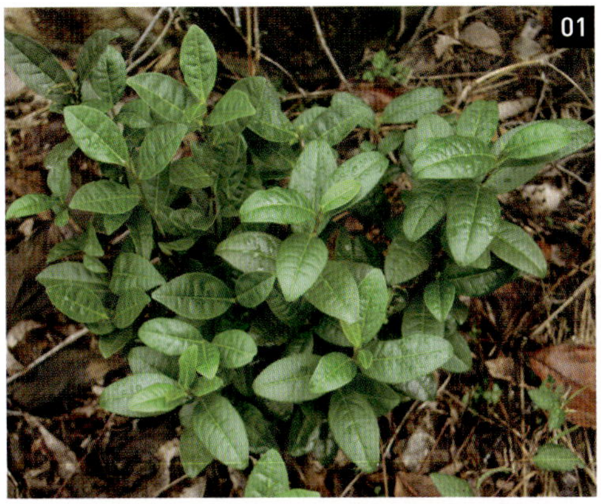

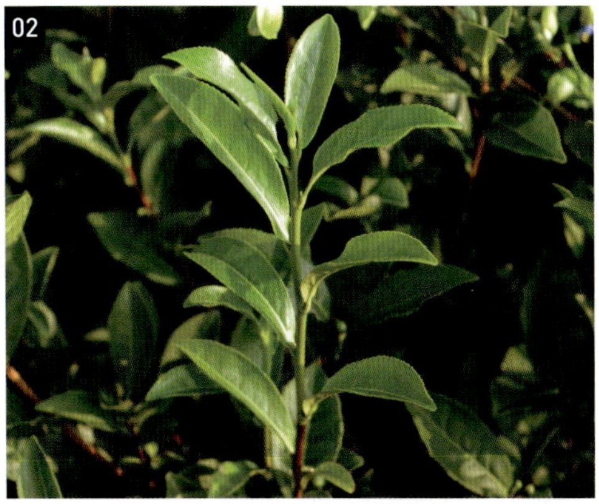

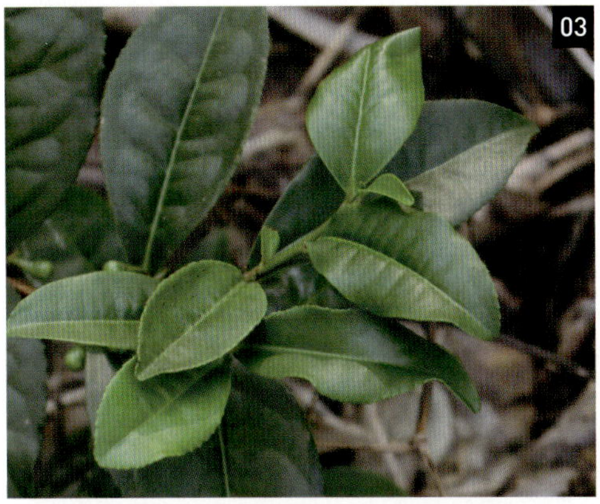

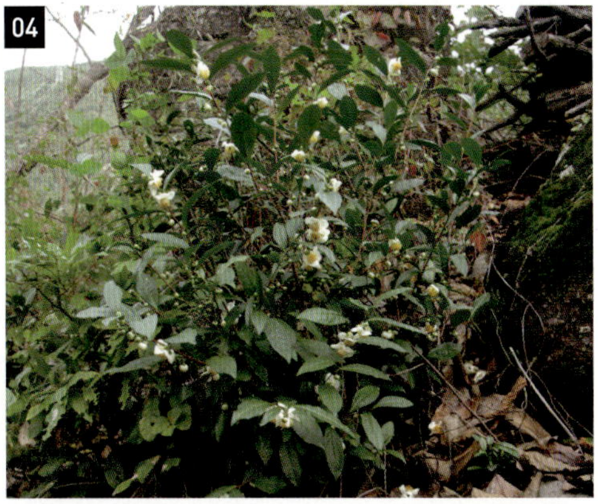

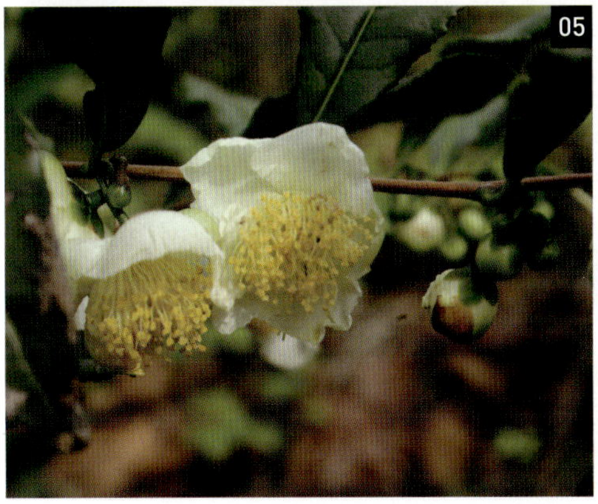

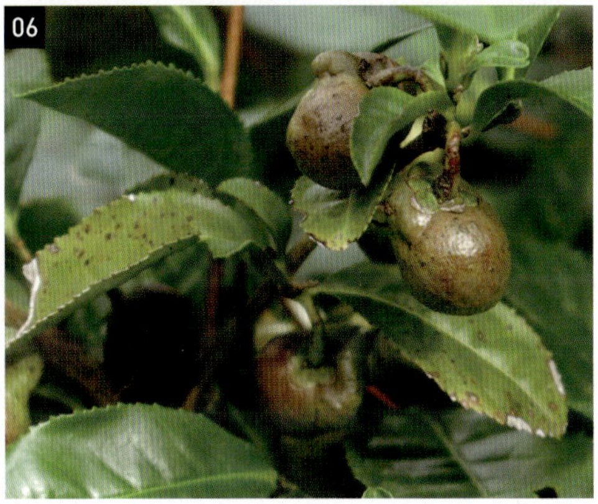

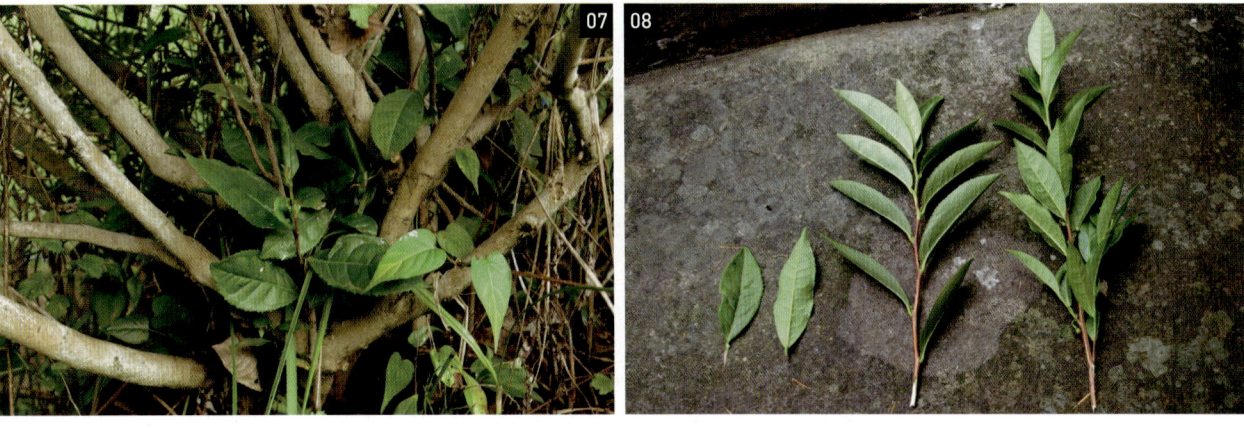

줄기는 1~8m 정도 자라고, 줄기껍질이 회갈색이며, 햇가지에는 잔털이 있다. **잎은** 어긋나고, 긴 타원형이며, 가장자리에 잔 톱니가 있다. 조금 두껍고 앞면에 윤기가 있으며, 사계절 푸르다. 잎길이 6~20㎝. **꽃은** 10~11월에 피고 흰색이며, 꽃잎이 6~8장이다. 꽃지름 3~8㎝. **열매**는 11월에 여물고 삼각형 같은 공모양이며, 열매껍질이 갈라져 씨앗이 나온다.

01 전체 모습. 10월 7일
02 햇가지와 잎. 9월 13일
03 잎 달린 모습. 10월 4일
04 꽃 핀 모습. 10월 7일
05 꽃. 10월 7일
06 열매. 10월 7일
07 밑동과 어린줄기. 9월 13일
08 잎 앞뒷면. 9월 13일

차나무

054 참나리 단맛 + 조금 쓴맛

Lilium lancifolium Thunb.

■ 간질환, 불면증, 산후 여성질환, 변비에 효과

백합과
여러해살이풀

다른 이름
호랑나리

생약명
백합 百合
권단 卷丹

성분
페오니플로린 통증과 염증억제
페오놀 통증완화
타닌 수렴작용
리놀렌산 체지방감소
단백질 근육강화
베타카로틴 노화방지
티아민 에너지대사관여
비타민B₂ 빈혈개선
비타민C 노화방지

원산지
한국

서식지
산과 들판의 양지에 난다.

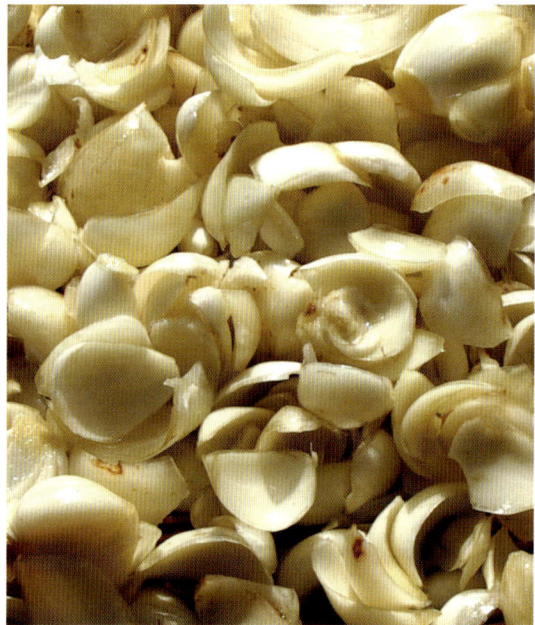 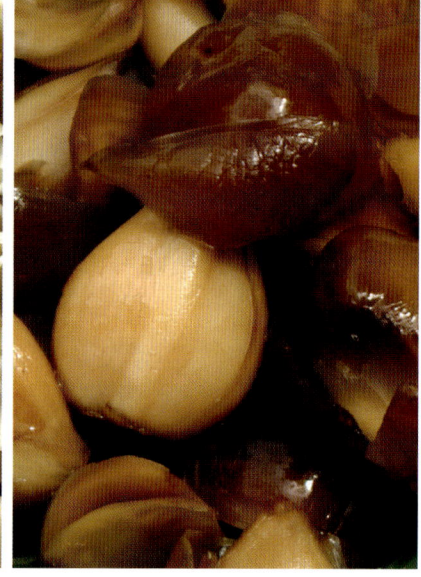

알뿌리를 채취하여 다듬은 모습. 3월 21일. 참나리알뿌리장아찌.

장아찌 담그기

채취시기 봄~가을.
채취부위 알뿌리.
밑준비 알뿌리 겉껍질을 벗기고 비늘 같은 속살을 쪼갠 뒤, 짭짤한 소금물에 한나절 절여 씁쌀한 맛을 우려낸다. 여러 번 헹구고 물기를 빼서 살짝 말린다.
담그기 준비한 알뿌리에 맛간장을 끓여서 식혀 붓거나, 맛고추장으로 버무린다. 맛간장에 넣는 효소액은 맛간장이 식은 뒤 넣고, 소금에 절인 경우 간을 약하게 한다.
숙성 담근 장아찌는 상온에 한나절 두었다가 냉장고에 넣어 익히고, 부어놓은 맛간장은 며칠에 한 번씩 따라서 다시 끓여 식혀 붓기를 3~4번 한다.
장아찌맛 사각사각하고 구수한 맛이다.
먹을 때 주의사항 단, 몸을 차게 하므로 임신한 여성은 먹지 않는다.

오행의 맛과 효능
오행상 단맛, 조금 쓴맛. 단맛은 부드럽게 만드는 작용을 하고, 쓴맛은 배출시키는 작용을 한다.

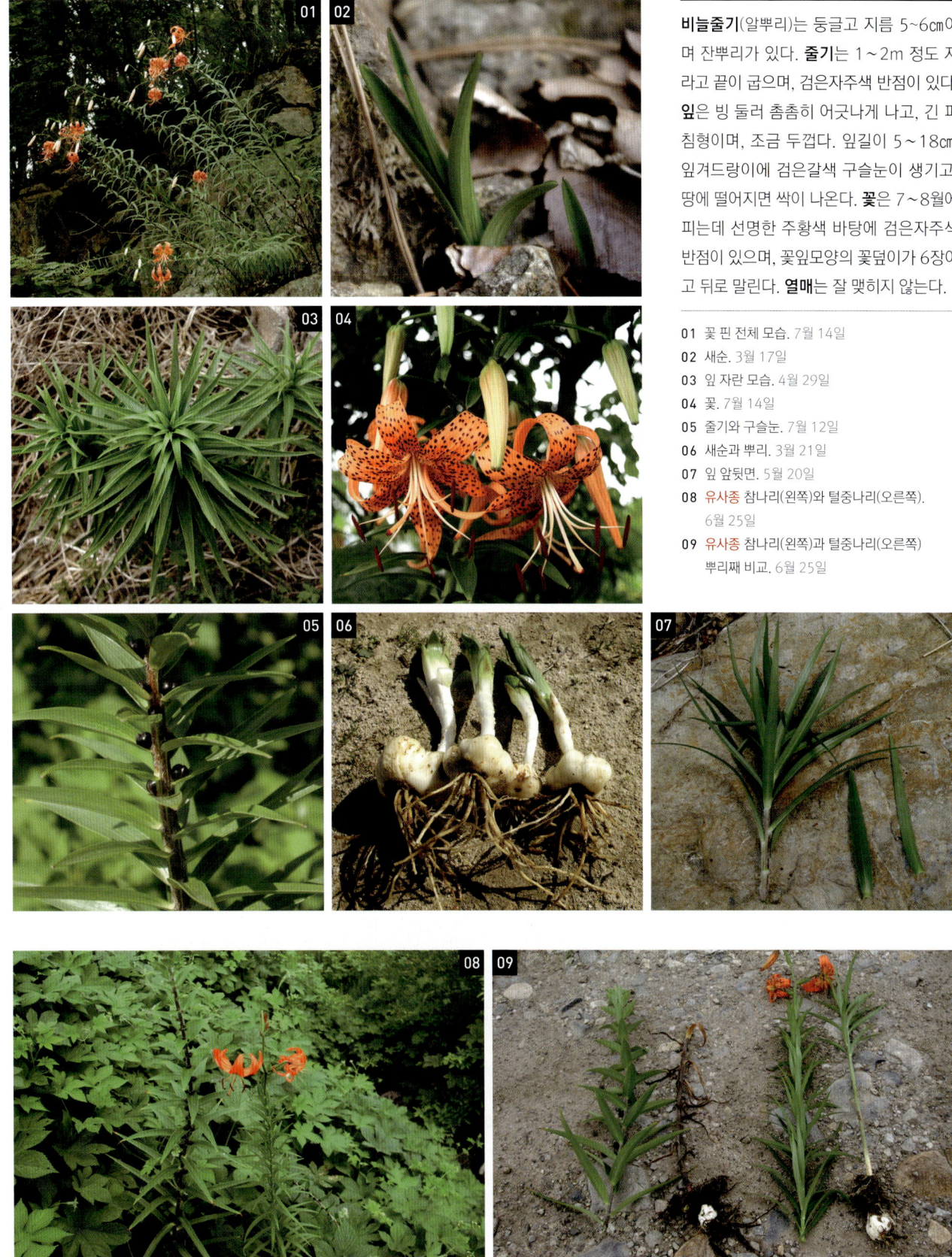

비늘줄기(알뿌리)는 둥글고 지름 5~6㎝이며 잔뿌리가 있다. **줄기**는 1~2m 정도 자라고 끝이 굽으며, 검은자주색 반점이 있다. **잎**은 빙 둘러 촘촘히 어긋나게 나고, 긴 피침형이며, 조금 두껍다. 잎길이가 5~18㎝. 잎겨드랑이에 검은갈색 구슬눈이 생기고, 땅에 떨어지면 싹이 나온다. **꽃**은 7~8월에 피는데 선명한 주황색 바탕에 검은자주색 반점이 있으며, 꽃잎모양의 꽃덮이가 6장이고 뒤로 말린다. **열매**는 잘 맺히지 않는다.

01 꽃 핀 전체 모습. 7월 14일
02 새순. 3월 17일
03 잎 자란 모습. 4월 29일
04 꽃. 7월 14일
05 줄기와 구슬눈. 7월 12일
06 새순과 뿌리. 3월 21일
07 잎 앞뒷면. 5월 20일
08 유사종 참나리(왼쪽)와 털중나리(오른쪽). 6월 25일
09 유사종 참나리(왼쪽)과 털중나리(오른쪽) 뿌리째 비교. 6월 25일

참나리

055 하늘말나리 단맛 + 조금 쓴맛

Lilium tsingtauense Gilg

■ 폐결핵, 기관지염, 가슴두근거림, 불면증, 신경쇠약에 효과

백합과
여러해살이풀

다른 이름
우산말나리

생약명
소근백합 小芹百合
청도백합 靑島百合

성분
알칼로이드 염증과 통증완화
단백질 근육강화
펙틴 정장작용

원산지
한국

서식지
산기슭 반그늘에 난다.

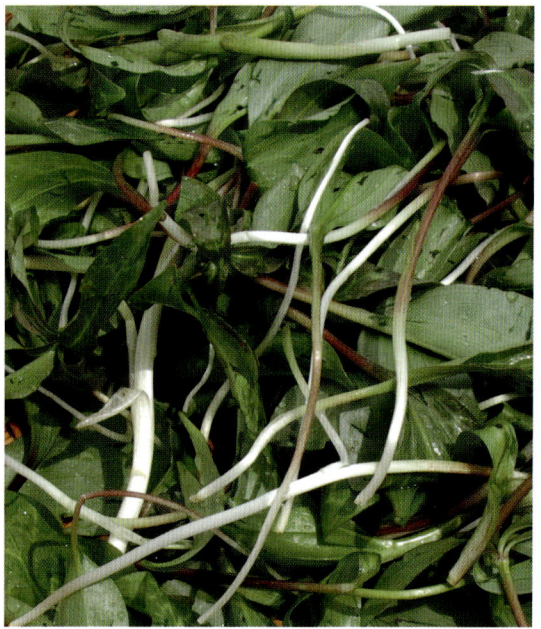
새순 채취한 모습. 4월 1일

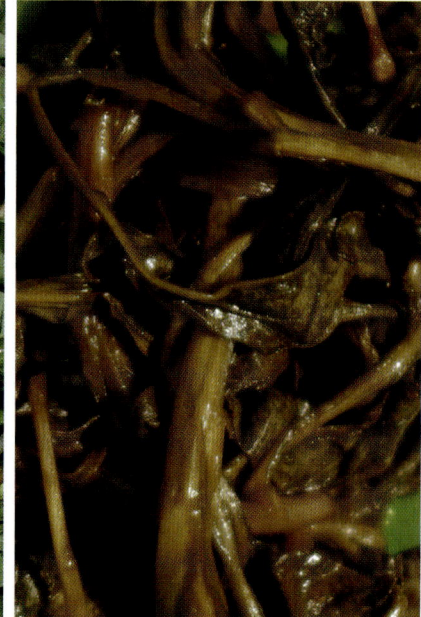
하늘말나리잎장아찌.

장아찌 담그기

채취시기 봄~여름.
채취부위 새순이나 연한 잎.
채취시 주의사항 흔치 않은 약초이므로 조금만 채취하고 개체를 남겨둔다.
밑준비 새순이나 잎을 끓는 소금물에 살짝 데쳐서 부드럽게 만든 뒤 찬물에 반나절 정도 담가 씁쌀한 맛을 우려내고, 물기를 짜서 살짝 말린다.
담그기 준비한 것에 맛간장을 끓여서 식혀 붓는다. 효소액은 맛간장이 식은 뒤 넣는다.
숙성 담근 장아찌는 상온에 한나절 두었다가 냉장고에 넣어 익히고, 부어놓은 맛간장은 며칠에 한 번씩 따라서 다시 끓여 식혀 붓기를 3~4번 한다.
장아찌맛 부드럽고 담백한 맛이다.

오행의 맛과 효능
오행상 단맛, 조금 쓴맛. 단맛은 부드럽게 만드는 작용을 하고, 쓴맛은 배출시키는 작용을 한다.

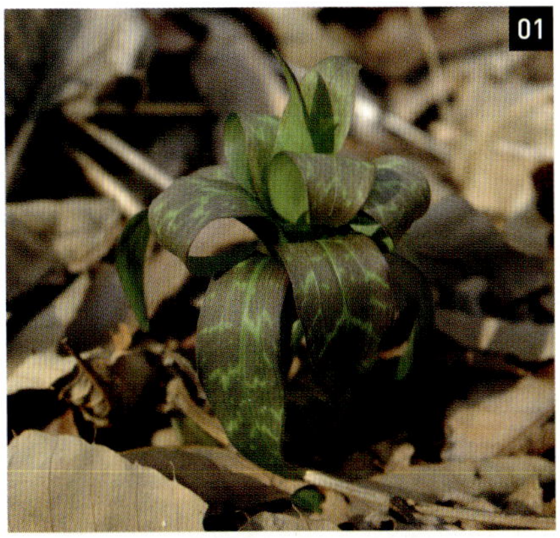

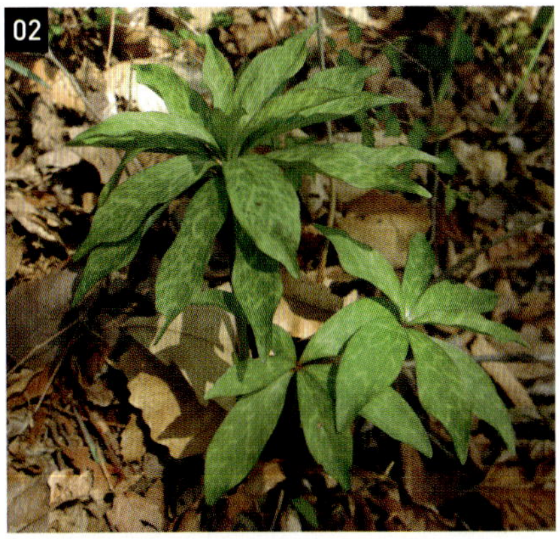

비늘줄기(알뿌리)는 땅속에서 자라고, 둥근 달걀모양으로 지름 2~3㎝이며, 수염뿌리가 난다. **줄기**는 1m 정도 곧게 자란다. **잎**은 줄기 중간잎은 여러 장이 빙 둘러 나고, 피침형 또는 달걀 같은 타원형으로 끝이 뾰족하며, 길이 9㎝ 정도이다. 줄기 윗동잎은 어긋나고 피침형이며, 크기가 작다. **꽃**은 7~8월에 하늘을 향해 피고, 밝은 주황색 바탕에 짙은 자주색 반점이 있으며, 꽃잎모양의 꽃덮이가 6장이다. 꽃지름은 4~5㎝이다. **열매**는 10월에 여물고 원통모양이며, 껍질이 3갈래로 갈라져 씨앗이 나온다.

|유사종| 삿갓나물(Paris verticillata M. Bieb.). 맹독성. 어린잎 모양이 하늘말나리와 비슷하나, 잎맥이 3개로 선명한 것이 다르다. 특히 뿌리에 독성이 많아 구토, 두통, 경련을 일으키므로 주의한다.

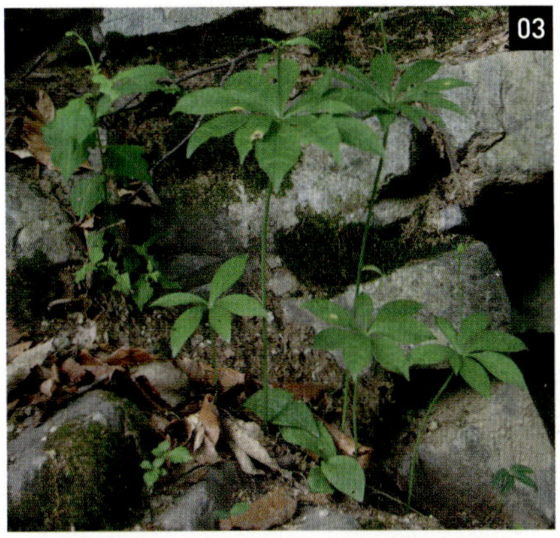

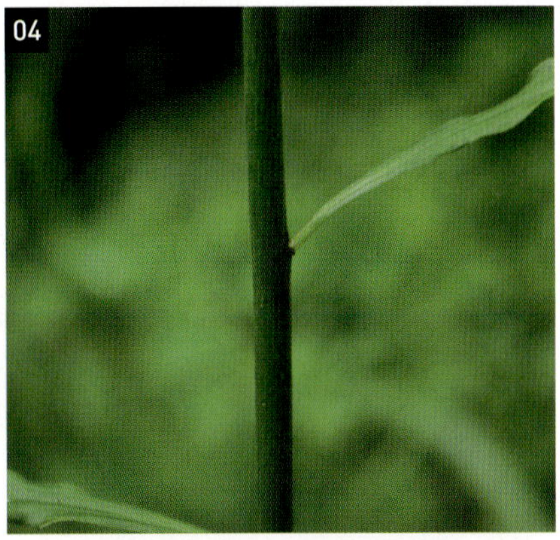

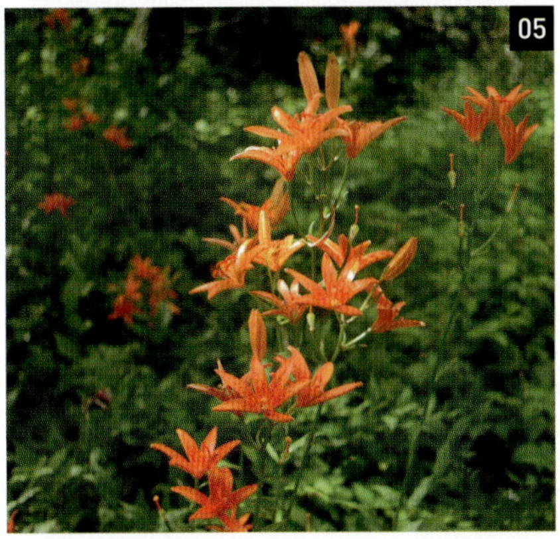

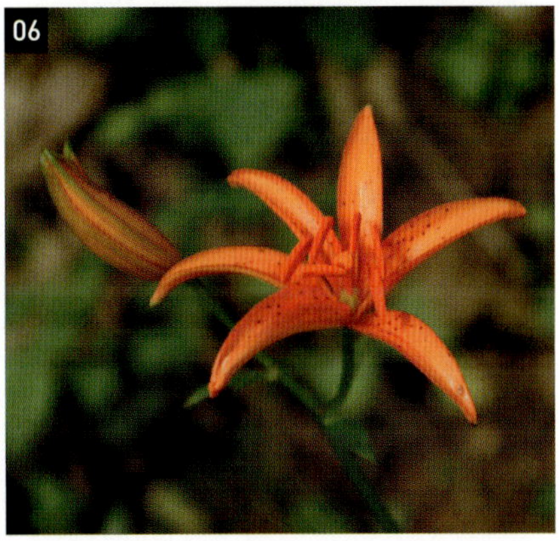

01 새순. 3월 31일
02 어린잎 자라는 모습. 4월 11일
03 줄기가 자란 모습. 6월 6일
04 줄기. 7월 6일
05 꽃 핀 모습. 7월 12일
06 꽃과 꽃봉오리. 7월 3일
07 풋열매. 9월 11일
08 잎과 줄기와 뿌리. 7월 6일
09 유사종 하늘말나리(왼쪽)와 삿갓나물(오른쪽, 맹독성). 4월 7일

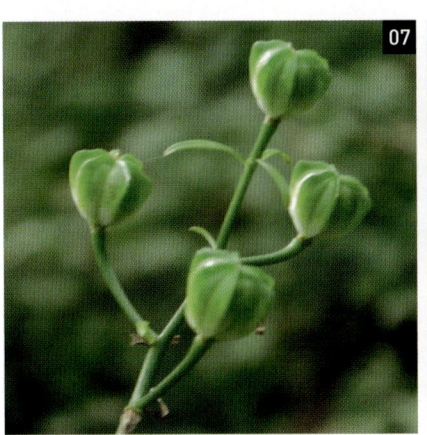
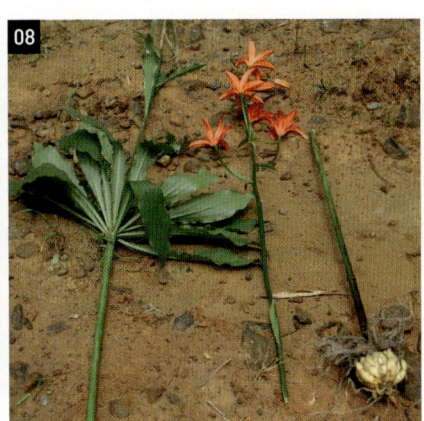
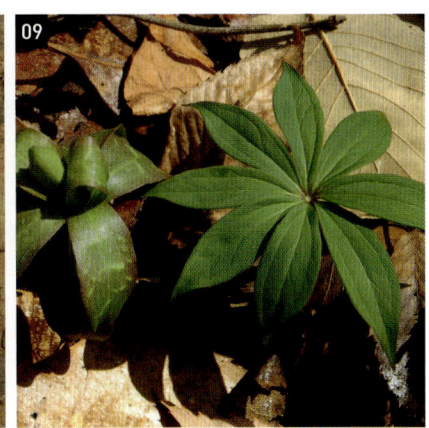

하늘말나리

056 천문동 단맛 + 쓴맛

Asparagus cochinchinensis (Lour.) Merr.

■ 폐결핵, 기관지염, 당뇨, 몽정, 음기부족, 변비에 효과

백합과
덩굴성 여러해살이풀

다른 이름
홀아비좆

생약명
천문동 天門冬

성분
독성이 없으나
뿌리에 생긴 심에는 있다.
사포닌 면역력강화
아스파라긴산 숙취해소
베타시토스테롤
혈중콜레스테롤 개선
스테로이드 소염, 진통, 해열작용

원산지
한국

서식지
중남부지방의 강가나 바닷가에 난다.

오행의 맛과 효능
오행상 단맛, 쓴맛. 단맛은 부드럽게 만드는 작용을 하고, 쓴맛은 배출시키는 작용을 한다.

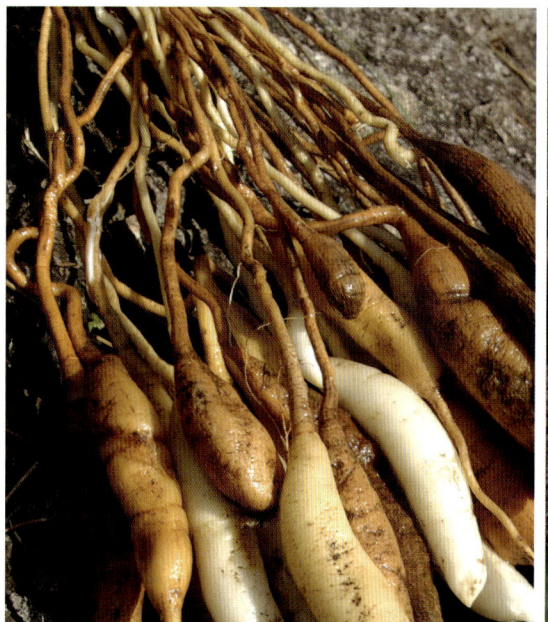
뿌리를 채취하여 씻은 모습. 9월 24일

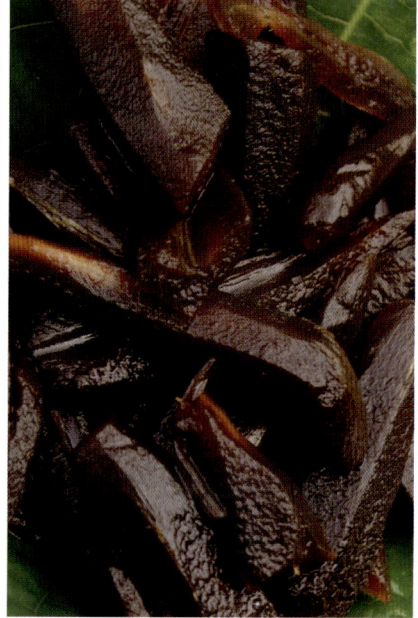
천문동뿌리장아찌.

장아찌 담그기

채취시기 봄~가을.
채취부위 굵은 뿌리.
채취시 주의사항 흔치 않은 약초이므로 조금만 채취하고 개체를 남겨둔다.
밑준비 뿌리에 흙이 남지 않도록 깨끗이 씻어서 물기를 빼고, 심이 생긴 것은 독성이 있으므로 칼로 제거한다. 다듬은 뿌리는 끓는 물에 아삭할 정도로 살짝 데쳐서 겉껍질을 벗기고, 간이 잘 배도록 적당한 크기로 썰어 살짝 말린다.
담그기 준비한 것을 묵은 된장이나 묵은 고추장에 박는다. 또는 맛간장을 끓여서 식혀 붓거나, 맛된장이나 맛고추장으로 버무린다. 맛간장에 넣는 효소액은 맛간장이 식은 뒤 넣고, 그윽한 향을 살리려면 식초를 넣지 않는다.
숙성 맛간장, 맛고추장, 맛된장으로 담근 경우 상온에 한나절 두었다가 냉장고에 넣어 익히고, 부어놓은 맛간장은 며칠에 한 번씩 따라서 다시 끓여 식혀 붓기를 3~4번 한다.
장아찌맛 사각사각하고 그윽한 맛이다.

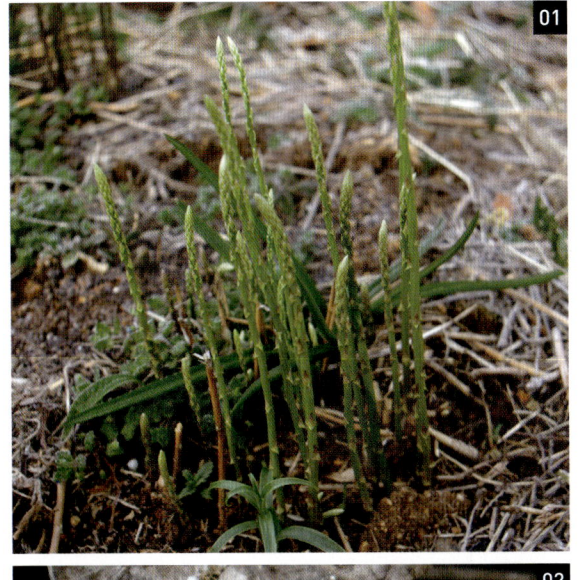

뿌리가 사방으로 뻗고, 살이 많으며, 연하다. 양끝이 뾰족한 타원형이고, 길이 5~15cm이며, 뿌리를 자르면 반투명 점액이 나온다. **줄기**는 1~2m 정도 뻗고, 땅위를 기거나 다른 물체에 기대며, 가늘다. 잔가지는 1~3개씩 나고 가는 잎모양이며, 길이 1~2cm이다. **잎**은 어긋나고, 미세한 막질의 바늘모양이다. **꽃**은 5~6월에 피고 연노란색이며, 꽃잎이 6장이다. 꽃길이는 3mm 정도이고, 작은 꽃 1~3송이가 잎겨드랑이에 달린다. **열매**는 7~8월에 여물고 둥글며, 지름 6mm 정도이다.

01 새순 전체 모습. 4월 8일
02 새순. 3월 29일
03 묵은대와 새순. 3월 25일
04 새순 자라는 모습. 3월 30일
05 밑동. 3월 30일
06 잎과 풋열매. 7월 10일
07 겨울 모습. 11월 2일

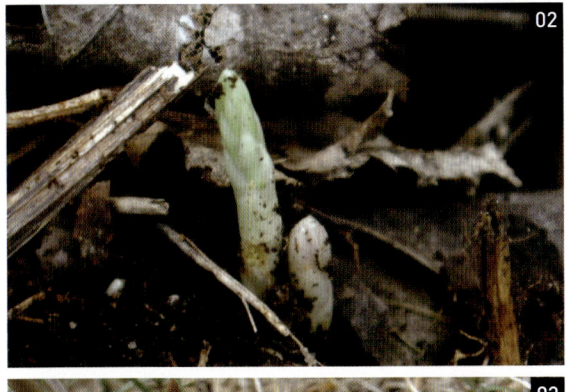

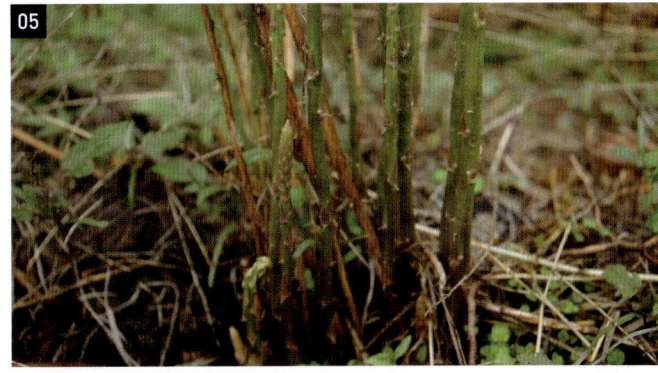

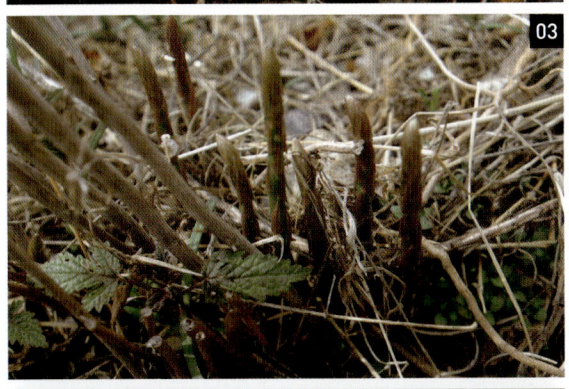

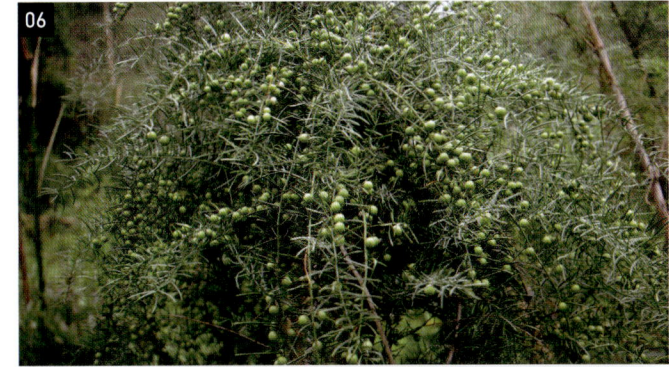

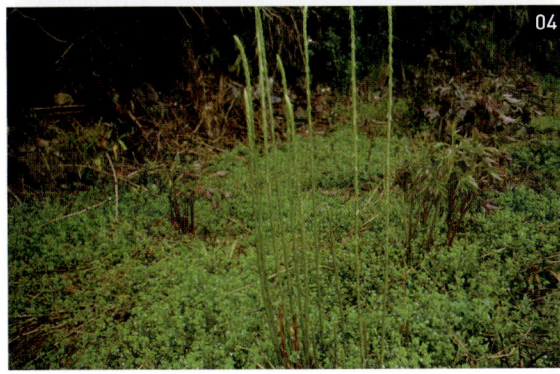

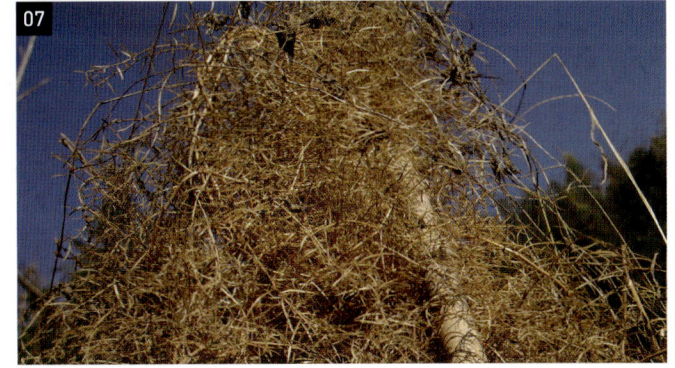

천문동

057

Pueraria lobata
(Willd.) Ohwi

콩과
잎지는 덩굴나무

생약명
갈용 葛茸

성분
독성이 없다.
폴리페놀 혈압상승억제
케르세틴 알러지예방
베타시토스테롤
혈중콜레스테롤 개선
칼슘 뼈강화
칼륨 신경세포와 근육기능강화
비타민C 노화방지
비타민E 항산화물질생성
단백질 근육강화
아연 면역력강화
나트륨 수분유지
철분 빈혈개선
폴산 적혈구생성

원산지
한국

서식지
산기슭 양지에서 자란다.

칡
단맛 + 조금 쓴맛

■ 간질환, 고혈압, 고열, 비만, 술독 푸는 데 효과

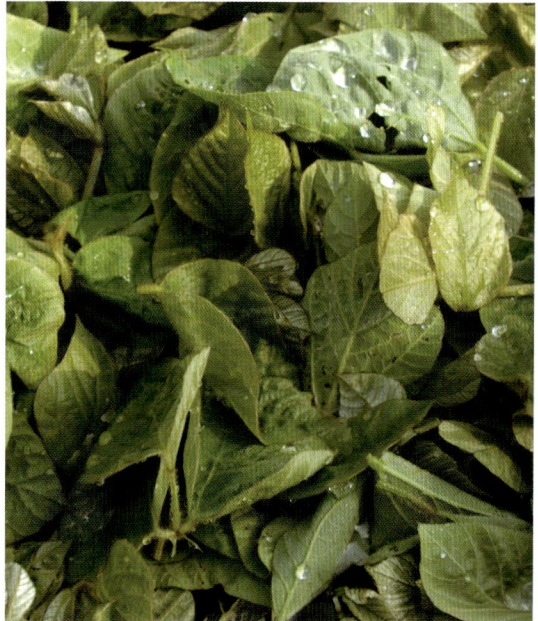
새순과 어린잎을 채취하여 씻은 모습. 4월 22일

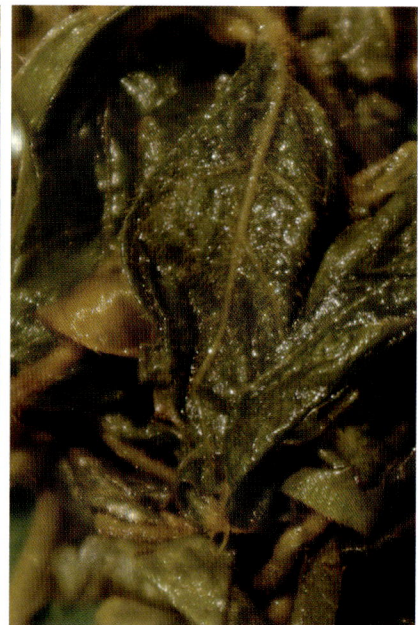
칡잎장아찌.

장아찌 담그기

채취시기 봄~여름.
채취부위 새순이나 연한 잎.
밑준비 새순과 잎을 짭짤한 소금물에 하룻밤 절여서 떫은맛을 우려내고, 여러 번 헹구어 물기를 짠다. 또는 살짝 데쳐서 부드럽게 만든 뒤 찬물에 담가서 떫은맛을 우려내고, 물기를 짜서 살짝 말린다.
담그기 준비한 것을 묵은 된장이나 묵은 고추장에 박는다. 또는 맛간장을 끓여서 식혀 붓거나, 맛된장 또는 맛고추장으로 버무린다. 맛간장에 넣는 효소액은 맛간장이 식은 뒤 넣고, 소금에 절인 경우 간을 약하게 한다.
숙성 맛간장, 맛고추장, 맛된장으로 담근 경우 상온에 한나절 두었다가 냉장고에 넣어 익히고, 부어놓은 맛간장은 며칠에 한 번씩 따라서 다시 끓여 식혀 붓기를 3~4번 한다.
장아찌맛 꼬들꼬들하고 담백한 맛이다.

오행의 맛과 효능
오행상 단맛, 조금 쓴맛. 단맛은 부드럽게 만드는 작용을 하고, 쓴맛은 배출시키는 작용을 한다.

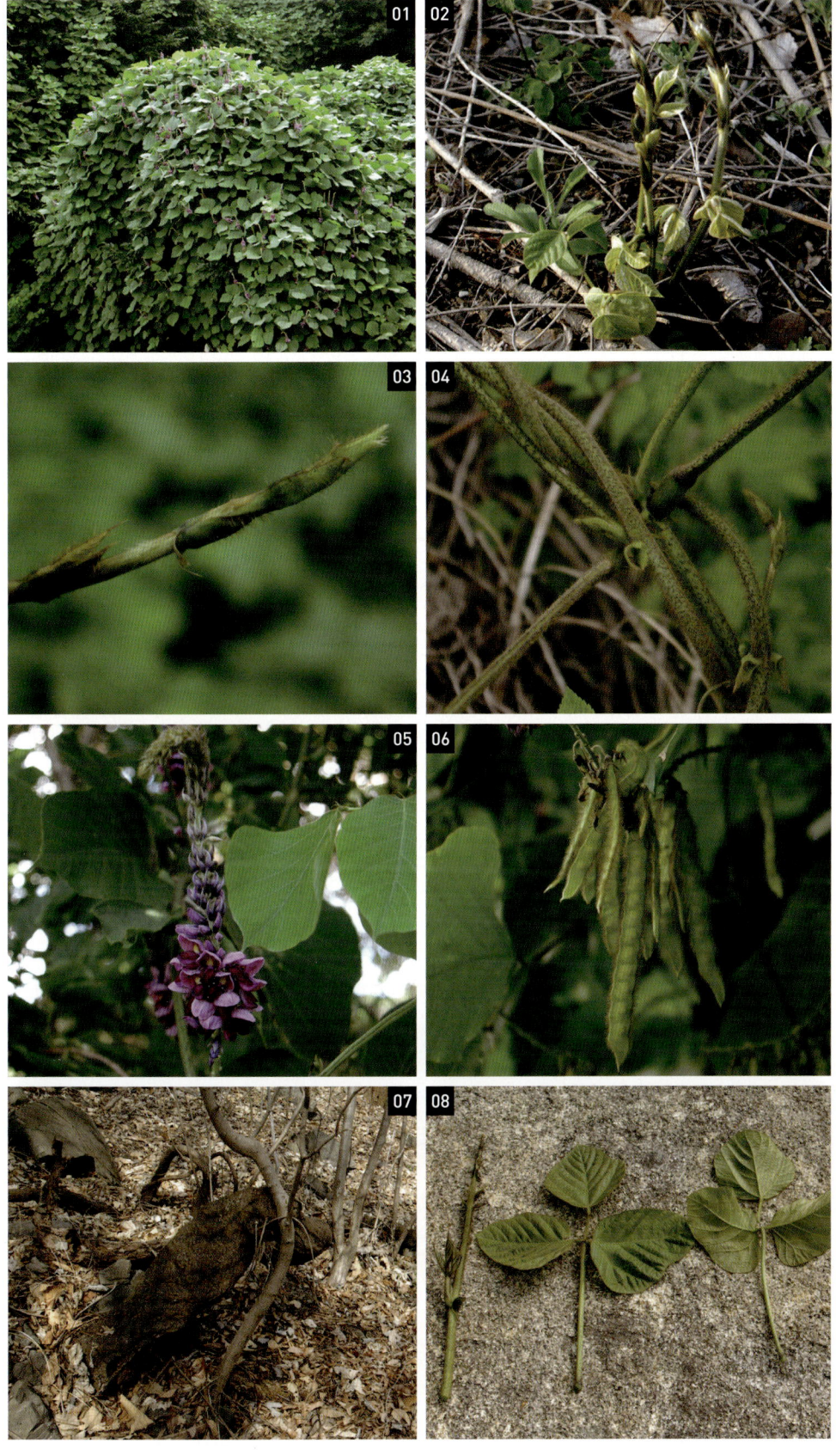

뿌리는 옆으로 뻗고, 매우 굵어지며, 길이가 2~3m까지 된다. **줄기**는 10m 정도 뻗고, 다른 물체를 감거나 기대며, 줄기껍질이 갈색 또는 검은갈색이고 털이 있다. **잎**은 3장씩 나고, 넓은 타원형 또는 둥근 마름모꼴로 끝이 얕게 3갈래로 갈라지기도 한다. 어린잎에는 갈색 잔털이 있다. 잎 길이 10~15cm. 잎자루는 길이 10~20cm이고, 털이 있으며, 피침형 턱잎이 있다. **꽃**은 8월에 피고 붉은자주색이며, 꽃부리가 나비모양으로 갈라진다. 꽃길이가 18~25mm이며, 작은 꽃 여러 송이가 어긋나게 모여 달린다. **열매**는 9~10월에 여물고 꼬투리모양이며, 굵은 갈색 털이 있다. 길이 4~9cm. 열매껍질이 갈라져 씨앗이 나온다.

01 꽃 핀 전체 모습. 8월 14일
02 새순. 4월 22일
03 새순과 털. 7월 3일
04 줄기와 턱잎. 6월 11일
05 꽃과 잎. 7월 18일
06 열매. 9월 30일
07 굵은 밑동(짙은 색). 3월 17일
08 새순과 어린잎 앞뒷면. 4월 18일

058 풀솜대 단맛 + 쓴맛

Smilacina japonica A. Gray var. *japonica*

- 생리불순, 발기부전, 류머티즘, 편두통, 감기, 만성피로에 효과

백합과
여러해살이풀

다른 이름
지장보살

생약명
녹약 鹿藥

성분
독성이 없다.
이소람네틴 혈중콜레스테롤 개선

원산지
한국

서식지
깊은 산 그늘진 곳에 난다.

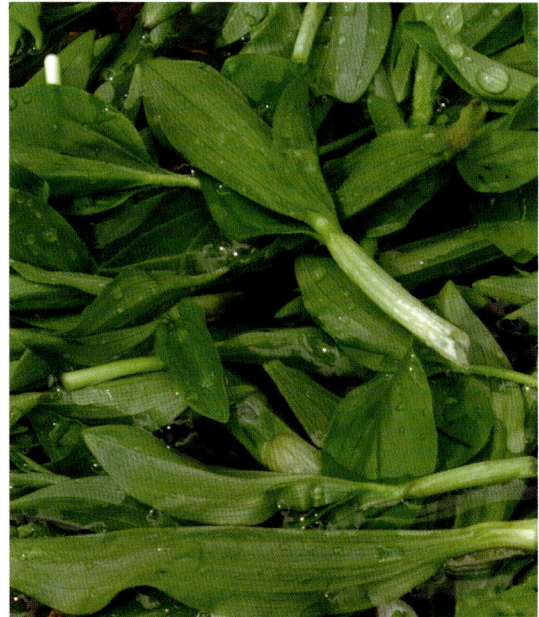 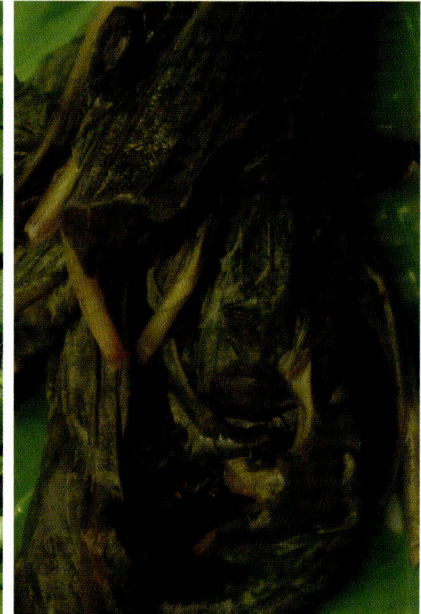

새순을 채취하여 씻은 모습. 4월 4일 ／ 풀솜대순장아찌.

장아찌 담그기

채취시기 봄~여름.
채취부위 새순이나 연한 잎.
채취시 주의사항 흔치 않은 약초이므로 조금만 채취하고 개체를 남겨둔다.
밑준비 새순이나 잎을 씻어서 물기를 뺀 뒤 살짝 말린다.
담그기 준비한 것에 맛간장을 끓여서 식혀 붓는다. 효소액은 맛간장이 식은 뒤 넣는다.
숙성 담근 장아찌는 상온에 한나절 두었다가 냉장고에 넣어 익히고, 부어놓은 맛간장은 며칠에 한 번씩 따라서 다시 끓여 식혀 붓기를 3~4번 한다.
장아찌맛 씹는 맛이 좋고 부드러운 맛이다.

오행의 맛과 효능
오행상 단맛, 쓴맛. 단맛은 부드럽게 만드는 작용을 하고, 쓴맛은 배출시키는 작용을 한다.

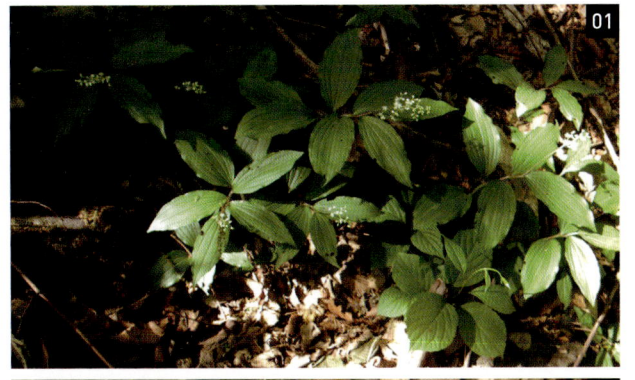

줄기는 20~50㎝ 정도 비스듬히 자라며, 윗동으로 갈수록 잔털이 빽빽하다. **잎**은 5~7장이 어긋 나며, 긴 타원형 또는 타원형 또는 달걀모양으로 끝이 뾰족하고, 앞뒷면에 거친 잔털이 있다. 잎길이가 6~15㎝. **꽃**은 5~7월에 피고 흰색이며, 꽃잎모양의 꽃덮이가 6장이다. 작은 꽃 여러 송이가 겹으로 어긋나게 모여 달리며, 꽃자루에 잔털이 빽빽하다. **열매**는 8월에 붉은색으로 여물며 둥글다.

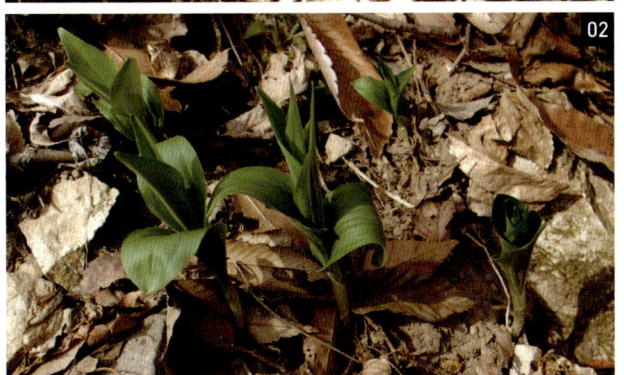

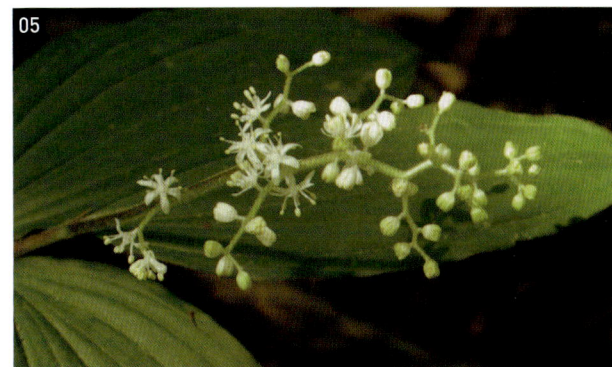

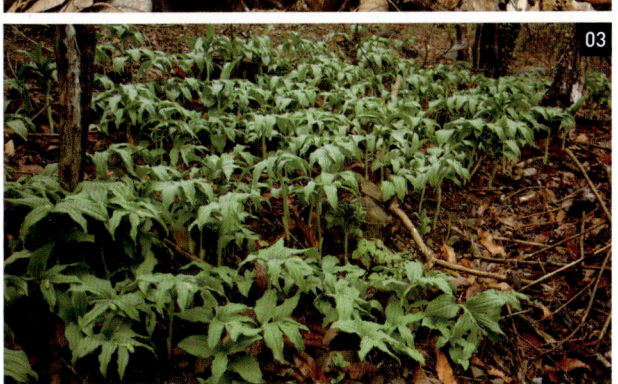

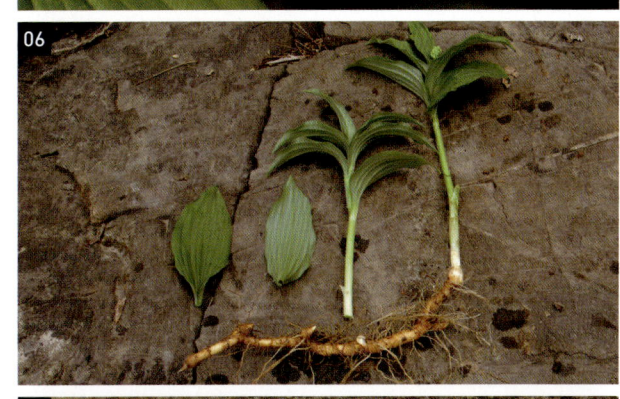

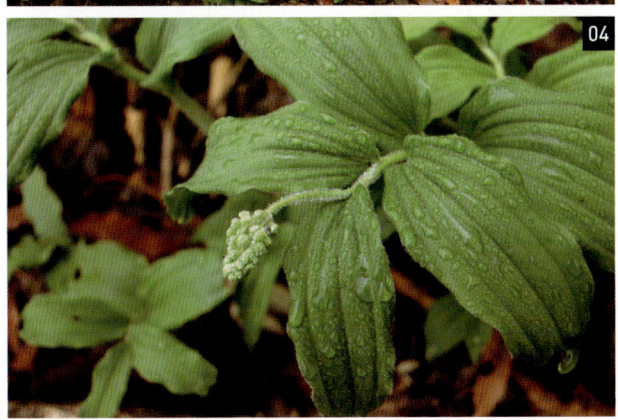

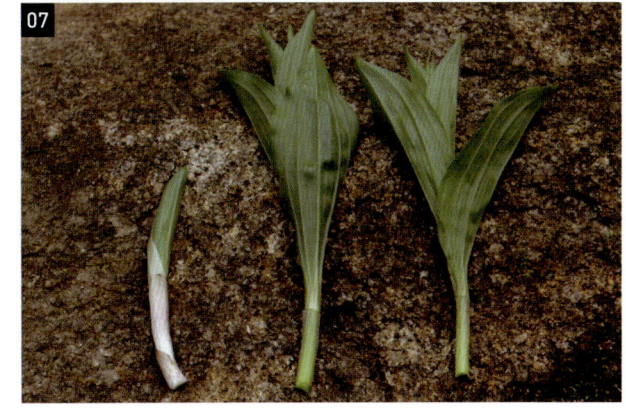

01 꽃 핀 전체 모습. 5월 19일
02 새순. 4월 1일
03 줄기 자라는 모습. 4월 17일
04 꽃봉오리와 잎. 4월 17일
05 꽃. 5월 19일
06 잎 앞뒷면과 뿌리 달린 전체 모습. 4월 18일
07 왼쪽부터 새순과 잎 자라는 순서. 4월 4일

059 환삼덩굴 단맛+쓴맛

Humulus japonicus
Sieboid & Zucc.

■ 결핵, 위장병, 방광염, 신장염, 비만, 습진에 효과

삼과
덩굴성 한해살이풀

다른 이름
한삼덩굴
가시풀

생약명
율초 葎草

성분
루테올린 염증제거
콜린 숙취해소
아스파라긴산 숙취해소
코스모시인 혈압내림
비텍신 신경보호

원산지
한국

서식지
산기슭이나 들판의 양지나 빈터에 난다.

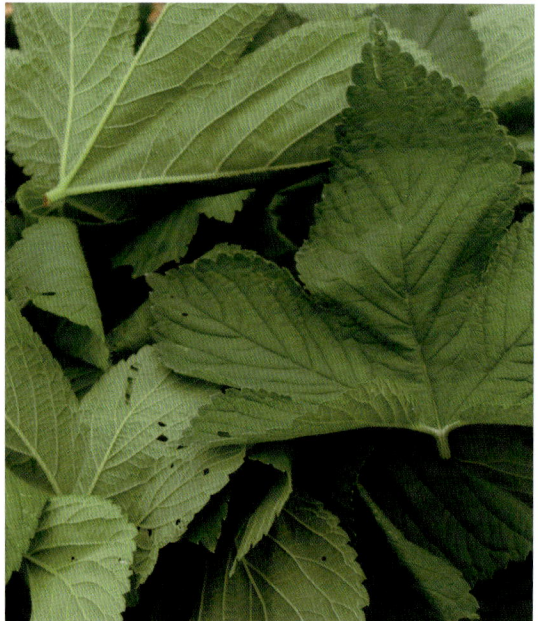
잎 채취한 모습. 7월 30일

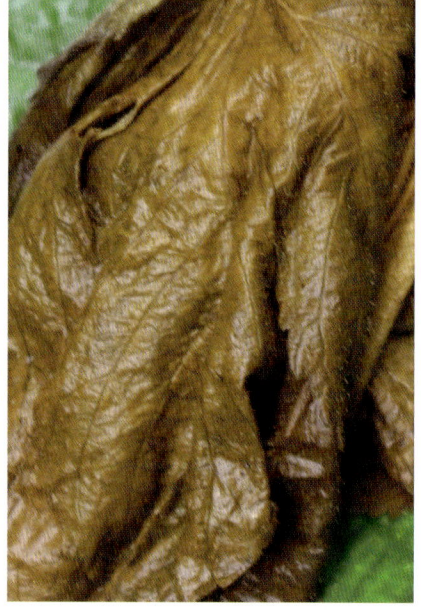
환삼덩굴잎장아찌.

장아찌 담그기

채취시기 봄~가을.
채취부위 새순이나 잎.
채취시 주의사항 가시와 거친 털이 많으므로 채취할 때 장갑을 끼고, 도로가에 나는 것은 오염되어 있으므로 채취하지 않는다.
밑준비 새순이나 잎을 씻어서 물기를 뺀 뒤 차곡차곡 모은다.
담그기 준비한 것에 맛간장을 끓여서 식혀 붓는다. 효소액은 맛간장이 식은 뒤 넣는다.
숙성 담근 장아찌는 상온에 한나절 두었다가 냉장고에 넣어 익히고, 부어놓은 맛간장은 며칠에 한 번씩 따라서 다시 끓여 식혀 붓기를 3~4번 한다.
장아찌맛 부드럽고 담백한 맛이다.

오행의 맛과 효능
오행상 단맛, 쓴맛. 단맛은 부드럽게 만드는 작용을 하고, 쓴맛은 배출시키는 작용을 한다.

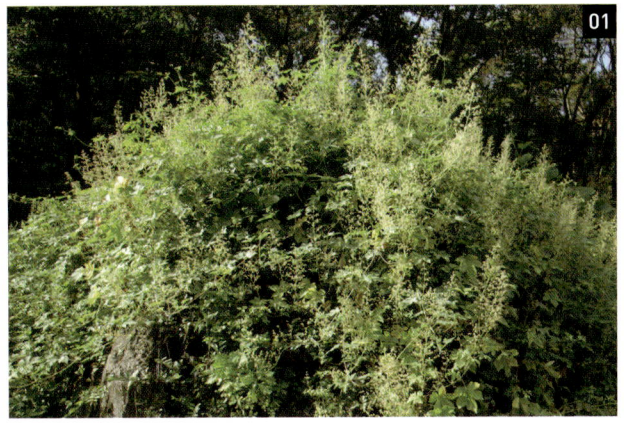

줄기는 2~3m 정도 뻗고, 아래를 향하는 거친 갈고리가시로 다른 물체를 감거나 기대며, 모가 나 있다. **잎**은 마주 나며, 5~7갈래로 갈라진 손바닥모양이다. 가장자리에 규칙적인 톱니가 있으며, 앞뒷면에 거친 잔털이 있다. 잎길이와 폭은 5~12cm이고, 잎자루에도 아래를 향하는 거친 갈고리가시가 있다. **꽃**은 7~9월에 피고 연한 노란녹색이며, 암꽃과 수꽃이 다른 포기에 달린다. 수꽃은 꽃잎모양의 꽃받침이 5개이고, 작은 꽃 여러 송이가 원뿔모양으로 달린다. 암꽃은 잔털이 있는 작은 잎으로 싸이고, 점차 자줏빛이 되며, 작은 꽃 여러 송이가 이삭모양으로 달린다. **열매**는 9~10월에 여무는데 둥근 달걀모양이며, 길이 7~10mm이다.

01 꽃 핀 전체 모습. 9월 13일
02 새순. 8월 12일
03 잎. 7월 30일
04 줄기와 곁가지. 7월 30일

05 수꽃. 8월 6일
06 암꽃. 10월 14일
07 잎 앞뒷면과 뿌리. 7월 30일

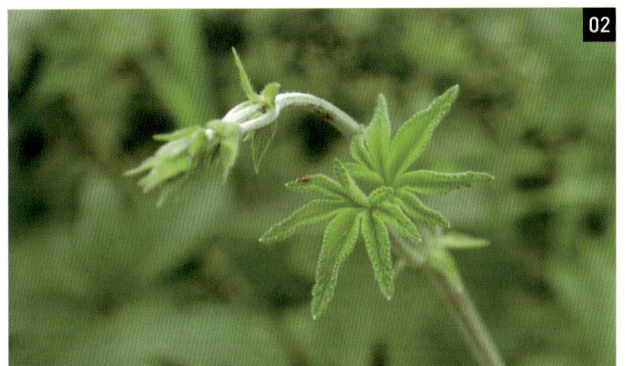

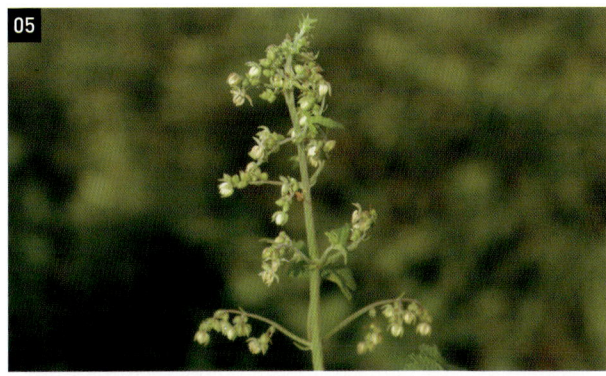

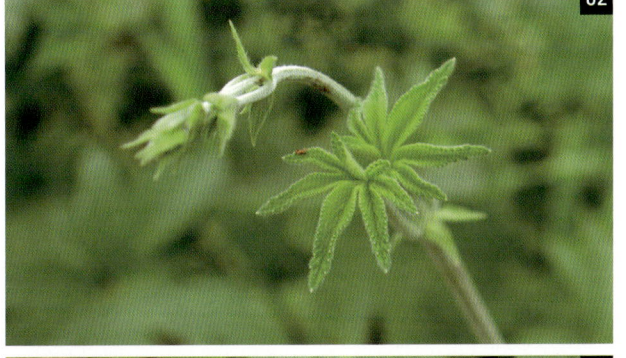

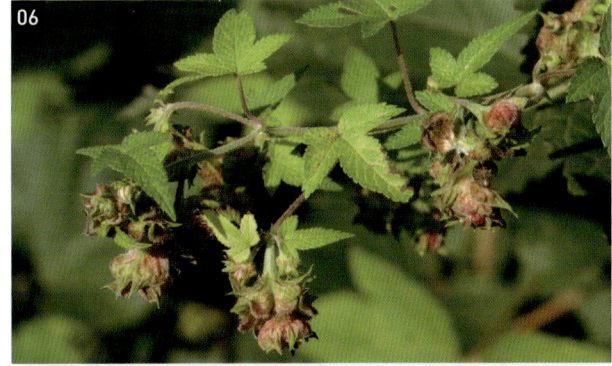

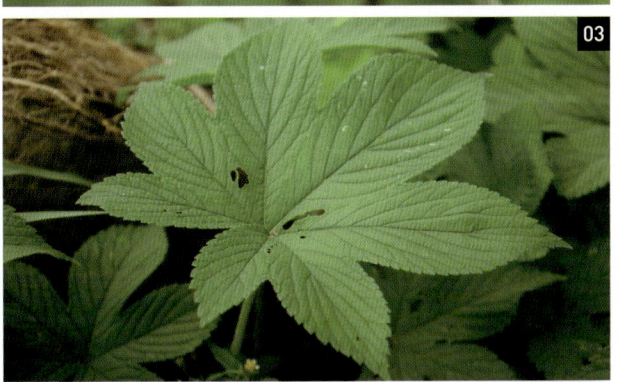

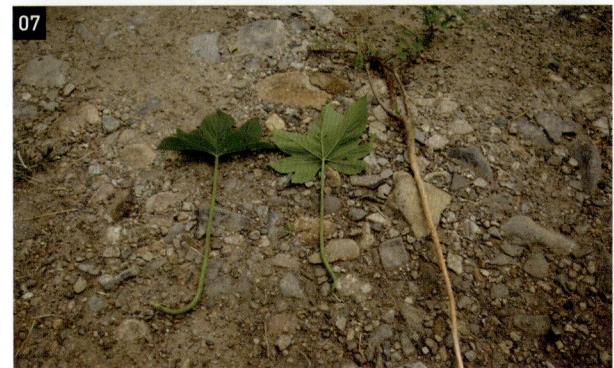

환삼덩굴

■ 신맛은 거두어들이는 작용을 하여 기운을 모아주며,
진액이 빠져나가는 것을 막아준다.

Chap. 02

신맛

| 木 |

신맛
신맛 + 떫은맛
신맛 + 단맛
신맛 + 단맛 + 쓴맛
신맛 + 쓴맛

060 매실나무 _{신맛}

Prunus mume S. et Z.

- 생리불순, 화병, 피로, 식중독, 술독 푸는 데 효과

장미과
잎지는 작은키나무

다른 이름
매화나무

생약명
매실 梅實

성분
폴리페놀 혈압상승억제
리오니레시놀 노화방지
플라보노이드 노화방지
카로틴 종양억제
칼슘 뼈강화
칼륨 신경세포와 근육기능강화
인 혈중콜레스테롤 개선
시트르산 에너지보충
말산 피로회복
비타민C 노화방지

원산지
중국

서식지
우리나라에서는 삼국시대 이전부터 심어서 키웠으며, 산과 들판의 양지에서 자란다.

오행의 맛과 효능
오행상 열매는 신맛. 매우 시며, 떫은맛이 있다고도 한다. 신맛은 거둬들이는 작용을 하여 기운을 모아주며, 진액이 빠져나가는 것을 막아준다.

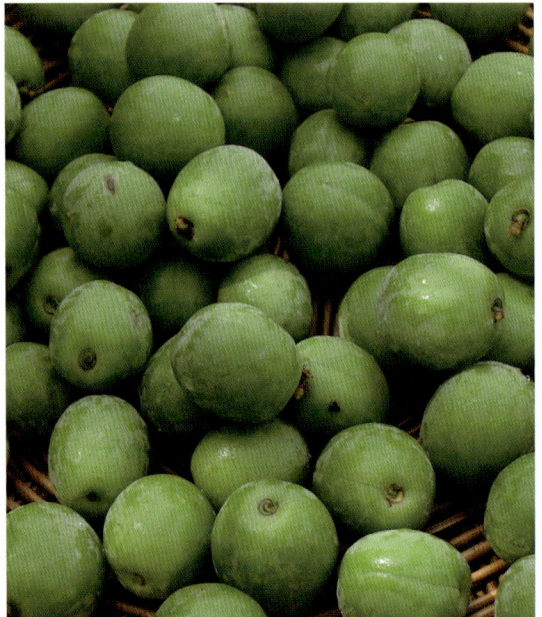

매실 채취한 모습. 6월 8일

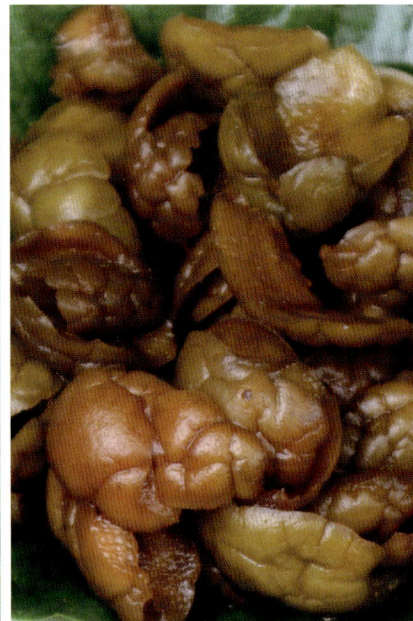

매실장아찌.

장아찌 담그기

채취시기 여름.
채취부위 단단한 매실(열매).
채취시 주의사항 살이 무른 것은 장아찌로 담그면 으깨지므로 피한다.
밑준비 씨앗에 독성이 조금 있으므로 발라내기 쉽게 미리 매실에 칼집을 낸다. 칼집 낸 매실을 짭짤한 소금물에 하룻밤 절여서 강한 신맛을 우려내고, 여러 번 헹구어 씨앗을 발라 낸 뒤 간이 잘 배도록 적당한 크기로 썰어 살짝 말린다.
담그기 준비한 매실에 맛간장을 끓여서 식혀 붓거나, 맛고추장으로 한 켜 한 켜 바르듯이 버무린다. 맛간장에 넣는 효소액은 맛간장이 식은 뒤 넣고, 소금에 절였으므로 간을 약하게 한다. 본래 신맛이 강하므로 식초는 빼도 된다.
숙성 담근 장아찌는 상온에 한나절 두었다가 냉장고에 넣어 익히고, 부어놓은 맛간장은 며칠에 한 번씩 따라서 다시 끓여 식혀 붓기를 3~4번 한다.
장아찌맛 쫄깃하고 그윽한 맛이다. 완성된 장아찌는 다진 파, 다진 마늘, 물엿 등으로 갖은 양념을 해서 먹기도 한다.
먹을 때 주의사항 둥굴레와는 상극이므로 함께 먹으면 안 된다.

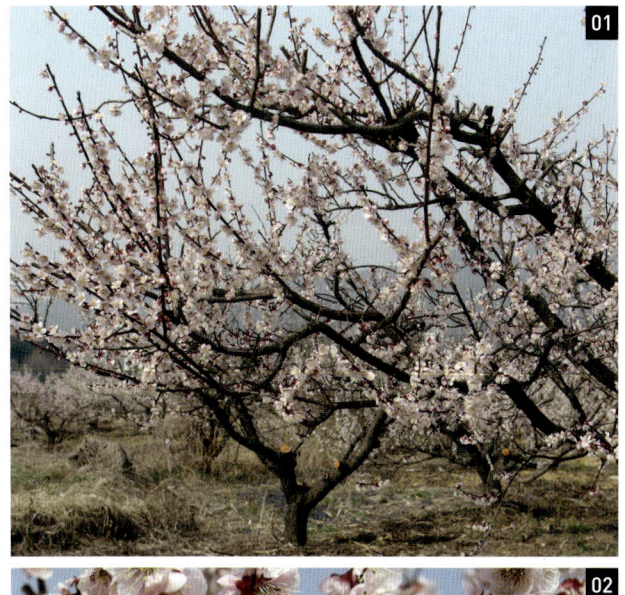

줄기는 5~10m 정도 자라고, 줄기껍질이 붉거나 노란갈색을 띤다. **꽃**은 2~4월에 잎보다 먼저 피고, 흰분홍색 또는 붉은색 또는 흰푸른색 또는 흰색이다. 꽃잎이 5장이고, 향기가 있다. **잎**은 어긋나며, 타원형 또는 달걀모양으로 끝이 뾰족하고, 가장자리에 날카로운 잔 톱니가 있으며, 앞뒷면에 잔털이 있다. 잎길이가 4~10㎝. **열매**는 7월에 노란색으로 여물고, 둥근 타원형에 잔털이 있으며, 지름 2~3㎝이다.

---

01 꽃 핀 모습. 3월 19일
02 꽃. 3월 19일
03 잎 달린 모습. 5월 16일
04 잎이 무성한 모습. 5월 28일
05 잎과 열매 달린 모습. 6월 8일
06 밑동. 3월 19일
07 잎 앞뒷면. 5월 16일

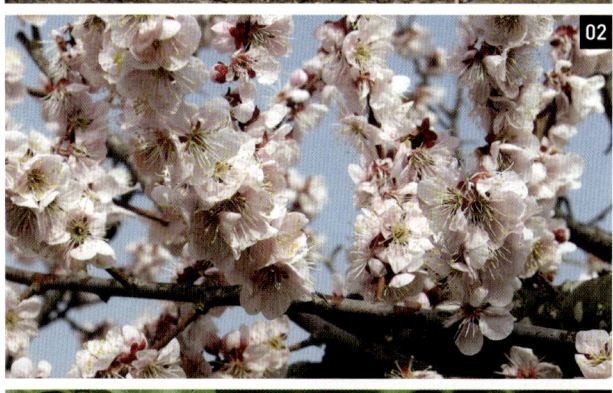

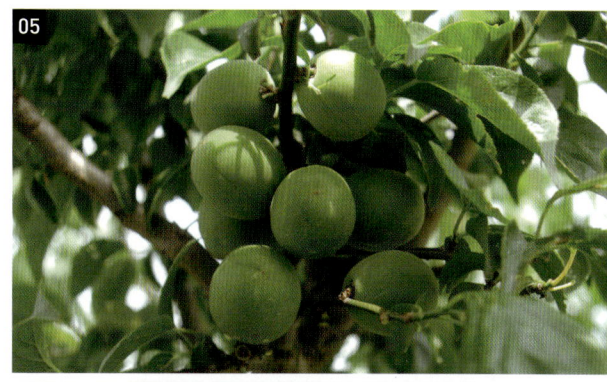

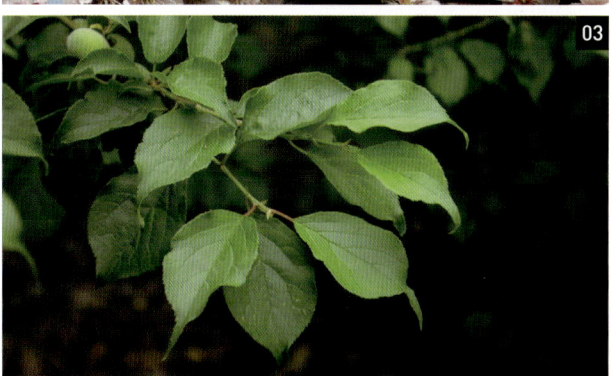

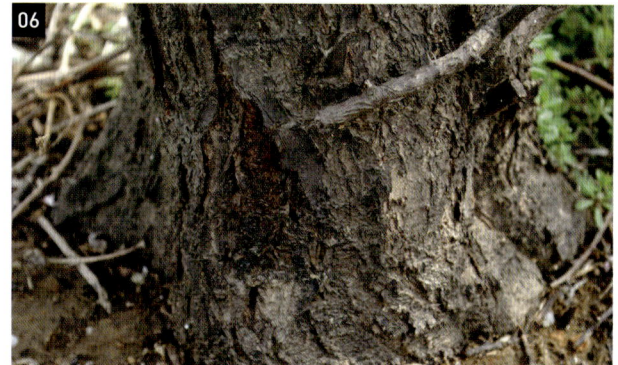

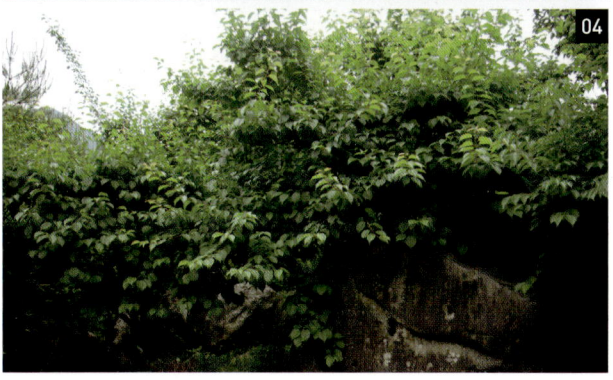

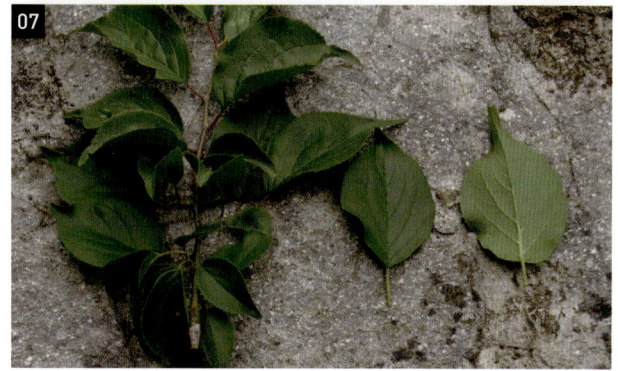

매실나무

061 왕머루 신맛

Vitis amurensis Rupr.

■ 간염, 신경성두통, 몸살감기, 관절염에 효과

포도과
잎지는 덩굴나무

생약명
산포도 山葡萄
산등등 山藤藤

성분
독성이 없다.
칼슘 뼈강화
인 혈중콜레스테롤 개선
철분 빈혈개선
라세미산 피로회복
시트르산 에너지보충
비타민C 노화방지

원산지
한국

서식지
깊은 산 계곡가나
바위 옆에서 자란다.

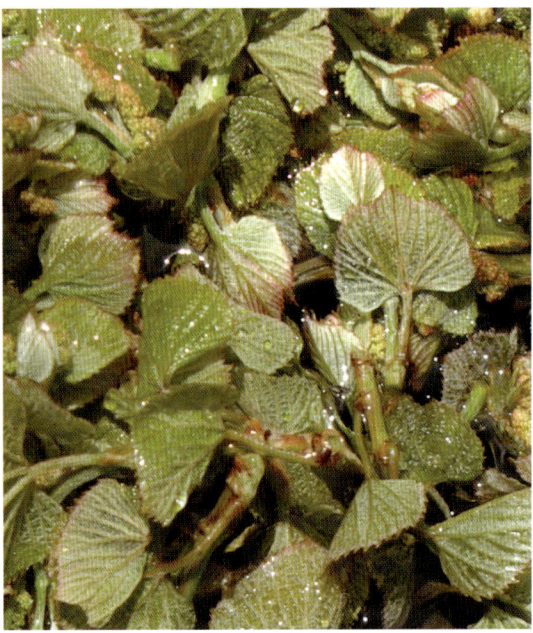
새순을 채취하여 씻은 모습. 4월 25일

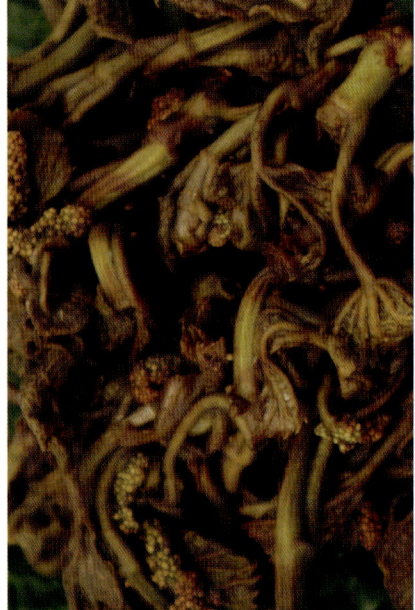
왕머루순장아찌.

장아찌 담그기

채취시기 봄~여름.
채취부위 새순이나 연한 잎.
채취시 주의사항 새순을 남겨둬야 나무가 광합성을 하여 양분을 얻으므로 조금만 채취한다.
밑준비 새순이나 잎을 짭짤한 소금물에 하룻밤 절여서 숨을 죽인 뒤 여러 번 헹구고, 물기를 짜서 살짝 말린다.
담그기 준비한 것을 묵은 된장이나 묵은 고추장에 박는다. 또는 맛간장을 끓여서 아삭한 맛이 살도록 뜨거울 때 붓거나, 맛된장으로 버무린다. 맛간장에 넣는 효소액은 맛간장이 식은 뒤 넣고, 소금에 절였으므로 간을 약하게 하며, 본래 신맛이 있으므로 식초는 빼도 된다.
숙성 맛간장, 맛된장으로 담근 경우 상온에 한나절 두었다가 냉장고에 넣어 익히고, 부어놓은 맛간장은 며칠에 한 번씩 따라서 다시 끓여 식혀 붓기를 3~4번 한다.
장아찌맛 씹는 맛이 좋고 깔끔한 맛이다. 완성된 장아찌는 고춧가루, 다진 파, 다진 마늘, 물엿 등으로 갖은 양념을 해서 먹기도 한다.

오행의 맛과 효능
오행상 신맛. 신맛은 거두어들이는 작용을 하여 기운을 모아주며, 진액이 빠져나가는 것을 막아준다.

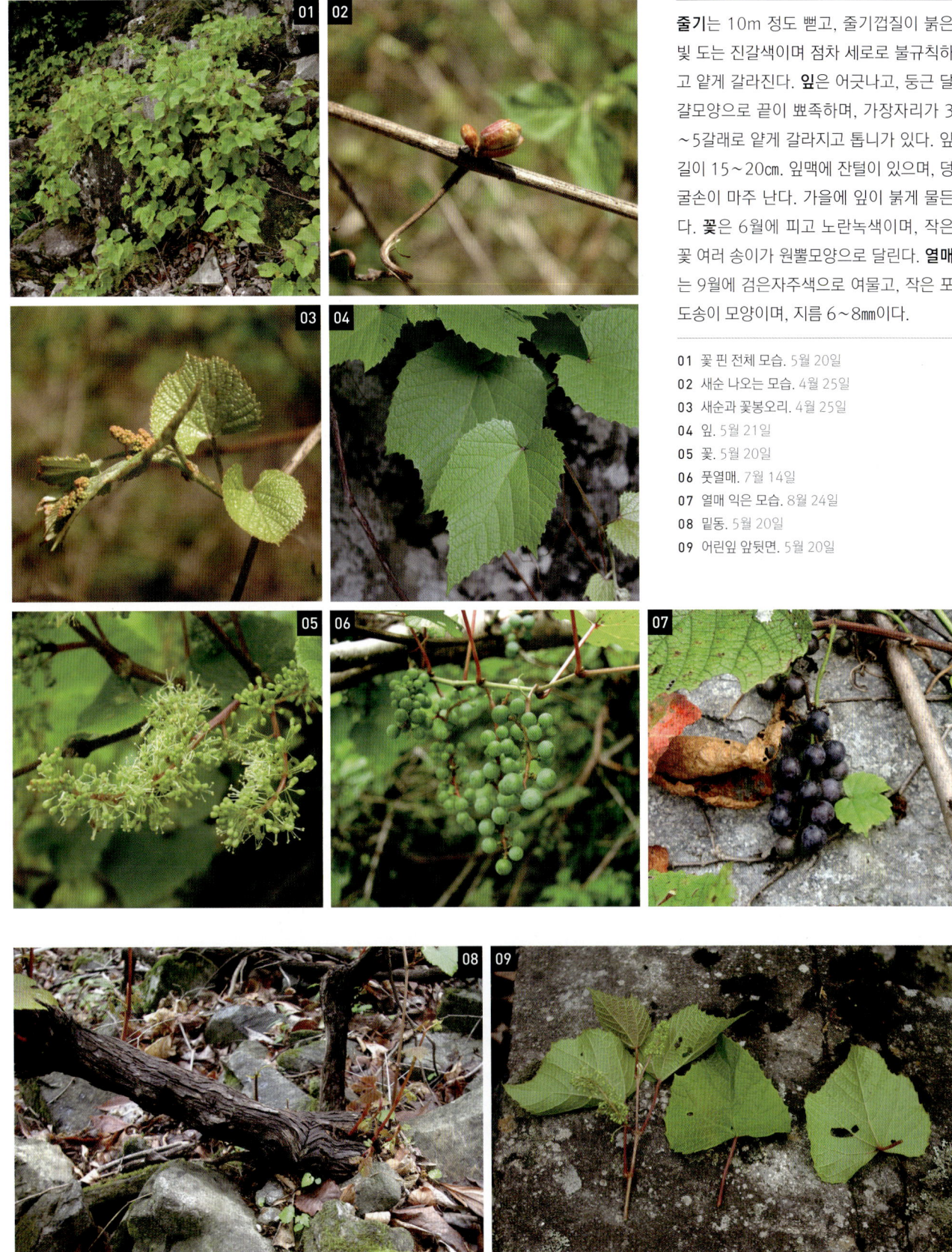

줄기는 10m 정도 뻗고, 줄기껍질이 붉은빛 도는 진갈색이며 점차 세로로 불규칙하고 얇게 갈라진다. **잎**은 어긋나고, 둥근 달걀모양으로 끝이 뾰족하며, 가장자리가 3~5갈래로 얇게 갈라지고 톱니가 있다. 잎 길이 15~20㎝. 잎맥에 잔털이 있으며, 덩굴손이 마주 난다. 가을에 잎이 붉게 물든다. **꽃**은 6월에 피고 노란녹색이며, 작은 꽃 여러 송이가 원뿔모양으로 달린다. **열매**는 9월에 검은자주색으로 여물고, 작은 포도송이 모양이며, 지름 6~8㎜이다.

01 꽃 핀 전체 모습. 5월 20일
02 새순 나오는 모습. 4월 25일
03 새순과 꽃봉오리. 4월 25일
04 잎. 5월 21일
05 꽃. 5월 20일
06 풋열매. 7월 14일
07 열매 익은 모습. 8월 24일
08 밑동. 5월 20일
09 어린잎 앞뒷면. 5월 20일

왕머루

062 참좁쌀풀 신맛

Lysimachia vulgaris var. *davurica* (Led.) R. Knuth

■ 진정, 고혈압, 두통, 불면증에 효과

앵초과
여러해살이풀

생약명
황련화黃蓮花

성분
사포닌 면역력강화
플라보노이드 노화방지
타닌 수렴작용

원산지
한국

서식지
깊은 산의 반그늘 풀밭에 난다.

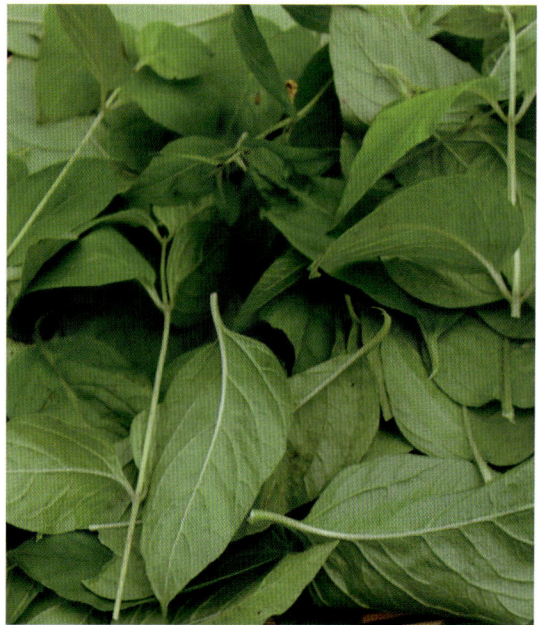

잎 채취한 모습. 6월 30일

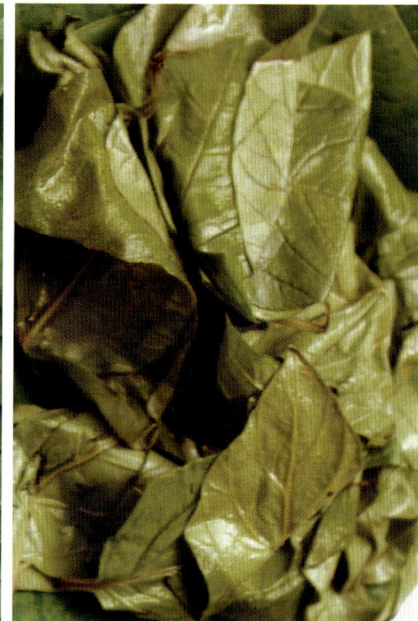

참좁쌀풀잎장아찌.

장아찌 담그기

채취시기 봄~여름.
채취부위 새순이나 어린잎.
채취시 주의사항 흔치 않은 약초이므로 조금만 채취하고 개체를 남겨둔다.
밑준비 새순이나 잎을 씻어서 물기를 뺀다.
담그기 준비한 것에 맛간장을 끓여서 식혀 붓는다. 효소액은 맛간장이 식은 뒤 넣고, 본래 신맛이 있으므로 식초는 줄여도 된다.
숙성 담근 장아찌는 상온에 한나절 두었다가 냉장고에 넣어 익히고, 부어놓은 맛간장은 며칠에 한 번씩 따라서 다시 끓여 식혀 붓기를 3~4번 한다.
장아찌맛 담백하고 개운한 맛이다.

오행의 맛과 효능
오행상 신맛. 떨떠름한 맛이 나기도 한다. 신맛은 거두어 들이는 작용을 하여 기운을 모아주며, 진액이 빠져나가는 것을 막아준다.

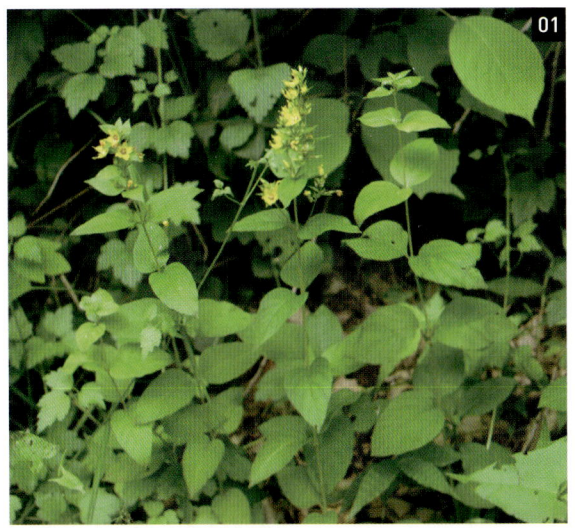

줄기는 50~100cm 정도 자라고, 모가 나 있으며, 가지가 많이 갈라져 나오기도 한다. 잎은 마주 나는데 빙 둘러 나기도 하며, 타원형 또는 달걀모양으로 끝이 뾰족하고, 앞뒷면과 가장자리에 잔털이 있다. 잎길이 2.9~9cm이며, 잎자루가 있다. 꽃은 6~7월에 피고, 노란색 바탕에 가운데가 붉은색이며, 꽃잎이 5장이다. 꽃지름 1.5~2cm. 열매는 9~10월에 여물고 둥근 모양이며, 꽃받침으로 싸여 있고 암술대가 붙어 있다. 열매지름 4mm 정도.

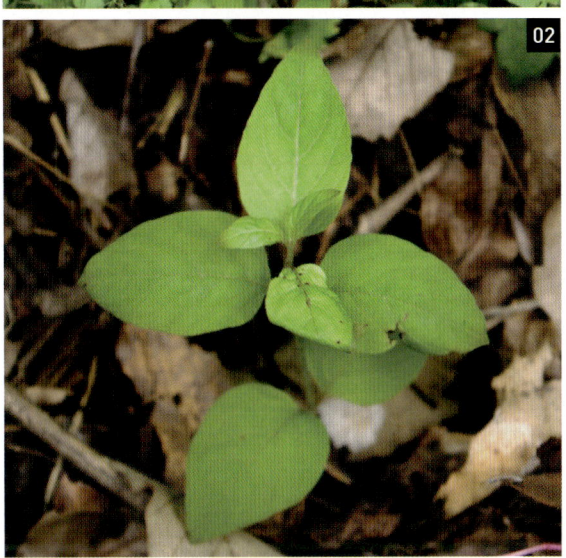

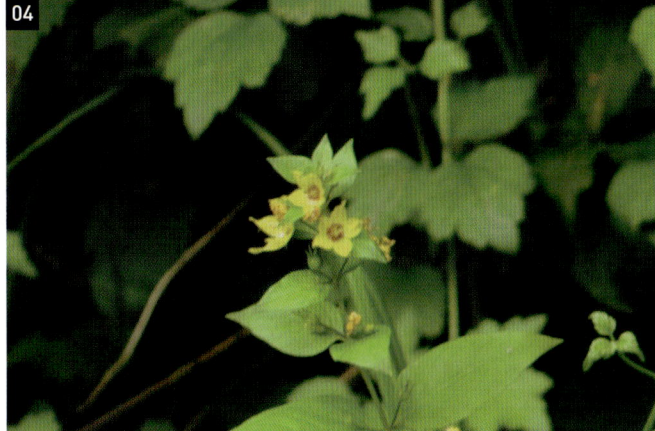

01 꽃 핀 전체 모습. 6월 30일
02 어린잎. 6월 30일
03 잎과 줄기. 6월 30일
04 꽃. 6월 30일
05 잎 앞뒷면(왼쪽 2개)과 꽃(가운데)과 뿌리 달린 전체 모습(오른쪽).
   6월 30일

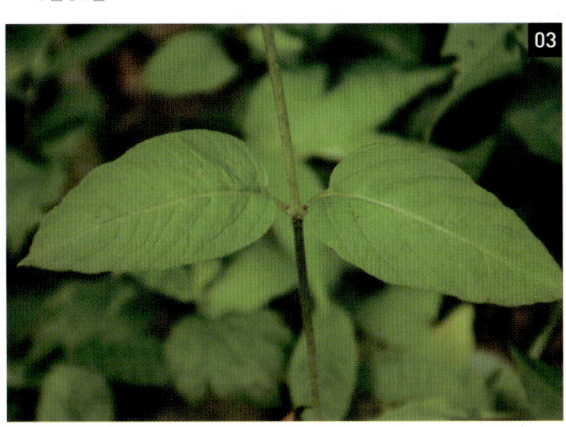

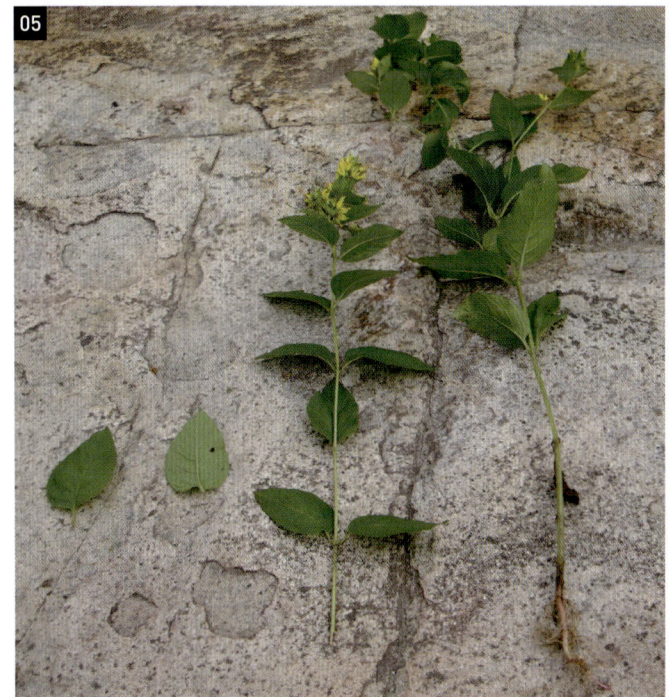

참좁쌀풀

063

Aconogonon alpinum (All.) Schur

마디풀과
여러해살이풀

다른 이름
승애

원산지
한국

서식지
산기슭이나 빈터의 양지에 난다.

싱아 신맛 + 떫은맛

■ 한자로 고산료高山蓼. 민간에서 위장병, 아이의 고열에 약으로 썼다.

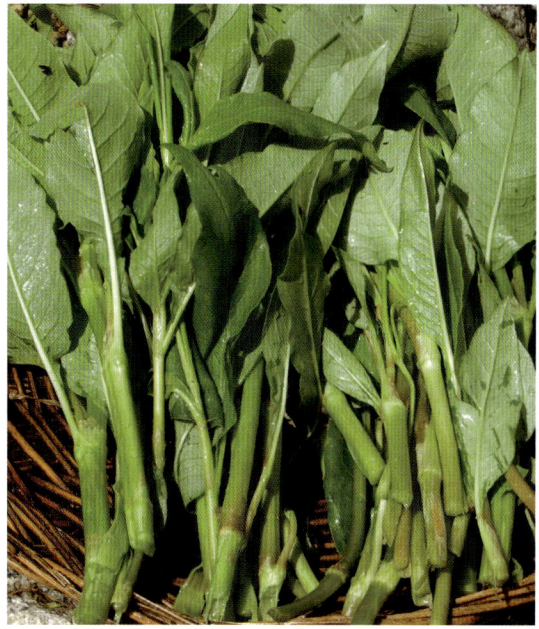
잎 채취한 모습. 5월 2일

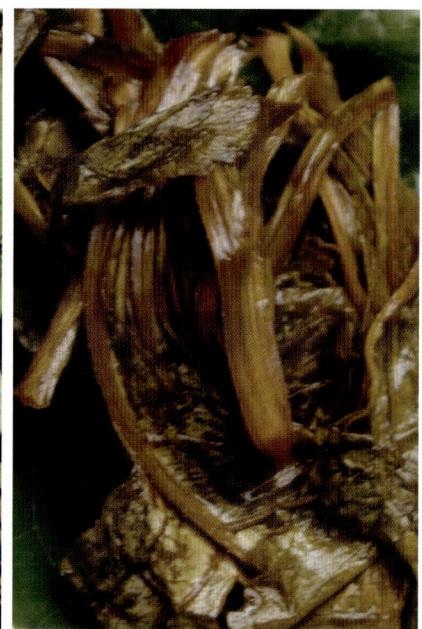
싱아잎장아찌.

장아찌 담그기

채취시기 봄~여름.
채취부위 새순이나 연한 잎.
밑준비 새순이나 잎을 끓는 물에 살짝 데쳐서 부드럽게 만든 뒤 찬물에 한나절 정도 담가서 시고 떫은맛을 우려내고, 물기를 짜서 살짝 말린다.
담그기 준비한 것에 맛간장을 끓여서 식혀 붓거나, 맛고추장으로 버무린다. 맛간장에 넣는 효소액은 맛간장이 식은 뒤 넣고, 본래 신맛이 있으므로 식초를 빼도 된다.
숙성 담근 장아찌는 상온에 한나절 두었다가 냉장고에 넣어 익히고, 부어놓은 맛간장은 며칠에 한 번씩 따라서 다시 끓여 식혀 붓기를 3~4번 한다.
장아찌맛 씹는 맛이 좋고 개운한 맛이다.

오행의 맛과 효능
오행상의 맛은 알려져 있지 않다. 신맛, 떫은맛. 신맛은 거두어들이는 작용을 하고, 떫은맛은 수렴시키는 작용을 한다.

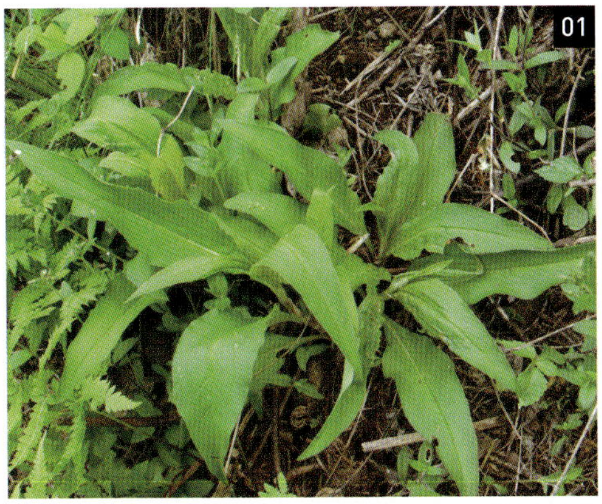

줄기는 1m 정도 자라고, 굵고 곧으며, 가지가 많이 갈라져 나온다. **잎**은 어긋나며, 달걀 같은 타원형 또는 긴 타원형 또는 피침형으로 양끝이 좁고, 가장자리가 밋밋하거나 물결 같다. 잎길이 12~15㎝. 잎자루는 아래쪽이 잎집으로 되어 줄기를 감싸며, 잎집에 얇은 막 같은 턱잎이 있다. **꽃**은 6~8월에 피고 흰색이며, 꽃받침이 5장이다. 작은 꽃 여러 송이가 잎겨드랑이와 가지 끝에 원뿔모양으로 어긋나게 모여 달린다. **열매**는 10월에 여물고 삼각형이며, 다 익으면 윤나는 갈색이 된다. 열매길이 3㎜ 정도.

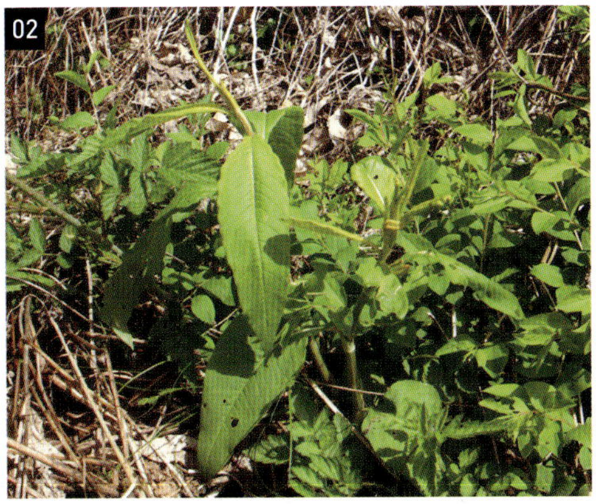

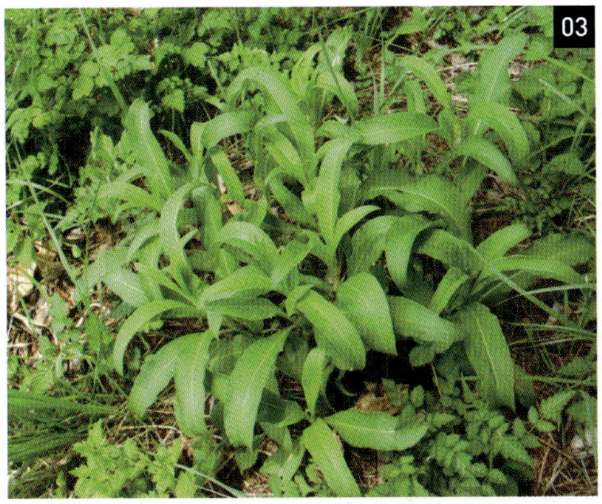

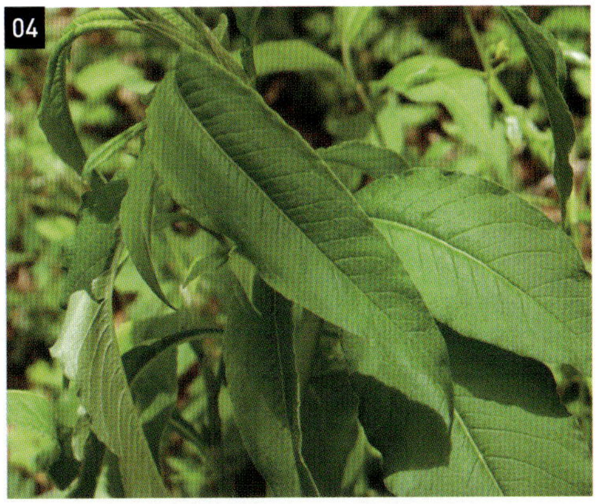

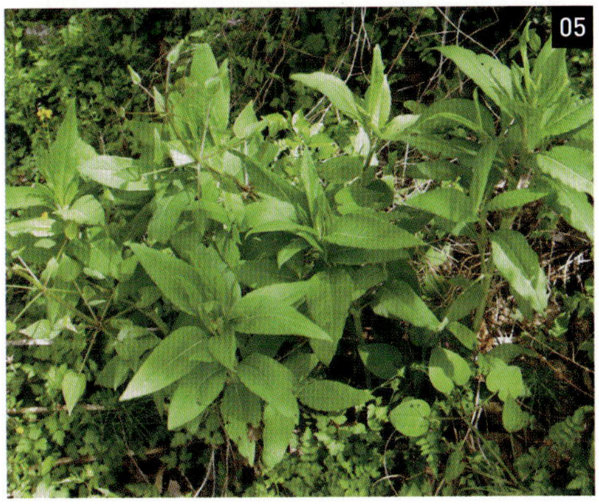

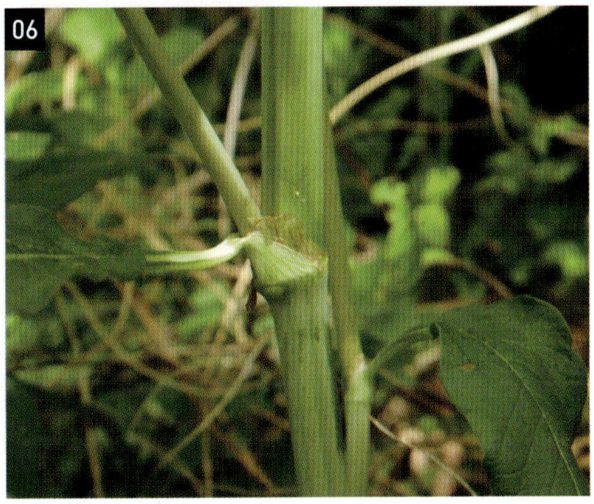

01 전체 모습. 5월 2일
02 어린잎 자라는 모습. 5월 2일
03 잎 자란 모습. 5월 2일
04 잎. 5월 2일
05 줄기 자란 모습. 5월 2일
06 줄기. 5월 2일
07 군락. 5월 2일
08 잎 앞뒷면과 뿌리 달린 전체 모습. 5월 2일

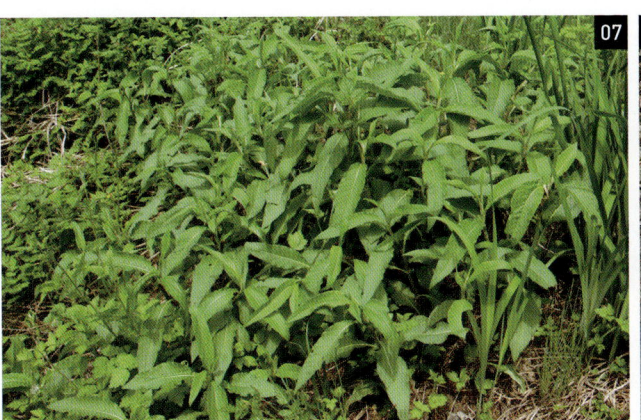
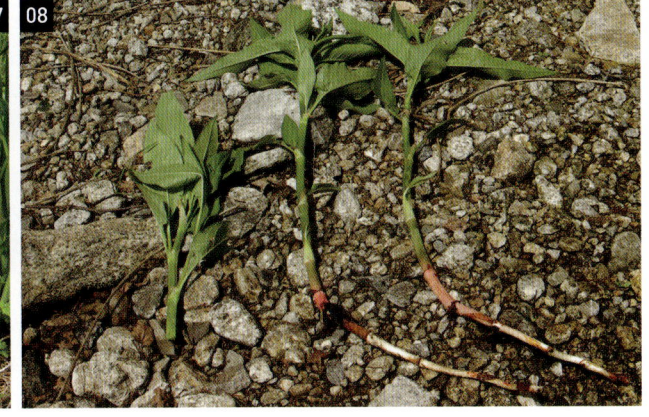

싱아

064 화살나무

Euonymus alatus (Thunb.) Siebold

신맛 + 떫은맛

■ 생리불순, 산후어혈, 갱년기장애, 소화불량에 효과

노박덩굴과
잎지는 작은키나무

다른 이름
홑잎나물
홀잎나물

생약명
귀전우 鬼箭羽

성분
독성이 없다.
만니톨 붓기해소
케르세틴 알러지예방
싱아초산나트륨 혈당내림

원산지
한국

서식지
산기슭 양지에서 자란다.

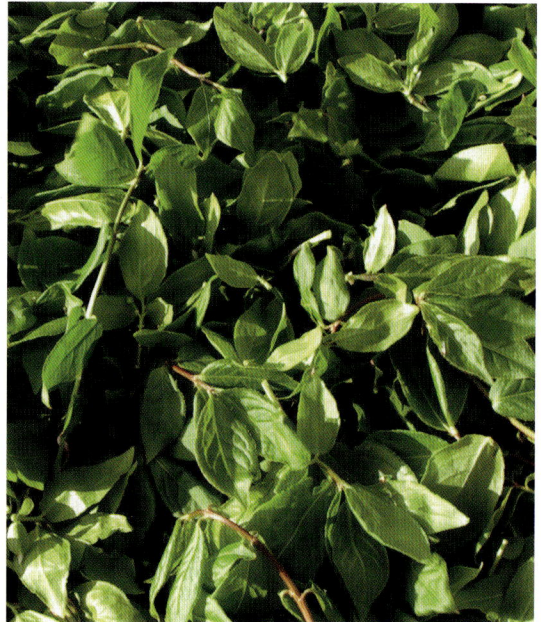
새순 채취한 모습. 4월 1일

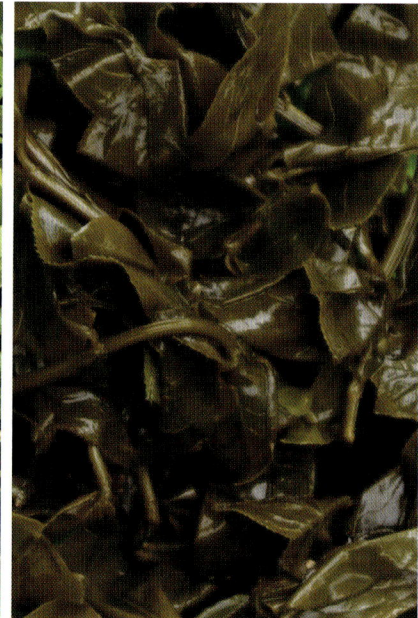
화살나무순장아찌.

장아찌 담그기

채취시기 봄~여름.
채취부위 새순이나 연한 잎.
채취시 주의사항 새순을 남겨두어야 나무가 광합성을 하여 양분을 얻으므로 조금만 채취한다.
밑준비 새순이나 잎을 씻어서 살짝 말린다.
담그기 준비한 것을 묵은 된장이나 묵은 고추장에 박는다. 또는 맛간장을 끓여서 식혀 붓거나, 맛고추장으로 버무린다. 맛간장에 넣는 효소액은 맛간장이 식은 뒤 넣고, 본래 신맛이 있으므로 식초는 줄여도 된다.
숙성 맛간장이나 맛고추장으로 담근 경우 상온에 한나절 두었다가 냉장고에 넣어 익히고, 부어 놓은 맛간장은 며칠에 한 번씩 따라서 다시 끓여 식혀 붓기를 3~4번 한다
장아찌맛 부드럽고 은은한 맛이다. 완성된 장아찌는 고춧가루, 다진 파, 다진 마늘, 물엿 등으로 갖은 양념을 해서 먹기도 한다.

오행의 맛과 효능
오행상 신맛, 떫은맛. 신맛은 거두어들이는 작용을 하고, 떫은맛은 수렴시키는 작용을 한다.

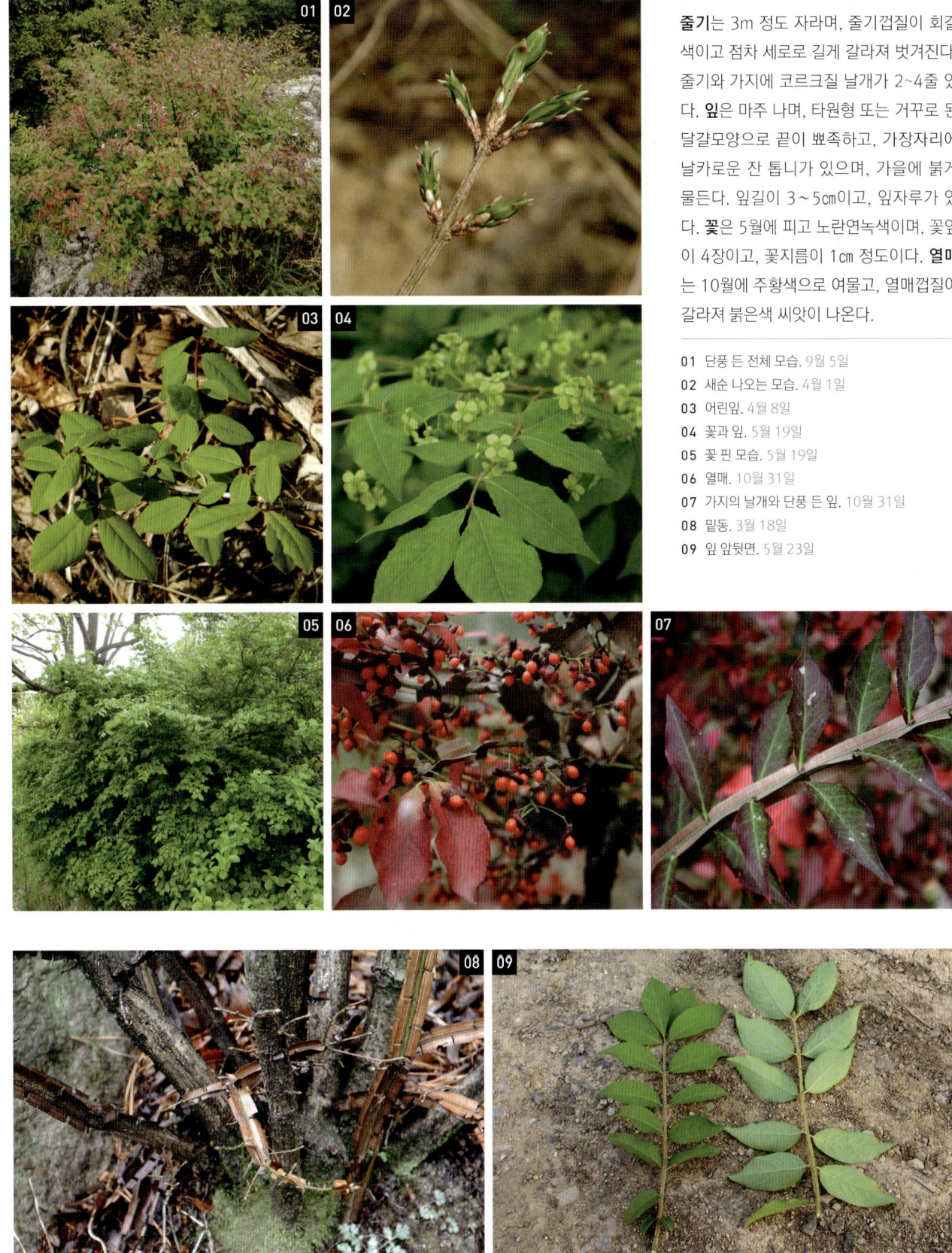

줄기는 3m 정도 자라며, 줄기껍질이 회갈색이고 점차 세로로 길게 갈라져 벗겨진다. 줄기와 가지에 코르크질 날개가 2~4줄 있다. **잎**은 마주 나며, 타원형 또는 거꾸로 된 달걀모양으로 끝이 뾰족하고, 가장자리에 날카로운 잔 톱니가 있으며, 가을에 붉게 물든다. 잎길이가 3~5㎝이고, 잎자루가 있다. **꽃**은 5월에 피고 노란연녹색이며, 꽃잎이 4장이고, 꽃지름이 1㎝ 정도이다. **열매**는 10월에 주황색으로 여물고, 열매껍질이 갈라져 붉은색 씨앗이 나온다.

01 단풍 든 전체 모습. 9월 5일
02 새순 나오는 모습. 4월 1일
03 어린잎. 4월 8일
04 꽃과 잎. 5월 19일
05 꽃 핀 모습. 5월 19일
06 열매. 10월 31일
07 가지의 날개와 단풍 든 잎. 10월 31일
08 밑동. 3월 18일
09 잎 앞뒷면. 5월 23일

화살나무

065 다래

Actinidia arguta (Siebold & Zucc.) Planch. ex Miq. var. *arguta*

신맛 + 단맛

- 중풍, 위장병, 간질환, 비만, 코피 나는 데 효과

다래나무과
잎지는 덩굴나무

다른 이름
참다래

생약명
미후리 獼猴梨
미후리엽 獼猴梨葉

성분
독성이 없다.
사포닌 면역력강화
플라보노이드 노화방지
비타민A 시력유지
비타민C 노화방지
비타민P 모세혈관강화
펙틴 정장작용

원산지
한국

서식지
깊은 산골짜기에서 자란다.

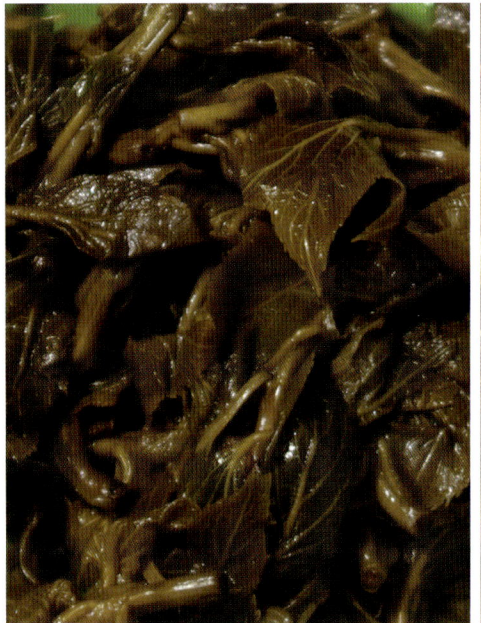
다래순장아찌.

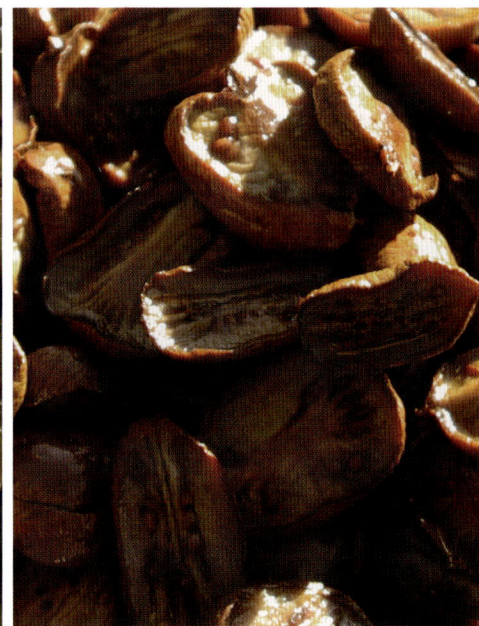
다래장아찌.

장아찌 담그기

채취시기 봄~가을.
채취부위 새순이나 연한 잎(봄~여름), 단단한 열매=다래(가을).
채취시 주의사항 새순을 남겨두어야 나무가 광합성을 하여 양분을 얻으므로 조금만 채취한다.
밑준비 새순과 잎은 끓는 물에 살짝 데쳐서 부드럽게 만든 뒤 찬물에 헹구고, 물기를 짜서 살짝 말린다. 열매는 짭짤한 소금물에 하룻밤 절여서 시고 떫은맛을 우려낸 뒤 여러 번 헹구고, 물기를 짜서 살짝 말린다.
담그기 준비한 것을 묵은 된장이나 묵은 고추장에 박는다. 또는 맛간장을 끓여서 식혀 붓거나, 맛고추장으로 버무린다. 맛간장에 넣는 효소액은 맛간장이 식은 뒤 넣고, 본래 신맛과 단맛이 강하므로 식초와 단맛은 빼도 되며, 소금에 절였으므로 간을 약하게 한다.
숙성 맛간장, 맛고추장으로 담근 경우 상온에 한나절 두었다가 냉장고에 넣어 익히고, 부어놓은 맛간장은 며칠에 한 번씩 따라서 다시 끓여 식혀 붓기를 3~4번 한다.
장아찌맛 담백하고 깔끔한 맛이다.

오행의 맛과 효능
오행상 열매는 신맛, 단맛이고 익으면 아주 달다. 잎은 단맛. 신맛은 거두어들이는 작용을 하고, 단맛은 부드럽게 만드는 작용을 한다.

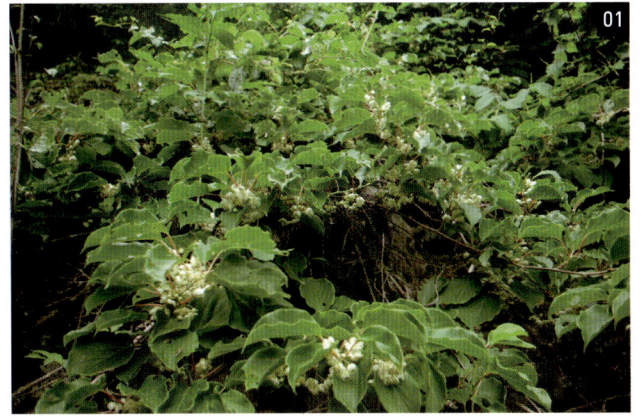

줄기는 7m 정도 뻗고, 다른 물체를 감거나 기댄다. 줄기껍질이 회갈색이고, 껍질눈이 있으나 점차 벗겨진다. **잎**은 어긋나고, 타원형 또는 넓은 타원형 또는 넓은 달걀모양으로 끝이 뾰족하며, 가장자리에 바늘 같은 잔 톱니가 있다. 잎길이가 6~12cm이고, 앞면에 윤기가 있으며, 잎자루 길이는 3~8cm이다. **꽃**은 5월에 피는데 연갈색 빛이 도는 흰색이고, 향기가 있으며, 꽃잎이 5장이다. 암꽃과 수꽃이 다른 그루에 달리고, 암꽃에는 암술대가 있고 수꽃에는 수술이 많이 있으며, 꽃지름은 2cm 정도이다. **열매**는 10월에 노란녹색으로 여물고, 둥근 타원형이며, 지름 2.5cm 정도이다.

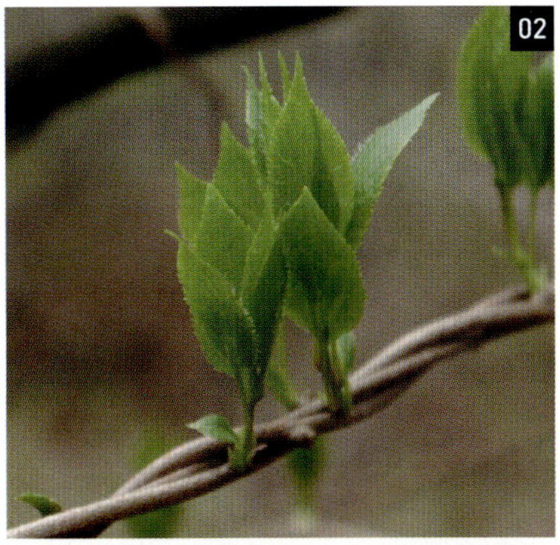

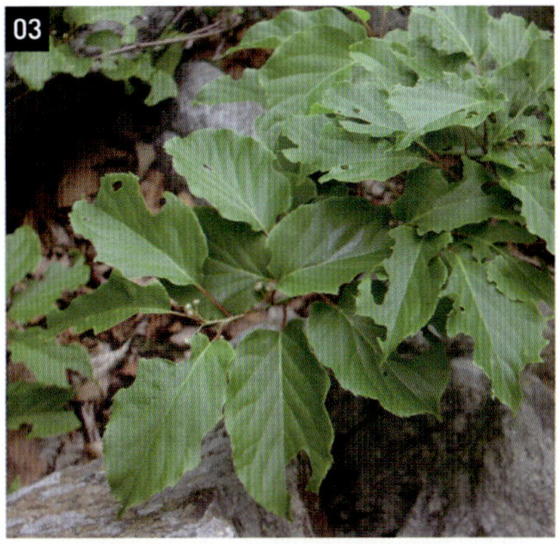

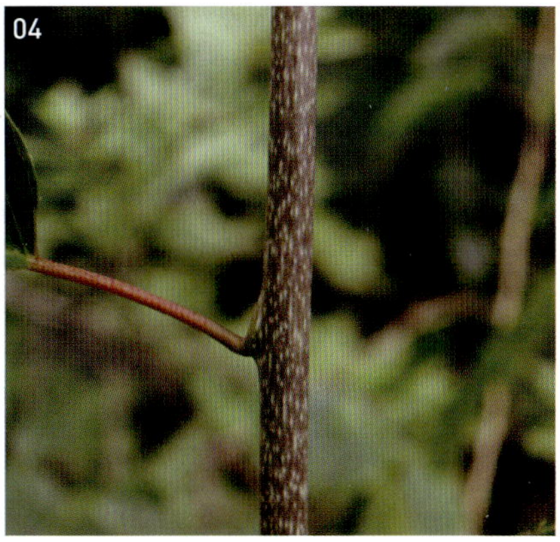

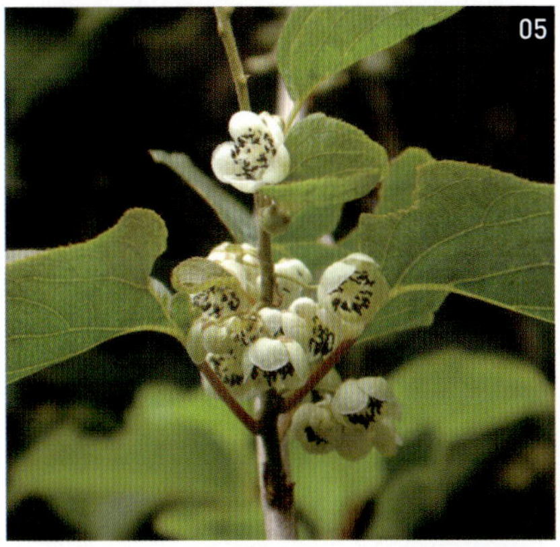

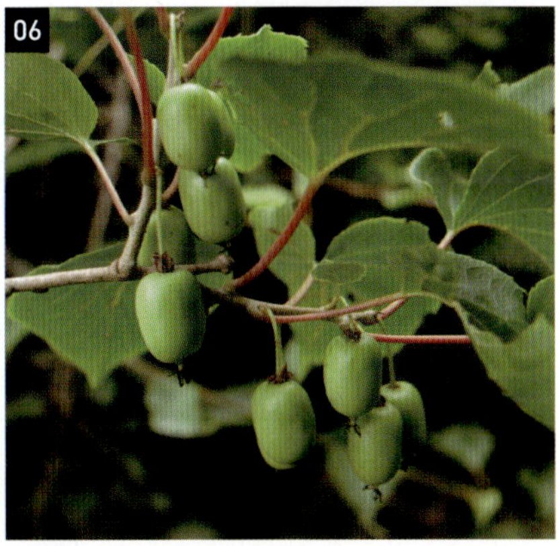

01 꽃 핀 전체 모습. 6월 1일
02 새순. 4월 7일
03 잎 달린 모습. 5월 24일
04 햇가지와 잎자루. 7월 4일
05 꽃. 5월 28일
06 열매. 7월 4일
07 덩굴 뻗은 모습. 4월 29일
08 새순 채취한 모습. 4월 7일
09 유사종 다래(왼쪽 2개)와 개다래(오른쪽 2개) 잎. 6월 6일

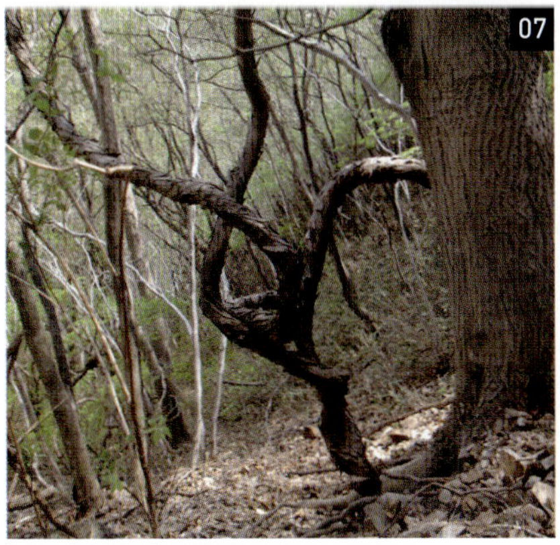

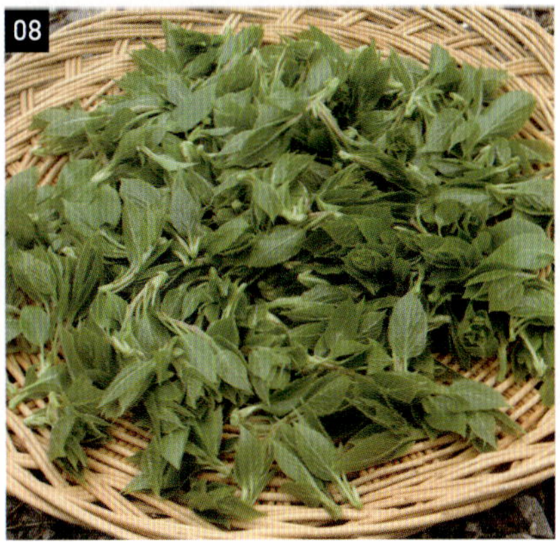

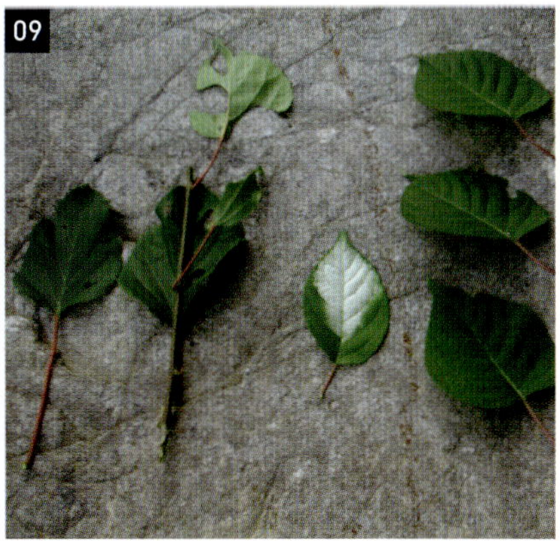

066 당개지치 신맛 + 단맛

Brachybotrys paridiformis Maxim. ex Oliv.

- 입맛 없는 데, 더위 먹은 데, 갈증에 효과

지치과
여러해살이풀

다른 이름
지장나물
송곳나물
당꽃마리
인삼황자 人參愰子

생약명
산가자 山茄子

성분
핵산 신진대사촉진

원산지
한국

서식지
산속 반그늘이고 습한 곳에 난다.

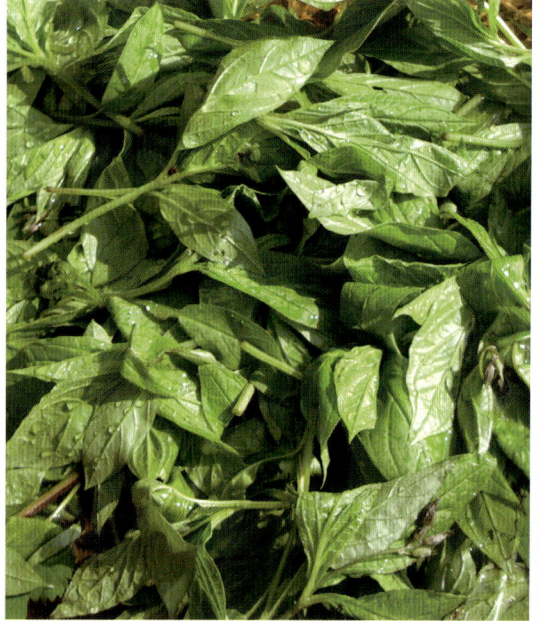 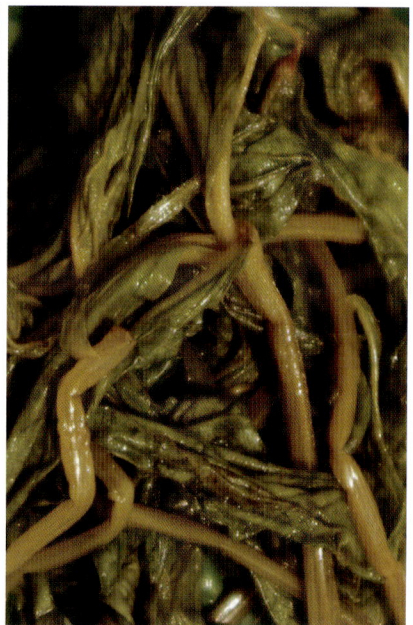

어린잎을 채취하여 씻은 모습. 4월 26일 · 당개지치잎장아찌.

장아찌 담그기

채취시기 봄~여름.
채취부위 새순이나 연한 잎.
밑준비 새순이나 잎을 끓는 물에 살짝 데쳐서 부드럽게 만든 뒤 찬물에 헹구고 물기를 짠다.
담그기 준비한 것에 맛간장을 끓여서 식혀 붓거나, 맛고추장으로 버무린다. 맛간장에 넣는 효소액은 맛간장이 식은 뒤 넣고, 본래 신맛과 단맛이 있으므로 식초와 단맛은 줄여도 된다.
숙성 담근 장아찌는 상온에 한나절 두었다가 냉장고에 넣어 익히고, 부어놓은 맛간장은 며칠에 한 번씩 따라서 다시 끓여 식혀 붓기를 3~4번 한다.
장아찌맛 달달하고 은은한 맛이다.

오행의 맛과 효능
오행상 신맛, 단맛. 신맛은 거두어들이는 작용을 하고, 단맛은 부드럽게 만드는 작용을 한다.

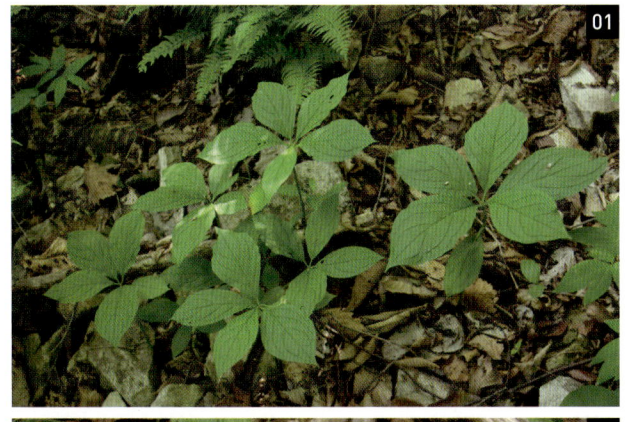

뿌리는 옆으로 뻗으며, 수염뿌리가 난다. **줄기**는 30~40㎝ 정도 자란다. **잎**은 어긋나고, 줄기 끝에는 5~7장이 빙 두르듯이 난다. 달걀 같은 타원형이고 끝이 뾰족하며, 겉면과 가장자리에 흰색 깃털이 있다. 잎길이 2~5㎝이고, 잎자루 아래쪽이 넓어져서 줄기를 감싼다. **꽃**은 5~6월에 피고 자주색이며, 꽃부리와 꽃받침이 5갈래이다. 꽃길이 4~15㎜이고, 꽃받침은 좁은 피침형이며, 흰색 잔털이 있다. **열매**는 8~9월에 검은색으로 여물며, 잔털이 있다.

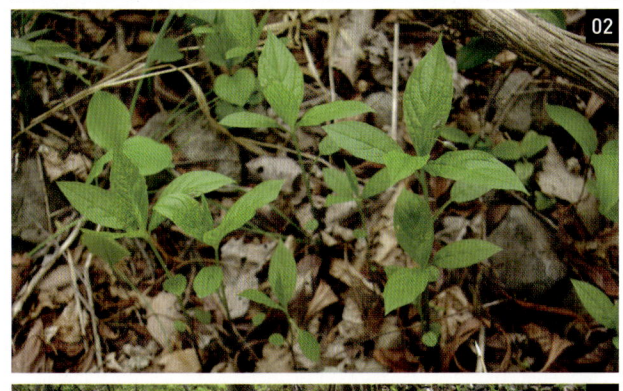

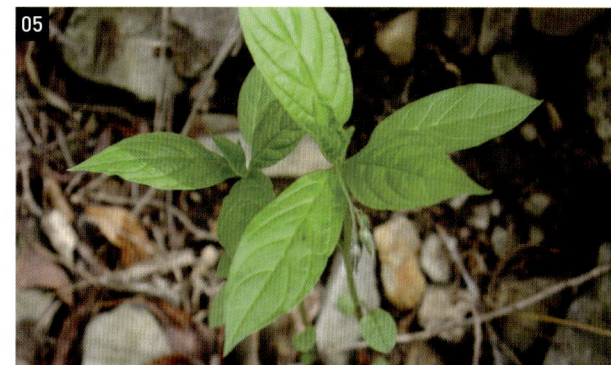

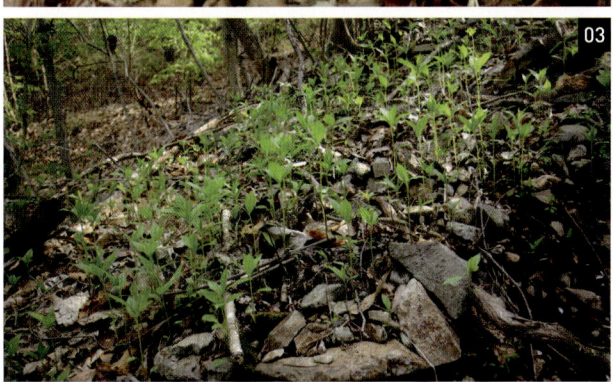

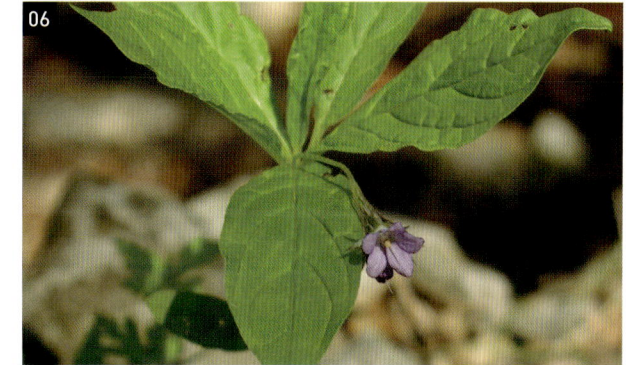

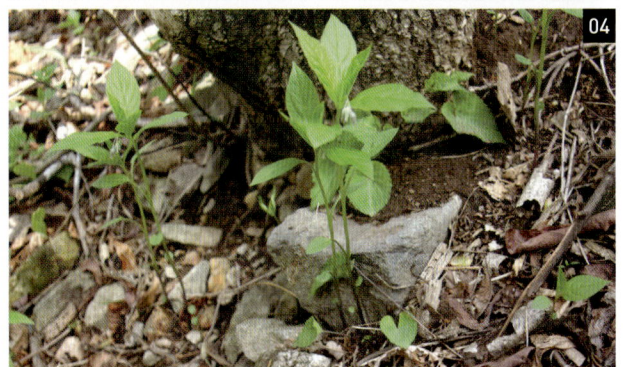

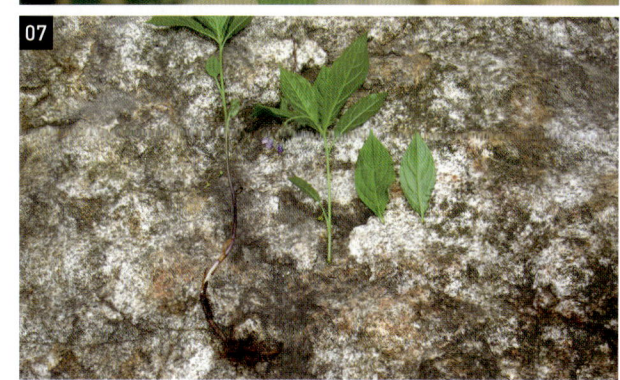

01 전체 모습. 6월 6일
02 어린잎 자라는 모습. 4월 26일
03 어린 군락. 4월 26일
04 줄기 자란 모습. 4월 26일

05 잎과 꽃봉오리. 4월 26일
06 꽃. 4월 26일
07 뿌리와 잎줄기와 잎 앞뒷면. 4월 26일

067 덩굴팥 신맛 + 단맛

Phaseolus cakcaratys Roxburph.

■ 해독, 황달, 비만, 팔다리 붓는 데 효과

콩과
반덩굴성 한해살이풀

다른 이름
자주팥

생약명
적소두 赤小豆

성분
트리테르페노이드 사포닌
종양억제
카테킨 체지방분해
단백질 근육강화
철분 빈혈개선
칼슘 뼈강화
탄수화물 에너지공급
티아민 에너지대사관여
비타민B₂ 빈혈개선
비타민B₃ 혈액순환촉진

원산지
인도

서식지
들판의 풀밭에 난다.

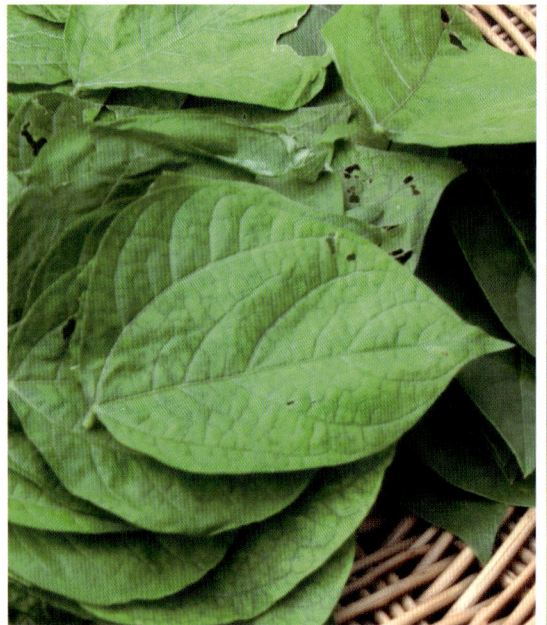
잎 채취한 모습. 8월 12일

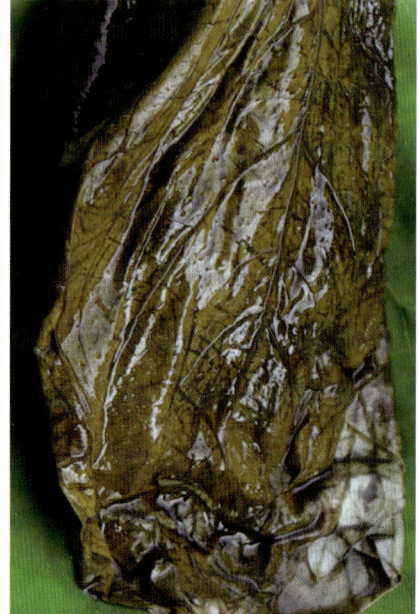
덩굴팥잎장아찌.

장아찌 담그기

채취시기 봄~여름.
채취부위 연한 잎.
밑준비 잎을 짭짤한 소금물에 1주일 정도 삭혀서 숨을 죽인 뒤 여러 번 헹구고, 물기를 짜서 살짝 말린다.
담그기 준비한 잎에 맛간장을 끓여서 식혀 붓거나, 맛고추장으로 한 켜 한 켜 바르듯이 버무린다. 맛간장에 넣는 효소액은 맛간장이 식은 뒤 넣고, 본래 신맛과 단맛이 있으므로 식초와 단맛은 줄여도 된다. 소금물에 삭혔으므로 간을 약하게 한다.
숙성 담근 장아찌는 상온에 한나절 두었다가 냉장고에 넣어 익히고, 부어놓은 맛간장은 며칠에 한 번씩 따라서 다시 끓여 식혀 붓기를 3~4번 한다.
장아찌맛 씹는 맛이 좋고 은은한 맛이다. 완성된 장아찌는 고춧가루, 다진 파, 다진 마늘 등으로 갖은 양념을 해서 먹기도 한다.

오행의 맛과 효능
오행상 신맛, 단맛. 신맛은 거두어들이는 작용을 하여 기운을 모아주고, 단맛은 부드럽게 만드는 작용을 한다.

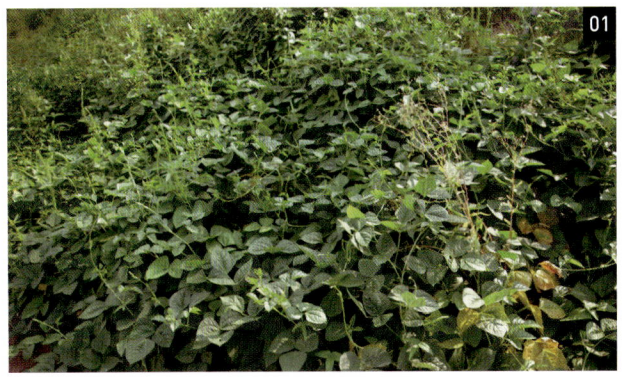

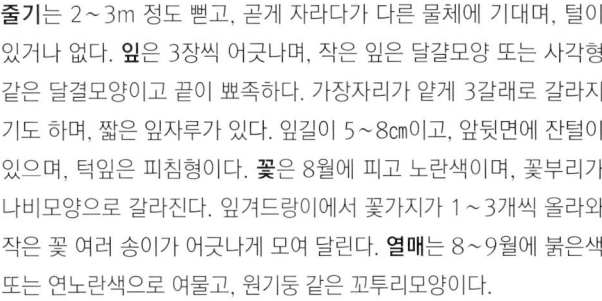

줄기는 2~3m 정도 뻗고, 곧게 자라다가 다른 물체에 기대며, 털이 있거나 없다. **잎**은 3장씩 어긋나며, 작은 잎은 달걀모양 또는 사각형 같은 달걀모양이고 끝이 뾰족하다. 가장자리가 얕게 3갈래로 갈라지기도 하며, 짧은 잎자루가 있다. 잎길이가 5~8㎝이고, 앞뒷면에 잔털이 있으며, 턱잎은 피침형이다. **꽃**은 8월에 피고 노란색이며, 꽃부리가 나비모양으로 갈라진다. 잎겨드랑이에서 꽃가지가 1~3개씩 올라와 작은 꽃 여러 송이가 어긋나게 모여 달린다. **열매**는 8~9월에 붉은색 또는 연노란색으로 여물고, 원기둥 같은 꼬투리모양이다.

01 덩굴이 무성한 모습. 8월 12일
02 잎. 8월 12일
03 줄기와 곁눈. 8월 12일
04 꽃 핀 모습. 8월 12일
05 꽃. 8월 12일
06 열매. 8월 12일
07 잎 앞뒷면과 뿌리 달린 전체 모습. 8월 12일

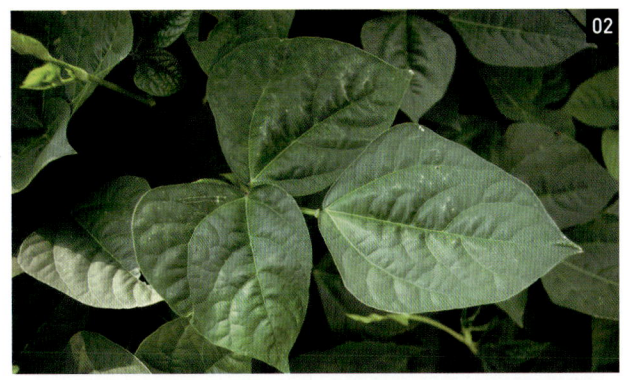

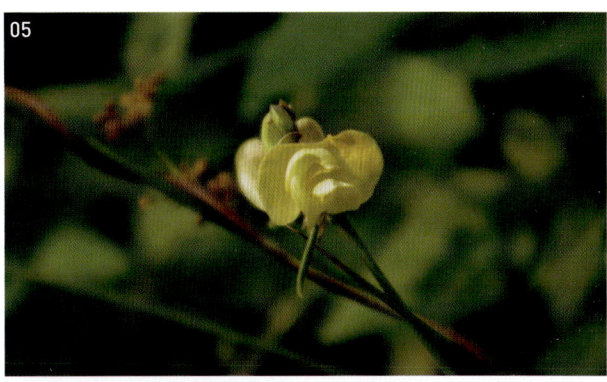

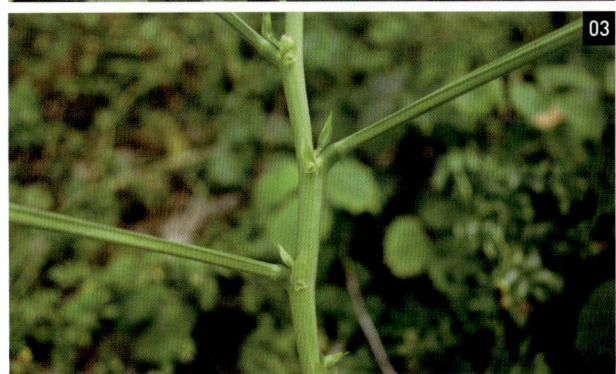

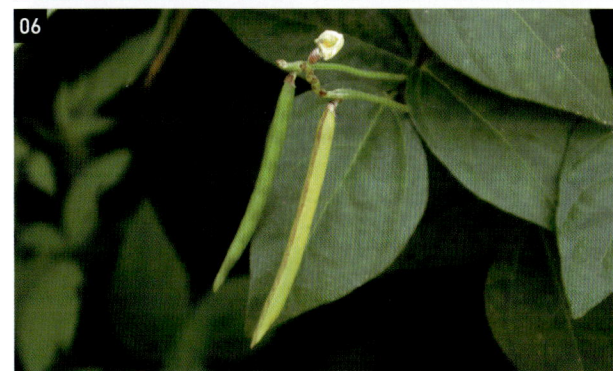

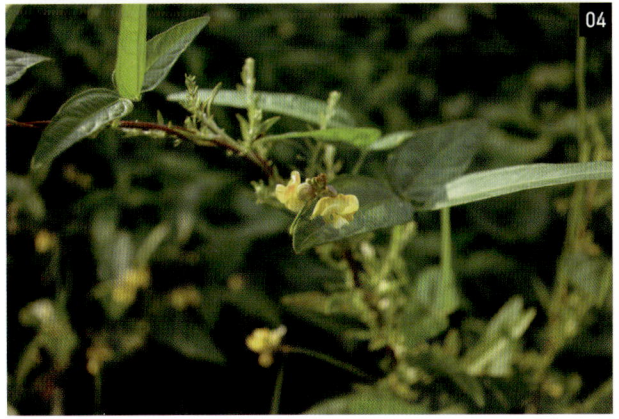

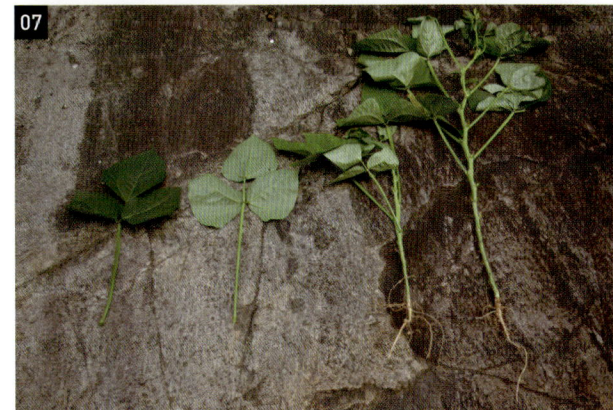

덩굴팥

068

Paeonia japonica (Makino) Miyabe & Takeda

백작약 _{신맛 + 단맛}

■ 생리불순, 소화불량, 두통, 허약체질, 빈혈에 효과

미나리아재비과
여러해살이풀

다른 이름
강작약

생약명
백작약 白芍藥
산작약 山芍藥

성분
독성이 없다.
페오니플로린 통증과 염증억제
타닌 수렴작용

원산지
한국

서식지
깊은 산 반그늘에 난다.

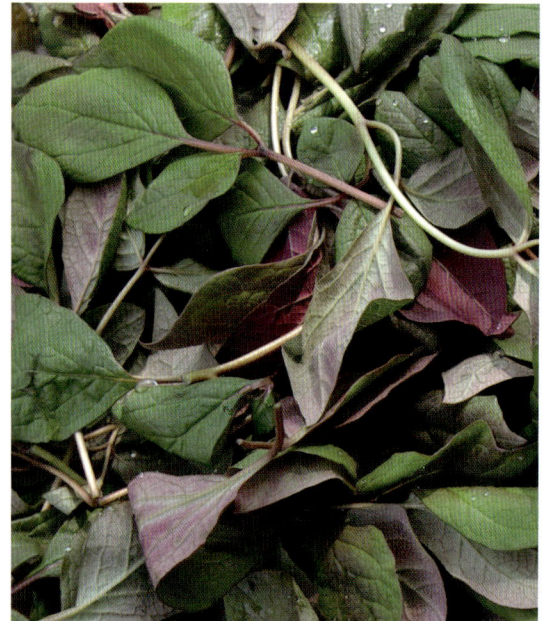 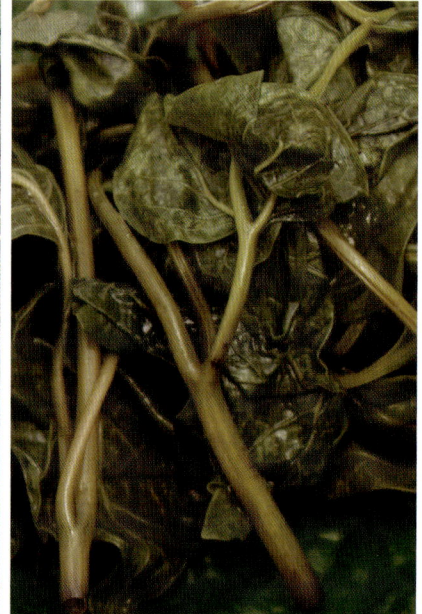

새순 채취하여 씻은 모습. 4월 22일   백작약순장아찌.

장아찌 담그기

채취시기 봄~여름.
채취부위 새순이나 연한 잎.
채취시 주의사항 흔치 않은 약초이므로 조금만 채취하고 개체를 남겨둔다.
밑준비 새순이나 잎을 끓는 물에 살짝 데쳐서 부드럽게 만든 뒤 찬물에 헹구고, 물기를 짜서 살짝 말린다.
담그기 준비한 것에 맛간장을 끓여서 식혀 붓는다. 효소액은 맛간장이 식은 뒤 넣고, 본래 신맛과 단맛이 있으므로 식초와 단맛은 줄여도 된다.
숙성 담근 장아찌는 상온에 한나절 두었다가 냉장고에 넣어 익히고, 부어놓은 맛간장은 며칠에 한 번씩 따러서 다시 끓여 식혀 붓기를 3~4번 한다.
장아찌맛 부드럽고 은은한 맛이다.

오행의 맛과 효능
오행상 신맛, 단맛. 쓴맛이 있다고도 한다. 신맛은 거두어들이는 작용을 하고, 단맛은 부드럽게 만드는 작용을 한다.

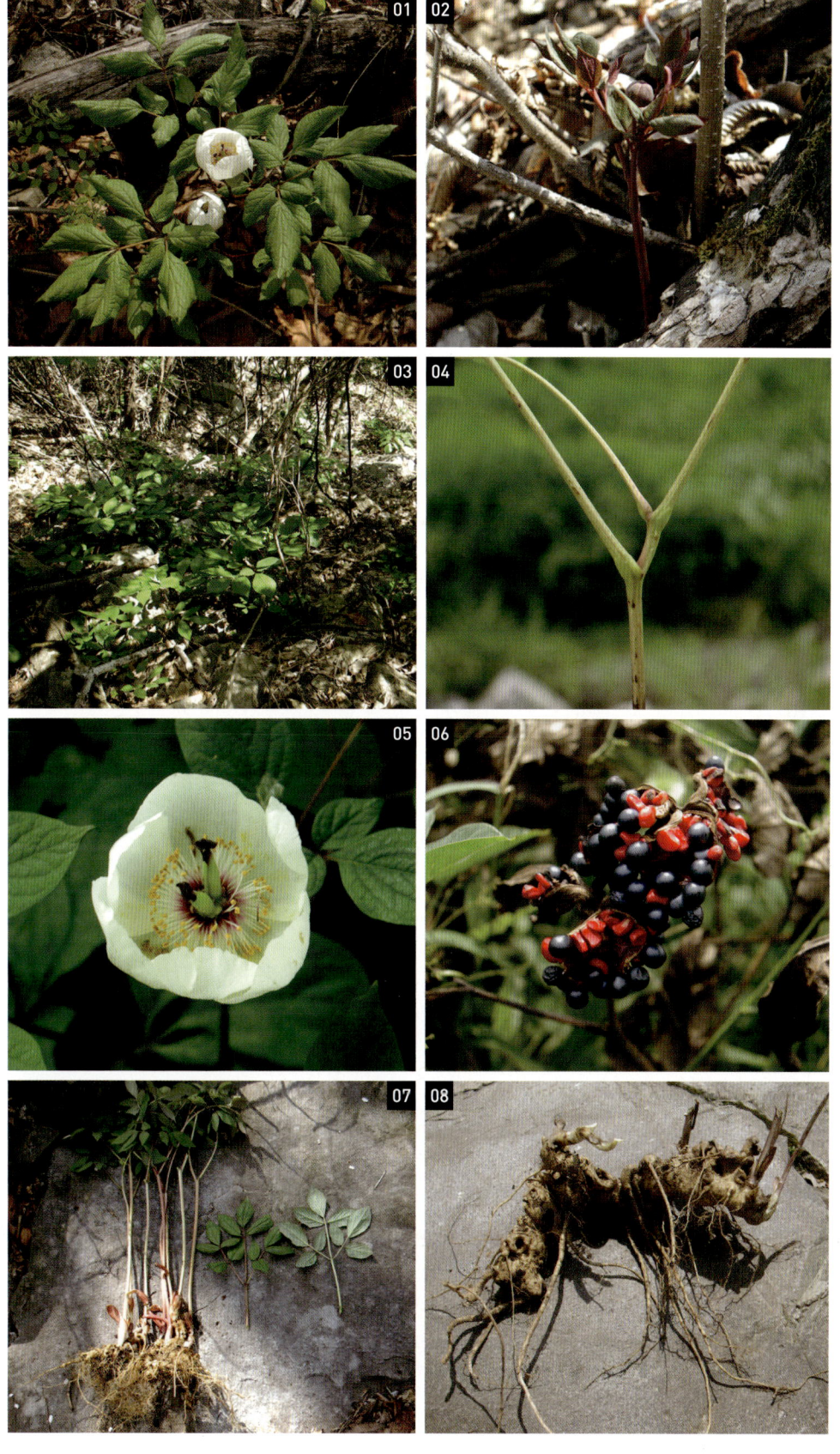

뿌리는 굵게 자라고 살이 많으며, 잔뿌리가 있다. **줄기**는 40~50cm 정도 자라며, 붉은자줏빛이 돈다. **잎**은 2회 3번 갈라진 잎줄기에 3장씩 나고, 긴 타원형 또는 거꾸로 된 달걀모양이다. 작은 잎은 길이 5~12cm. **꽃**은 5~6월에 피고 흰색이며, 꽃잎이 4~5장이다. 꽃지름은 4~5cm이며, 줄기 끝에 1송이가 달린다. **열매**는 8월에 여무는데 긴 타원형이고, 껍질 안쪽이 붉으며, 열매껍질이 갈라져 검은 씨앗이 나온다. 열매길이는 2~3cm.

01 꽃 핀 전체 모습. 5월 2일
02 새순과 꽃봉오리. 4월 22일
03 군락. 5월 24일
04 줄기와 곁가지. 6월 19일
05 꽃. 4월 29일
06 열매. 9월 5일
07 뿌리 달린 전체 모습과 잎 앞뒷면. 4월 25일
08 묵은 뿌리. 5월 24일

백작약

069 복사나무(복숭아) 신맛 + 단맛

Prunus persica (L.) Batsch

- 생리불순, 변비, 혈액순환 안 되는 데 효과

장미과
잎지는 작은키나무

다른 이름
복숭아나무

생약명
도실 桃實

성분
캠퍼롤 노화방지
소비톨 변비예방
아미그달린 폐기능강화
펙틴 정장작용
시트르산 에너지보충
말산 피로회복
아미노산 근육강화
베타카로틴 노화방지
비타민A 시력유지
비타민C 노화방지

원산지
중국

서식지
우리나라에서는 삼국시대부터 심어서 키운다.

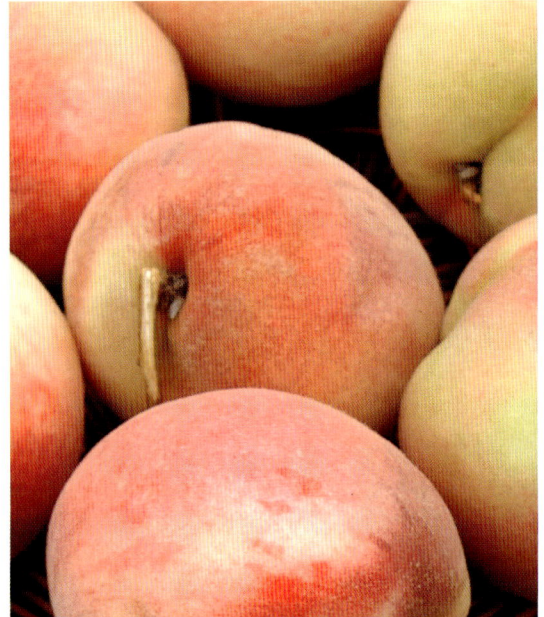
복숭아 채취한 모습. 6월 22일

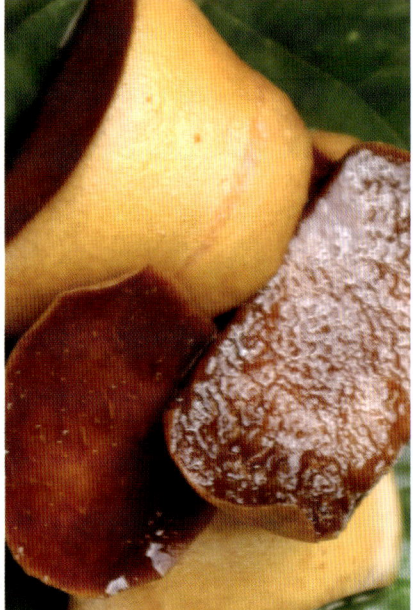
복숭아장아찌.

장아찌 담그기

채취시기 여름.
채취부위 단단한 풋복숭아 또는 익은 복숭아.
채취시 주의사항 살이 무른 것은 장아찌로 담갔을 때 으깨지므로 피한다.
밑준비 복숭아에 잔털이 남지 않도록 껍질째 깨끗이 씻고, 씨앗에 독성이 조금 있으므로 발라내고 간이 잘 배도록 적당한 크기로 썬다. 썬 것은 소금에 하룻밤 절여서 수분이 적당히 빠져나오면 여러 번 헹구고, 물기를 제거하여 살짝 말린다.
담그기 준비한 복숭아에 맛간장을 끓여서 식혀 붓는다. 효소액은 맛간장이 식은 뒤 넣고, 본래 신맛과 단맛이 강하므로 식초와 단맛은 빼도 되며, 소금에 절였으므로 간을 약하게 한다.
숙성 담근 장아찌는 상온에 한나절 두었다가 냉장고에 넣어 익히고, 부어놓은 맛간장은 며칠에 한 번씩 따라서 다시 끓여 식혀 붓기를 3~4번 한다.
장아찌맛 사각사각하고 상큼한 맛이다.

오행의 맛과 효능
오행상 열매는 신맛, 단맛. 아주 새콤달콤하다. 신맛은 거두어들이는 작용을 하고, 단맛은 부드럽게 만드는 작용을 한다.

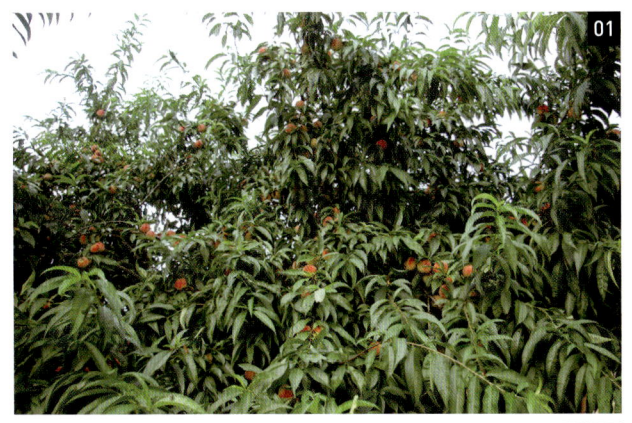

줄기는 3m 정도 자라고, 줄기껍질이 자줏빛 도는 갈색이며, 가지를 꺾으면 유액이 나온다. 잎은 꽃이 필 무렵 어긋나게 나오고, 아주 긴 타원형 또는 피침형으로 끝이 뾰족하며, 가장자리에 얕은 톱니가 있다. 잎길이는 8~15cm이고, 잎자루에 꿀샘이 있다. 꽃은 4~5월에 피고 흰색 또는 붉은분홍색이며, 꽃잎이 5장이다. 가지에 작은 꽃 1~2송이가 모여 달린다. 열매는 7~8월에 노란연분홍색으로 여물며, 둥글고 한쪽에 홈이 있으며 잔털이 빽빽하다.

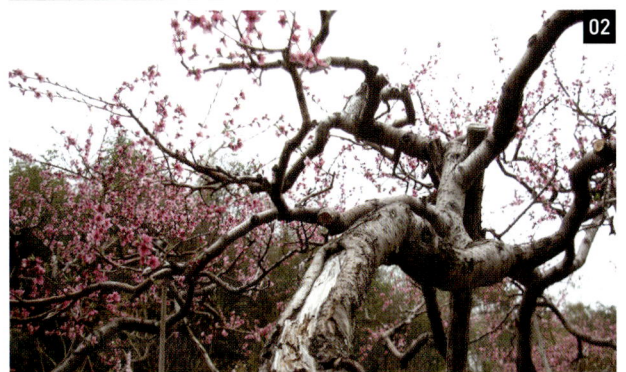

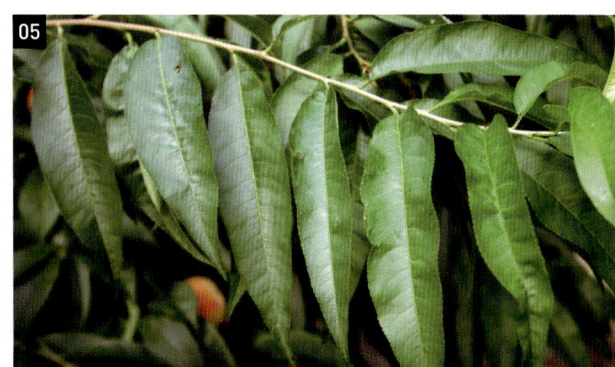

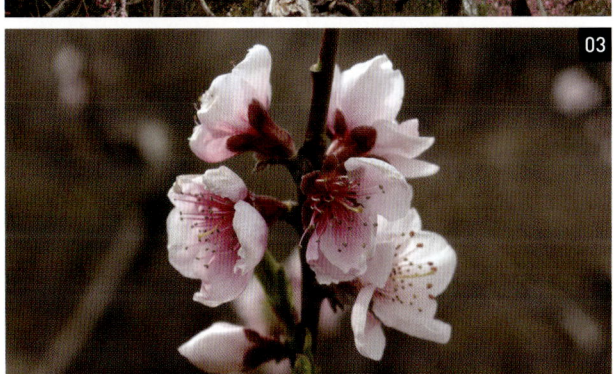

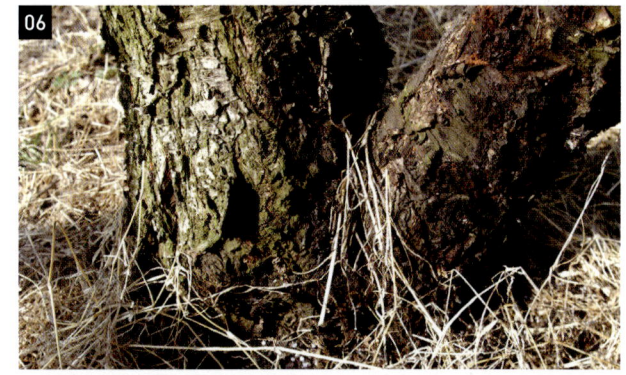

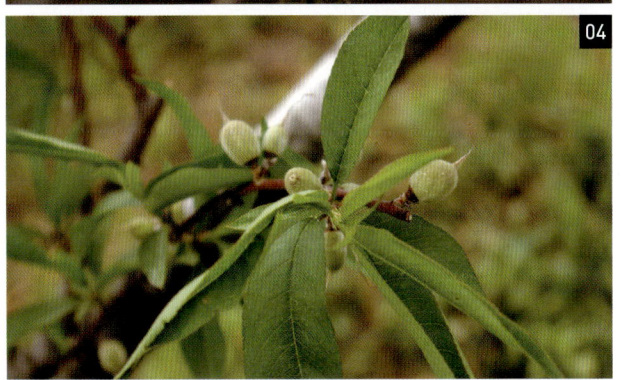

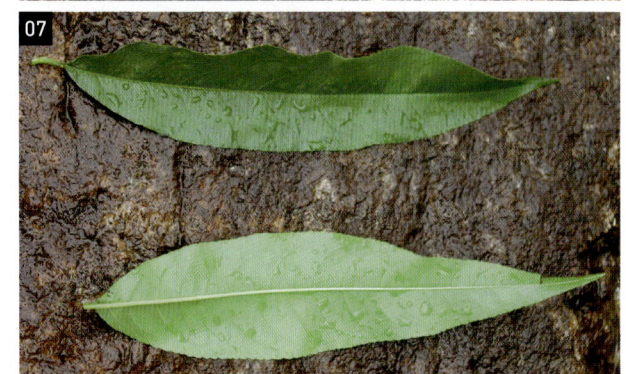

01 복숭아 달린 전체 모습. 7월 28일
02 꽃 핀 모습. 4월 17일
03 꽃. 4월 11일
04 풋복숭아와 어린잎. 5월 19일
05 잎 달린 모습. 7월 18일
06 밑동. 3월 28일
07 잎 앞뒷면. 7월 6일

복사나무(복숭아)

070

Prunus armeniaca var. *ansu* Max.

장미과
잎지는 작은큰키나무

생약명
행실 杏實

성분
아미그달린 폐기능강화
니아신 혈액순환촉진
케르세틴 알러지예방
아미노산 근육강화
베타카로틴 노화방지
단백질 근육강화
칼슘 뼈강화
칼륨 신경세포와 근육기능강화
마그네슘 체내기능유지
인 혈중콜레스테롤 개선
철분 빈혈개선
비타민A 시력유지
티아민 에너지대사관여
비타민B_2 빈혈개선
비타민C 노화방지

원산지
중국

서식지
우리나라에서는 삼국시대 이전부터 심어서 키운다.

오행의 맛과 효능
오행상 열매는 신맛, 단맛. 아주 새콤달콤하다. 신맛은 거두어들이는 작용을 하고, 단맛은 부드럽게 만드는 작용을 한다.

살구나무   신맛 + 단맛

■ 천식, 폐렴, 감기, 비만, 변비에 효과

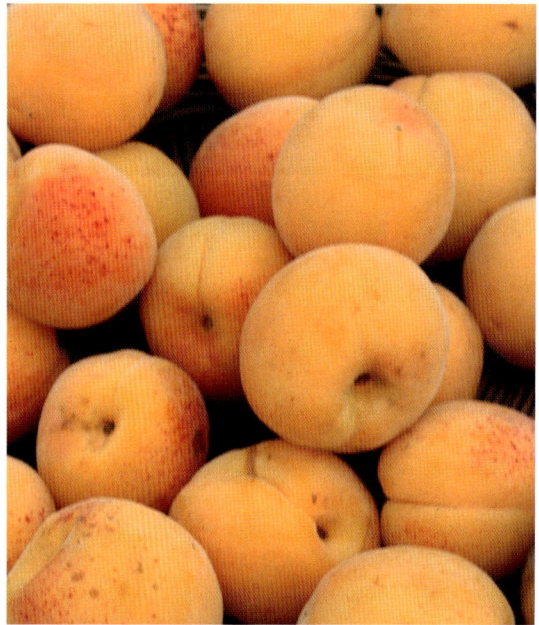

살구 채취한 모습. 7월 3일

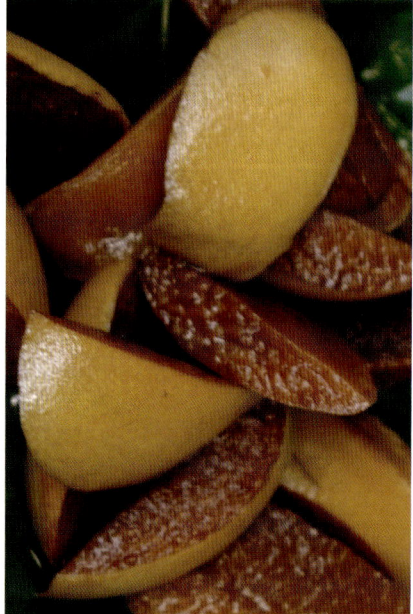

살구장아찌.

장아찌 담그기

채취시기 여름.
채취부위 단단한 살구(열매).
채취시 주의사항 살이 무른 것은 장아찌로 담갔을 때 으깨지므로 피한다.
밑준비 씨앗이 잘 빠지도록 살구에 칼집을 내고, 소금에 하룻밤 절여서 수분이 적당히 빠져나오면 여러 번 헹군다. 씨앗은 독성이 조금 있으므로 발라내고, 간이 잘 배도록 적당한 크기로 썰어서 살짝 말린다.
담그기 준비한 것을 묵은 된장이나 묵은 고추장에 박는다. 또는 맛간장을 끓여서 식혀 붓거나, 맛고추장으로 버무린다. 맛간장에 넣는 효소액은 맛간장이 식은 뒤 넣고, 본래 신맛과 단맛이 강하므로 식초와 단맛은 빼도 되며, 소금에 절였으므로 간을 약하게 한다.
숙성 맛간장, 맛고추장으로 담근 경우 상온에 한나절 두었다가 냉장고에 넣어 익히고, 부어놓은 맛간장은 며칠에 한 번씩 따라서 다시 끓여 식혀 붓기를 3~4번 한다.
장아찌맛 부드럽고 상큼한 맛이다.
먹을 때 주의사항 칡과는 상극이므로 함께 먹으면 안 된다.

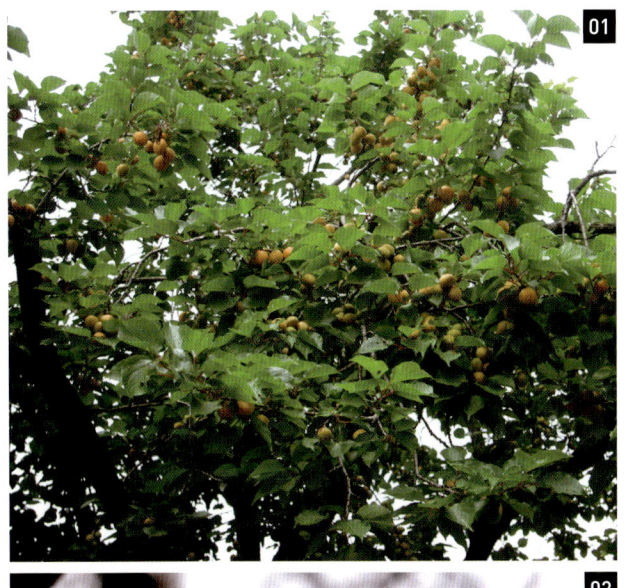

줄기는 5~10m 정도 자라고, 줄기껍질이 붉고 어두운 갈색이며 점차 세로로 불규칙하게 갈라진다. **꽃**은 4월에 잎보다 먼저 피고, 연분홍색이며, 꽃잎이 5장이다. 꽃지름은 2.5~3.5cm이고, 꽃자루가 거의 없다. **잎**은 어긋나고, 넓은 타원형 또는 넓은 달걀모양으로 끝이 뾰족하며, 가장자리에 날카로운 잔 톱니가 있다. 잎길이가 5~9cm. **열매**는 7월에 붉은노란색으로 여문다. 둥근 모양이고, 잔털이 있으며, 지름 3cm 정도이다.

01 살구 달린 전체 모습. 7월 3일
02 꽃. 3월 30일
03 잎 달린 모습. 7월 3일
04 잎. 7월 3일
05 가을 모습. 11월 12일
06 줄기. 7월 3일
07 잎 앞뒷면. 7월 3일

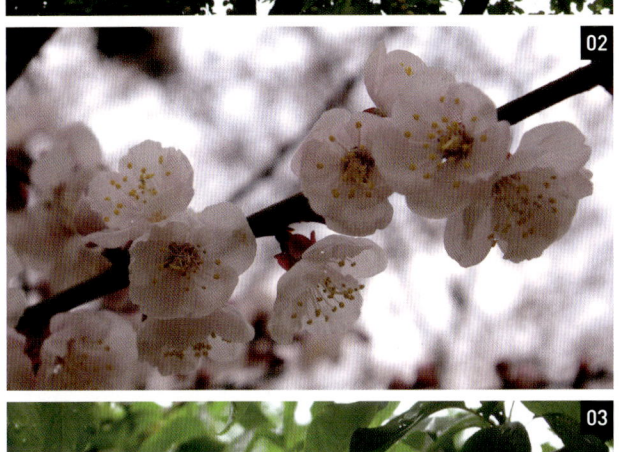

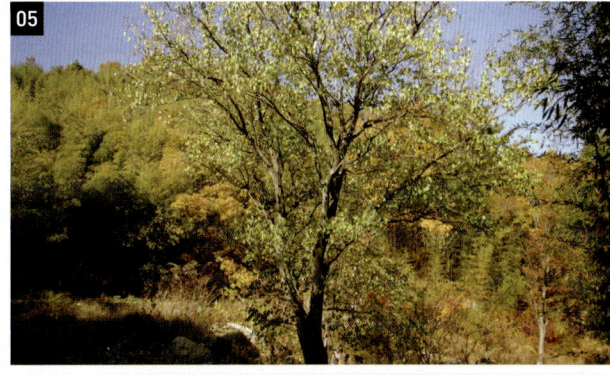

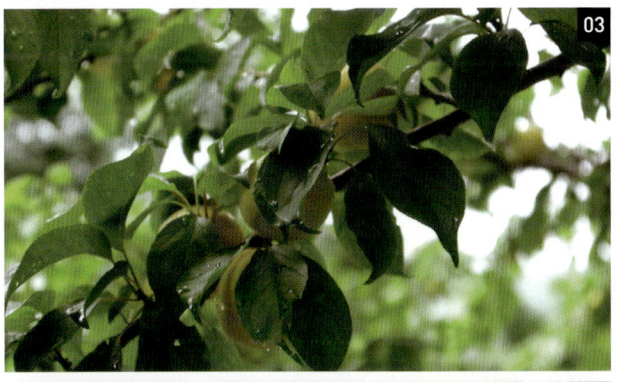

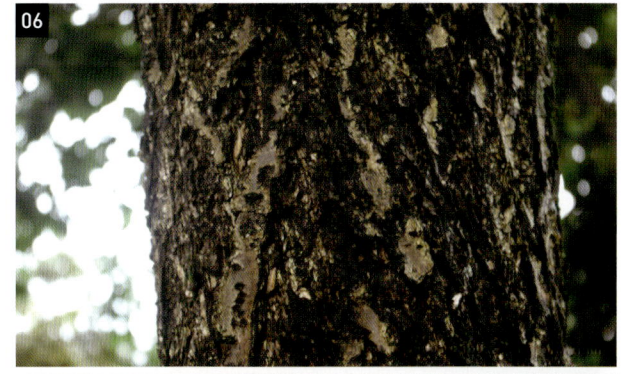

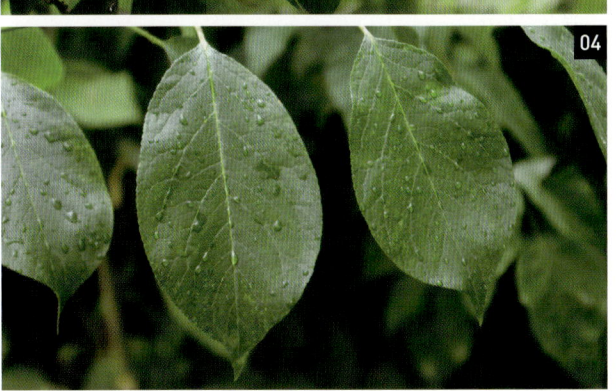

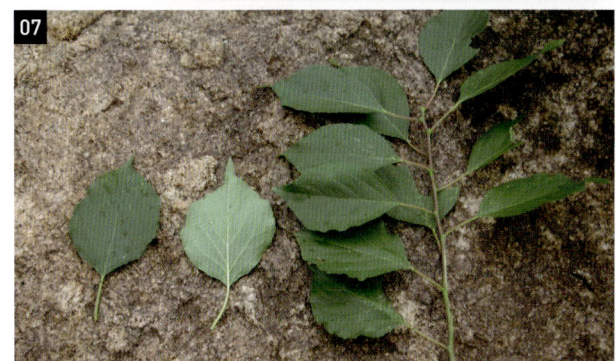

살구나무

071 쇠비름 _{신맛 + 단맛}

Portulaca oleracea L.

■ 장염, 아토피, 신장염, 산후출혈에 효과

쇠비름과
여러해살이풀

다른 이름
돼지풀

생약명
마치현 馬齒莧

성분
독성이 없다.
사포닌 면역력강화
알라닌 간해독
베타카로틴 노화방지
토코페롤 항산화물질생성
티아민 에너지대사관여
비타민C 노화방지

원산지
한국

서식지
산과 들판의 양지에 난다.

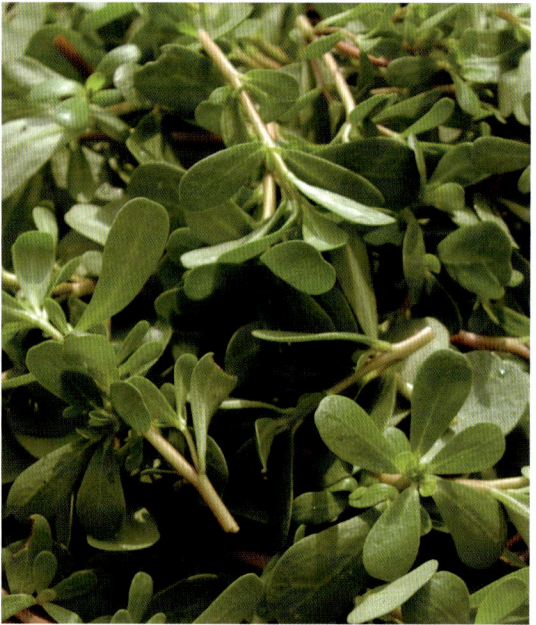

잎줄기 채취한 모습. 7월 31일

쇠비름잎줄기장아찌.

장아찌 담그기

채취시기 봄~여름.

채취부위 잎줄기.

밑준비 잎줄기를 짭짤한 소금물에 데치거나 이틀 정도 삭혀서 숨을 죽인 뒤 찬물에 헹구고, 물기를 짜서 살짝 말린다.

담그기 준비한 것을 묵은 된장이나 묵은 고추장에 박는다. 또는 맛간장을 끓여서 식혀 붓거나, 맛고추장으로 버무린다. 맛간장에 넣는 효소액은 맛간장이 식은 뒤 넣고, 본래 신맛과 단맛이 있으므로 식초와 단맛은 줄여도 되며, 소금물에 삭혔으므로 간을 약하게 한다.

숙성 맛간장, 맛고추장으로 담근 경우 상온에 한나절 두었다가 냉장고에 넣어 익히고, 부어놓은 맛간장은 며칠에 한 번씩 따라서 다시 끓여 식혀 붓기를 3~4번 한다.

장아찌맛 씹는 맛이 좋고 담백한 맛이다.

오행의 맛과 효능
오행상 신맛, 단맛. 신맛은 거두어들이는 작용을 하고, 단맛은 부드럽게 만드는 작용을 한다.

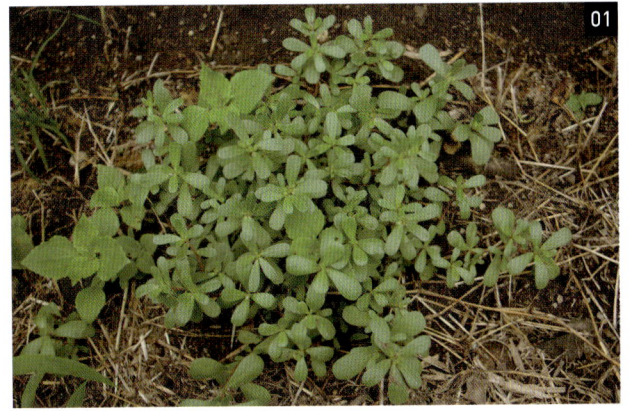

줄기는 30cm 정도 자라고, 단면이 둥글며, 붉은갈색을 띠고 털이 없다. 가지가 많이 갈라져 나온다. **잎**이 어긋나는데 줄기 끝에는 빙 둘러나듯이 보이며, 긴 타원형이고 살이 많다. 잎길이 1.5~2.5cm이다. **꽃**은 6~10월에 피고 노란색이며, 꽃잎이 5장이다. 꽃지름은 8mm 정도이며, 작은 꽃 3~5송이가 줄기나 가지 끝에 모여 달린다. **열매**는 8~9월에 여물고, 타원형이다.

01 전체 모습. 7월 31일
02 어린잎 자라는 모습. 7월 31일
03 잎. 7월 31일
04 줄기가 자란 모습. 8월 16일

05 꽃. 8월 14일
06 꽃 핀 모습. 8월 19일
07 뿌리 달린 전체 모습. 7월 31일

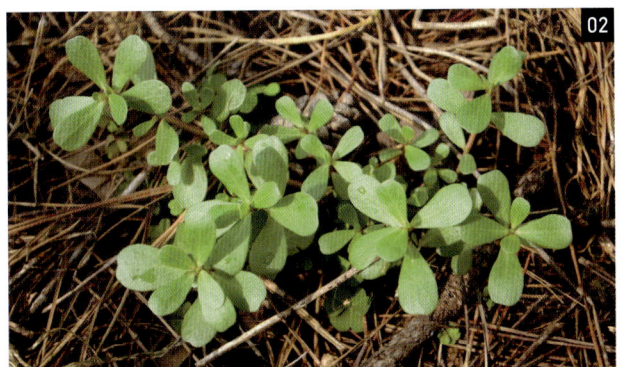

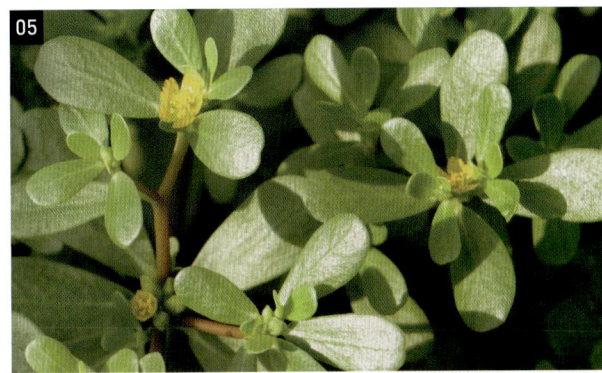

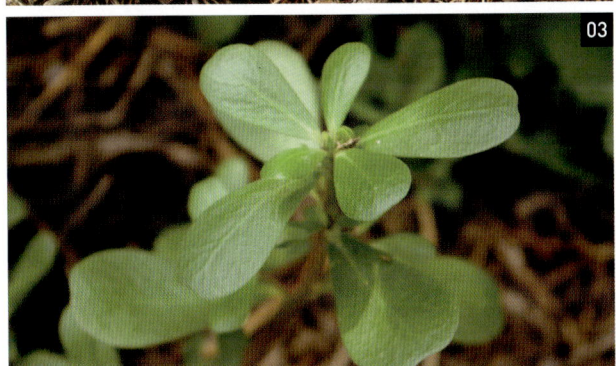

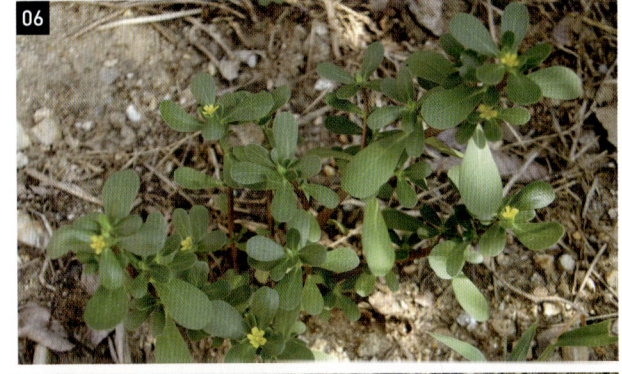

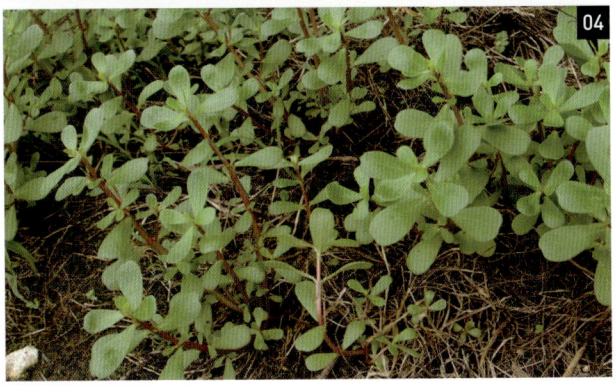

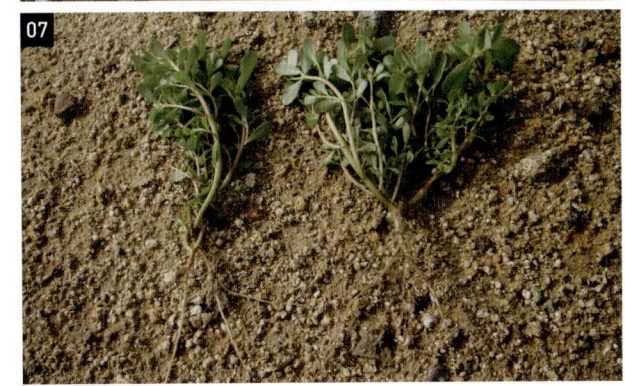

쇠비름

072

Prunus salicina Lindl.

장미과
잎지는 큰키나무

다른 이름
오얏나무

생약명
이자 李子

성분
독성이 없다.
폴리페놀 혈압상승억제
안토시아닌 노화방지
카로티노이드 활성산소제거
마그네슘 체내기능유지
망간 뇌기능유지
철분 빈혈개선
칼륨 신경세포와 근육기능강화
인 혈중콜레스테롤 개선
칼슘 뼈강화
비타민C 노화방지

원산지
중국

서식지
우리나라에서는 삼국시대부터 심어서 키운다.

오행의 맛과 효능
오행상 열매는 신맛, 단맛. 아주 새콤달콤하다. 신맛은 거두어들이는 작용을 하고, 단맛은 부드럽게 만드는 작용을 한다.

자두나무 신맛 + 단맛

- 간질환, 소화불량, 비만에 효과

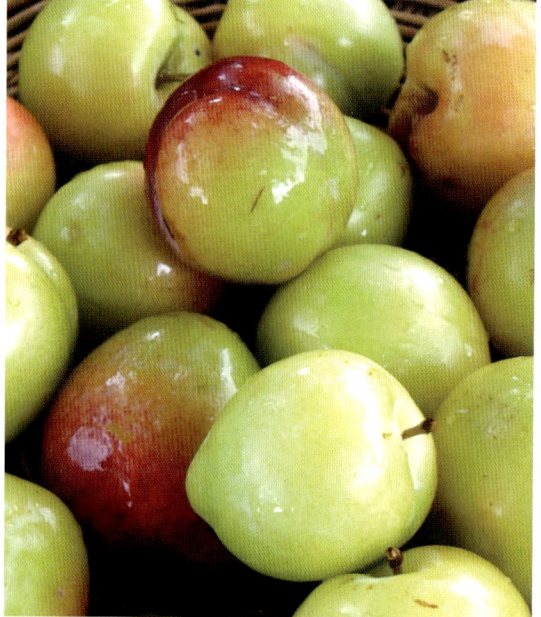

자두 채취한 모습. 7월 4일

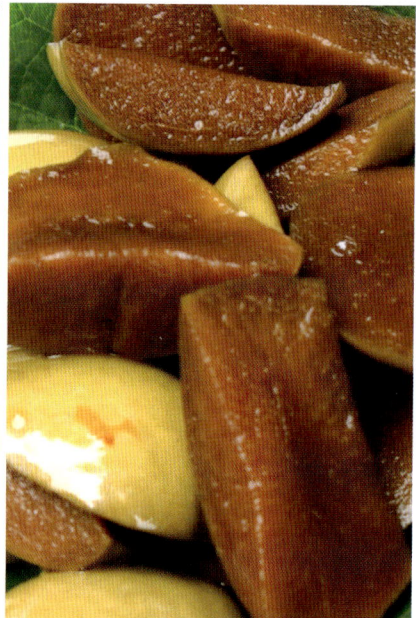

자두장아찌.

장아찌 담그기

채취시기 여름.
채취부위 단단한 자두(열매).
채취시 주의사항 살이 무른 것은 장아찌로 담갔을 때 으깨지므로 피한다.
밑준비 자두를 씻어서 간이 잘 배도록 적당한 크기로 썰고, 씨앗에 독성이 조금 있으므로 발라낸다. 썬 것을 소금에 하룻밤 절여서 수분이 적당히 빠져나오면 여러 번 헹구고, 물기를 제거하여 살짝 말린다.
담그기 준비한 자두에 맛간장을 끓여서 식혀 붓거나, 맛고추장으로 버무린다. 맛간장에 넣는 효소액은 맛간장이 식은 뒤 넣고, 본래 신맛과 단맛이 강하므로 식초와 단맛은 빼도 되며, 소금에 절였으므로 간을 약하게 한다.
숙성 담근 장아찌는 상온에 한나절 두었다가 냉장고에 넣어 익히고, 부어놓은 맛간장은 며칠에 한 번씩 따라서 다시 끓여 식혀 붓기를 3~4번 한다.
장아찌맛 부드럽고 상큼한 맛이다.

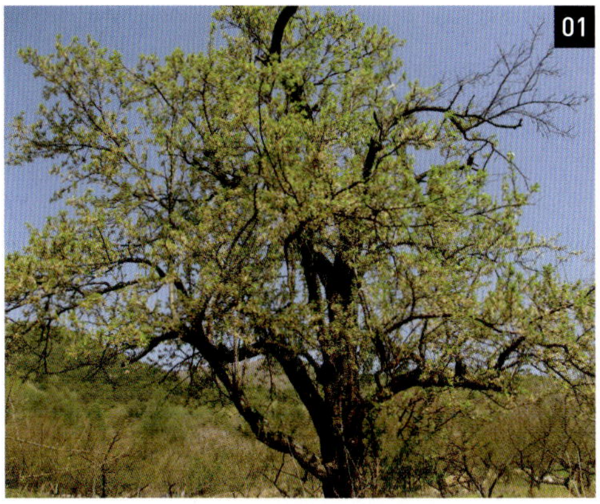

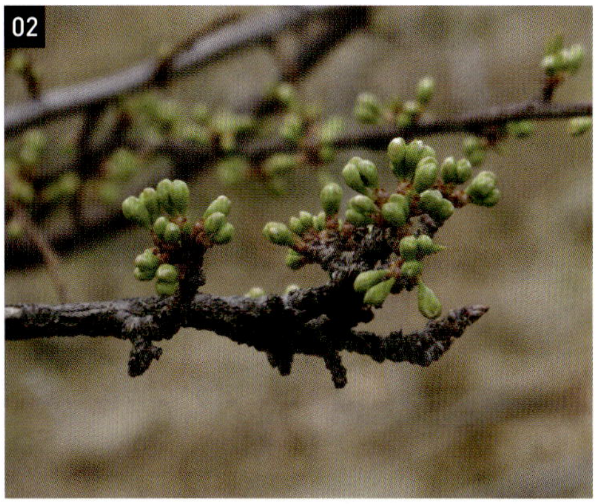

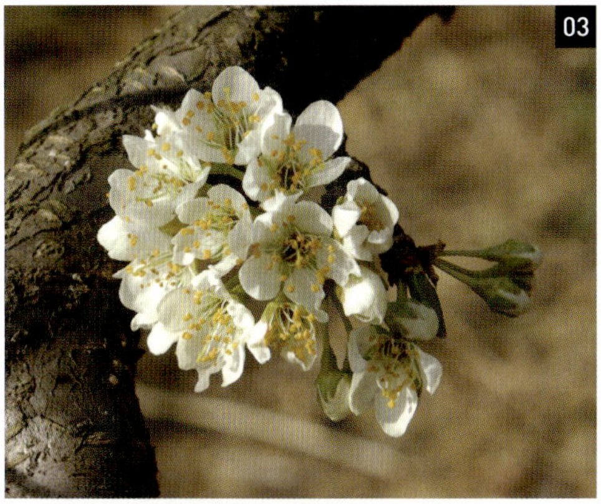

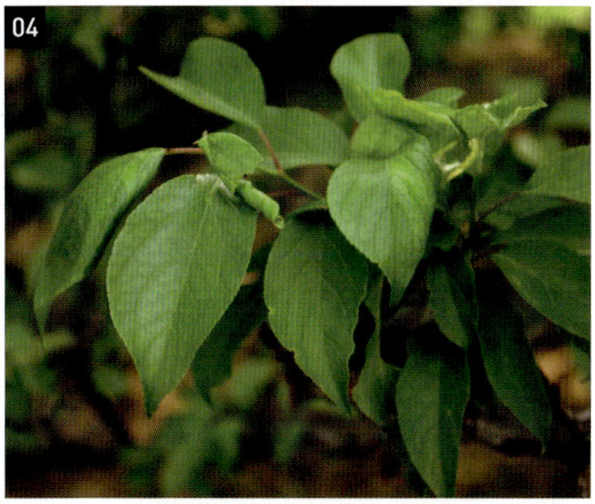

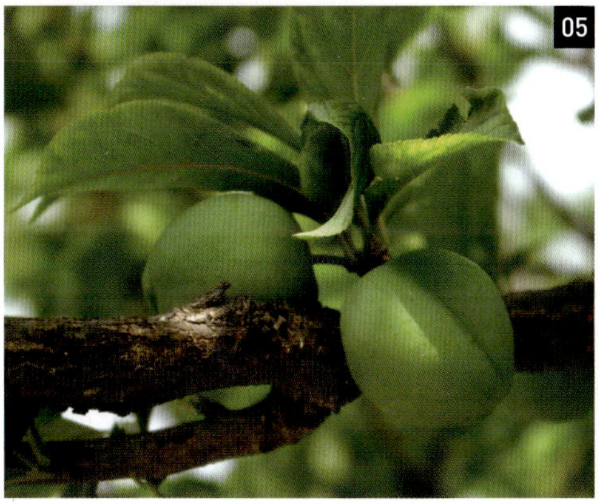

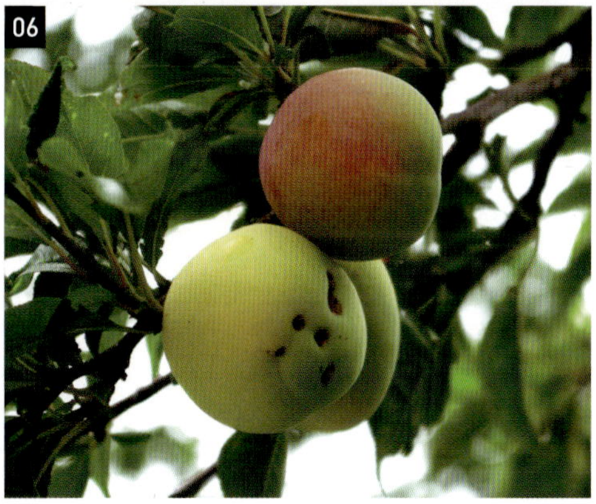

줄기는 5m 정도 자라며, 줄기껍질이 붉은회갈색이고, 점차 세로로 불규칙하게 갈라져 얇게 벗겨진다. 꽃은 4월에 잎보다 먼저 피고, 흰색이며, 꽃잎이 5장이다. 가지에 작은 꽃 3송이가 모여 달린다. 잎은 어긋나며, 긴 타원형 또는 달걀모양으로 끝이 뾰족하고, 좌우가 비대칭이며, 가장자리에 잔 톱니가 있다. 잎길이는 5~7㎝이다. 열매는 7월에 노랗고도 붉은색으로 여물고, 둥글면서 한쪽에 홈이 있으며, 지름 2~7㎝이다.

01 꽃 핀 모습. 4월 15일
02 꽃봉오리. 3월 20일
03 꽃. 3월 28일
04 잎 달린 모습. 5월 26일
05 풋열매. 6월 11일
06 열매. 7월 4일
07 밑동. 3월 20일
08 잎 앞뒷면. 5월 26일

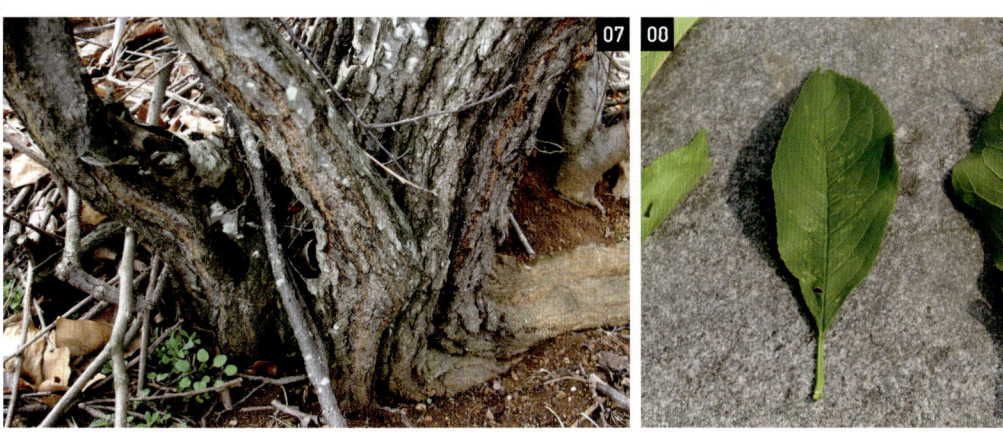

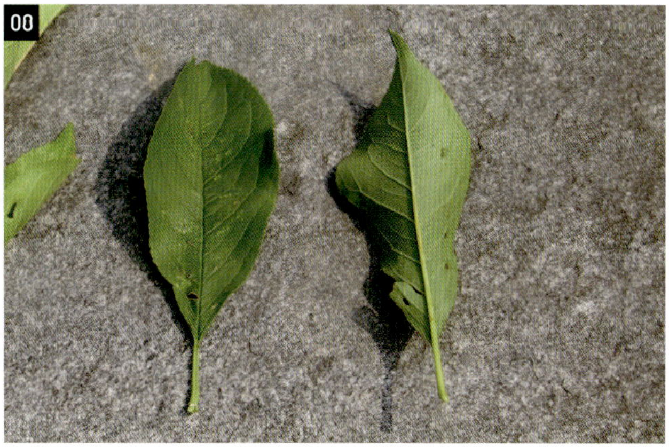

자두나무

073

Lycopersicon esculentum Mill

토마토 신맛 + 단맛

■ 고혈압, 소화불량, 안구건조증, 야맹증, 구루병에 효과

가지과
한해살이풀

다른 이름
일년감

생약명
번가 蕃茄

성분
카로틴 종양억제
리코펜 노화방지
철분 빈혈개선
단백질 근육강화
비타민B_3 혈액순환촉진
비타민C 노화방지
비타민H 탈모방지

원산지
남아메리카

서식지
우리나라에서는 조선 중기부터 밭에 심어 키운다.

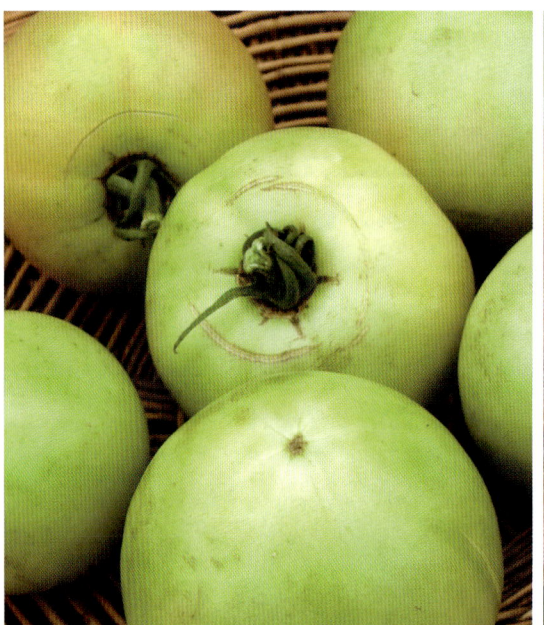
풋토마토 채취한 모습. 8월 2일

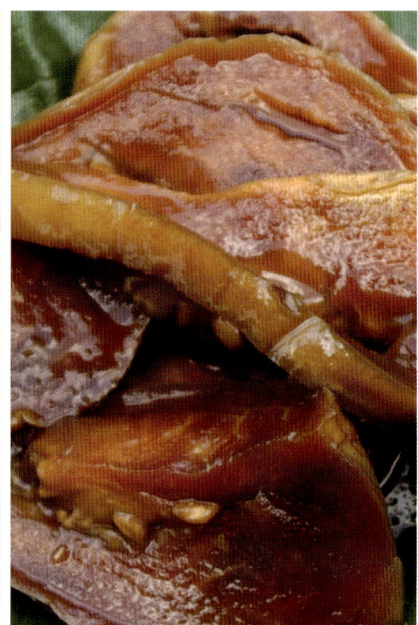
풋토마토장아찌.

장아찌 담그기

채취시기   여름~가을.
채취부위   단단한 풋토마토.
밑준비   꼭지를 떼고 씻어서 물기를 뺀 뒤 간이 잘 배도록 적당한 크기로 썬다.
담그기   맛간장을 끓여서 준비한 토마토에 아삭한 맛이 살도록 뜨거울 때 붓는다. 효소액은 맛간장이 식은 뒤 넣고, 본래 신맛과 단맛이 있으므로 식초와 단맛을 줄여도 된다.
숙성   담근 장아찌는 상온에 한나절 두었다가 냉장고에 넣어 익히고, 부어놓은 맛간장은 며칠에 한 번씩 따라서 다시 끓여 식혀 붓기를 3~4번 한다.
장아찌맛   부드럽고 담백한 맛이다.

오행의 맛과 효능
오행상 신맛, 단맛. 신맛은 거두어들이는 작용을 하고, 단맛은 부드럽게 만드는 작용을 한다.

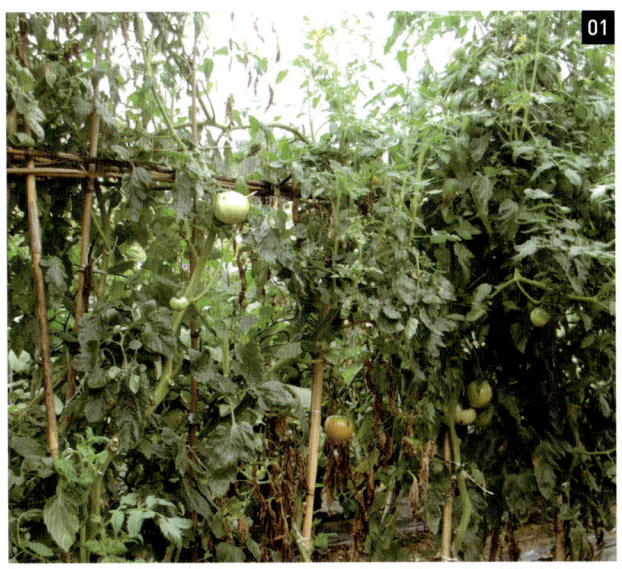

줄기는 1~1.5m 정도 자라고, 가지가 많으며, 전체가 독특한 향의 점액을 분비하는 부드러운 샘털로 덮여 있다. **잎**은 어긋나는 잎줄기에 9~19장이 깃털처럼 달리며, 작은 잎은 달걀모양 또는 긴 타원형이고 끝이 뾰족하며, 가장자리에 깊게 파인 톱니가 있다. **꽃**은 5~8월에 피고 노란색이며, 꽃부리가 여러 갈래이다. 줄기마디에서 나온 꽃줄기에 작은 꽃 여러 송이가 모여 달린다. **열매**는 6~10월에 붉은색으로 여물고, 둥글다.

---

01 받침대를 세운 전체 모습. 8월 2일
02 잎 달린 모습. 8월 2일
03 줄기와 샘털. 8월 2일
04 꽃 달린 모습. 8월 2일
05 꽃. 8월 2일
06 풋열매 달린 모습. 8월 2일
07 잎 앞뒷면과 줄기. 8월 2일

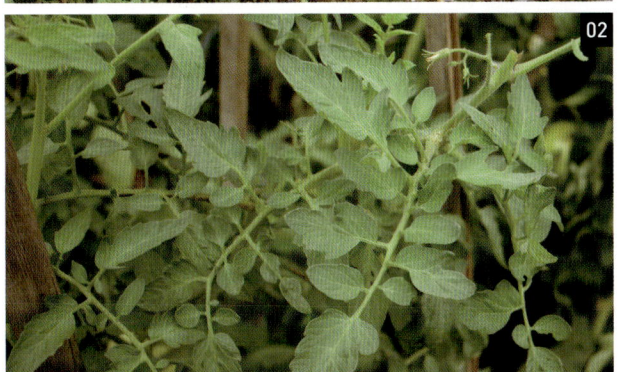

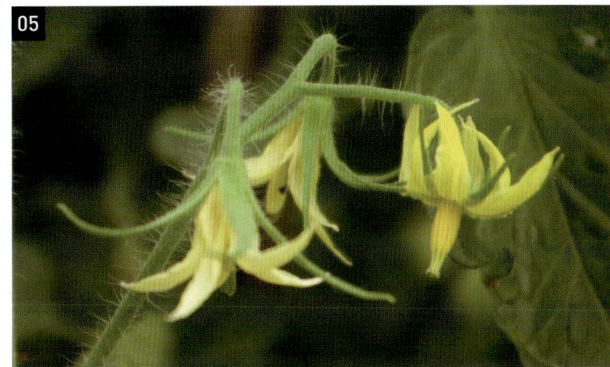

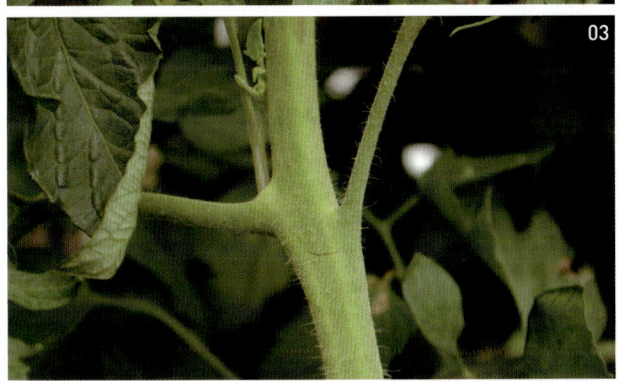

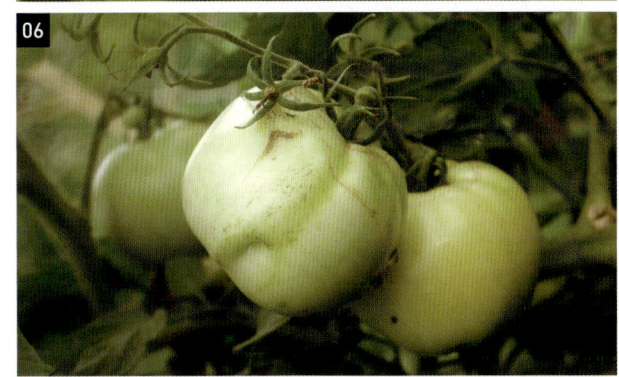

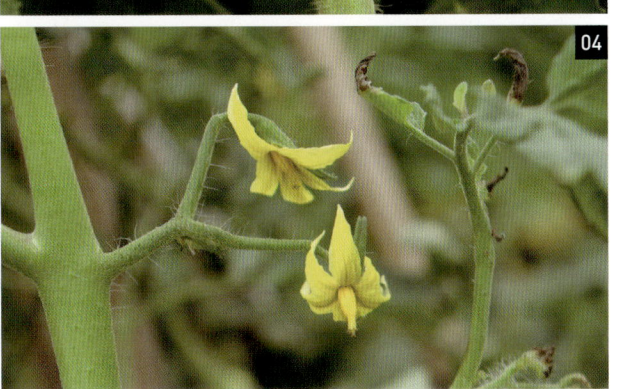

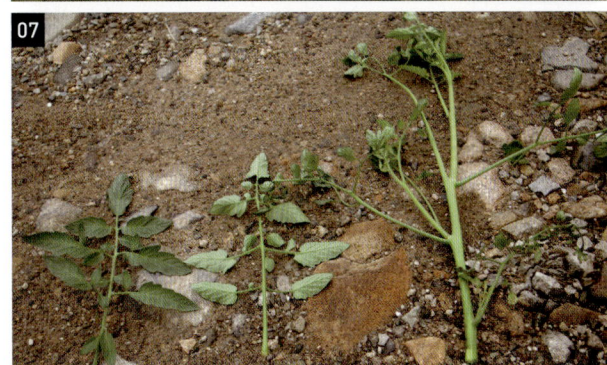

074 누리장나무

Clerodendrum trichotomum Thunb.

신맛 + 단맛 + 쓴맛

■ 고혈압, 습진, 아토피, 류머티즘, 중풍마비에 효과

마편초과
잎지는 작은키나무

다른 이름
누린대나무

생약명
취오동 梧桐根
해주상산 海州常山

성분
알칼로이드 염증과 통증완화
비타민B 복합체

원산지
한국

서식지
산기슭이나 계곡가, 바닷가 양지에서 자란다.

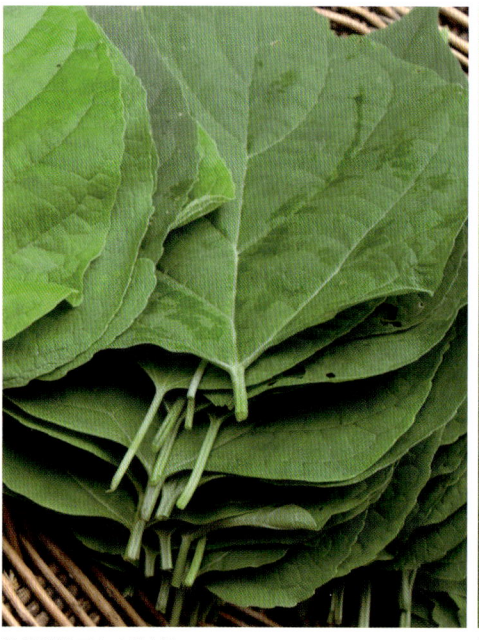
잎 채취한 모습. 8월 4일

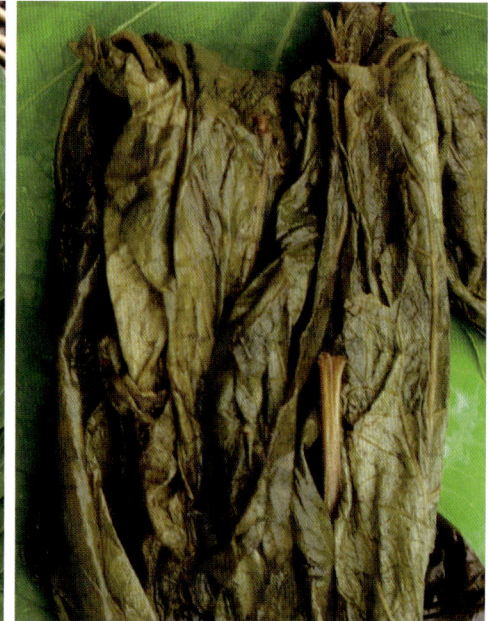
누리장잎장아찌.

장아찌 담그기

채취시기 봄~여름.
채취부위 새순이나 연한 잎.
채취시 주의사항 새순을 남겨두어야 나무가 광합성을 하여 양분을 얻으므로 조금만 채취한다.
밑준비 새순과 잎을 끓는 소금물에 살짝 데친 뒤 찬물에 하룻밤 담가 누린맛을 우려내고, 물기를 짜서 살짝 말린다.
담그기 준비한 것에 맛간장을 끓여서 식혀 붓거나, 맛고추장으로 한 켜 한 켜 바르듯이 버무린다. 맛간장에 넣는 효소액은 맛간장이 식은 뒤 넣는다.
숙성 담근 장아찌는 상온에 한나절 두었다가 냉장고에 넣어 익히고, 부어놓은 맛간장은 며칠에 한 번씩 따라서 다시 끓여 식혀 붓기를 3~4번 한다.
장아찌맛 꼬들꼬들하고 은은한 맛이다.

오행의 맛과 효능
오행상 신맛, 단맛, 쓴맛. 신맛은 거두어들이는 작용을 하고, 단맛은 부드럽게 만드는 작용을 하며, 쓴맛은 배출시키는 작용을 한다.

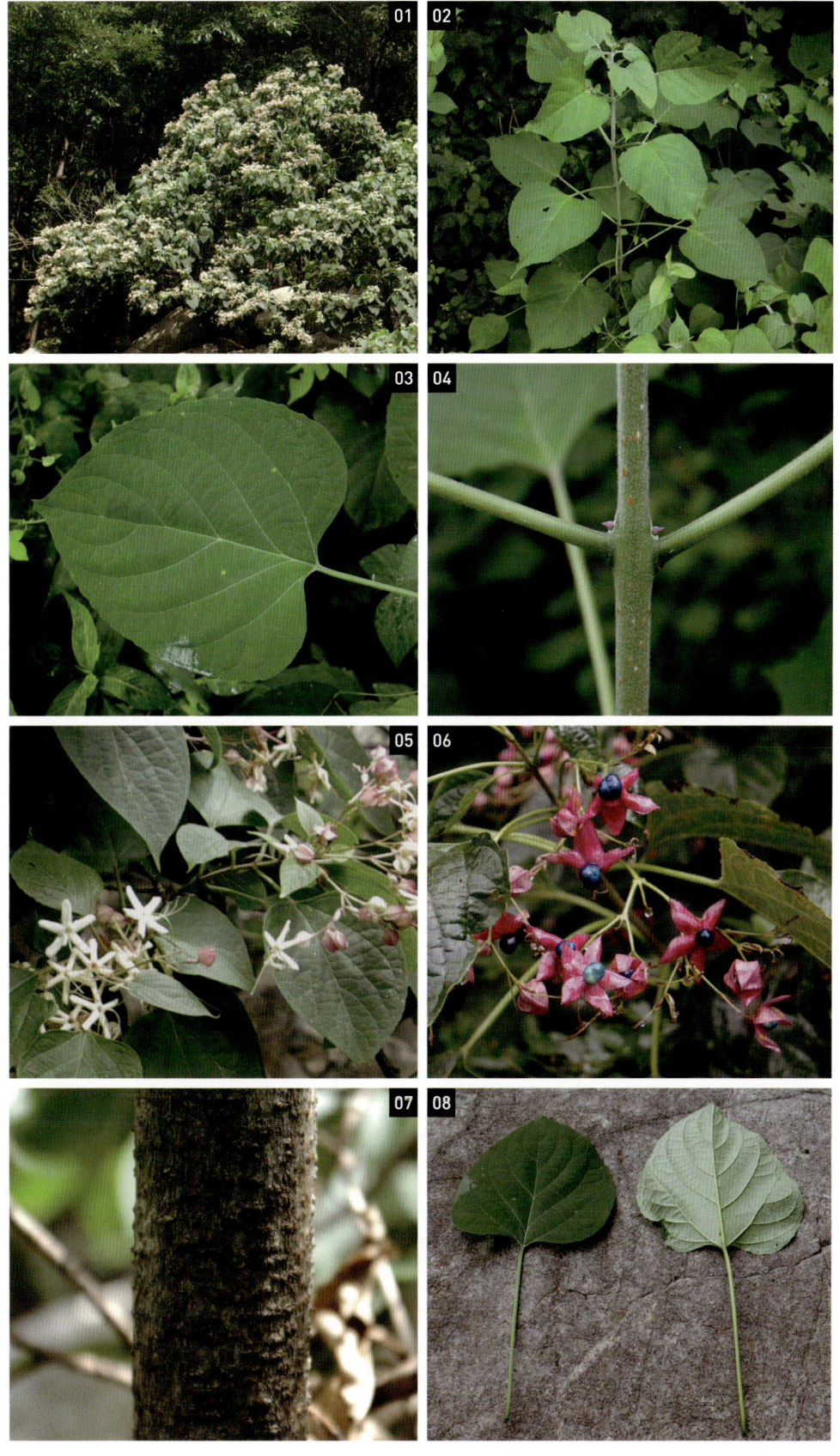

줄기는 2m 정도 자라고, 줄기껍질은 회갈색이며 점차 불규칙하게 갈라진다. **잎**은 마주 나며, 둥근 타원형 또는 넓은 달걀모양으로 끝이 뾰족하고, 가장자리에 톱니가 있거나 없다. 뒷면에 기름점이 있어 누릿한 냄새가 난다. 잎길이 8~20㎝이며, 잎자루는 길이 3~10㎝이고 잔털이 있다. **꽃**은 8~9월에 피고, 붉은흰색에 강한 냄새가 나며, 꽃부리가 5갈래이다. 꽃지름은 5㎝ 정도이고, 작은 꽃 여러 송이가 모여 달린다. **열매**는 9~10월에 여무는데, 선명한 붉은색 꽃받침이 갈라져 둥글고 짙은 파란색 씨앗이 나온다.

01 꽃 핀 전체 모습. 8월 4일
02 햇줄기와 어린잎. 8월 6일
03 잎. 8월 4일
04 햇줄기. 8월 6일
05 꽃 핀 모습. 8월 4일
06 열매. 9월 7일
07 줄기. 8월 4일
08 잎 앞뒷면. 8월 4일

누리장나무

개곽향 신맛 + 쓴맛

Teucrium japonicum Houtt.

■ 감기몸살, 기관지염, 두통, 신경통에 효과

꿀풀과
여러해살이풀

생약명
수곽향 水藿香

성분
시르시마리틴 혈압내림
아카세틴 이뇨작용

원산지
한국

서식지
산속의 조금 습한 곳에 난다.

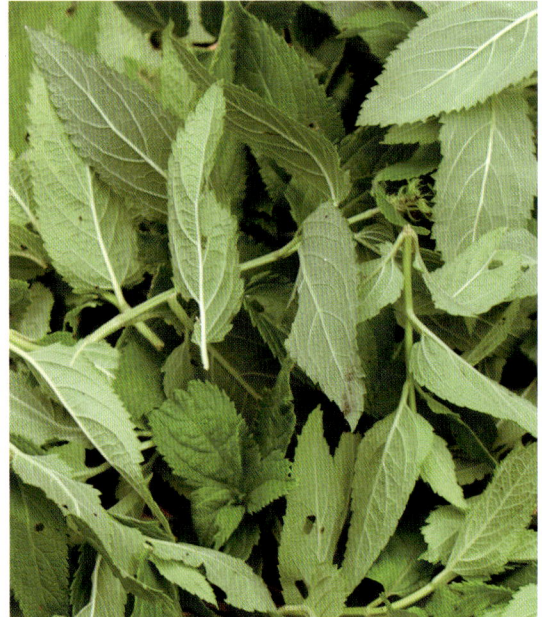
잎 채취한 모습. 8월 1일.

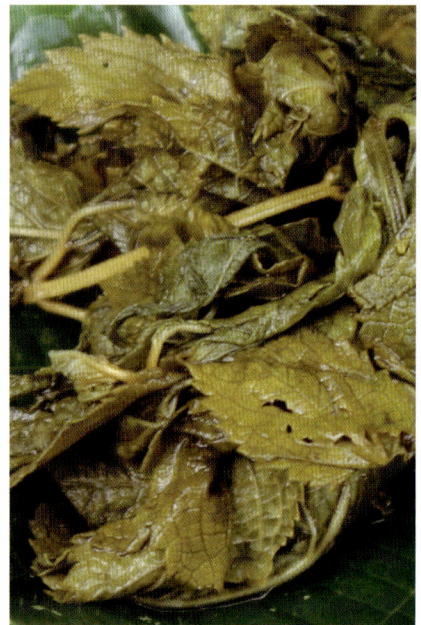
개곽향잎장아찌.

장아찌 담그기

채취시기 봄~여름.
채취부위 연한 잎.
채취시 주의사항 어릴수록 쓴맛이 덜하므로 억세거나 꽃이 핀 것은 피한다.
밑준비 잎을 끓는 물에 살짝 데쳐서 부드럽게 만든 뒤, 찬물에 반나절 정도 담가서 쌉쌀한 맛을 우려내고 물기를 짠다.
담그기 준비한 잎에 맛간장을 끓여서 식혀 붓거나, 맛된장으로 한 켜 한 켜 바르듯이 버무린다. 맛간장에 넣는 효소액은 맛간장이 식은 뒤 넣는다.
숙성 담근 장아찌는 상온에 한나절 두었다가 냉장고에 넣어 익히고, 부어놓은 맛간장은 며칠에 한 번씩 따러서 다시 끓여 식혀 붓기를 3~4번 한다.
장아찌맛 씹는 맛이 좋고 깔끔한 맛이다.

오행의 맛과 효능
오행상 신맛, 쓴맛. 신맛은 거두어들이는 작용을 하고, 쓴맛은 배출시키는 작용을 한다.

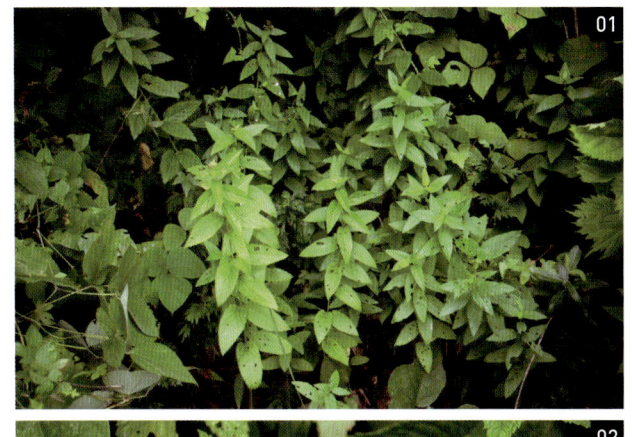

뿌리는 옆으로 뻗으며, 수염뿌리가 난다. 줄기는 30~70㎝ 정도 자라며, 단면이 네모지고, 세로로 홈이 있으며, 아래쪽으로 굽은 잔털이 있다. 잎은 마주 나며, 긴 타원형 또는 넓은 피침형으로 끝이 뾰족하고, 뒷면 잎맥에 짧은 잔털이 조금 있으며, 가장자리에 불규칙한 톱니가 있다. 잎길이가 5~10㎝이고, 잎자루 길이는 1~2㎝이다. 꽃은 7~8월에 피고 흰보라색이며, 꽃부리가 입술모양으로 갈라진다. 꽃받침은 끝이 5갈래인 종모양이고, 샘털이 없으며, 벌레집이 생기면 크게 부푼다. 열매는 9월에 여무는데 꽃받침에 씨앗이 들어 있으며, 씨앗지름이 1.5㎜ 정도이다.

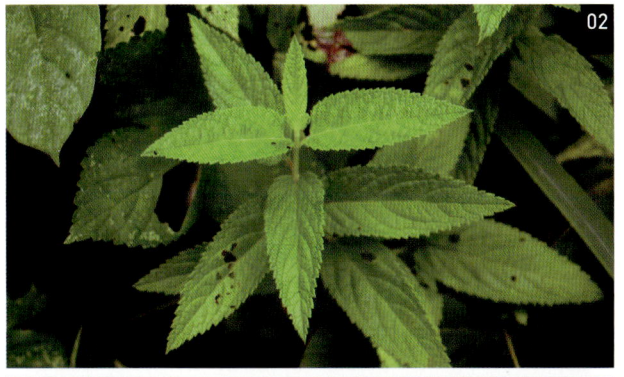

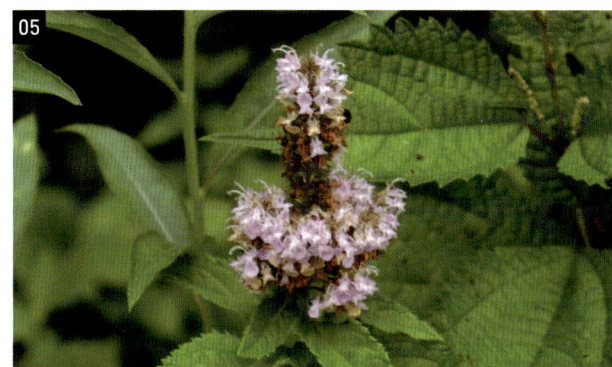

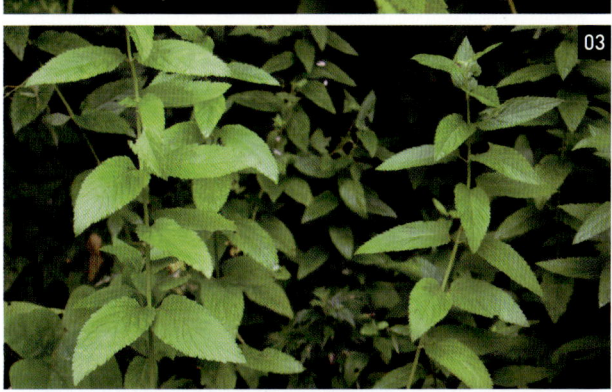

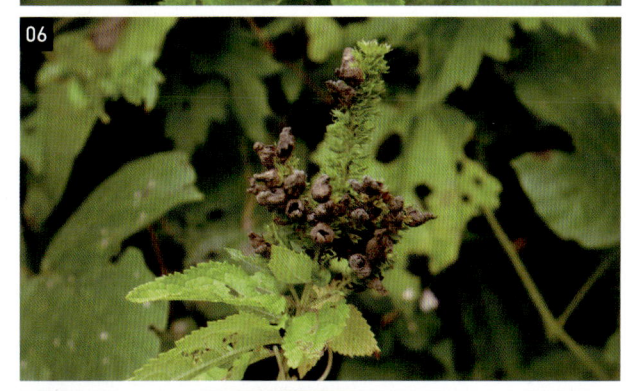

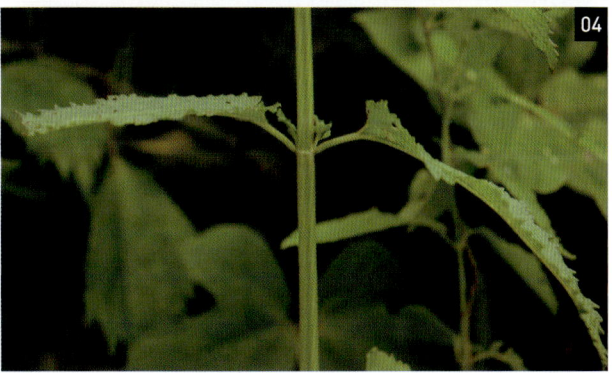

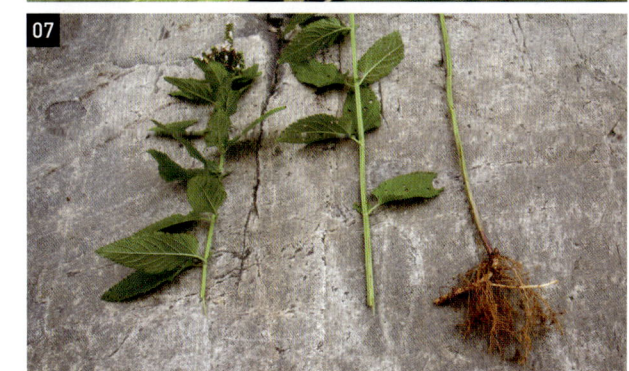

01 줄기가 자란 전체 모습. 8월 1일
02 잎. 8월 1일
03 줄기에 잎 달린 모습. 8월 1일
04 줄기. 8월 1일
05 꽃. 8월 1일
06 벌레집 생긴 모습. 9월 14일
07 잎 앞뒷면과 뿌리. 8월 1일

개곽향

■. 매운맛은 발산시키는 작용을 하여 기와 피가 잘 돌게 하고,
열과 땀이 나게 하며, 나쁜 기운을 몰아내고,
진액이 고루 퍼지게 한다.

Chap. 03

매운맛

|金|

매운맛
매운맛 + 떫은맛
매운맛 + 단맛
매운맛 + 쓴맛

갯기름나물 _{매운맛}

076
Peucedanum japonicum Thunb.

■ 열감기, 기침감기, 폐렴, 림프샘염에 효과

산형과
늘푸른 여러해살이풀

생약명
빈해전호 濱海前胡

성분
움벨리페론 소염
만니톨 붓기해소
베르갑텐 혈관수축
디오스민 혈류개선
비스나딘 관상동맥확장

원산지
한국

서식지
남부지방 바닷가나 냇가 바위틈에 난다.

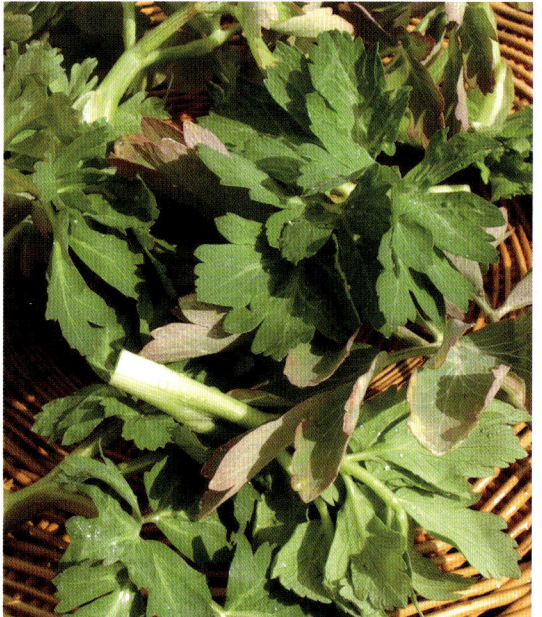

어린잎 채취한 모습. 3월 14일

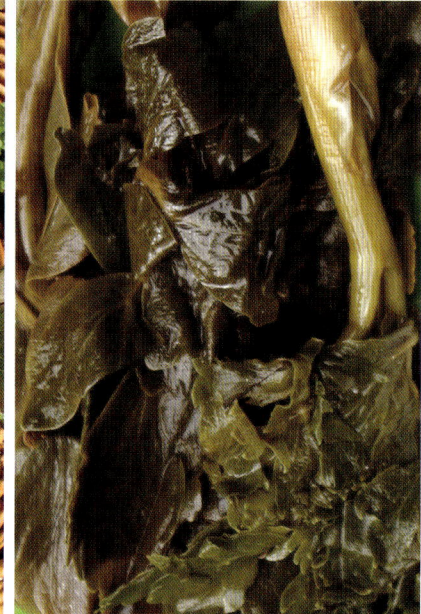

갯기름나물잎장아찌.

장아찌 담그기

채취시기 봄~가을.
채취부위 새순이나 잎줄기를 뿌리째 채취한다. 뿌리째 담가도 되고, 새순이나 잎줄기 따로, 뿌리 따로 담가도 된다.
채취시 주의사항 흔치 않은 약초이므로 조금만 채취하고 개체를 남겨둔다.
밑준비 갯기름나물을 끓는 소금물에 데쳐서 부드럽게 만든 뒤 찬물에 헹구고, 물기를 빼서 살짝 말린다. 뿌리껍질이 질기면 벗기는 것이 좋다.
담그기 준비한 것을 묵은 된장이나 묵은 고추장에 박는다. 또는 맛간장을 끓여서 아삭한 맛이 살도록 뜨거울 때 붓거나, 맛고추장으로 버무린다. 맛간장에 넣는 효소액은 맛간장이 식은 뒤 넣는다.
숙성 맛간장, 맛고추장으로 담근 경우 상온에 한나절 두었다가 냉장고에 넣어 익히고, 부어놓은 맛간장은 며칠에 한 번씩 따라서 다시 끓여 식혀 붓기를 3~4번 한다. 뿌리와 잎줄기는 뻣뻣하므로 노르스름해질 때까지 충분히 삭혀서 먹는다.
장아찌맛 씹는 맛이 좋고 칼칼한 맛이다.

오행의 맛과 효능
오행상 매운맛. 매운맛은 발산시키는 작용을 하여 기와 피가 잘 돌게 하고, 열과 땀이 나게 하며, 나쁜 기운을 몰아내고, 진액이 고루 퍼지게 한다.

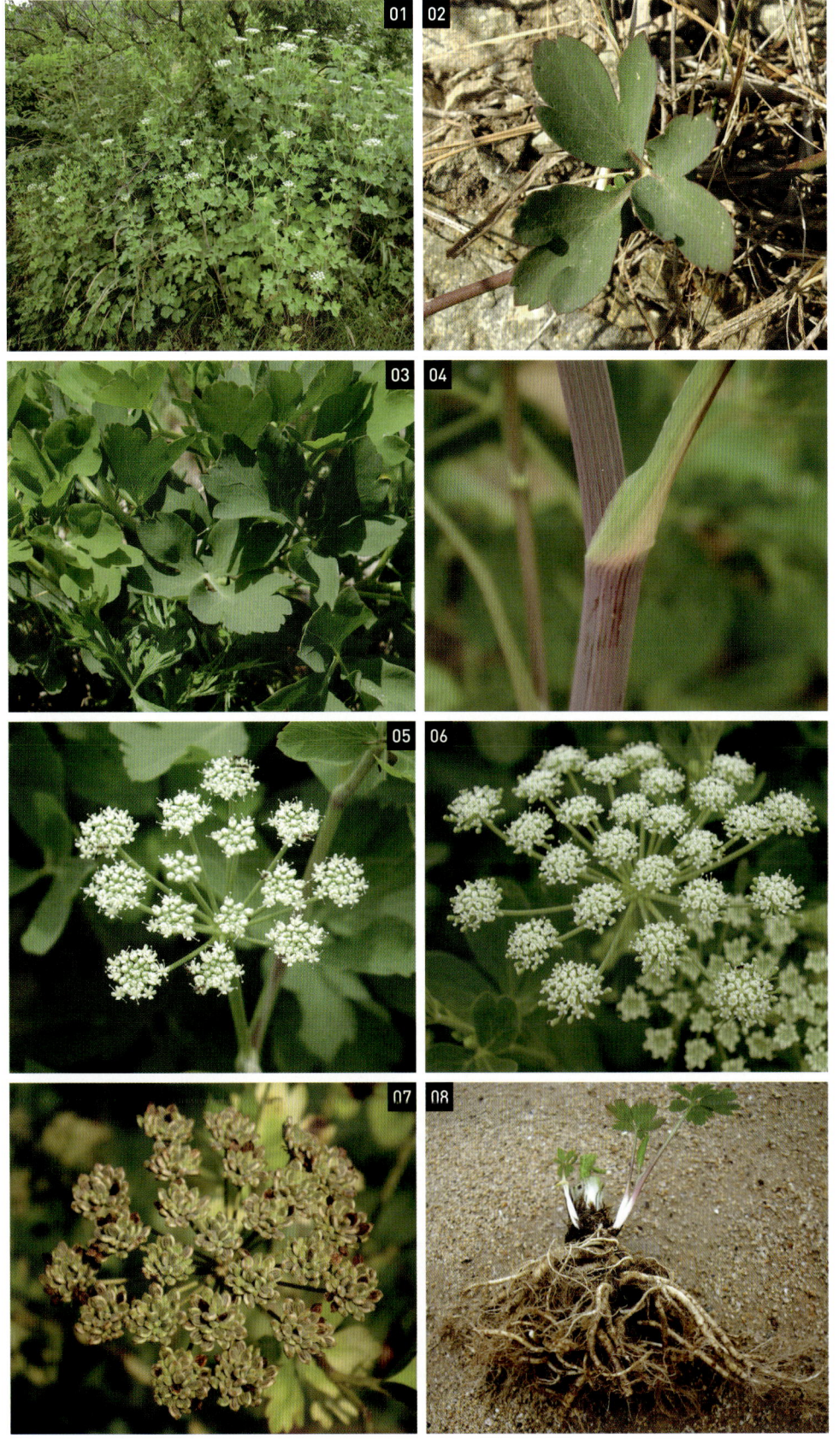

줄기는 60㎝ 정도 자라고 단단하며, 윗동에 짧은 잔털이 있다. **잎**은 어긋나서 2~3회 갈라진 잎줄기에 깃털처럼 달린다. 작은 잎은 거꾸로 된 달걀모양이고, 가장자리가 3갈래로 깊게 갈라지며, 불규칙한 톱니가 있다. 잎길이 3~5㎝이고 두껍다. 잎자루가 길고 희끗한 회록색이며, 윗동잎은 퇴화된다. 사계절 잎이 푸르다. **꽃**은 5~6월에 피고 흰색이며, 꽃잎이 5장이다. 작은 꽃 20~30송이가 모여 겹우산모양으로 달린다. **열매**는 9월에 여무는데 납작한 타원형이며, 잔털이 있다.

01 꽃 핀 전체 모습. 6월 20일
02 어린잎. 11월 23일
03 잎과 줄기 자라는 모습. 11월 23일
04 줄기. 6월 15일
05 꽃봉오리. 6월 17일
06 꽃. 6월 20일
07 열매. 8월 7일
08 뿌리 달린 전체 모습. 3월 20일

갯기름나물

겨자무 (서양고추냉이) _{매운맛}

077
Armoracia rusticana
P. G. Gaertner

■ 소화불량, 관절염, 담낭염에 효과

십자화과
여러해살이풀

다른 이름
양고추냉이
와사비무

생약명
날근 辣根

성분
글루코시놀레이트 종양억제
시니그린 종양억제
알칼로이드 염증과 통증완화
칼슘 뼈강화
인 혈중콜레스테롤 개선

원산지
유럽 동남부

서식지
우리나라에서는 밭에 심어 키우며, 빈터에서 야생으로 자라기도 한다.

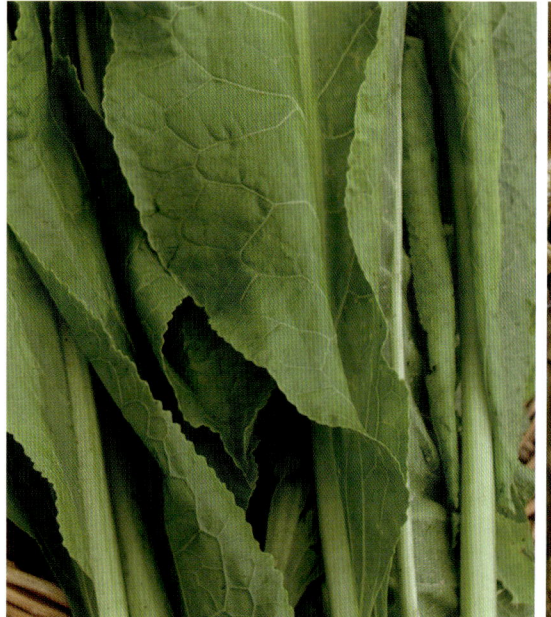

잎 채취한 모습. 7월 2일.

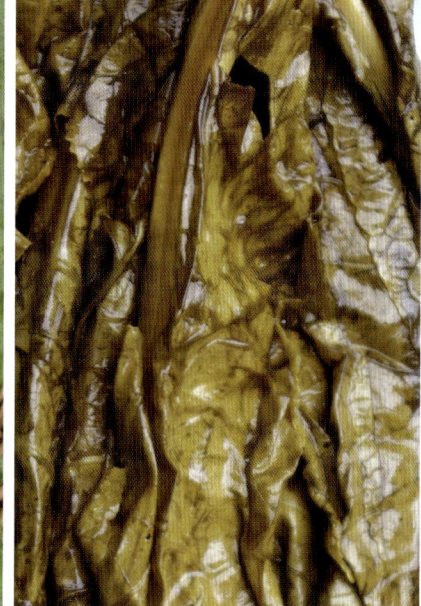

겨자무잎장아찌.

장아찌 담그기

채취시기 봄~여름.
채취부위 연한 잎.
밑준비 잎을 씻어서 물기를 뺀 뒤 차곡차곡 모은다.
담그기 맛간장을 끓여서 아삭한 맛이 살도록 뜨거울 때 준비한 잎에 붓는다. 효소액은 맛간장이 식은 뒤 넣는다.
숙성 담근 장아찌는 상온에 한나절 두었다가 냉장고에 넣어 익히고, 부어놓은 맛간장은 며칠에 한 번씩 따라서 다시 끓여 식혀 붓기를 3~4번 한다.
장아찌맛 칼칼하고 상큼한 맛이다.
먹을 때 주의사항 자극성이 강하므로 눈병, 위장병, 치질, 기침, 기관지염이 있는 사람은 먹지 않는다.

오행의 맛과 효능
오행상 매운맛. 매운맛은 발산시키는 작용을 하여 기와 피가 잘 돌게 하고, 열과 땀이 나게 하며, 나쁜 기운을 몰아내고, 진액이 고루 퍼지게 한다.

뿌리는 굵게 자라며, 톡 쏘는 매운 냄새가 난다. **꽃줄기**는 50~90㎝ 정도 올라온다. **잎**은 뿌리에 뭉쳐서 나고, 긴 타원형 또는 달걀모양이며, 가장자리에 둥근 잔 톱니가 있다. 잎길이 10~20㎝이고, 잎자루가 잎보다 짧거나 길다. 꽃줄기 밑동잎은 깃털처럼 갈라지고 점차 잎자루가 없어지며, 윗동잎은 긴 타원형 또는 피침형으로 잎자루가 없고 불규칙한 톱니가 있다. **꽃**은 4~5월에 피고 흰색이며, 꽃잎 4장이 십자모양으로 붙는다. 작은 꽃 여러 송이가 꽃줄기에 어긋나게 모여 달리며, 꽃차례에 이삭잎이 있다. **열매**는 5~6월에 여무는데 원기둥의 꼬투리모양이며, 길이 1.5~2㎝이다.

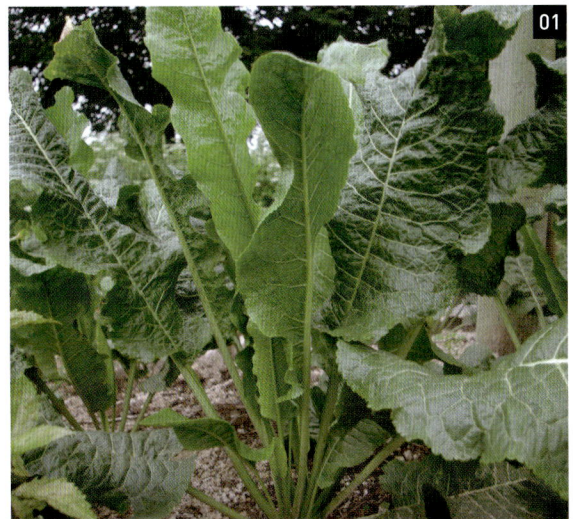

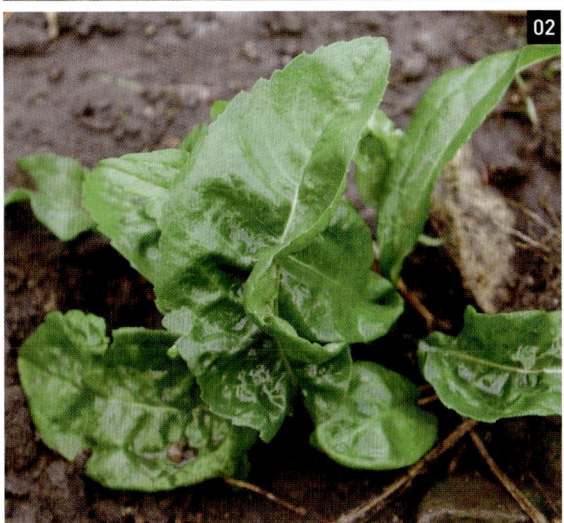

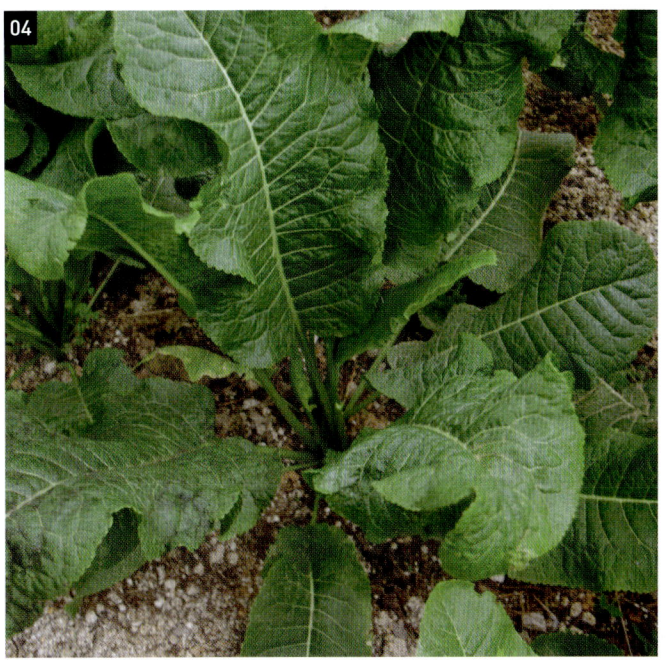

01 전체 모습. 7월 2일
02 어린잎. 9월 13일
03 잎 자라는 모습. 7월 2일

04 잎과 잎자루. 7월 2일
05 잎 앞뒷면과 뿌리 달린 전체 모습. 7월 2일

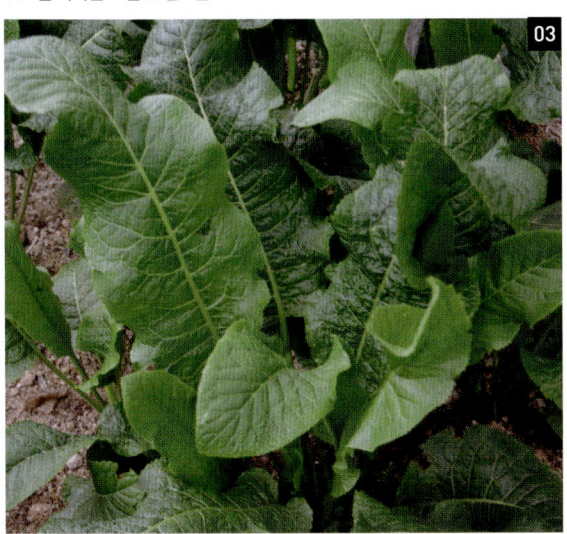

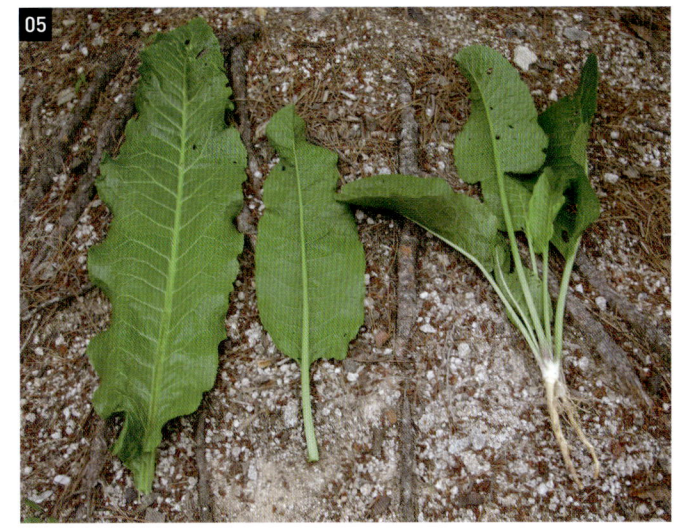

겨자무(서양고추냉이)

078 큰는쟁이냉이 매운맛

Cardamine komarovii f. *macrophylla* (T. H. Chung) W. T. Lee

■ 민간에서 소염제로 쓴다.

십자화과
여러해살이풀

다른이름
산갓
주걱냉이
숟가락냉이
큰숟가락황새냉이

생약명
익서쇄미제 翼栖碎米薺

성분
단백질 근육강화
칼슘 뼈강화
인 혈중콜레스테롤 개선
철분 빈혈개선
비타민A 시력유지
비타민C 노화방지
폴산 적혈구생성

서식지
깊은 산 그늘진 계곡가에 난다.

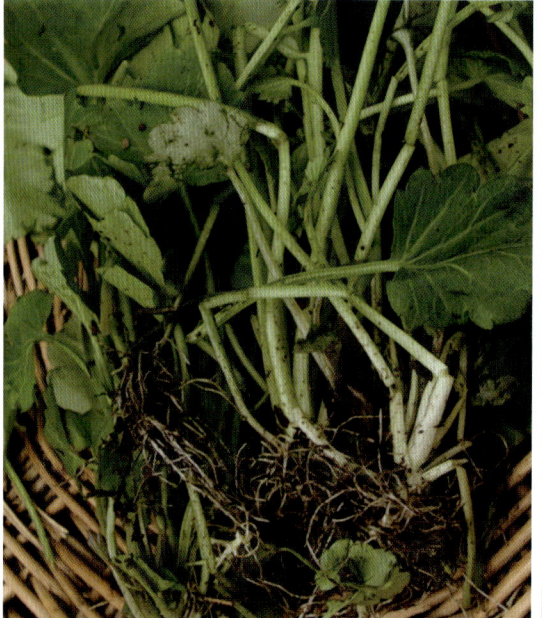
잎 채취한 모습. 9월 9일

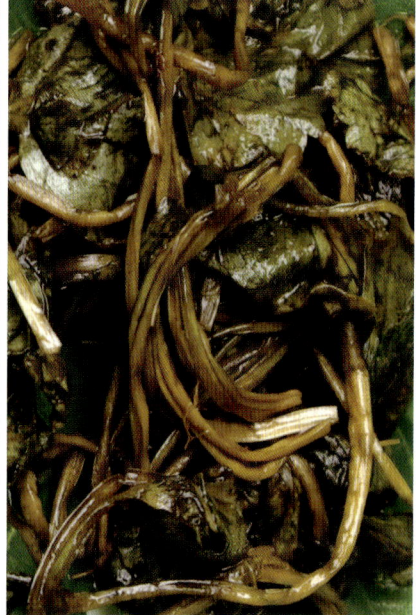
큰는쟁이냉이잎장아찌.

장아찌 담그기

채취시기   봄~가을.
채취부위   연한 잎.
채취시 주의사항   흔치 않은 약초이므로 조금만 채취하고 개체를 남겨둔다.
밑준비   잎을 끓는 소금물에 살짝 데쳐서 부드럽게 만든 뒤, 찬물에 담가서 쓰고 매운맛을 우려내고 물기를 짠다.
담그기   준비한 잎에 맛간장을 끓여서 식혀 붓는데, 효소액은 맛간장이 식은 뒤 넣는다.
숙성   담근 장아찌는 상온에 한나절 두었다가 냉장고에 넣어 익히고, 부어놓은 맛간장은 며칠에 한 번씩 따라서 다시 끓여 식혀 붓기를 3~4번 한다.
장아찌맛   씹는 맛이 좋고 맵싸한 맛이다.
먹을 때 주의사항   자극성이 강하므로 위장병이 있는 사람은 먹지 않는다.

오행의 맛과 효능
오행상 매운맛. 쌉싸름한 맛이 나기도 한다. 매운맛은 발산시키는 작용을 하여 기와 피가 잘 돌게 하고, 열과 땀이 나게 하며, 나쁜 기운을 몰아내고, 진액이 고루 퍼지게 한다.

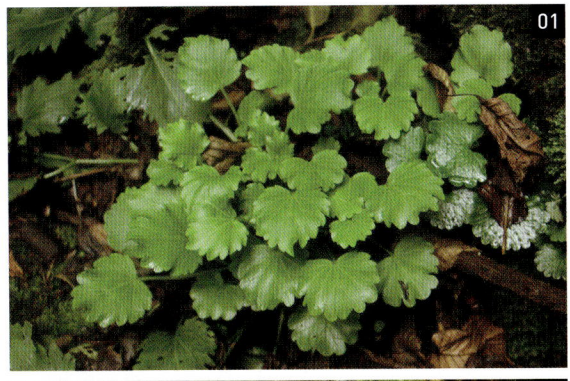

줄기는 30~60㎝ 정도 자라고, 윗동에서 가지가 갈라져 나오며, 털이 없다. **잎**은 뿌리잎은 뭉쳐서 나며, 둥근 모양에 큰 톱니가 있고, 깃털처럼 갈라지기도 하며, 잎자루가 길다. 줄기잎은 어긋나며, 달걀모양 또는 달걀 같은 긴 타원형으로 깊게 파인 톱니가 있고, 잎자루가 짧고 날개가 있으며, 아래쪽이 줄기를 감싼다. **꽃**은 6~7월에 피고 흰색이며, 꽃잎 4장이 십자모양으로 붙는다. 작은 꽃 여러 송이가 가지와 줄기 끝에 어긋나게 모여 달린다. **열매**는 8~9월에 여무는데 양끝이 좁은 뿔모양이고, 길이 3㎝ 정도이며, 껍질이 2갈래로 갈라져 씨앗이 나온다.

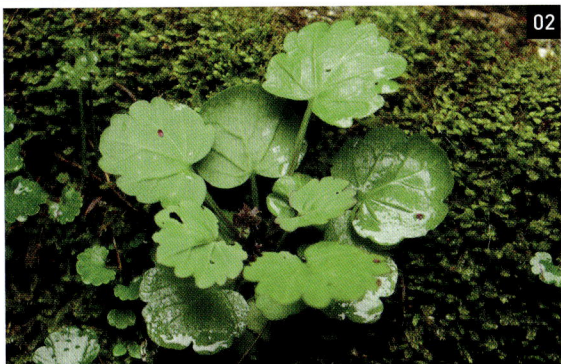

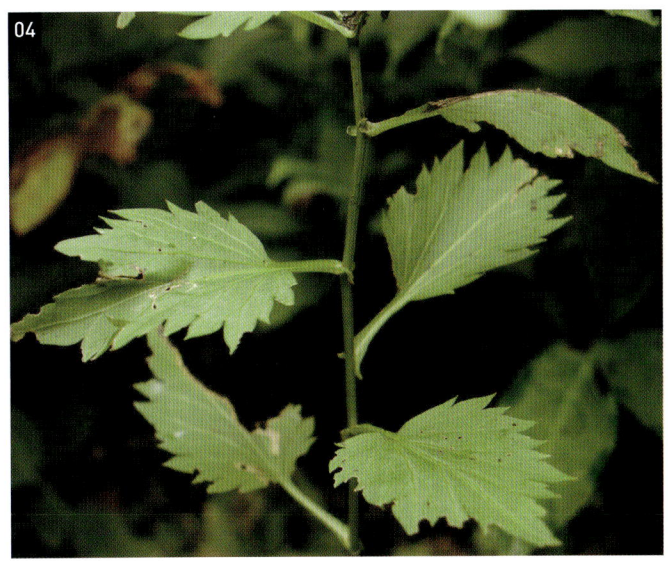

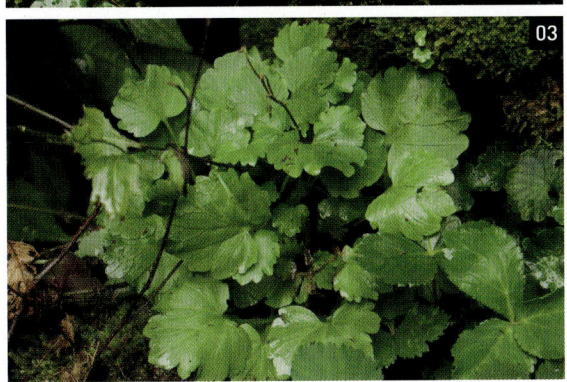

01 뿌리잎이 나온 전체 모습. 9월 9일
02 어린 뿌리잎. 9월 9일
03 뿌리잎 자란 모습. 9월 9일
04 줄기와 잎. 9월 9일
05 열매 달린 모습. 9월 9일
06 뿌리 달린 전체 모습. 9월 9일

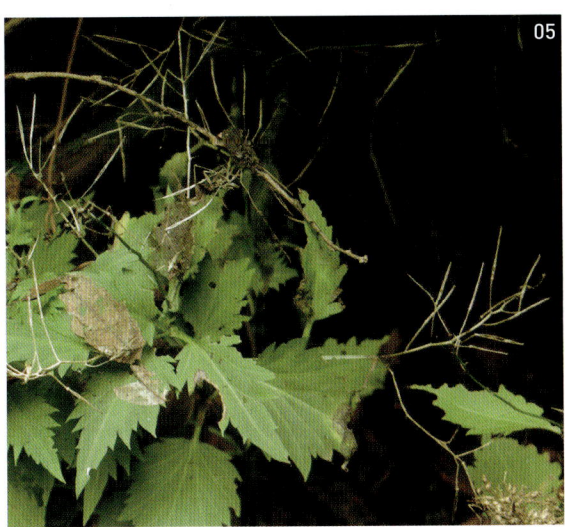

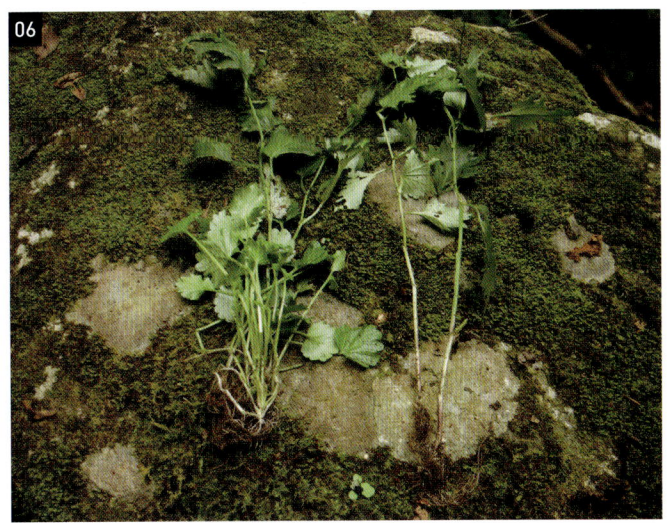

큰는쟁이냉이

079

Angelica tenuissima Nakai

고본 _{매운맛}

■ 편두통, 치통, 두통감기, 관절염에 효과

산형과
여러해살이풀

생약명
고본藁本

성분
독성이 없다.
스테로이드 소염, 진통, 해열작용
페룰산 노화방지
데커신 뇌손상예방
자당 혈당조절
크니딜라이드 근육긴장완화

원산지
한국

서식지
깊은 산기슭에 난다.

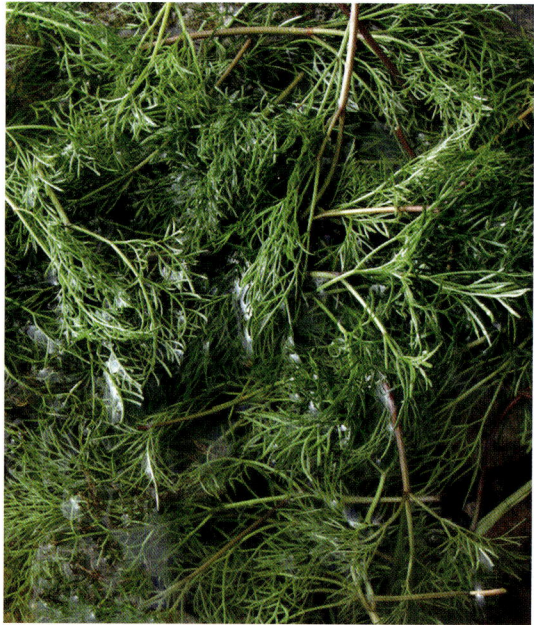 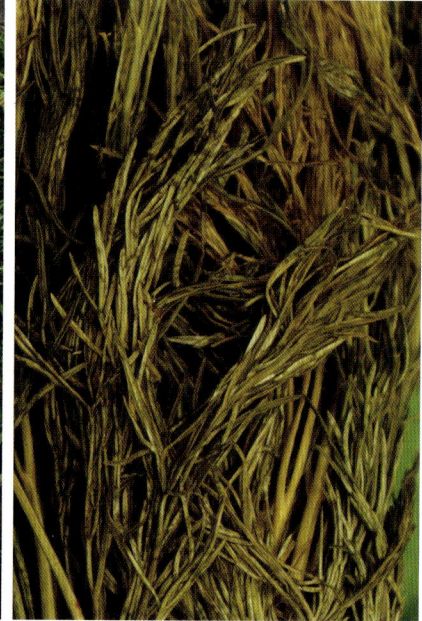

잎줄기 채취하여 씻은 모습. 4월 26일 · 고본잎줄기장아찌.

장아찌 담그기

채취시기 봄~가을.
채취부위 잎과 줄기.
채취시 주의사항 흔치 않은 약초이므로 조금만 채취하고 개체를 남겨둔다.
밑준비 잎이 실 같으므로 살살 씻어서 물기를 빼고 차곡차곡 모은다.
담그기 준비한 것에 맛간장을 끓여서 식혀 붓는다. 효소액은 맛간장이 식은 뒤 넣는다.
숙성 담근 장아찌는 상온에 한나절 두었다가 냉장고에 넣어 익히고, 부어놓은 맛간장은 며칠에 한 번씩 따라서 다시 끓여 식혀 붓기를 3~4번 한다.
장아찌맛 은은하고 개운한 맛이다.

오행의 맛과 효능
오행상 매운맛. 매운맛은 발산시키는 작용을 하여 기와 피가 잘 돌게 하고, 열과 땀이 나게 하며, 나쁜 기운을 몰아내고, 진액이 고루 퍼지게 한다.

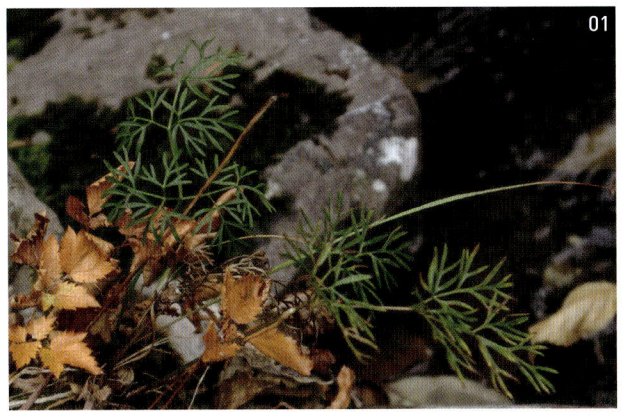

줄기는 30~50㎝ 정도 자라고, 여러 개가 올라온다. **잎**은 3회 갈라진 잎줄기에 깃털처럼 달리며, 작은 잎은 실모양이고 향이 강하다. **꽃**은 8~9월에 피고 흰색이며, 꽃잎이 5장이다. 작은 꽃 여러 송이가 우산 모양으로 모여 달린다. **열매**는 10~11월에 여물고, 납작한 타원형에 날개가 있으며, 길이 4㎜ 정도이다.

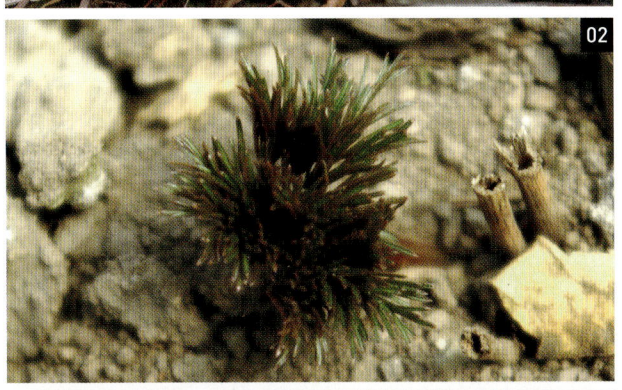

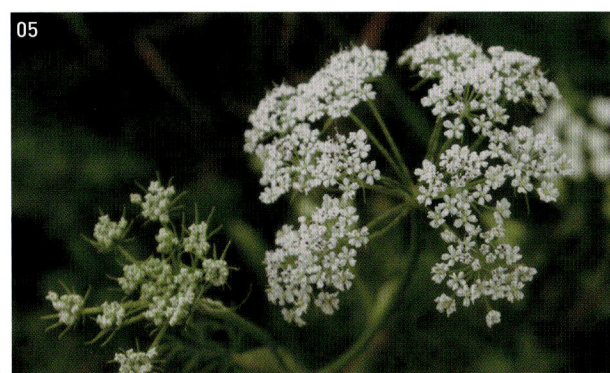

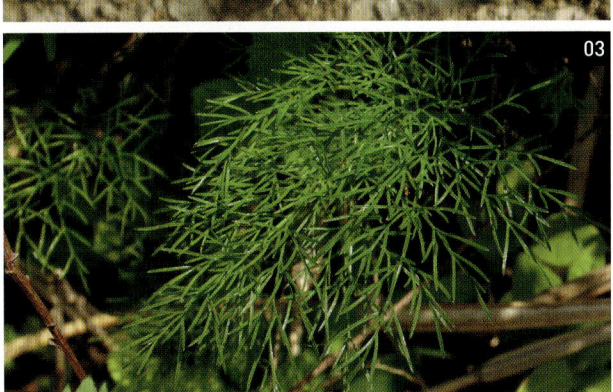

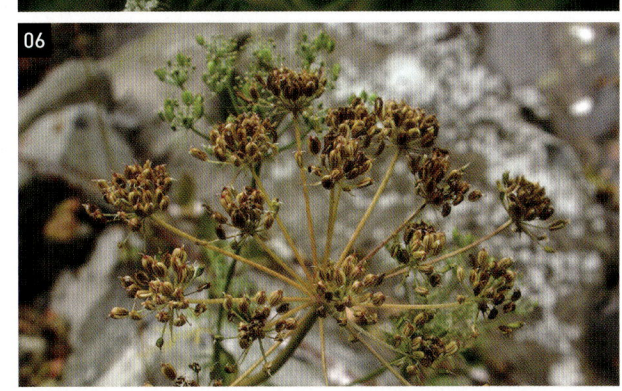

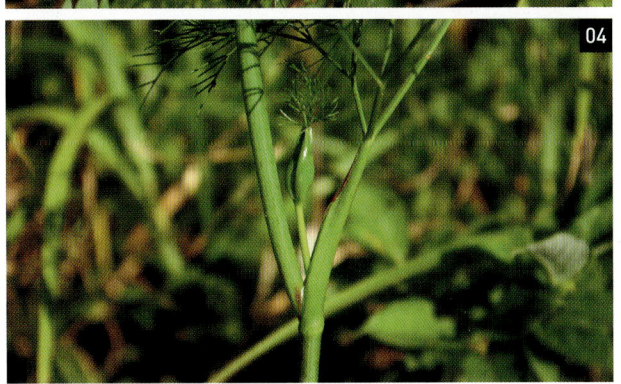

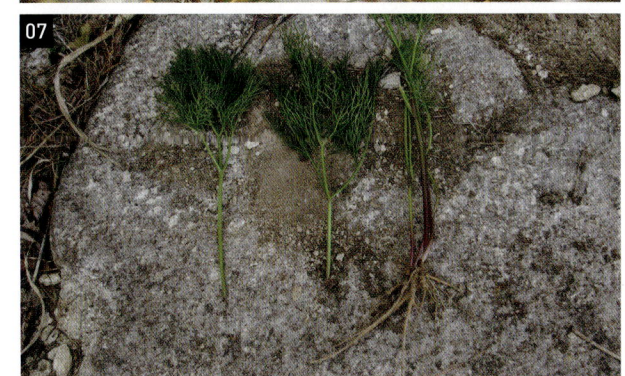

01 전체 모습. 10월 24일
02 새순. 3월 12일
03 잎. 6월 7일
04 줄기. 8월 15일
05 꽃. 9월 8일
06 열매. 10월 24일
07 잎 앞뒷면과 뿌리. 6월 7일

고본

080

Coriandrum sativum L.

고수 매운맛

홍역, 위장병, 소화불량, 입맛 없음, 식은땀, 전립샘염에 효과

산형과
한해살이풀

다른 이름
고소나물
빈대나물

생약명
호유 胡荽
향채 香菜

성분
인 혈중콜레스테롤 개선
아연 면역력강화
베타카로틴 노화방지
단백질 근육강화
철분 빈혈개선
칼슘 뼈강화
칼륨 신경세포와 근육기능강화
나트륨 수분유지
비타민A 시력유지
티아민 에너지대사관여
비타민B₂ 빈혈개선
비타민B₆ 체내생화학반응 촉진
비타민C 노화방지

원산지
지중해 동쪽

서식지
우리나라에서는 조선 초기부터 밭에 심어 키운다.

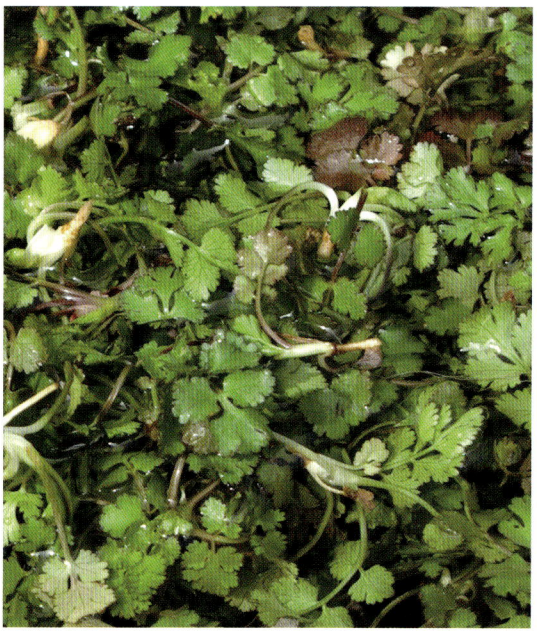
잎줄기 채취하여 씻은 모습. 4월 18일

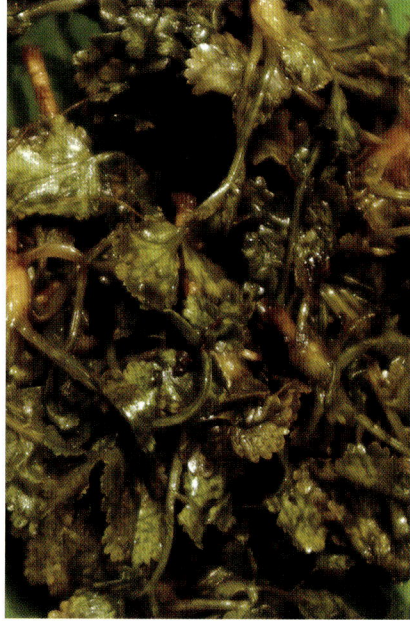
고수잎장아찌.

장아찌 담그기

채취시기 봄~겨울.
채취부위 새순이나 잎줄기.
밑준비 새순이나 잎줄기를 씻어서 물기를 빼고, 줄기가 길면 둘둘 만다.
담그기 준비한 것을 묵은 된장에 박는다. 또는 맛간장을 끓여서 식혀 붓거나, 맛된장으로 버무린다. 맛간장에 넣는 효소액은 맛간장이 식은 뒤 넣고, 독특한 향을 살리려면 식초를 넣지 않는다.
숙성 맛간장이나 맛된장으로 담근 경우 상온에 한나절 두었다가 냉장고에 넣어 익히고, 부어놓은 맛간장은 며칠에 한 번씩 따라서 다시 끓여 식혀 붓기를 3~4번 한다.
장아찌맛 칼칼하고 노릿한 맛이다.

오행의 맛과 효능
오행상 매운맛. 노릿한 향이 난다. 매운맛은 발산시키는 작용을 하여 기와 피가 잘 돌게 하고, 열과 땀이 나게 하며, 나쁜 기운을 몰아내고, 진액이 고루 퍼지게 한다.

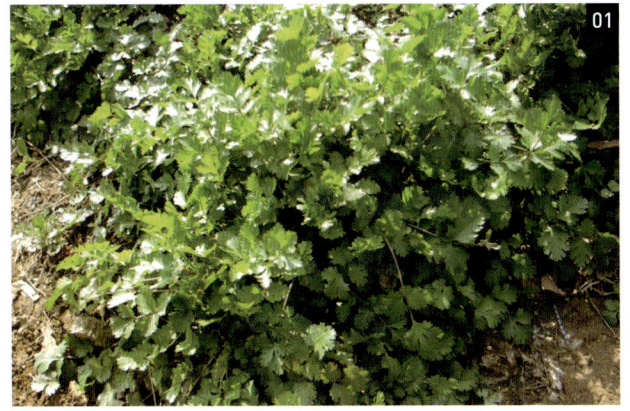

줄기는 30~60㎝ 정도 자라고, 속이 비어 있으며, 털이 없다. 잎은 뿌리에서는 1~2회 갈라지고, 줄기에서는 2~3회 갈라진 잎줄기에 깃털처럼 달리며, 노릿한 향이 있다. 작은 잎은 밑동에서는 넓고 깊게 갈라져 있으며, 윗동으로 갈수록 줄모양으로 좁아진다. 꽃은 6~7월에 피고 흰색이며, 꽃잎이 5장이다. 작은 꽃 여러 송이가 우산모양으로 달린다. 열매는 8월에 여물고 둥글다.

01 전체 모습. 4월 22일
02 어린 뿌리잎. 10월 27일
03 꽃 핀 모습. 5월 16일
04 꽃과 줄기잎. 5월 16일
05 열매. 6월 8일
06 뿌리잎이 붉어진 모습(겨울). 12월 16일
07 뿌리 달린 전체 모습과 뿌리잎 앞뒷면. 3월 19일

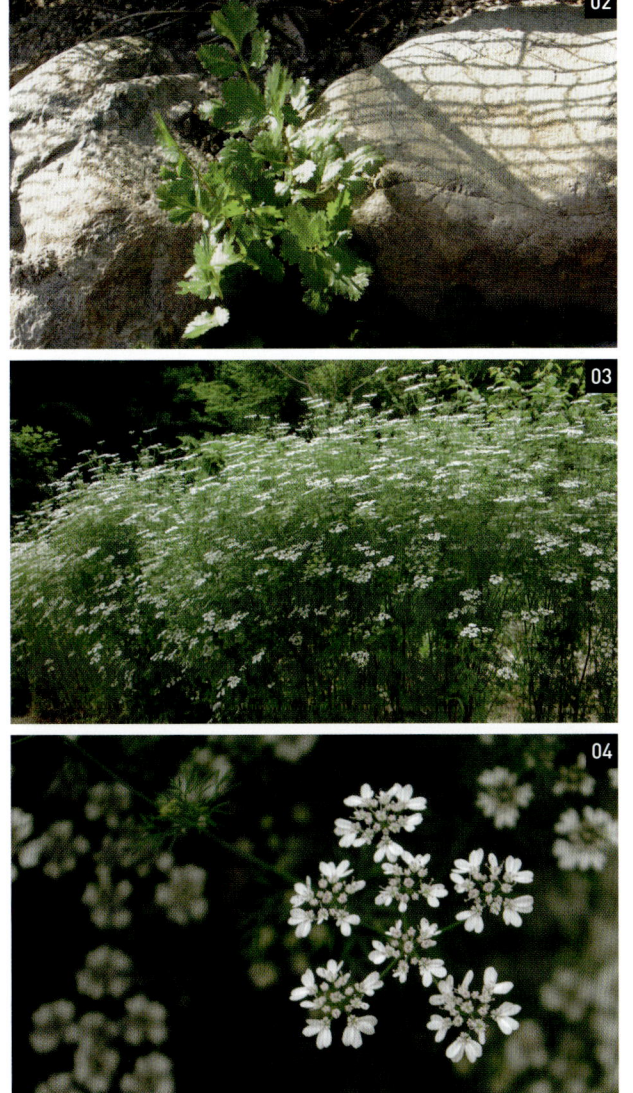

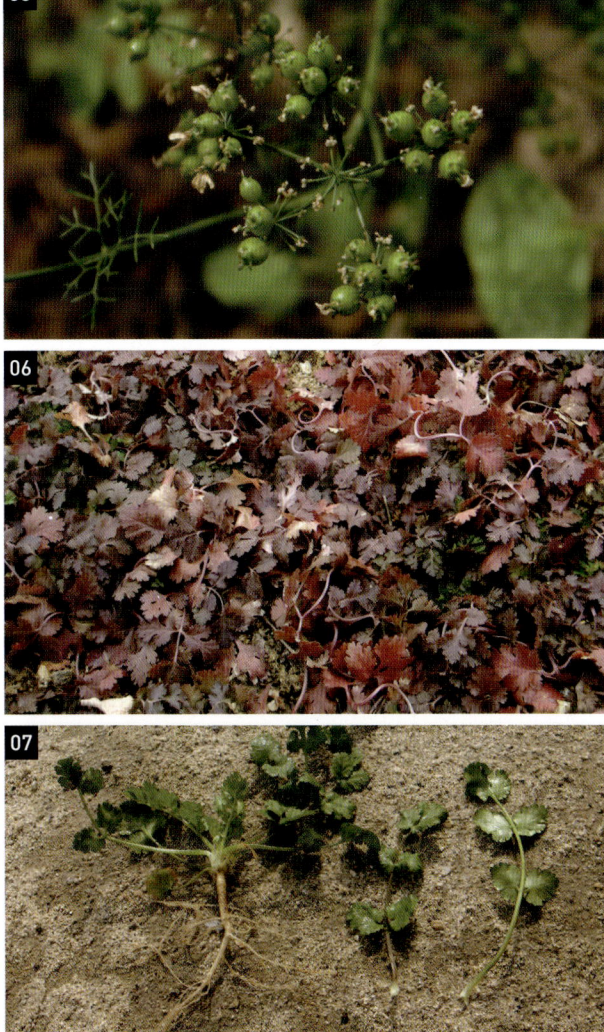

고수

081 고추 매운맛

Capsicum annuum L.

- 감기, 소화불량, 류머티즘, 신경통에 효과

가지과
한해살이풀
※ 열대지방에서는 여러해살이풀

다른 이름
꼬추
긴고추

생약명
날초 辣椒

성분
캡사이신 체지방연소
루테인 망막보호
베타카로틴 노화방지
카로틴 종양억제
아데닌 해열작용
베타인 혈중콜레스테롤 저하
단백질 근육강화
칼슘 뼈강화
인 혈중콜레스테롤 개선
철분 빈혈개선
비타민A 시력유지
티아민 에너지대사관여
비타민B_2 빈혈개선
비타민C 노화방지

원산지
남아메리카

서식지
우리나라에서는 조선 중기부터 밭에 심어 키운다.

오행의 맛과 효능
오행상 매운맛. 매우 맵고 단맛이 나기도 한다. 매운맛은 발산시키는 작용을 하여 기와 피가 잘 돌게 하고, 열과 땀이 나게 하며, 나쁜 기운을 몰아내고, 진액이 고루 퍼지게 한다.

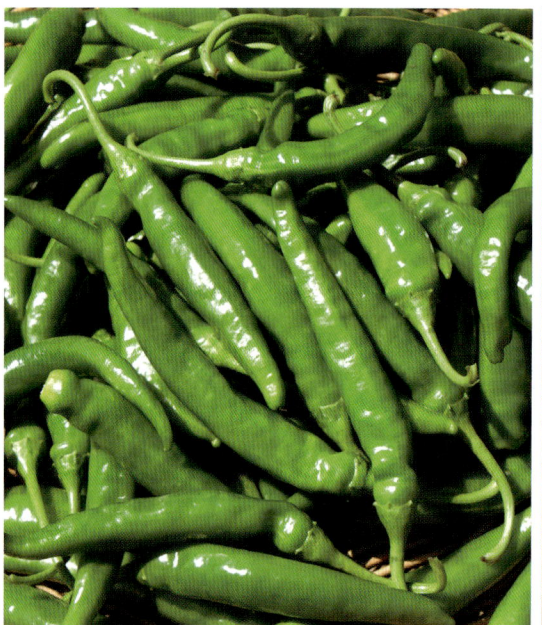

풋고추 채취한 모습. 7월 12일

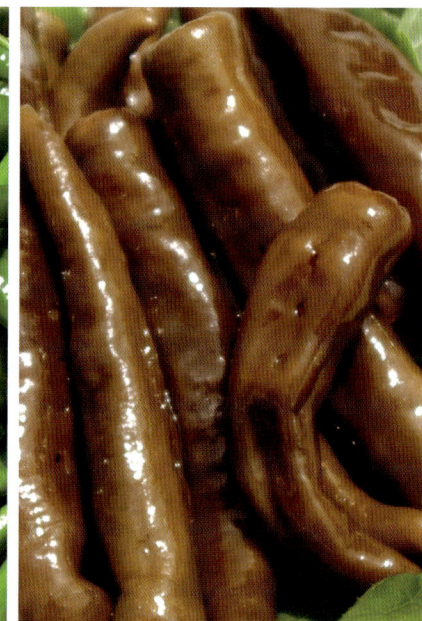

풋고추장아찌.

장아찌 담그기

채취시기 여름~가을.

채취부위 고춧잎이나 풋고추.

밑준비 고춧잎은 끓는 물에 살짝 데쳐서 부드럽게 만든 뒤 찬물에 헹구어 물기를 짜고 살짝 말리거나, 짭짤한 소금물에 5일 정도 삭혔다가 여러 번 헹구어 물기를 짜고 살짝 말린다. 고춧잎을 소금물에 삭힐 때 풋고추를 함께 넣어도 된다. 풋고추는 간이 잘 배도록 바늘로 구멍을 여러 개 낸 뒤 씻어서 물기를 뺀다. 또는 짭짤한 소금물에 일주일 정도 삭힌 뒤 여러 번 헹구어 물기를 뺀다.

담그기 준비한 것을 묵은 된장에 박는다. 또는 맛간장을 끓여서 식혀 붓거나, 맛된장으로 버무린다. 맛간장에 넣는 효소액은 맛간장이 식은 뒤 넣고, 풋고추에서 단맛이 나기도 하므로 단맛을 줄여도 된다. 소금물에 삭혔으므로 간을 약하게 한다.

숙성 맛간장, 맛된장으로 담근 경우 상온에 한나절 두었다가 냉장고에 넣어 익히고, 부어놓은 맛간장은 며칠에 한 번씩 따라서 다시 끓여 식혀 붓기를 3~4번 한다.

장아찌맛 아삭아삭하고 매콤한 맛이다. 완성된 장아찌는 고춧가루, 다진 파, 다진 마늘, 물엿 등으로 갖은 양념을 해서 먹기도 한다.

먹을 때 주의사항 자극성이 강하므로 위장병이나 치질이 있는 사람은 먹지 않는다.

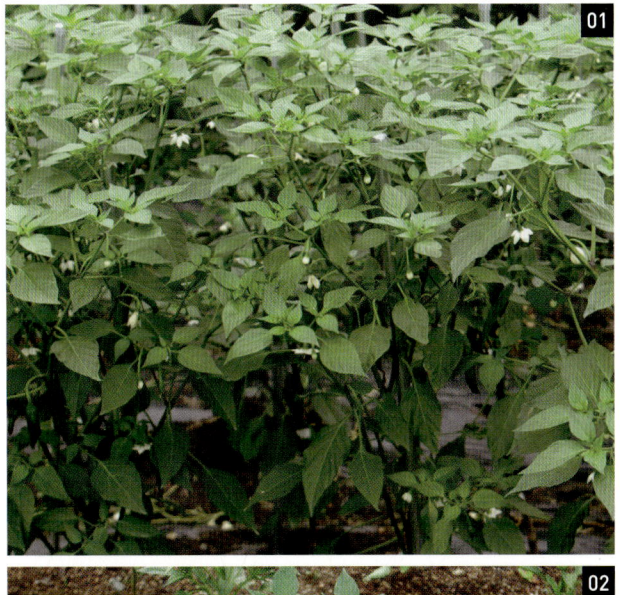

줄기는 60㎝ 정도 자라고, 잔털이 조금 있다. **잎**은 어긋나며, 달걀 같은 피침형으로 양끝이 좁고, 잎자루가 길다. **꽃**은 5~9월에 피고 흰색이며, 꽃부리가 5갈래이다. 꽃지름 1.2~1.8㎝이며, 잎겨드랑이에 달린다. **열매**는 8~10월에 붉은색으로 여물고, 긴 원뿔모양이다.

---

01 꽃 핀 전체 모습. 6월 20일
02 어린줄기 자라는 모습. 5월 30일
03 잎. 6월 20일
04 줄기와 곁가지. 7월 3일
05 꽃. 6월 20일
06 풋열매. 6월 20일
07 잎 앞뒷면과 뿌리. 6월 20일

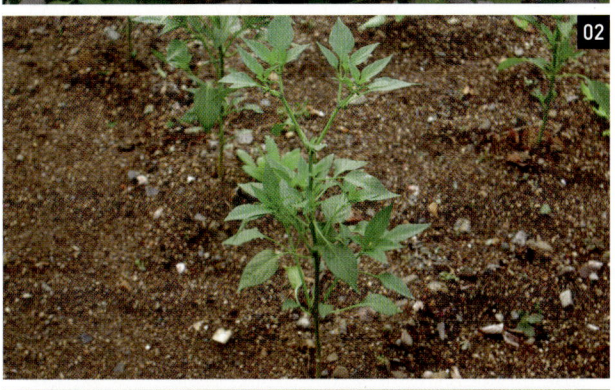

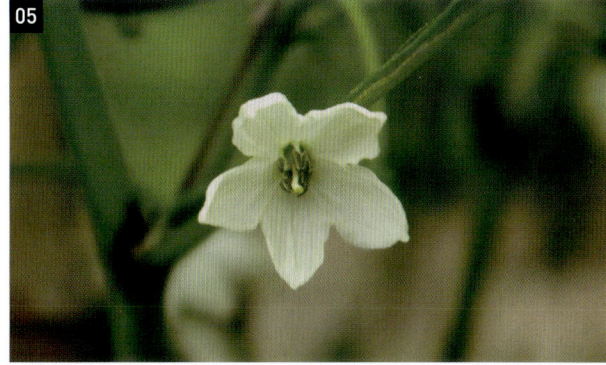

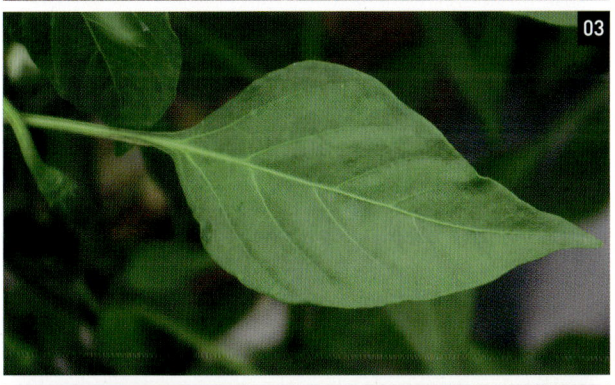

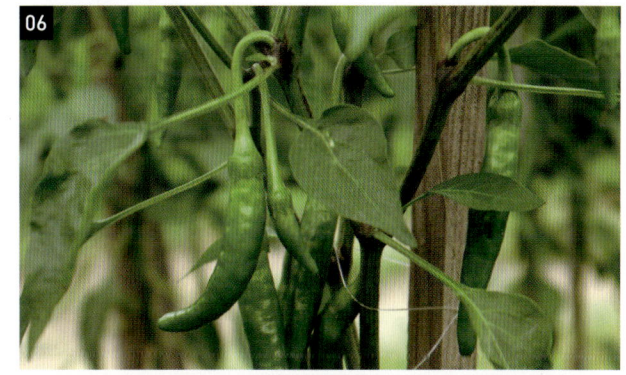

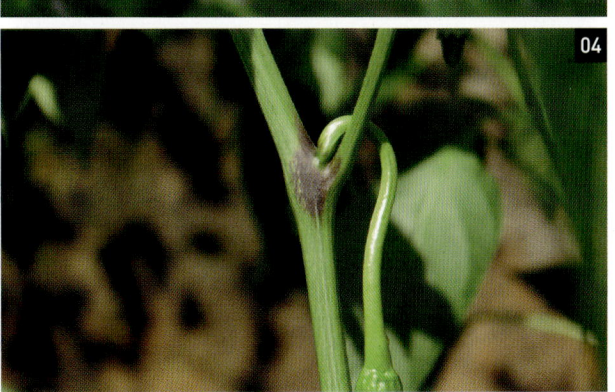

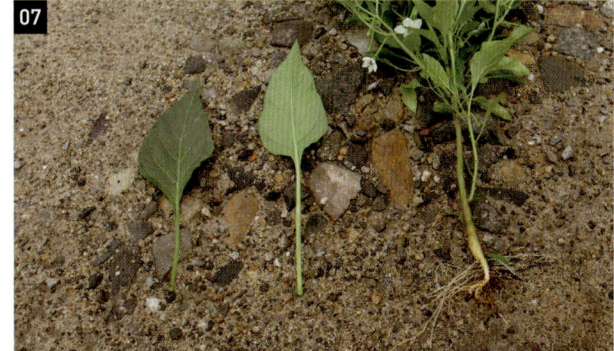

고추

082 고추나물 매운맛

Hypericum erectum Thunb.

■ 생리불순, 아토피, 습진, 비만에 효과

물레나물과
여러해살이풀

생약명
소연교 小連翹

성분
독성이 없다.
루틴 모세혈관강화
카로틴 종양억제
타닌 수렴작용
니코틴산 숙취해소

원산지
한국

서식지
산과 들의 양지바르고 촉촉한 곳에 난다.

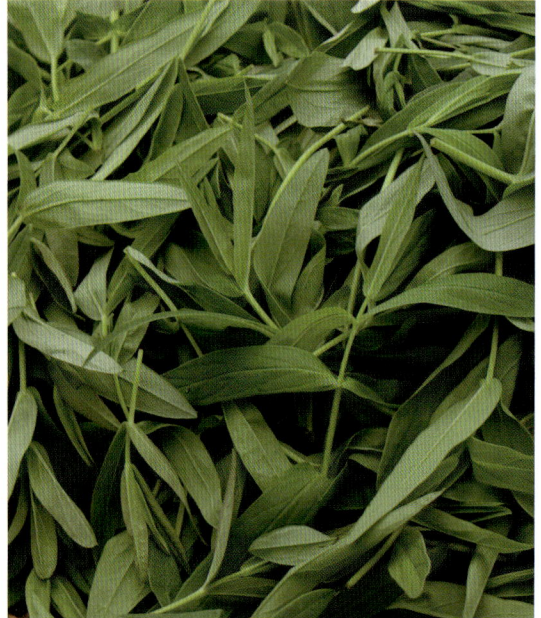 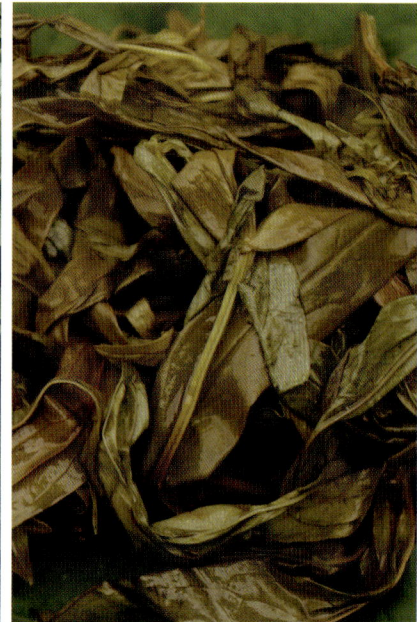

잎 채취한 모습. 6월 9일   고추나물잎장아찌.

장아찌 담그기

채취시기 봄~여름.
채취부위 연한 잎.
밑준비 새순이나 잎을 끓는 물에 살짝 데쳐서 부드럽게 만든 뒤 찬물에 반나절 정도 담가서 쌉쌀한 맛을 우려내고, 물기를 짜서 살짝 말린다.
담그기 준비한 것에 맛간장을 끓여서 식혀 붓거나, 맛고추장으로 버무린다. 맛간장에 넣는 효소액은 맛간장이 식은 뒤 넣는다.
숙성 담근 장아찌는 상온에 한나절 두었다가 냉장고에 넣어 익히고, 부어놓은 맛간장은 며칠에 한 번씩 따라서 다시 끓여 식혀 붓기를 3~4번 한다.
장아찌맛 쫄깃쫄깃하고 개운한 맛이다.

오행의 맛과 효능
오행상 매운맛. 쓴맛이 난다고도 한다. 매운맛은 발산시키는 작용을 하여 기와 피가 잘 돌게 하고, 열과 땀이 나게 하며, 나쁜 기운을 몰아내고, 진액이 고루 퍼지게 한다.

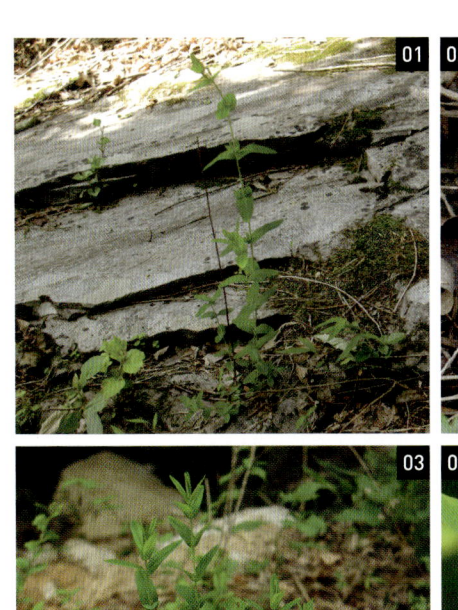
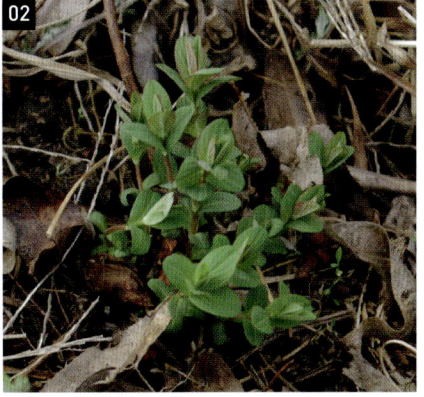
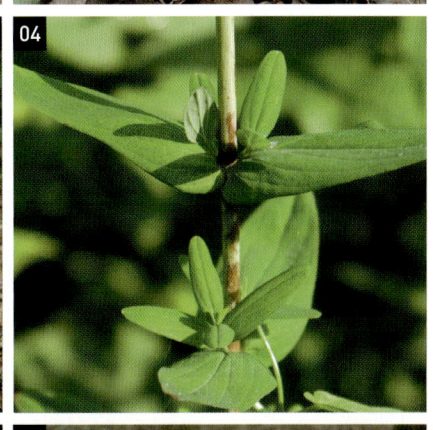
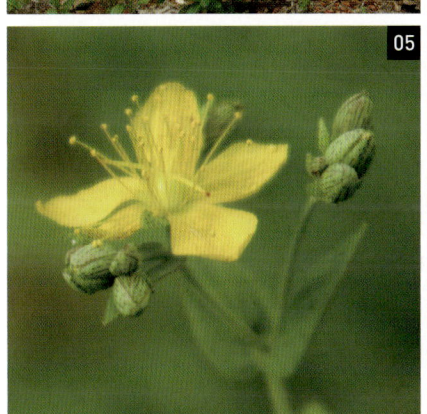
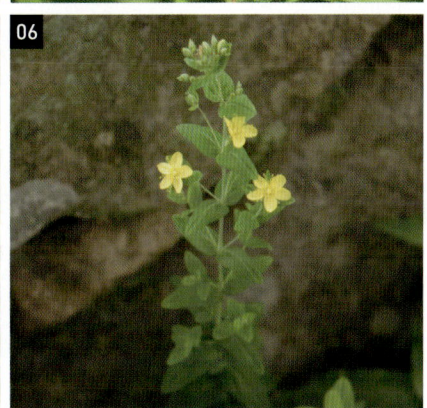
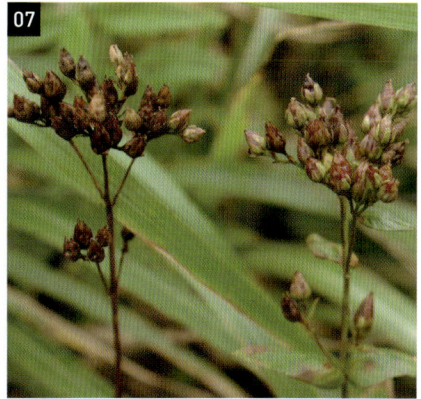
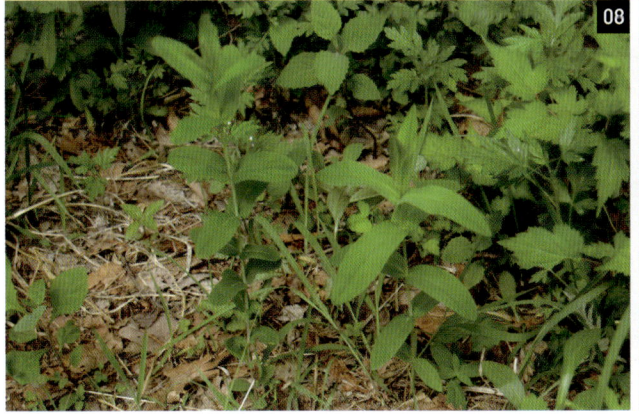
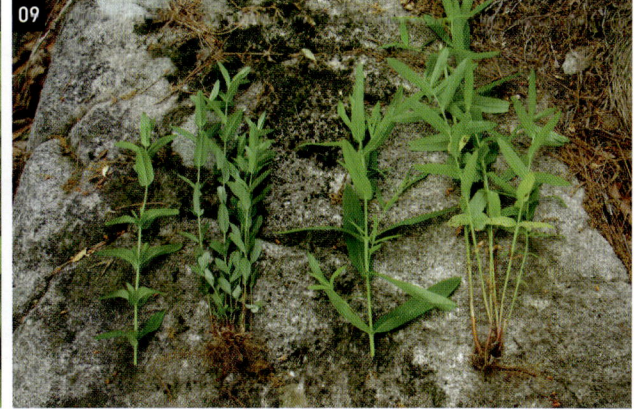

줄기는 20~60㎝ 정도 곧게 자라고, 가지가 조금 갈라져 나온다. **잎은** 마주 나며, 타원형 같은 피침형으로 끝이 갸름하고 무디며, 검은 기름점이 있다. 잎길이가 2~6㎝. **꽃은** 7~8월에 피고 노란색이며, 꽃잎이 5장이다. 작은 꽃 여러 송이가 가지 끝에 모여 달리며, 잎보다 작은 이삭잎이 있다. **열매는** 10월에 여물고 달걀모양이며, 열매껍질이 갈라져 씨앗이 나온다.

---

01 전체 모습. 6월 6일
02 새순. 3월 30일
03 줄기 자라는 모습. 6월 10일
04 줄기와 잎. 7월 19일
05 꽃과 꽃봉오리. 7월 18일
06 꽃 핀 모습. 7월 9일
07 열매. 10월 9일
08 유사종 고추나물(왼쪽)과 물레나물(오른쪽). 6월 9일
09 유사종 고추나물(왼쪽 2개)과 물레나물(오른쪽 2개) 뿌리째 비교. 6월 10일

고추나물

083 구릿대 매운맛

Angelica dahurica (Fisch. ex Hoffm.) Benth. & Hook.f. ex Franch. & Sav.

■ 두통감기, 코감기, 목감기, 비염에 효과

산형과
두세해살이풀

다른 이름
구구리당
구렁대

생약명
백지 白芷

성분
쿠마린 혈전개선
임페라토린 경련진정
스코폴레틴 간보호

원산지
한국

서식지
산골짜기 개울가에 난다.

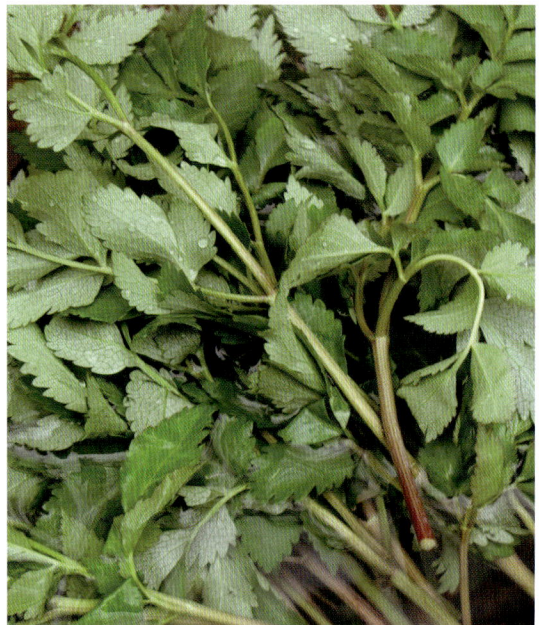 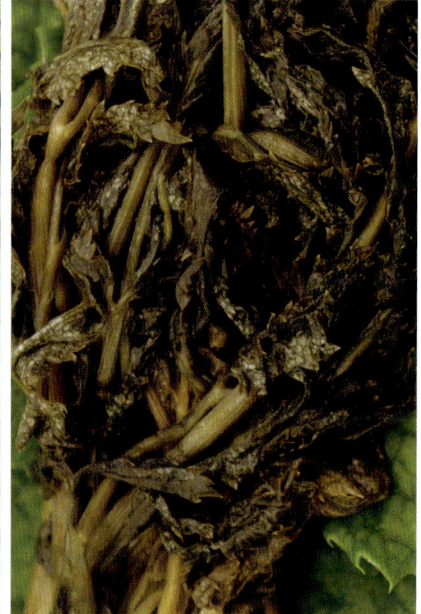

잎줄기 채취하여 씻은 모습. 4월 17일 　　　구릿대잎줄기장아찌.

장아찌 담그기

채취시기 봄.
채취부위 새순이나 어린 잎줄기.
채취시 주의사항 여름에는 식중독을 일으키는 치쿠톡신이 생기므로 피한다.
밑준비 새순이나 잎줄기를 짭짤한 소금물에 하룻밤 절여서 강한 향과 매운맛을 우려낸 뒤 여러 번 헹구고, 물기를 짜서 살짝 말린다.
담그기 준비한 것을 묵은 된장에 박는다. 또는 맛간장을 끓여서 식혀 붓거나, 맛된장으로 버무린다. 맛간장에 넣는 효소액은 맛간장이 식은 뒤 넣고, 소금에 절였으므로 간을 약하게 한다. 독특한 향을 살리려면 식초를 넣지 않는다.
숙성 맛간장이나 맛된장으로 담근 경우 상온에 한나절 두었다가 냉장고에 넣어 익히고, 부어놓은 맛간장은 며칠에 한 번씩 따라서 다시 끓여 식혀 붓기를 3~4번 한다.
장아찌맛 시원하고 향긋한 맛이다.

오행의 맛과 효능
오행상 매운맛. 독특한 향이 난다. 매운맛은 발산시키는 작용을 하여 기와 피가 잘 돌게 하고, 열과 땀이 나게 하며, 나쁜 기운을 몰아내고, 진액이 고루 퍼지게 한다.

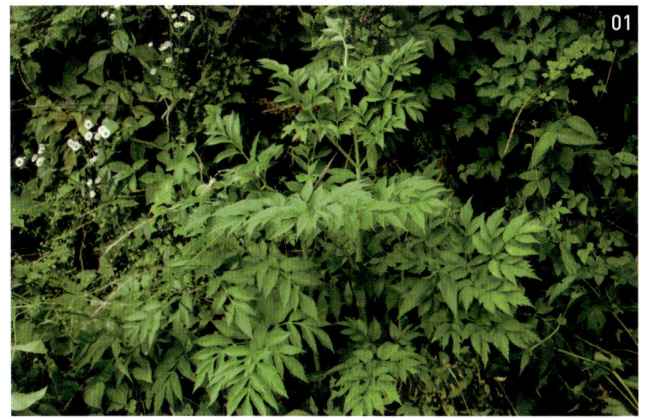

줄기는 1~2m 정도 곧게 자라고, 밑동이 7~8cm 정도 굵어진다. 밑동에 희끗한 가루가 있고 자줏빛이 돈다. 줄기 윗동에는 잔털이 있으며, 전체에서 독특한 향이 난다. **잎**은 뿌리와 줄기 밑동에서는 2~3회 갈라진 잎줄기에 3장씩 깃털처럼 달리며, 윗동에 달리는 잎은 3갈래로 깊게 갈라진다. 작은 잎은 긴 타원형 또는 달걀 같은 긴 타원형으로 끝이 뾰족하고, 가장자리에 날카로운 톱니가 있다. 윗동에서는 잎이 작아지고, 잎줄기 아래쪽이 줄기를 감싼다. **꽃**은 6~8월에 피고 흰색이며, 꽃잎이 5장이다. 작은 꽃 여러 송이가 겹우산모양으로 달린다. **열매**는 10월에 여물고, 납작한 타원형에 날개가 있으며, 길이 8~9mm이다.

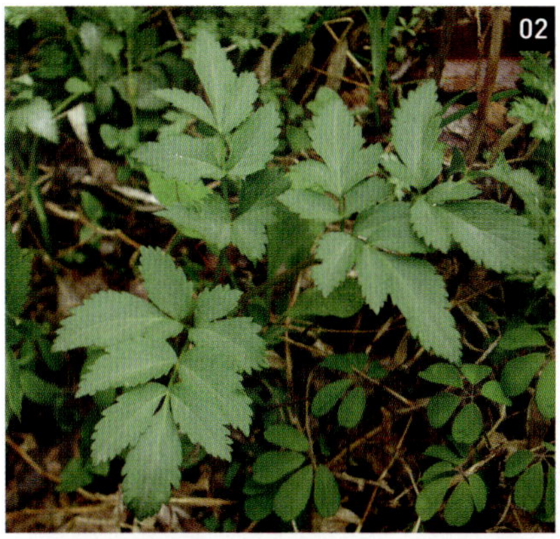

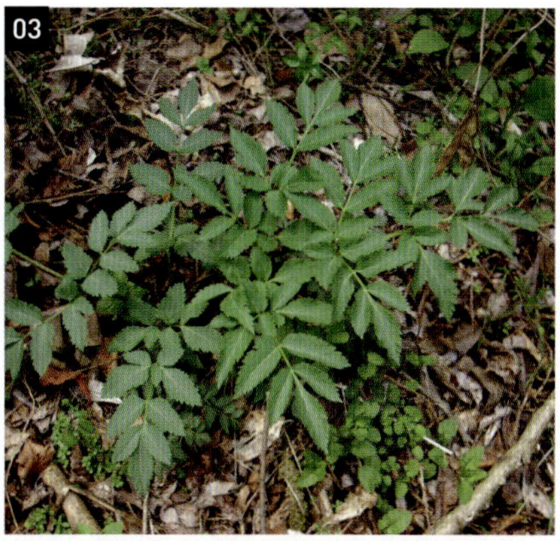

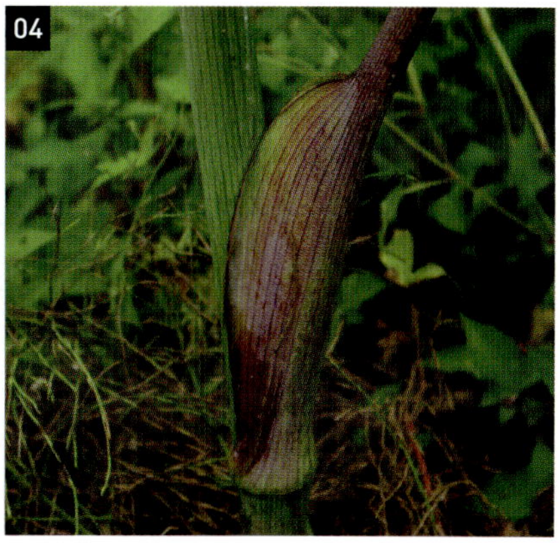

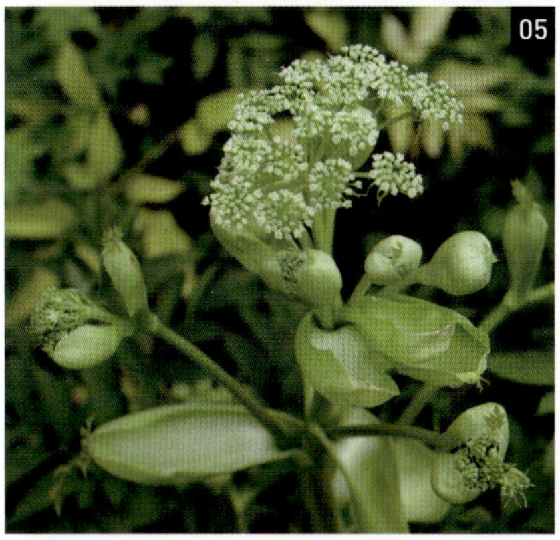

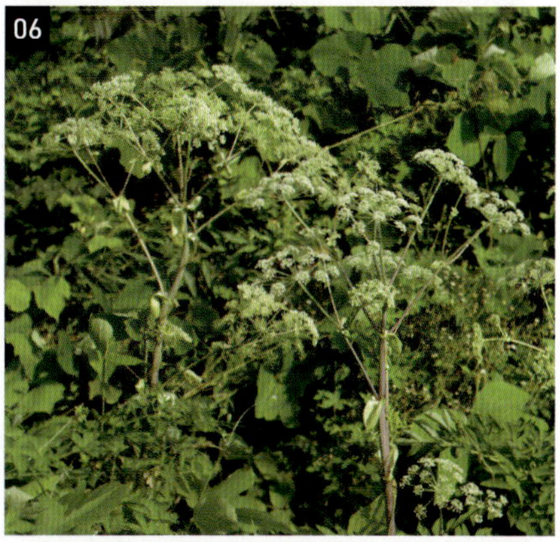

- **01** 전체 모습. 6월 30일
- **02** 어린 뿌리잎. 4월 17일
- **03** 뿌리잎. 4월 22일
- **04** 줄기. 6월 30일
- **05** 꽃과 이삭잎. 7월 22일
- **06** 꽃 핀 모습. 8월 9일
- **07** 열매와 줄기잎. 10월 4일
- **08** 뿌리와 뿌리잎. 4월 22일
- **09** 유사종 바디나물(왼쪽)과 구릿대(오른쪽). 4월 22일

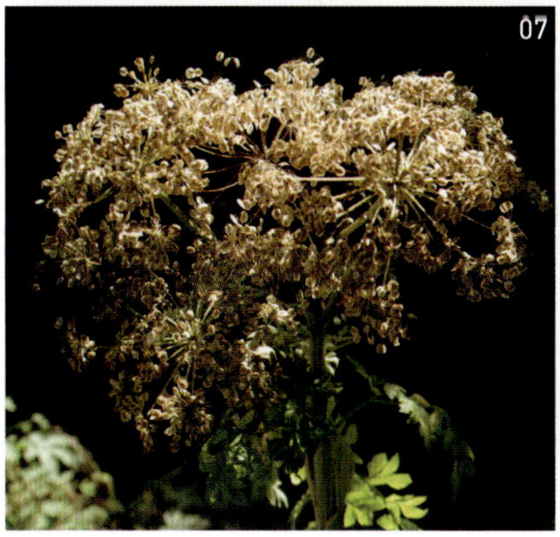

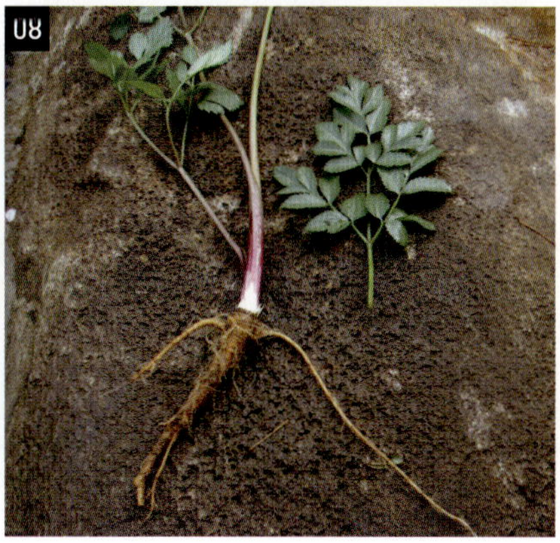

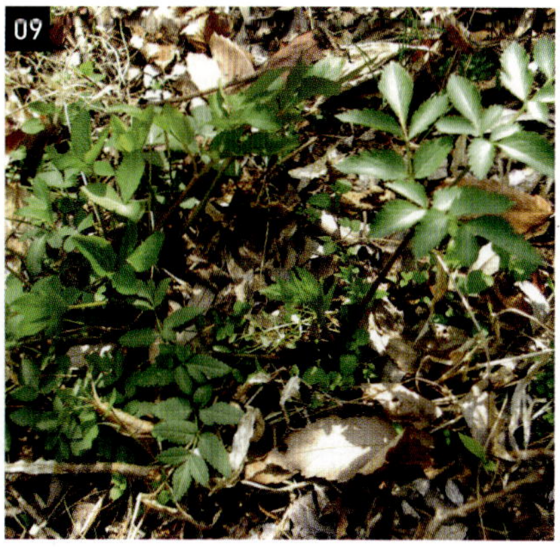

구릿대

084

Angelica polymorpha Maxim.

궁궁이 매운맛

■ 생리불순, 산후회복, 위통, 두통, 어지럼증, 근육마비에 효과

산형과
여러해살이풀

다른 이름
도랑대

생약명
천궁 川芎
백근천궁 白根川芎

성분
독성이 없다.
쿠마린 혈전개선
페룰산 노화방지
비타민E 항산화물질생성

원산지
한국

서식지
산속 골짜기나 계곡가에 난다.

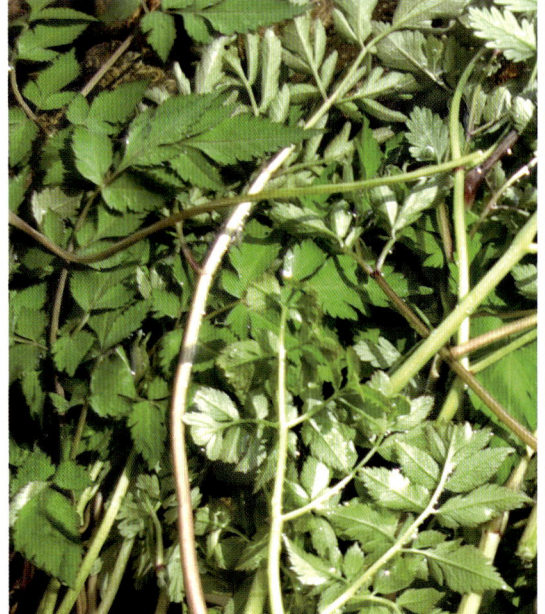
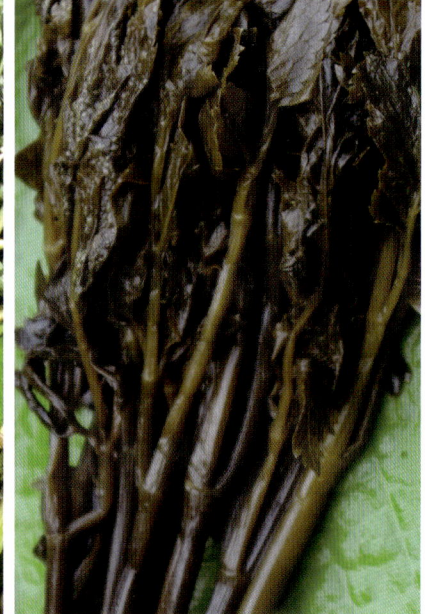

잎줄기 채취하여 씻은 모습. 4월 22일 / 궁궁이잎장아찌.

장아찌 담그기

채취시기 봄~여름.
채취부위 새순이나 잎줄기.
밑준비 새순이나 잎줄기를 씻어서 물기를 빼고 차곡차곡 모은다.
담그기 준비한 것을 묵은 된장에 박는다. 또는 맛간장을 끓여서 식혀 붓거나, 맛된장으로 한 켜 한 켜 바르듯이 버무린다. 맛간장에 넣는 효소액은 맛간장이 식은 뒤 넣고, 독특한 향을 살리려면 식초를 넣지 않는다.
숙성 맛간장이나 맛된장으로 담근 경우 상온에 한나절 두었다가 냉장고에 넣어 익히고, 부어놓은 맛간장은 며칠에 한 번씩 따라서 다시 끓여 식혀 붓기를 3~4번 한다.
장아찌맛 향긋하고 개운한 맛이다.

오행의 맛과 효능
오행상 매운맛. 매운맛은 발산시키는 작용을 하여 기와 피가 잘 돌게 하고, 열과 땀이 나게 하며, 나쁜 기운을 몰아내고, 진액이 고루 퍼지게 한다.

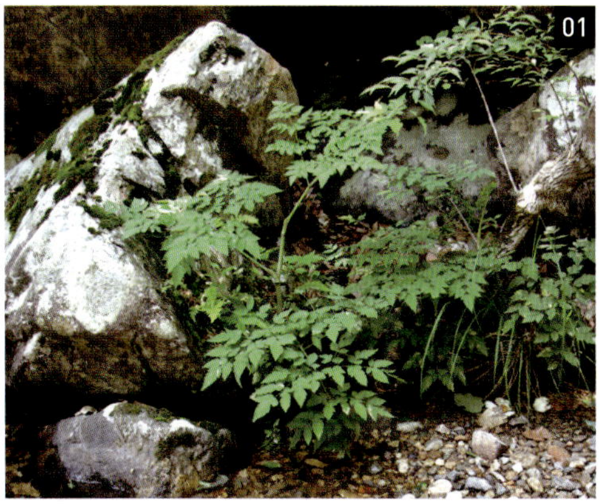

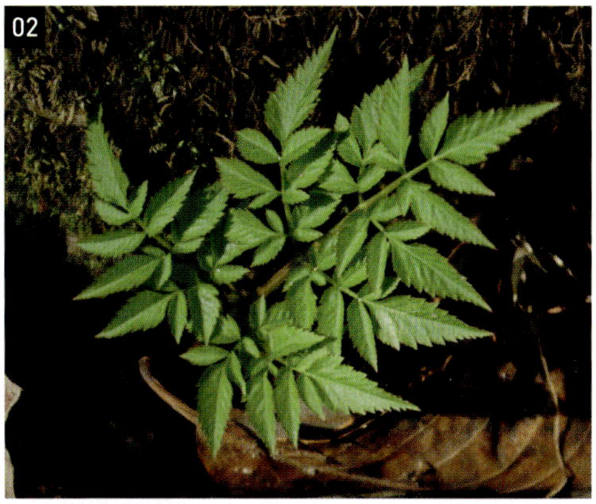

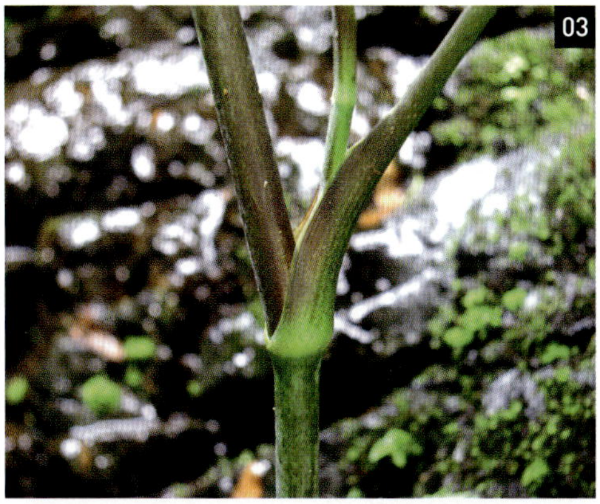

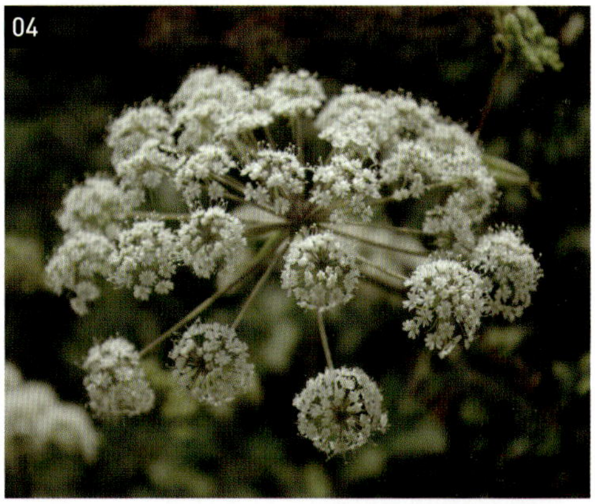

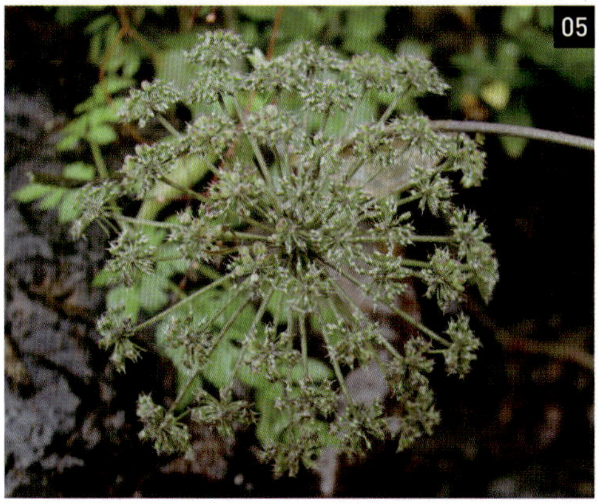

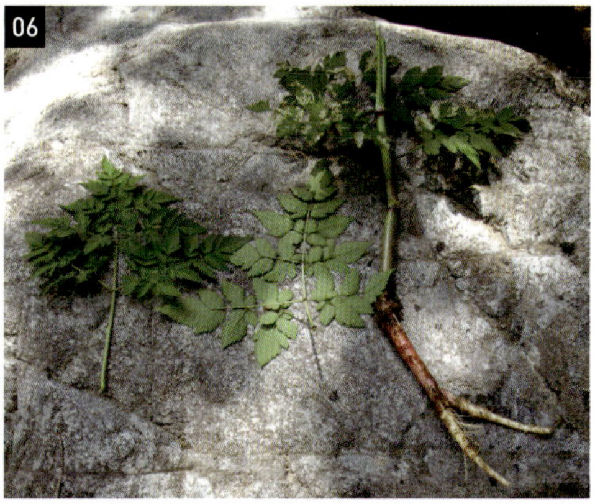

줄기는 80~150㎝ 정도 자라고, 가지가 갈라져 나오며, 붉은자줏빛이 돈다. **잎**은 뿌리와 밑동에서는 3~4회 갈라진 잎줄기에 3개씩 깃털처럼 달리며, 작은 잎은 달걀모양 또는 피침형으로 끝이 뾰족하고 깊은 톱니가 있으며, 길이 3~6㎝이다. 줄기잎은 퇴화된다. **꽃**은 8~9월에 피고 흰색이며, 꽃잎이 5장이다. 작은 꽃 여러 송이가 겹우산모양으로 달린다. **열매**는 10월에 여물며, 납작한 타원형에 날개가 있고, 길이 4~5㎜이다.

01 전체 모습. 6월 17일
02 어린 뿌리잎. 4월 22일
03 줄기. 7월 22일
04 꽃. 8월 31일
05 열매. 10월 4일
06 줄기잎 앞뒷면과 뿌리 달린 전체 모습. 6월 17일
07 유사종 궁궁이(왼쪽)와 구릿대(오른쪽). 4월 22일
08 유사종 궁궁이(왼쪽)와 구릿대(오른쪽) 뿌리째 비교. 4월 22일

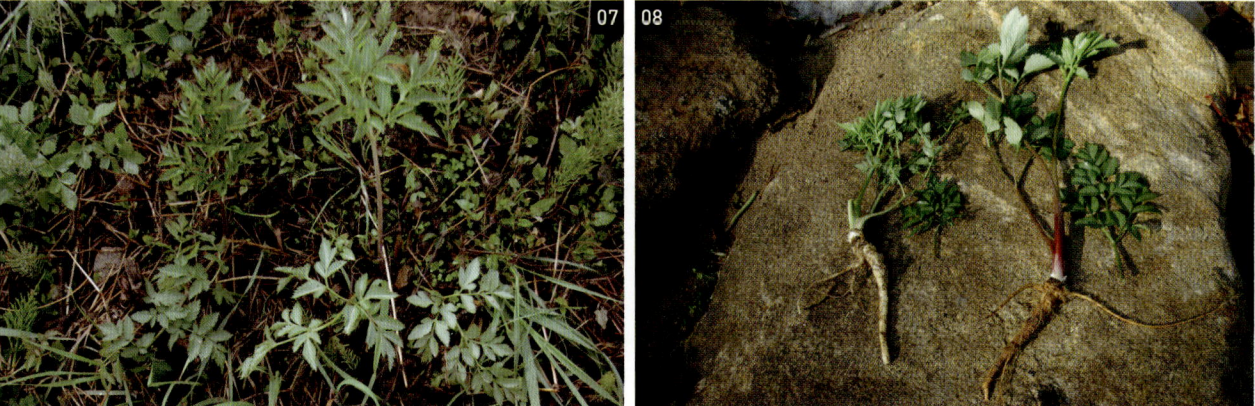

궁궁이

085 금낭화

Dicentra spectabilis (L.) Lem.

매운맛 조금 독성

- 진통, 이질, 감기, 중풍에 효과

현호색과 여러해살이풀

다른 이름
금낭애
덩굴모란

생약명
하포모단 荷包牡丹

성분
독성이 조금 있다.
프로토핀 마취작용
상귀나린 종양억제
코르달린 통증과 경련억제

원산지
한국

서식지
산과 들판의 그늘진 자갈밭이나 계곡가에 난다.

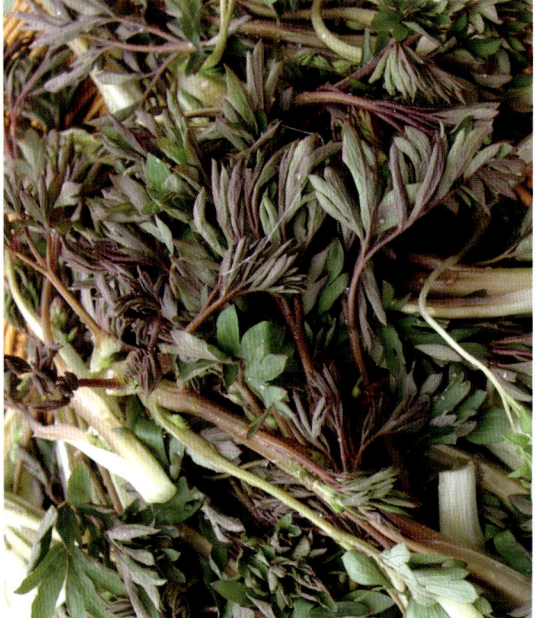 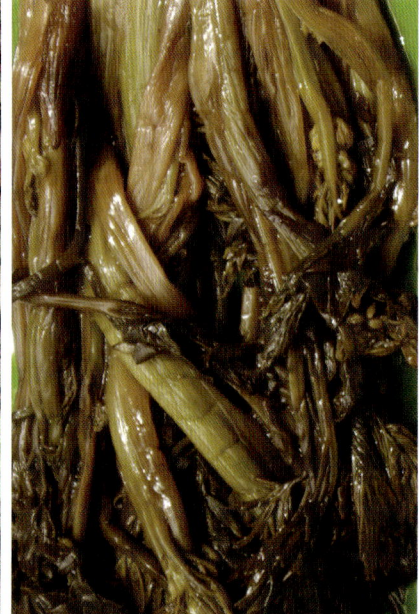

새순 채취한 모습. 3월 17일   금낭화순장아찌.

장아찌 담그기

채취시기 봄.
채취부위 새순.
채취시 주의사항 독성이 조금 있으나 옛날 보릿고개 때 나물로 먹어왔다. 어릴수록 독성이 약하므로 억세거나 꽃이 핀 것은 피한다.
밑준비 새순을 끓는 소금물에 데친 뒤 찬물에 하루 정도 담가서 독성을 충분히 우려내고, 여러 번 헹구어 물기를 짜고 살짝 말린다. 생으로 먹거나 독성을 우려내지 않고 먹으면 설사를 한다.
담그기 준비한 새순에 맛간장을 끓여서 식혀 붓거나, 맛고추장으로 버무린다. 맛간장에 넣는 효소액은 맛간장이 식은 뒤 넣는다.
숙성 담근 장아찌는 상온에 한나절 두었다가 냉장고에 넣어 익히고, 부어놓은 맛간장은 며칠에 한 번씩 따라서 다시 끓여 식혀 붓기를 3~4번 한다.
장아찌맛 아삭아삭하고 은은한 맛이다.

오행의 맛과 효능
오행상 매운맛. 매운맛은 발산시키는 작용을 하여 기와 피가 잘 돌게 하고, 열과 땀이 나게 하며, 나쁜 기운을 몰아내고, 진액이 고루 퍼지게 한다.

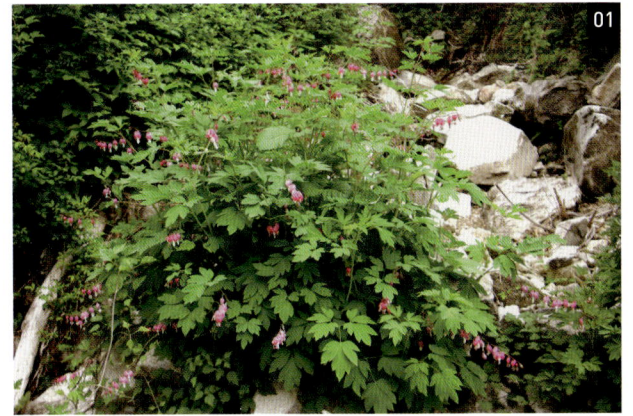

줄기는 40~50㎝ 정도 곧게 자라고, 연하다. 줄기가 희끗한데, 어릴 때는 붉은자줏빛이 돈다. **잎**은 어긋나서 2회 갈라진 잎줄기에 3장씩 달리며, 작은 잎은 3~5갈래로 깊게 갈라지고 길이 3~6㎝이다. **꽃**은 5~6월에 피고 연한 홍색이며, 꽃잎 4장이 모여 심장모양이 된다. 작은 꽃 여러 송이가 줄기 끝에 어긋나게 모여 아래를 향해 달린다. **열매**는 6월에 여물고 꼬투리모양이며, 열매껍질이 갈라져 씨앗이 나온다. 열매길이 1~2㎝.

01 꽃 핀 전체 모습. 5월 19일
02 새순. 3월 16일
03 어린잎. 3월 17일
04 잎 달린 모습. 5월 19일

05 꽃과 줄기. 3월 31일
06 풋열매. 5월 19일
07 뿌리 달린 전체 모습과 새순. 3월 17일

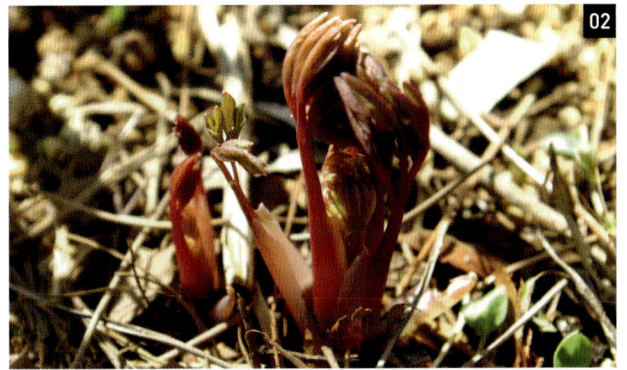

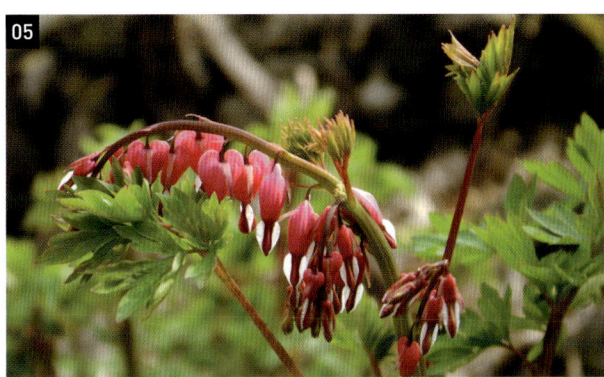

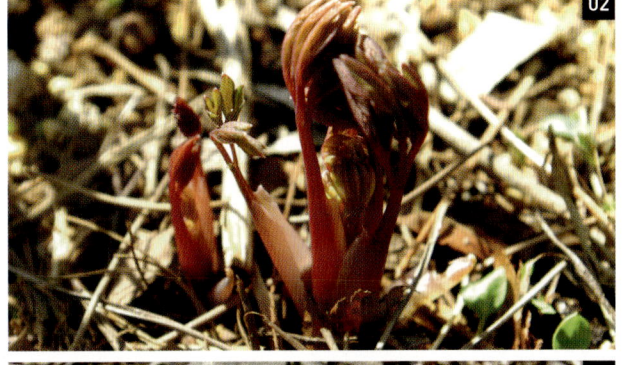

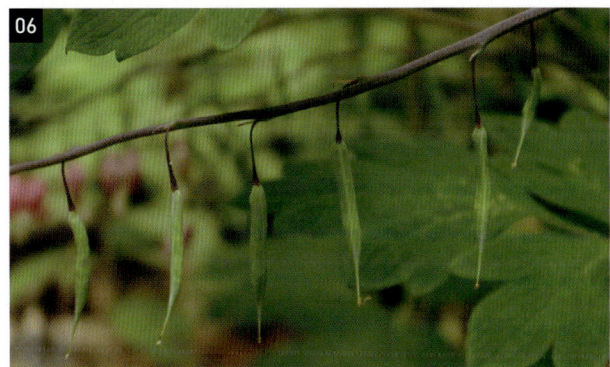

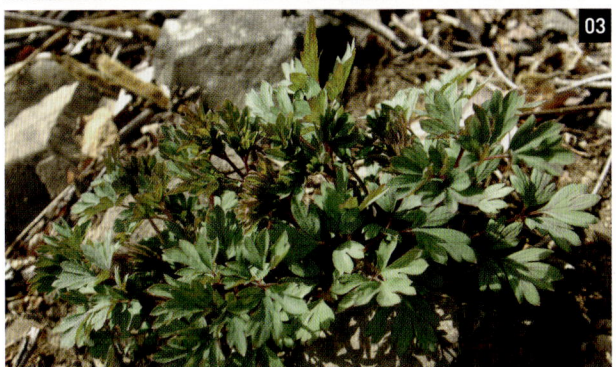

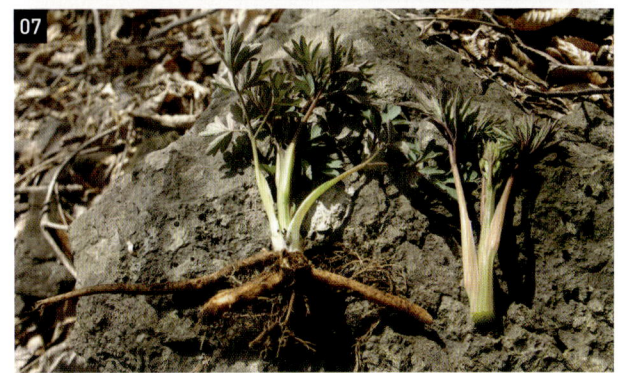

086 꽃다지 _{매운맛}

Draba nemorosa
L. for. *nemorosa*

■ 천식, 폐결핵, 기침, 가래, 생리통, 황달, 비만에 효과

십자화과
두해살이풀

다른 이름
코딱지나물

생약명
정력 葶藶

성분
독성이 없다.
단백질 근육강화
칼슘 뼈강화
철분 빈혈개선
비타민A 시력유지
시닐빈 매운맛성분

원산지
한국

서식지
산과 들, 빈터의 양지바르고 촉촉한 땅에 난다.

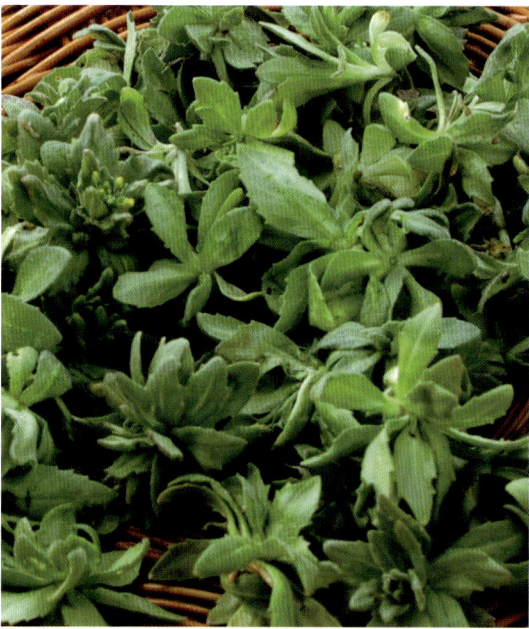
새순 채취한 모습. 3월 12일

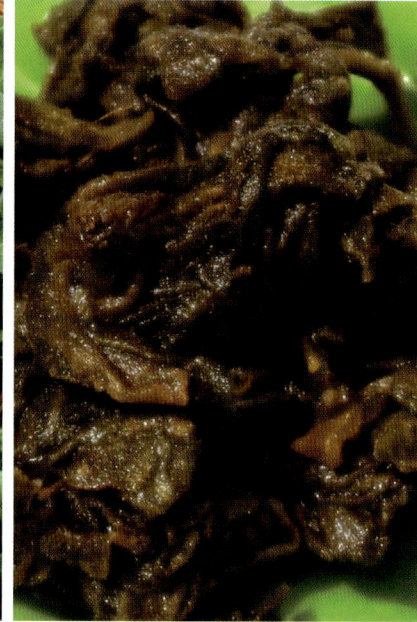
꽃다지순장아찌.

장아찌 담그기

채취시기 봄~여름.
채취부위 줄기가 길어지기 전의 새순이나 연한 잎.
채취시 주의사항 흔치 않은 약초이므로 조금만 채취하고 개체를 남겨둔다.
밑준비 새순이나 잎을 씻어서 물기를 뺀다.
담그기 맛간장을 끓여서 식혀 붓는데, 효소액은 맛간장이 식은 뒤 넣는다.
숙성 담근 장아찌는 상온에 한나절 두었다가 냉장고에 넣어 익히고, 부어놓은 맛간장은 며칠에 한 번씩 따라서 다시 끓여 식혀 붓기를 3~4번 한다.
장아찌맛 부드럽고 깔끔한 맛이다.

오행의 맛과 효능
오행상 매운맛. 쓴맛이 있다고도 한다. 매운맛은 발산시키는 작용을 하여 기와 피가 잘 돌게 하고, 열과 땀이 나게 하며, 나쁜 기운을 몰아내고, 진액이 고루 퍼지게 한다.

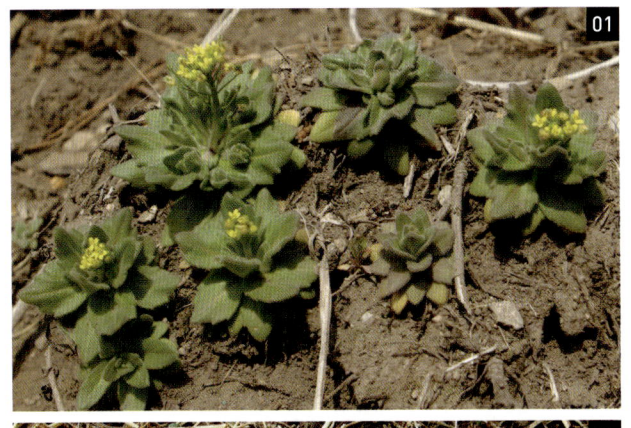

줄기는 20cm 정도 자라고, 가지가 갈라져 나오며, 밑동에 잔털이 있다. **잎**은 뿌리에서는 뭉쳐서 나와 퍼지고, 줄기에는 어긋나게 달린다. 주걱 같은 긴 타원형에 톱니가 조금 있고, 길이 1~3cm이며, 짧은 잔털이 있다. **꽃**은 4~6월에 피고 노란색이며, 꽃잎 4장이 십자모양으로 붙는다. 작은 꽃 여러 송이가 어긋나게 모여 달린다. **열매**는 7~8월에 여무는데 납작하고 긴 타원형이며, 길이 5~8mm이다.

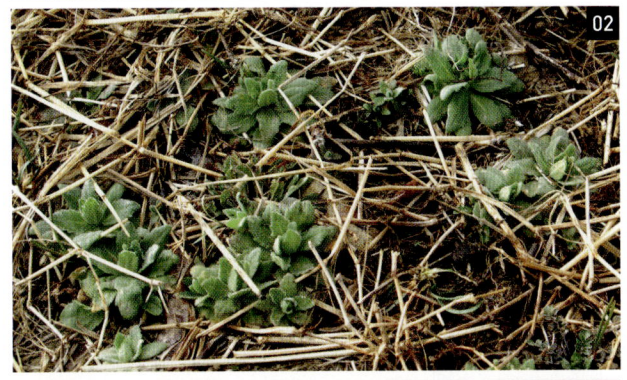

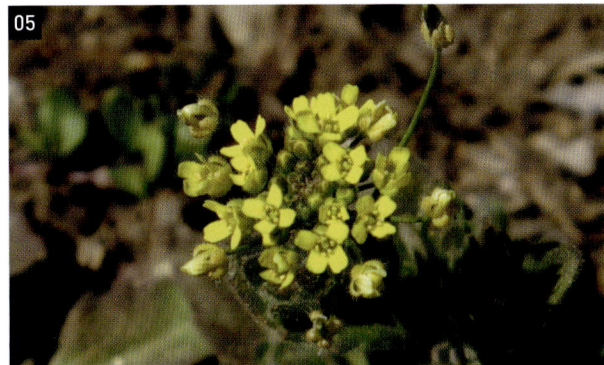

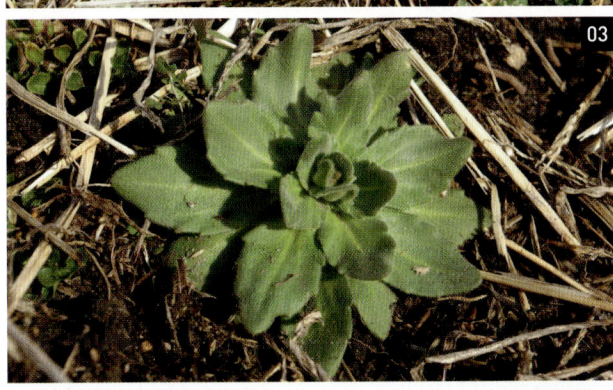

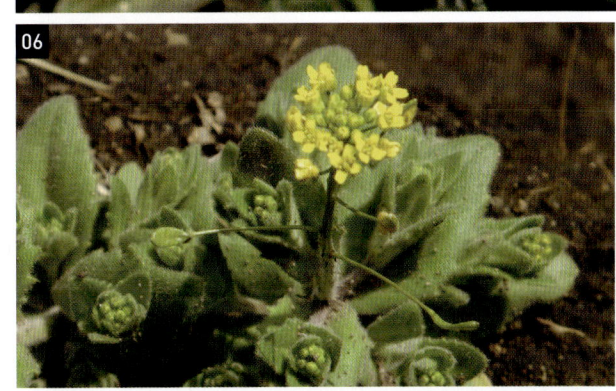

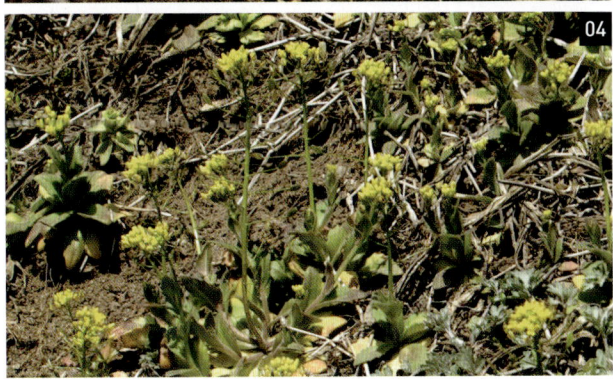

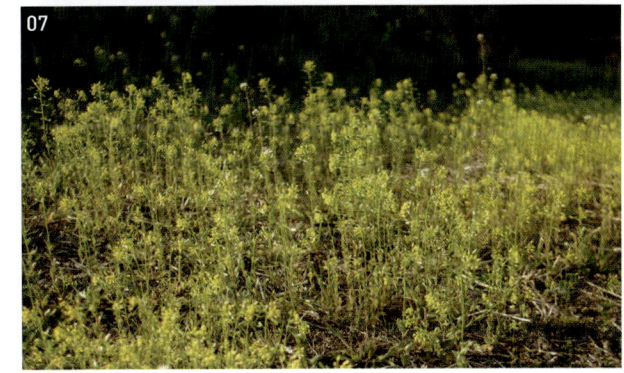

01 전체 모습. 3월 12일
02 새순이 자라는 모습. 3월 12일
03 뿌리잎. 3월 16일
04 줄기 자라는 모습. 3월 29일
05 꽃과 꽃봉오리. 3월 29일
06 꽃과 열매. 4월 9일
07 꽃 핀 군락. 4월 24일

꽃다지

087

Phtheirospermum japonicum (Thunb.) Kanitz

나도송이풀
조금 매운맛

■ 감기, 황달, 비염, 입안 염증, 비만에 효과

현삼과
반기생 한해살이풀

생약명
송호 松蒿

성분
아우쿠빈 통증억제
악테오사이드 노화방지

원산지
한국

서식지
산과 들판의 양지에 난다.

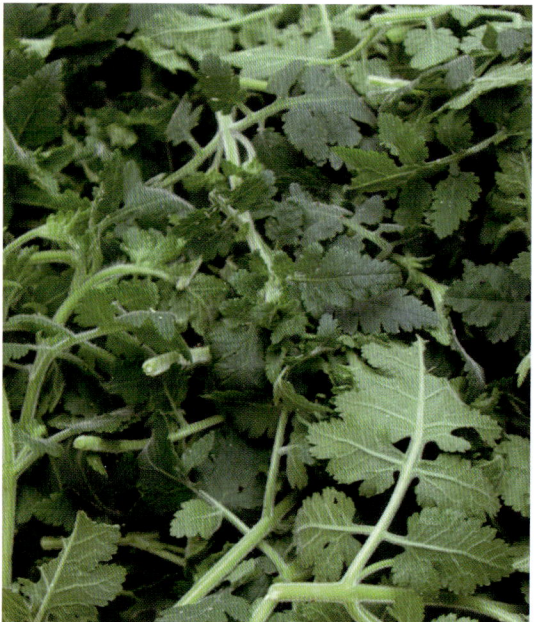

잎 채취한 모습. 8월 12일

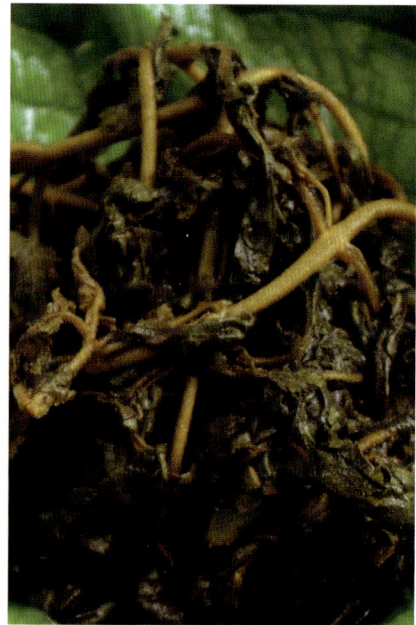

나도송이풀잎장아찌.

장아찌 담그기

채취시기 봄~여름.
채취부위 연한 잎.
밑준비 잎을 씻어서 물기를 빼고 차곡차곡 모은다.
담그기 맛간장을 끓여서 식혀 붓는데, 효소액은 맛간장이 식은 뒤 넣는다.
숙성 담근 장아찌는 상온에 한나절 두었다가 냉장고에 넣어 익히고, 부어놓은 맛간장은 며칠에 한 번씩 따라서 다시 끓여 식혀 붓기를 3~4번 한다.
장아찌맛 꼬들꼬들하고 은은한 맛이다.

오행의 맛과 효능
오행상 조금 매운맛. 매운맛은 발산시키는 작용을 하여 기와 피가 잘 돌게 하고, 열과 땀이 나게 하며, 나쁜 기운을 몰아내고, 진액이 고루 퍼지게 한다.

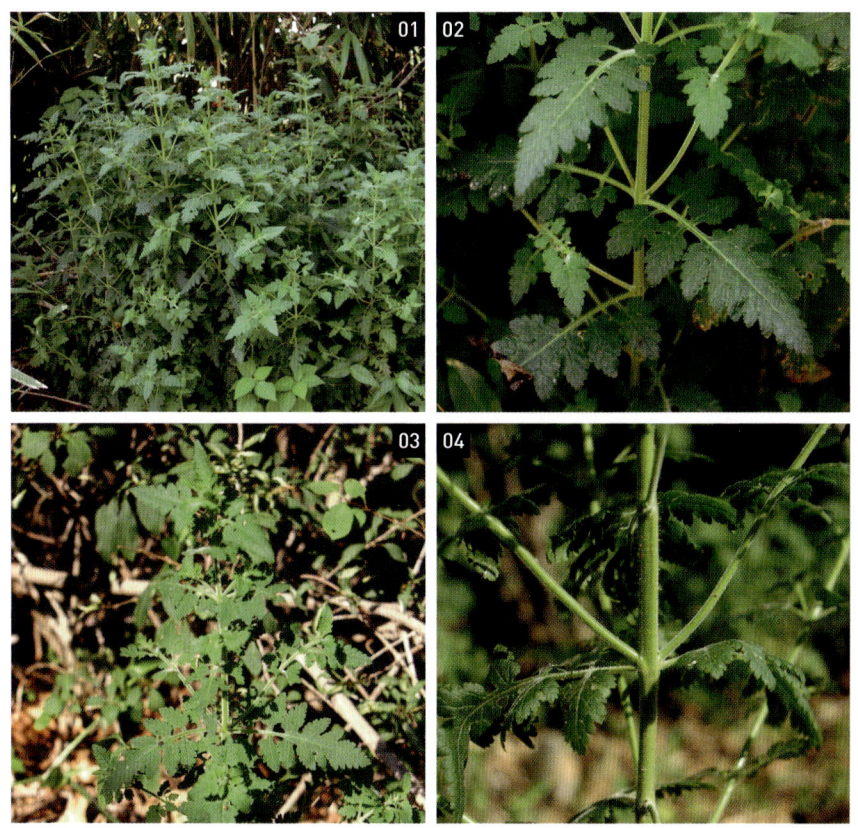

뿌리는 여러 갈래로 뻗으며, 양분이 부족하면 주변의 다른 식물 뿌리에서 양분을 흡수한다. **줄기**는 30~60cm 정도 자라고, 가지가 많이 갈라져 나오며, 전체에 부드러운 샘털이 빽빽하다. **잎**은 마주 나며, 세모진 달걀모양으로 끝이 뾰족하고, 깃털모양으로 깊게 갈라지며, 깊은 톱니가 있다. 잎길이 3~5cm. 뒷면이 자줏빛을 띠며, 잎자루 길이 5~12mm. **꽃**은 8~9월에 피고 연자주색이며, 꽃부리가 입술모양으로 갈라지고, 길이 2cm 정도이다. **열매**는 9~10월에 여무는데 달걀모양이고, 샘털이 있으며, 길이 1cm 정도이다. 익으면 열매껍질이 2갈래로 갈라져 씨앗이 나온다.

01 전체 모습. 8월 12일
02 잎 달린 모습. 8월 12일
03 줄기 자라는 모습. 8월 12일
04 줄기. 8월 12일
05 꽃. 9월 11일
06 꽃 핀 군락. 9월 21일
07 열매 달린 모습. 10월 17일
08 어린줄기 뿌리와 큰 줄기 뿌리. 8월 12일

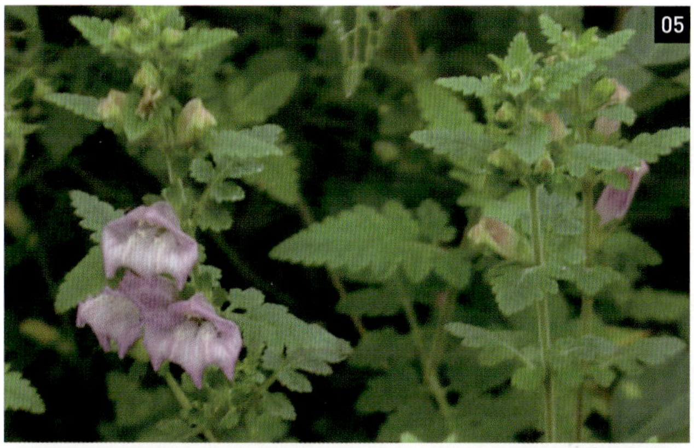

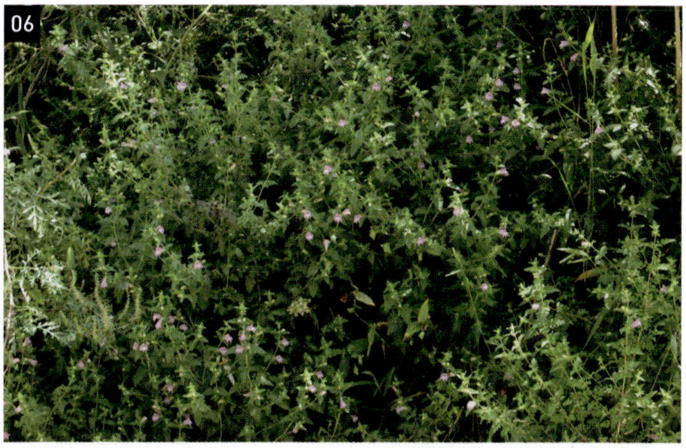

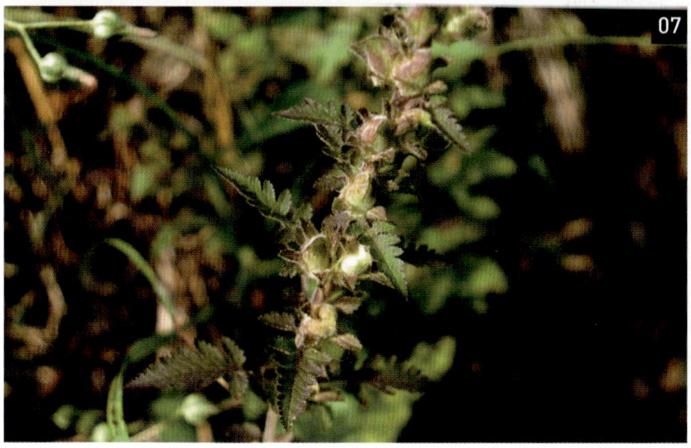

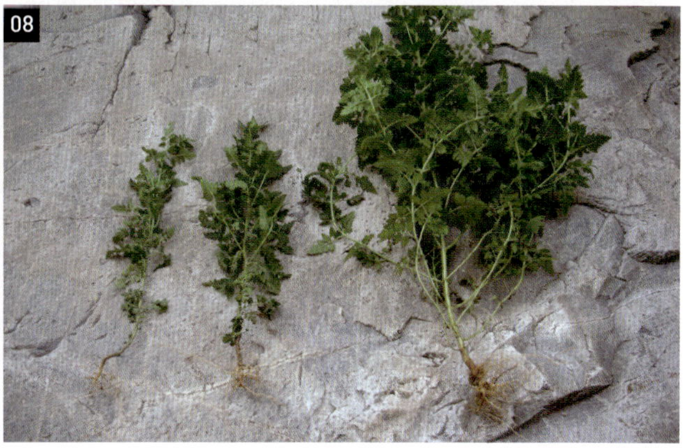

나도송이풀

088

Perilla frutescens var. *japonica* (Hassk.) Hara

들깨 _{매운맛}

■ 동맥경화, 소화불량, 위장병, 기침감기, 변비, 몸이 찬 데, 가슴 답답함, 자양강장에 효과

꿀풀과
한해살이풀

다른 이름
깻잎

생약명
백소 白蘇
임엽 荏葉

성분
독성이 없다.
글루타민산 두뇌활성
페릴라알데히드 방부작용
아르지닌 면역력강화
리신 살균작용
로즈마린산 노화방지
페릴알데히드 세균억제
칼슘 뼈강화
칼륨 신경세포와 근육기능강화
단백질 근육강화
인 혈중콜레스테롤 개선
나트륨 수분유지
철분 빈혈개선
비타민A 시력유지
티아민 에너지대사관여
비타민B₂ 빈혈개선
비타민B₃ 혈액순환촉진

원산지
동남아시아

서식지
우리나라에서는 통일신라시대부터 밭에 심어 키우며, 빈터에서 야생으로 자라기도 한다.

오행의 맛과 효능
오행상 매운맛. 개운한 향이 난다. 매운맛은 발산시키는 작용을 하여 기와 피가 잘 돌게 하고, 열과 땀이 나게 하며, 나쁜 기운을 몰아내고, 진액이 고루 퍼지게 한다.

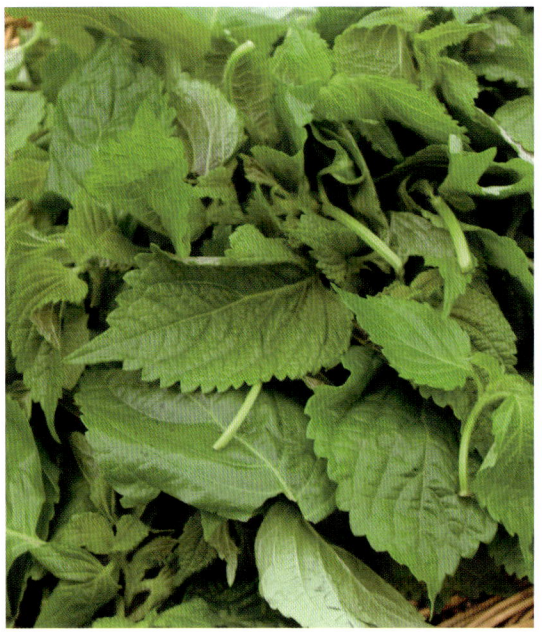

잎 채취한 모습. 6월 22일

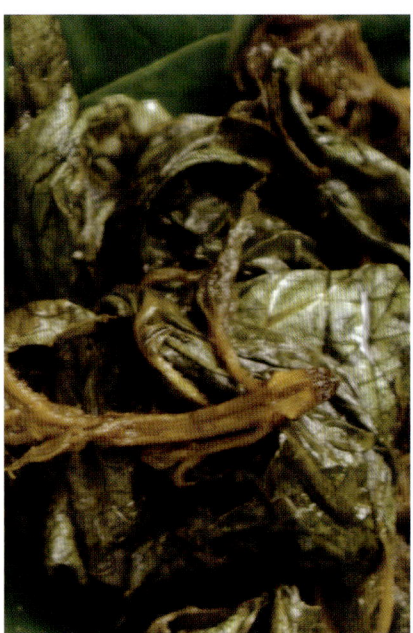

들깻잎장아찌.

장아찌 담그기

채취시기 봄~가을.
채취부위 깻잎.
밑준비 깻잎을 깨끗이 씻어서 물기를 빼고 차곡차곡 모은다. 또는 짭짤한 소금물에 3일 정도 삭혀서 숨을 죽인 뒤, 여러 번 헹구어 물기를 짠다.
담그기 준비한 것을 묵은 간장이나 묵은 된장에 박는다. 또는 맛간장을 끓여서 생깻잎에는 뜨거울 때 붓고 삭힌 깻잎에는 식혀서 붓거나, 맛된장으로 한 켜 한 켜 바르듯이 버무린다. 맛간장에 넣는 효소액은 맛간장이 식은 뒤 넣고, 소금물에 삭혔으므로 간을 약하게 한다. 독특한 향을 살리려면 식초를 넣지 않는다.
숙성 맛간장, 맛된장으로 담근 경우 상온에 한나절 두었다가 냉장고에 넣어 익히고, 부어놓은 맛간장은 며칠에 한 번씩 따라서 다시 끓여 식혀 붓기를 3~4번 한다.
장아찌맛 개운하고 향긋한 맛이다. 완성된 장아찌는 고춧가루, 다진 파, 다진 마늘, 들기름 등으로 갖은 양념을 해서 먹기도 한다.

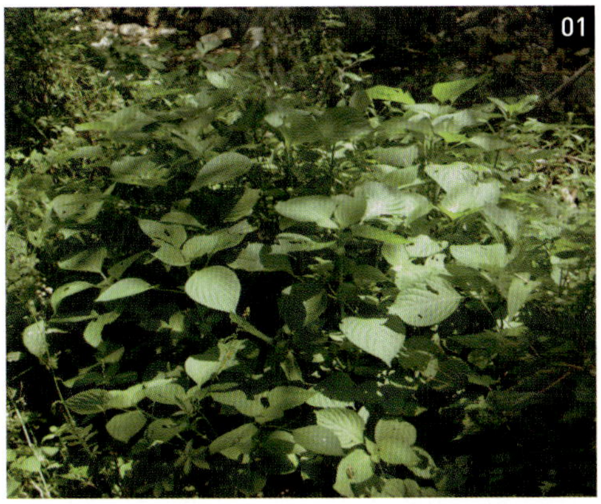

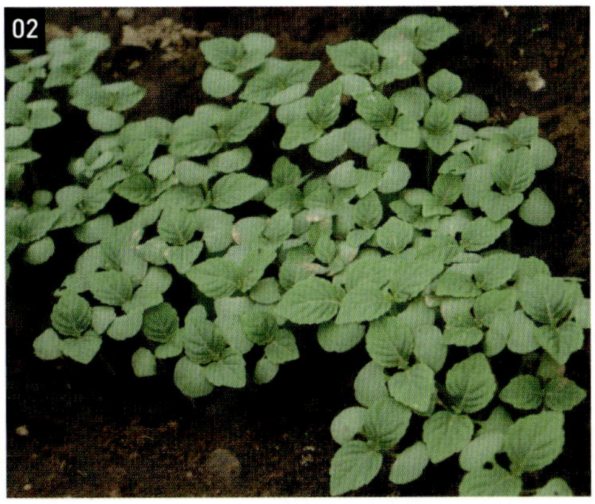

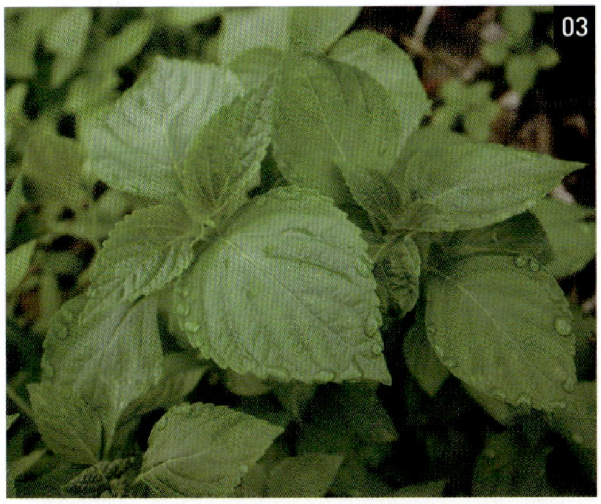

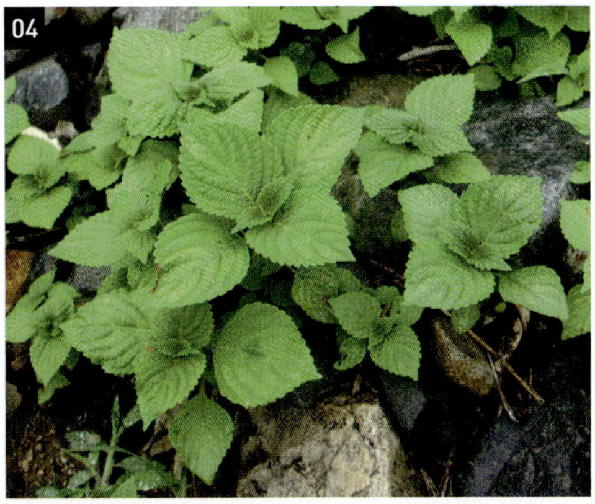

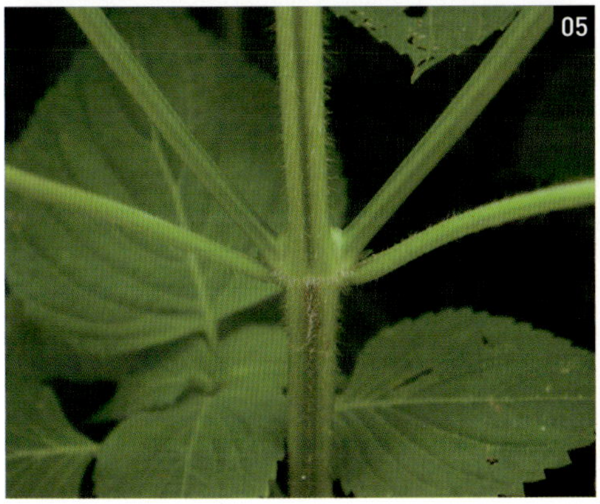

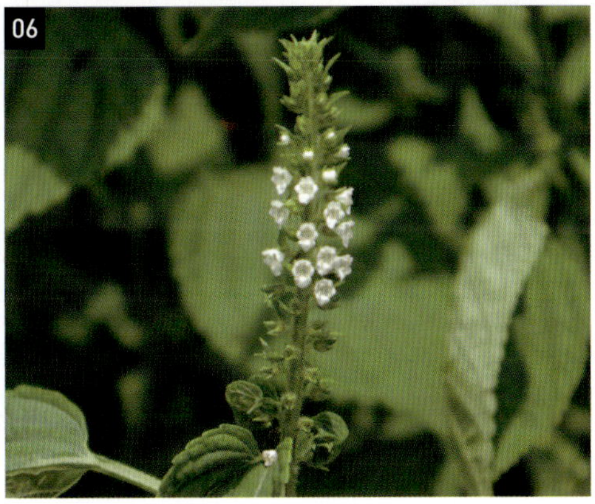

줄기는 60~90cm 정도 자라고, 단면이 네모지고 세로홈이 있으며, 긴 털이 있다. **잎**은 마주 나며, 달걀 같은 둥근 모양으로 끝이 뾰족하고, 가장자리에 둔한 톱니가 있다. 잎길이가 7~12cm. 독특한 향이 있으며, 잎자루가 길다. **꽃**은 8~9월에 피는데 흰색이고, 꽃부리가 4갈래이며, 길이 4~5mm이다. 작은 꽃 여러 송이가 어긋나게 모여 달린다. **열매**는 10월에 여무는데 둥글고, 꽃받침 안에 들어 있다. 열매지름 2mm 정도.

01 야생 군락. 8월 13일
02 새순. 6월 25일
03 잎 달린 모습. 5월 30일
04 야생의 어린잎. 5월 28일
05 줄기와 곁가지. 7월 18일
06 꽃. 9월 10일
07 열매 달린 모습. 10월 5일
08 뿌리 달린 전체 모습과 잎 앞뒷면. 5월 30일

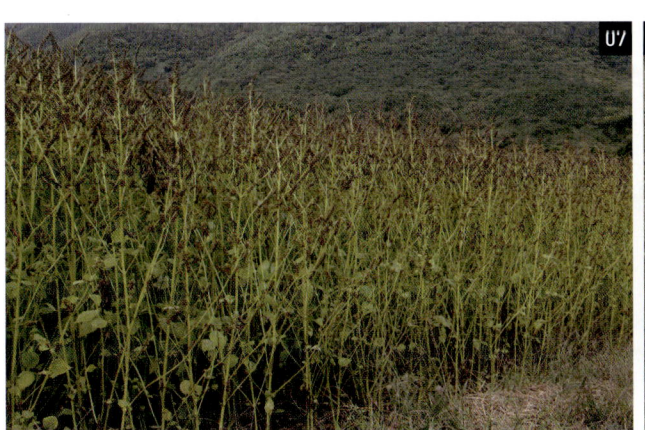
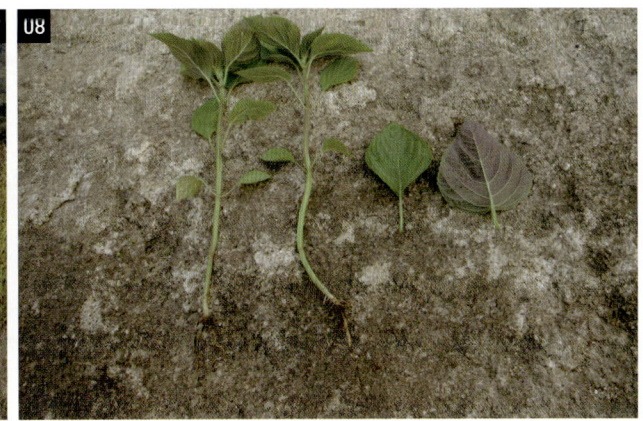

들깨

089 차즈기 매운맛

Perilla frutescens var. *acuta* Kudo

■ 독감, 기침, 천식, 식중독에 효과

꿀풀과
여러해살이풀

다른 이름
자주깻잎
차조기
소엽 蘇葉

생약명
자소 紫蘇

성분
독성이 없다.
페릴라케톤 세균억제
페릴라알데히드 방부작용
리모넨 염증제거
베타카로틴 노화방지
카로틴종양억제
칼슘 뼈강화
인 혈중콜레스테롤 개선
비타민A 시력유지
티아민 에너지대사관여
비타민C 노화방지

원산지
중국

서식지
우리나라에서는 밭에 심어 키우며, 양지바른 빈터에서 야생으로 자라기도 한다.

오행의 맛과 효능
오행상 매운맛. 독특한 향이 난다. 매운맛은 발산시키는 작용을 하여 기와 피가 잘 돌게 하고, 열과 땀이 나게 하며, 나쁜 기운을 몰아내고, 진액이 고루 퍼지게 한다.

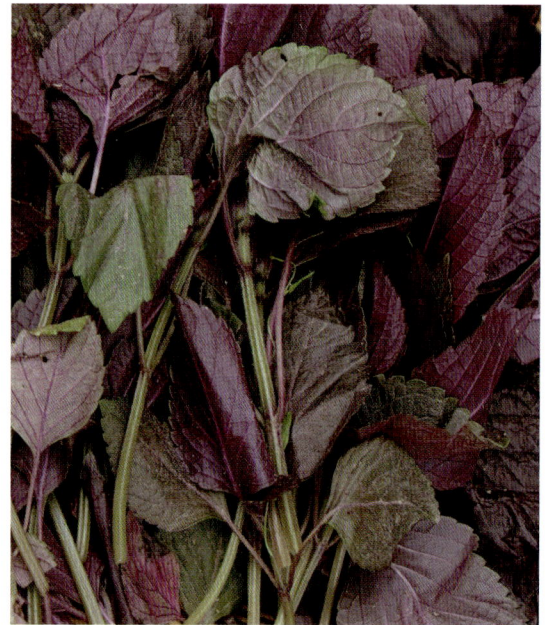
잎 채취한 모습. 6월 11일

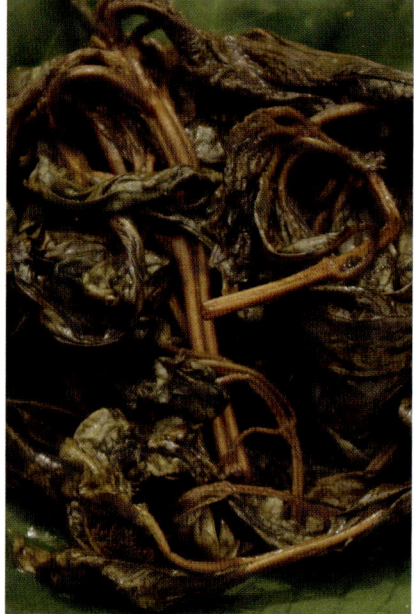
차즈기잎장아찌.

장아찌 담그기

채취시기 봄~가을.
채취부위 잎.
밑준비 잎을 짭짤한 소금물에 1주일 정도 삭혀서 강한 향을 우려내고, 여러 번 헹구어서 물기를 짠다.
담그기 준비한 것을 묵은 간장이나 묵은 된장에 박는다. 또는 맛간장을 끓여서 식혀 붓거나, 맛된장으로 한 켜 한 켜 바르듯이 버무린다. 맛간장에 넣는 효소액은 맛간장이 식은 뒤 넣고, 소금물에 삭혔으므로 간을 약하게 한다.
숙성 맛간장이나 맛된장으로 담근 경우 상온에 한나절 두었다가 냉장고에 넣어 익히고, 부어놓은 맛간장은 며칠에 한 번씩 따라서 다시 끓여 식혀 붓기를 3~4번 한다.
장아찌맛 씹는 맛이 좋고 향긋한 맛이다.

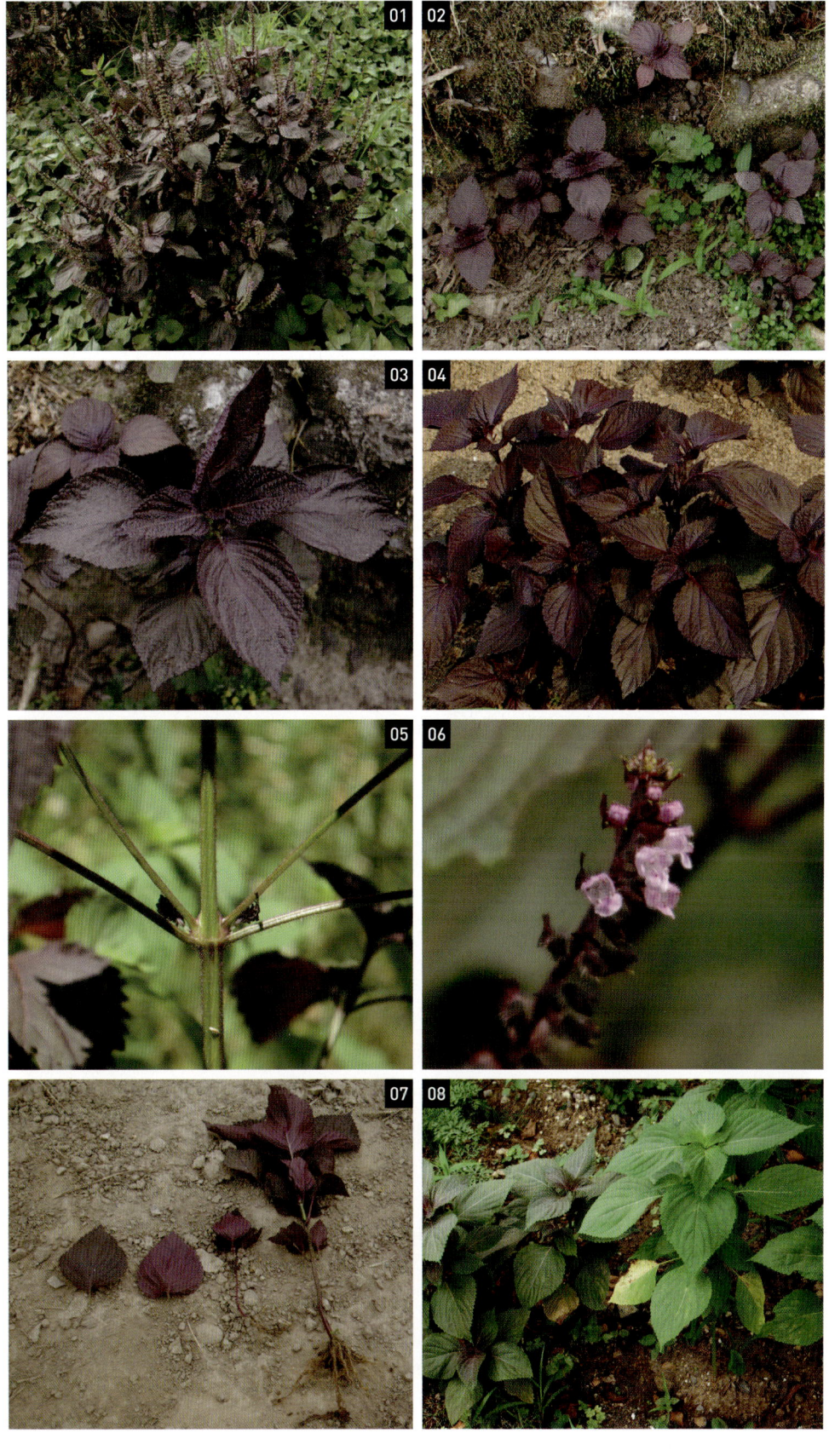

줄기는 20~80cm 정도 자라고, 단면이 둔하게 네모지며, 세로홈이 있고, 잔털이 있다. 줄기에 검붉은자줏빛이 돌며, 독특한 향이 있다. **잎**은 마주 나며, 넓은 달걀모양으로 끝이 뾰족하고, 가장자리에 톱니가 있으며, 자줏빛이 돈다. 잎길이가 4~15cm이고, 앞뒷면과 뒷면 잎맥에 털이 있으며, 잎자루가 길다. **꽃**은 8~9월에 피고 연자주색이며, 꽃부리가 입술모양이다. 작은 꽃 여러 송이가 어긋나게 모여 달린다. **열매**는 9~10월에 여무는데 둥글고, 꽃받침 안에 들어 있다. 열매 지름은 1.5mm 정도이다.

01 꽃 핀 전체 모습. 9월 14일
02 어린 차즈기 군락. 6월 11일
03 잎 달린 모습. 6월 11일
04 잎과 줄기가 자란 모습. 6월 20일
05 줄기. 8월 19일
06 꽃. 9월 10일
07 잎 앞뒷면과 뿌리. 6월 11일
08 유사종 차즈기(왼쪽)와 들깨(오른쪽). 7월 30일

차즈기

090 명아자여뀌

Persicaria nodosa (Pers.) Opiz

매운맛 조금 독성

■ 살균, 식중독, 혈액순환, 폐경, 아토피, 탈모에 효과

마디풀과
한해살이풀

다른 이름
큰개여뀌
명아주여뀌
수캐여뀌
왕개여뀌

생약명
저료자초 猪蓼子草
절료 節蓼

성분
독성이 조금 있다.
이소비텍신 노화방지
베타시토스테롤
혈중콜레스테롤 개선
아스트라갈린 가려움증해소
케르시트린 혈압내림
이소케르세틴 피부노화억제
케르세틴 알러지예방
질산칼륨 통각완화

원산지
한국

서식지
들판이나 빈터, 냇가, 마른 하천에 난다.

오행의 맛과 효능
오행상 매운맛. 매운맛은 발산시키는 작용을 하여 기와 피가 잘 돌게 하고, 열과 땀이 나게 하며, 나쁜 기운을 몰아내고, 진액이 고루 퍼지게 한다.

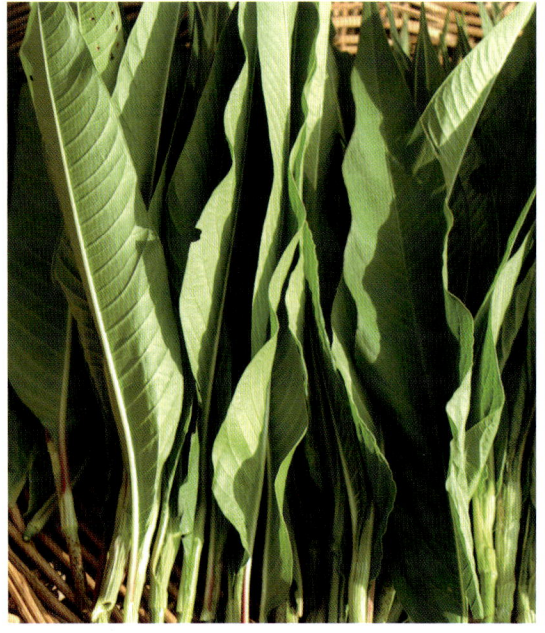
잎 채취한 모습. 8월 5일

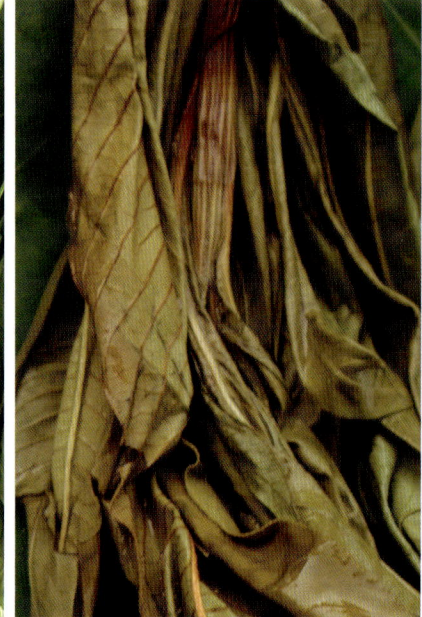
명아자여뀌잎장아찌.

장아찌 담그기

채취시기 봄~여름.

채취부위 새순이나 어린잎.

채취시 주의사항 여뀌 종류들은 독성이 조금 있으나 일본 등지에서 향신채로 먹어왔다. 어릴수록 독성이 약하므로 억세거나 꽃이 핀 것은 피한다.

밑준비 새순과 어린잎을 끓는 소금물에 데쳐서 찬물에 하루 정도 담가 독성을 충분히 우려내고, 여러 번 행군 뒤 물기를 짜서 살짝 말린다. 생으로 먹거나 독성을 우려내지 않고 먹으면 설사를 한다.

담그기 준비한 것에 맛간장을 끓여서 식혀 붓는데, 효소액은 맛간장이 식은 뒤 넣는다.

숙성 담근 장아찌는 상온에 한나절 두었다가 냉장고에 넣어 익히고, 부어놓은 맛간장은 며칠에 한 번씩 따라서 다시 끓여 식혀 붓기를 3~4번 한다.

장아찌맛 매콤하고 개운한 맛이다.

먹을 때 주의사항 생리혈을 내보내는 작용을 하므로 임신한 여성은 먹지 않는다.

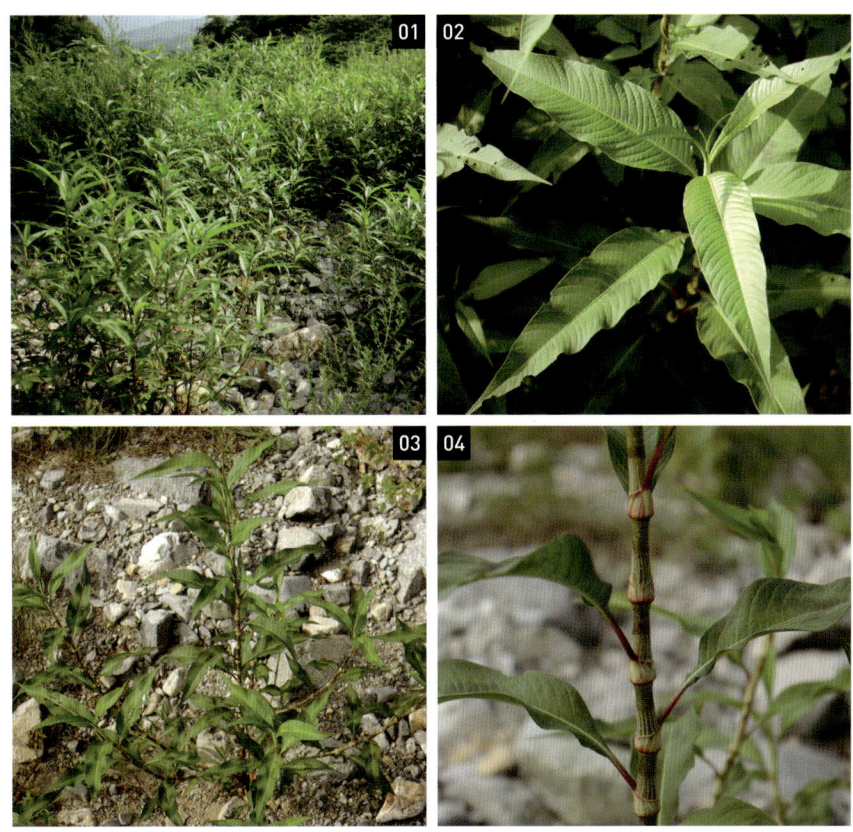

줄기는 120cm 정도 자라고 굵으며, 불룩한 마디가 있다. 줄기에 붉은빛이 돌고, 검은 자주색 점이 있다. **잎**은 어긋나고, 타원 같은 피침형 또는 피침형으로 끝이 뾰족하며, 길이 7~10cm이다. 잎자루는 짧고 붉으며, 아래쪽이 통모양으로 줄기를 감싸고 굵은 맥이 있으며, 부드러운 털이 짧거나 없다. **꽃**은 7~9월에 피는데 붉은자주색에 흰색이 섞이기도 하며, 꽃잎모양의 꽃받침이 4갈래이다. 작은 꽃 여러 송이가 가지 끝에 이삭모양으로 달리며 끝이 처진다. **열매**는 9월에 여물고 납작한 원형이며, 꽃받침에 싸여 있다.

---

01 전체 모습. 8월 5일
02 잎. 8월 5일
03 줄기 자라는 모습. 8월 5일
04 줄기와 잎집. 8월 5일
05 꽃 핀 전체 모습. 9월 28일
06 꽃 피는 모습. 9월 28일
07 잎 앞뒷면과 뿌리 달린 전체 모습. 8월 5일
08 유사종 흰명아주여뀌. 잎은 명아자여뀌와 비슷하나 꽃이 흰색이다. 8월 5일

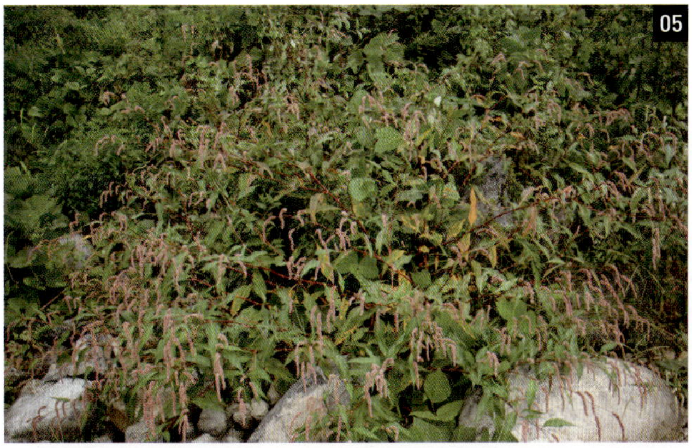

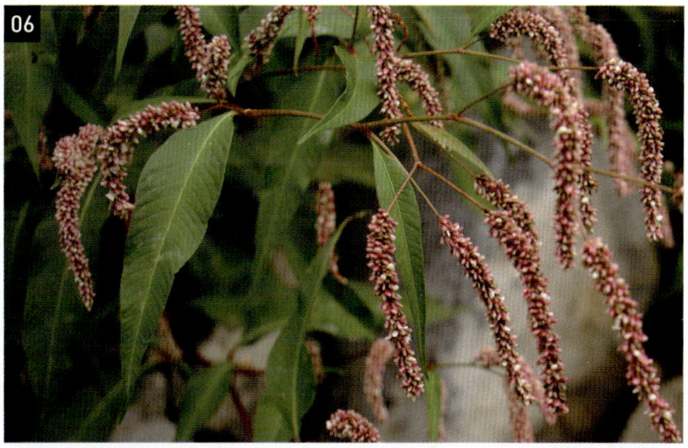

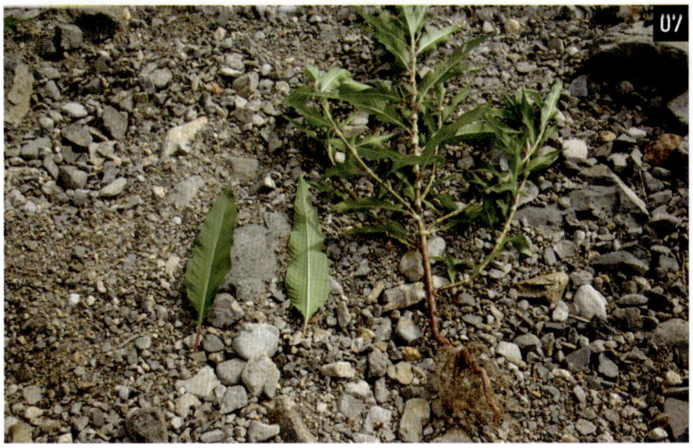

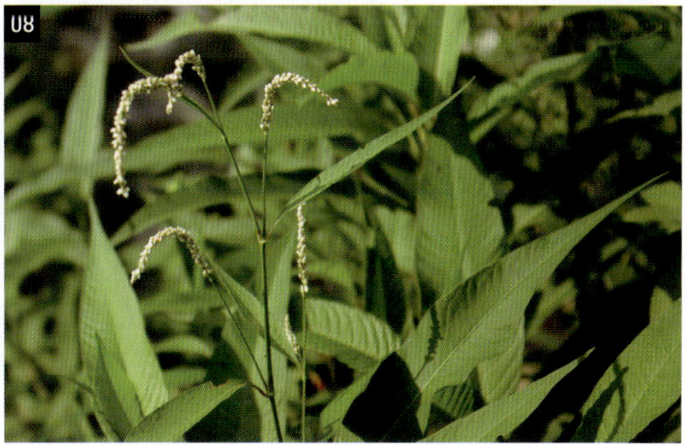

명아자여뀌

091 박쥐나무

Alangium platanifolium var. *trilobum* (Miq.) Ohwi

매운맛 조금 독성

■ 중풍마비, 신경통, 근육통, 골절, 유방염에 효과

박쥐나무과
잎지는 작은키나무

다른 이름
남방잎
누른대나무

생약명
팔각풍엽 八角楓葉

성분
특히 뿌리에 독성이 조금 있다.
글루코사이드 종양억제
아미노산 근육강화

원산지
한국

서식지
깊은 산골짜기에서 자란다.

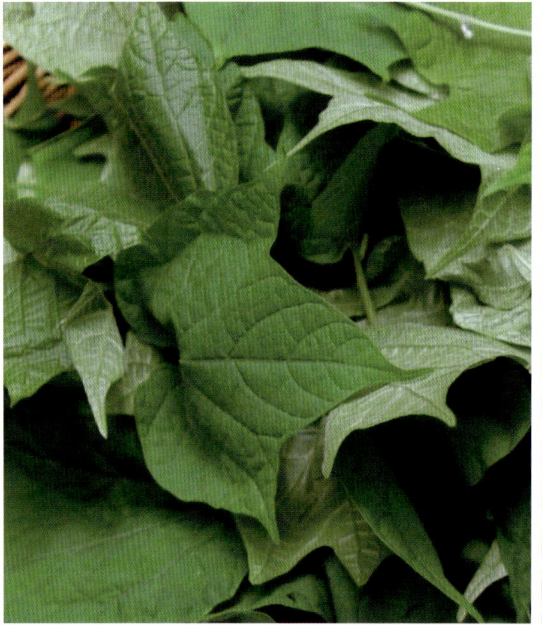
잎 채취한 모습. 5월 16일

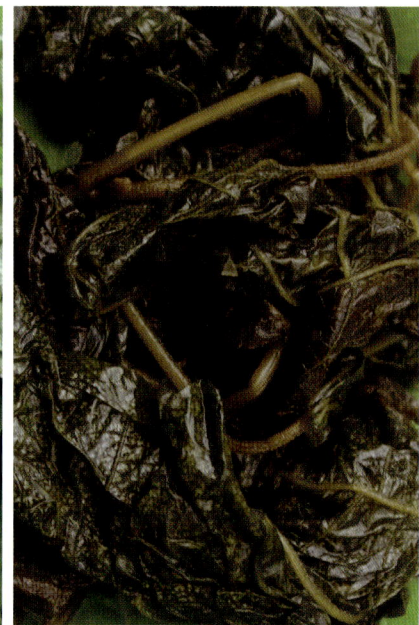
박쥐나무잎장아찌.

장아찌 담그기

채취시기 봄~여름.

채취부위 새순이나 연한 잎.

채취시 주의사항 독성이 조금 있으나 경상도지방에서 나물로 먹어왔다. 어릴수록 독성이 약하므로 억세거나 꽃이 핀 것은 피한다.

밑준비 잎을 끓는 소금물에 살짝 데쳐서 부드럽게 만든 뒤 찬물에 하루 정도 담가 독성을 충분히 우려내고, 여러 번 헹구어 물기를 짜고 살짝 말린다. 또는 짭짤한 소금물에 하룻밤 절여서 독성을 충분히 우려낸 뒤 여러 번 헹구고, 물기를 짜서 살짝 말린다. 생으로 먹거나 독성을 우려내지 않고 많이 먹으면 무기력해진다.

담그기 준비한 것을 묵은 간장이나 묵은 된장에 박는다. 또는 맛간장을 끓여서 식혀 붓거나, 맛된장으로 한 켜 한 켜 바르듯이 버무린다. 맛간장에 넣는 효소액은 맛간장이 식은 뒤 넣고, 소금에 절였으므로 간을 약하게 한다.

숙성 맛간장이나 맛된장으로 담근 경우 상온에 한나절 두었다가 냉장고에 넣어 익히고, 부어놓은 맛간장은 며칠에 한 번씩 따라서 다시 끓여 식혀 붓기를 3~4번 한다.

장아찌맛 꼬들꼬들하고 알싸한 맛이다.

오행의 맛과 효능
오행상 매운맛. 매운맛은 발산시키는 작용을 하여 기와 피가 잘 돌게 하고, 열과 땀이 나게 하며, 나쁜 기운을 몰아내고, 진액이 고루 퍼지게 한다.

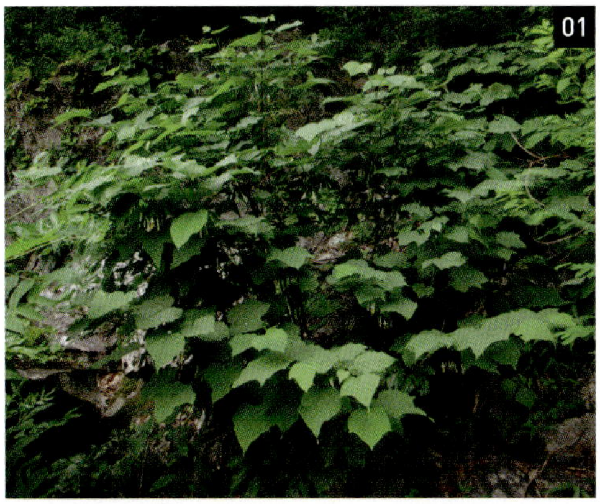

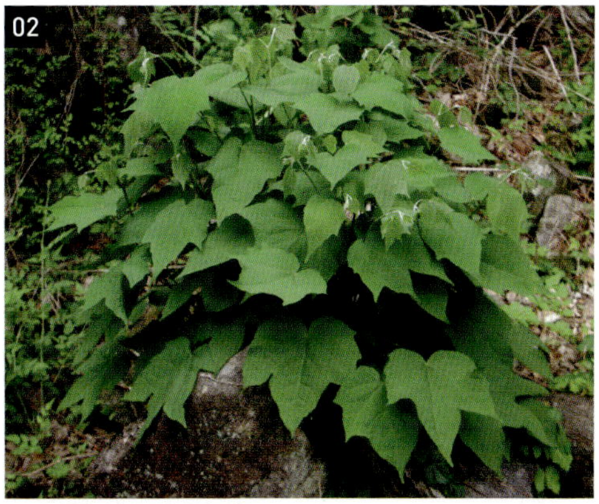

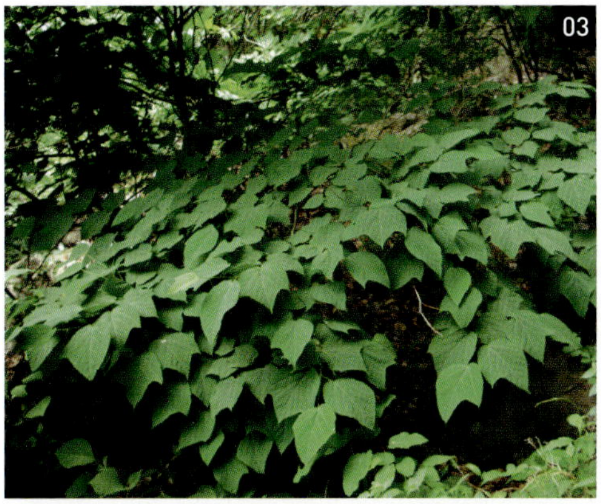

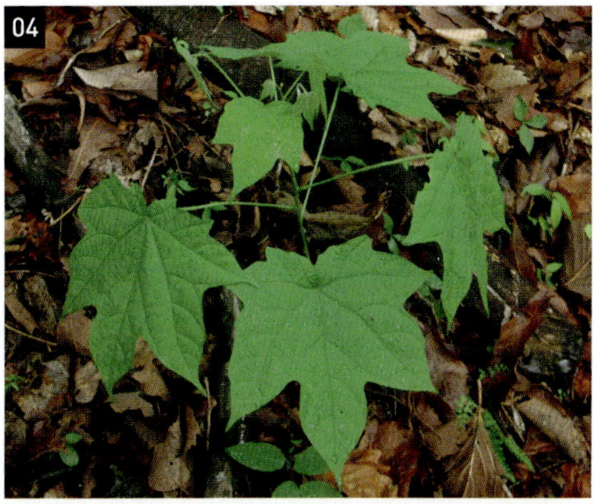

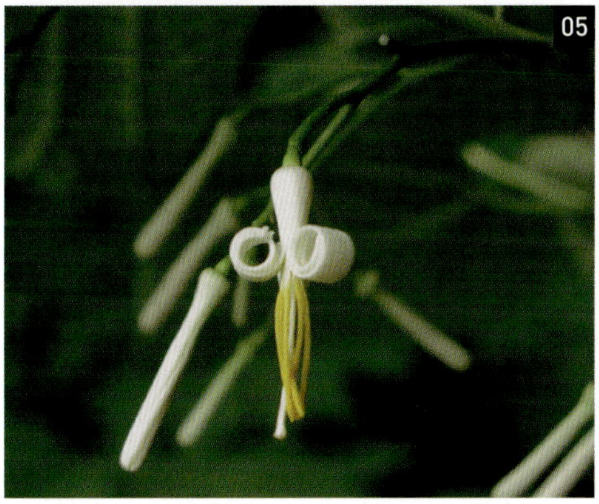

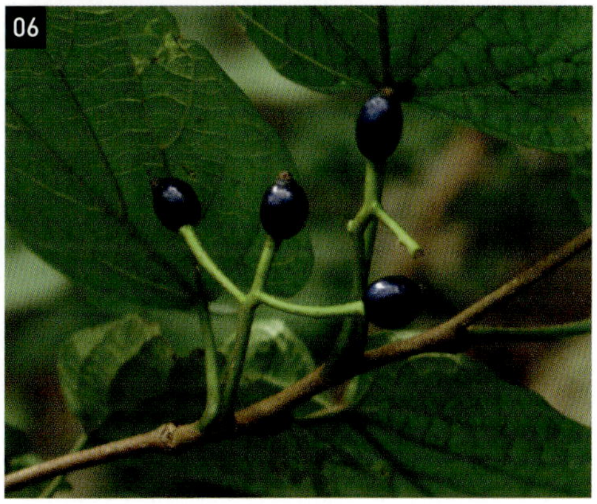

줄기는 3~4m 정도 자라고 무더기로 올라오며, 줄기껍질이 회갈색이고 점차 잘게 갈라진다. **잎**은 어긋나며, 사각형 같은 둥근 심장모양 또는 둥근 모양으로 끝이 3~5갈래로 얕게 갈라지고, 뒷면에 잔털이 있다. 잎길이 7~29cm이며, 잎자루는 길이 2~10cm이고 짧은 잔털이 있다. 가을에 잎이 노랗게 물든다. **꽃**은 5~7월에 피고 흰색이며, 꽃잎이 8장이고 줄모양이다. **열매**는 9월에 짙푸른색으로 여무는데, 둥글고 길이 6~8mm이다.

01 꽃 핀 전체 모습. 6월 1일
02 어린나무 자란 모습. 6월 1일
03 잎이 무성한 모습. 5월 28일
04 잎. 5월 20일
05 꽃과 꽃봉오리. 5월 28일
06 열매. 9월 5일
07 밑동. 5월 2일
08 잎 앞뒷면. 5월 16일

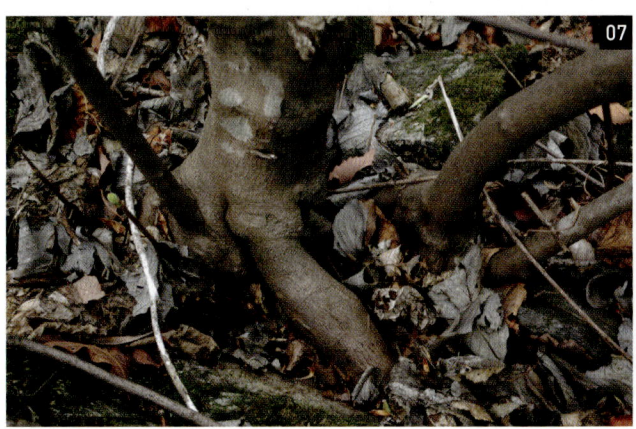
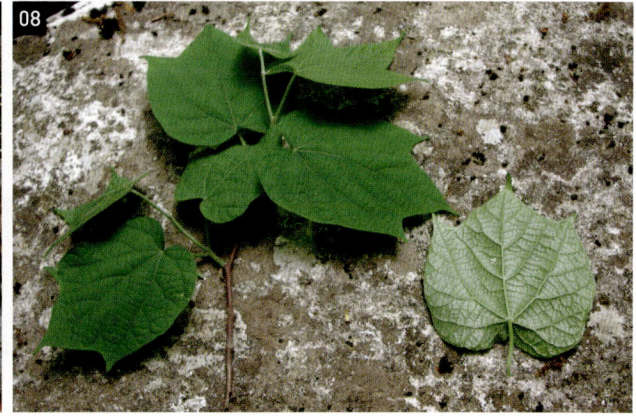

박쥐나무

092

Mentha arvensis var. *piperascens*

박하 _{매운맛}

■ 열감기, 두통, 기관지염, 소화불량, 입안 염증, 치통, 열병, 가슴 답답함에 효과

꿀풀과
여러해살이풀

다른 이름
집박하
민트

생약명
박하薄荷

성분
독성이 없다.
L-멘톨 통증과 가려움증진정
캄펜 해열과 소염작용
피넨 살균작용
리모넨 염증제거
카본 방향성분
풀레곤 방향성분

원산지
한국

서식지
들판의 촉촉한 곳이나 냇가에 난다.

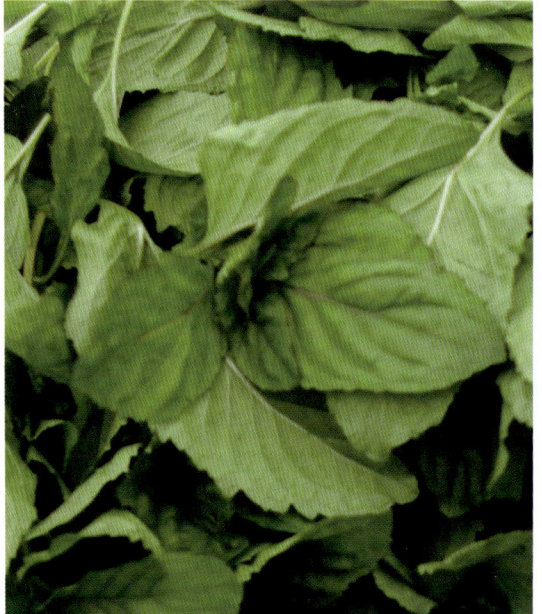

잎 채취한 모습. 6월 25일

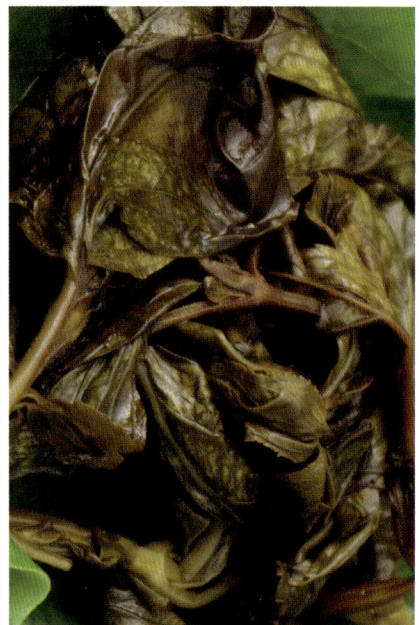

박하잎장아찌.

장아찌 담그기

채취시기 봄~여름.
채취부위 연한 잎.
밑준비 잎을 씻어서 물기를 빼고 차곡차곡 모은다.
담그기 준비한 잎에 맛간장을 끓여서 식혀 붓는데, 효소액은 맛간장이 식은 뒤 넣는다.
숙성 담근 장아찌는 상온에 한나절 두었다가 냉장고에 넣어 익히고, 부어놓은 맛간장은 며칠에 한 번씩 따라서 다시 끓여 식혀 붓기를 3~4번 한다.
장아찌맛 화하고 시원한 맛이다.
먹을 때 주의사항 생리혈을 내보내는 작용을 하므로 임신한 여성은 먹지 않는다.

오행의 맛과 효능
오행상 매운맛. 시원한 향이 난다. 매운맛은 발산시키는 작용을 하여 기와 피가 잘 돌게 하고, 열과 땀이 나게 하며, 나쁜 기운을 몰아내고, 진액이 고루 퍼지게 한다.

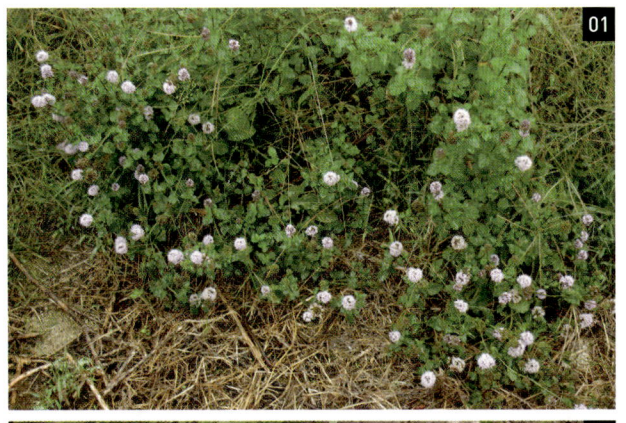

줄기는 60~100㎝ 정도 자라고, 단면이 네모진데 모서리가 완만하며, 잔털이 있다. **잎**은 마주 나며, 긴 타원형 또는 달걀모양으로 끝이 뾰족하고, 가장자리에 날카로운 톱니가 있다. 잎길이 2~5㎝이고, 겉면에 기름샘이 있어 시원한 향이 나며, 잎자루 길이는 3~10㎜이다. **꽃**은 7~9월에 피고 연보라색 또는 흰보라색이며, 꽃부리가 4갈래이고, 길이 2.5~3㎝이다. 작은 꽃 여러 송이가 층층이 뭉쳐서 달린다. **열매**는 9~10월에 연한 갈색으로 여물고, 달걀모양이다.

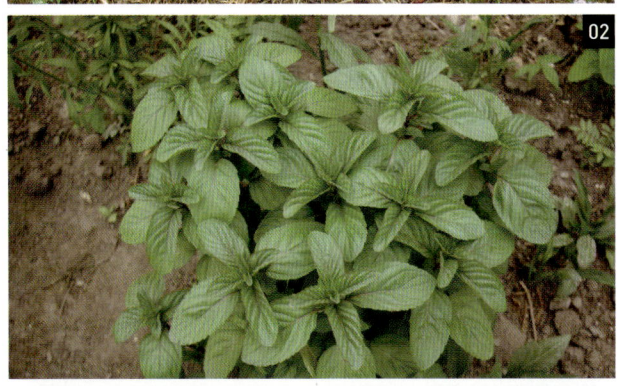

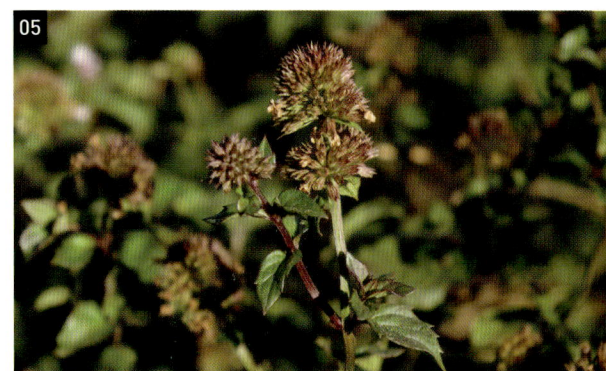

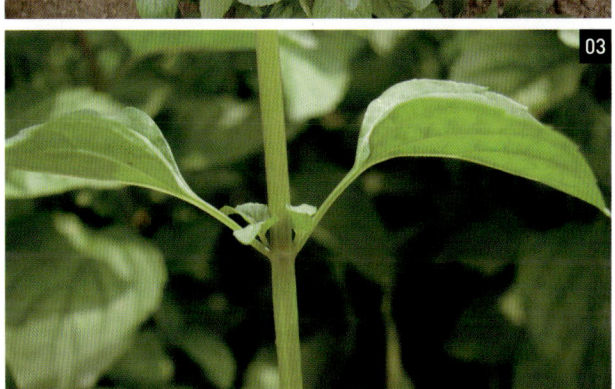

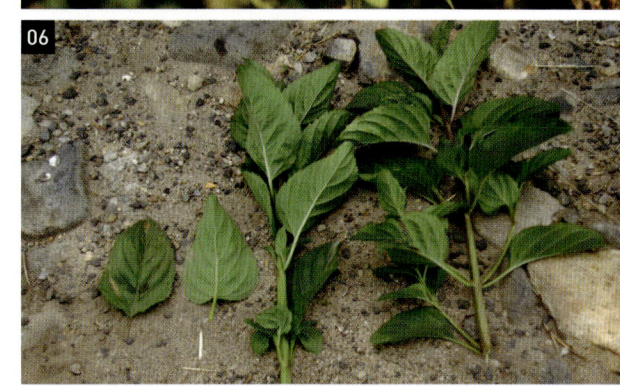

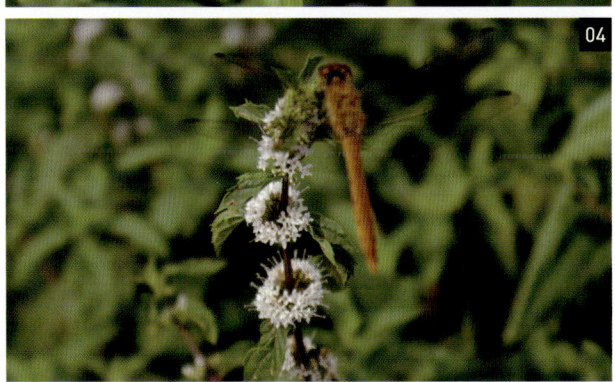

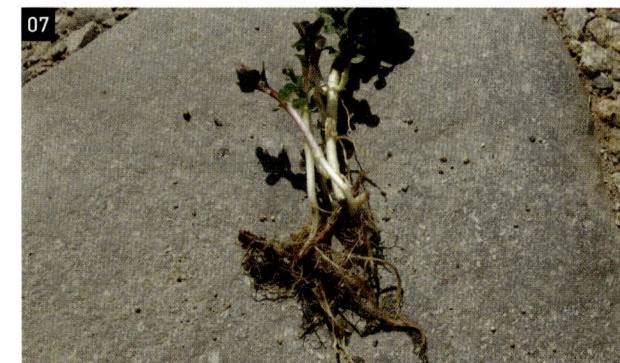

01 꽃 핀 전체 모습. 10월 8일
02 줄기 자라는 모습. 5월 16일
03 줄기와 잎. 6월 8일
04 꽃. 7월 27일
05 열매. 10월 27일
06 잎 앞뒷면. 6월 8일
07 뿌리 달린 전체 모습. 6월 8일

박하

093

Agastache rugosa (Fisch. & Mey.) Kuntze

배초향 _{매운맛}

■ 소화불량, 장염, 두통, 더위 먹은 데 효과

꿀풀과
여러해살이풀

다른 이름
방애
중개풀

생약명
곽향藿香

성분
독성이 없다.
로즈마린산 노화방지
아네톨 자율신경균형유지
메틸차비콜 진균억제
알파피넨 방향성분

원산지
한국

서식지
산과 들판의 양지에 난다.

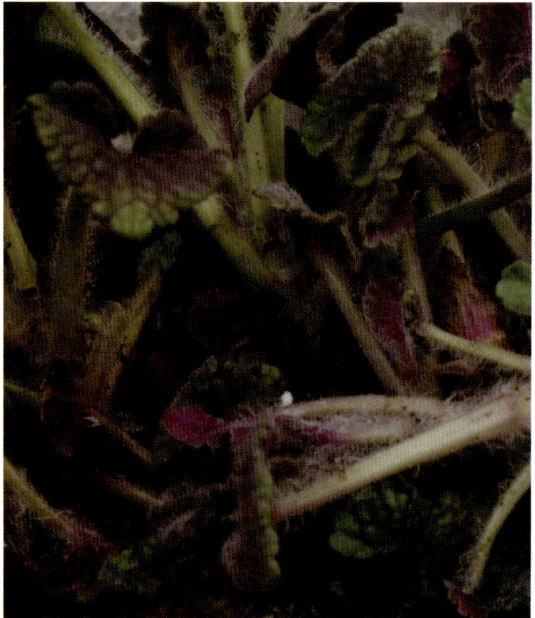
새순 채취한 모습. 3월 12일

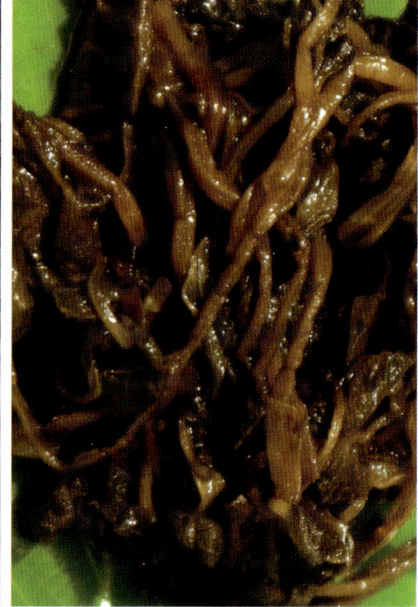
배초향순장아찌.

장아찌 담그기

채취시기 봄~가을.
채취부위 새순이나 연한 잎. 이국적인 맛과 향이 나며, 경상도와 전라도에서 향신채로 먹어왔다.
밑준비 새순이나 잎을 끓는 물에 살짝 데쳐서 노릿한 향을 우려낸 뒤 찬물에 헹구고, 물기를 짜서 살짝 말린다.
담그기 맛간장을 끓여서 식혀 붓거나, 맛된장 또는 맛고추장으로 버무린다. 맛간장에 넣는 효소액은 맛간장이 식은 뒤 넣는다.
숙성 담근 장아찌는 상온에 한나절 두었다가 냉장고에 넣어 익히고, 부어놓은 맛간장은 며칠에 한 번씩 따라서 다시 끓여 식혀 붓기를 3~4번 한다.
장아찌맛 향이 독특하고 개운한 맛이다. 완성된 장아찌는 고춧가루, 다진 파, 다진 마늘, 물엿, 들기름 등으로 갖은 양념을 해서 먹기도 한다.

오행의 맛과 효능
오행상 매운맛. 독특한 향이 난다. 매운맛은 발산시키는 작용을 하여 기와 피가 잘 돌게 하고, 열과 땀이 나게 하며, 나쁜 기운을 몰아내고, 진액이 고루 퍼지게 한다.

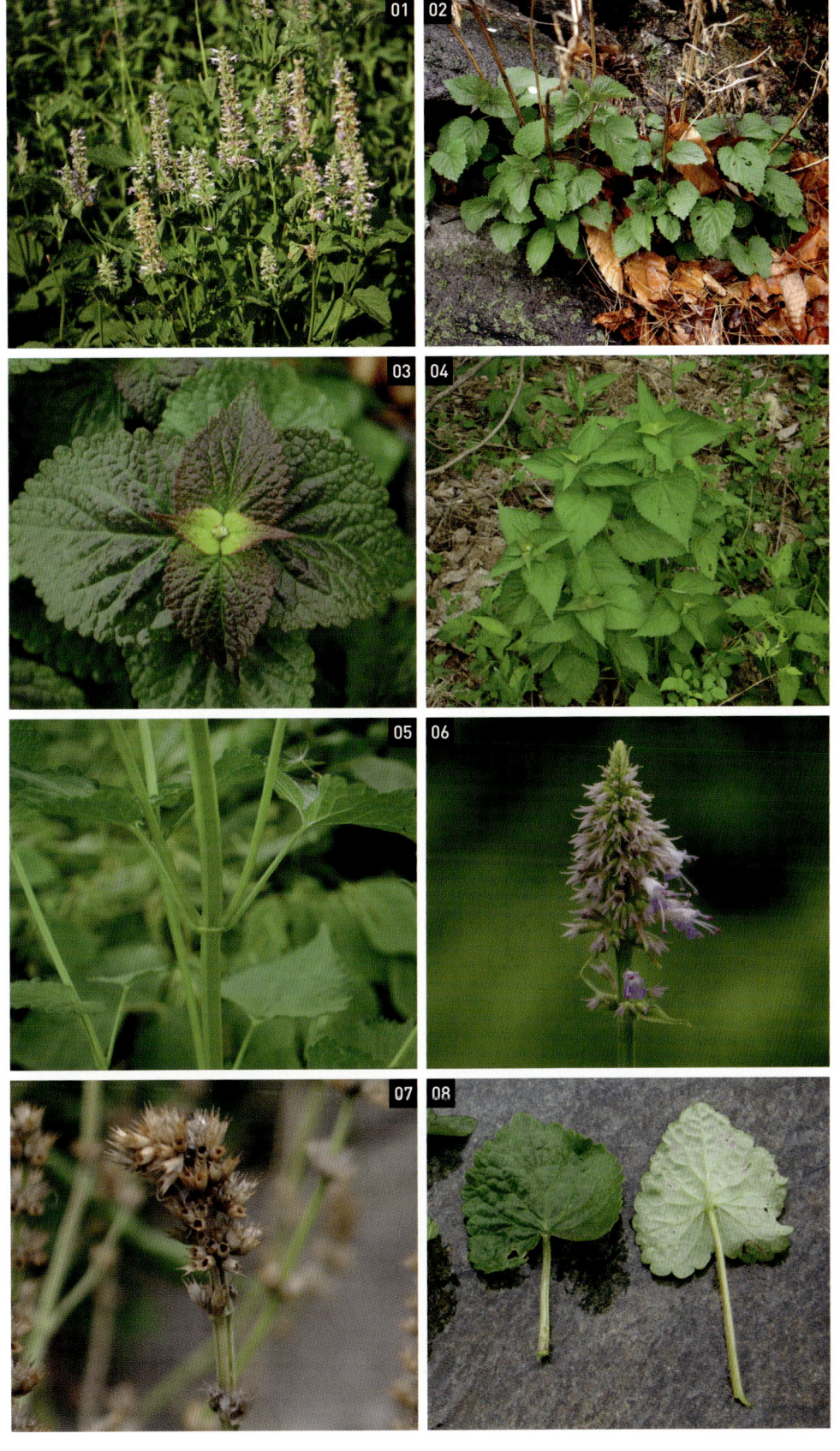

줄기는 40~100cm 정도 자라고, 단면이 네모지며, 세로 홈이 있다. 전체에서 노릿한 향이 난다. 잎은 마주 나며, 얕게 파인 긴 심장모양으로 끝이 뾰족하고, 가장자리에 둔한 톱니가 있다. 잎길이 5~10cm이고, 뒷면에 잔털이 조금 있으며, 잎자루 길이는 1~4cm이다. 꽃은 7~9월에 피고 연보라색이며, 꽃부리가 4갈래로 갈라진 입술모양이다. 작은 꽃 여러 송이가 층층이 뭉쳐서 달린다. 열매는 10월에 여물고, 세모 같은 타원형이며, 길이 1.8mm 정도이다.

01 꽃 핀 모습. 8월 19일
02 묵은대와 새순. 4월 20일
03 잎. 4월 17일
04 줄기 자라는 모습. 5월 19일
05 줄기. 6월 11일
06 꽃. 7월 14일
07 열매. 10월 22일
08 잎 앞뒷면. 4월 17일

배초향

094 뿌리부추 매운맛

Allium hookeri Thwaites

■ 기침가래, 배가 차고 아픈 데, 팔다리 저린 데 효과

백합과
여러해살이풀

다른 이름
삼채
삼미채
관엽구

생약명
관엽구 寬葉韭

성분
유황 신경안정
망간 뇌기능유지
아연 면역력강화
칼슘 뼈강화
철분 빈혈개선
비타민A 시력유지
비타민C 노화방지

원산지
히말라야 산맥 기슭

서식지
우리나라에서는 밭에 심어 키운다.

오행의 맛과 효능
오행상 매운맛. 단맛과 쓴맛이 있다고도 한다. 매운맛은 발산시키는 작용을 하여 기와 피가 잘 돌게 하고, 열과 땀이 나게 하며, 나쁜 기운을 몰아내고, 진액이 고루 퍼지게 한다.

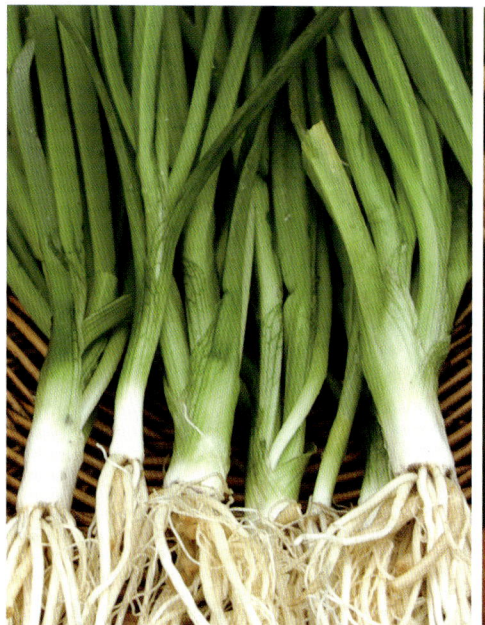

뿌리째 채취하여 씻은 모습. 6월 25일

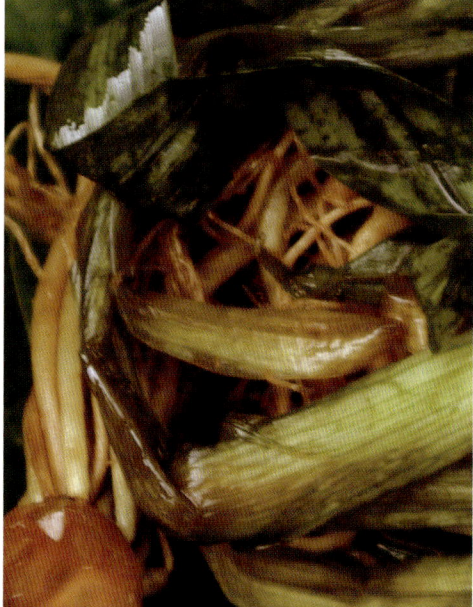

뿌리부추장아찌.

장아찌 담그기

채취시기 봄~가을.
채취부위 새순이나 잎을 뿌리째 채취한다.
채취시 주의사항 뿌리째 담가도 되고, 뿌리와 잎을 따로 담가도 된다.
밑준비 뿌리에 흙이 남지 않게 깨끗이 씻어서 물기를 뺀다.
담그기 준비한 것에 맛간장을 끓여서 식혀 붓거나, 맛고추장으로 버무린다. 맛간장에 넣는 효소액은 맛간장이 식은 뒤 넣고, 개운한 향을 살리려면 식초를 넣지 않는다.
숙성 담근 장아찌는 상온에 한나절 두었다가 냉장고에 넣어 익히고, 부어놓은 맛간장은 며칠에 한 번씩 따라서 다시 끓여 식혀 붓기를 3~4번 한다.
장아찌맛 아삭아삭하고 칼칼한 맛이다.
먹을 때 주의사항 자극성이 강하므로 위장병이나 치질이 있는 사람은 먹지 않는다.

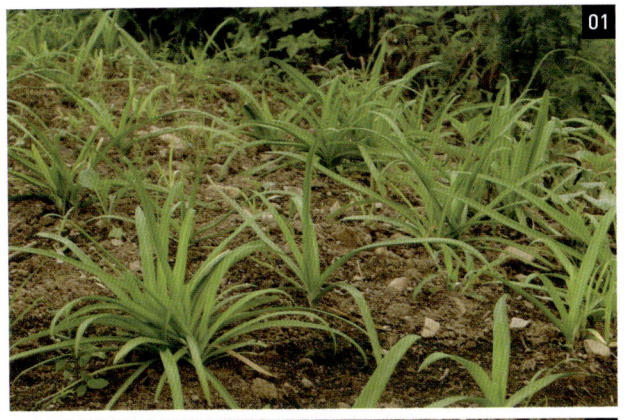

비늘줄기가 땅속에 굵은 기둥모양으로 뻗어 굵기 5㎜, 길이 8~25㎝ 정도 자라고, 뿌리가 무성하게 나온다. 주로 뿌리로 번식한다. **꽃줄기**는 20~60㎝ 정도 올라온다. **잎**은 뿌리에서 뭉쳐 나고 긴 칼모양이며, 밝은 녹색이고 가운데 잎맥이 뚜렷하며 뒤쪽에 모가 나 있다. 잎길이 30~60㎝, 너비 5~28㎜. **꽃**은 6~7월에 피고, 흰색 또는 분홍색 또는 자주색이며, 꽃잎이 6장이다. 작은 꽃 여러 송이가 우산살이 펴지듯 둥글게 모여 달린다. **열매**는 8~9월에 여문다.

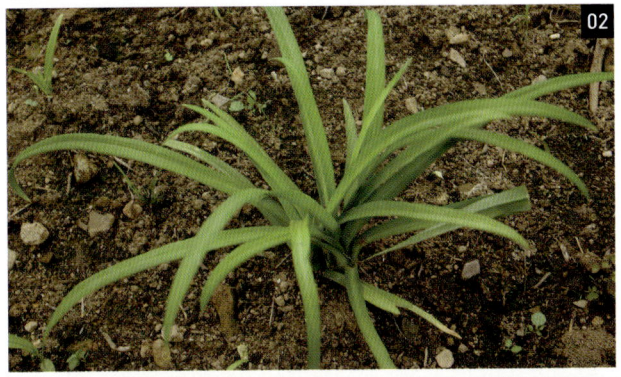

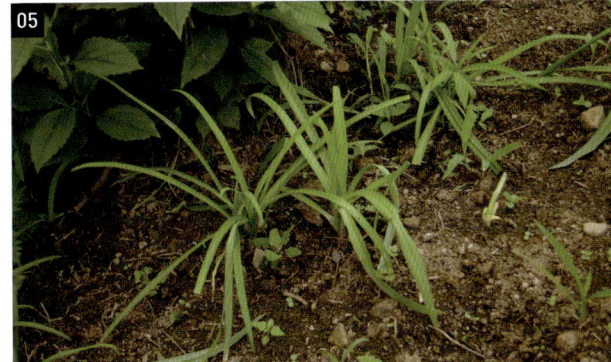

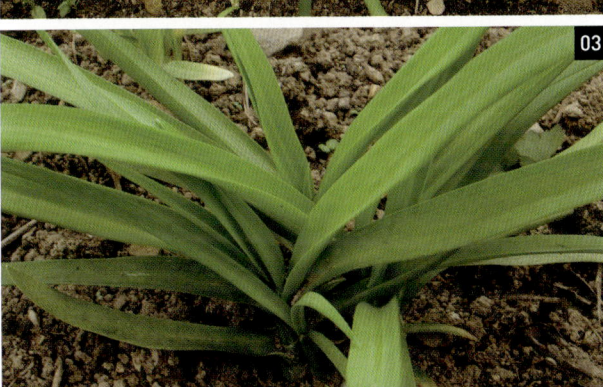

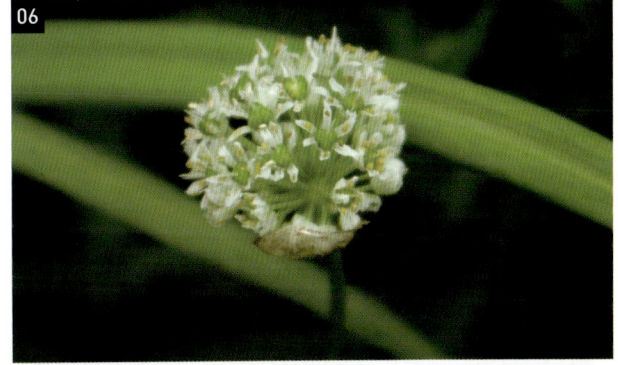

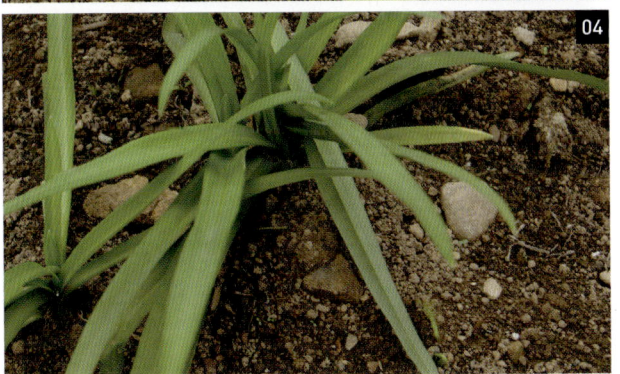

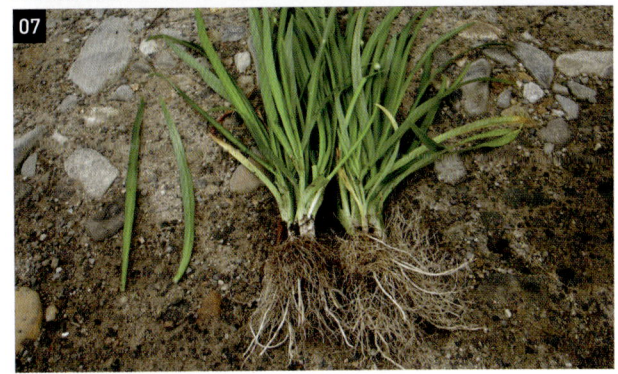

01 전체 모습. 6월 25일
02 잎 자라는 모습. 6월 25일
03 잎 나온 모습. 6월 25일
04 잎. 6월 25일

05 잎 길어진 모습. 6월 25일
06 꽃. 6월 25일
07 잎 앞뒷면과 뿌리 달린 전체 모습. 6월 25일

뿌리부추

095 산마늘(명이나물) ^{매운맛}

Allium microdictyon Prokh

- 자양강장, 소화불량, 코피 나는 데 효과

백합과
여러해살이풀

생약명
각총 茖葱

성분
독성이 없다.
사포닌 면역력강화
칼슘 뼈강화
인 혈중콜레스테롤 개선
철분 빈혈개선
베타카로틴 노화방지
알리신 살균작용
비타민A 시력유지

원산지
한국

서식지
높은 산 반그늘에 난다.

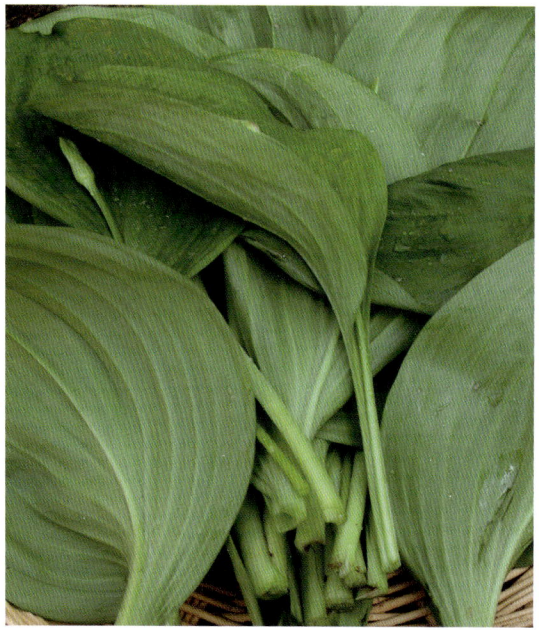
잎 채취한 모습. 4월 5일

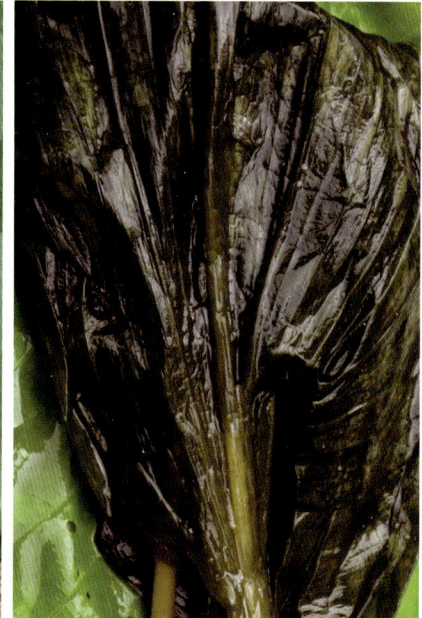
산마늘잎장아찌.

장아찌 담그기

채취시기 봄~가을.
채취부위 꽃줄기가 올라오기 전의 연한 잎.
채취시 주의사항 흔치 않은 약초이므로 조금만 채취하고 개체를 남겨둔다.
밑준비 잎을 씻어서 물기를 빼고 차곡차곡 모은다.
담그기 준비한 잎에 맛간장을 끓여서 식혀 붓거나, 맛된장 또는 맛고추장으로 한 켜 한 켜 바르듯이 버무린다. 맛간장에 넣는 효소액은 맛간장이 식은 뒤 넣고, 독특한 향을 살리려면 식초를 넣지 않는다.
숙성 담근 장아찌는 상온에 한나절 두었다가 냉장고에 넣어 익히고, 부어놓은 맛간장은 며칠에 한 번씩 따라서 다시 끓여 식혀 붓기를 3~4번 한다.
장아찌맛 씹는 맛이 좋고 그윽한 맛이다.
먹을 때 주의사항 자극성이 강하므로 위장병이나 치질이 있는 사람은 먹지 않는다.

오행의 맛과 효능
오행상 매운맛. 연한 마늘향이 난다. 매운맛은 발산시키는 작용을 하여 기와 피가 잘 돌게 하고, 열과 땀이 나게 하며, 나쁜 기운을 몰아내고, 진액이 고루 퍼지게 한다.

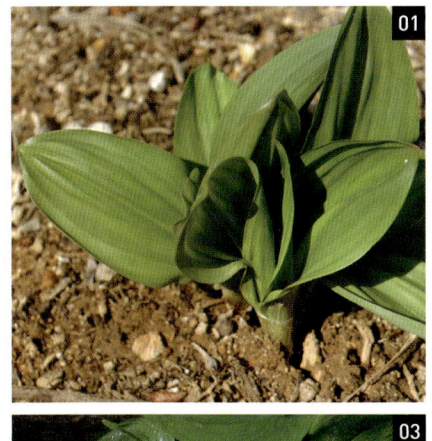
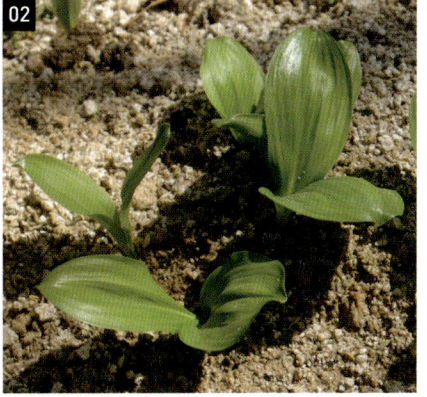
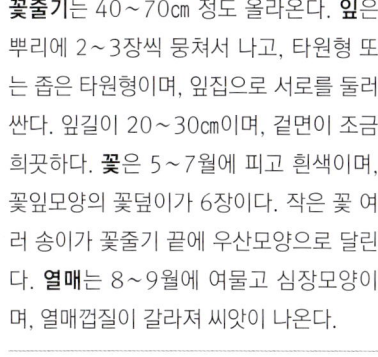

꽃줄기는 40~70㎝ 정도 올라온다. **잎**은 뿌리에 2~3장씩 뭉쳐서 나고, 타원형 또는 좁은 타원형이며, 잎집으로 서로를 둘러싼다. 잎길이가 20~30㎝이며, 겉면이 조금 희끗하다. **꽃**은 5~7월에 피고 흰색이며, 꽃잎모양의 꽃덮이가 6장이다. 작은 꽃 여러 송이가 꽃줄기 끝에 우산모양으로 달린다. **열매**는 8~9월에 여물고 심장모양이며, 열매껍질이 갈라져 씨앗이 나온다.

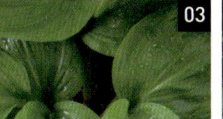
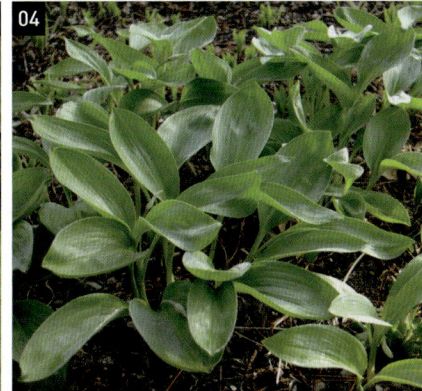

01 전체 모습. 3월 16일
02 새순과 어린잎. 3월 16일
03 잎 자란 모습. 4월 5일
04 줄기 자란 모습. 4월 12일
05 꽃. 5월 17일
06 열매. 7월 2일
07 뿌리 달린 전체 모습. 4월 5일
08 유사종 산마늘(왼쪽)과 참비비추(오른쪽). 4월 5일
09 유사종 산마늘(왼쪽)과 참비비추(오른쪽) 뿌리째 비교. 4월 5일

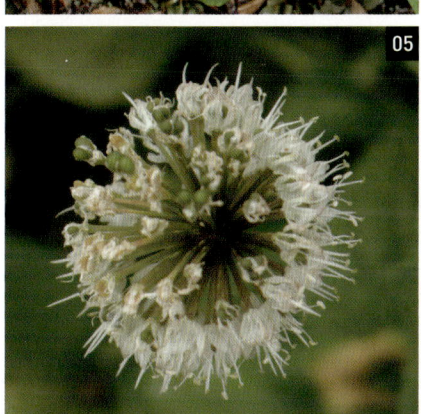
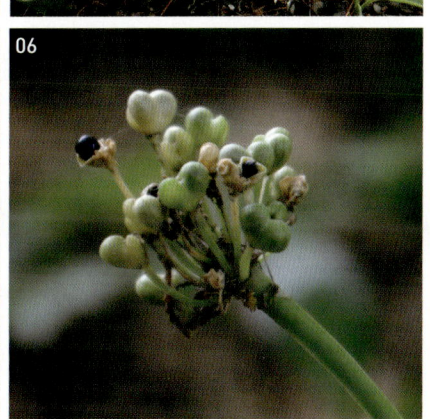
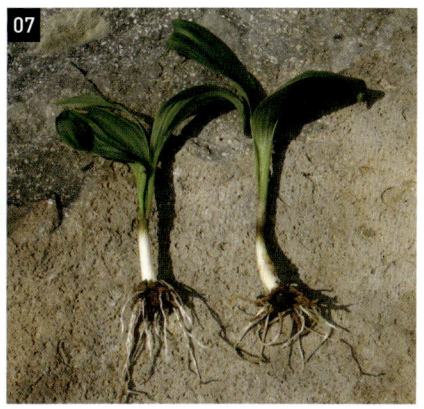
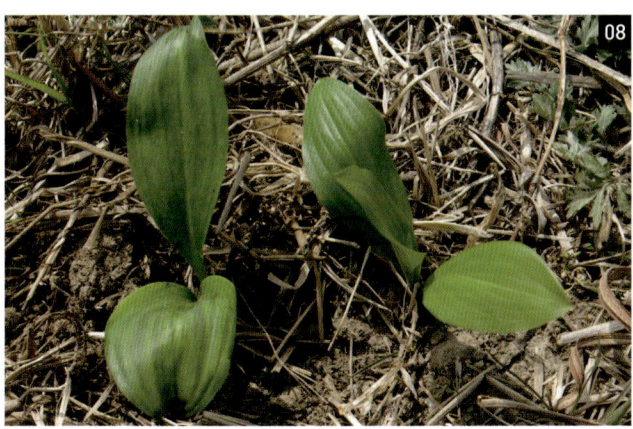
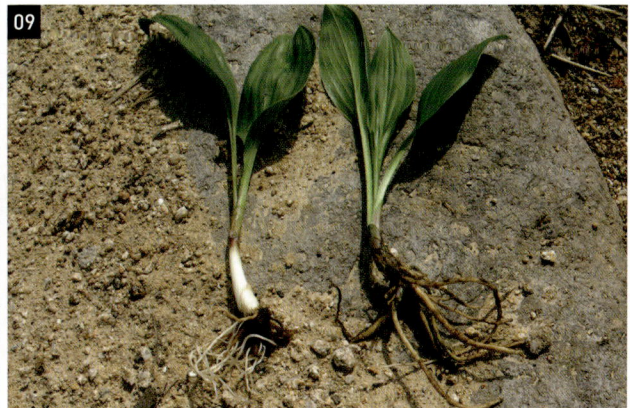

산마늘(명이나물)

096 산초나무 매운맛

Zanthoxylum schinifolium Siebold & Zucc.

■ 소화불량, 식중독, 배가 찬 데 효과

운향과
잎지는 작은키나무

다른 이름
난두나무
분지나무

생약명
천초 川椒

성분
독성이 없다.
리모넨 염증제거
게라니올 진균억제
산쇼올 위장의 긴장완화
니아신 혈액순환촉진
나트륨 수분유지
단백질 근육강화
아연 면역력강화
폴산 적혈구생성
인 혈중콜레스테롤 개선
칼슘 뼈강화
베타카로틴 노화방지
비타민A 시력유지
티아민 에너지대사관여
비타민B_6 체내생화학반응 촉진
비타민C 노화방지
비타민E 항산화물질생성

원산지
한국

서식지
낮은 산과 들판의 양지나 메마른 곳에서 자란다.

오행의 맛과 효능
오행상 매운맛. 비릿한 향이 난다. 매운맛은 발산시키는 작용을 하여 기와 피가 잘 돌게 하고, 열과 땀이 나게 하며, 나쁜 기운을 몰아내고, 진액이 고루 퍼지게 한다.

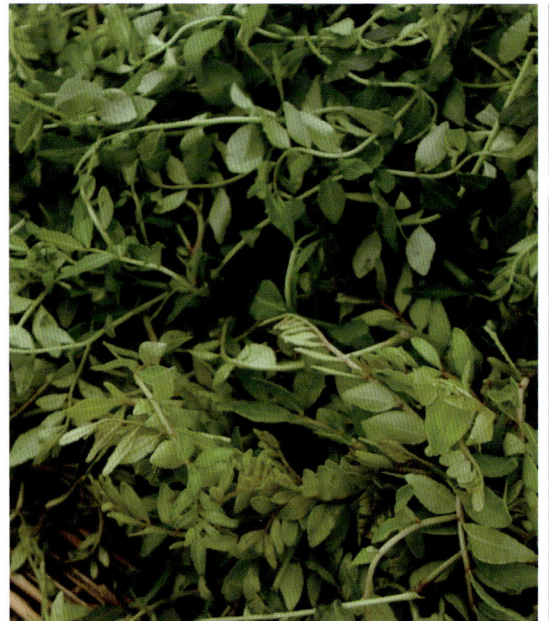
잎 채취한 모습. 7월 19일

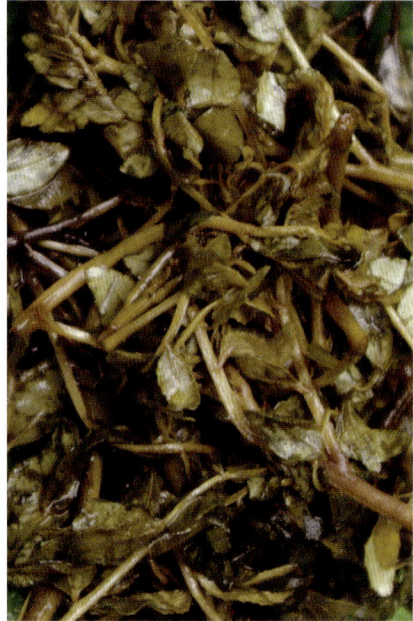
산초잎장아찌.

장아찌 담그기

채취시기 봄~가을.
채취부위 꽃봉오리와 풋열매와 연한 잎을 꽃가지째 채취한다. 꽃가지를 통째로 담가도 되고, 풋열매와 잎을 따로 담가도 된다.
채취시 주의사항 가지에 가시가 있으므로 채취할 때 장갑을 낀다.
밑준비 가시가 있으면 떼어낸다. 꽃봉오리는 식초에 보름 정도 삭혀서 아린 맛을 우려내고, 찬물에 헹구어 물기를 뺀다. 풋열매와 잎은 짭짤한 소금물에 살짝 데친 뒤 찬물에 헹구어 물기를 빼거나, 짭짤한 소금물에 하룻밤 절였다가 여러 번 헹구어 물기를 제거한다.
담그기 준비한 것에 맛간장을 끓여서 식혀 붓는데, 효소액은 맛간장이 식은 뒤 넣는다. 소금에 절였으므로 간을 약하게 하고, 식초에 삭힌 경우 식초를 빼도 된다.
숙성 담근 장아찌는 상온에 한나절 두었다가 냉장고에 넣어 익히고, 부어놓은 맛간장은 며칠에 한 번씩 따라서 다시 끓여 식혀 붓기를 3~4번 한다. 맛과 향이 강하므로 노르스름해질 때까지 충분히 삭혀서 먹는다.
장아찌맛 노릿하고 알싸한 맛이다.

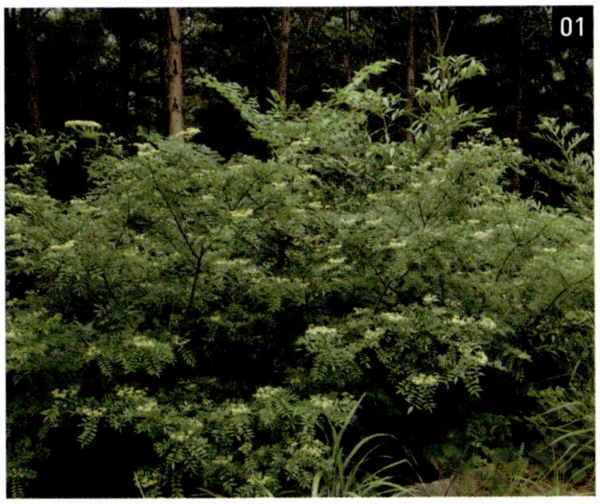

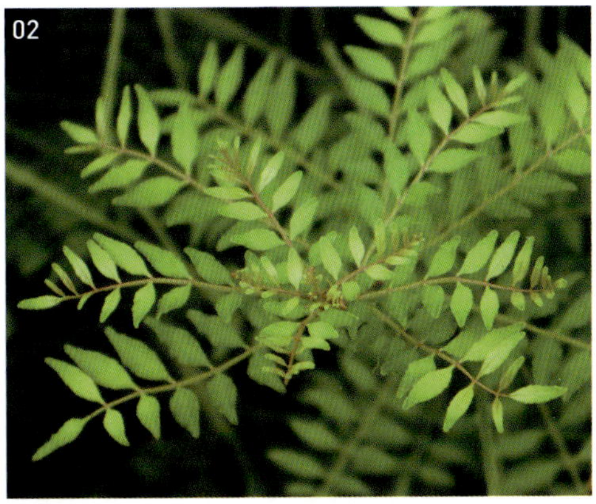

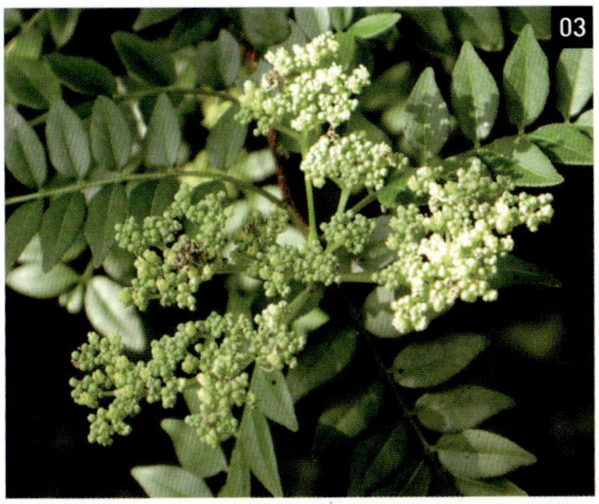

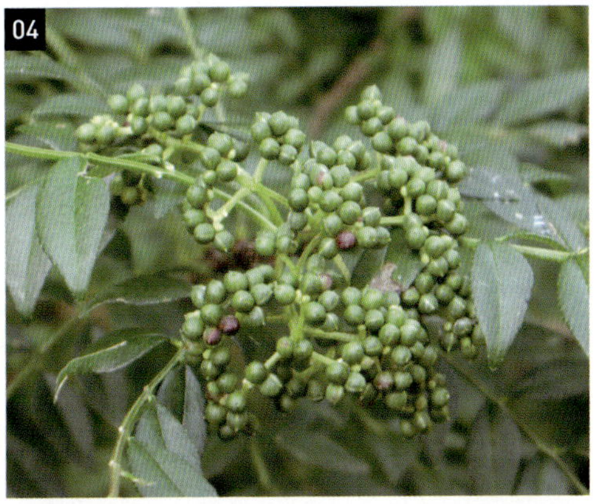

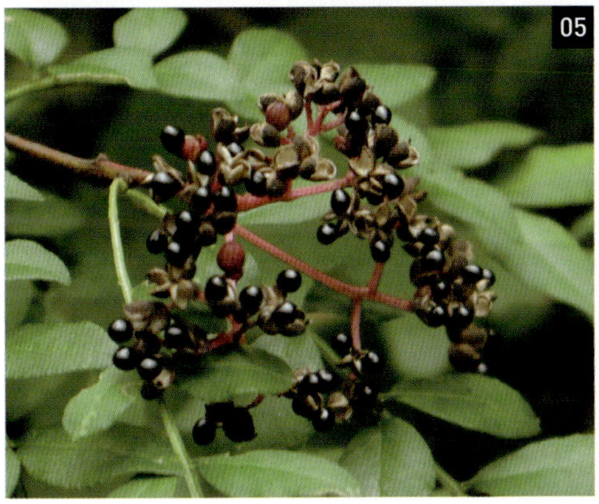

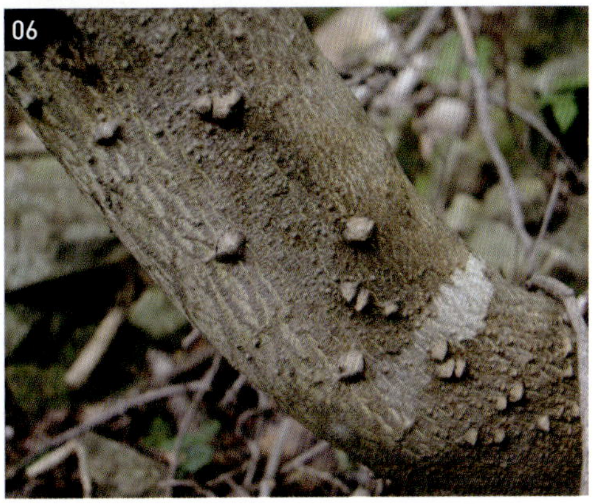

줄기는 3m 정도 자라고, 줄기껍질이 회갈색이며, 어린 가지에 가시가 어긋난다. **잎**은 어긋나는 잎줄기에 13~21장이 깃털처럼 달리고, 타원 같은 피침형 또는 피침형이며, 가장자리에 얕은 톱니가 있다. 작은 잎은 길이 1.5~5cm이고, 조금 두꺼우면서 비릿한 냄새가 나며, 잎줄기에 가시가 있다. **꽃**은 8~9월에 피고 연녹색이며, 꽃잎이 5장이다. 꽃지름 3mm 정도. 작은 꽃 여러 송이가 어긋나게 우산모양으로 달리며, 향기가 없다. **열매**는 9~10월에 붉은갈색으로 여물고 둥글며, 열매껍질이 갈라져 검고 윤이 나는 씨앗이 나온다. 열매길이 4mm 정도.

01 꽃 핀 모습. 8월 2일
02 어린잎. 7월 22일
03 꽃. 7월 26일
04 풋열매 달린 모습. 9월 2일
05 익은 열매와 씨앗 드러난 모습. 10월 7일
06 줄기와 가시. 7월 30일
07 잎 앞뒷면. 7월 22일
08 유사종 초피나무(왼쪽)와 산초나무(오른쪽). 7월 26일

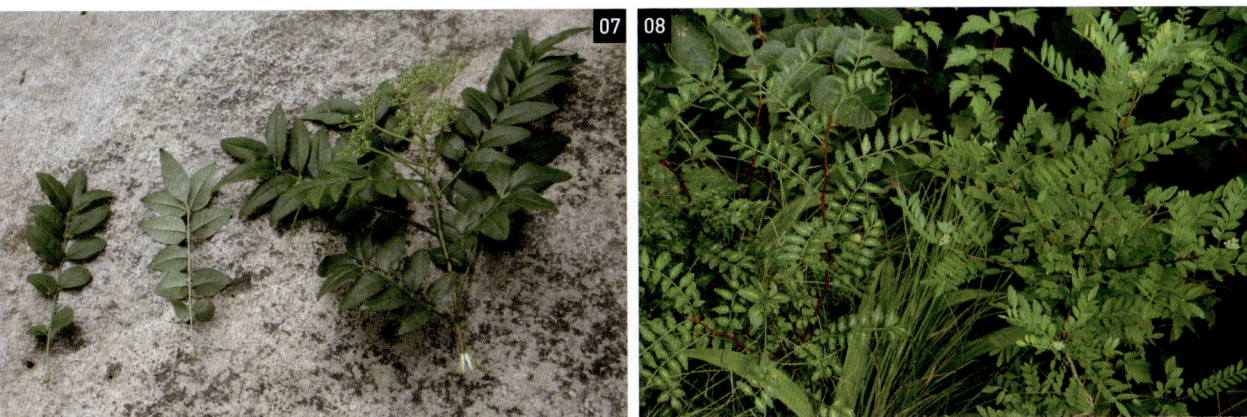

산초나무

097 개산초 _{매운맛}

Zanthoxylum planispinum S. et Z.

- 횟배, 지루성 피부염, 천식, 기침감기, 습진, 류머티즘, 배가 찬 데 효과

운향과
늘푸른 작은키나무

다른 이름
사철초피나무

생약명
죽엽초 竹葉椒

성분
피페린 염증제거
산쇼올 위장의 긴장완화
알칼로이드 염증과 통증완화
리놀렌산 체지방감소
비타민B$_2$ 빈혈개선
단백질 근육강화
칼슘 뼈강화
칼륨 신경세포와 근육기능강화
철분 빈혈개선

원산지
한국

서식지
남부지방 및 남서 해안의 산기슭 양지에서 자란다.

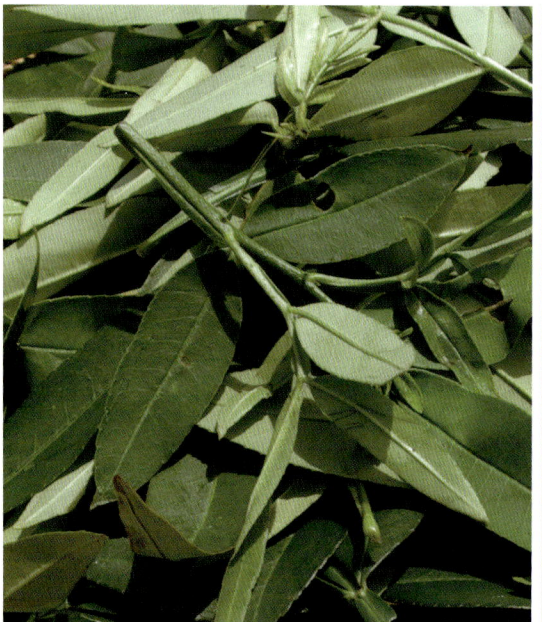
잎 채취한 모습. 7월 22일

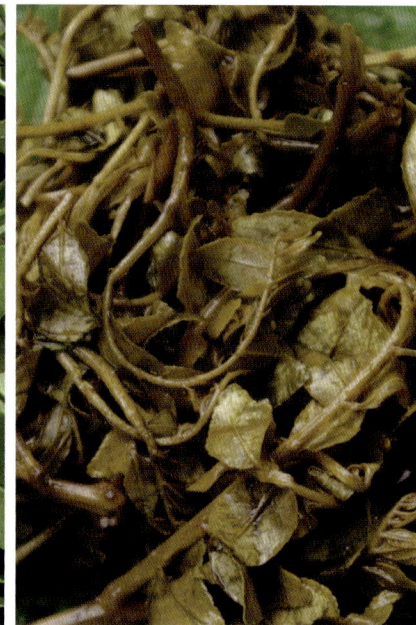
개산초잎장아찌.

장아찌 담그기

채취시기 봄~가을.

채취부위 풋열매와 연한 잎.

채취시 주의사항 가지에 가시가 있으므로 채취할 때 장갑을 낀다.

밑준비 가시가 있으면 떼어내고, 풋열매와 잎을 끓는 소금물에 데쳐서 부드럽게 만든 뒤 짭짤한 소금물에 1주일간 삭혀서 아린 맛을 우려낸다. 여러 번 헹군 뒤 물기를 빼고 살짝 말린다.

담그기 준비한 것에 맛간장을 끓여서 아삭한 맛이 살도록 뜨거울 때 붓는다. 효소액은 맛간장이 식은 뒤 넣고, 소금물에 삭혔으므로 간을 약하게 한다.

숙성 담근 장아찌는 상온에 한나절 두었다가 냉장고에 넣어 익히고, 부어놓은 맛간장은 며칠에 한 번씩 따라서 다시 끓여 뜨거울 때 붓기를 3~4번 한다. 잎이 질기므로 노르스름해질 때까지 충분히 삭혀서 먹는다.

장아찌맛 씹는 맛이 좋고 알싸한 맛이다.

오행의 맛과 효능
오행상 매운맛. 매운맛은 발산시키는 작용을 하여 기와 피가 잘 돌게 하고, 열과 땀이 나게 하며, 나쁜 기운을 몰아내고, 진액이 고루 퍼지게 한다.

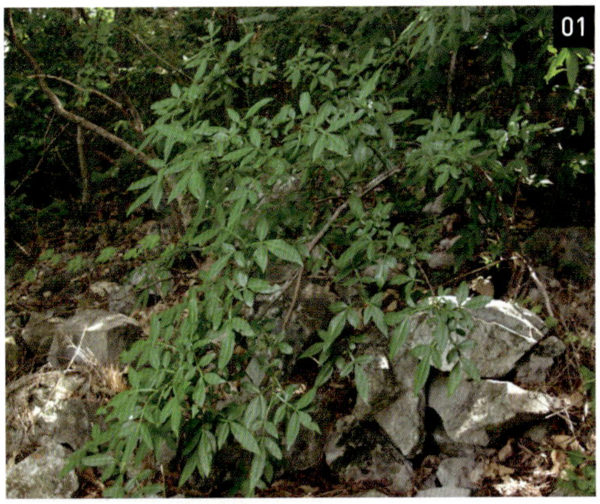

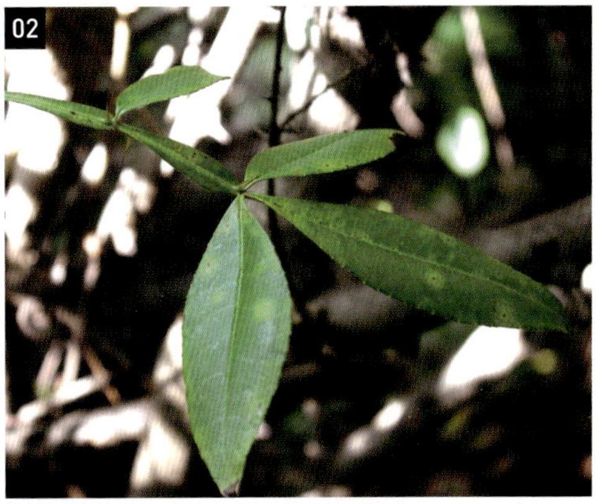

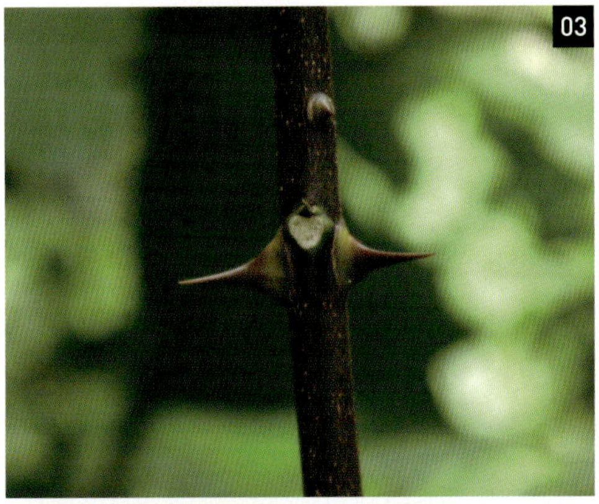

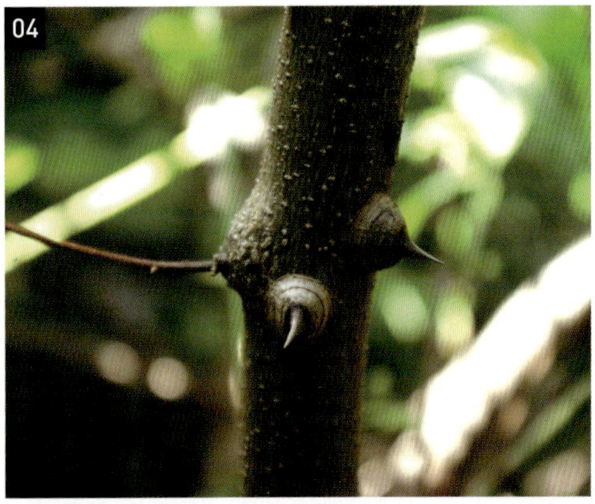

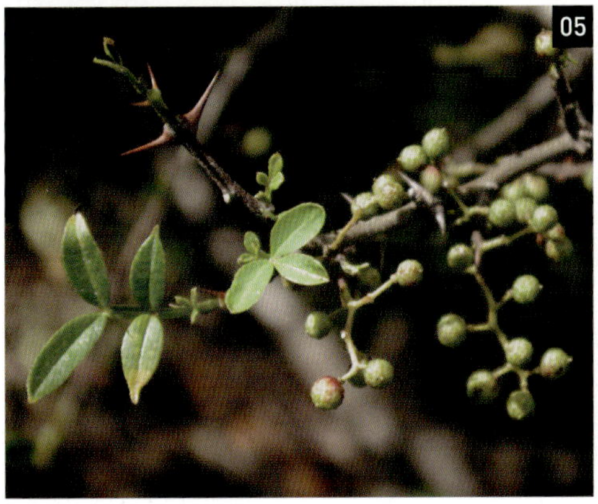

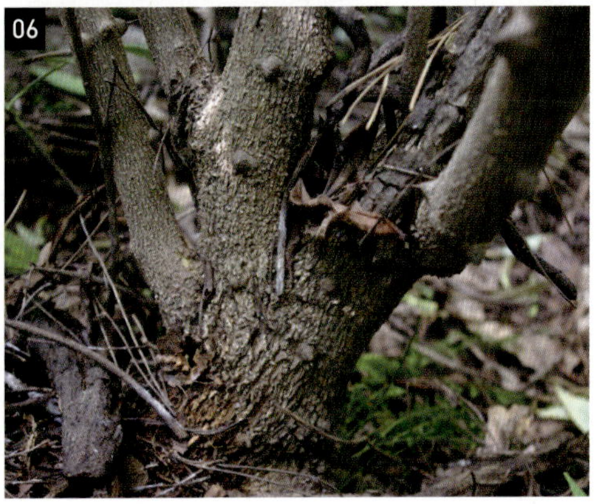

줄기는 2~4m 정도 자라고, 줄기껍질이 어두운 갈색이며, 어린가지에 길이 1~2㎝의 넓은 가시가 마주 난다. **잎**은 어긋나는 잎줄기에 홀수로 깃털처럼 달리며, 긴 타원형 또는 달걀 같은 피침형이고, 가장자리에 잔 톱니가 있으며 두껍다. 잎이 사계절 푸르다. 작은 잎은 길이 3~12㎝이고, 앞면 잎맥에 가시가 나기도 하며, 잎자루에 날개가 있다. **꽃**은 4~5월에 피고 연노란색이며, 작은 꽃 여러 송이가 잎겨드랑이에 어긋나게 모여서 또는 겹으로 어긋나게 모여서 달린다. **열매**는 9~10월에 붉은갈색으로 여무는데, 둥글고 작은 돌기가 있으며, 껍질이 갈라져서 씨앗이 나온다.

---

01 전체 모습. 7월 22일
02 잎과 가시. 7월 22일
03 어린줄기와 가시. 7월 22일
04 줄기와 가시. 7월 22일
05 열매 달린 모습. 7월 22일
06 밑동. 7월 22일
07 잎 앞뒷면과 풋열매. 7월 22일
08 유사종 초피나무(왼쪽), 산초나무(가운데), 개산초(오른쪽). 7월 22일

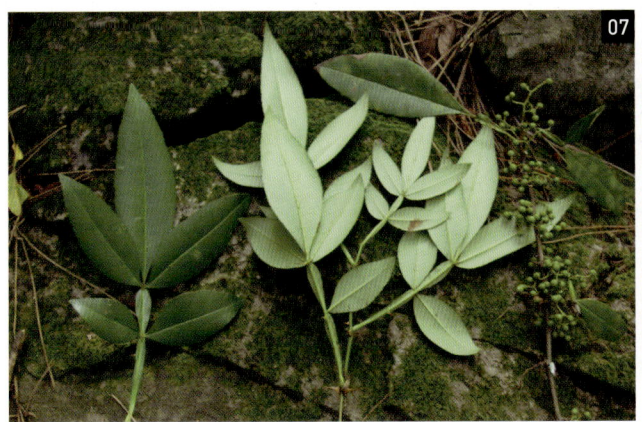
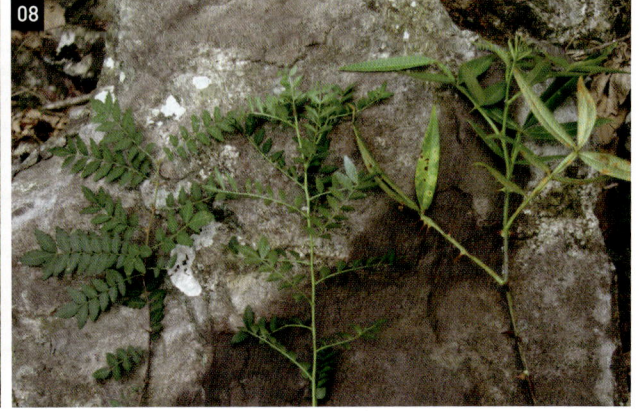

개산초

초피나무 매운맛

Zanthoxylum piperitum (L.) DC.

■ 감기, 여성질환, 소화불량, 신경통, 복통, 치통, 감기, 추위 타는 데, 비만에 효과

운향과
잎지는 작은키나무

다른 이름
제피나무

생약명
화초 花椒

성분
게라니올 진균억제
베르베린 진균억제
산쇼올 위장의 긴장완화
리모넨 염증제거
칼슘 뼈강화

원산지
한국

서식지
남부지방 낮은 산의 양지나 계곡가에서 자란다.

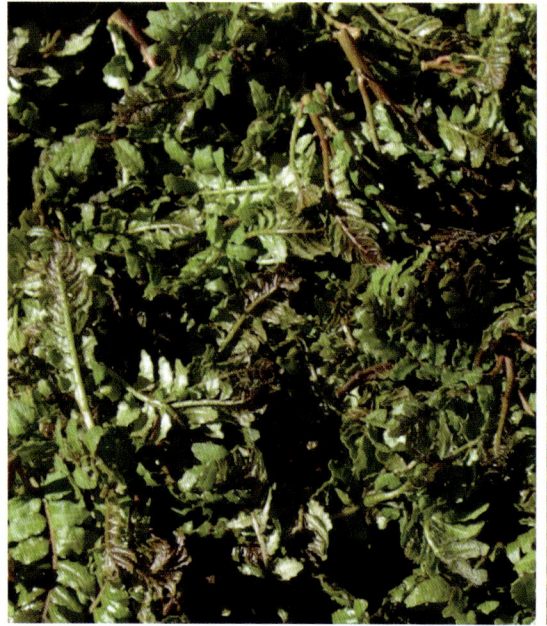

새순 채취한 모습. 4월 12일

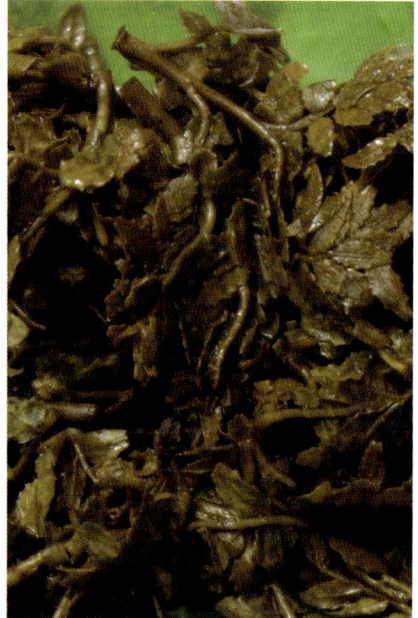

초피순장아찌.

장아찌 담그기

채취시기 봄~가을.

채취부위 새순과 잎과 풋열매를 꽃가지째 채취한다. 경상도와 전라도 등 남부지방에서 즐겨 먹는 향신채이다.

채취시 주의사항 가지에 가시가 있으므로 채취할 때 장갑을 낀다.

밑준비 새순이나 잎은 씻어서 물기를 빼고, 풋열매는 끓는 물에 살짝 데쳐서 부드럽게 만든 뒤 찬물에 헹구고 물기를 뺀다.

담그기 준비한 것에 맛간장을 끓여서 식혀 붓는데, 새순과 잎은 맛고추장으로 버무려도 된다. 맛간장에 넣는 효소액은 맛간장이 식은 뒤 넣고, 톡 쏘는 향을 살리려면 식초를 넣지 않는다.

숙성 담근 장아찌는 상온에 한나절 두었다가 냉장고에 넣어 익히고, 부어놓은 맛간장은 며칠에 한 번씩 따라서 다시 끓여 식혀 붓기를 3~4번 한다. 맛과 향이 강하므로 노르스름해질 때까지 충분히 삭혀서 먹는다.

장아찌맛 씹는 맛이 부드럽고 개운한 향이 난다.

오행의 맛과 효능
오행상 매운맛. 톡 쏘는 향이 난다. 매운맛은 발산시키는 작용을 하여 기와 피가 잘 돌게 하고, 열과 땀이 나게 하며, 나쁜 기운을 몰아내고, 진액이 고루 퍼지게 한다.

줄기는 3~5m 정도 자라며, 줄기껍질이 검은회갈색이고 껍질눈이 있으며, 가지에 가시가 마주 난다. **잎**은 어긋나는 잎줄기에 9~10장이 깃털처럼 달리고, 달걀모양 또는 달걀 같은 타원형에 물결모양의 톱니가 있으며, 앞면에 노란 기름점이 있어 톡 쏘는 향이 난다. 작은 잎은 길이 1~3.5cm이며, 잎자루는 길이 1cm 정도이고 가시가 마주 난다. **꽃**은 4~6월에 피고 노란녹색이며, 꽃잎모양의 꽃덮이가 5장이다. 작은 꽃 여러 송이가 겹으로 어긋나게 모여 달린다. **열매**는 9~10월에 붉은색으로 여무는데 둥글고 곰보 같으며, 열매껍질이 갈라져 검은 씨앗이 나온다.

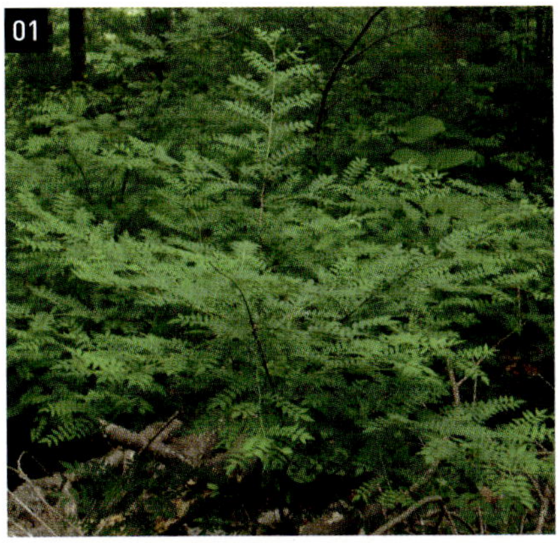

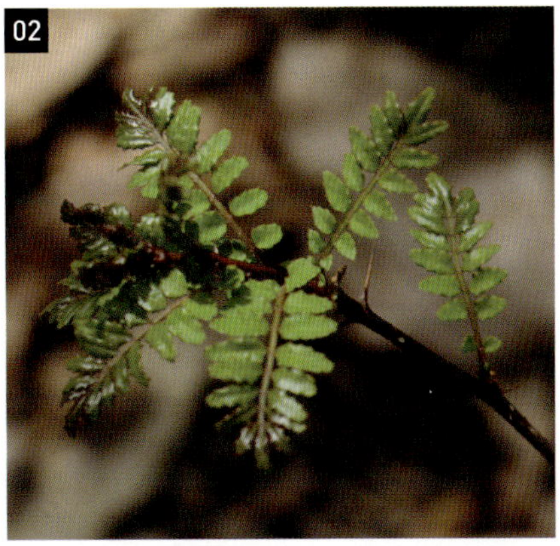

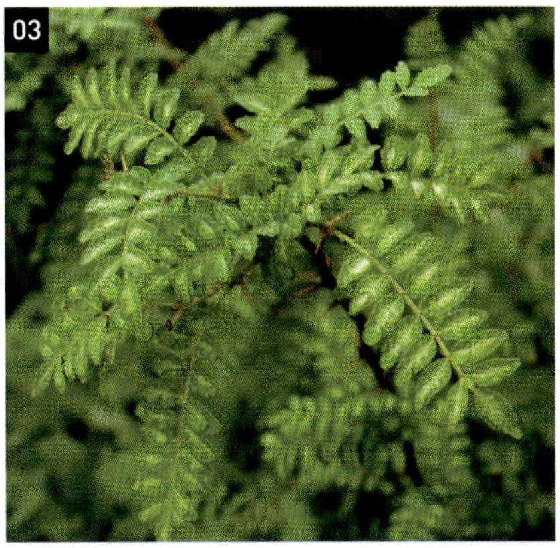

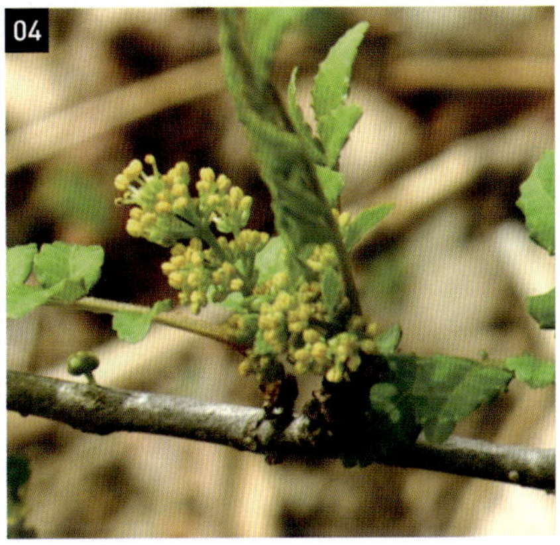

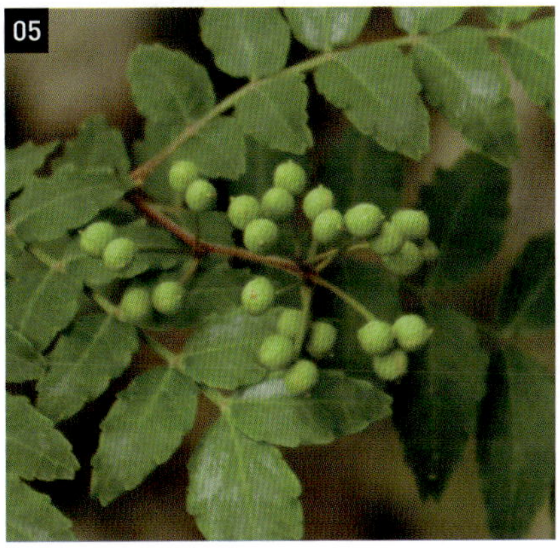

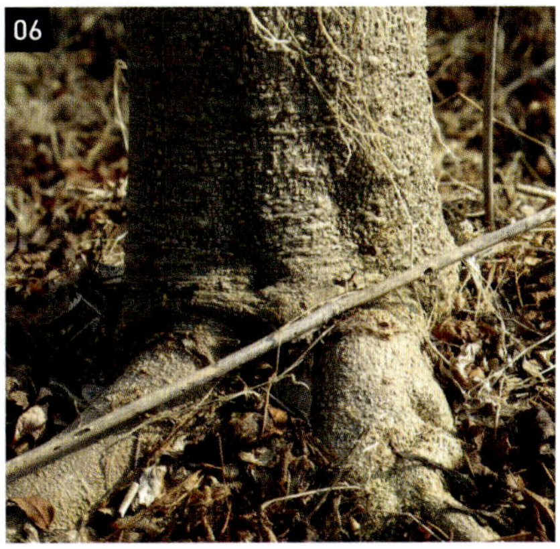

01 잎이 무성한 전체 모습. 6월 6일
02 새순. 4월 13일
03 어린잎 달린 모습. 5월 28일
04 꽃과 잎. 4월 20일
05 풋열매. 5월 28일
06 밑동. 3월 26일
07 잎 앞뒷면. 4월 18일
08 풋열매와 잎 채취한 모습. 6월 1일

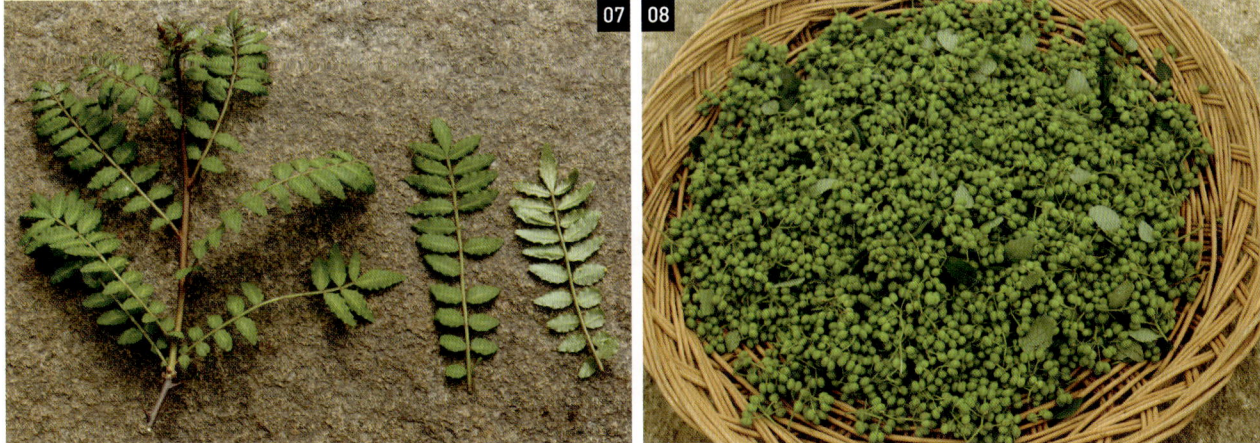

초피나무

099 생강나무 매운맛

Lindera obtusiloba Bl.

■ 산후붓기, 산후풍, 손발 저린 데 효과

녹나무과
잎지는 작은큰키나무

다른 이름
새앙이

생약명
황매목 黃梅木

성분
독성이 없다.
스티그마스테롤 종양억제
시토스테롤 콜레스테롤흡수방지
캄페스테롤 콜레스테롤흡수방지
올레산 동맥경화예방
리놀렌산 체지방감소

원산지
한국

서식지
산기슭의 반그늘과 바닷가에서 자란다.

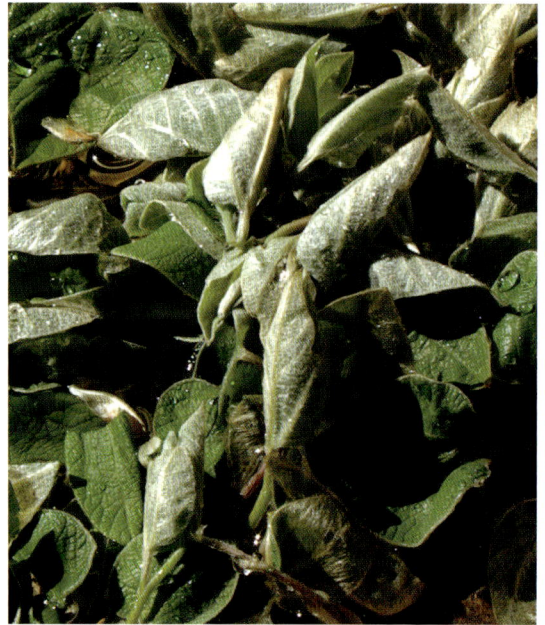

새순을 채취하여 씻은 모습. 4월 12일

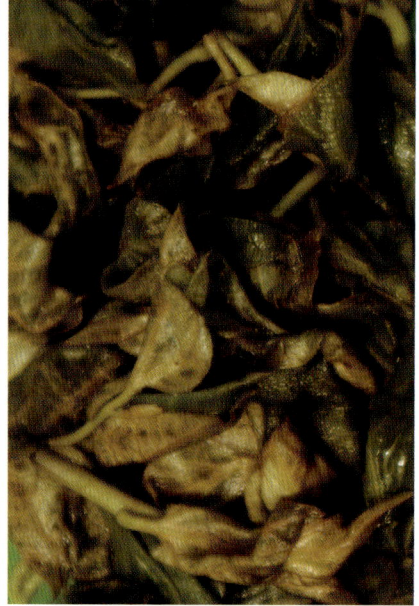

생강나무순장아찌.

장아찌 담그기

채취시기 봄~여름.
채취부위 새순이나 연한 잎.
채취시 주의사항 새순을 남겨두어야 나무가 광합성을 하여 양분을 얻으므로 조금만 채취한다.
밑준비 새순이나 잎을 씻어서 물기를 빼고 차곡차곡 모은다.
담그기 준비한 것에 맛간장을 끓여서 아삭한 맛이 살도록 뜨거울 때 붓는다. 효소액은 맛간장이 식은 뒤 넣고, 은은한 향을 살리려면 식초를 넣지 않는다.
숙성 담근 장아찌는 상온에 한나절 두었다가 냉장고에 넣어 익히고, 부어놓은 맛간장은 며칠에 한 번씩 따라서 다시 끓여 식혀 붓기를 3~4번 한다.
장아찌맛 은은하고 깔끔한 맛이다. 완성된 장아찌는 고춧가루, 다진 파, 다진 마늘 등으로 갖은 양념을 해서 먹기도 한다.

오행의 맛과 효능
오행상 매운맛. 연한 생강 냄새가 난다. 매운맛은 발산시키는 작용을 하여 기와 피가 잘 돌게 하고, 열과 땀이 나게 하며, 나쁜 기운을 몰아내고, 진액이 고루 퍼지게 한다.

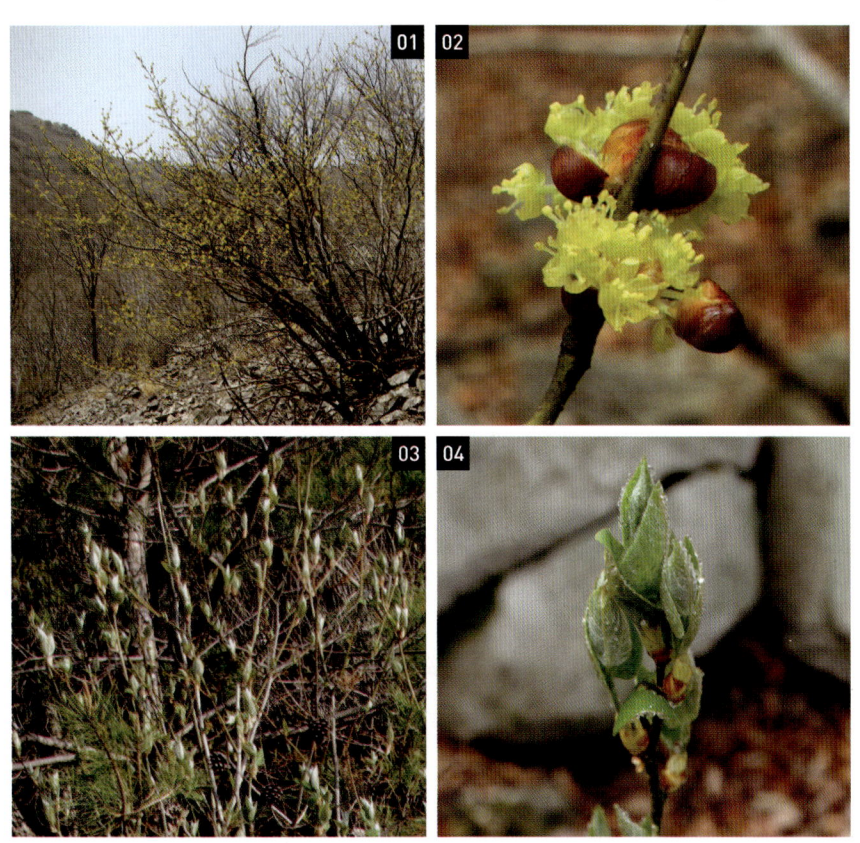

줄기는 2~3m 정도 자라고, 줄기껍질이 회갈색으로 껍질눈이 있으며, 가지를 꺾으면 연한 생강 냄새가 난다. **꽃**은 3월에 잎보다 먼저 피는데, 노란색이고 꽃잎모양의 꽃덮이가 6장이다. 작은 꽃 여러 송이가 우산모양으로 달리며, 꽃자루가 매우 짧다. **잎**은 어긋나며, 둥글거나 넓은 달걀모양이고, 끝이 3~5갈래로 얕게 갈라지며, 잎맥이 3개이다. 잎길이는 5~15cm이고, 잎자루 길이는 1~2cm이다. 잎이 가을에 노랗게 물든다. **열매**는 9~10월에 여무는데 둥글고, 녹색에서 노란빛이 도는 붉은색을 거쳐 검은색이 된다. 열매지름 7~8mm.

01 꽃 핀 전체 모습. 3월 19일
02 꽃. 3월 14일
03 새순 달린 모습. 4월 26일
04 새순. 4월 18일
05 잎 달린 모습. 6월 1일
06 열매와 가을잎. 10월 7일
07 밑동. 3월 20일
08 잎 앞뒷면. 6월 1일

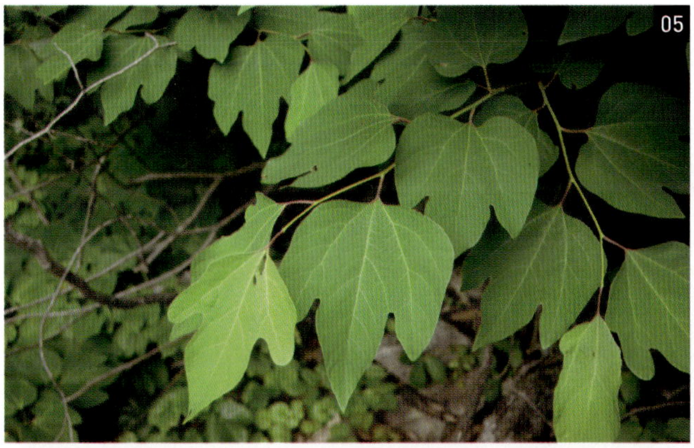

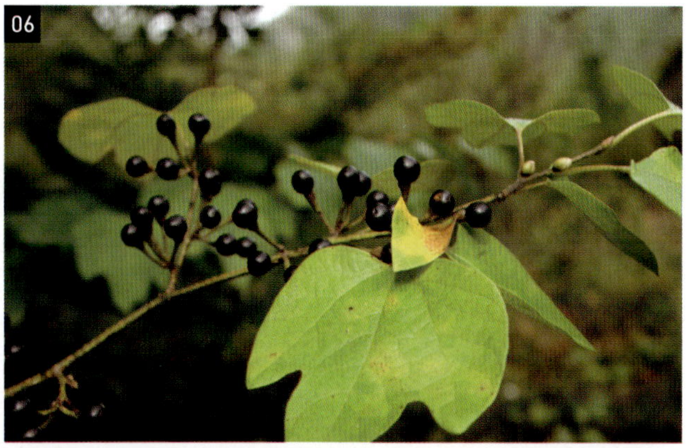

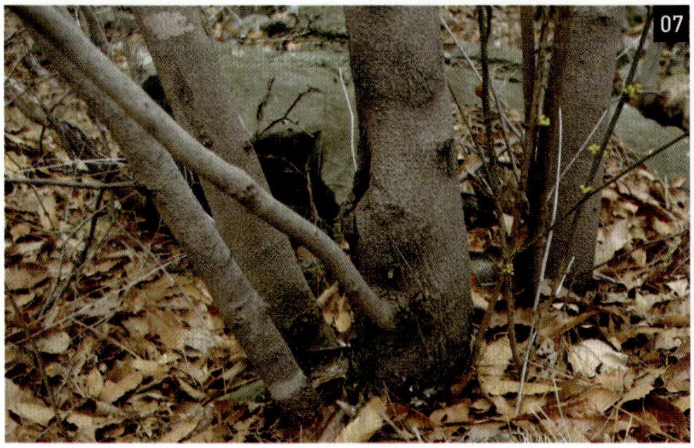

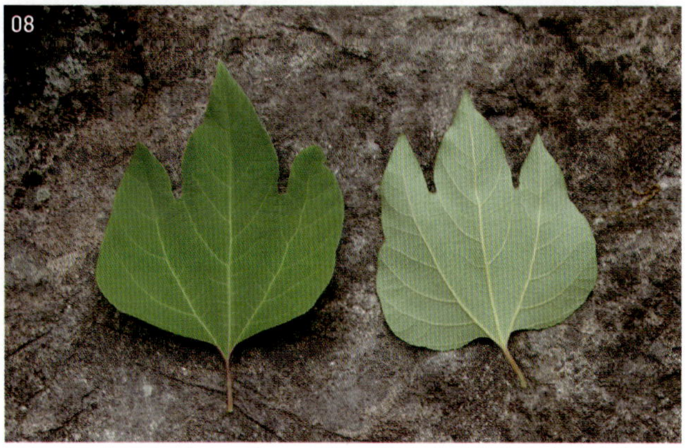

생강나무

100 속속이풀 _{매운맛}

Rorippa palustris (Leyss.) Besse

■ 관절염, 급성간염, 황달, 기관지염, 비만, 화상, 혈액순환, 소변보기 힘든 데 효과

십자화과
두해살이풀

다른 이름
속속냉이

생약명
풍화채 風花菜

성분
사포닌 면역력강화
비타민C 노화방지

원산지
한국

서식지
들판의 습한 곳이나 도랑가에 난다.

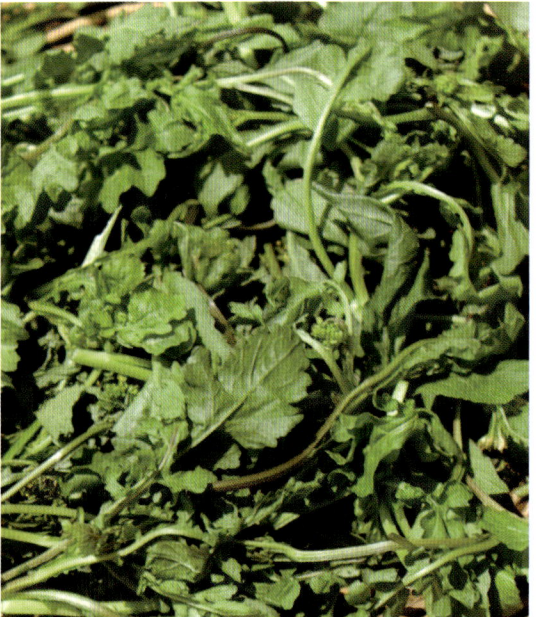

잎줄기 채취한 모습. 6월 11일

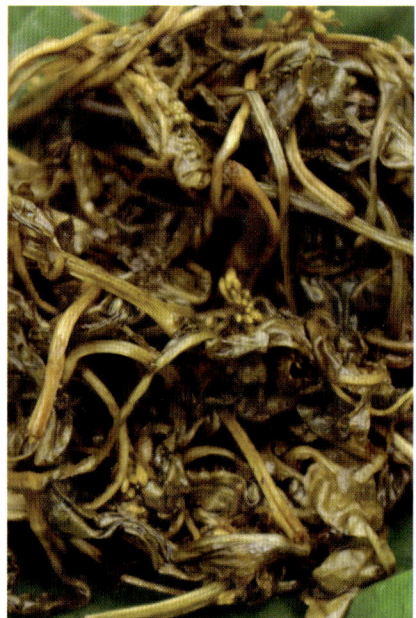

속속이풀잎줄기장아찌.

장아찌 담그기

채취시기 봄~가을.
채취부위 새순이나 잎줄기.
밑준비 새순이나 잎줄기를 씻어서 물기를 뺀다.
담그기 준비한 것에 맛간장을 끓여서 식혀 붓는데, 효소액은 맛간장이 식은 뒤 넣는다.
숙성 담근 장아찌는 상온에 한나절 두었다가 냉장고에 넣어 익히고, 부어놓은 맛간장은 며칠에 한 번씩 따라서 다시 끓여 식혀 붓기를 3~4번 한다.
장아찌맛 부드럽고 담백한 맛이다. 완성된 장아찌는 고춧가루, 다진 파, 다진 마늘, 들기름 등으로 갖은 양념을 해서 먹기도 한다.

오행의 맛과 효능
오행상 매운맛. 매운맛은 발산시키는 작용을 하여 기와 피가 잘 돌게 하고, 열과 땀이 나게 하며, 나쁜 기운을 몰아내고, 진액이 고루 퍼지게 한다.

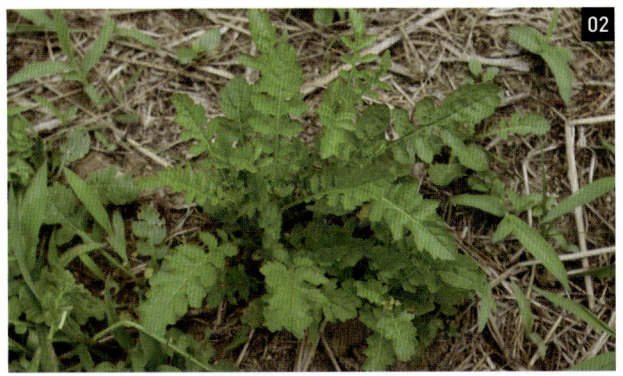

줄기는 30~60㎝ 정도 자라고, 윗동에서 가지가 많이 갈라져 나오며, 털이 없다. 잎은 뿌리에서는 뭉쳐서 나와 퍼지고, 달걀모양으로 갈라져 깃털모양처럼 되며, 위쪽 갈라진 조각이 크다. 가장자리에 톱니가 있으며, 잎길이 7~15㎝이고, 잎자루 길이는 6~17㎝. 줄기잎은 어긋나고 피침형이며, 깃털처럼 갈라지기도 한다. 가장자리에 톱니가 있고, 잎자루가 없어진다. 꽃은 5~6월에 피고 노란색이며, 꽃잎이 4장이고 십자모양이다. 꽃지름 5㎜ 정도. 작은 꽃 여러 송이가 가지와 줄기 끝에 어긋나게 모여 달린다. 열매는 6~7월에 여무는데 긴 타원형 또는 긴 타원 같은 원기둥모양이며, 길이 4~6㎜이다.

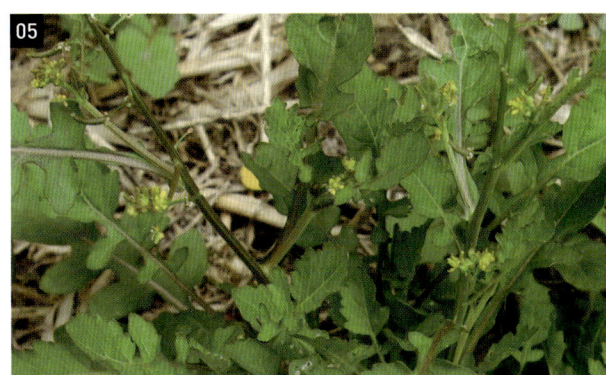

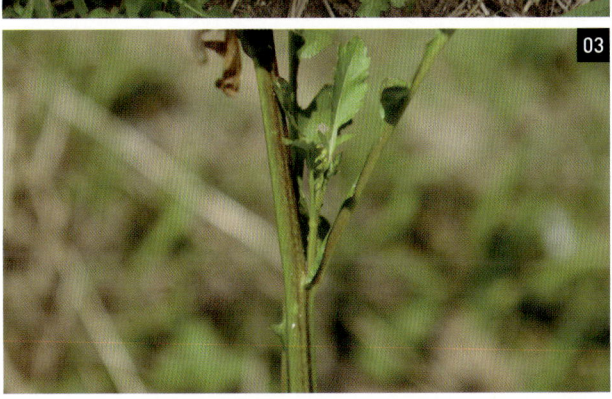

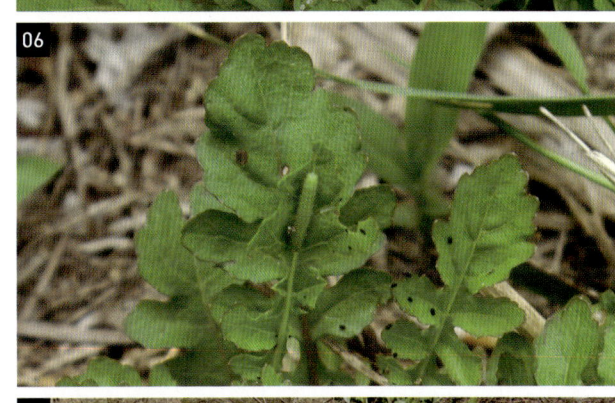

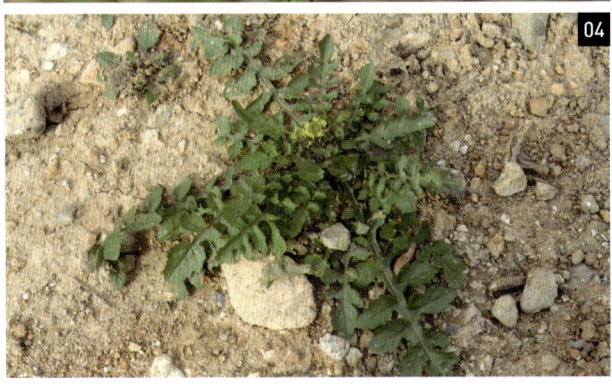

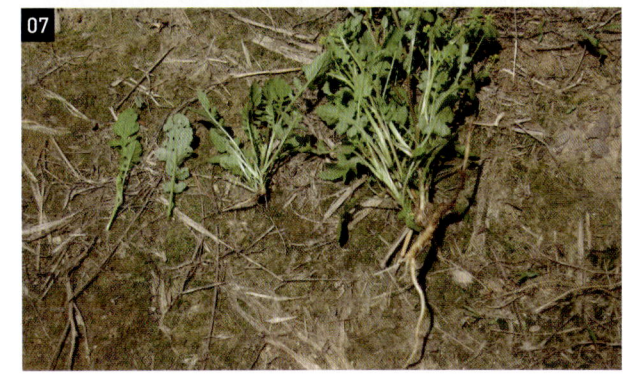

01 꽃 핀 전체 모습. 10월 31일
02 뿌리잎과 꽃. 6월 11일
03 줄기. 6월 11일
04 뿌리잎에 꽃 달린 모습. 10월 31일

05 줄기에 꽃 달린 모습. 6월 11일
06 풋열매(길쭉한 것). 6월 11일
07 잎 앞뒷면과 뿌리 달린 전체 모습. 6월 11일

101 옻나무(참옻)

Rhus verniciflua Stokes

매운맛 독성

■ 위장병, 신장결석, 관절염, 생리불순에 효과

옻나무과
잎지는 작은큰키나무

다른 이름
참옻나무

생약명
칠엽 漆葉

성분
독성이 있고, 사람에 따라 심하게 알레르기를 일으킨다.
아연 면역력강화
폴산 적혈구생성
인 혈중콜레스테롤 개선
철분 빈혈개선
칼슘 뼈강화
칼륨 신경세포와 근육기능강화
티아민 에너지대사관여
비타민B_2 빈혈개선
비타민B_3 혈액순환촉진
비타민B_6 체내생화학반응 촉진
비타민C 노화방지
비타민E 항산화물질생성

원산지
중앙아시아 고원지대와 히말라야 지방

서식지
산비탈이나 서늘한 숲속에서 자라며, 심어서 키우기도 한다.

오행의 맛과 효능
오행상 매운맛. 매운맛은 발산시키는 작용을 하여 기와 피가 잘 돌게 하고, 열과 땀이 나게 하며, 나쁜 기운을 몰아내고, 진액이 고루 퍼지게 한다.

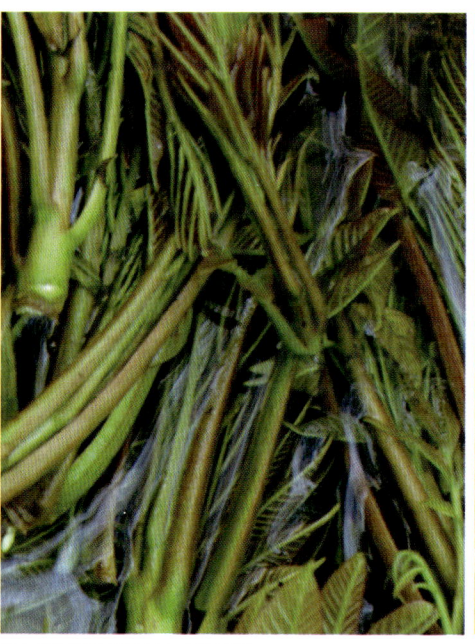
새순 채취하여 씻은 모습. 4월 25일

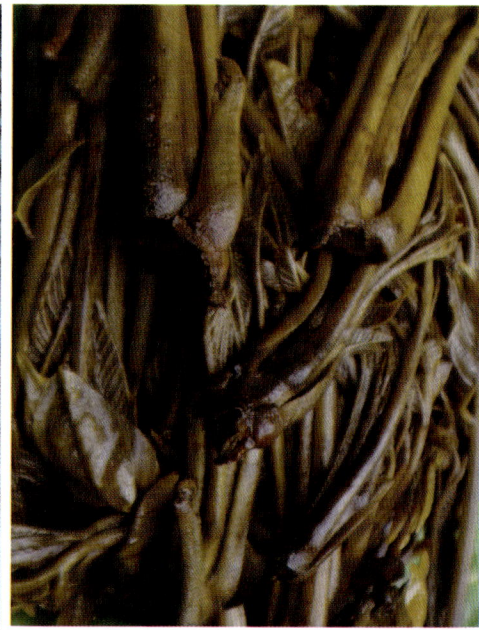
옻순장아찌.

장아찌 담그기

채취시기 4월 말~5월 초. **채취부위** 새순.
채취시 주의사항 사람에 따라 스치기만 해도 옻독이 오르므로 주의하고, 옻을 타지 않더라도 채취하고 장아찌를 담글 때 반드시 긴 고무장갑을 낀다.
밑준비 우르시올 성분이 심한 가려움과 발진을 일으킨다. 옻순을 끓는 소금물에 데쳐 부드럽게 만든 뒤 찬물에 하룻밤 담가서 독성을 충분히 우려내고, 여러 번 헹구어 물기를 짜고 살짝 말린다.
담그기 준비한 것을 묵은 간장이나 묵은 고추장에 박는다. 또는 맛간장을 끓여서 식혀 붓거나, 맛고추장으로 버무린다. 묵은 간장이나 묵은 고추장에 박을 때는 다른 용기에 따로 덜어서 준비하고, 맛간장에 효소액을 넣을 때는 맛간장이 식은 뒤 넣는다.
숙성 맛간장이나 맛고추장으로 담근 경우 상온에 한나절 두었다가 냉장고에 넣어 익히고, 부어 놓은 맛간장은 며칠에 한 번씩 따라서 다시 끓여 식혀 붓기를 3~4번 한다. 독성이 있으므로 노르스름해질 때까지 충분히 삭혀서 먹는다.
장아찌맛 아삭아삭하고 개운한 맛이다.
먹을 때 주의사항 한번 옻독이 오르면 심한 발진이 생겨 병원 치료가 필요하므로 옻을 타는 사람, 간질환자, 소양인, 혈액형이 O형인 사람은 먹지 않는다.

줄기는 7m 정도 자란다. 줄기껍질이 회갈색이고 껍질눈이 가로로 있으며, 점차 사선으로 불규칙하게 갈라진다. 어린가지에는 잔털이 있다가 없어진다. **잎**은 어긋나는 잎줄기에 9~11장씩 깃털처럼 달리며, 작은 잎은 달걀모양 또는 타원 같은 달걀모양이고 길이 7~20cm이며, 가을에 노랗다가 붉게 물든다. **꽃**은 6월에 피고 연노란녹색이며, 꽃잎이 5장이다. 작은 꽃 여러 송이가 원뿔모양으로 달린다. **열매**는 10월에 여무는데 둥글납작하고 털이 없으며, 지름 6~8mm이다.

01 작은 군락. 5월 20일
02 새순. 4월 25일
03 잎 달린 모습. 7월 24일
04 꽃. 5월 28일
05 풋열매. 6월 25일
06 단풍 든 모습. 11월 7일
07 열매 익은 모습. 11월 15일
08 잎 앞뒷면. 5월 28일
09 줄기. 3월 17일

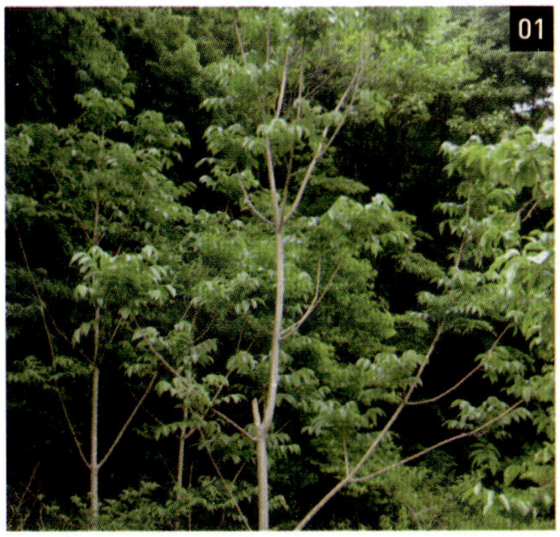

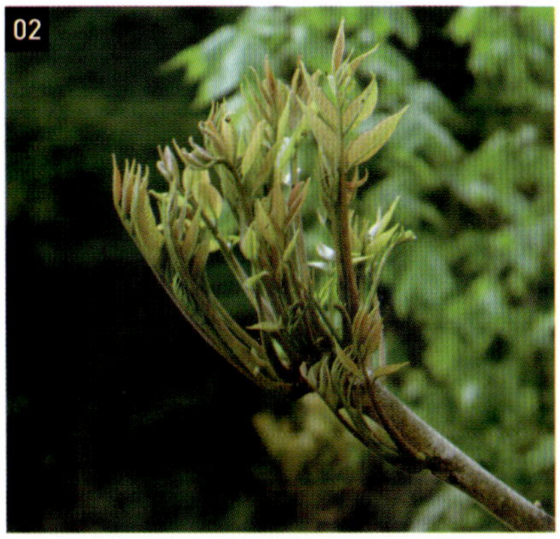

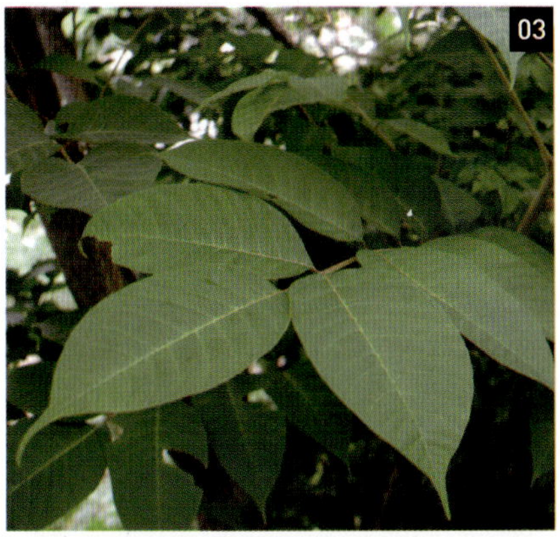

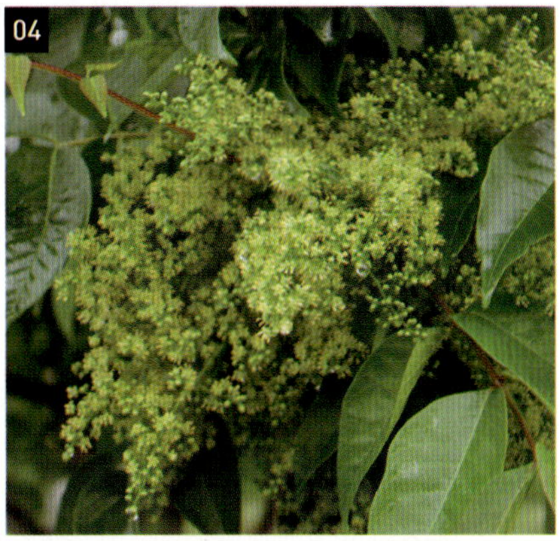

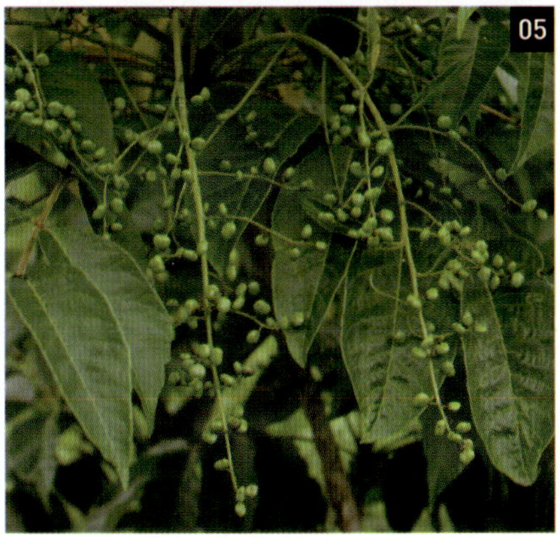

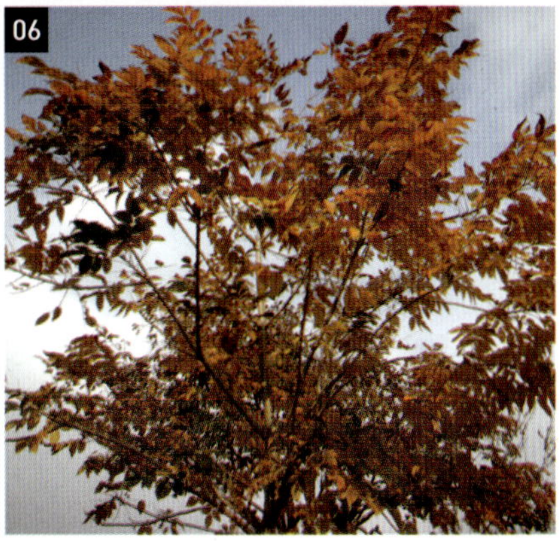

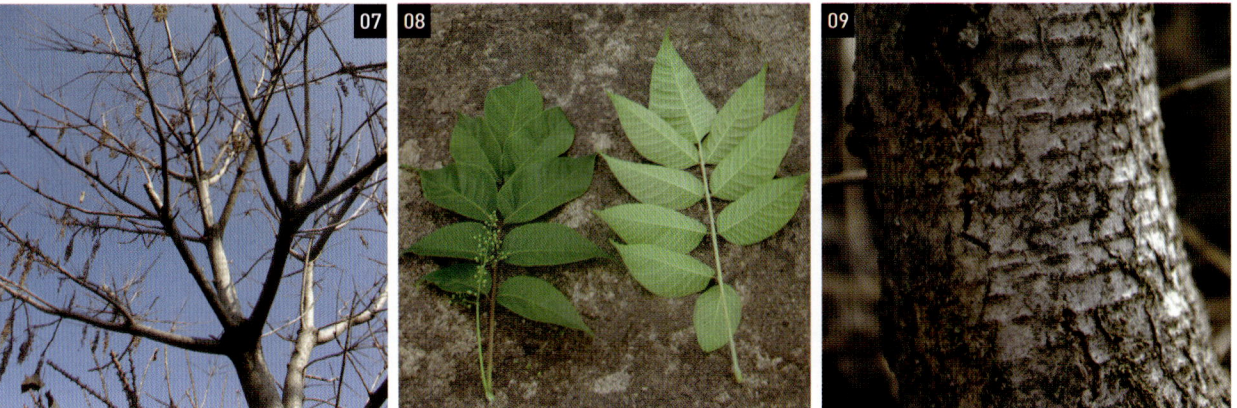

옻나무(참옻)

102 음나무 매운맛

Kalopanax septemlobus (Thunb.) Koidz.

■ 비염, 신장병, 류머티즘, 치질, 비만에 효과

두릅나무과
잎지는 큰키나무

다른 이름
응개나무
엄나무
개두릅

생약명
해동수 海桐樹
자추 刺楸

성분
사포닌 면역력강화
루틴 모세혈관강화
타닌 수렴작용

원산지
한국

서식지
산기슭 양지에서 자란다.

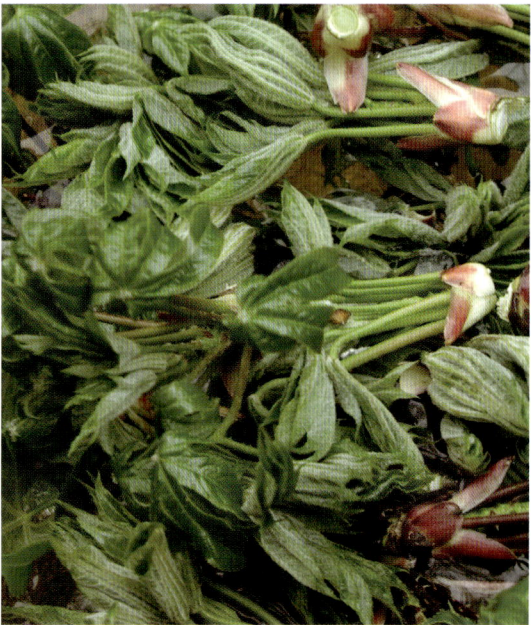

새순 채취하여 씻은 모습. 4월 17일

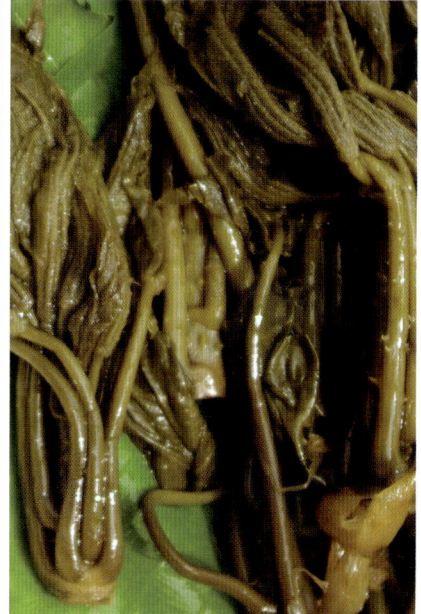

음나무순장아찌.

장아찌 담그기

채취시기 봄.
채취부위 새순이나 연한 잎.
채취시 주의사항 새순을 남겨두어야 나무가 광합성을 하여 양분을 얻으므로 조금만 채취한다.
밑준비 새순과 잎을 짭짤한 소금물에 한나절 정도 절여서 쌉쌀한 맛을 우려내고, 여러 번 헹군 뒤 물기를 짜서 살짝 말린다.
담그기 준비한 것을 묵은 간장이나 묵은 된장에 박는다. 또는 맛간장을 끓여서 식혀 붓거나, 맛고추장으로 버무린다. 맛간장에 넣는 효소액은 맛간장이 식은 뒤 넣고, 소금에 절였으므로 간을 약하게 한다.
숙성 맛간장, 맛고추장으로 담근 경우 상온에 한나절 두었다가 냉장고에 넣어 익히고, 부어놓은 맛간장은 며칠에 한 번씩 따라서 다시 끓여 식혀 붓기를 3~4번 한다.
장아찌맛 은은하고 그윽한 맛이다.

오행의 맛과 효능
오행상 매운맛. 단맛, 쓴맛이 난다고도 한다. 매운맛은 발산시키는 작용을 하여 기와 피가 잘 돌게 하고, 열과 땀이 나게 하며, 나쁜 기운을 몰아내고, 진액이 고루 퍼지게 한다.

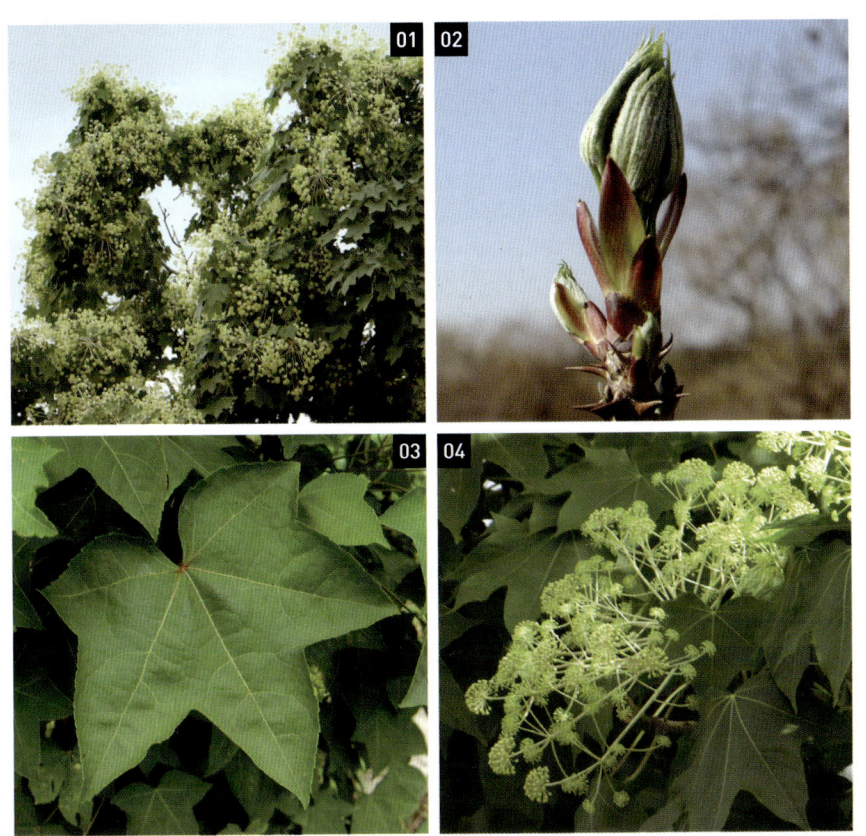

줄기는 25m 정도 자라며, 줄기껍질이 회갈색이고, 점차 코르크처럼 되어 세로로 불규칙하게 갈라진다. 가지에 가시가 많다. **잎**은 어긋나며, 손바닥모양의 잎 끝이 5~9갈래로 갈라지고, 가장자리에 불규칙한 톱니가 있다. 잎길이 10~30㎝. 잎자루 길이는 10~30㎝인데 50㎝가 되는 것도 있다. **꽃**은 7~8월에 피고 연노란색이며, 꽃잎이 4~5장이다. 작은 꽃 여러 송이가 우산살이 펴지듯 둥글게 모여 달린다. **열매**는 9~11월에 검은색으로 여물고 공모양이며, 지름 6㎜ 정도이다.

01 꽃 핀 전체 모습. 7월 23일
02 새순. 4월 10일
03 잎. 7월 31일
04 꽃. 7월 18일
05 열매. 9월 21일
06 줄기와 가지. 3월 18일
07 새순과 잎 앞뒷면. 4월 16일
08 유사종 음나무(왼쪽)와 두릅나무(오른쪽) 어린잎 비교. 5월 19일

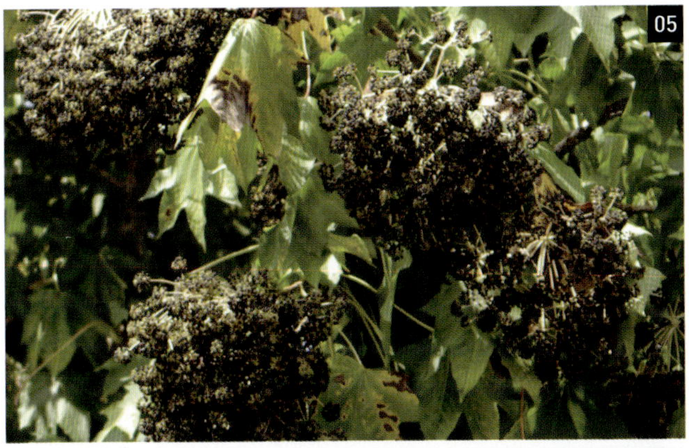

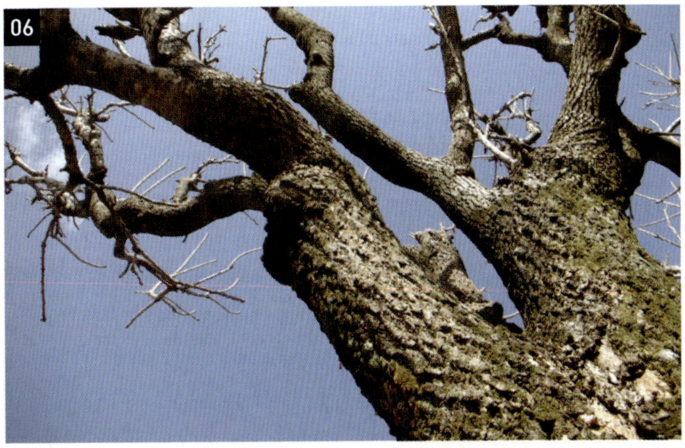

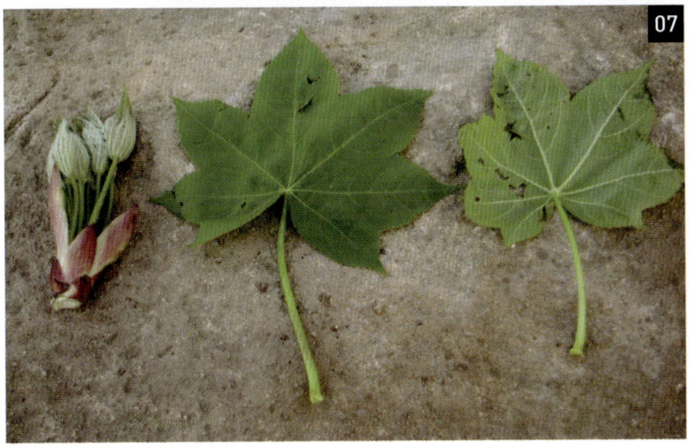

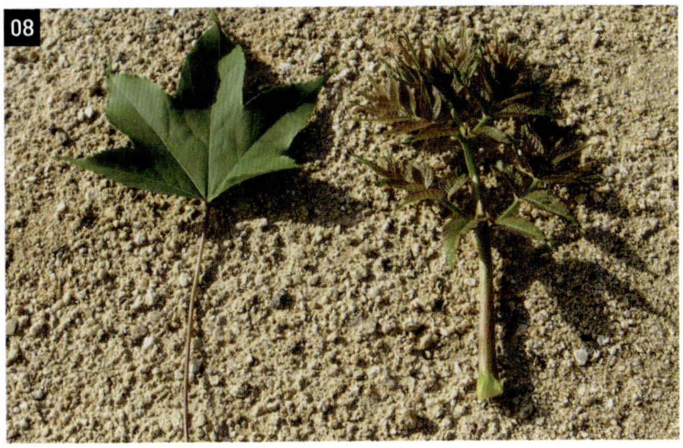

음나무

103 장대나물 매운맛

Arabis glabra Bernh.

■ 해독제, 관절통, 비만에 효과

십자화과
두해살이풀

다른 이름
깃대나물

생약명
남개채 南芥菜

성분
사포닌 면역력강화

원산지
한국

서식지
산과 들판의 양지바른 풀밭에 난다.

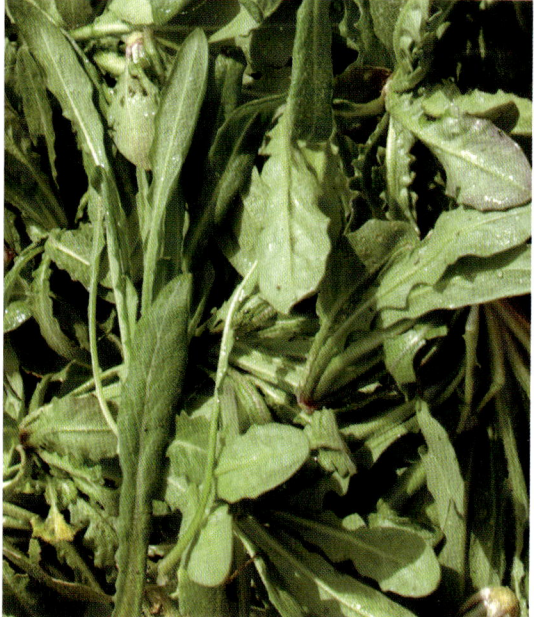 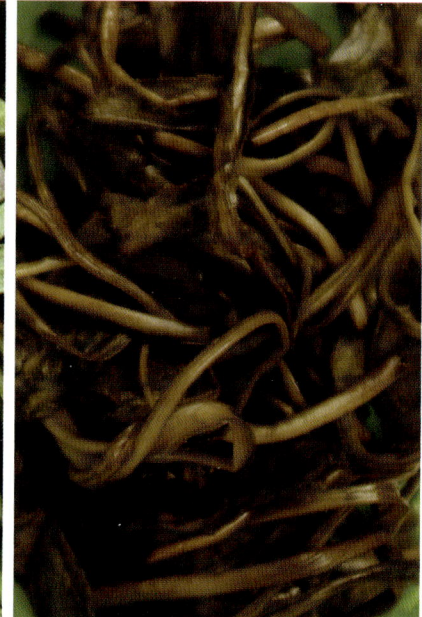

새순 채취한 모습. 3월 16일.   장대나물순장아찌.

장아찌 담그기

채취시기 봄~여름.
채취부위 새순이나 연한 잎.
밑준비 새순이나 잎을 끓는 물에 살짝 데쳐서 부드럽게 만든 뒤 찬물에 반나절 정도 담가서 맵고 쌉쌀한 맛을 우려내고, 물기를 짜서 살짝 말린다.
담그기 준비한 것에 맛간장을 끓여서 식혀 붓거나, 맛고추장으로 버무린다. 맛간장에 넣는 효소액은 맛간장이 식은 뒤 넣는다.
숙성 담근 장아찌는 상온에 한나절 두었다가 냉장고에 넣어 익히고, 부어놓은 맛간장은 며칠에 한 번씩 따라서 다시 끓여 식혀 붓기를 3~4번 한다.
장아찌맛 부드럽고 담백한 맛이다.

오행의 맛과 효능
오행상 매운맛. 단맛이나 쓴맛이 난다고도 한다. 매운맛은 발산시키는 작용을 하여 기와 피가 잘 돌게 하고, 열과 땀이 나게 하며, 나쁜 기운을 몰아내고, 진액이 고루 퍼지게 한다.

줄기는 70cm 정도 곧게 자라며, 조금 희끗하다. **잎**은 뿌리에서는 뭉쳐서 나와 퍼진다. 줄기에는 어긋나고, 아래쪽이 화살모양으로 줄기를 감싸며, 긴 타원형 또는 피침형으로 가장자리가 밋밋하고 드물게 톱니가 있다. **꽃**은 4~6월에 피고 흰색이며, 꽃잎이 4장이고 십자모양으로 붙는다. 작은 꽃 여러 송이가 어긋나게 모여 달린다. **열매**는 5~7월에 여물고 긴 줄모양이며, 줄기에 나란히 달린다. 열매길이는 4~6cm이며, 열매껍질이 2갈래로 갈라져 씨앗이 나온다.

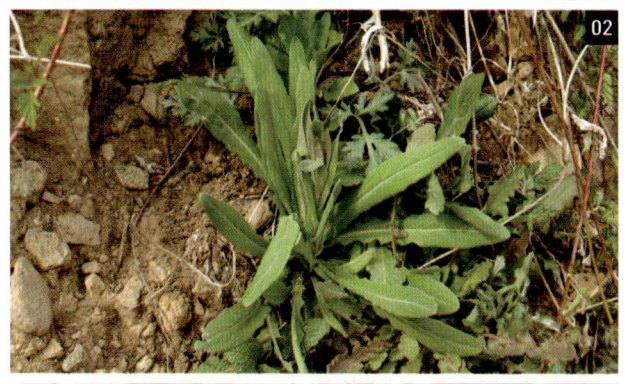
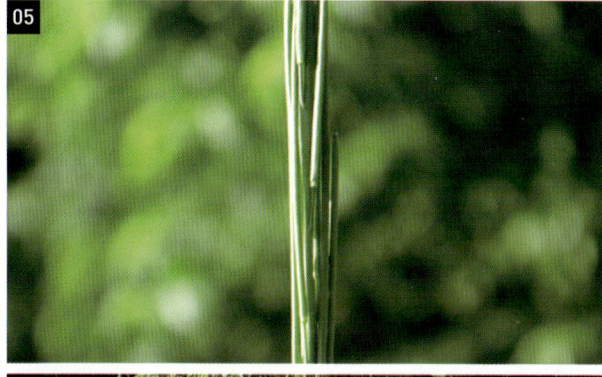
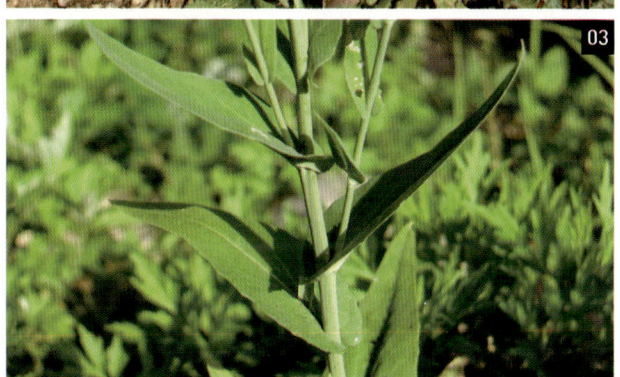
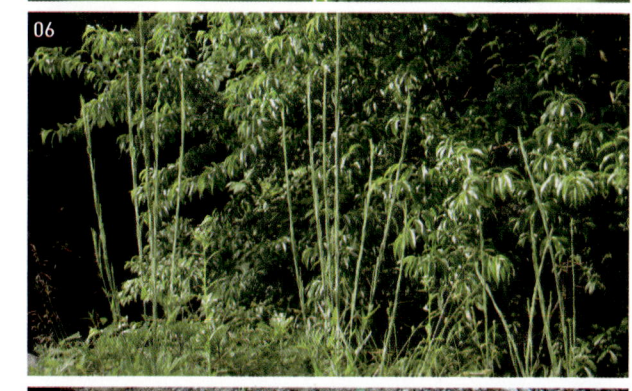
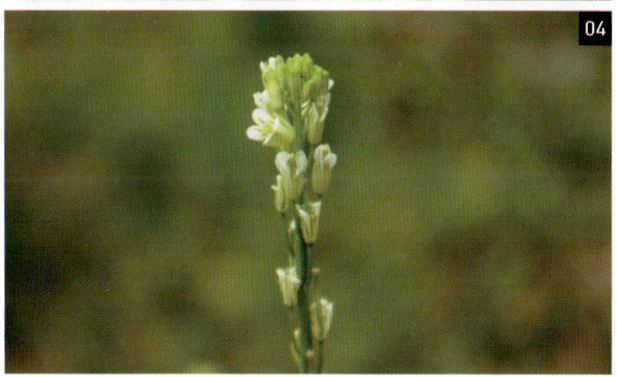
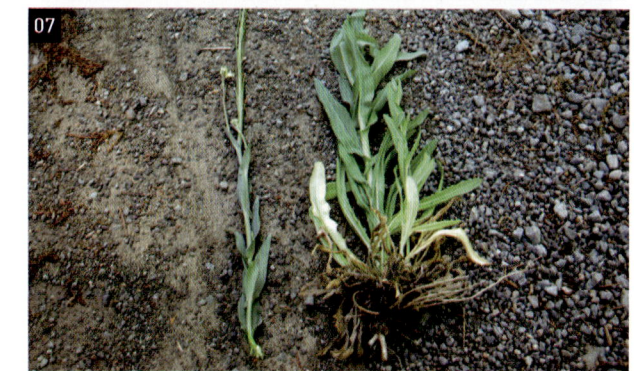

01 꽃 핀 전체 모습. 5월 16일
02 어린 뿌리잎. 4월 11일
03 줄기와 잎. 6월 5일
04 꽃. 5월 16일
05 풋열매. 6월 5일
06 풋열매 달린 전체 모습. 6월 5일
07 줄기잎과 뿌리 달린 전체 모습. 5월 21일

장대나물

104 노랑장대 ^{매운맛}

Sisymbrium luteum (Maxim.) O. E. Schulz

■ 폐결핵, 기관지염, 백일해, 심장병에 효과

십자화과
여러해살이풀

다른 이름
노란장대나물

생약명
황화산개 黃花山芥

성분
사포닌 면역력강화

원산지
한국

서식지
높은 산이나 들판의 양지바른 풀밭에 난다.

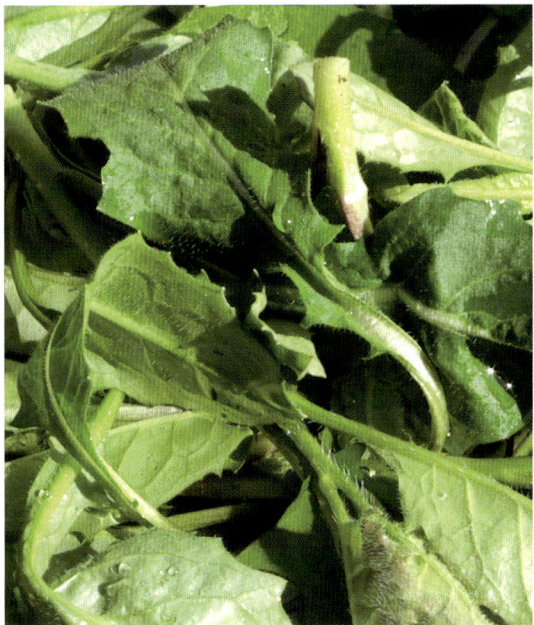
잎 채취하여 씻은 모습. 4월 11일

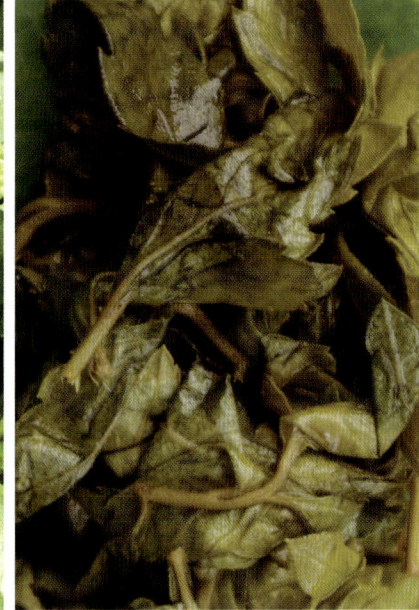
노랑장대잎장아찌.

장아찌 담그기

채취시기 봄~여름.
채취부위 새순이나 연한 잎.
밑준비 새순이나 잎을 씻어서 물기를 뺀다.
담그기 준비한 것에 맛간장을 끓여서 아삭한 맛이 살도록 뜨거울 때 붓거나, 맛고추장으로 버무린다. 맛간장에 넣는 효소액은 맛간장이 식은 뒤 넣는다.
숙성 담근 장아찌는 상온에 한나절 두었다가 냉장고에 넣어 익히고, 부어놓은 맛간장은 며칠에 한 번씩 따라서 다시 끓여 식혀 붓기를 3~4번 한다.
장아찌맛 아삭아삭하고 담백한 맛이다.

오행의 맛과 효능
오행상 매운맛. 단맛이 난다고도 한다. 매운맛은 발산시키는 작용을 하여 기와 피가 잘 돌게 하고, 열과 땀이 나게 하며, 나쁜 기운을 몰아내고, 진액이 고루 퍼지게 한다.

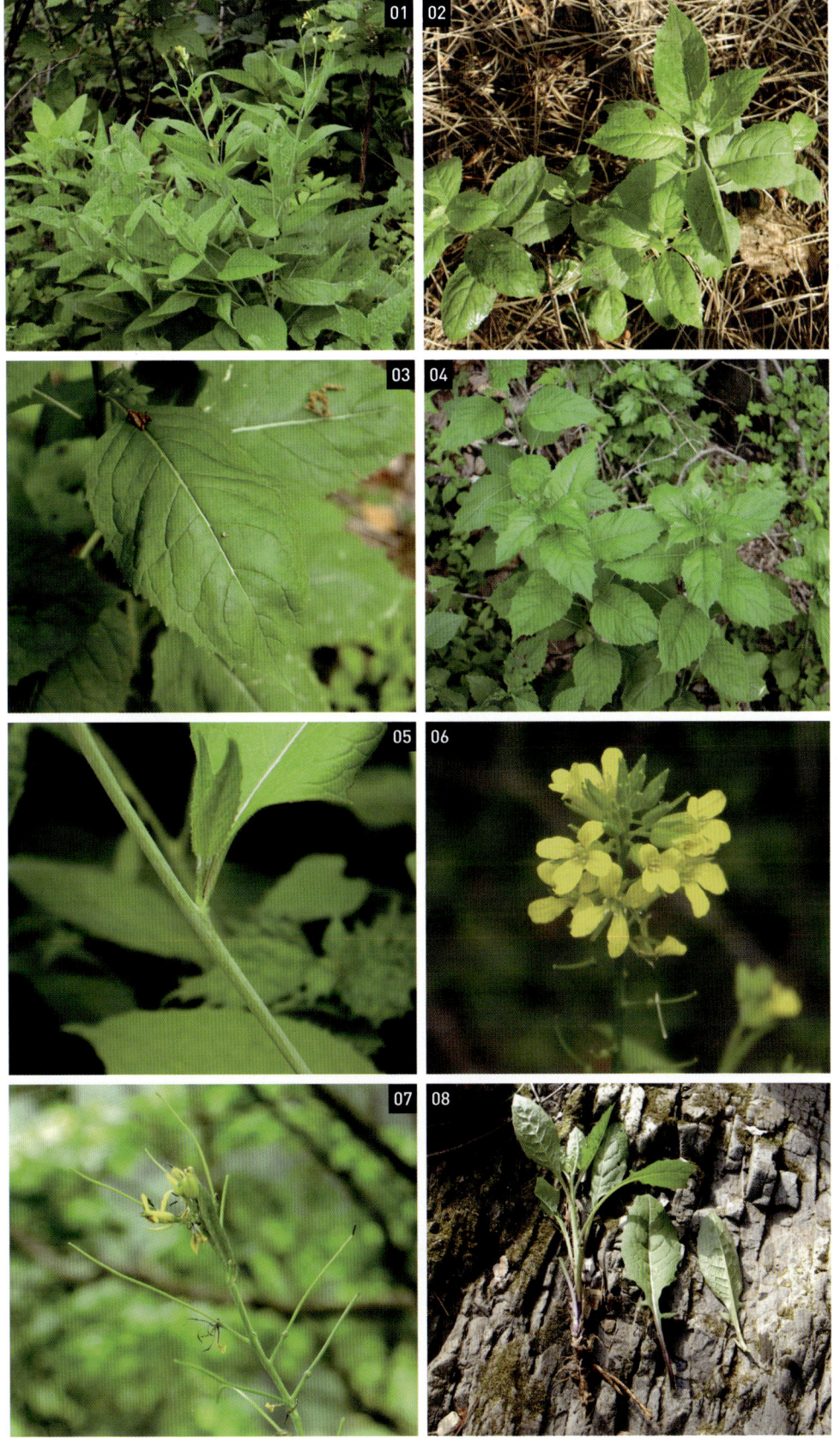

줄기는 80~120㎝ 정도 곧게 자라고, 짧은 흰색 잔털이 있다. **잎**은 어긋나며, 긴 타원형 또는 끝이 갸름한 달걀모양으로 가장자리에 물결모양의 톱니가 있다. 줄기의 잎자루는 짧고, 잎 앞뒷면에 흰색 잔털이 있다. **꽃**은 6월에 피고 노란색이며, 꽃잎이 4장이고 십자모양으로 붙는다. 작은 꽃 여러 송이가 어긋나게 모여 달린다. **열매**는 8월에 여물고, 긴 줄모양이다.

01 꽃 핀 전체 모습. 6월 7일
02 어린잎. 5월 19일
03 잎. 5월 20일
04 줄기 자라는 모습. 5월 20일
05 줄기. 6월 7일
06 꽃. 5월 30일
07 꽃과 풋열매. 6월 7일
08 뿌리 달린 전체 모습과 잎 앞뒷면. 4월 11일

노랑장대

105 족도리풀

Asarum sieboldii Miq.

매운맛 조금 독성

■ 축농증, 기침감기, 두통감기, 오한감기, 소화불량, 두통, 치통, 류머티즘에 효과. 은단 원료

쥐방울덩굴과
여러해살이풀

다른 이름
족두리풀

생약명
세신 細辛

성분
독성이 조금 있는데,
특히 뿌리에 많다.
메틸유제놀 기관지이완

원산지
한국

서식지
산과 들판의 그늘지고
습한 곳에 난다.

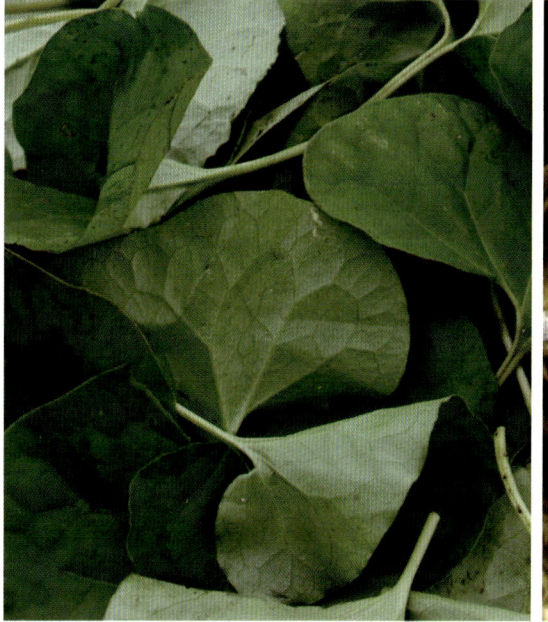
잎 채취한 모습. 6월 22일

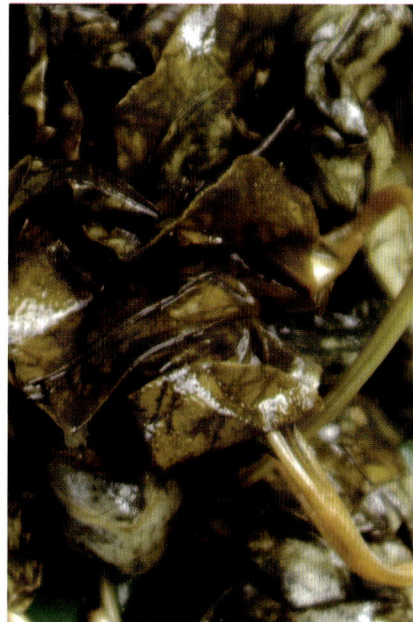
족도리풀잎장아찌.

장아찌 담그기

채취시기 봄~가을.
채취부위 연한 잎.
채취시 주의사항 어릴수록 독성이 약하므로 되도록 연한 것을 채취하며, 흔치 않은 약초이므로 조금만 채취하고 개체를 남겨둔다.
밑준비 잎을 끓는 소금물에 데쳐 부드럽게 만든 뒤 찬물에 하루 정도 담가서 독성을 충분히 우려내고, 여러 번 헹구어 물기를 짜고 살짝 말린다. 생으로 먹거나 독성을 우려내지 않고 많이 먹으면 간에 무리가 된다.
담그기 준비한 것에 맛간장을 끓여서 식혀 붓는데, 효소액은 맛간장이 식은 뒤 넣는다.
숙성 담근 장아찌는 상온에 한나절 두었다가 냉장고에 넣어 익히고, 부어놓은 맛간장은 며칠에 한 번씩 따라서 다시 끓여 식혀 붓기를 3~4번 한다.
장아찌맛 씹는 맛이 좋고 깔끔한 맛이다.
먹을 때 주의사항 황기나 생채소와는 궁합이 맞지 않으므로 함께 먹지 않는다.

오행의 맛과 효능
오행상 매운맛. 매운맛은 발산시키는 작용을 하여 기와 피가 잘 돌게 하고, 열과 땀이 나게 하며, 나쁜 기운을 몰아내고, 진액이 고루 퍼지게 한다.

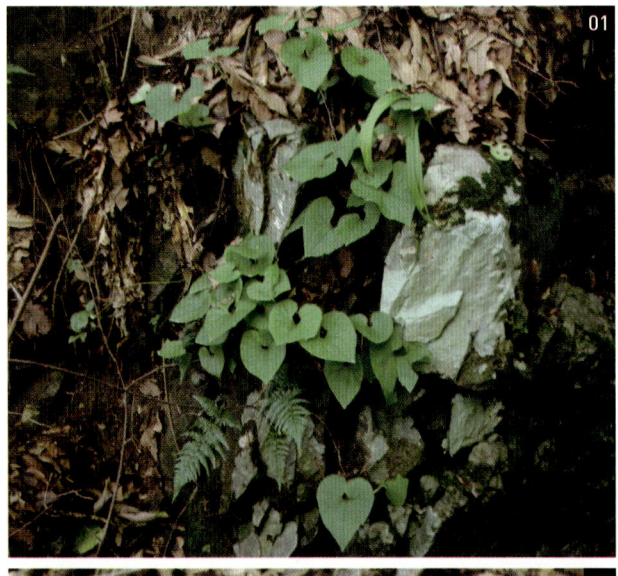

뿌리줄기가 땅속에서 옆으로 비스듬히 뻗고, 길이 1~2cm 정도이며, 마디에서 뿌리가 나온다. 자르면 매운 냄새가 난다. **꽃줄기**는 2~4cm 정도 올라온다. **잎**은 뿌리에서 1~2개씩 나고 심장모양이며, 잎자루가 길고, 뒷면 잎맥에 잔털이 있다. 잎너비 5~10cm. 잎자루는 길이 8~18cm이고, 잔털이 있으며, 자줏빛이 돈다. **꽃**은 4월에 피고 검은자주색이며, 꽃부리가 3갈래이다. 꽃지름 1~1.5cm. **열매**는 8~9월에 여물고 타원형이며, 길이 1.5cm 정도이다.

01 군락. 8월 6일
02 어린잎. 7월 28일
03 잎. 6월 22일
04 잎 자라는 모습. 6월 22일
05 잎자루 길게 나온 모습. 8월 13일
06 꽃. 4월 18일
07 잎 앞뒷면과 뿌리. 6월 22일

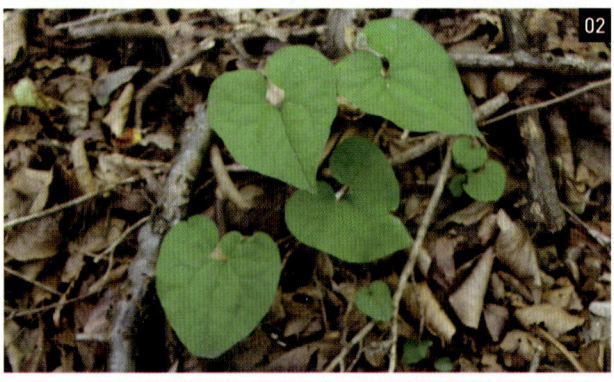

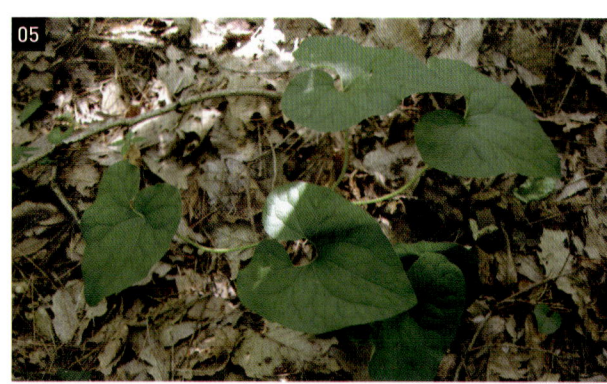

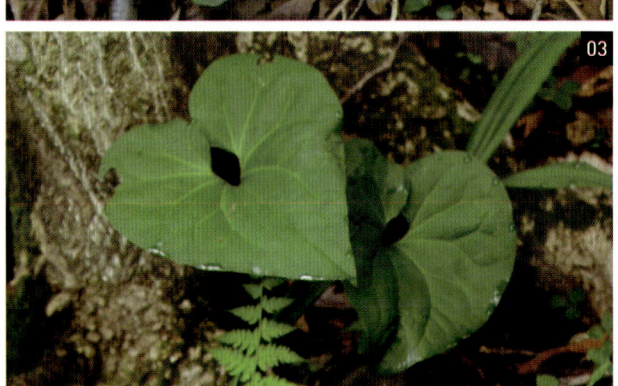

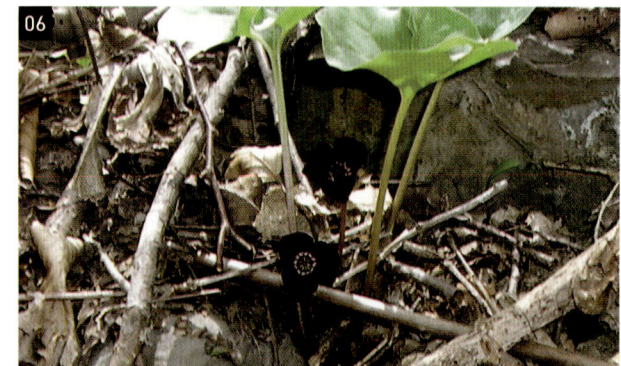

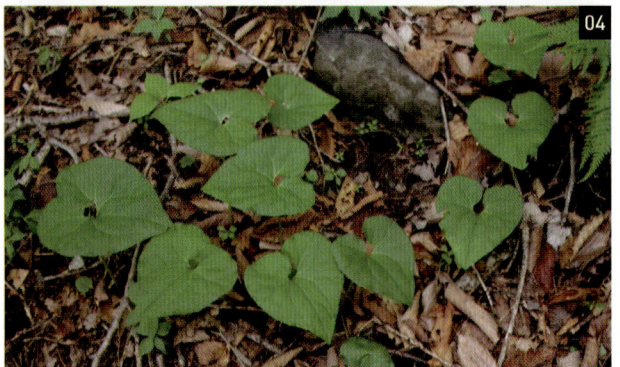

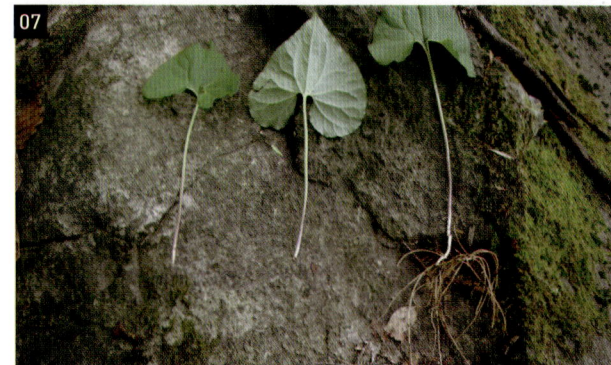

족도리풀

106 큰땅빈대 ^{매운맛}

Euphorbia maculata L.

■ 장염, 이질설사, 자궁출혈, 혈변, 젖 안 나오는 데 효과

대극과
한해살이풀

생약명
지금초 地錦草

성분
독성이 없다.
갈산 종양억제
케르세틴 알러지예방
타닌 수렴작용

원산지
한국

서식지
들판의 풀밭이나 냇가에 난다.

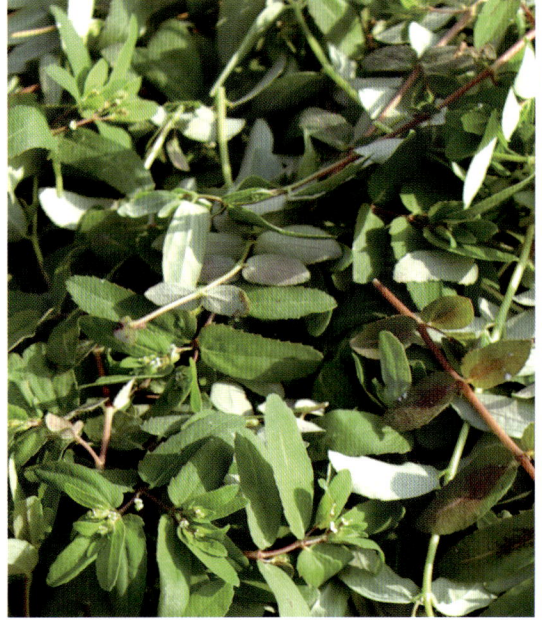
잎 채취한 모습. 9월 1일

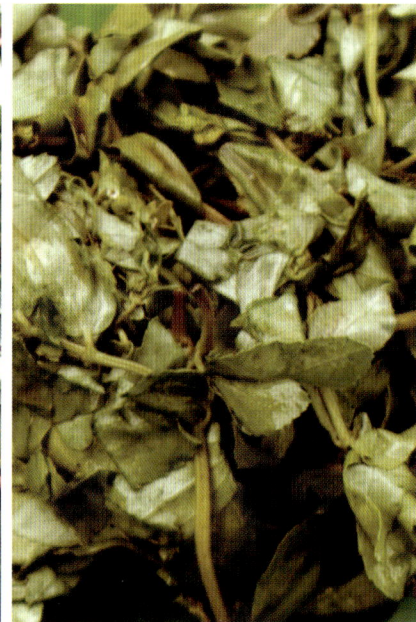
큰땅빈대잎장아찌.

장아찌 담그기

채취시기 봄~여름.
채취부위 어린잎을 연한 가지째 채취한다.
채취시 주의사항 흔치 않은 약초이므로 조금만 채취하고 개체를 남겨둔다.
밑준비 잎줄기를 끓는 물에 데쳐서 부드럽게 만든 뒤 찬물에 반나절 정도 담가서 맵고 씁쌀한 맛을 우려내고, 물기를 짜서 살짝 말린다.
담그기 준비한 것에 맛간장을 끓여서 식혀 붓는데, 효소액은 맛간장이 식은 뒤 넣는다.
숙성 담근 장아찌는 상온에 한나절 두었다가 냉장고에 넣어 익히고, 부어놓은 맛간장은 며칠에 한 번씩 따라서 다시 끓여 식혀 붓기를 3~4번 한다.
장아찌맛 꼬들꼬들하고 알싸한 맛이다.

오행의 맛과 효능

오행상 매운맛. 쓴맛과 떫은맛이 있다고도 한다. 매운맛은 발산시키는 작용을 하여 기와 피가 잘 돌게 하고, 열과 땀이 나게 하며, 나쁜 기운을 몰아내고, 진액이 고루 퍼지게 한다.

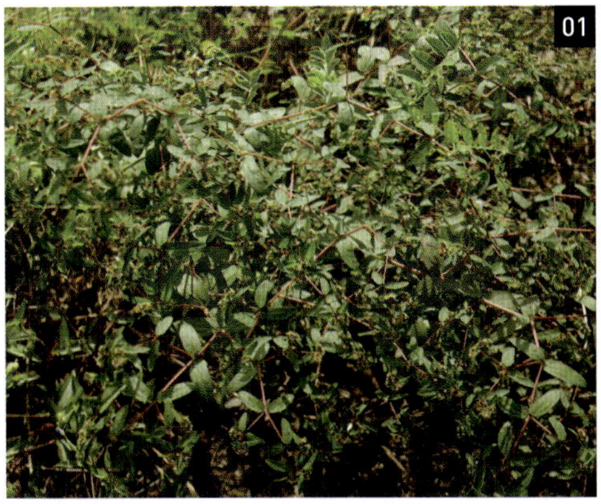

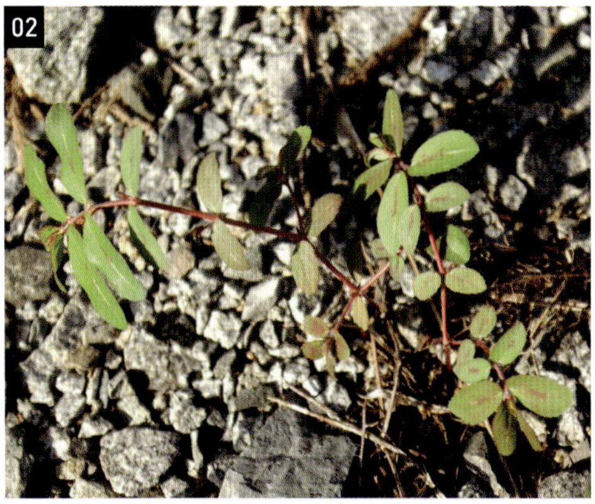

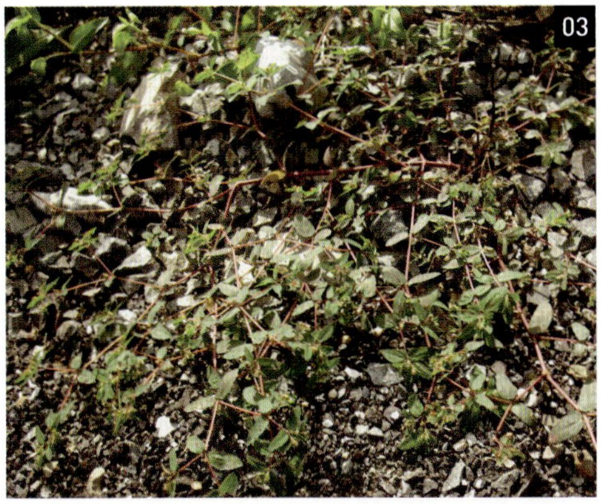

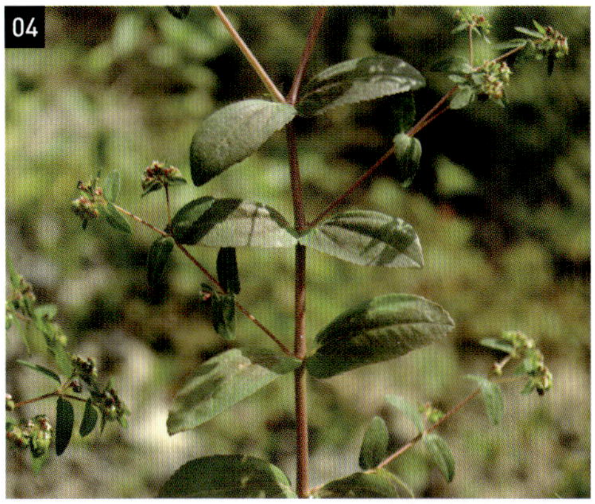

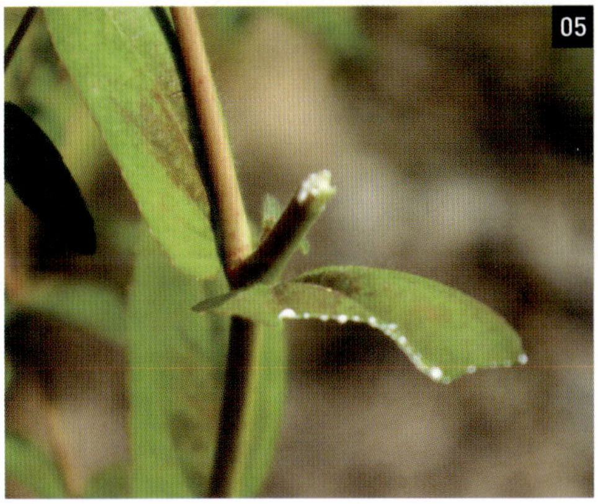

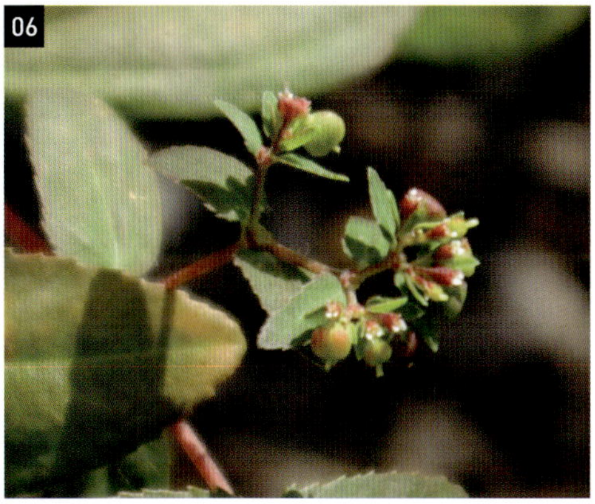

줄기는 20~60㎝ 정도 비스듬히 자라고, 붉은자줏빛이 돌며, 꺾으면 하얀 유액이 나온다. 윗동에 짧은 잔털이 있다. **잎**은 마주 나며, 긴 타원형 또는 달걀 같은 긴 타원형이며, 가장자리에 둔한 톱니가 있다. 잎길이 1~3㎝이고, 간혹 긴 털과 붉은 반점이 있다. **꽃**은 8~9월에 피고 노란빛이 도는 붉은색이며, 작은 꽃 여러 송이가 술잔모양으로 달린다. **열매**는 9~10월에 여물고, 네모진 달걀모양이며, 털이 없다. 열매길이 1~1.2㎜.

01 전체 모습. 9월 1일
02 어린잎과 줄기. 9월 1일
03 줄기 자라는 모습. 9월 1일
04 줄기와 잎. 9월 1일
05 줄기와 잎의 유액. 9월 1일
06 꽃. 9월 1일
07 밑동. 9월 1일
08 뿌리. 9월 1일

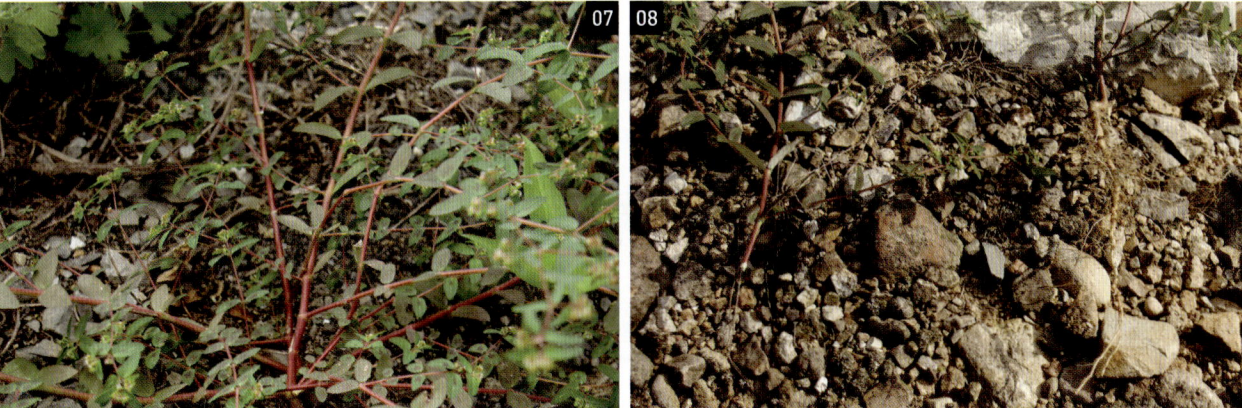

큰땅빈대

107

Girardinia cuspidata Wedd.

큰쐐기풀
매운맛 조금 독성

■ 통풍, 신경통, 근육통, 류머티즘, 습진, 탈모에 효과

쐐기풀과
여러해살이풀

생약명
갈자초 蝎子草

성분
독성이 조금 있다.
폼산 살균작용
페룰산 노화방지
시린진 정력강화
이소람네틴 혈중콜레스테롤 개선
케르세틴 알러지예방
캠페롤 노화방지
글루코사이드 통증완화
루틴 모세혈관강화

원산지
한국

서식지
산속 풀밭에 난다.

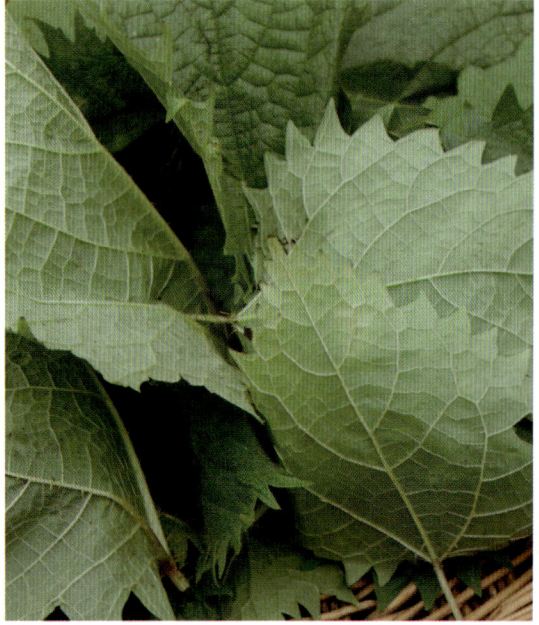

잎 채취한 모습. 11월 11일

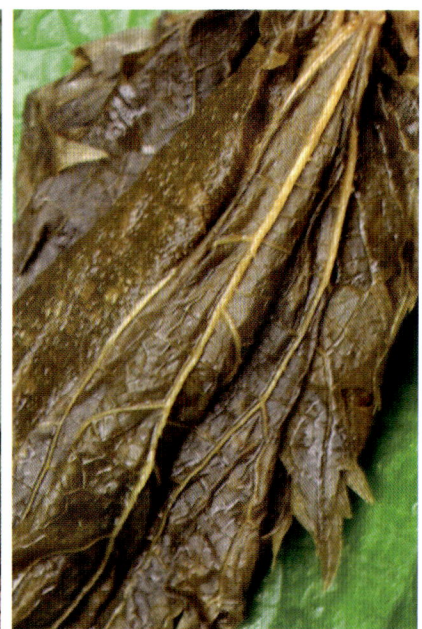

큰쐐기풀잎장아찌.

장아찌 담그기

채취시기 봄~여름.

채취부위 연한 잎.

채취시 주의사항 가시가 많고, 가시털에 폼산(개미산)이 들어 있어 찔리면 따갑고 가려우므로 반드시 긴팔 옷차림에 고무장갑을 낀다. 또, 어릴수록 독성이 약하므로 되도록 연한 것을 채취한다.

밑준비 잎을 끓는 소금물에 데쳐서 부드럽게 만든 뒤 찬물에 한나절 담가서 독성을 충분히 우려내면 강한 산성인 폼산이 물에 녹아 나온다. 이것을 여러 번 헹구고 물기를 짜서 살짝 말린다.

담그기 준비한 것에 맛간장을 끓여서 아삭한 맛이 살도록 뜨거울 때 붓는다. 효소액은 맛간장이 식은 뒤 넣고, 가시털이 부드러워질 때까지 충분히 삭혀서 먹는다.

숙성 담근 장아찌는 상온에 한나절 두었다가 냉장고에 넣어 익히고, 부어놓은 맛간장은 며칠에 한 번씩 따라서 다시 끓여 식혀 붓기를 3~4번 한다.

장아찌맛 씹는 맛이 좋고 은은한 맛이다.

오행의 맛과 효능
오행상 매운맛. 매운맛은 발산시키는 작용을 하여 기와 피가 잘 돌게 하고, 열과 땀이 나게 하며, 나쁜 기운을 몰아내고, 진액이 고루 퍼지게 한다.

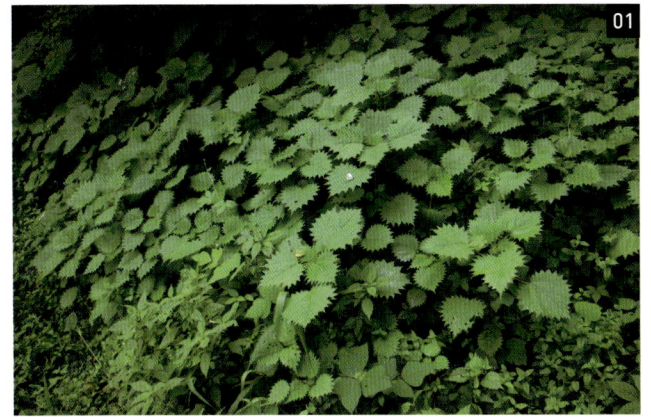

줄기는 25~80cm 정도 곧게 자라고, 가시털이 있다. **잎**은 어긋나며, 달걀모양 또는 둥근 모양으로 가장자리에 깊게 파인 톱니가 있다. 겉면에 잔털이 있고, 잎맥과 잎자루에는 큰 가시털이 있다. 잎길이와 너비가 15cm 정도이고, 잎에 탄산칼슘 결정이 있어 희끗하게 보이며, 잎자루 길이는 7cm 정도이다. 턱잎은 좁은 삼각형이다. **꽃**은 8~9월에 피고 연녹색이며, 작은 꽃 여러 송이가 이삭모양으로 달린다. **열매**는 9~10월에 여무는데 찌그러진 타원형이고, 가시털로 덮인 꽃덮이가 있으며, 길이 2mm 정도이다

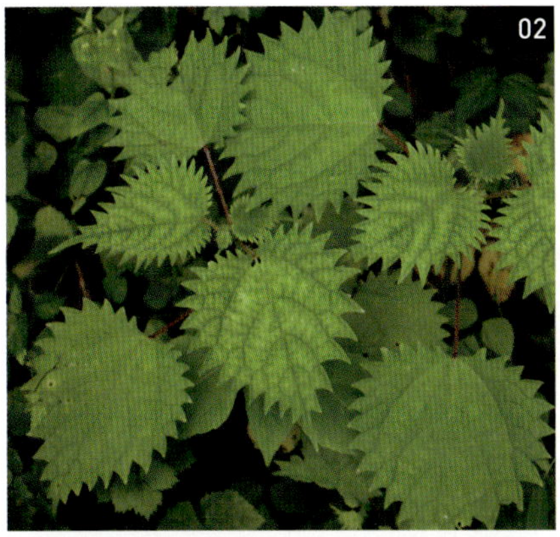

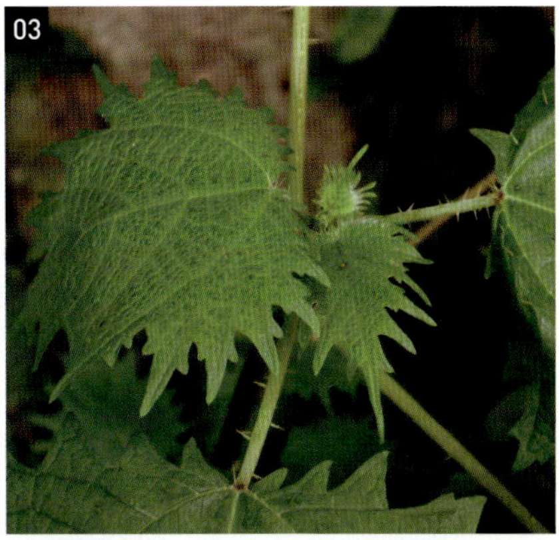

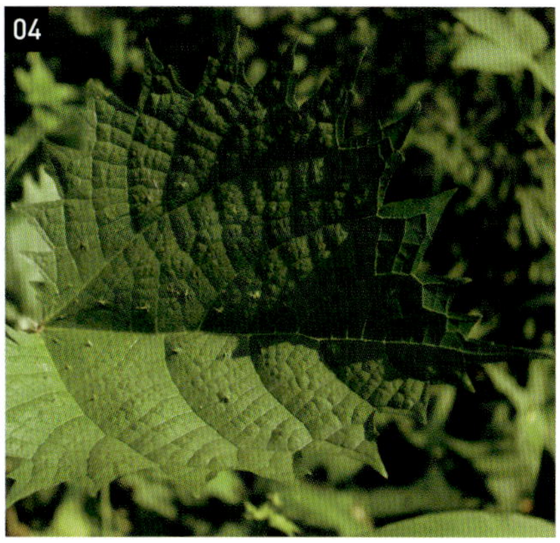

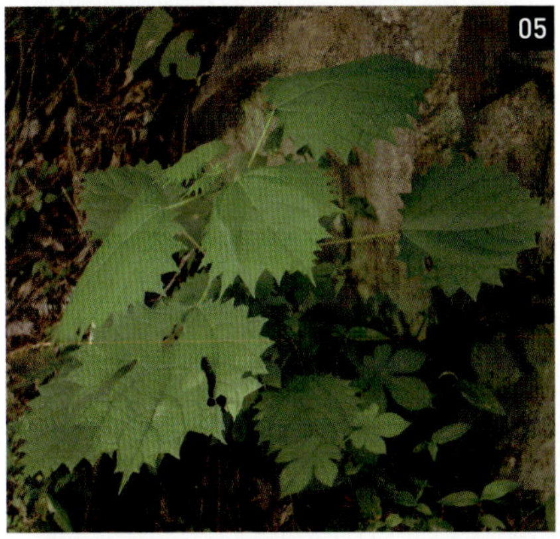

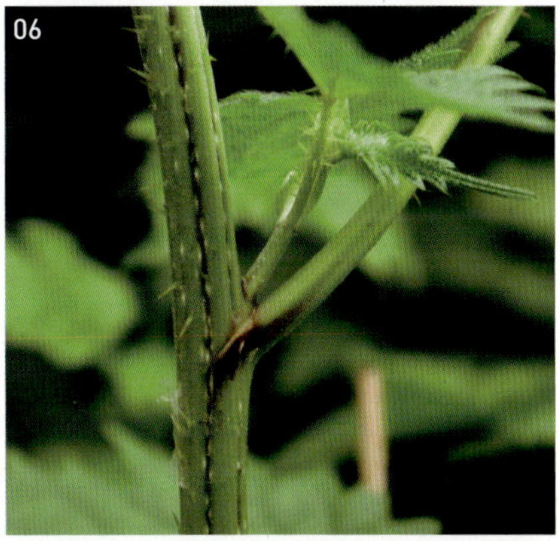

01 군락. 7월 31일
02 어린잎. 7월 28일
03 어린잎과 잎자루. 8월 9일
04 잎과 가시털. 8월 9일
05 줄기 자라는 모습. 8월 9일
06 줄기와 가시털. 7월 28일
07 꽃과 꽃봉오리. 9월 10일
08 열매. 10월 15일
09 잎 앞뒷면과 뿌리. 7월 28일

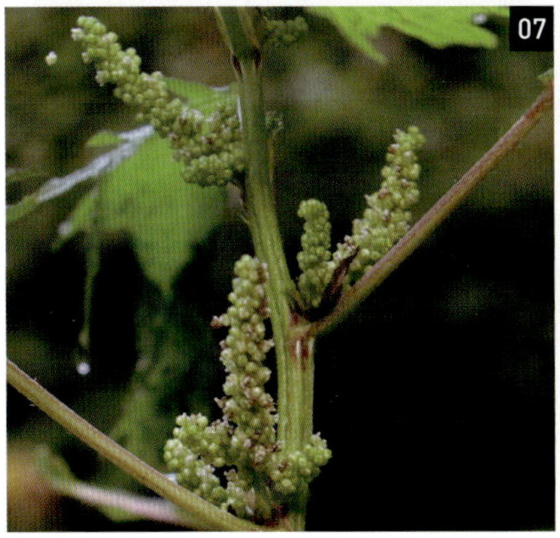

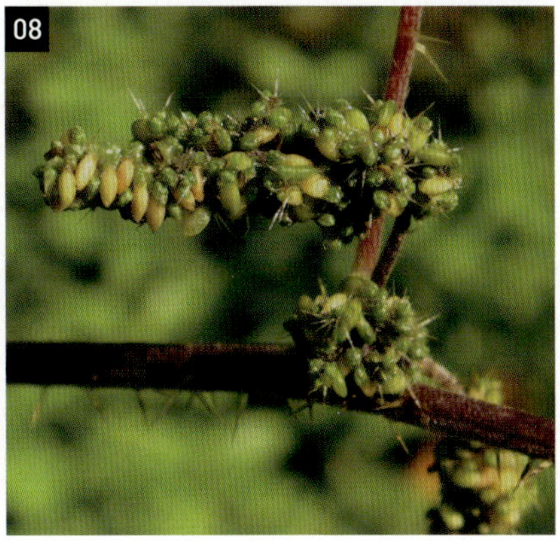

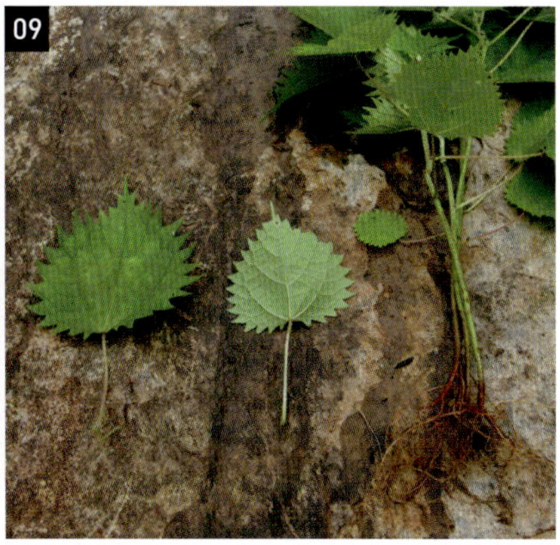

큰쐐기풀

108 파드득나물 매운맛

Cryptotaenia japonica Hassk.

■ 폐렴, 소화불량, 탈장, 아토피, 혈액순환, 비만에 효과

산형과
여러해살이풀

다른 이름
반디나물
삼엽채

생약명
압아근 鴨兒芹

성분
캄펜 해열과 소염작용
베타미르센 세포손상억제
베타피넨 진균억제
디펜텐 매운맛성분
비타민A 시력유지
비타민C 노화방지

원산지
한국

서식지
산과 들판의 촉촉한 땅이나 도랑가에 나며, 밭에 심어 키우기도 한다.

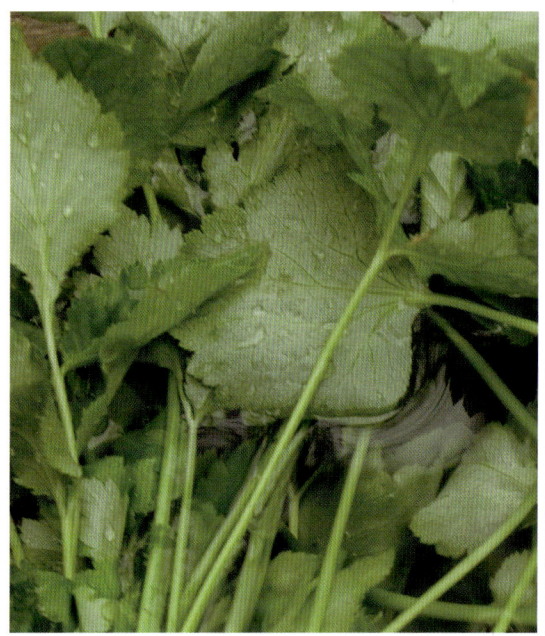
잎줄기 채취하여 씻은 모습. 4월 17일

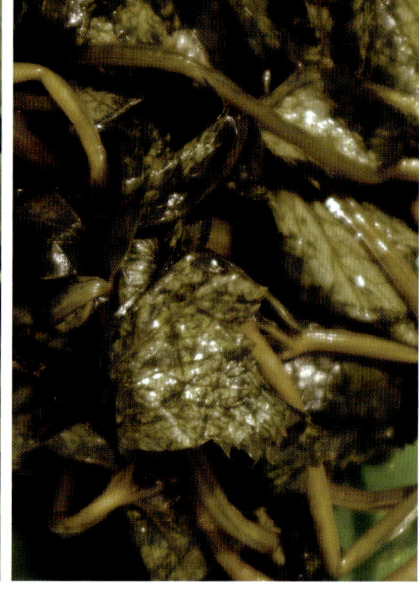
파드득나물잎줄기장아찌.

장아찌 담그기

채취시기 봄~여름.
채취부위 잎줄기.
밑준비 잎줄기를 씻어서 물기를 뺀다.
담그기 준비한 것을 묵은 된장이나 묵은 고추장에 박는다. 또는 맛간장을 끓여서 아삭한 맛이 살도록 뜨거울 때 붓거나, 맛된장이나 맛고추장으로 버무린다. 맛간장에 넣는 효소액은 맛간장이 식은 뒤 넣고, 시원한 향을 살리려면 식초를 넣지 않는다.
숙성 맛간장, 맛고추장, 맛된장으로 담근 경우 상온에 한나절 두었다가 냉장고에 넣어 익히고, 부어놓은 맛간장은 며칠에 한 번씩 따라서 다시 끓여 식혀 붓기를 3~4번 한다.
장아찌맛 아삭아삭하고 상큼한 맛이다.

오행의 맛과 효능
오행상 매운맛. 향기가 있다. 매운맛은 발산시키는 작용을 하여 기와 피가 잘 돌게 하고, 열과 땀이 나게 하며, 나쁜 기운을 몰아내고, 진액이 고루 퍼지게 한다.

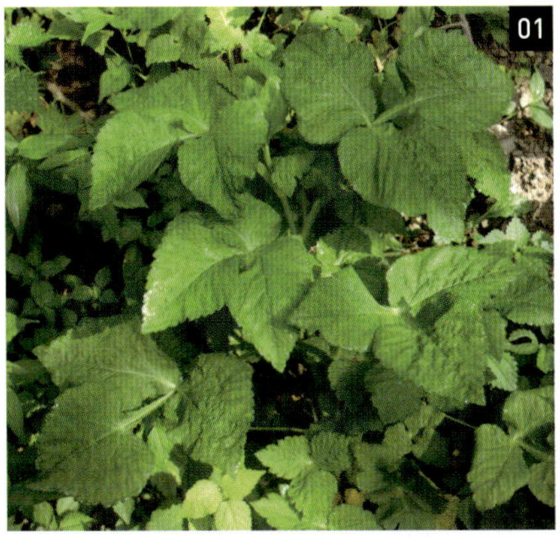

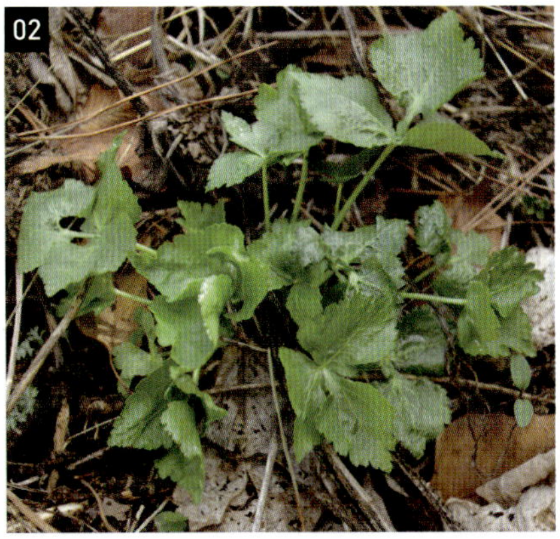

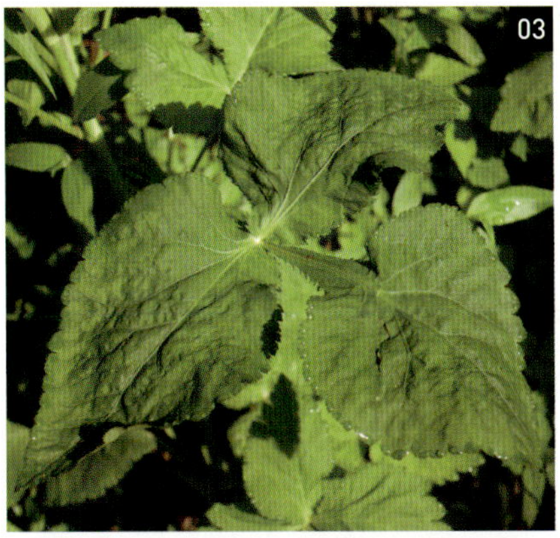

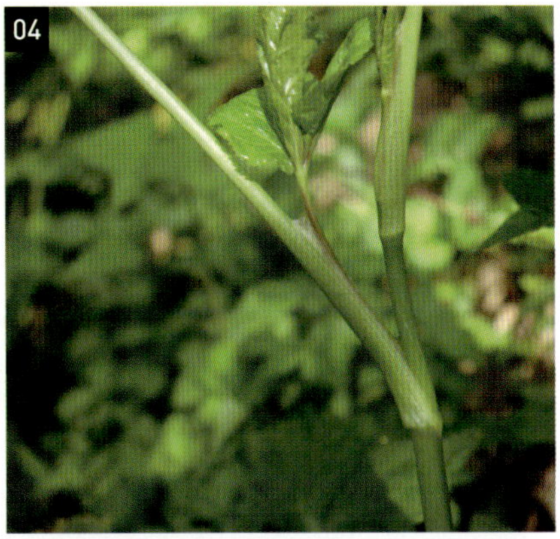

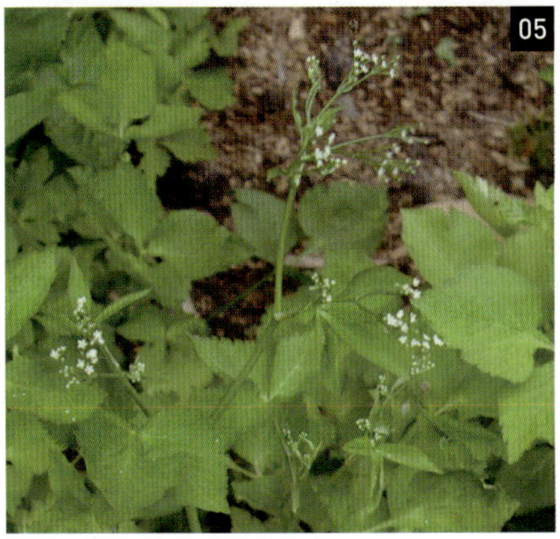

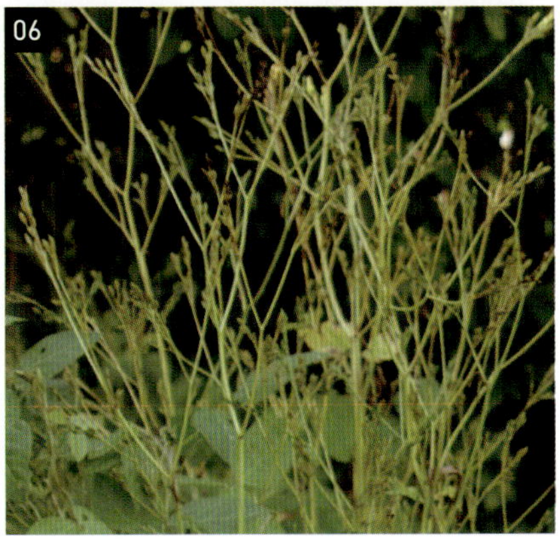

줄기는 30~60cm 정도 곧게 자라고, 털이 없다. 전체에서 시원한 향이 난다. **잎**은 뿌리에서는 뭉쳐서 나고 줄기에는 어긋나게 달리며, 3장씩 모여서 난다. 작은 잎은 달걀 모양 또는 긴 타원형이고, 가장자리에 불규칙하고 날카로운 톱니가 있으며, 뒷면에 윤기가 있다. 잎길이가 3~8cm이고, 잎자루가 있으며, 줄기 윗동의 잎자루는 짧고 아래쪽이 줄기를 감싼다. **꽃**은 6~7월에 피고 흰색이며, 꽃잎이 5장이다. 작은 꽃 여러 송이가 줄기 끝과 잎겨드랑이에 엉성하게 겹우산모양으로 달린다. **열매**는 8~9월에 여물고 긴 타원형이며, 길이 3~4mm이다.

01 전체 모습. 6월 5일
02 어린 뿌리잎. 3월 18일
03 잎. 6월 5일
04 줄기와 어린줄기잎. 6월 5일
05 꽃 핀 모습. 6월 1일
06 열매 달린 모습. 7월 18일
07 뿌리 달린 전체 모습. 3월 19일
08 줄기잎 앞뒷면. 4월 5일
09 유사종 참나물(왼쪽)과 파드득나물(오른쪽). 5월 21일

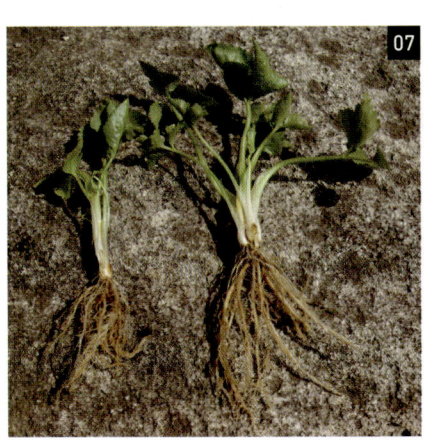
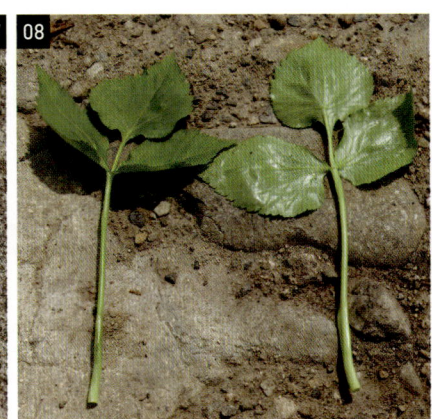
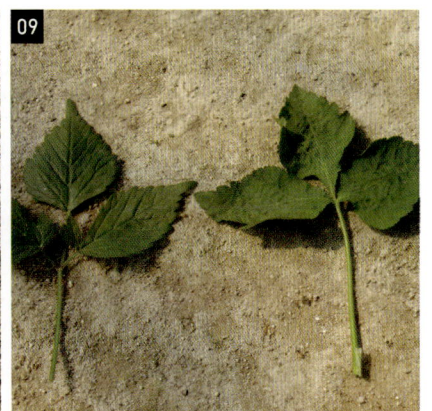

109 활량나물 매운맛

Lathyrus davidii Hance

- 생리통, 자궁내막증에 효과

콩과 여러해살이풀

생약명
대산여두 大山薷豆

성분
독성이 없다.
사포닌 면역력강화
플라보노이드 노화방지

원산지
한국

서식지
산과 들판의 양지에 난다.

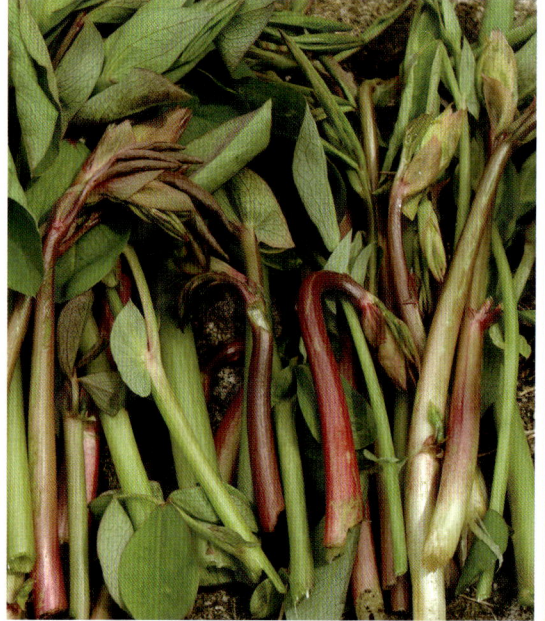
새순 채취한 모습. 4월 1일

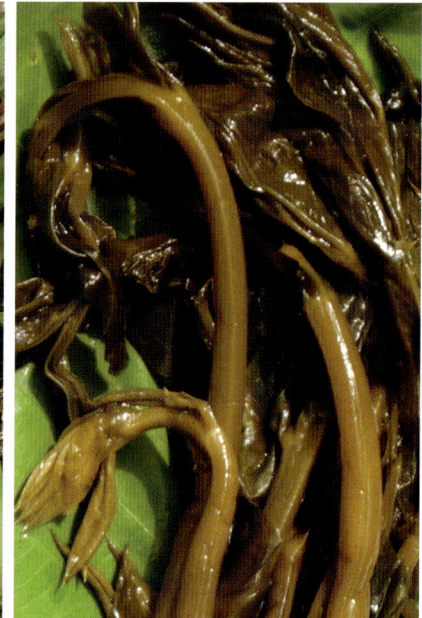
활량나물순장아찌.

장아찌 담그기

채취시기 봄~여름.
채취부위 새순이나 어린잎.
밑준비 새순이나 잎을 씻어서 물기를 뺀다.
담그기 준비한 것에 맛간장을 끓여서 아삭한 맛이 살도록 뜨거울 때 붓거나, 맛된장으로 버무린다. 맛간장에 넣는 효소액은 맛간장이 식은 뒤 넣는다.
숙성 담근 장아찌는 상온에 한나절 두었다가 냉장고에 넣어 익히고, 부어놓은 맛간장은 며칠에 한 번씩 따라서 다시 끓여 식혀 붓기를 3~4번 한다.
장아찌맛 담백하고 깔끔한 맛이다.

오행의 맛과 효능
오행상 매운맛. 단맛이 나기도 한다. 매운맛은 발산시키는 작용을 하여 기와 피가 잘 돌게 하고, 열과 땀이 나게 하며, 나쁜 기운을 몰아내고, 진액이 고루 퍼지게 한다.

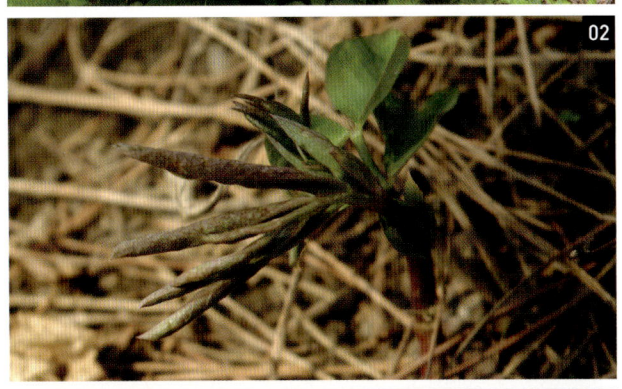

줄기는 80~120cm 정도 자라는데, 약간 비스듬하며 털이 없다. **잎**은 어긋나게 나는 잎줄기에 2~4쌍이 깃털처럼 달린다. 작은 잎은 타원형이고, 뒷면이 조금 희끗하며, 길이 3~8cm이다. 잎줄기 끝에 덩굴손이 있으며, 턱잎 가장자리에 톱니가 있다. **꽃**은 6~8월에 피는데 흰노란색에서 점차 노란갈색이 되며, 꽃봉오리는 버선모양이고 꽃부리가 입술모양으로 갈라진다. 작은 꽃 여러 송이가 잎겨드랑이에 어긋나게 모여 달린다. **열매**는 10월에 여물고 긴 꼬투리모양이며, 열매껍질이 갈라져 씨앗이 나온다. 열매길이는 6~8cm이다.

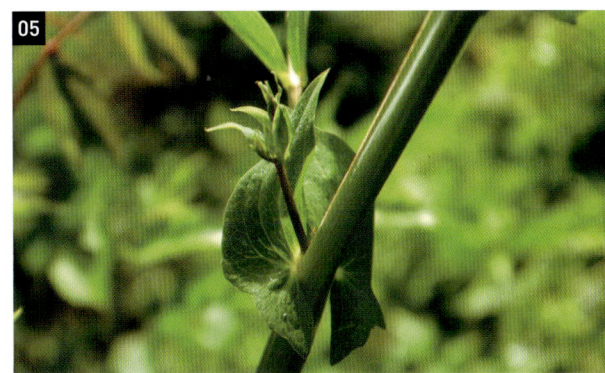

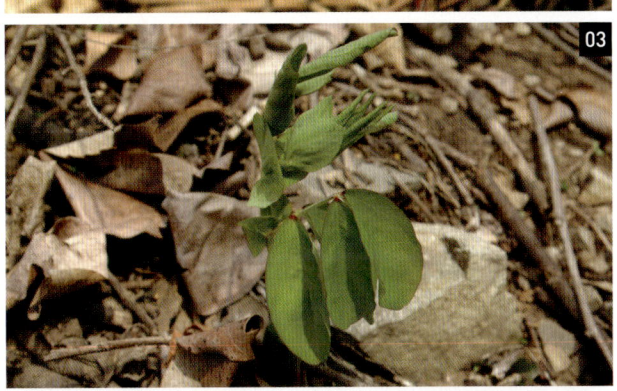

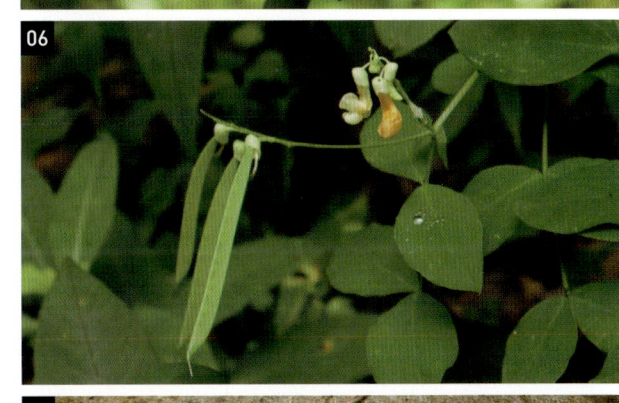

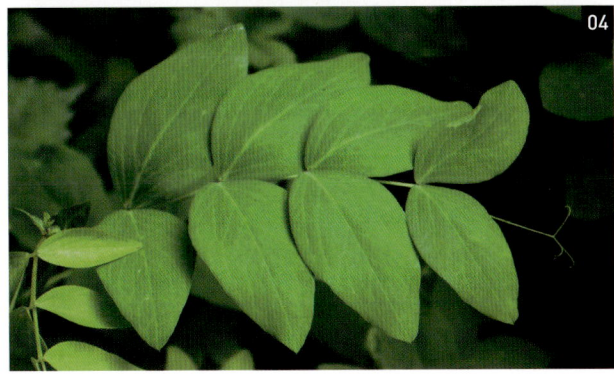

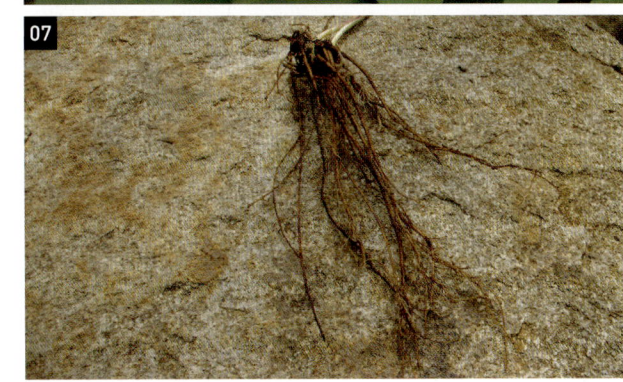

01 전체 모습. 6월 9일
02 새순. 3월 28일
03 어린잎. 4월 1일
04 잎 달린 모습. 6월 5일

05 줄기. 6월 5일
06 꽃과 풋열매. 7월 27일
07 뿌리. 4월 1일

활량나물

110 나래박쥐나물

Parasenecio auriculata var. *kamtschatica* (Maxim.) H. Koyama

매운맛 + 조금 떫은맛

■ 간질환, 산후풍에 효과

국화과
여러해살이풀

생약명
각향 角香

성분
세스퀴테르펜 종양억제
파이톨 종양억제
플라보노이드 노화방지

원산지
한국

서식지
깊은 산 숲속에 난다.

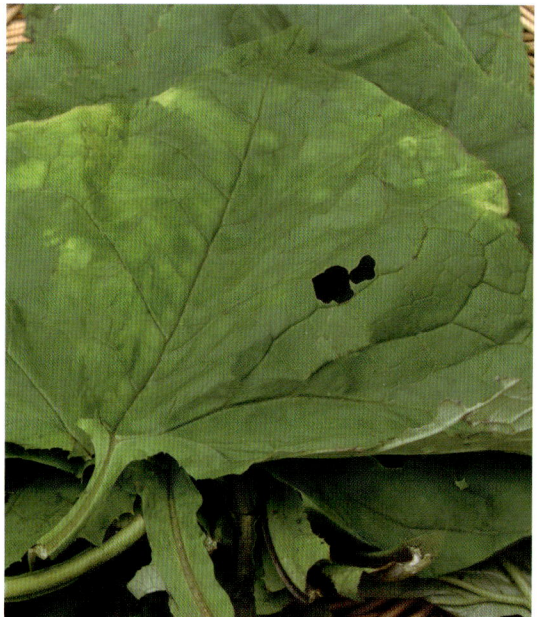
잎 채취한 모습. 9월 9일

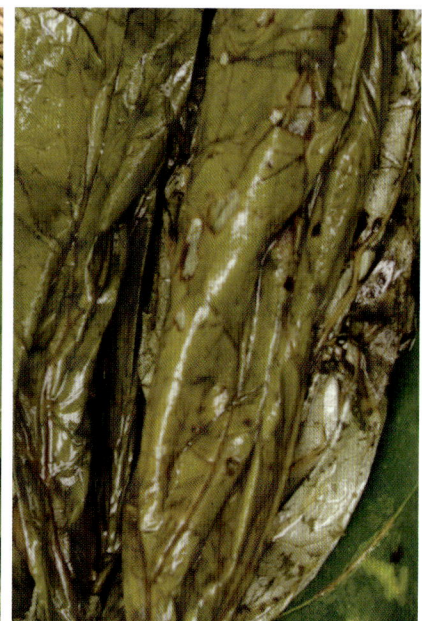
나래박쥐잎장아찌.

장아찌 담그기

채취시기 봄~여름.
채취부위 연한 잎.
채취시 주의사항 흔치 않은 약초이므로 조금만 채취하고 개체를 남겨둔다.
밑준비 잎을 씻어서 물기를 빼고 차곡차곡 모은다.
담그기 준비한 것을 묵은 간장이나 묵은 된장에 박는다. 또는 맛간장을 끓여서 아삭한 맛이 살도록 뜨거울 때 붓는다. 맛간장에 넣는 효소액은 맛간장이 식은 뒤 넣는다.
숙성 맛간장으로 담근 경우 상온에 한나절 두었다가 냉장고에 넣어 익히고, 부어놓은 맛간장은 며칠에 한 번씩 따라서 다시 끓여 식혀 붓기를 3~4번 한다.
장아찌맛 개운하고 향긋한 맛이다.

오행의 맛과 효능
오행상 매운맛, 조금 떫은맛. 매운맛은 발산시키는 작용을 하고, 떫은맛은 수렴시키는 작용을 한다.

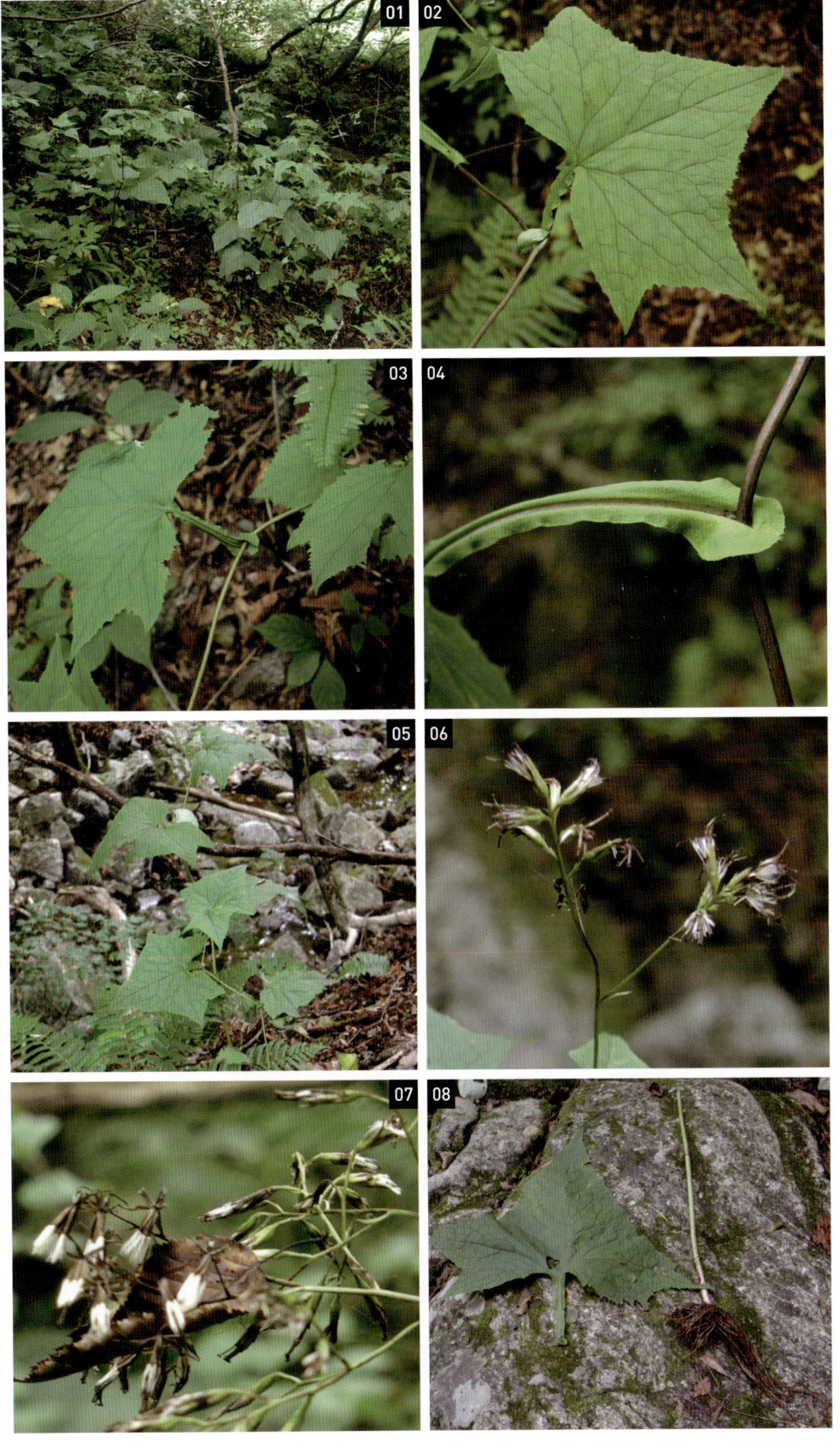

뿌리는 무성하게 뻗는다. 줄기는 60~120㎝ 정도 자라는데, 곧게 뻗다가 잎 달린 곳이 각이 지듯 굽고, 윗동에서 가지가 짧게 갈라져 나온다. 잎은 어긋나며, 넓은 삼각형 같은 오각형으로 아래쪽이 심장모양이고, 좌우 아래쪽에 돌기가 1~2개 있으며, 가장자리에 깊게 파인 톱니가 불규칙하게 있다. 잎길이가 7~17㎝, 너비 11~25㎝. 잎자루에 날개가 있고, 아래쪽이 귀모양으로 넓어져 줄기를 감싼다. 꽃은 8~9월에 피고 자주색이며, 꽃술모양의 대롱꽃이 모여 1송이가 된다. 작은 송이 여러 개가 줄기 끝에 원뿔모양으로 달린다. 열매는 9~10월에 여물고, 씨앗에 흰색 갓털이 있어 바람에 날려간다.

01 군락. 9월 9일
02 잎. 9월 9일
03 잎 달린 모습. 9월 9일
04 줄기와 잎자루의 날개. 9월 9일
05 줄기 자란 모습. 9월 9일
06 꽃. 9월 9일
07 열매. 9월 9일
08 잎과 뿌리. 9월 9일

나래박쥐나물

111 속단 매운맛 + 떫은맛

Phlomis umbrosa Turcz.

■ 기침, 가래, 감기, 신경통, 조루에 효과

꿀풀과
여러해살이풀

다른 이름
접골초

생약명
조소 糙蘇

성분
독성이 없다.
알칼로이드 염증과 통증완화
스테로이드 소염, 진통, 해열작용
아미노산 근육강화
타닌 수렴작용
석신산 피로회복
비타민E 항산화물질생성

원산지
한국

서식지
산과 들판의 반그늘에 난다.

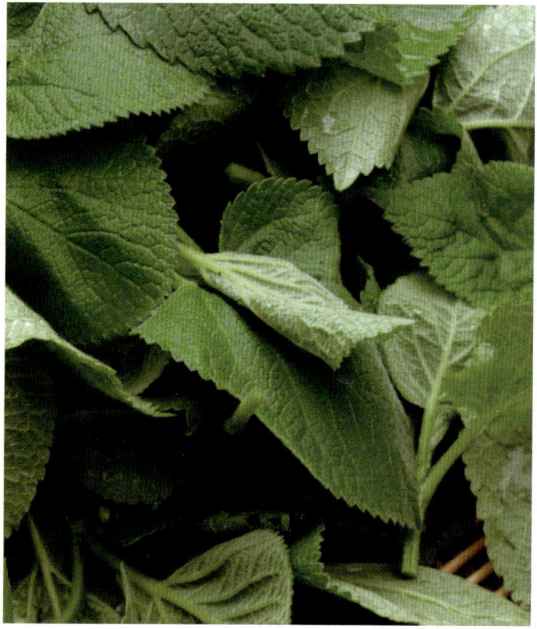
잎 채취한 모습. 5월 1일

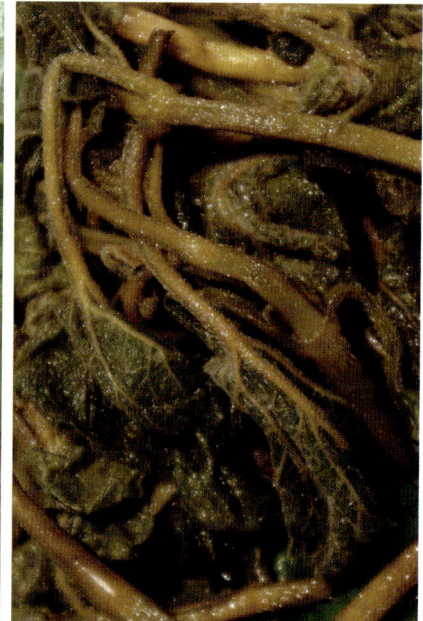
속단잎장아찌.

장아찌 담그기

채취시기 봄~가을.
채취부위 연한 잎.
채취시 주의사항 흔치 않은 약초이므로 조금만 채취하고 개체를 남겨둔다.
밑준비 잎을 씻어서 물기를 빼고 차곡차곡 모은다.
담그기 준비한 것을 묵은 간장이나 묵은 된장에 박는다. 또는 맛간장을 끓여서 식혀 붓거나, 맛된장으로 한 켜 한 켜 바르듯이 버무린다. 맛간장에 넣는 효소액은 맛간장이 식은 뒤 넣는다.
숙성 맛간장이나 맛된장으로 담근 경우 상온에 한나절 두었다가 냉장고에 넣어 익히고, 부어놓은 맛간장은 며칠에 한 번씩 따라서 다시 끓여 식혀 붓기를 3~4번 한다.
장아찌맛 씹는 맛이 좋고 그윽한 맛이다.

오행의 맛과 효능
오행상 매운맛, 떫은맛. 매운맛은 발산시키는 작용을 하고, 떫은맛은 수렴시키는 작용을 한다.

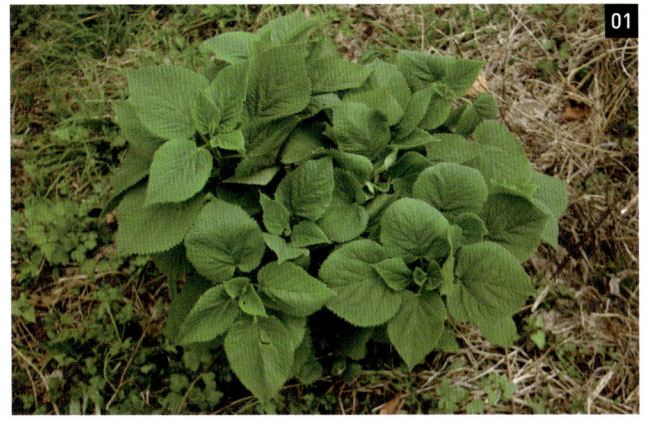

뿌리는 길게 뻗으며, 양끝이 좁은 긴 타원형의 덩어리뿌리가 생긴다. **줄기**는 1m 정도 자라고, 단면이 네모지며, 잔털이 있다. **잎**은 마주 나며, 심장 같은 달걀모양이고, 가장자리에 규칙적인 톱니가 있으며, 뒷면에 잔털이 있다. 잎길이 13cm 정도이다. **꽃**은 7~8월에 피고, 흰자주색 바탕에 자주색 반점이 있으며, 꽃부리가 입술모양으로 갈라지고, 우단 같은 잔털로 덮여 있다. 꽃길이 18mm 정도이고, 작은 꽃 여러 송이가 층층이 모여 달린다. **열매**는 9~10월에 여물고 넓은 달걀모양이며, 길이 5mm 정도. 통모양의 꽃받침에 싸여 있다.

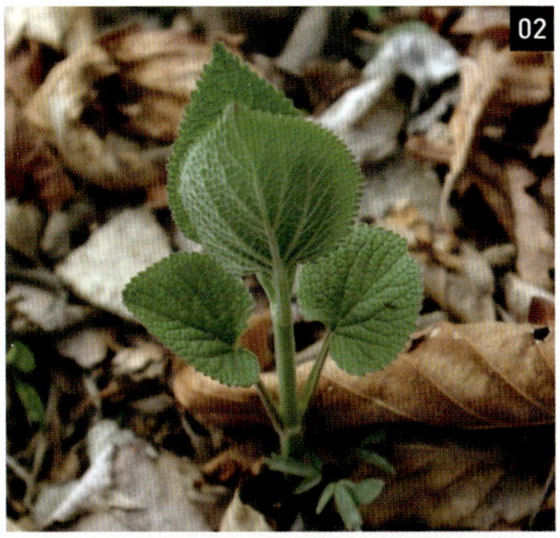

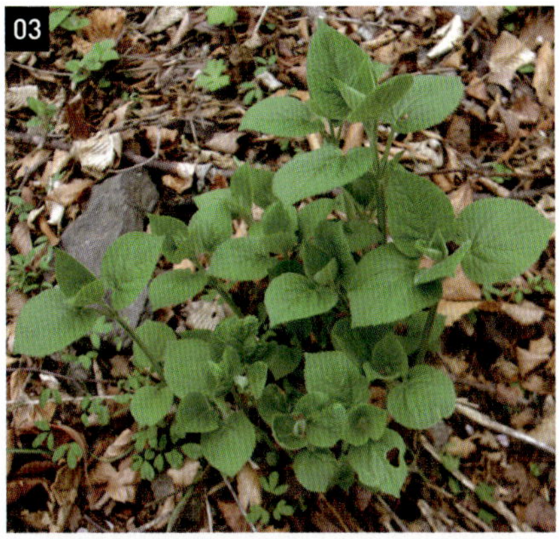

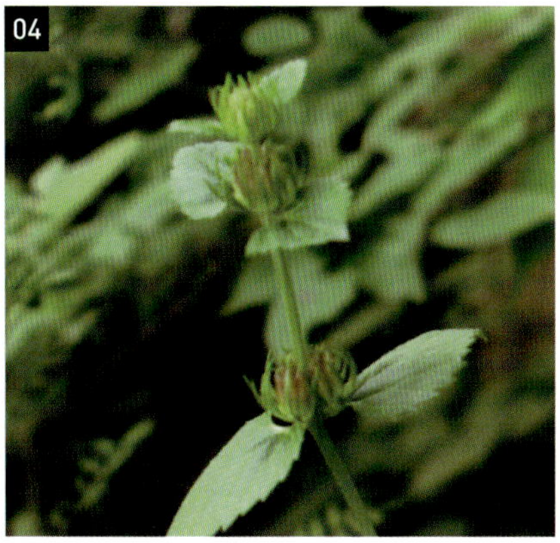

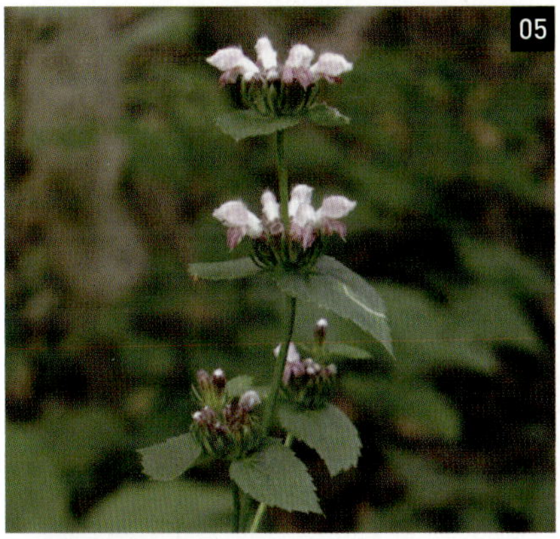

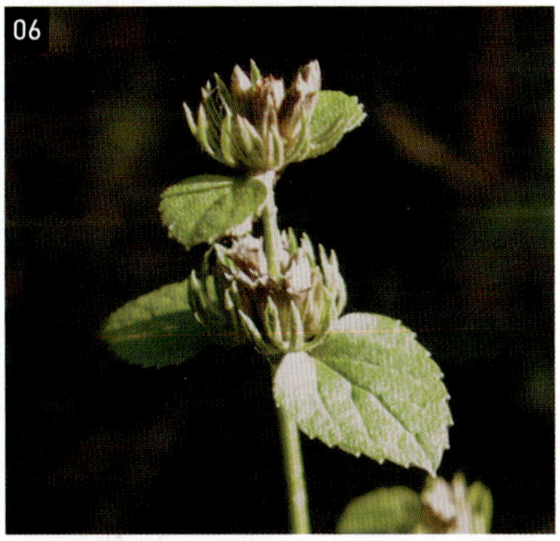

01 전체 모습. 4월 29일
02 새순. 5월 1일
03 줄기 자라는 모습. 5월 1일
04 꽃봉오리. 6월 10일
05 꽃. 7월 22일
06 열매. 10월 14일
07 뿌리 달린 전체 모습. 4월 29일
08 유사종 일월토현삼(왼쪽)과 속단(오른쪽). 5월 1일
09 유사종 일월토현삼(왼쪽 2개)과 속단(오른쪽 2개) 뿌리째 비교. 5월 1일

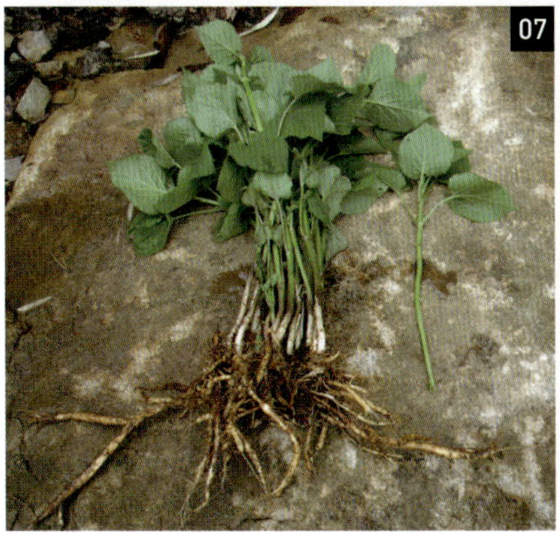

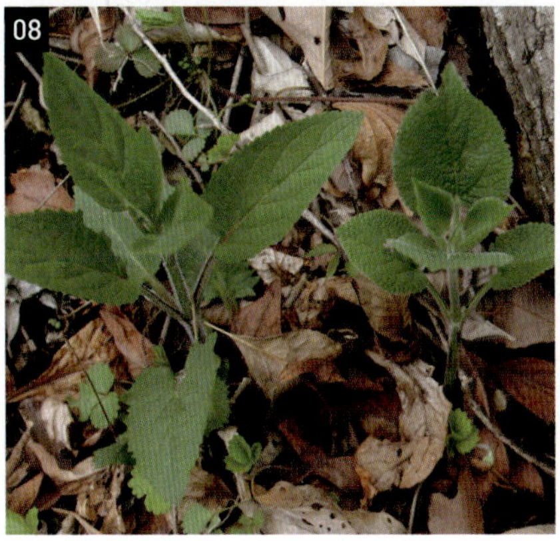

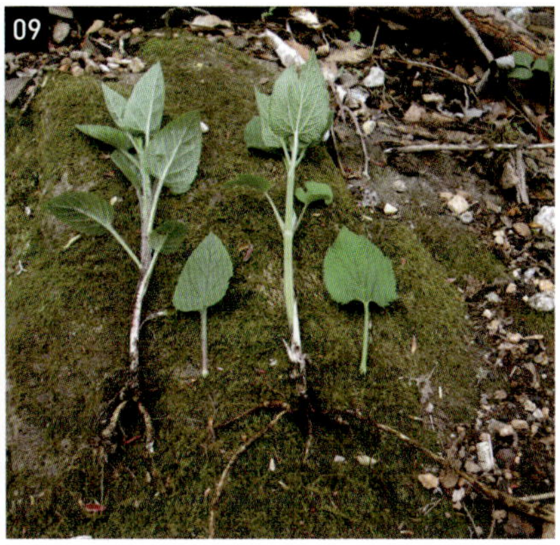

속단

큰까치수염

매운맛 + 떫은맛

112

Lysimachia clethroides Duby

■ 생리불순, 생리통, 류머티즘, 간염, 유방염, 어린이 영양실조에 효과

앵초과
여러해살이풀

다른 이름
민까치수영
큰꽃꼬리풀

생약명
진주채 珍珠菜

성분
독성이 없다.
캠페롤 소염작용
이소케르세틴 피부노화억제
에피카테킨 뇌손상예방

원산지
한국

서식지
산속 양지나 반그늘인 풀밭에 난다.

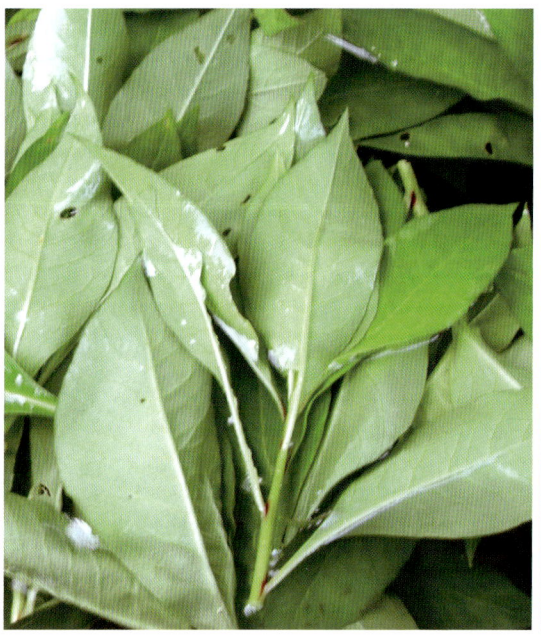

잎 채취하여 씻은 모습. 6월 6일

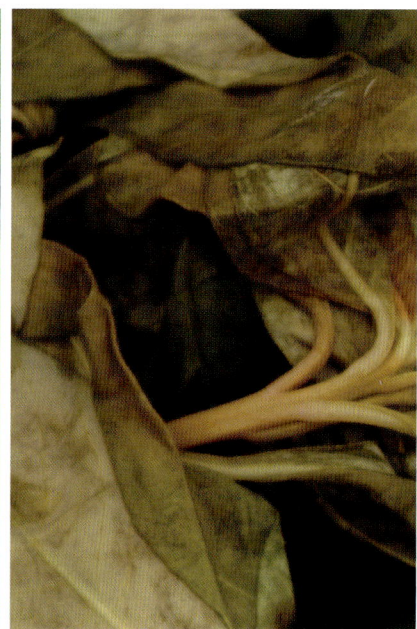

큰까치수염잎장아찌.

장아찌 담그기

채취시기 봄~여름.

채취부위 연한 잎.

채취시 주의사항 흔치 않은 약초이므로 조금만 채취하고 개체를 남겨둔다.

밑준비 잎을 끓는 물에 살짝 데쳐서 부드럽게 만든 뒤 찬물에 담가서 맵고 떫은맛을 우려내고, 물기를 짜서 살짝 말린다.

담그기 준비한 잎에 맛간장을 끓여서 식혀 붓는다. 효소액은 맛간장이 식은 뒤 넣고, 신맛이 나기도 하므로 식초를 줄여도 된다.

숙성 담근 장아찌는 상온에 한나절 두었다가 냉장고에 넣어 익히고, 부어놓은 맛간장은 며칠에 한 번씩 따라서 다시 끓여 식혀 붓기를 3~4번 한다.

장아찌맛 꼬들꼬들하고 개운한 맛이다.

오행의 맛과 효능
오행상 매운맛, 떫은맛. 신맛이 있다고도 한다. 매운맛은 발산시키는 작용을 하고, 떫은맛은 수렴시키는 작용을 한다.

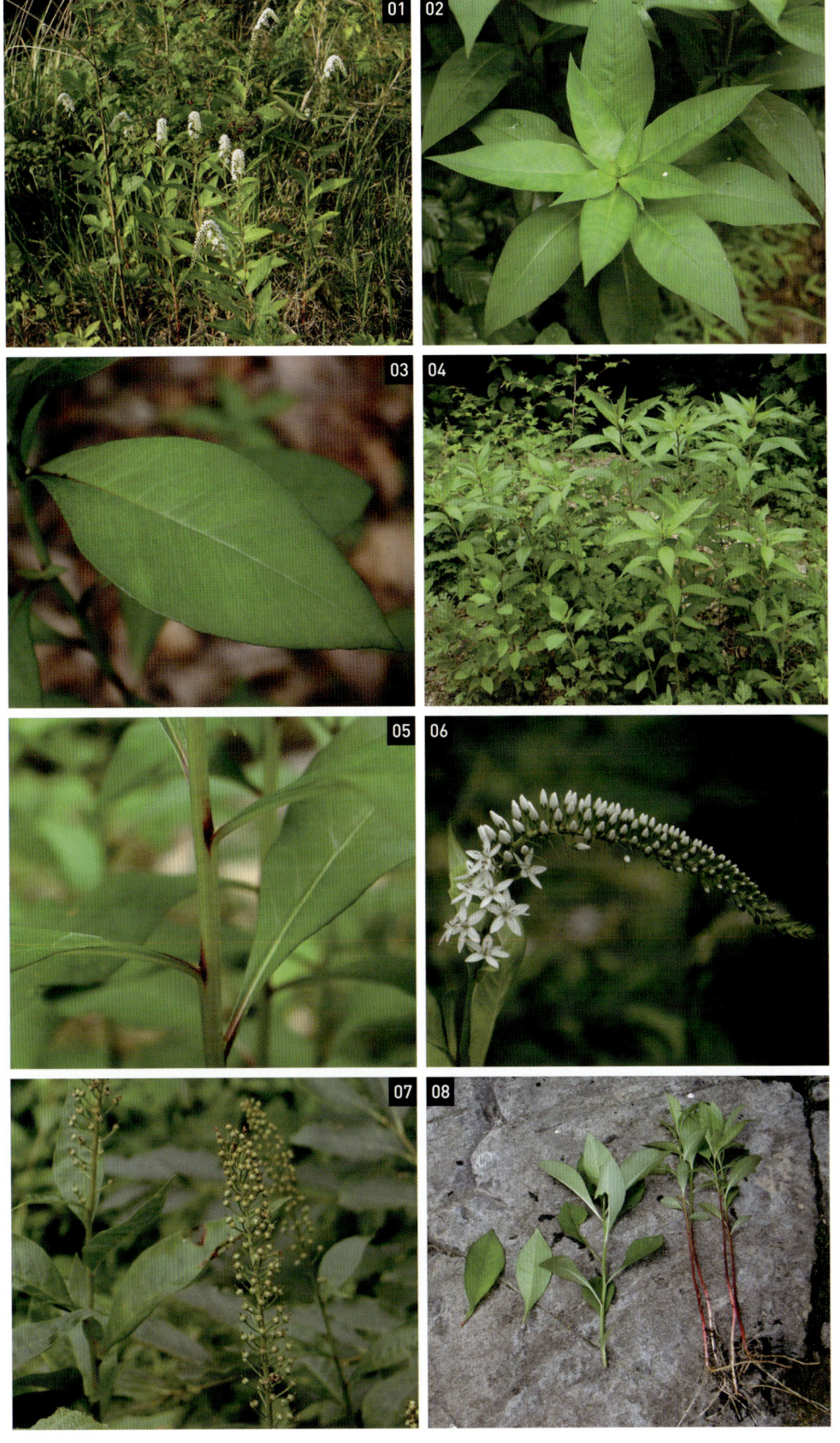

줄기는 50~100cm 정도 자라며, 밑동이 자줏빛을 띠고, 윗동에 잔털이 있으며, 가지가 거의 없다. **잎**은 어긋나며, 긴 타원 같은 피침형으로 끝이 뾰족하고, 검은색 기름점이 있다. 잎길이 6~14cm이고, 잎자루는 없거나 길이 1~2cm이다. **꽃**은 6~7월에 피고 흰색이며, 꽃잎이 5장이다. 작은 꽃 여러 송이가 줄기 끝에 어긋나게 모여서 길이 10~20cm의 꼬리모양으로 달리는데 열매가 달릴 무렵 40cm까지 길어지며, 꽃자루에 잔털이 있다. **열매**는 8~9월에 여물고 둥글며, 지름 2.5mm 정도이고 꽃받침에 싸여 있다.

- 01 꽃 핀 군락. 6월 17일
- 02 어린잎. 6월 19일
- 03 잎. 6월 6일
- 04 줄기 자라는 모습. 6월 9일
- 05 줄기. 6월 10일
- 06 꽃. 6월 11일
- 07 열매. 8월 6일
- 08 잎 앞뒷면과 뿌리 달린 전체 모습. 6월 6일

큰까치수염

갯무

Raphanus sativus var. *hortensis* f. *raphanistroides* Makino

매운맛 + 단맛

- 기침가래, 소화불량, 위산과다, 헛배 부른 데, 이질설사, 변비, 비만에 효과

십자화과
두해살이풀

다른 이름
무아재비

생약명
빈래복 濱萊菔

성분
글루코시놀레이트 종양억제
카페산 노화방지
페룰산 혈당과 콜레스테롤수치 내림
리놀레산 체지방감소
포도당 에너지공급

원산지
지중해지방

서식지
바닷가 모래땅에 난다.

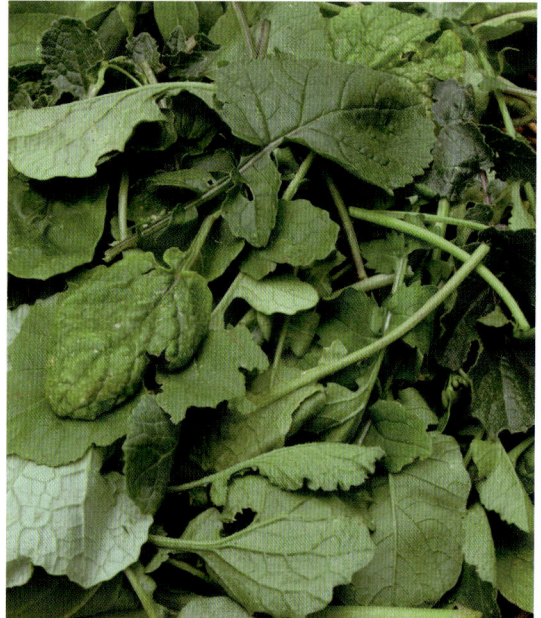
뿌리와 잎줄기 채취한 모습. 7월 23일

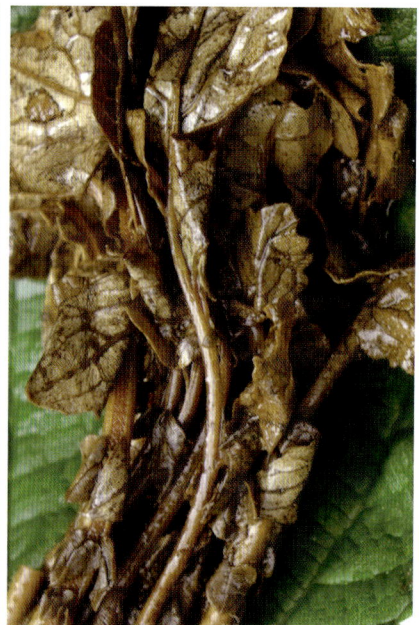
갯무잎장아찌.

장아찌 담그기

채취시기 봄~가을.
채취부위 새순이나 잎줄기를 뿌리째 채취한다. 뿌리째 담가도 되고, 뿌리와 잎줄기를 따로 담가도 된다.
밑준비 뿌리에 흙이 남지 않도록 깨끗이 씻어서 끓는 소금물에 살짝 데치고, 찬물에 담가서 수산과 매운맛을 우려낸 뒤 물기를 짜서 살짝 말린다. 수산은 물에 녹아 나오는데, 생으로 먹거나 우려내지 않고 많이 먹으면 몸에 결석이 생긴다.
담그기 준비한 것에 맛간장을 끓여서 아삭한 맛이 살도록 뜨거울 때 붓거나, 맛고추장으로 버무린다. 맛간장에 넣는 효소액은 맛간장이 식은 뒤 넣고, 본래 단맛이 있으므로 단맛을 줄여도 된다.
숙성 담근 장아찌는 상온에 한나절 두었다가 냉장고에 넣어 익히고, 부어놓은 맛간장은 며칠에 한 번씩 따라서 다시 끓여 식혀 붓기를 3~4번 한다. 잎줄기와 뿌리가 질기고 단단하므로 노르스름해질 때까지 충분히 삭혀서 먹는다.
장아찌맛 꼬들꼬들하고 칼칼한 맛이다.
먹을 때 주의사항 수산이 들어 있으므로 통풍이나 결석이 있는 사람은 먹지 않는다.

오행의 맛과 효능
오행상 매운맛, 단맛. 매운맛은 발산시키는 작용을 하고, 단맛은 부드럽게 만드는 작용을 한다.

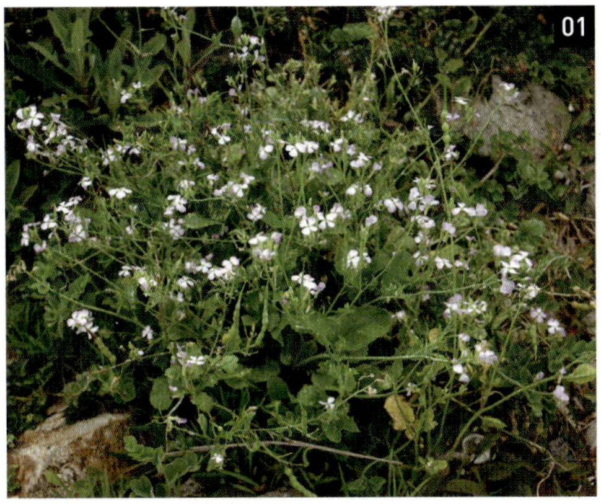

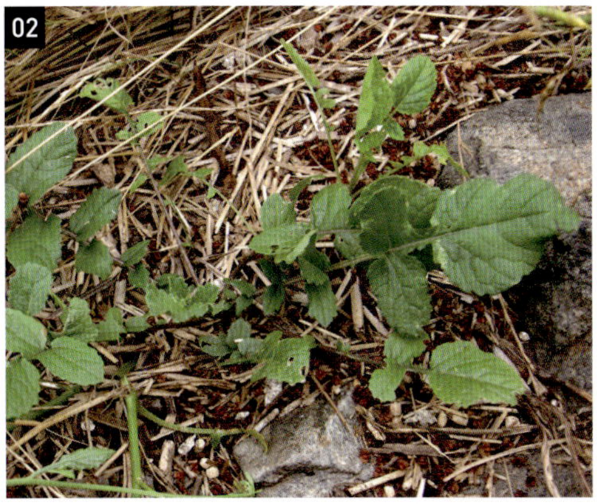

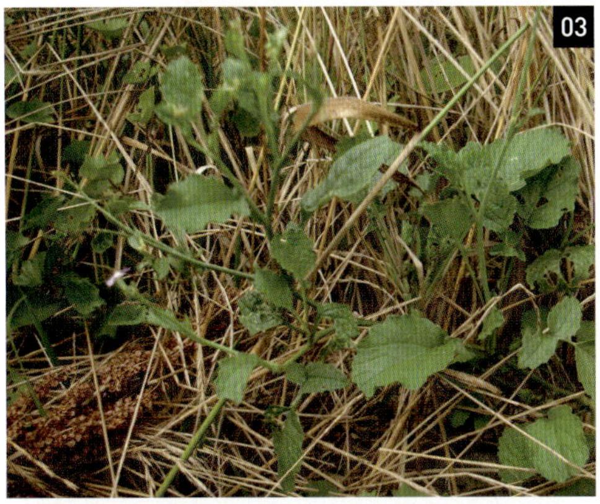

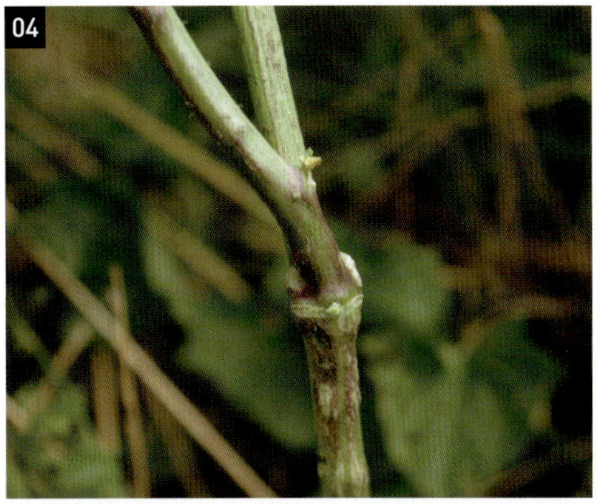

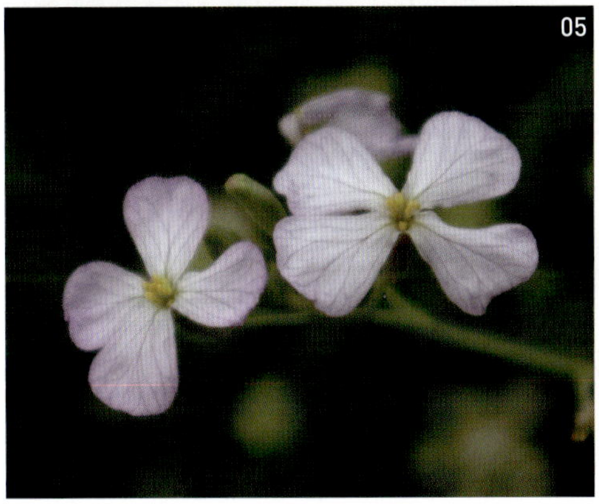

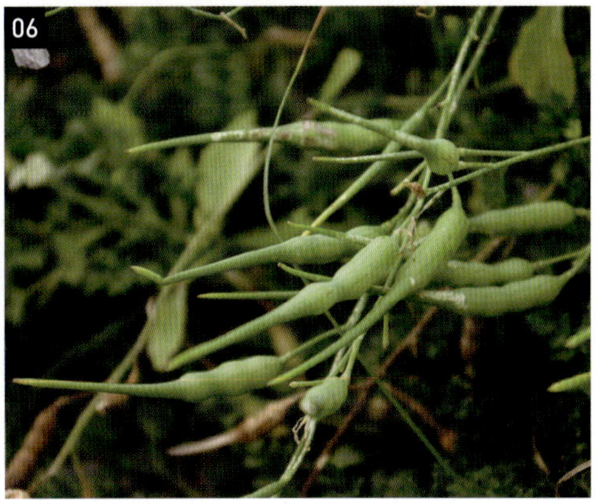

뿌리는 조금 굵게 자라고, 단단하며, 원기둥모양이다. **줄기**가 있으나 뿌리와의 경계가 불분명하다. 꽃줄기는 1m 정도 올라와 가지가 조금 갈라져 나오며, 드물게 잔털이 있다. **잎**은 뿌리에 뭉쳐서 나오며, 깃털모양으로 깊게 갈라지고, 가장자리에 무딘 톱니가 있다. 맨 위의 잎 조각은 달걀모양이고 크기가 가장 크다. 무잎보다 작고 억세다. **꽃**은 4~5월에 피고 연자주색 또는 흰보라색이며, 꽃잎이 4장이고 십자모양으로 붙는다. 꽃지름 1.5~2cm이고, 작은 꽃 여러 송이가 어긋나게 모여 달린다. **열매**는 6~7월에 여물고 울룩불룩한 뿔모양이며, 길이 4~5cm이다. 씨앗은 둥글며, 다 익어도 열매껍질이 갈라지지 않는다.

01 꽃 핀 전체 모습. 7월 23일
02 어린잎. 7월 23일
03 줄기 자라는 모습. 7월 23일
04 줄기. 7월 23일
05 꽃. 7월 23일
06 풋열매. 7월 23일
07 밑동. 7월 23일
08 잎 앞뒷면과 뿌리 달린 전체 모습. 7월 23일

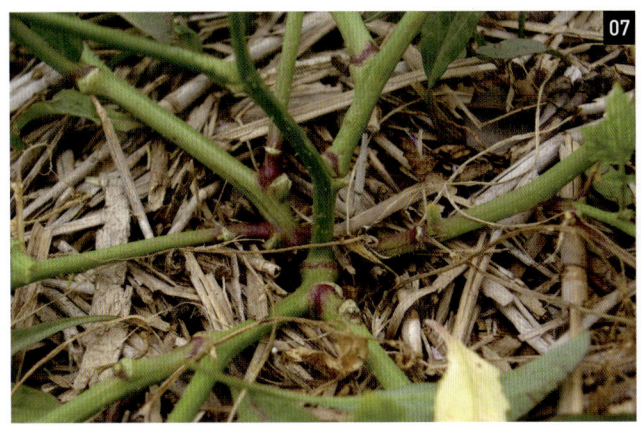
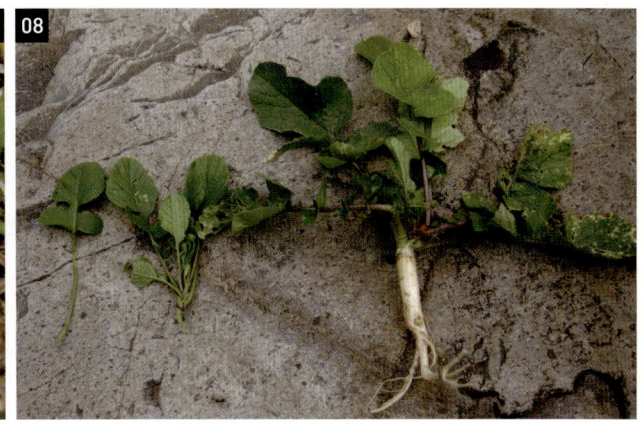

갯무

114 무 매운맛 + 단맛

Raphanus sativus L.

- 기침, 고열, 소화불량, 술독 푸는 데 효과

십자화과
한두해살이풀

다른 이름
무우
무시
무수

생약명
대근 大根

성분
디아스타아제 소화촉진
시스테인 해독작용
탄수화물 에너지공급
단백질 근육강화
칼슘 뼈강화
철분 빈혈개선
비타민C 노화방지

원산지
지중해 연안과 중앙아시아

서식지
우리나라에서는 고려시대부터 밭에 심어 키운다.

오행의 맛과 효능
오행상 매운맛, 단맛. 매운맛은 발산시키는 작용을 하고, 단맛은 부드럽게 만드는 작용을 한다.

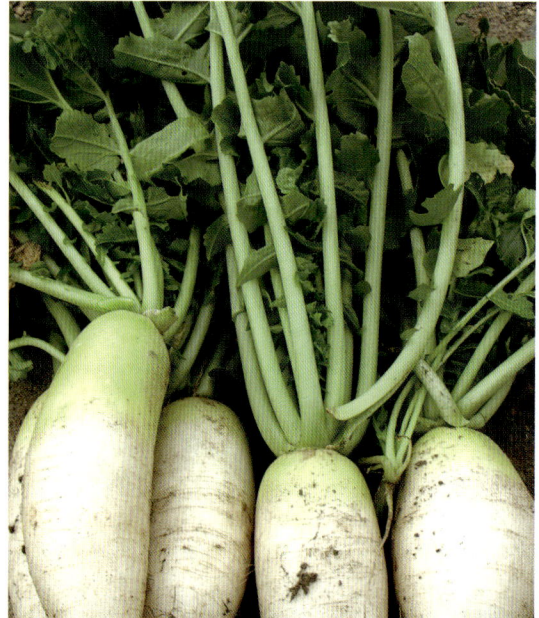
뿌리째 채취한 모습. 10월 24일

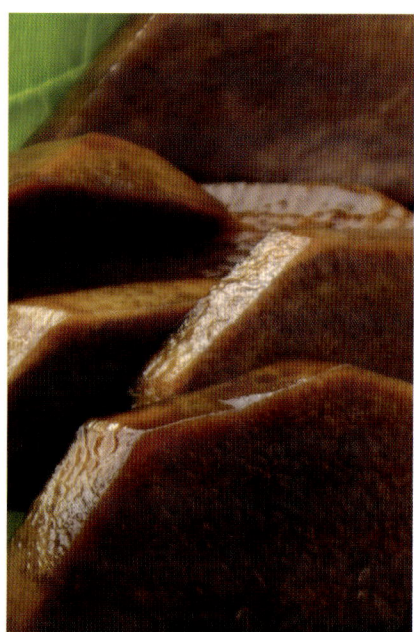
무장아찌.

장아찌 담그기

채취시기 가을.

채취부위 무청(잎줄기)을 뿌리째 채취한다. 무 따로, 무청 따로 담그는 것이 좋다.

밑준비 뿌리에 흙이 남지 않게 껍질째 깨끗이 씻어서 간이 잘 배도록 적당한 크기로 썰고, 소금에 반나절 정도 절여서 수분이 적당히 빠져나오면 여러 번 헹구어 물기를 빼고 살짝 말린다.

담그기 준비한 것을 묵은 간장이나 묵은 고추장에 박는다. 또는 맛간장을 끓여서 식혀 붓거나, 맛고추장으로 버무린다. 맛간장에 넣는 효소액은 맛간장이 식은 뒤 넣고, 본래 단맛이 있으므로 단맛은 줄여도 되며, 소금에 절였으므로 간을 약하게 한다.

숙성 맛간장, 맛고추장으로 담근 경우 상온에 한나절 두었다가 냉장고에 넣어 익히고, 부어놓은 맛간장은 며칠에 한 번씩 따라서 다시 끓여 식혀 붓기를 3~4번 한다.

장아찌맛 쫄깃쫄깃하고 깊은 맛이다. 완성된 장아찌는 고춧가루, 다진 파, 다진 마늘, 물엿 등으로 갖은 양념을 해서 먹기도 한다.

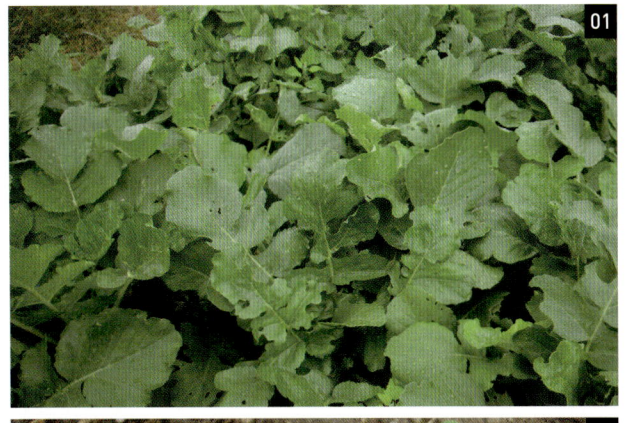

뿌리는 매우 굵게 자라고 살이 많으며, 끝이 뾰족한 원기둥모양이다. 줄기는 뿌리와의 경계가 불분명하며, 꽃줄기는 1m 정도 올라와 가지가 갈라져 나온다. 잎은 뿌리에 뭉쳐서 나오며, 깃털모양으로 깊게 갈라지고, 가장자리에 무딘 톱니가 있으며, 맨 위의 잎조각은 달걀모양으로 크기가 가장 크다. 잎에 잔털이 있다. 꽃은 4~5월에 피고 연자주색 또는 흰자주색이며, 꽃잎이 4장이고 십자모양으로 붙는다. 작은 꽃 여러 송이가 꽃줄기에 어긋나게 모여 달린다. 열매는 5~6월에 여물고 울룩불룩한 뿔모양이며, 길이 4~6cm이다. 다 익어도 열매껍질이 갈라지지 않는다.

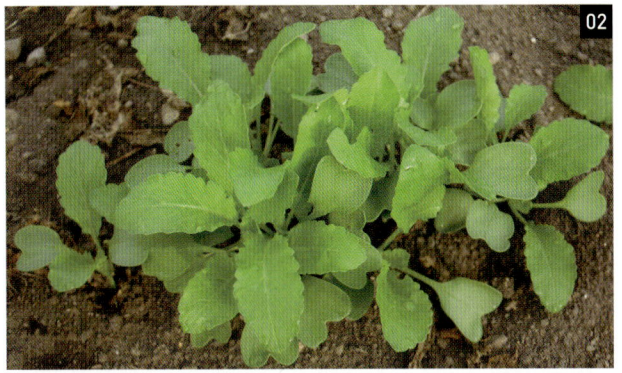

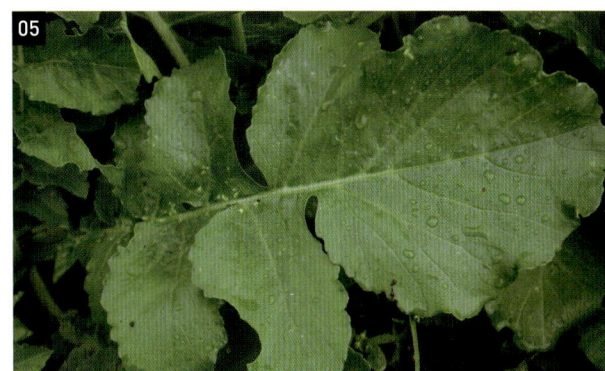

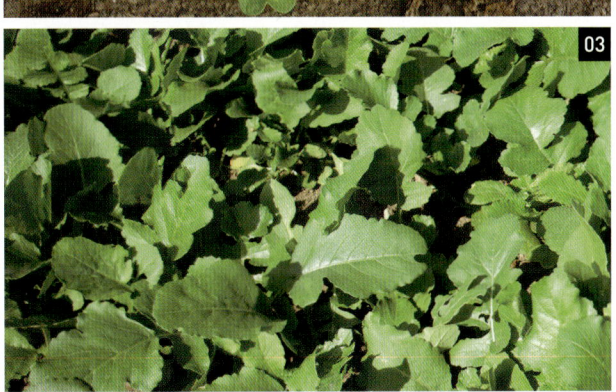

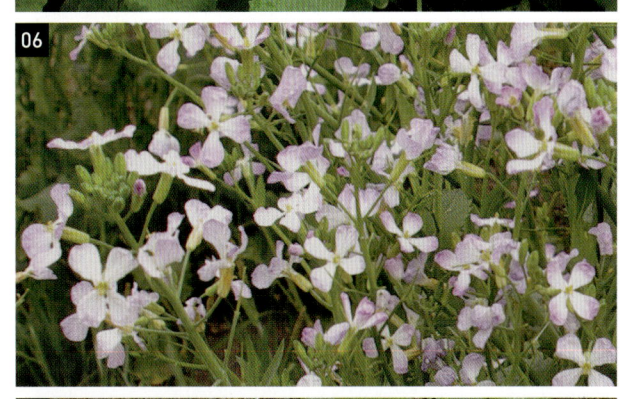

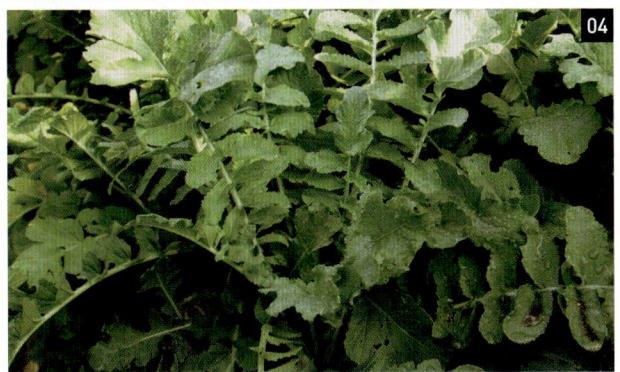

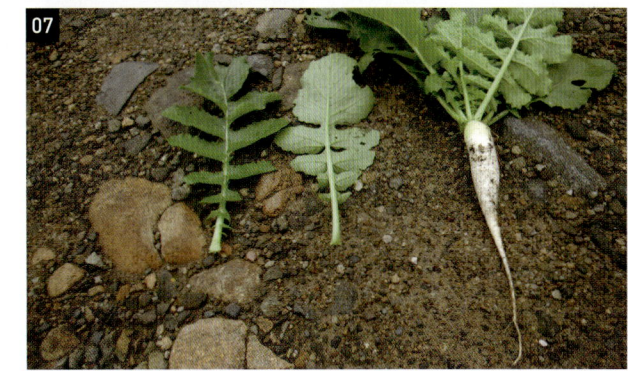

01 잎이 무성한 모습. 10월 2일
02 새순. 9월 11일
03 어린잎. 9월 21일
04 잎 달린 모습. 6월 2일
05 잎. 10월 2일
06 꽃. 4월 24일
07 잎 앞뒷면과 뿌리 달린 전체 모습. 10월 2일

115 곰취 매운맛 + 단맛

Ligularia fischeri (Ledeb.) Turcz.

■ 기침가래, 신경통, 결핵, 혈액순환에 효과

국화과
여러해살이풀

다른 이름
왕곰취
말곰취
곰달래

생약명
호로칠 胡蘆七

성분
독성이 없다.
칼슘 뼈강화
칼륨 신경세포와 근육기능강화
단백질 근육강화
나트륨 수분유지
철분 빈혈개선
베타카로틴 노화방지
니아신 혈액순환촉진
푸마르산 부패억제
티아민 에너지대사관여
비타민B$_2$ 빈혈개선
비타민C 노화방지

원산지
한국

서식지
깊은 산 반그늘이고 촉촉한 땅에 난다.

오행의 맛과 효능
오행상 매운맛, 단맛. 쌉쌀한 맛이 나기도 한다. 매운맛은 발산시키는 작용을 하고, 단맛은 부드럽게 만드는 작용을 한다.

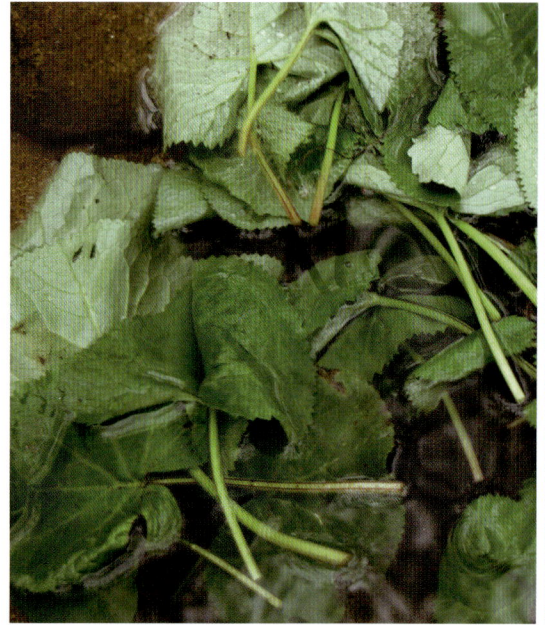
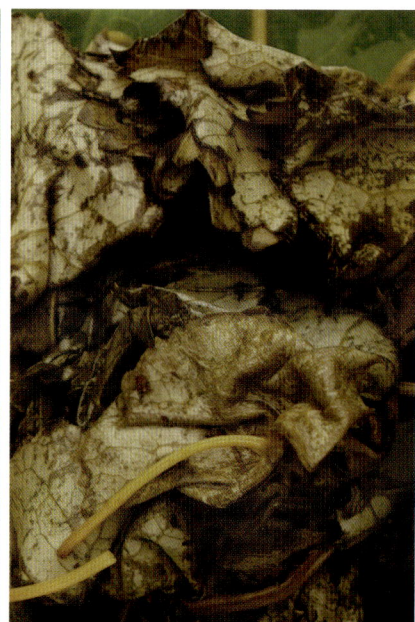

잎 채취하여 씻은 모습. 4월 17일   곰취잎장아찌.

장아찌 담그기

채취시기 봄~가을.
채취부위 잎.
채취시 주의사항 흔치 않은 약초이므로 조금만 채취하고 개체를 남겨둔다.
밑준비 연한 잎은 씻어서 물기를 뺀 뒤 차곡차곡 모으고, 억센 잎은 짭짤한 소금물에 1주일간 삭혀서 쌉쌀한 맛을 우려낸 뒤 여러 번 헹구어 물기를 짠다.
담그기 준비한 것을 묵은 간장이나 묵은 된장에 박는다. 또는 맛간장을 끓여서 생잎에는 뜨거울 때 부어 아삭한 맛을 살리고, 삭힌 잎에는 식혀서 붓는다. 맛된장으로 켜켜이 버무리기도 한다. 맛간장에 넣는 효소액은 맛간장이 식은 뒤 넣고, 본래 단맛이 있으므로 단맛을 줄여도 된다. 소금물에 삭혔으므로 간을 약하게 하고, 그윽한 향을 살리려면 식초를 넣지 않는다.
숙성 맛간장, 맛된장으로 담근 경우 상온에 한나절 두었다가 냉장고에 넣어 익히고, 부어놓은 맛간장은 며칠에 한 번씩 따라서 다시 끓여 식혀 붓기를 3~4번 한다. 억센 잎은 노르스름해질 때까지 충분히 삭혀서 먹는다.
장아찌맛 깊고 그윽한 맛이다.

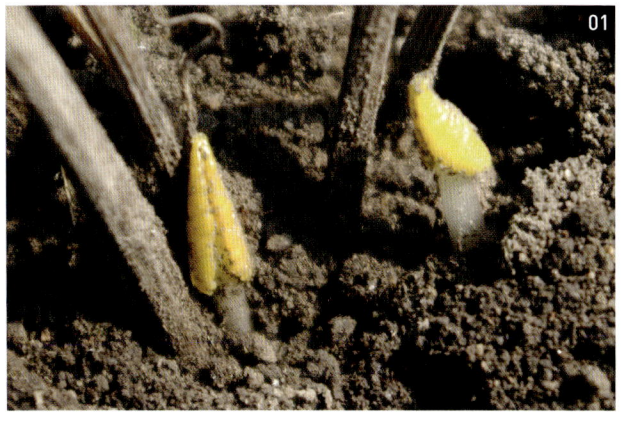

뿌리는 사방으로 뻗으며, 갈색을 띤다. **줄기**는 1~2m 곧게 자라고, 세로 홈이 있다. **잎**은 뿌리잎은 모여 나고, 콩팥 같은 심장모양이며, 가장자리에 날카로운 톱니가 있고, 길이 30cm 정도. 줄기잎은 작고 3장 정도이며, 잎자루 아래가 줄기를 감싼다. 잎 앞뒷면에 윤기가 없다. **꽃**은 7~9월에 피고 노란색이며, 꽃잎모양의 혀꽃 5~9개와 꽃술모양의 대롱꽃이 모여 1송이가 된다. 1송이 지름 4~5cm. 작은 송이 여러 개가 어긋나게 모여 달린다. **열매**는 9~10월에 여물고 원통모양이며, 길이 6.5~11㎜. 씨앗에 갈색 또는 자줏빛 도는 갈색 갓털이 있다. |유사종| 동의나물. 맹독성. 물가에서 자라고, 꽃이 4~5월에 노란색 으로 1~2송이씩 핀다. 아네모닌(맹독성)이 구토, 설사, 혈뇨, 단백뇨를 일으킨다.

01 묵은대와 새순. 3월 16일
02 어린 뿌리잎. 3월 17일
03 잎. 5월 31일
04 꽃. 7월 19일
05 열매. 9월 17일
06 유사종 동의나물(맹독성). 6월 4일
07 유사종 곰취(왼쪽), 곤달비(가운데), 동의나물(오른쪽, 맹독성) 뿌리째 비교. 6월 4일

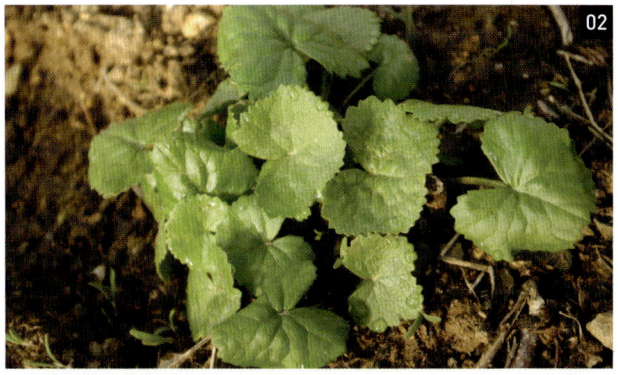

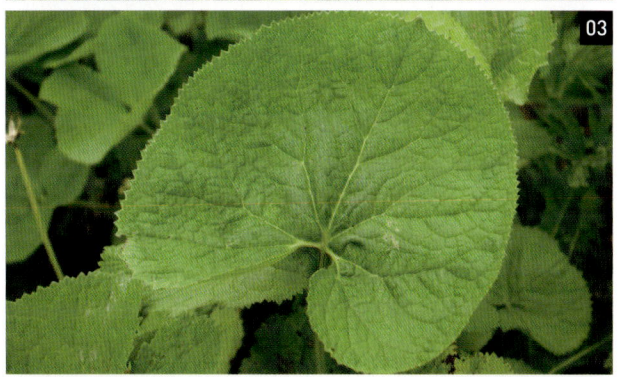

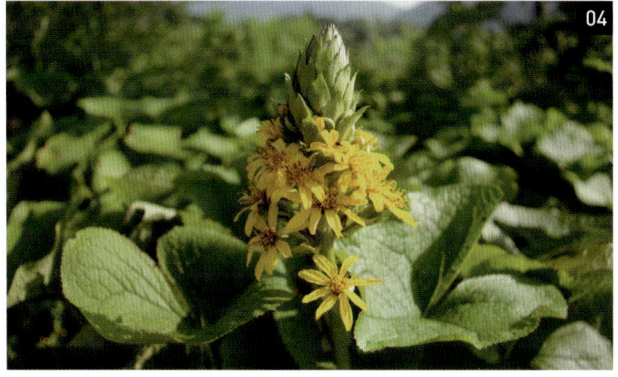

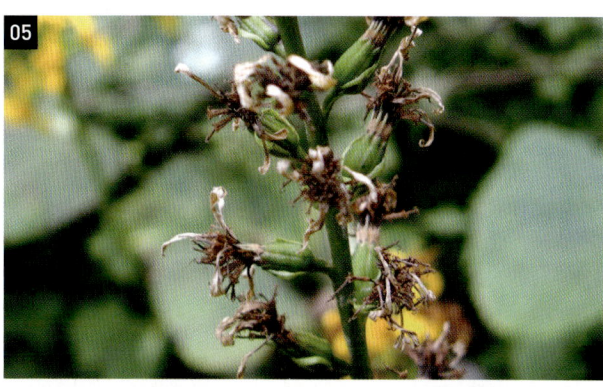

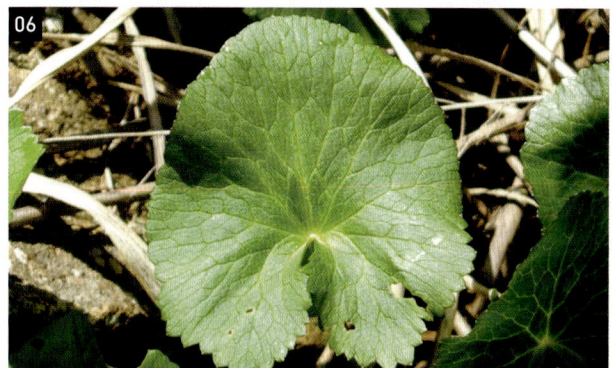

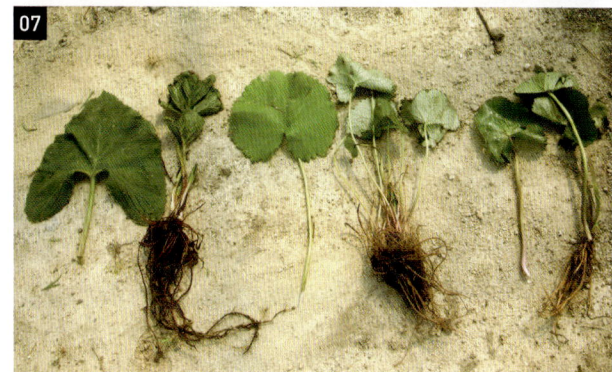

곰취

116 기름나물 매운맛 + 단맛

Peucedanum terebinthaceum Fisch

- 천식, 임산부 기침감기, 중풍, 두통, 신경통, 어지럼증에 효과

산형과
세해살이풀

다른 이름
참기름나물

생약명
석방풍 石防風

성분
독성이 없다.
쿠마린 혈전개선
타닌 수렴작용
플라보노이드 노화방지

원산지
한국

서식지
산기슭 양지바른 곳이나 길가, 빈터의 단단한 땅에 난다.

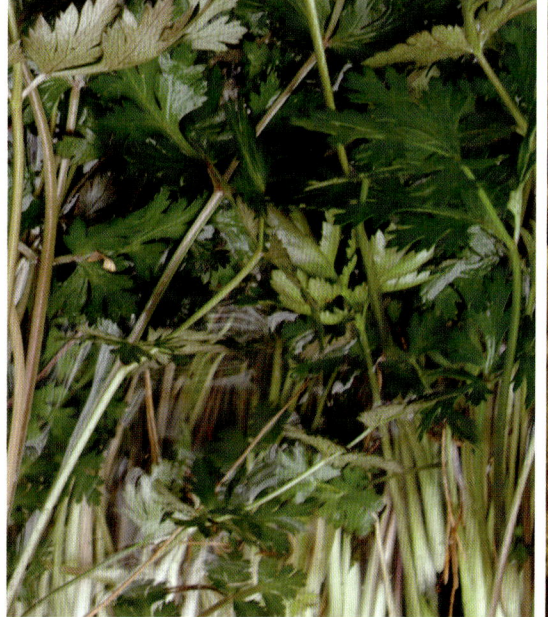 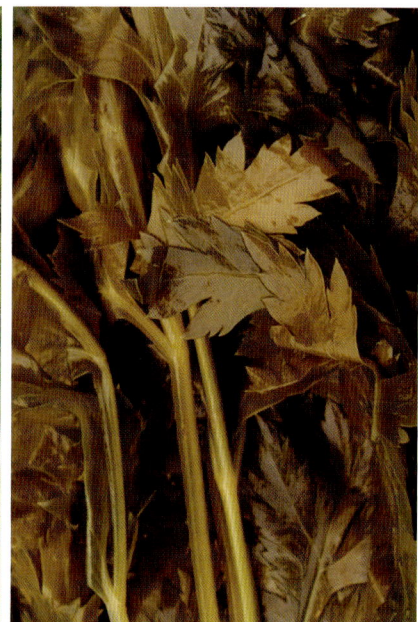

잎줄기 채취하여 씻은 모습. 4월 20일   기름나물잎줄기장아찌.

장아찌 담그기

채취시기 봄~가을.
채취부위 새순이나 잎줄기.
밑준비 새순이나 잎을 끓는 물에 살짝 데쳐서 부드럽게 만든 뒤 찬물에 헹구어 물기를 짜고 살짝 말린다.
담그기 준비한 것을 묵은 된장이나 묵은 고추장에 박는다. 또는 맛간장을 끓여서 식혀 붓거나, 맛고추장으로 버무린다. 맛간장에 넣는 효소액은 맛간장이 식은 뒤 넣고, 본래 단맛이 있으므로 단맛을 줄여도 된다.
숙성 맛간장, 맛고추장으로 담근 경우 상온에 한나절 두었다가 냉장고에 넣어 익히고, 부어놓은 맛간장은 며칠에 한 번씩 따라서 다시 끓여 식혀 붓기를 3~4번 한다. 향이 강하므로 노르스름해질 때까지 충분히 삭혀서 먹는다.
장아찌맛 고소하고 개운한 맛이다. 완성된 장아찌는 다진 파, 다진 마늘, 들기름 등으로 갖은 양념을 해서 먹기도 한다.

오행의 맛과 효능
오행상 매운맛, 단맛. 쓴맛이 난다고도 하며, 비릿한 기름냄새가 난다. 매운맛은 발산시키는 작용을 하고, 단맛은 부드럽게 만드는 작용을 한다.

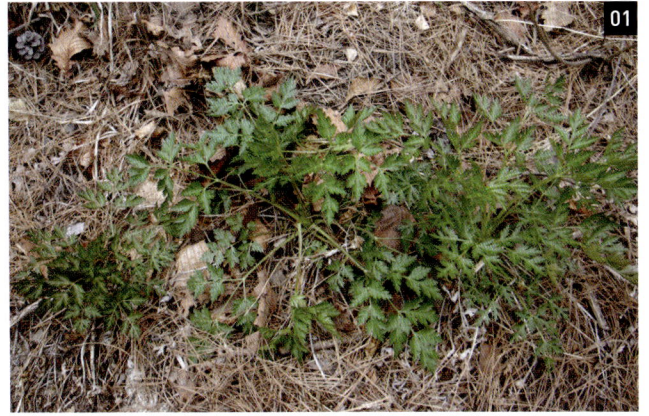

뿌리는 길게 뻗으며, 굵어진다. **줄기**는 30~90㎝ 정도 자라고, 붉은자줏빛이 돌며, 끝부분에 가는 잔털이 있다. 줄기를 꺾으면 비릿한 기름냄새가 난다. **잎**은 어긋나서 2회 갈라진 잎줄기에 3장씩 깃털처럼 달린다. 작은 잎은 넓은 달걀모양 또는 삼각형이고, 깊게 파인 톱니가 있으며, 윗면이 조금 번질거리고 길이 3~5㎝이다. 윗동 잎은 퇴화되며, 좁고 거꾸로 된 피침형 턱잎이 있다. **꽃**은 7~9월에 피고 흰색이며, 꽃잎이 5장이다. 작은 꽃 여러 송이가 줄기와 가지 끝에 겹우산모양으로 달린다. **열매**는 8~10월에 여물고 납작한 타원형이며, 길이 3~4㎝이다.

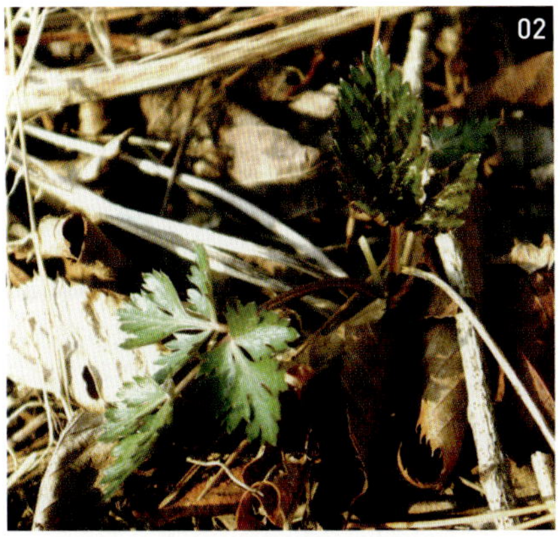

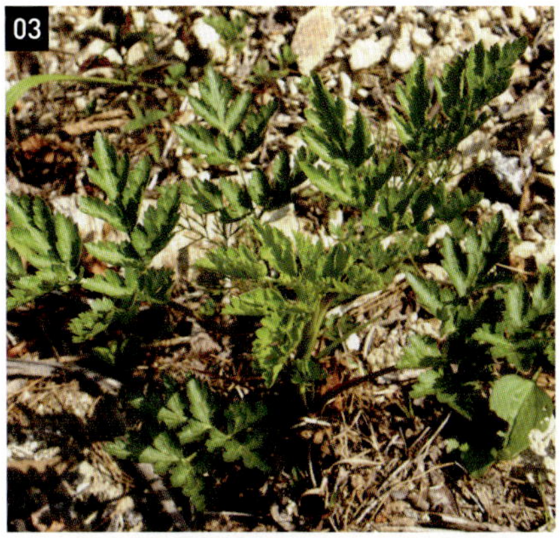

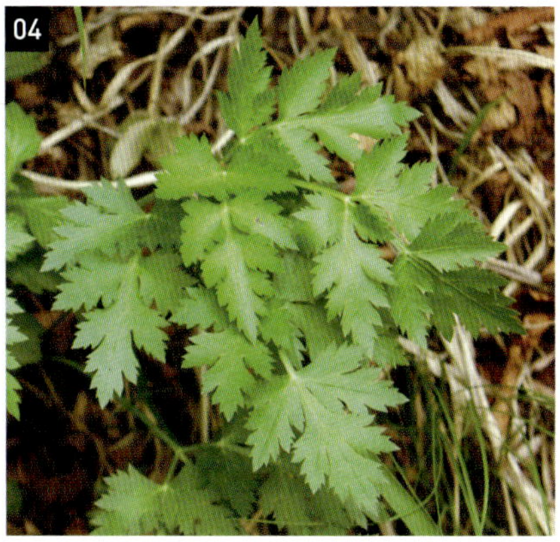

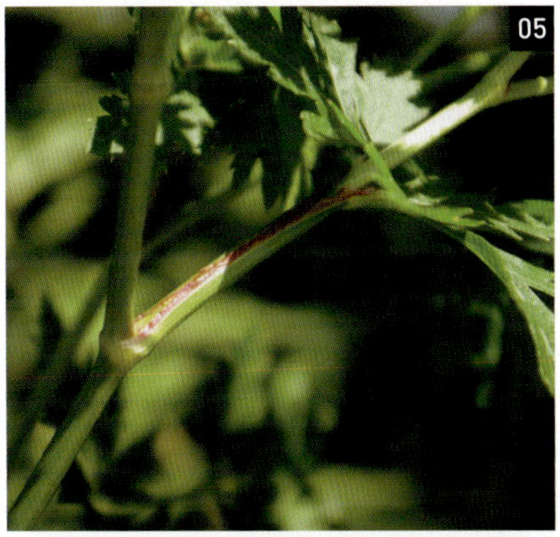

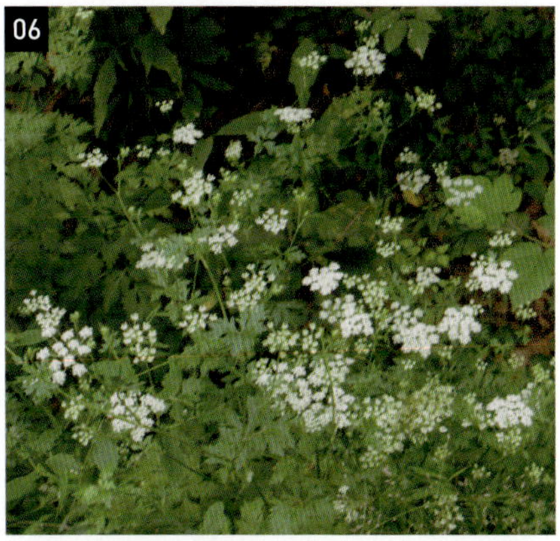

01 어린잎 자라는 군락. 4월 23일
02 새순. 3월 25일
03 어린잎. 6월 7일
04 잎. 6월 4일
05 붉은색 줄기. 8월 14일
06 꽃 핀 군락. 9월 14일
07 꽃. 8월 15일
08 열매 달린 모습. 10월 9일
09 뿌리 달린 전체 모습과 잎 앞뒷면. 4월 22일

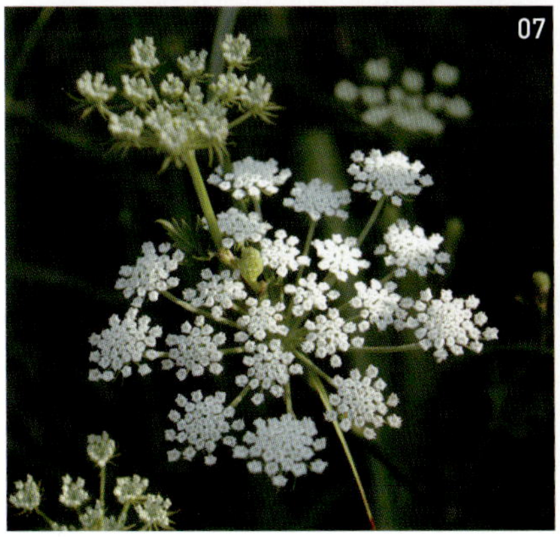

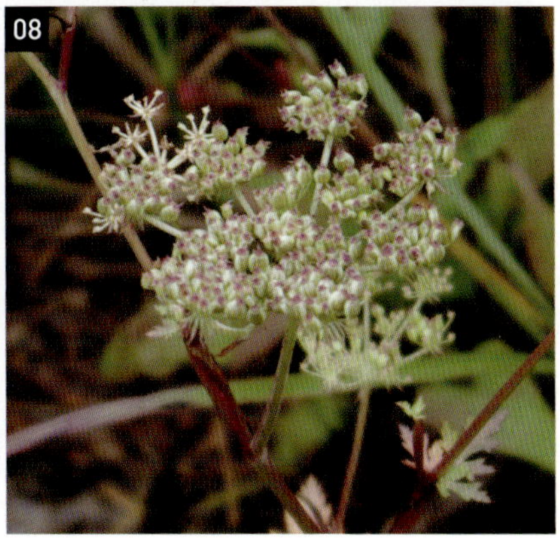

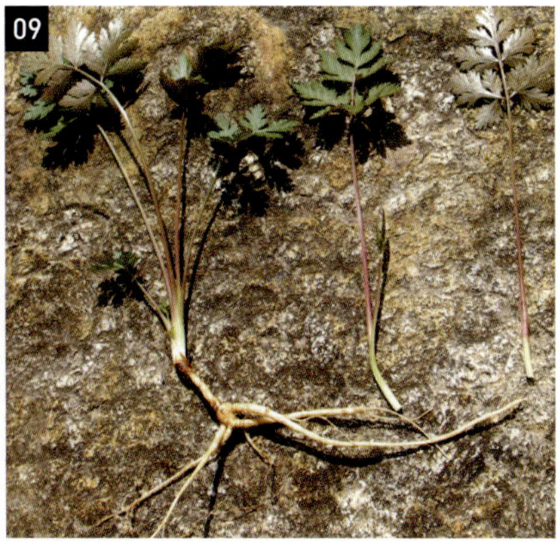

기름나물

산기름나물 <small>매운맛 + 단맛</small>

Peucedanum terebinthaceum var. *deltoideum* Makino

■ 천식, 임산부 기침감기, 중풍, 두통, 신경통, 어지럼증, 류머티즘에 효과

산형과
세해살이풀

생약명
관엽석방풍 寬葉石防風

성분
독성이 없다.
베타시토스테롤 <small>혈중콜레스테롤 개선</small>
시토스테롤 <small>콜레스테롤흡수방지</small>
데커신 <small>뇌손상예방</small>
움벨리페론 <small>염증제거</small>
쿠마린 <small>혈전개선</small>
타닌 <small>수렴작용</small>

원산지
한국

서식지
산속 자갈밭이나 숲에 난다.

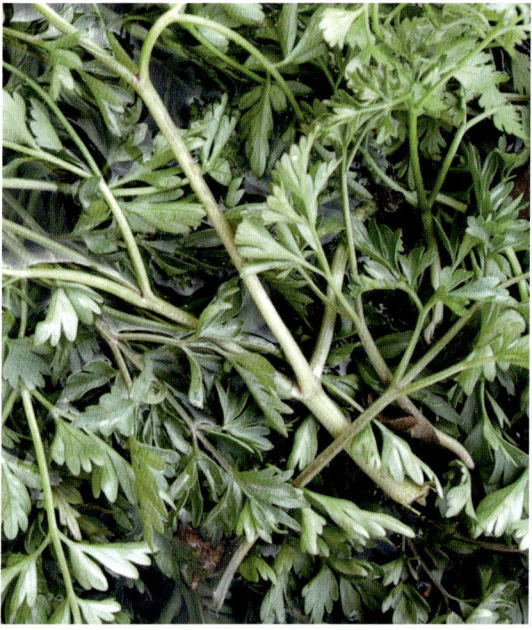

잎줄기 채취하여 씻은 모습. 3월 25일

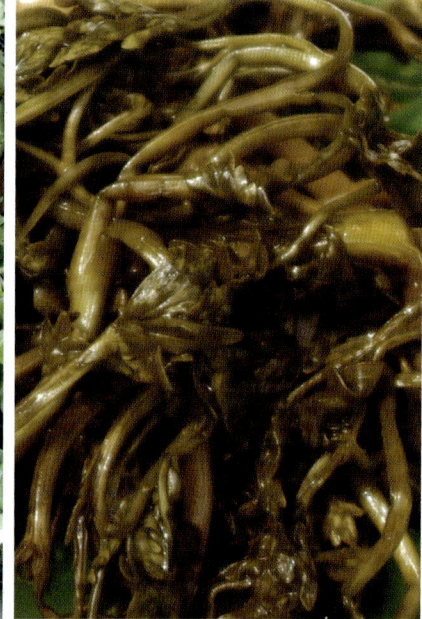

산기름나물잎줄기장아찌.

장아찌 담그기

채취시기 봄~가을.
채취부위 새순이나 잎줄기.
밑준비 새순이나 잎줄기를 씻어서 물기를 빼고 차곡차곡 모은다.
담그기 준비한 것에 맛간장을 끓여서 아삭한 맛이 살도록 뜨거울 때 붓거나, 맛고추장으로 버무린다. 맛간장에 넣는 효소액은 맛간장이 식은 뒤 넣고, 본래 단맛이 있으므로 단맛을 줄여도 된다.
숙성 담근 장아찌를 상온에 한나절 두었다가 냉장고에 넣어 익히고, 부어놓은 맛간장은 며칠에 한 번씩 따라서 다시 끓여 식혀 붓기를 3~4번 한다.
장아찌맛 아삭아삭하고 향긋한 맛이다.

오행의 맛과 효능
오행상 매운맛, 단맛. 쓴맛이 난다고도 하며, 미나리 냄새가 난다. 매운맛은 발산시키는 작용을 하고, 단맛은 부드럽게 만드는 작용을 한다.

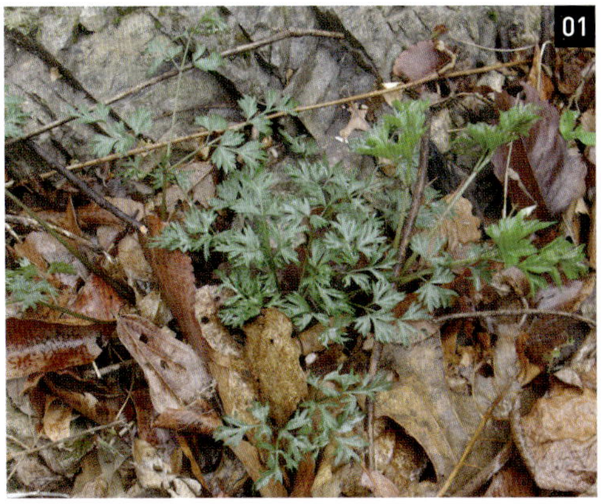

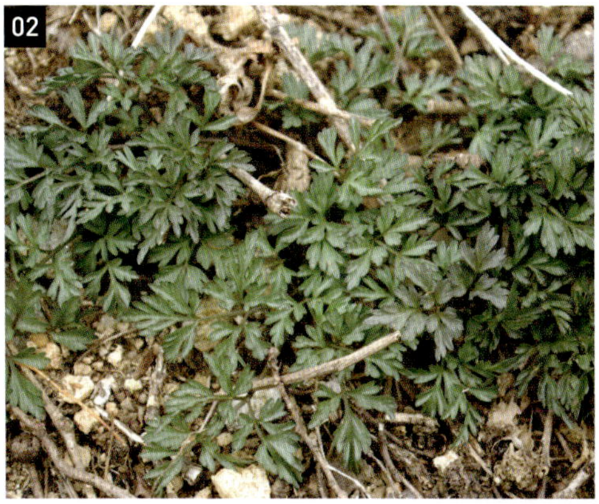

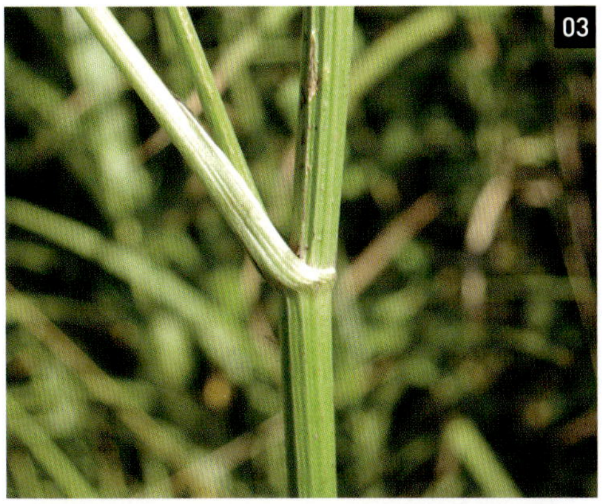

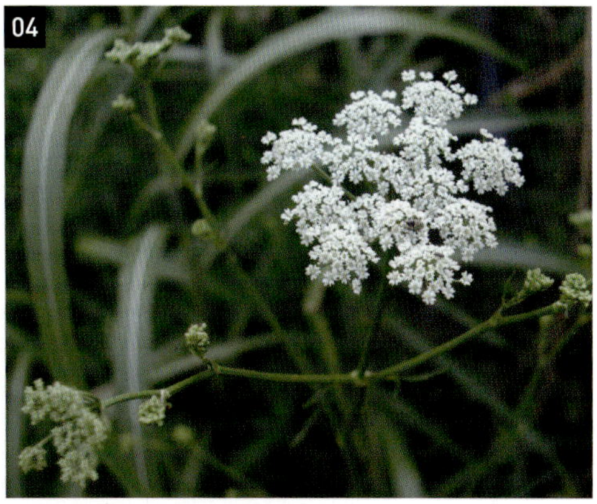

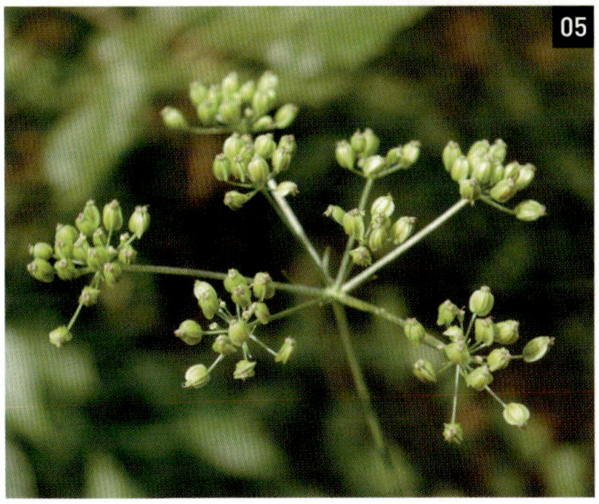

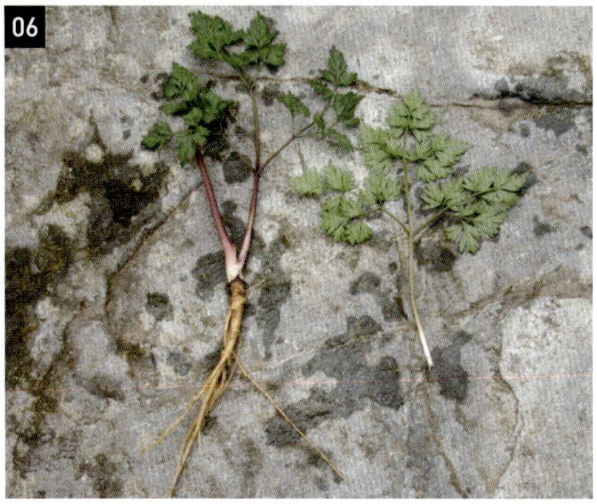

뿌리는 길게 뻗으며, 굵어진다. 줄기는 30~90㎝ 정도 자라고, 끝부분에 가는 잔털이 있다. 줄기를 꺾으면 미나리 냄새가 난다. 잎은 어긋나서 2회 갈라진 잎줄기에 3장씩 깃털처럼 달리고, 작은 잎은 넓은 달걀모양 또는 삼각형으로 깊게 파인 톱니가 있으며 길이 3~5㎝이다. 윗동잎은 퇴화되며, 좁고 거꾸로 된 피침형 턱잎이 있다. 꽃은 7~9월에 피고 흰색이며, 꽃잎이 5장이다. 작은 꽃 여러 송이가 줄기와 가지 끝에 겹우산모양으로 달린다. 열매는 8~10월에 여물고 납작한 타원형이며, 길이 3~4㎝이다.

01 전체 모습. 4월 17일
02 어린잎. 3월 24일
03 줄기. 8월 15일
04 꽃. 8월 15일
05 열매. 10월 17일
06 뿌리 달린 전체 모습과 잎 앞뒷면. 4월 17일
07 유사종 기름나물(왼쪽)과 산기름나물(오른쪽). 3월 25일
08 유사종 기름나물(왼쪽)과 산기름나물(오른쪽) 뿌리째 비교. 3월 25일

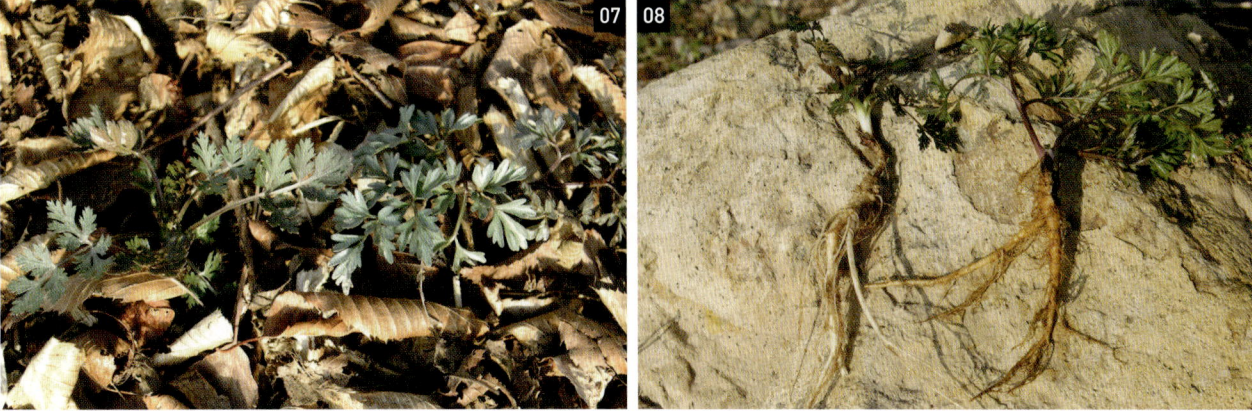

산기름나물

118 산토끼꽃 매운맛 + 단맛

Dipsacus japonicus Miq.

■ 요통, 습관성 유산, 골절, 피부병에 효과

산토끼꽃과
두해살이풀

다른 이름
산토끼풀

생약명
혹속단 或續斷

성분
콜린 숙취해소
트리테르페노이드 사포닌 종양억제
이리도이드 진정과 해열작용
쿠마린 혈전개선
플라보노이드 노화방지

원산지
한국

서식지
산속 메마른 곳에 난다.

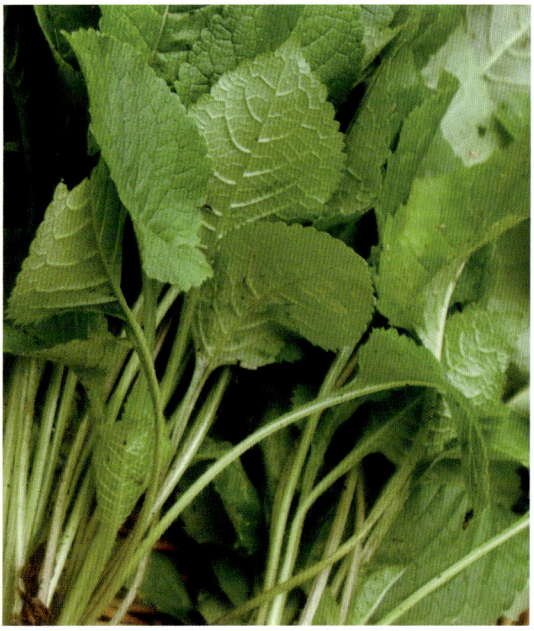 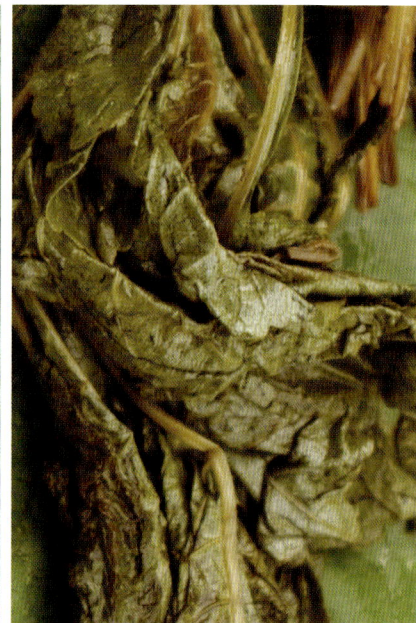

잎 채취한 모습. 8월 31일 산토끼꽃잎장아찌.

장아찌 담그기

채취시기 봄~여름.
채취부위 연한 잎.
밑준비 잎을 끓는 물에 살짝 데쳐서 부드럽게 만든 뒤 물기를 짠다.
담그기 준비한 잎에 맛간장을 끓여서 식혀 붓거나, 맛고추장으로 버무린다. 맛간장에 넣는 효소액은 맛간장이 식은 뒤 넣는다.
숙성 담근 장아찌는 상온에 한나절 두었다가 냉장고에 넣어 익히고, 부어놓은 맛간장은 며칠에 한 번씩 따라서 다시 끓여 식혀 붓기를 3~4번 한다.
장아찌맛 꼬들꼬들하고 개운한 맛이다.

오행의 맛과 효능
오행상 매운맛, 단맛. 쓴맛이 난다고도 한다. 매운맛은 발산시키는 작용을 하고, 단맛은 부드럽게 만드는 작용을 한다.

줄기는 1m 정도 자라고, 모가 나 있으며, 굵은 가시털이 흩어져 난다. **잎**은 마주 나며, 긴 타원형 또는 사각형 같은 달걀모양이고, 가장자리에 날카로운 톱니가 있다. 밑동잎은 아래쪽이 완전히 갈라져 깃털처럼 된다. 잎길이 6~15㎝. 밑동잎은 잎자루가 길고, 윗동잎은 잎자루가 없다. **꽃**은 8월에 피고 붉은자주색이며, 통모양이고 꽃부리가 4갈래이다. 작은 꽃 여러 송이가 타원형의 꽃차례에 모여 달리며, 꽃차례 길이 2~3㎝이고, 쐐기모양의 가시털이 있다. **열매**는 9월에 여문다.

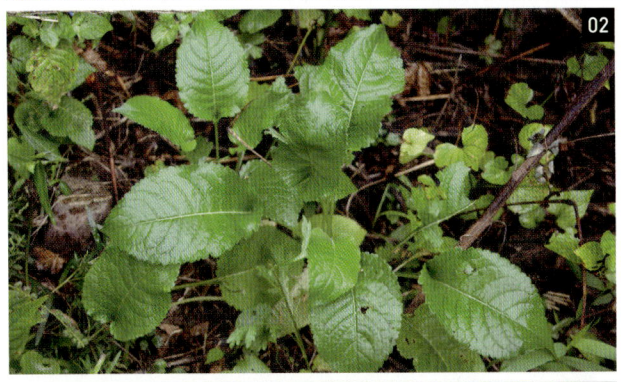

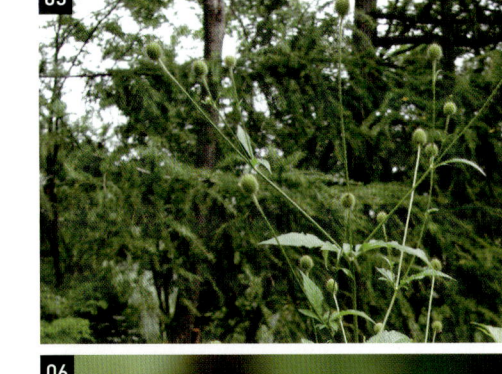

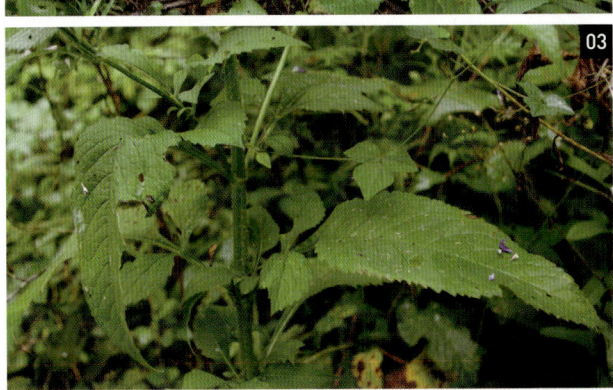

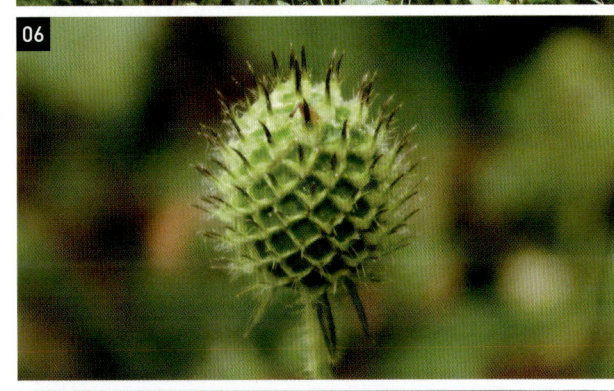

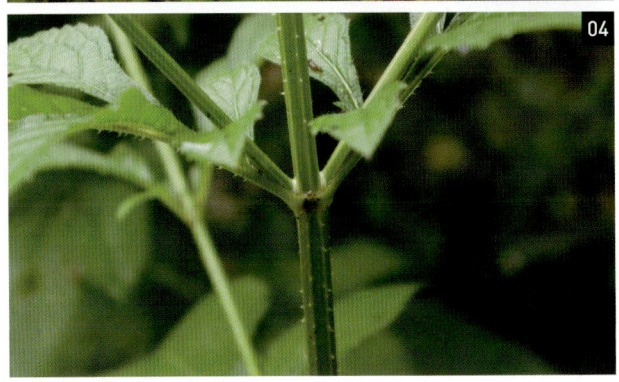

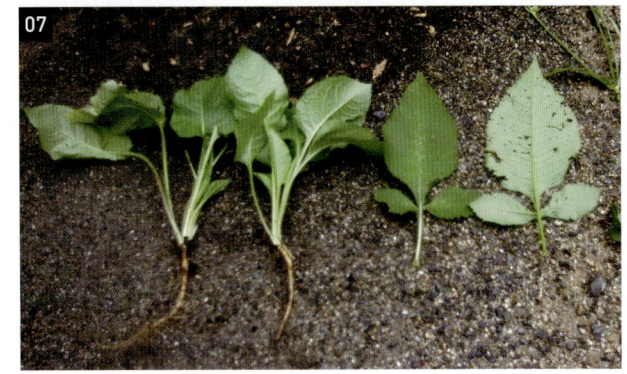

01 열매가 달린 전체 모습. 8월 31일
02 어린잎. 8월 31일
03 잎 달린 모습. 8월 31일
04 줄기와 가시털. 8월 31일

05 줄기와 가지 자라는 모습. 8월 31일
06 풋열매. 8월 31일
07 뿌리 달린 전체 모습과 잎 앞뒷면. 8월 31일

산 토 끼 꽃

119

Trigonotis peduncularis (Trevir.) Benth. ex Hemsl.

꽃마리 _{매운맛 + 단맛}

■ 해독, 위장병, 아이의 이질설사, 손발 저린 데 효과

지치과
두해살이풀

다른 이름
잣나물
잣냉이

생약명
부지채 附地菜

성분
게라니올 진균억제

원산지
한국

서식지
산과 들판의 양지바른 풀밭에 난다.

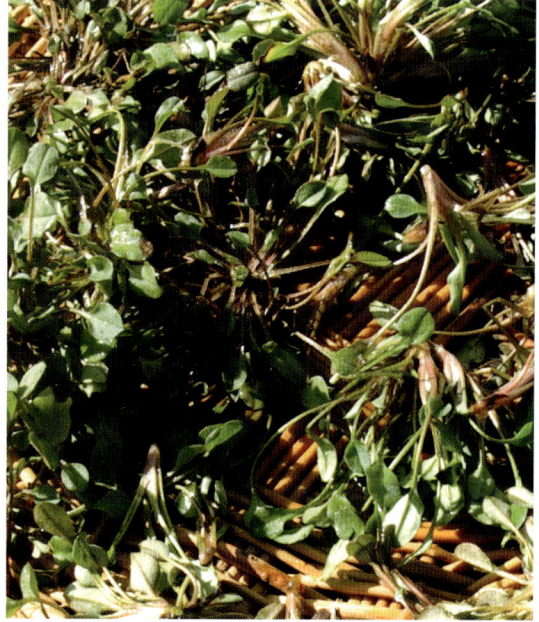
새순 채취한 모습. 3월 16일

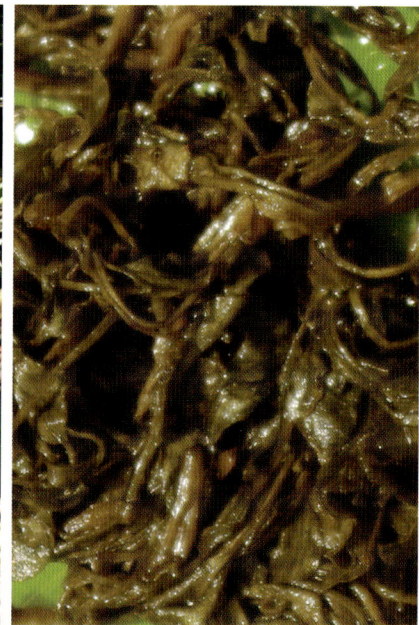
꽃마리순장아찌.

장아찌 담그기

채취시기 봄~가을.
채취부위 새순이나 잎.
채취시 주의사항 도로가에 나는 것은 오염되어 있으므로 채취하지 않는다.
밑준비 새순이나 잎을 씻어서 물기를 뺀다.
담그기 준비한 것에 맛간장을 끓여서 식혀 붓거나, 맛된장 또는 맛고추장으로 버무린다. 맛간장에 넣는 효소액은 맛간장이 식은 뒤 넣고, 본래 단맛이 있으므로 단맛을 줄여도 된다.
숙성 담근 장아찌는 상온에 한나절 두었다가 냉장고에 넣어 익히고, 부어놓은 맛간장은 며칠에 한 번씩 따라서 다시 끓여 식혀 붓기를 3~4번 한다.
장아찌맛 부드럽고 담백한 맛이다.

오행의 맛과 효능
오행상 매운맛, 단맛, 쓴맛이 난다고도 한다. 매운맛은 발산시키는 작용을 하고, 단맛은 부드럽게 만드는 작용을 한다.

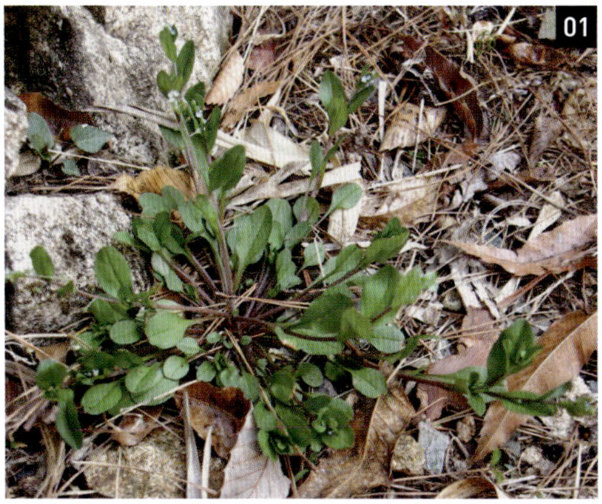

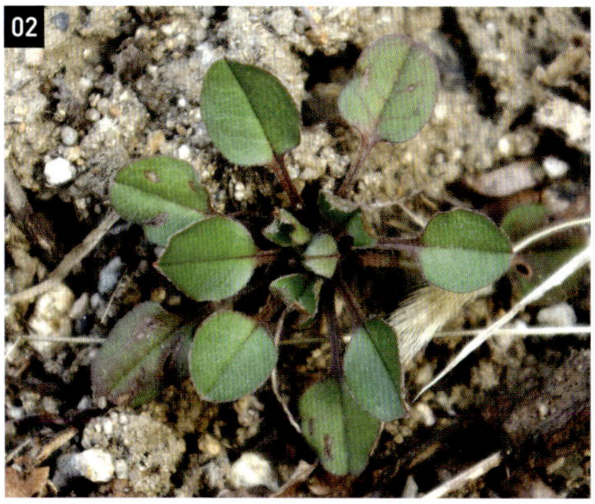

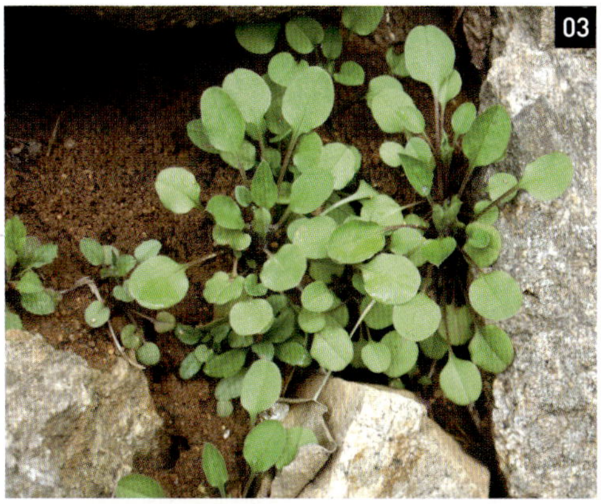

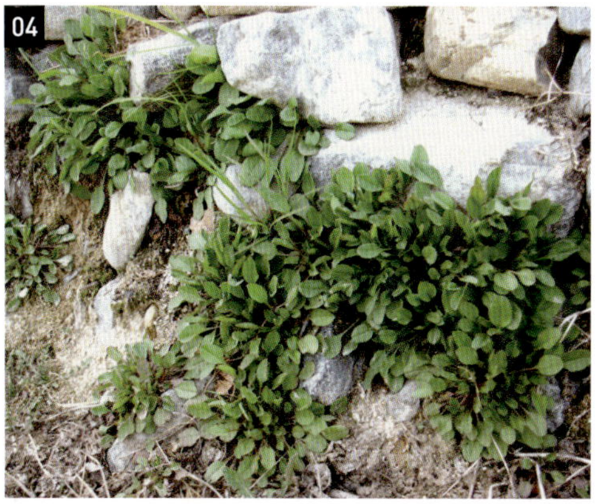

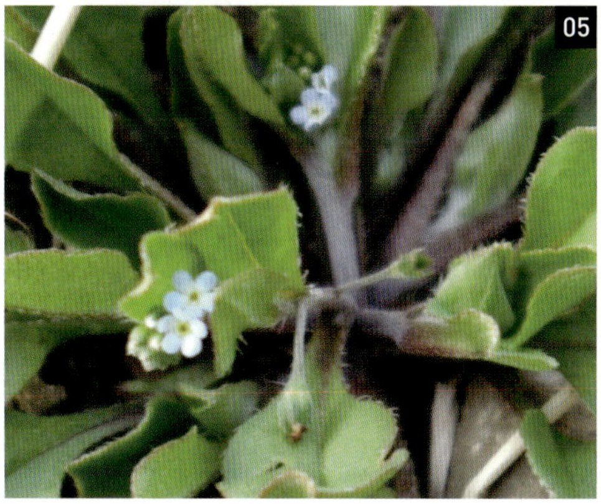

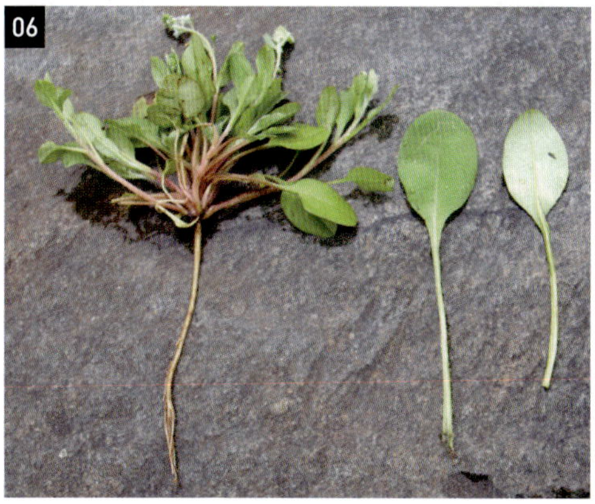

줄기는 10~30cm 정도 자라고, 가지가 많이 갈라져 나오며, 짧은 겹잔털이 있다. **잎**은 뿌리에서는 뭉쳐서 나고 줄기에는 어긋나며, 긴 타원형 또는 달걀모양이고, 앞뒷면에 짧고 거친 겹잔털이 있다. 잎길이 1~3cm이고, 뿌리의 잎자루는 길고 윗동의 잎자루는 짧거나 없다. **꽃**은 4~7월에 피고 연하늘색이며, 꽃부리가 5갈래이다. 꽃길이 2mm 정도이고, 작은 꽃 여러 송이가 어긋나게 모여 달리며, 꽃이삭이 돌돌 말려 있다가 펴진다. **열매**는 8월에 여물고 사면체이며, 꽃받침이 붙어 있다.

---

01 전체 모습. 4월 5일
02 새순. 3월 10일
03 어린 뿌리잎. 3월 14일
04 뿌리잎이 무성해진 모습. 3월 26일
05 꽃. 4월 14일
06 뿌리 달린 전체 모습과 뿌리잎 앞뒷면. 4월 17일
07 유사종 참꽃마리(왼쪽)와 꽃마리(오른쪽). 3월 14일
08 유사종 참꽃마리(왼쪽)와 꽃마리(오른쪽) 뿌리째 비교. 3월 14일

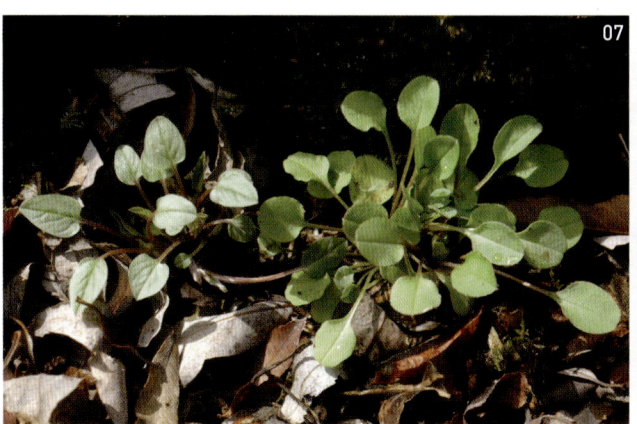
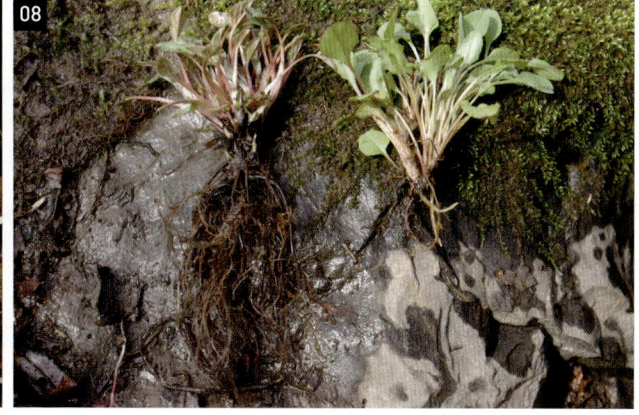

꽃마리

120 참꽃마리 매운맛 + 단맛

Trigonotis radicans var. *sericea* (Maxim.) H. Hara

■ 감기에 효과

지치과
여러해살이풀

다른 이름
조선꽃마리
왕꽃마리
뿌리꽃마리
담배꼭지풀

생약명
조선부지채 朝鮮附地菜

성분
테르피네올 살균작용

원산지
한국

서식지
산과 들판의 습하고 그늘진 숲속에 난다.

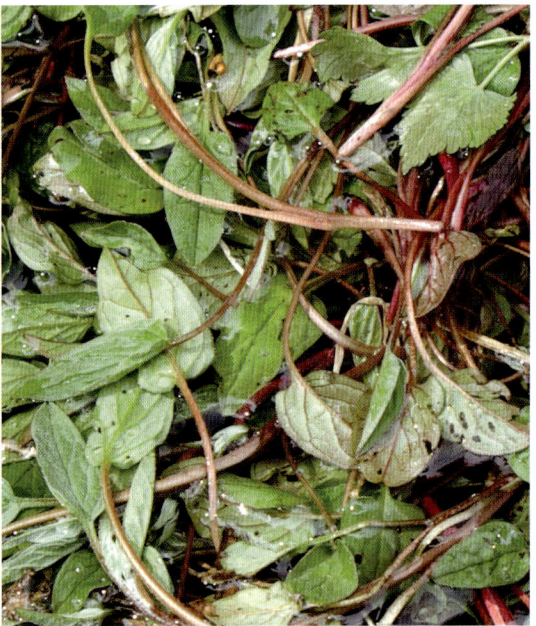
잎 채취하여 씻은 모습. 4월 4일

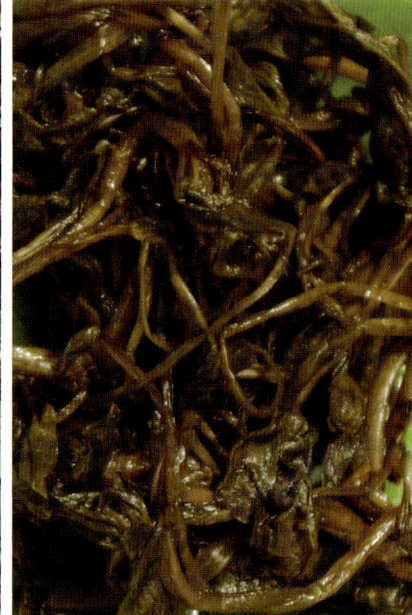
참꽃마리잎장아찌.

장아찌 담그기

채취시기 봄~가을.
채취부위 새순이나 잎.
밑준비 새순이나 잎을 씻어서 물기를 뺀다.
담그기 준비한 것에 맛간장을 끓여서 식혀 붓거나, 맛된장 또는 맛고추장으로 버무린다. 맛간장에 넣는 효소액은 맛간장이 식은 뒤 넣고, 본래 단맛이 있으므로 단맛을 줄여도 된다.
숙성 담근 장아찌는 상온에 한나절 두었다가 냉장고에 넣어 익히고, 부어놓은 맛간장은 며칠에 한 번씩 따라서 다시 끓여 식혀 붓기를 3~4번 한다.
장아찌맛 연하고 은은한 맛이다.

오행의 맛과 효능
오행상 매운맛, 단맛. 쓴맛이 난다고도 한다. 매운맛은 발산시키는 작용을 하고, 단맛은 부드럽게 만드는 작용을 한다.

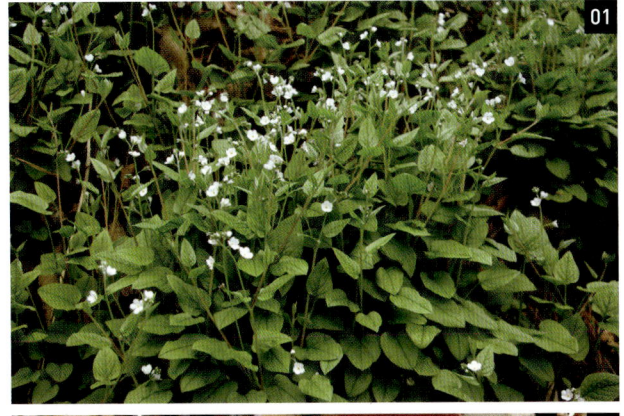

줄기는 10~15cm 정도 자라고, 곧게 자라다가 땅 위로 퍼진다. **잎**은 뿌리에서는 뭉쳐서 나오고 줄기에는 어긋나며, 심장 같은 달걀모양 또는 타원형이고 끝이 뾰족하다. 뿌리의 잎자루는 길고, 윗동의 잎자루는 짧다. **꽃**은 5~7월에 피고 푸른빛이 도는 흰색이며, 꽃부리가 5갈래이다. 꽃지름 7~10mm이고, 윗동의 잎겨드랑이에 달린다. **열매**는 9월에 여물고, 사면체이다.

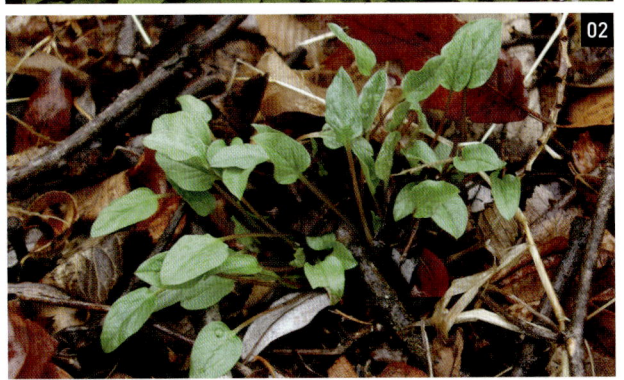

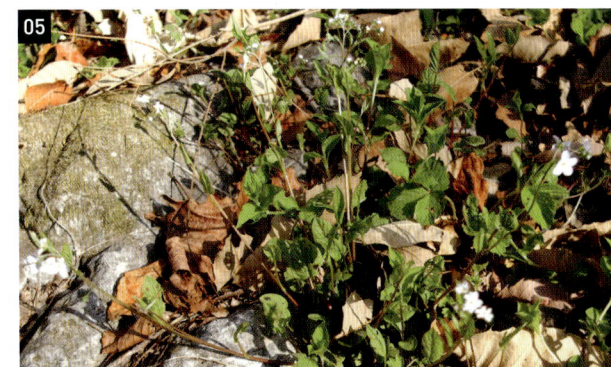

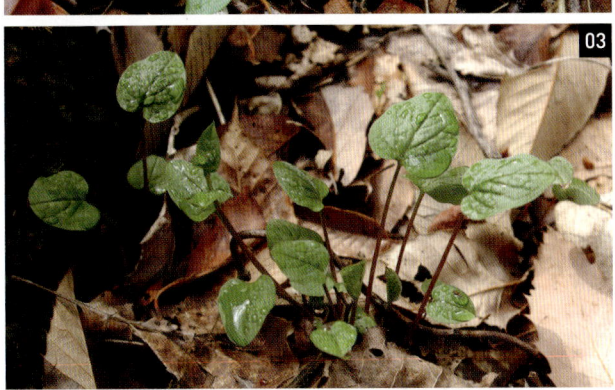

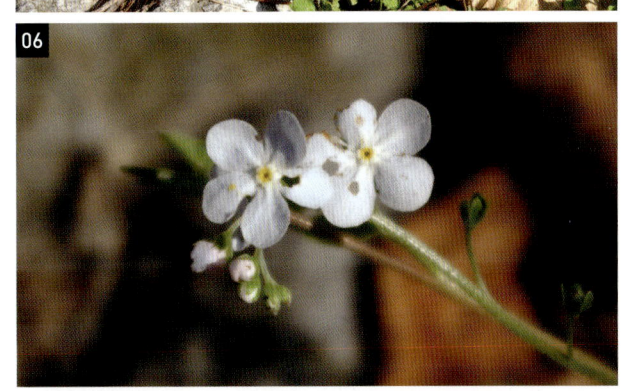

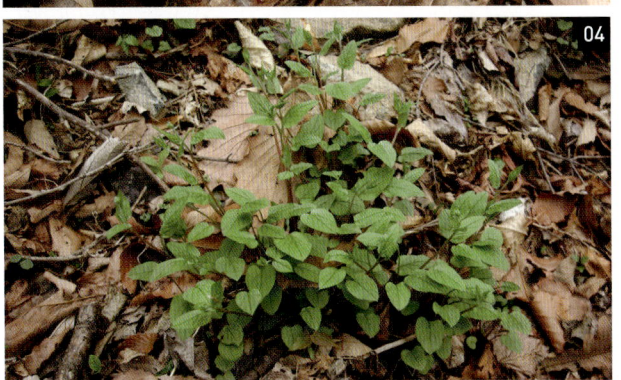

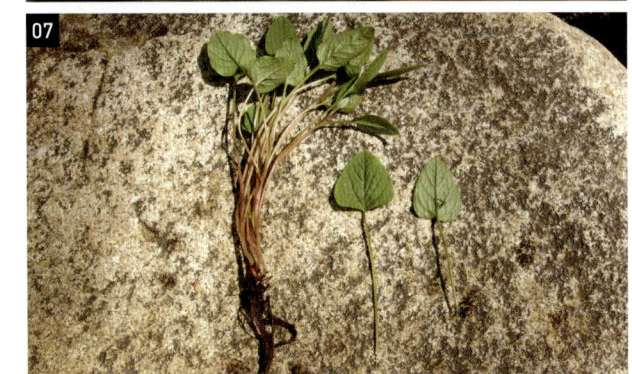

01 꽃 핀 전체 모습. 4월 29일
02 새순. 3월 13일
03 어린 뿌리잎. 4월 18일
04 줄기 자라는 모습. 4월 29일

05 꽃 핀 모습. 4월 22일
06 꽃. 4월 22일
07 뿌리 달린 전체 모습과 뿌리잎 앞뒷면. 4월 13일

참꽃마리

121 마늘 매운맛 + 단맛

Allium sativum for. *pekinense* Makino

- 감기, 변비, 설사, 소화불량, 비만, 성기능저하, 중풍에 효과

백합과
여러해살이풀

생약명
대산 大蒜

성분
독성이 없다.
사포닌 면역력강화
알리신 살균작용
알린 진균억제
셀렌 종양억제
칼슘 뼈강화
칼륨 신경세포와 근육기능강화
철분 빈혈개선
마그네슘 체내기능유지
티아민 에너지대사관여
비타민C 노화방지

원산지
중앙아시아

서식지
우리나라에서는 삼국시대부터 밭에 심어 키운다.

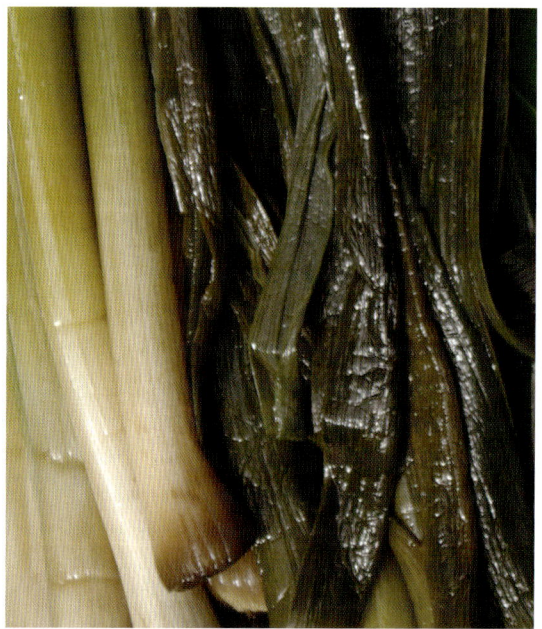
풋마늘장아찌.

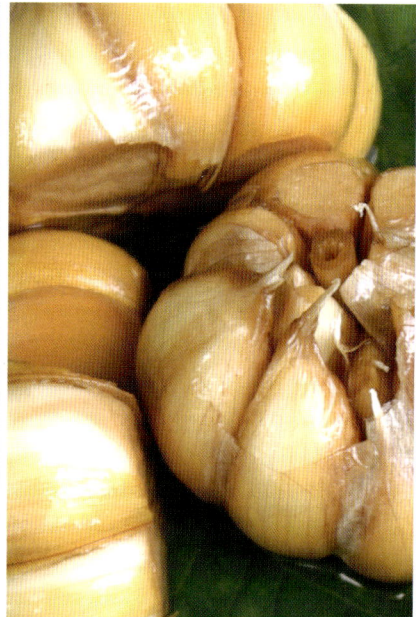
통마늘장아찌.

장아찌 담그기

채취시기 봄~가을.
채취부위 마늘종=꽃줄기(봄), 풋마늘=잎과 어린뿌리(봄~여름), 마늘=알뿌리(봄~가을)
밑준비 마늘종은 질긴 끝부분을 잘라내고, 풋마늘은 겉껍질을 다듬어 버린다. 마늘은 한 쪽씩 떼어 껍질을 벗기는데, 껍질이 얇은 봄마늘은 통째로 담가도 된다. 짭짤한 소금물에 마늘종은 2일, 마늘은 1주일 정도 삭혀서 맵고 아린 맛을 우려내고, 풋마늘은 소금물에 반나절 정도 절여서 숨을 죽인 뒤 여러 번 헹구어 물기를 없앤다.
담그기 준비한 마늘종, 풋마늘을 묵은 간장이나 묵은 고추장에 박는다. 또는 마늘종, 풋마늘, 마늘에 맛간장을 끓여서 식혀 붓거나, 맛고추장으로 버무린다. 맛간장에 넣는 효소액은 맛간장이 식은 뒤 넣고, 본래 단맛이 있으므로 단맛을 줄여도 된다. 소금물에 삭혔으므로 간을 약하게 한다.
숙성 맛간장, 맛고추장으로 담근 경우 상온에 한나절 두었다가 냉장고에 넣어 익히고, 부어놓은 맛간장은 며칠에 한 번씩 따라서 다시 끓여 식혀 붓기를 3~4번 한다. 매운맛이 강하므로 충분히 삭혀서 먹는다.
장아찌맛 사각사각하고 매콤한 맛이다.
먹을 때 주의사항 자극성이 강하므로 위장병이나 치질이 있는 사람은 먹지 않는다.

오행의 맛과 효능
오행상 매운맛, 단맛. 매우 맵고 아린 맛이 나며, 냄새가 강하다. 매운맛은 발산시키는 작용을 하고, 단맛은 부드럽게 만드는 작용을 한다.

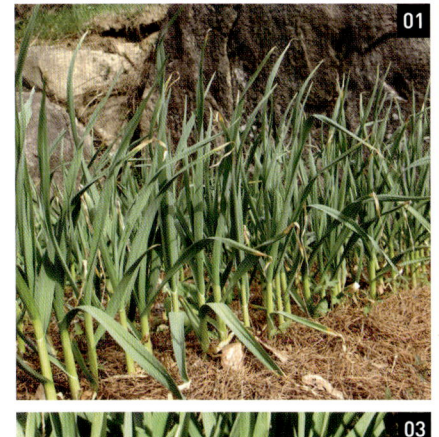
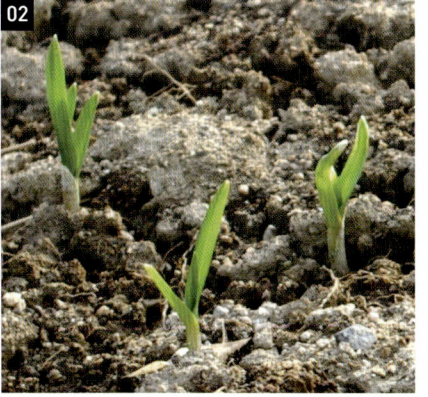
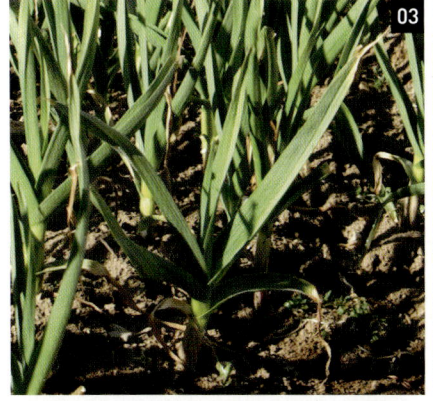
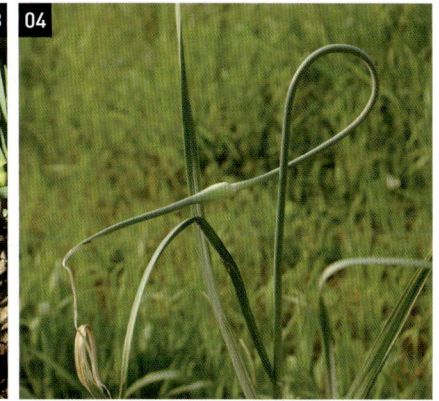
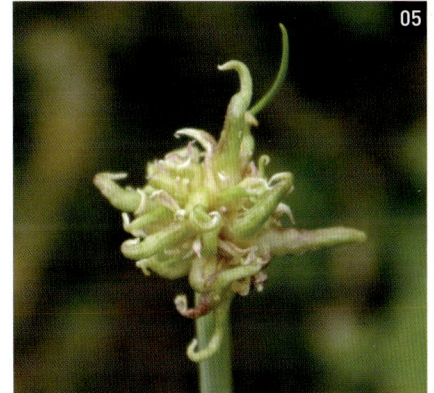
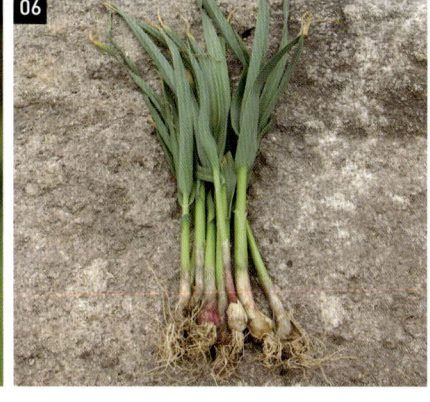
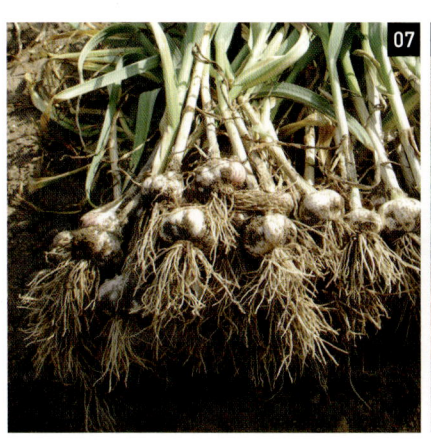
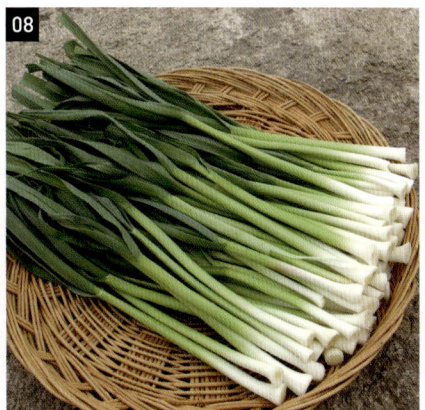
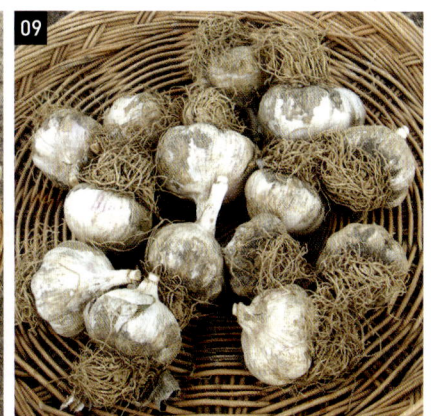

비늘줄기(알뿌리)가 땅속에서 둥글게 자라고, 연한 갈색 껍질잎으로 덮여 있으며, 잔뿌리가 있다. 뿌리에서 알싸한 냄새가 난다. **꽃줄기**는 60cm 정도 올라오고, 흰빛이 도는 연녹색을 띤다. **잎**은 3~4장이 어긋나게 포개져 나고 긴 칼모양이며, 아래쪽이 잎집이 되어 줄기를 감싼다. **꽃**은 7~8월에 피고 연보라색이며, 꽃잎모양의 꽃덮이가 6장이다. 작은 꽃 여러 송이가 꽃줄기에 우산살이 펴지듯 둥글게 모여 달리고, 꽃 사이에 구슬눈이 많이 생기며, 땅에 떨어져 싹이 나온다. **열매**는 9월에 여문다.

01 잎 자라는 전체 모습. 3월 24일
02 새순. 3월 17일
03 어린잎. 4월 6일
04 꽃줄기. 5월 23일
05 꽃과 구슬눈. 6월 11일
06 어린 뿌리와 잎. 4월 5일
07 뿌리째 채취한 모습. 6월 3일
08 풋마늘 채취하여 다듬은 모습. 4월 5일
09 마늘 채취한 모습. 7월 4일

122 번행초 매운맛 + 단맛

Tetragonia expansa Murr.

- 패혈증, 장염, 위암, 식도암, 자궁경부암, 비만에 효과

석류풀과
여러해살이풀

다른 이름
갯상추

생약명
번행 番杏

성분
포스파티딜콜린 뇌기능활성
테트라고닌 진균억제
콜린 숙취해소
철분 빈혈개선
칼슘 뼈강화
칼륨 신경세포와 근육기능강화
베타카로틴 노화방지
비타민A 시력유지

원산지
한국

서식지
남부지방 바닷가나 바위틈에 난다.

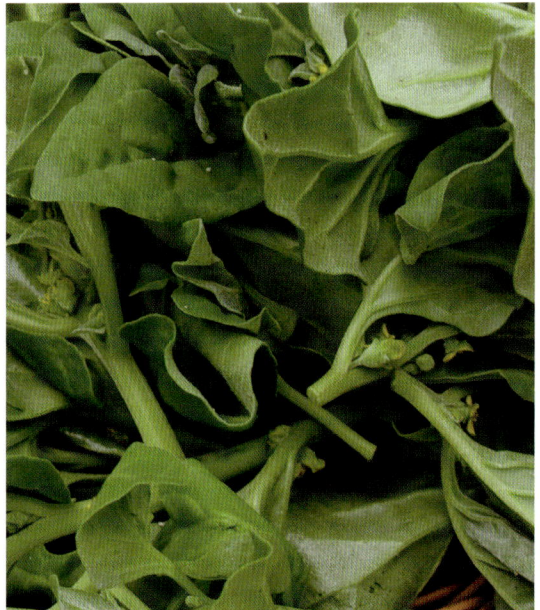

잎 채취한 모습. 7월 23일

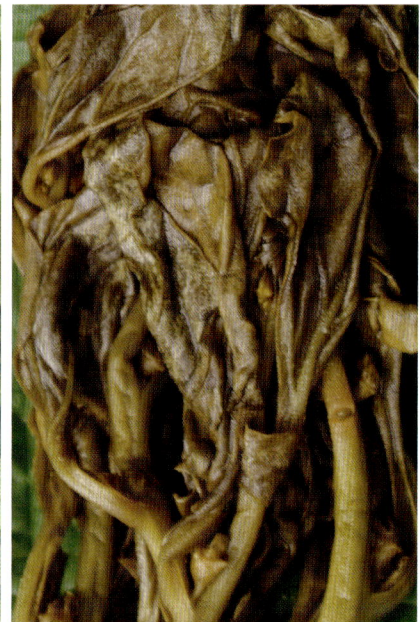

번행초잎장아찌.

장아찌 담그기

채취시기 봄~가을.

채취부위 연한 잎.

밑준비 잎을 끓는 소금물에 살짝 데친 뒤 찬물에 담가서 수산을 우려내고, 물기를 짜서 살짝 말린다. 수산은 물에 녹아 나오는데, 생으로 먹거나 우려내지 않고 많이 먹으면 몸에 결석이 생긴다.

담그기 준비한 잎에 맛간장을 끓여서 아삭한 맛이 살도록 뜨거울 때 붓거나, 맛된장 또는 맛고추장으로 한 켜 한 켜 바르듯이 버무린다. 맛간장에 넣는 효소액은 맛간장이 식은 뒤 넣고, 본래 단맛이 있으므로 단맛을 줄여도 된다.

숙성 담근 장아찌는 상온에 한나절 두었다가 냉장고에 넣어 익히고, 부어놓은 맛간장은 며칠에 한 번씩 따라서 다시 끓여 식혀 붓기를 3~4번 한다.

장아찌맛 쫄깃쫄깃하고 매콤한 맛이다.

오행의 맛과 효능
오행상 매운맛, 단맛. 매운맛은 발산시키는 작용을 하고, 단맛은 부드럽게 만드는 작용을 한다.

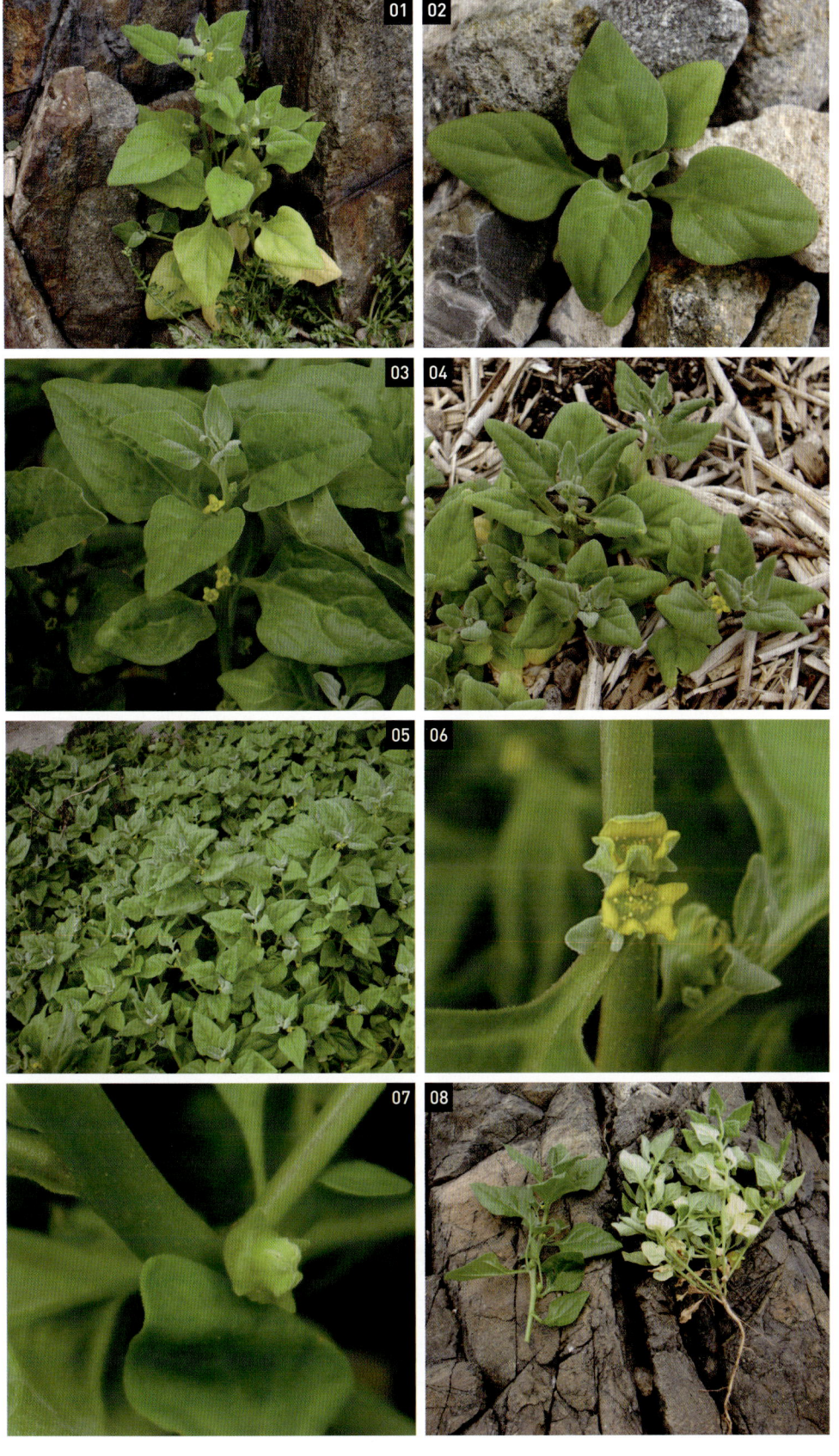

줄기는 40~60㎝ 정도 자라고, 비스듬하거나 옆으로 뻗으며, 털이 없고 사마귀모양의 돌기가 있다. 밑동에서부터 굵은 가지가 갈라져 나온다. **잎**은 어긋나며, 세모 같은 달걀모양으로 끝이 뭉툭하고 살이 많다. 잎길이 4~6㎝이고, 잎자루 길이는 2㎝ 정도이다. **꽃**은 4~10월에 잎겨드랑이에 피고 노란색이며, 꽃잎모양의 꽃덮이가 종모양으로 겉은 녹색이고 안쪽은 노란색이다. **열매**는 5~11월에 여무는데, 달걀모양이고 돌기가 있다.

01 전체 모습. 7월 23일
02 어린잎. 7월 23일
03 잎 달린 모습. 7월 23일
04 줄기 자라는 모습. 7월 23일
05 꽃 핀 군락. 7월 23일
06 꽃. 7월 23일
07 풋열매. 7월 23일
08 잎 앞뒷면과 뿌리 달린 전체 모습. 7월 23일

123 부추 매운맛 + 단맛

Allium tuberosum Rottler ex Spreng.

- 허약체질, 식은땀, 결핵, 아토피, 위장병, 야뇨증에 효과

백합과
여러해살이풀

다른 이름
정구지

생약명
구채 韭菜

성분
사포닌 면역력강화
유황 신경안정
알칼로이드 염증과 통증완화
인 혈중콜레스테롤 개선
칼슘 뼈강화
철분 빈혈개선
단백질 근육강화
베타카로틴 항산화작용
비타민A 시력유지
비타민B₂ 빈혈개선
비타민C 노화방지

원산지
중국 서부

서식지
낮은 산과 들판에 나며, 우리나라에서는 고려시대부터 밭에 심어 키운다.

오행의 맛과 효능
오행상 매운맛, 단맛. 매운맛은 발산시키는 작용을 하고, 단맛은 부드럽게 만드는 작용을 한다.

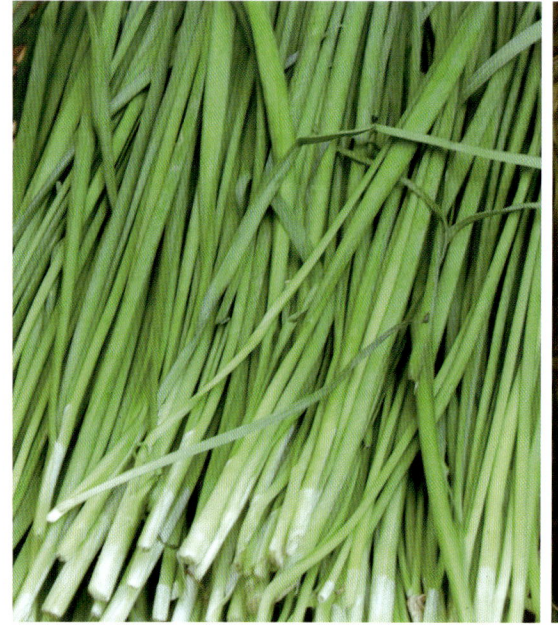
잎 채취한 모습. 8월 19일

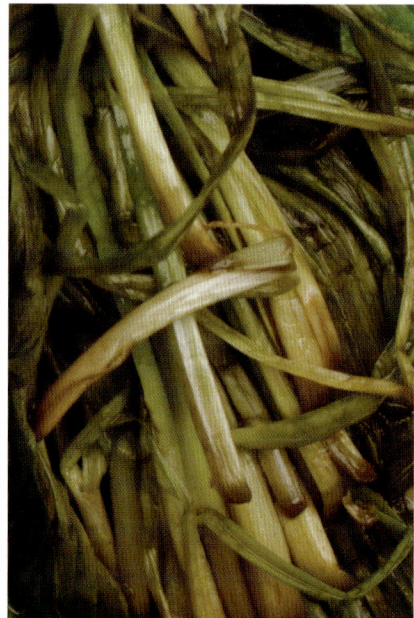
부추잎장아찌.

장아찌 담그기

채취시기 봄~가을.
채취부위 꽃줄기가 올라오기 전의 부추잎.
밑준비 잎을 짭짤한 소금에 살짝 절여서 숨을 죽인 뒤, 여러 번 헹구어 물기를 짠다. 잎이 길면 둘둘 말아준다.
담그기 준비한 것을 묵은 된장이나 묵은 고추장에 박는다. 또는 맛간장을 끓여서 식혀 붓거나, 맛고추장으로 버무린다. 맛간장에 넣는 효소액은 맛간장이 식은 뒤 넣고, 본래 단맛이 있으므로 단맛을 줄여도 된다. 소금에 절였으므로 간을 약하게 하며, 독특한 향을 살리려면 식초를 넣지 않는다.
숙성 맛간장, 맛고추장으로 담근 경우 상온에 한나절 두었다가 냉장고에 넣어 익히고, 부어놓은 맛간장은 며칠에 한 번씩 따라서 다시 끓여 식혀 붓기를 3~4번 한다.
장아찌맛 칼칼하고 향긋한 맛이다.
먹을 때 주의사항 잎이 쉽게 물러지므로 단기간에 먹는 것이 좋다.

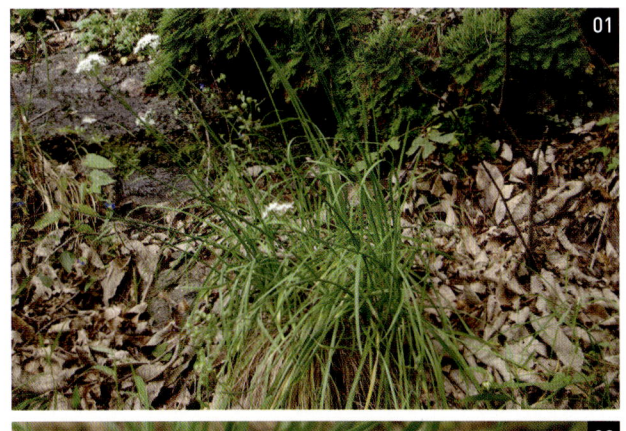

비늘줄기(알뿌리)가 땅속에서 좁은 달걀모양으로 자라고, 수염뿌리가 난다. **꽃줄기**는 30~40㎝ 정도 올라온다. **잎**은 뿌리에서 뭉쳐서 나오며, 좁고 긴 줄모양이고 길이 30㎝ 안팎이다. **꽃**은 7~8월에 피고 흰색이며, 꽃잎모양의 꽃덮이가 6장이다. 꽃지름 6~7㎜이고, 작은 꽃 여러 송이가 우산모양으로 달린다. **열매**는 10월에 여물고 거꾸로 된 심장모양이며, 열매껍질이 3갈래로 갈라져 씨앗이 나온다.

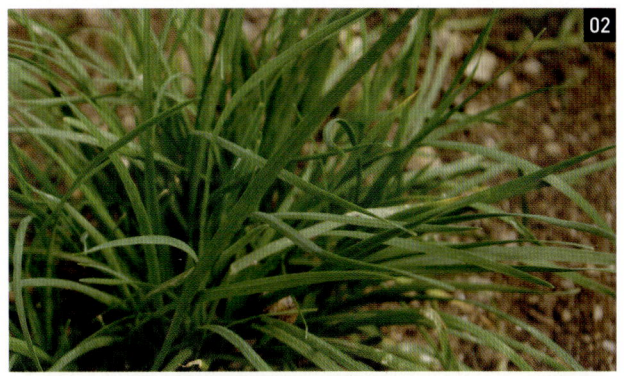

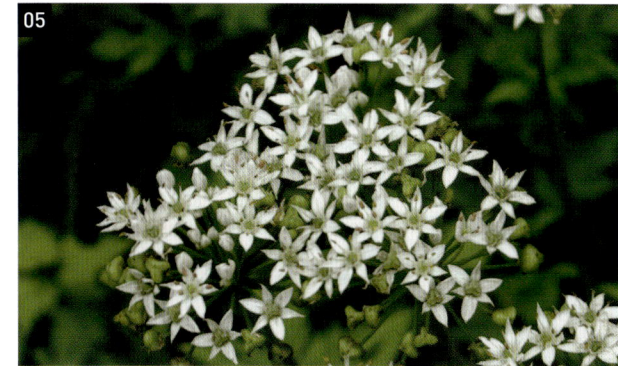

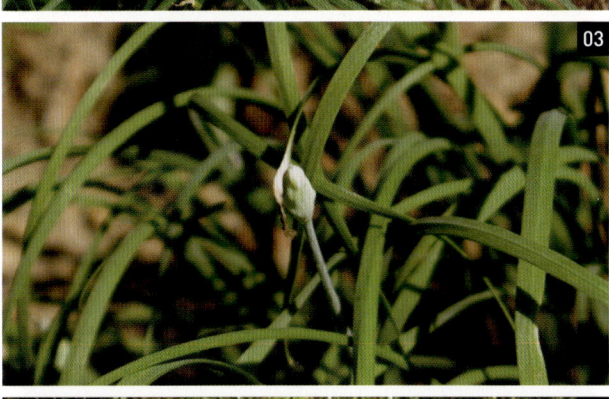

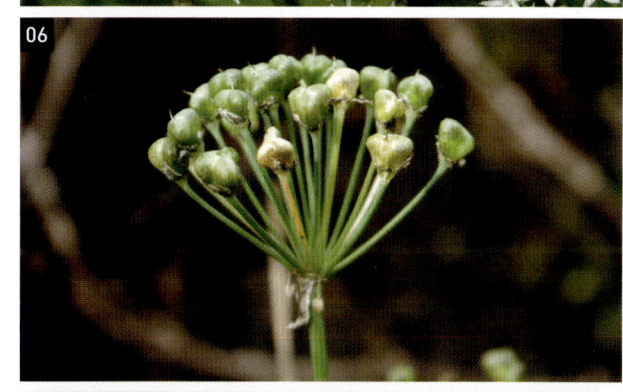

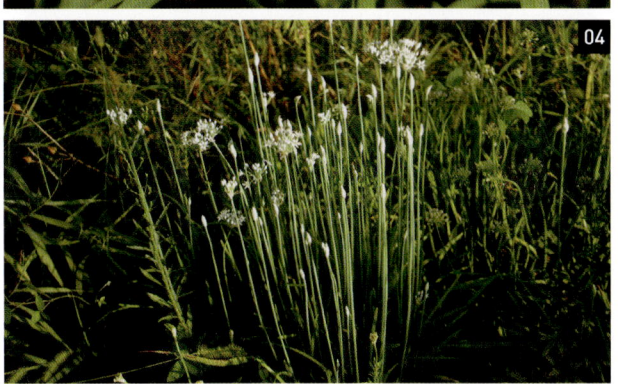

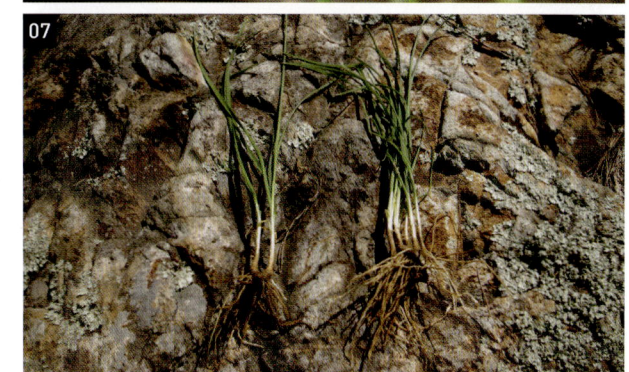

01 야생으로 자라는 전체 모습. 9월 24일
02 잎. 6월 1일
03 꽃줄기와 꽃봉오리. 8월 19일
04 꽃줄기. 8월 19일
05 꽃 피는 모습. 8월 31일
06 풋열매. 10월 7일
07 뿌리 달린 전체 모습. 8월 19일

부추

124 새삼

Cuscuta japonica Choisy

매운맛 + 단맛

- 간염, 장염, 강장, 침침한 눈에 효과

메꽃과
기생덩굴성 한해살이풀

생약명
토사 菟絲

성분
독성이 없다.
칼슘 뼈강화
마그네슘 체내기능유지
철분 빈혈개선
알칼로이드 염증과 통증완화
나트륨 수분유지
티아민 에너지대사관여
비타민B₂ 빈혈개선

원산지
한국

서식지
산과 들의 양지에 난다.

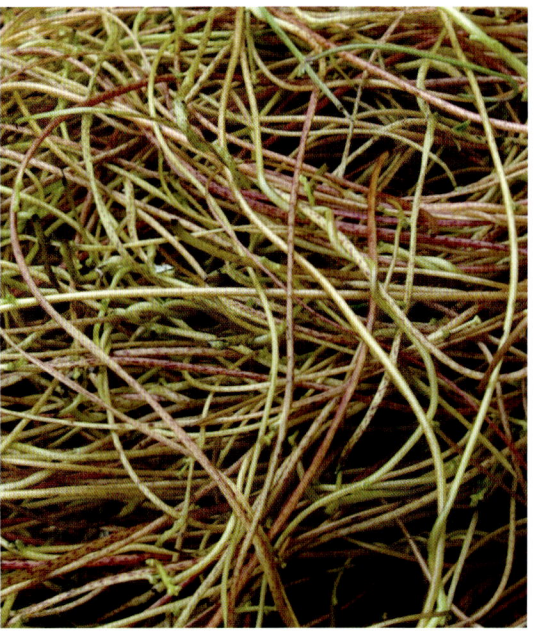

줄기 채취한 모습. 7월 27일

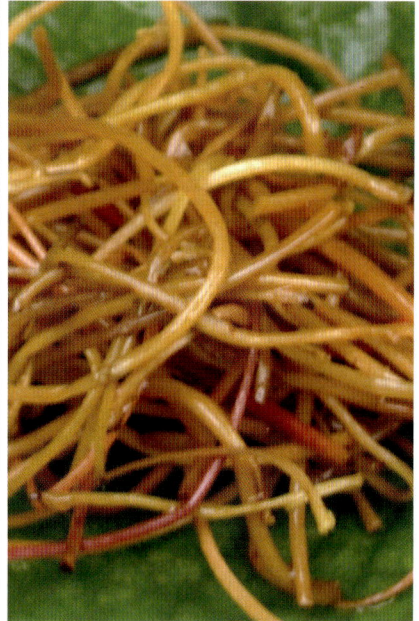

새삼줄기장아찌.

장아찌 담그기

채취시기 봄~가을.
채취부위 연한 줄기.
채취시 주의사항 줄기가 뒤엉켜 자라므로 낫을 사용한다.
밑준비 줄기를 짭짤한 소금물에 1주일 정도 삭혀서 씁쌀한 맛을 우려내고, 여러 번 헹구어 물기를 뺀다. 줄기가 길면 적당한 크기로 자른다.
담그기 준비한 것을 묵은 간장이나 묵은 고추장에 박는다. 또는 맛간장을 끓여서 식혀 붓거나, 맛고추장으로 버무린다. 맛간장에 넣는 효소액은 맛간장이 식은 뒤 넣고, 본래 단맛이 있으므로 단맛을 줄여도 된다. 소금물에 삭혔으므로 간을 약하게 한다.
숙성 맛간장, 맛고추장으로 담근 경우 상온에 한나절 두었다가 냉장고에 넣어 익히고, 부어놓은 맛간장은 며칠에 한 번씩 따라서 다시 끓여 식혀 붓기를 3~4번 한다.
장아찌맛 아삭아삭하고 은은한 맛이다.

오행의 맛과 효능

오행상 매운맛, 단맛. 쓴맛이 난다고도 한다. 매운맛은 발산시키는 작용을 하고, 단맛은 부드럽게 만드는 작용을 한다.

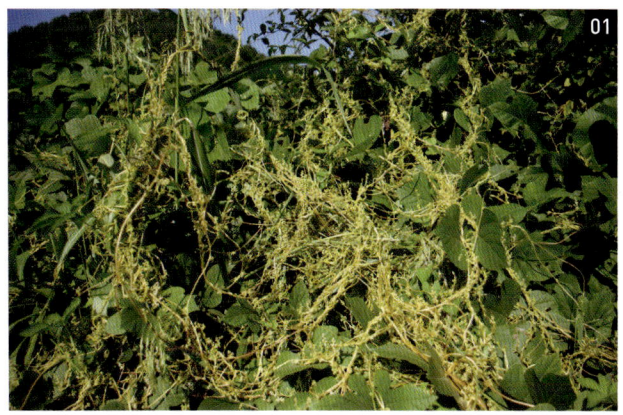

뿌리는 줄기가 나오면 퇴화하여 없어진다. **줄기**는 4~5m 정도 자라며, 다른 식물을 감거나 기대고 흡판으로 달라붙어 양분을 흡수한다. 줄기지름 2㎜ 정도이며, 붉고 노란갈색을 띠고, 털이 없다. **잎**은 퇴화되어 드문드문 어긋나고, 비늘 같은 삼각형이며, 길이 2㎜ 정도이다. **꽃**은 8~9월에 피고 흰색이며, 꽃부리가 5갈래이다. 작은 꽃 여러 송이가 이삭모양으로 모여 달린다. **열매**는 9~10월에 여물고, 찌그러진 타원형으로 지름이 4㎜ 정도이며, 껍질이 2갈래로 갈라져 검은 씨앗이 나온다.

01 꽃 핀 군락. 9월 1일
02 덩굴 뻗은 모습. 7월 27일
03 덩굴손 뻗는 모습. 8월 9일
04 줄기가 꼬인 모습. 8월 11일

05 줄기. 7월 10일
06 꽃. 9월 11일
07 열매. 11월 5일

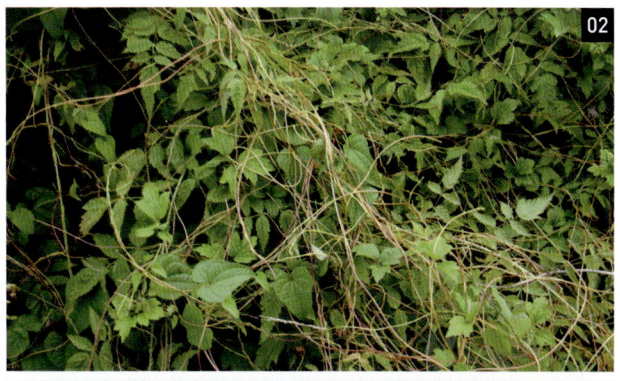

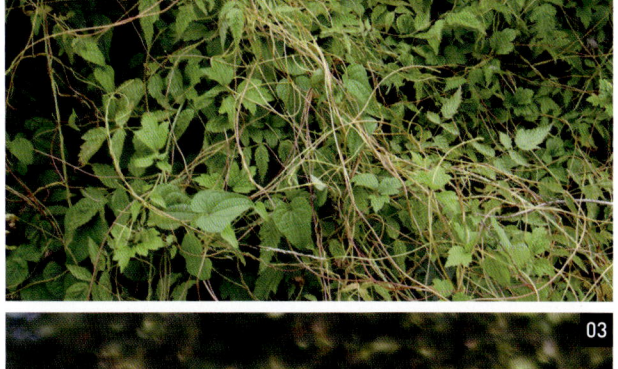

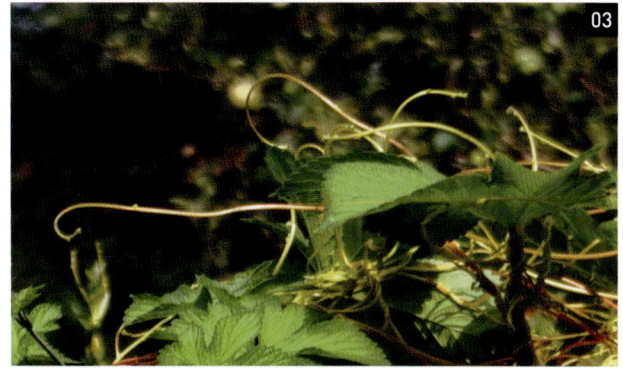

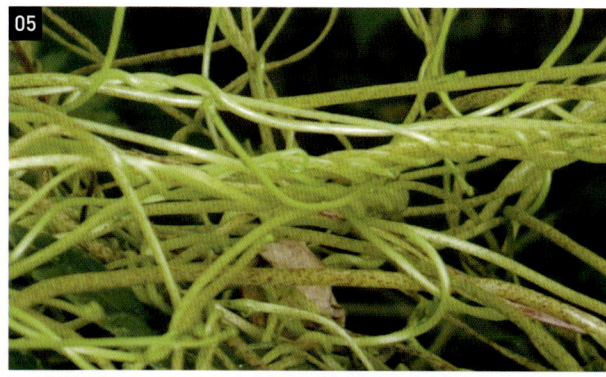

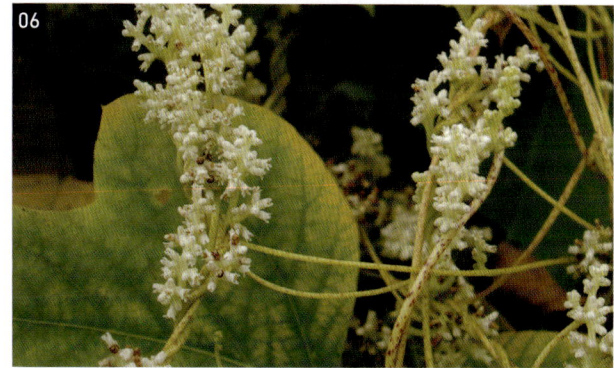

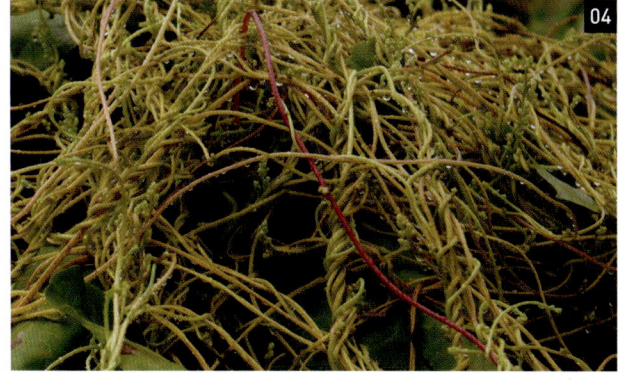

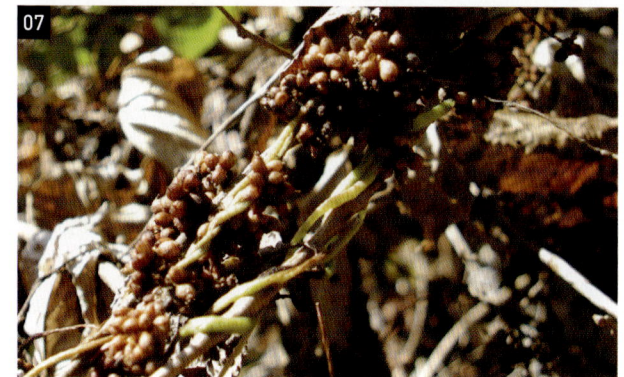

새삼

125 세잎승마 매운맛 + 단맛 조금 독성

Cimicifuga heracleifolia var. *bifida* Nakai

■ 열감기, 두통, 기관지염, 잇몸병에 효과

미나리아재비과
여러해살이풀

생약명
삼엽승마 三葉升麻

성분
독성이 조금 있다.
디옥시악테인 폐경증상완화

서식지
우리나라 특산식물.
깊은 산 반그늘에 난다.

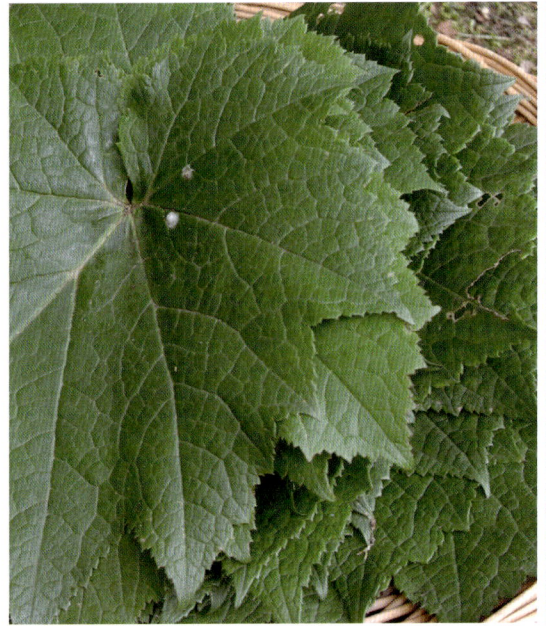
잎 채취한 모습. 7월 27일

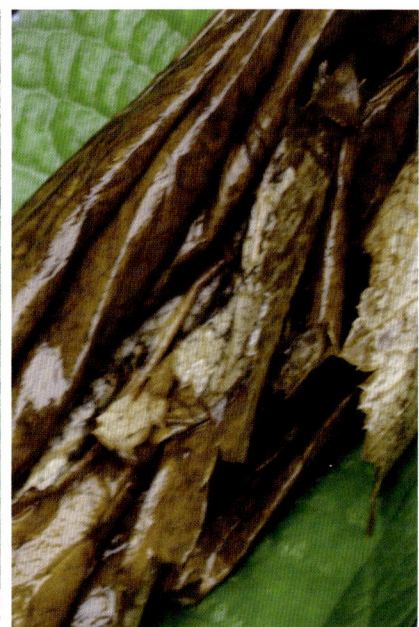
세잎승마잎장아찌.

장아찌 담그기

채취시기 봄~여름.

채취부위 어린잎.

채취시 주의사항 어릴수록 독성이 약하므로 되도록 연한 것을 채취한다. 흔치 않은 약초이므로 조금만 채취하고 개체를 남겨둔다.

밑준비 잎을 끓는 소금물에 살짝 데쳐서 부드럽게 만든 뒤 찬물에 하룻밤 담가 독성을 충분히 우려내고, 여러 번 헹구어 물기를 짜고 살짝 말린다. 생으로 먹거나 독성을 우려내지 않고 먹으면 설사를 한다.

담그기 준비한 잎에 맛간장을 끓여서 아삭한 맛이 살도록 뜨거울 때 붓는다. 효소액은 맛간장이 식은 뒤 넣고, 본래 단맛이 있으므로 단맛을 줄여도 된다.

숙성 담근 장아찌는 상온에 한나절 두었다가 냉장고에 넣어 익히고, 부어놓은 맛간장은 며칠에 한 번씩 따라서 다시 끓여 식혀 붓기를 3~4번 한다.

장아찌맛 부드럽고 씹는 맛이 좋다.

오행의 맛과 효능
오행상 매운맛, 단맛. 조금 쓴맛이 난다고도 한다. 매운맛은 발산시키는 작용을 하고, 단맛은 부드럽게 만드는 작용을 한다.

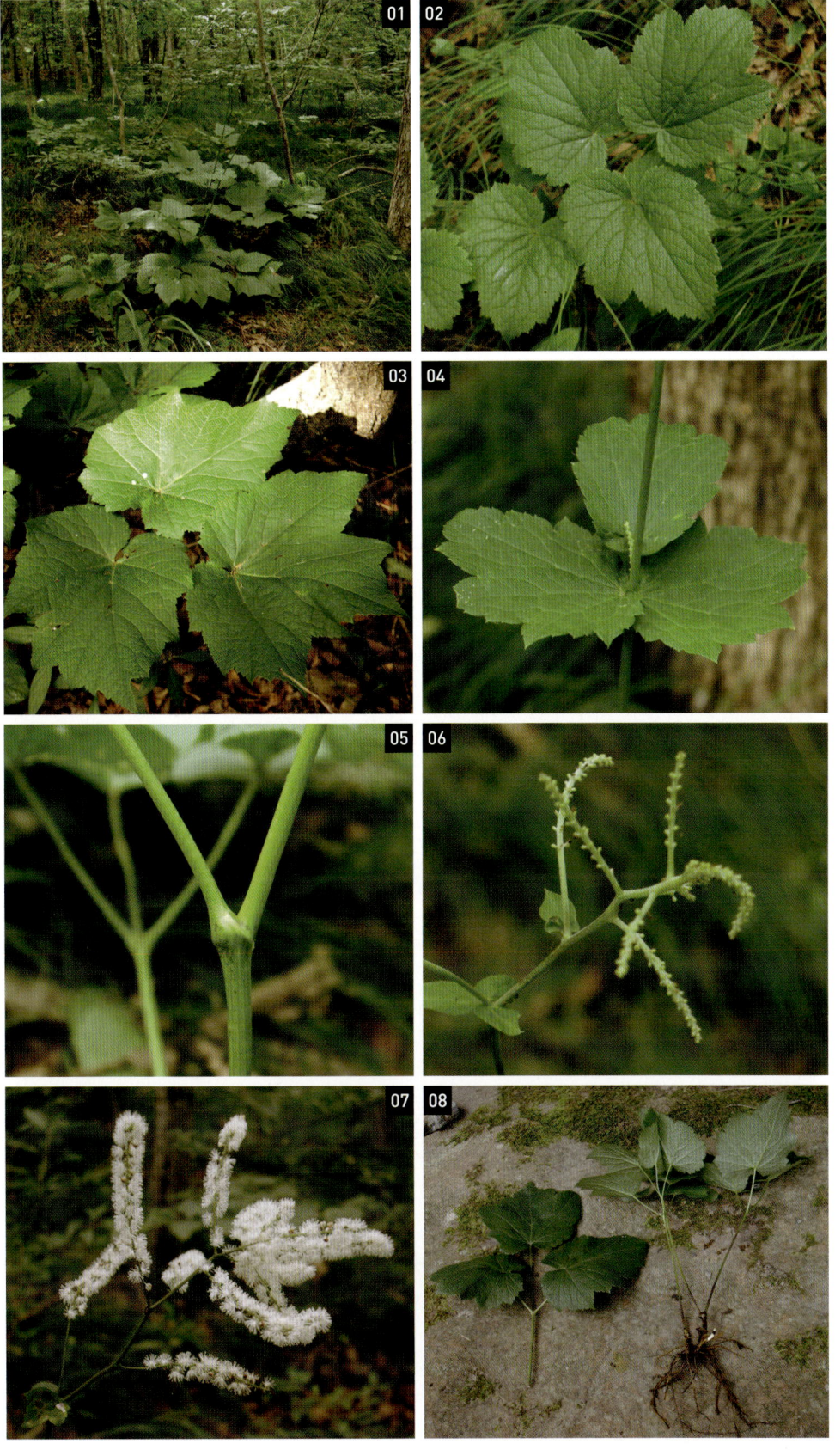

뿌리는 굵게 자라고, 수염뿌리가 많으며, 껍질이 검은갈색을 띤다. **줄기**는 100~120㎝ 정도 자라고, 단면이 둥그스름하다. **잎**은 3장씩 나고, 달걀 같은 심장모양 또는 둥근 심장모양이며, 가장자리가 3갈래로 갈라지고 불규칙한 톱니가 있다. 가운데 잎은 크고 좌우로 나는 잎은 조금 작으며, 잎자루 길이가 20㎝ 정도 된다. 줄기 윗동잎은 작고 잎자루가 짧다. **꽃**은 8월에 피고 노란흰색이며, 꽃잎모양의 꽃받침이 4~5개이다. 작은 꽃 여러 송이가 줄기 끝에 어긋나게 모여 달린다. **열매**는 10월에 여물고 달걀모양이며, 열매껍질이 갈라져 씨앗이 나온다.

01 줄기가 자란 전체 모습. 7월 27일
02 어린잎. 7월 27일
03 잎 자라는 모습. 7월 27일
04 줄기잎과 꽃봉오리. 7월 27일
05 줄기. 7월 27일
06 꽃봉오리. 7월 27일
07 꽃. 9월 28일
08 잎 앞뒷면과 뿌리. 7월 27일

세잎승마

126 시금치 매운맛 + 단맛

Spinacia oleracea L.

■ 고혈압, 두통, 어지럼증, 당뇨, 변비에 효과

명아주과
한두해살이풀

생약명
파채 菠菜

성분
독성이 없다.
루틴 모세혈관강화
니코틴산 숙취해소
아연 면역력강화
아미노산 근육강화
폴산 적혈구생성
단백질 근육강화
탄수화물 에너지공급
칼슘 뼈강화
인 혈중콜레스테롤 개선
철분 빈혈개선
불소 치아보호
카로틴 종양억제
티아민 에너지대사관여
비타민B$_2$ 빈혈개선
비타민C 노화방지

원산지
아라비아

서식지
우리나라에서는 조선 초기부터 밭에 심어 키운다.

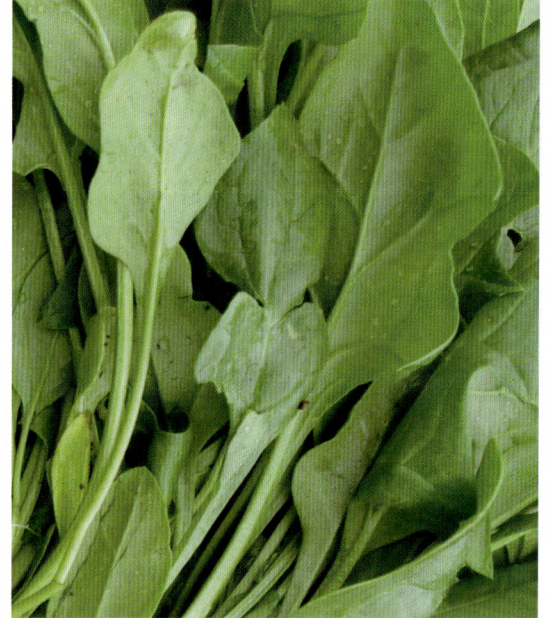
잎 채취한 모습. 10월 8일

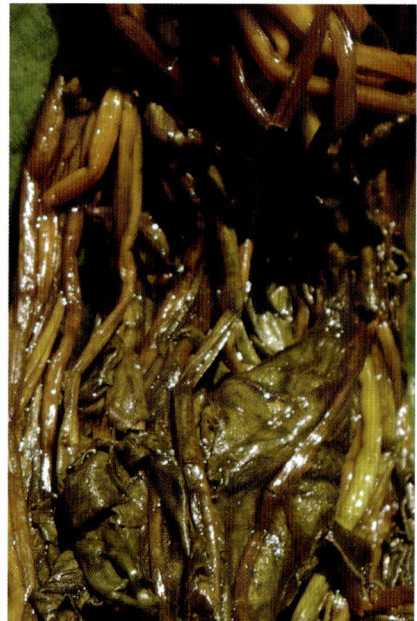
시금치잎장아찌.

장아찌 담그기

채취시기 봄~가을.
채취부위 잎.
밑준비 잎을 짭짤한 소금물에 살짝 데친 뒤 찬물에 담가 수산을 우려내고 물기를 짠다. 수산은 물에 녹아 나오는데, 생으로 먹거나 우려내지 않고 많이 먹으면 몸에 결석이 생긴다.
담그기 준비한 잎에 맛간장을 끓여서 식혀 붓거나, 맛된장 또는 맛고추장으로 버무린다. 맛간장에 넣는 효소액은 맛간장이 식은 뒤 넣고, 본래 단맛이 있으므로 단맛을 줄여도 된다.
숙성 담근 장아찌는 상온에 한나절 두었다가 냉장고에 넣어 익히고, 부어놓은 맛간장은 며칠에 한 번씩 따라서 다시 끓여 식혀 붓기를 3~4번 한다.
장아찌맛 부드럽고 달달한 맛이다.
먹을 때 주의사항 수산이 들어 있으므로 통풍이나 결석이 있는 사람은 먹지 않는다.

오행의 맛과 효능
오행상 매운맛, 단맛. 매운맛은 발산시키는 작용을 하고, 단맛은 부드럽게 만드는 작용을 한다.

뿌리는 굵게 자라며, 살이 많다. **줄기**는 50㎝ 정도 곧게 자라며, 속이 비어 있다. **잎**은 뿌리에서는 뭉쳐서 나오고 줄기에는 어긋나며, 달걀 모양 또는 긴 삼각형이다. 줄기잎은 윗동으로 갈수록 작고 좁아진다. 뿌리 잎자루는 길고, 줄기 잎자루는 윗동으로 갈수록 짧아진다. **꽃**은 5월에 피고 연노란색이며, 암꽃과 수꽃이 다른 포기에 달린다. 수꽃은 꽃잎모양의 꽃덮이가 4장이고, 작은 꽃 여러 송이가 이삭 또는 원뿔모양으로 달린다. 암꽃은 꽃 밑에 이삭잎이 있고, 잎겨드랑이에 3~5송이씩 달린다. **열매**는 9월에 여물고 이삭잎으로 싸여 있으며, 뿔이 2개 있다.

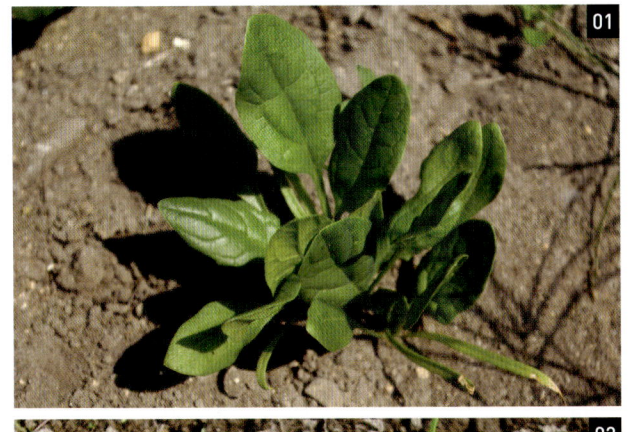
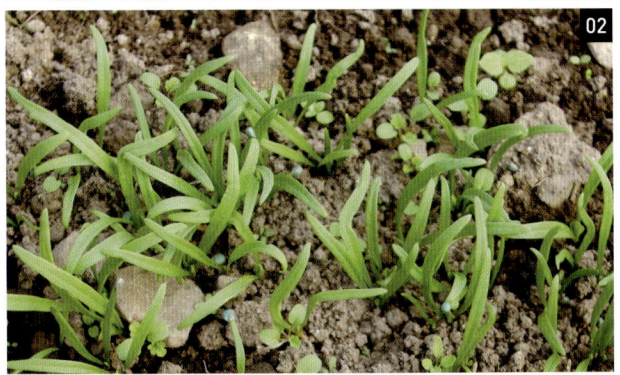
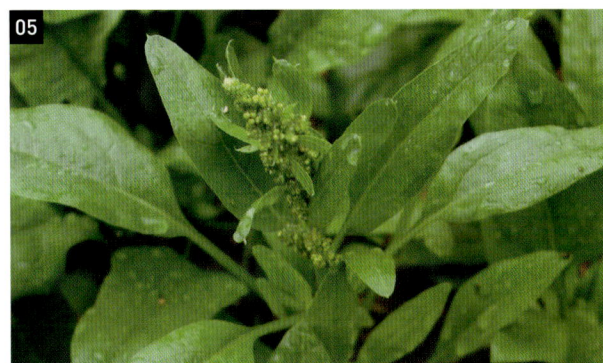
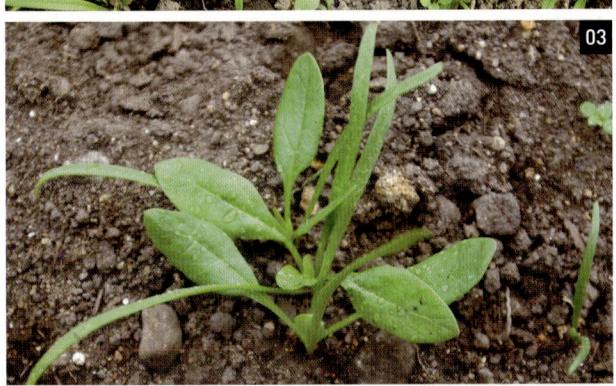
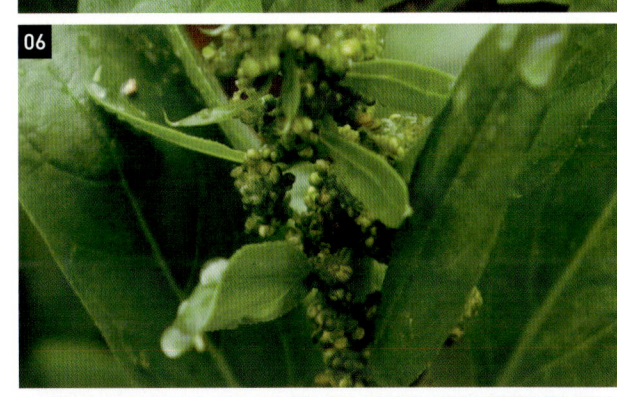
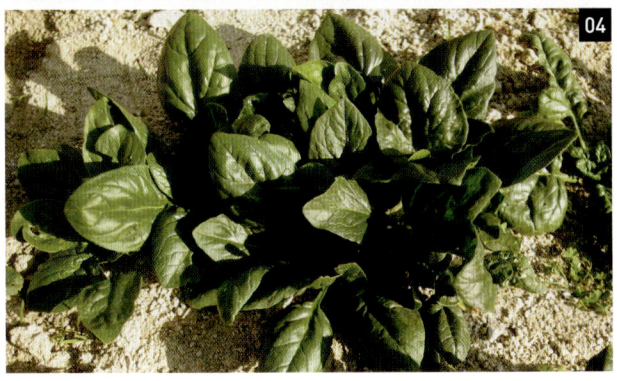
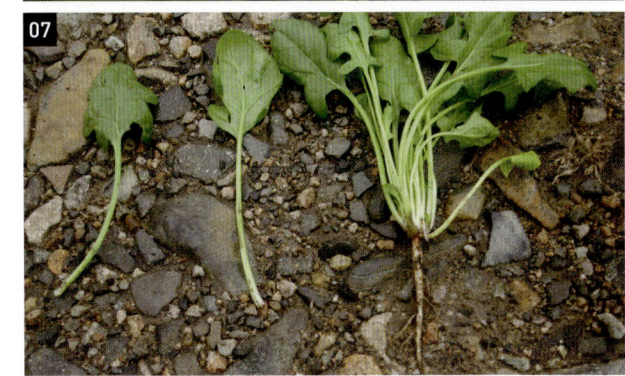

01 뿌리잎 전체 모습. 9월 21일
02 새순. 10월 22일
03 어린 뿌리잎. 9월 12일
04 가을에 잎 자라는 모습. 10월 26일

05 꽃 핀 모습. 10월 8일
06 꽃과 줄기잎. 10월 8일
07 뿌리잎 앞뒷면과 뿌리 달린 전체 모습. 10월 8일

시금치

127 양파 매운맛 + 단맛

Allium cepa L.

- 고혈압, 동맥경화, 심장병, 당뇨, 장염, 소화불량, 골다공증에 효과

백합과
여러해살이풀

생약명
총두 葱頭

성분
단백질 근육강화
폴산 적혈구생성
칼슘 뼈강화
칼륨 신경세포와 근육기능강화
철분 빈혈개선
마그네슘 체내기능유지
망간 뇌기능유지
인 혈중콜레스테롤 개선
아연 면역력강화
카니틴 근육유지
티아민 에너지대사관여
비타민B$_2$ 빈혈개선
비타민B$_3$ 혈액순환촉진
비타민C 노화방지

원산지
페르시아

서식지
우리나라에서는 조선 말부터 밭에 심어 키운다.

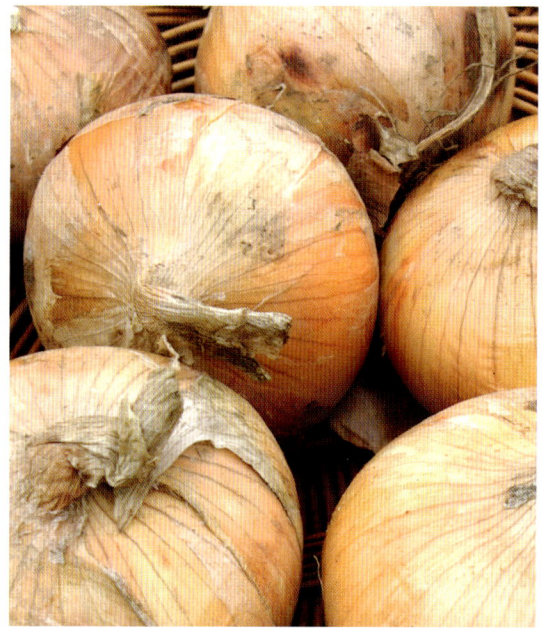 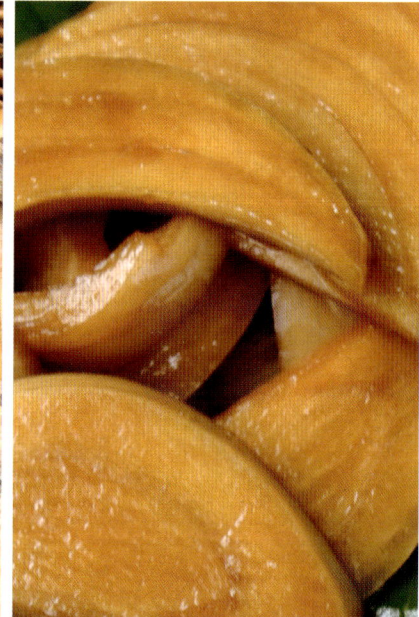

양파 채취한 모습. 6월 22일   양파장아찌.

장아찌 담그기

채취시기 여름~가을.
채취부위 단단한 양파(뿌리).
밑준비 양파는 겉껍질을 벗기고 씻어서 간이 잘 배도록 적당한 크기로 썬다. 짭짤한 소금물에 한나절 절이거나, 식촛물(식초 1컵 : 물 1컵 비율)에 2일 정도 삭혀서 맵고 아린 맛을 우려낸 뒤 여러 번 헹구어 물기를 없앤다. 단맛이 나는 햇양파는 절이거나 삭히지 않고 그냥 담가도 된다.
담그기 준비한 양파에 맛간장을 끓여서 아삭한 맛이 살도록 뜨거울 때 붓는다. 효소액은 맛간장이 식은 뒤 넣고, 본래 단맛이 있으므로 단맛을 줄여도 된다. 소금에 절였으므로 간을 약하게 하며, 식촛물에 삭힌 경우에는 식초를 빼도 된다.
숙성 담근 장아찌는 상온에 한나절 두었다가 냉장고에 넣어 익히고, 부어놓은 맛간장은 며칠에 한 번씩 따라서 다시 끓여 식혀 붓기를 3~4번 한다.
장아찌맛 아삭아삭하고 칼칼한 맛이다.

오행의 맛과 효능
오행상 매운맛, 단맛. 매운 냄새가 난다. 매운맛은 발산시키는 작용을 하고, 단맛은 부드럽게 만드는 작용을 한다.

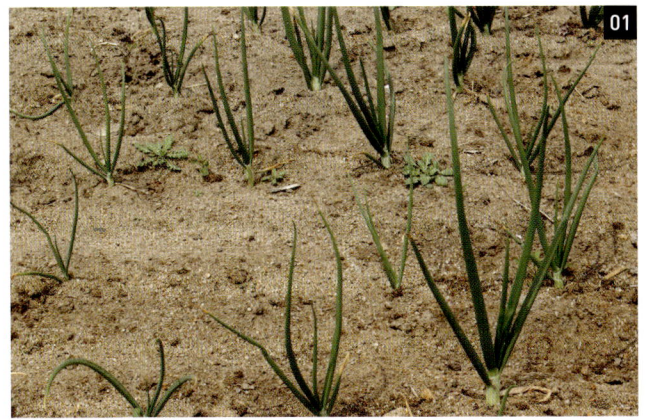

비늘줄기(알뿌리)가 땅속에서 지름 10cm 정도의 둥글거나 둥글납작한 모양으로 자라고, 살이 많으며, 자줏빛 도는 갈색 비늘잎으로 덮여 있다. **꽃줄기**는 50~100cm 정도 올라오며, 꽃이 필 무렵 중간이 불룩해진다. **잎**은 3~8장이 어긋나서 포개지고, 통통한 줄모양으로 속이 비고 두꺼우며, 아래쪽이 잎집으로 되고 조금 모가 나 있다. 꽃이 필 무렵 시들어 쓰러진다. **꽃**은 6~7월에 피고 흰색 또는 연보라색이며, 꽃잎모양의 꽃덮이가 6장이다. 작은 꽃 여러 송이가 꽃줄기 끝에 우산살 펴지듯 둥글게 모여 달린다. **열매**는 7~8월에 여문다.

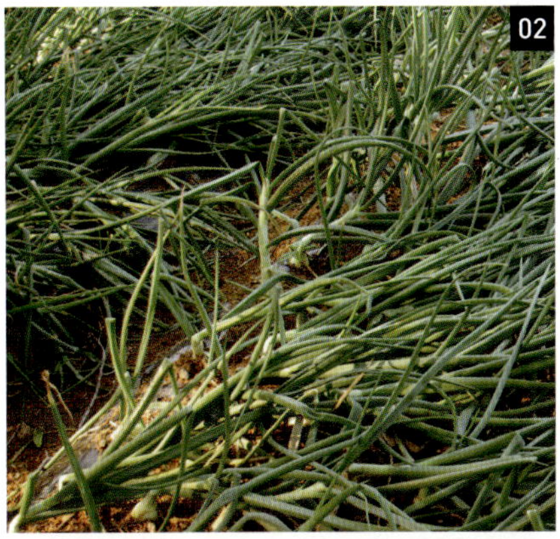

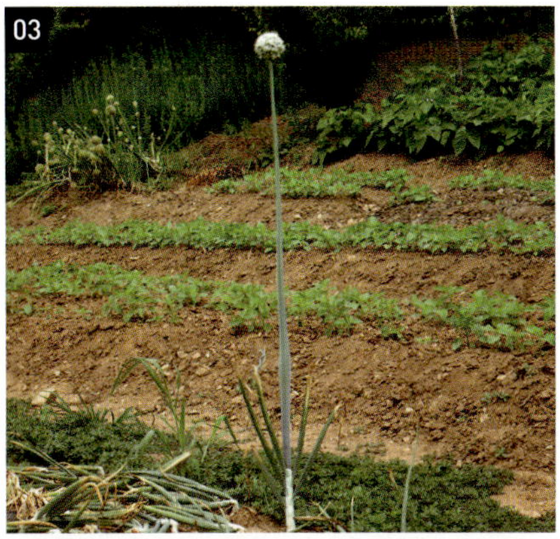

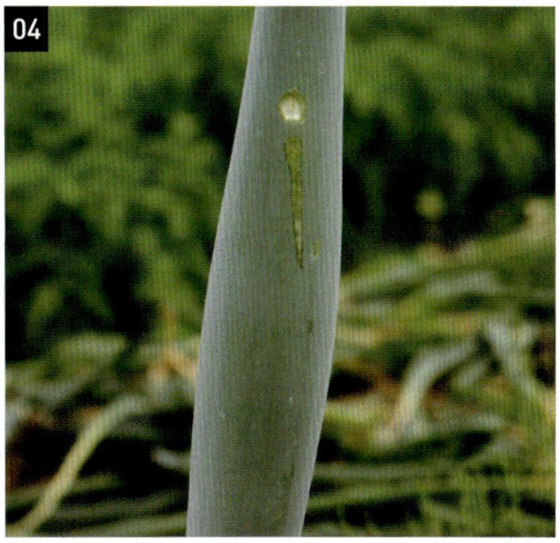

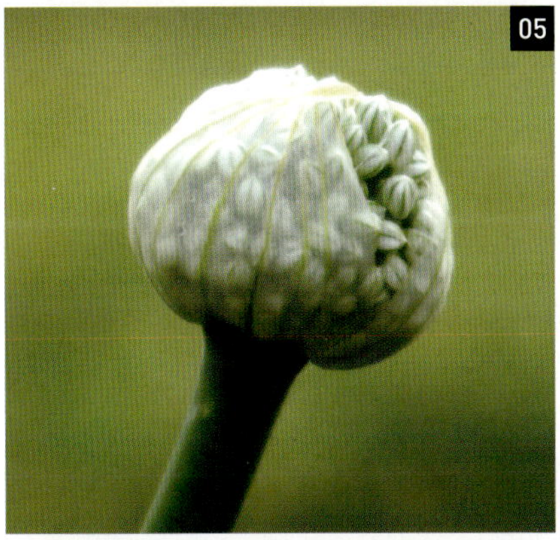

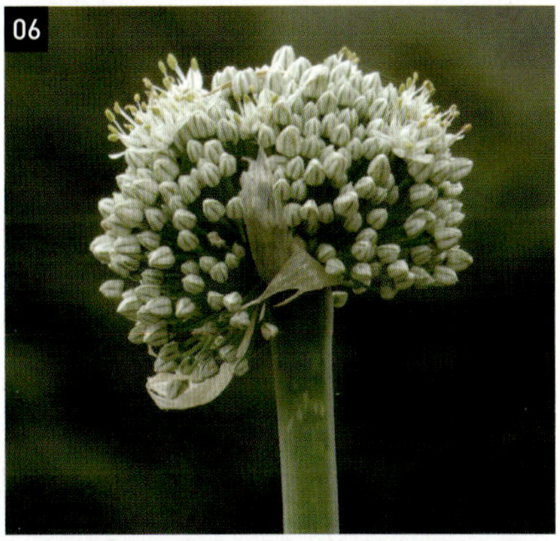

01 어린잎 전체 모습. 4월 18일
02 잎이 쓰러진 모습. 5월 23일
03 꽃줄기. 6월 11일
04 꽃줄기가 불룩해진 모습. 6월 11일
05 꽃봉오리. 5월 30일
06 꽃. 6월 11일
07 꽃줄기(가운데)와 잎. 6월 11일
08 뿌리가 드러난 모습. 6월 3일
09 뿌리 전체 모습. 6월 6일

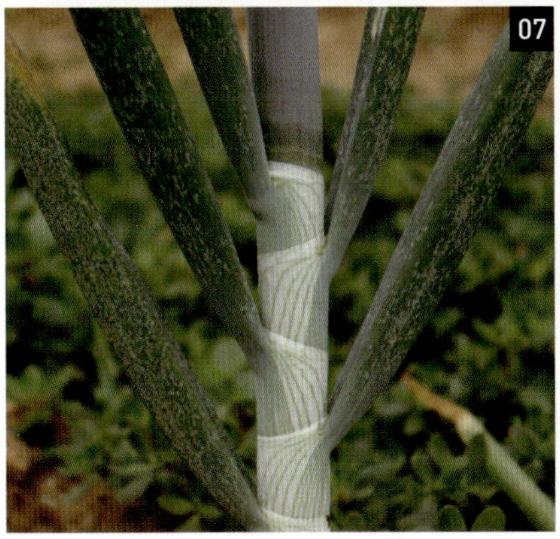

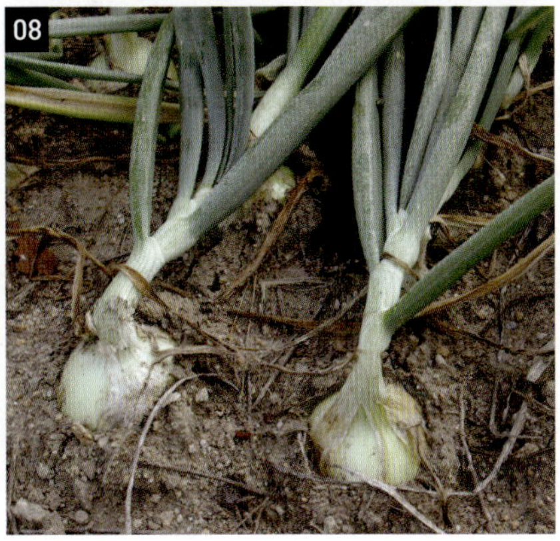

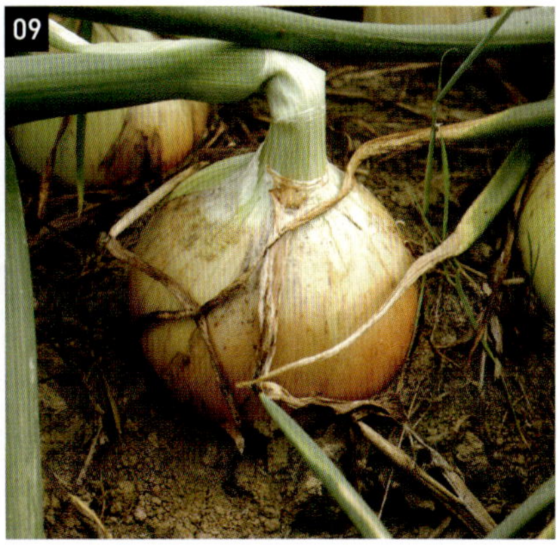

128 얼레지

Erythronium japonicum (Balrer) Decne.

매운맛 + 단맛 조금 독성

■ 통풍, 관절통에 효과

백합과
여러해살이풀

다른 이름
가재무릇

생약명
차전엽산자고 車前葉山慈故

성분
독성이 조금 있다.
알칼로이드 염증과 통증완화
콜히친 염증제거

원산지
한국

서식지
깊은 산 그늘진 숲속에 난다.

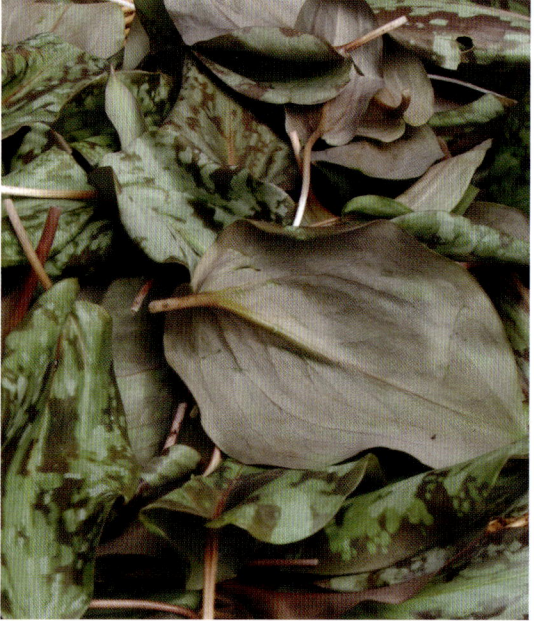
잎 채취한 모습. 3월 20일

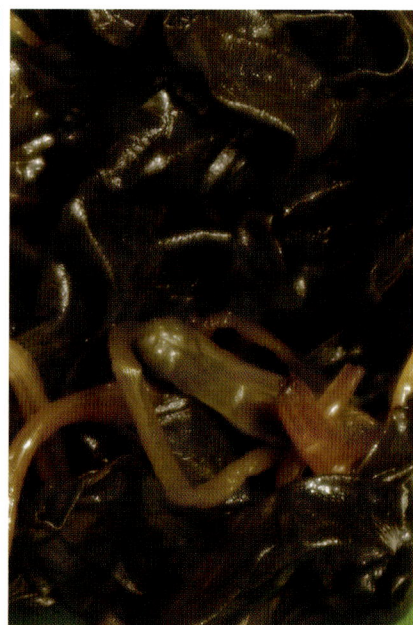
얼레지잎장아찌.

장아찌 담그기

채취시기 봄.
채취부위 새순이나 어린잎 또는 뿌리.
채취 시 주의사항 어릴수록 독성이 약하므로 되도록 연한 것을 채취하고, 흰 꽃이 피는 얼레지는 독성이 강하므로 피한다.
밑준비 새순이나 잎은 끓는 물에 데쳐서 찬물에 하룻밤 담그고, 뿌리는 소금물에 하룻밤 절여서 독성과 아린 맛을 충분히 우려낸 뒤 여러 번 헹구어 물기를 짜고 살짝 말린다. 생으로 먹거나 독성을 우려내지 않고 먹으면 설사를 한다.
담그기 준비한 것에 맛간장을 끓여서 식혀 붓는다. 효소액은 맛간장이 식은 뒤 넣고, 본래 단맛이 있으므로 단맛을 줄여도 된다. 소금에 절였으므로에는 간을 약하게 한다.
숙성 담근 장아찌는 상온에 한나절 두었다가 냉장고에 넣어 익히고, 부어놓은 맛간장은 며칠에 한 번씩 따라서 다시 끓여 식혀 붓기를 3~4번 한다.
장아찌맛 연하고 달달한 맛이다.
먹을 때 주의사항 많이 먹으면 설사를 하므로 한꺼번에 많이 먹지 않는다.

오행의 맛과 효능
오행상 조금 매운맛, 단맛. 아린맛이 나기도 한다. 매운맛은 발산시키는 작용을 하고, 단맛은 부드럽게 만드는 작용을 한다.

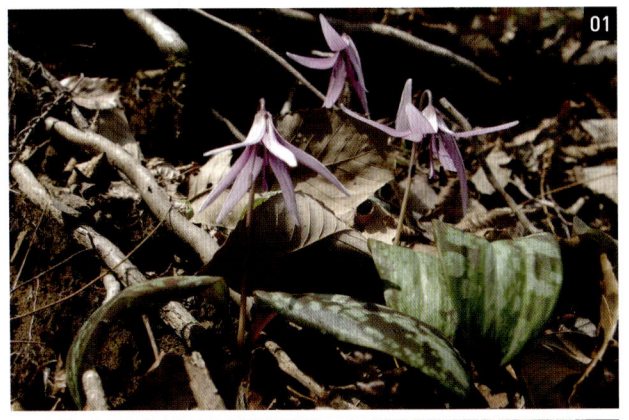

뿌리줄기가 땅속 깊이 굵고 길게 뻗으며, 길이 6㎝ 정도이다. **꽃줄기**는 25㎝ 정도 올라온다. **잎**은 뿌리에서 나고, 짙은 녹색 바탕에 자주색 얼룩무늬가 있으며, 긴 타원형 또는 좁은 달걀모양이다. 잎길이가 6~12㎝이고, 잎자루가 불그스름하다. **꽃**은 4월에 피고 연보라색이며, 꽃잎이 6장이다. 꽃줄기 끝에 1송이가 아래를 향해 달린다. **열매**는 7~8월에 여물고, 긴 타원형으로 3개의 각이 있으며, 열매껍질이 3갈래로 갈라져 씨앗이 나온다.

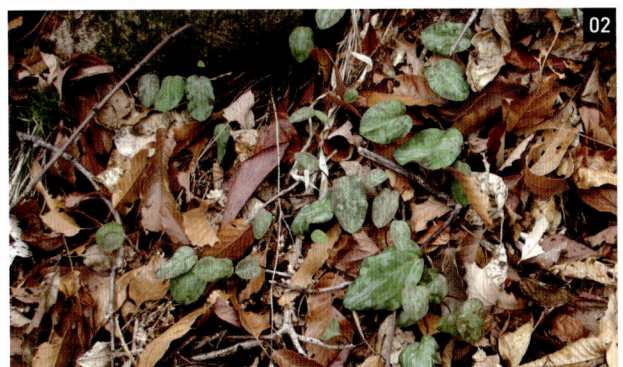

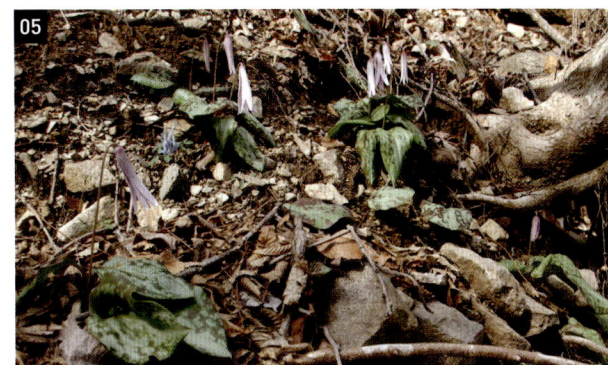

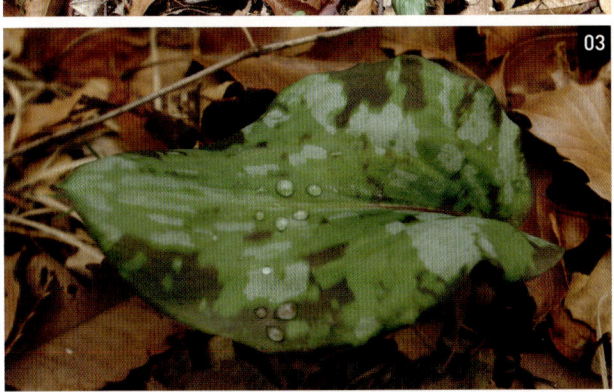

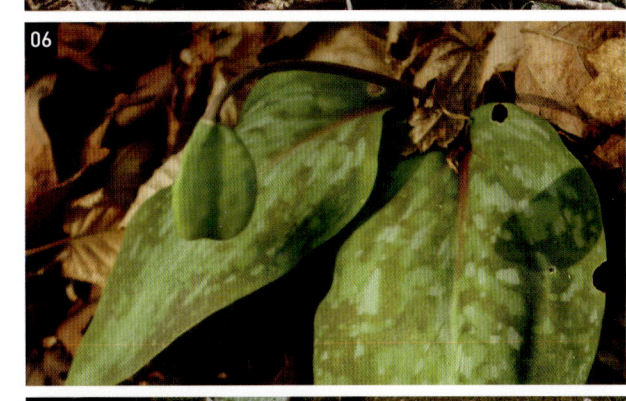

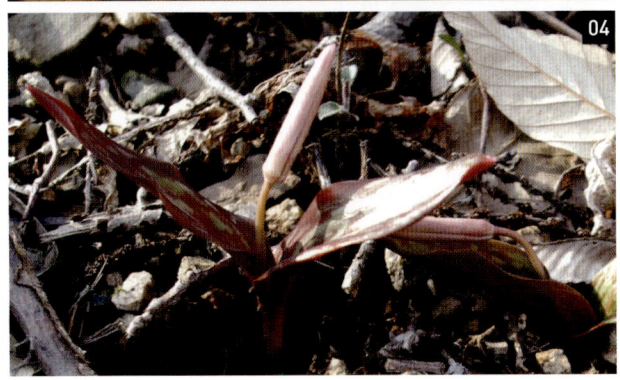

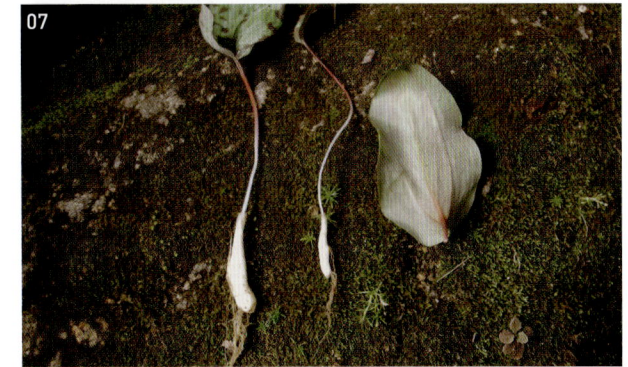

01 꽃 핀 전체 모습. 3월 26일
02 새순. 3월 20일
03 어린잎. 3월 20일
04 꽃봉오리. 3월 25일

05 꽃 핀 군락. 3월 26일
06 풋열매. 5월 2일
07 뿌리와 잎 앞뒷면. 3월 20일

옥잠화

Hosta plantaginea (Lam.) Aschers.

매운맛 + 단맛 조금 독성

- 기관지염, 폐기종, 몽정, 소변보기 힘든 데, 독이 올라 부은 데 효과

백합과
여러해살이풀

다른 이름
옥비녀꽃
비녀옥잠화

생약명
옥잠화 玉簪花

성분
독성이 조금 있다.
쿠마린 혈전개선
팔미트산 담즙분비촉진
캠페롤 노화방지
페놀 노화방지
케르세틴 알러지예방

원산지
중국

서식지
산비탈과 들판의 촉촉한 곳에 난다.

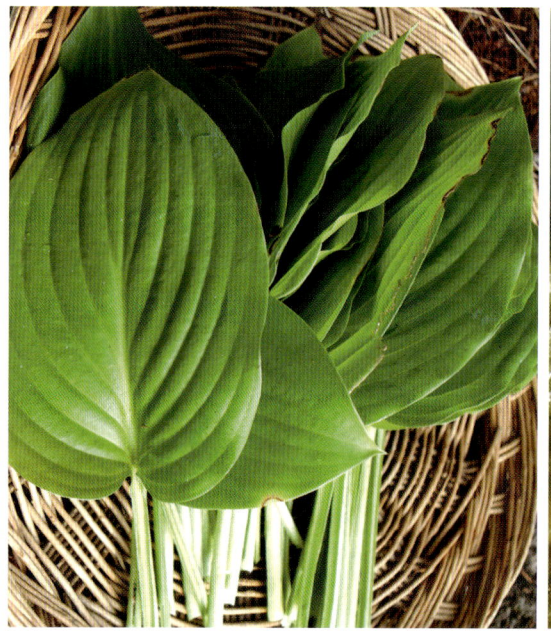
잎 채취한 모습. 8월 7일

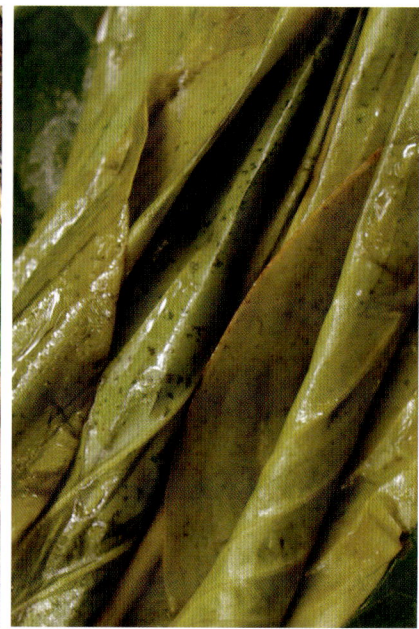
옥잠화잎장아찌.

장아찌 담그기

채취시기 봄~여름.

채취부위 새순이나 연한 잎.

채취시 주의사항 어릴수록 독성이 약하므로 억세거나 꽃이 핀 것은 피한다.

밑준비 새순이나 잎을 끓는 물에 데친 뒤 찬물에 하룻밤 담가 독성을 충분히 우려내고, 여러 번 헹구어 물기를 짠다. 생으로 먹거나 독성을 우려내지 않고 먹으면 설사를 한다.

담그기 준비한 것에 맛간장을 끓여서 식혀 붓거나, 맛고추장으로 버무린다. 맛간장에 넣는 효소액은 맛간장이 식은 뒤 넣고, 본래 단맛이 있으므로 단맛을 줄여도 된다.

숙성 담근 장아찌는 상온에 한나절 두었다가 냉장고에 넣어 익히고, 부어놓은 맛간장은 며칠에 한 번씩 따라서 다시 끓여 식혀 붓기를 3~4번 한다.

장아찌맛 부드럽고 은은한 맛이다. 완성된 장아찌는 고춧가루, 다진 파, 다진 마늘, 물엿, 들기름 등으로 갖은 양념을 해서 먹기도 한다.

오행의 맛과 효능
오행상 매운맛, 단맛. 조금 쓴맛이 난다고도 한다. 매운맛은 발산시키는 작용을 하고, 단맛은 부드럽게 만드는 작용을 한다.

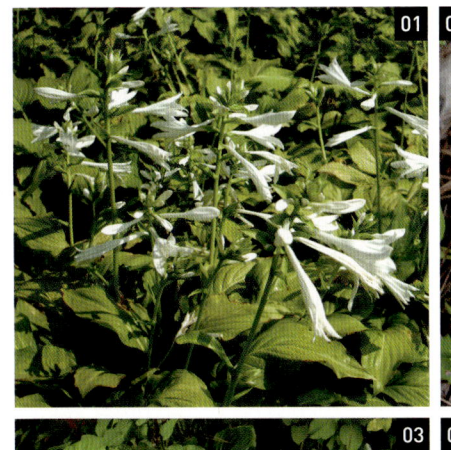
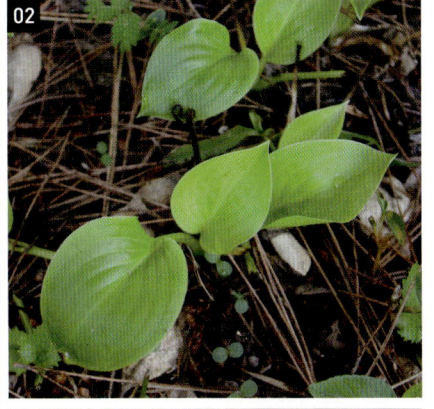
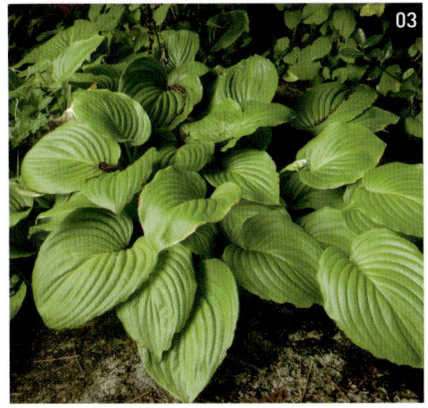
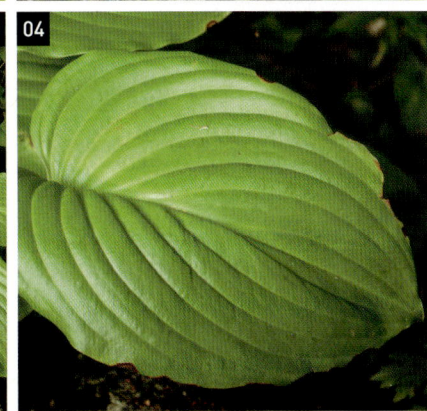

꽃줄기는 40~56cm 정도 자라고, 단면이 둥글며, 곧고 매끄럽다. **잎**은 뿌리에 뭉쳐서 나며, 달걀 같은 둥근 심장모양으로 끝이 뾰족하고, 앞면이 반질반질하다. 잎길이가 15~22cm이며, 잎자루가 길다. **꽃**은 7~9월에 피고 흰색이며, 꽃잎이 6장이다. 작은 꽃 여러 송이가 꽃줄기에 어긋나게 모여 달린다. **열매**는 10월에 여물고, 삼각형에 가까운 원통모양이며, 껍질이 갈라져 씨앗이 나온다. 열매길이 6.5cm 정도이다.

01 꽃 핀 전체 모습. 8월 7일
02 어린잎. 8월 7일
03 잎이 무성한 모습. 8월 7일
04 잎. 8월 7일
05 줄기와 어린잎. 8월 7일
06 꽃. 8월 7일
07 열매 벌어진 모습. 12월 12일
08 잎 앞뒷면과 뿌리 달린 전체 모습. 8월 7일

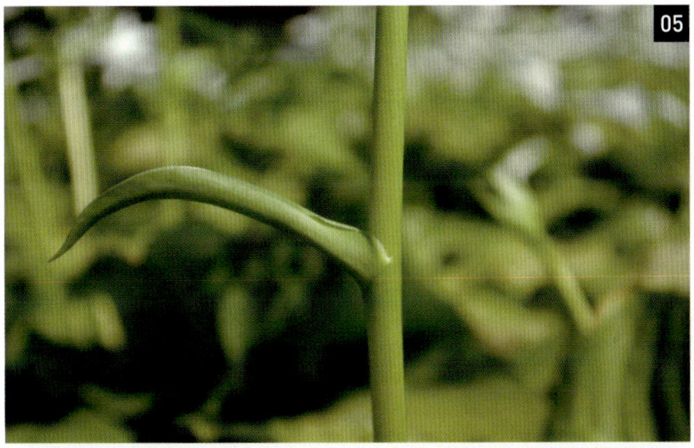

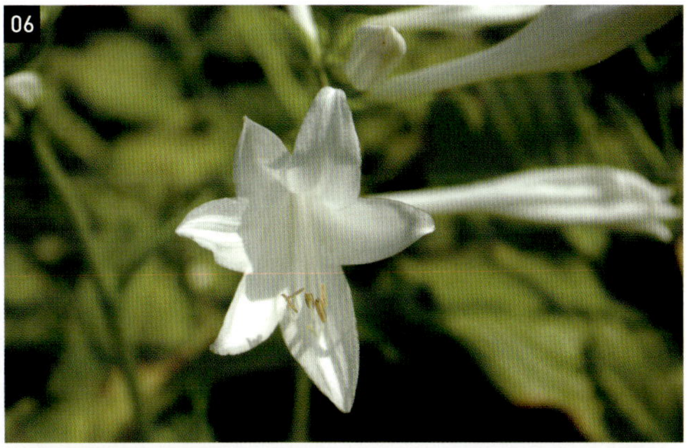

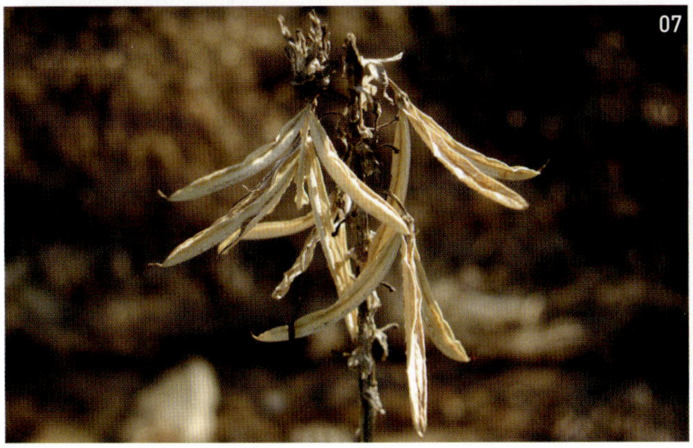

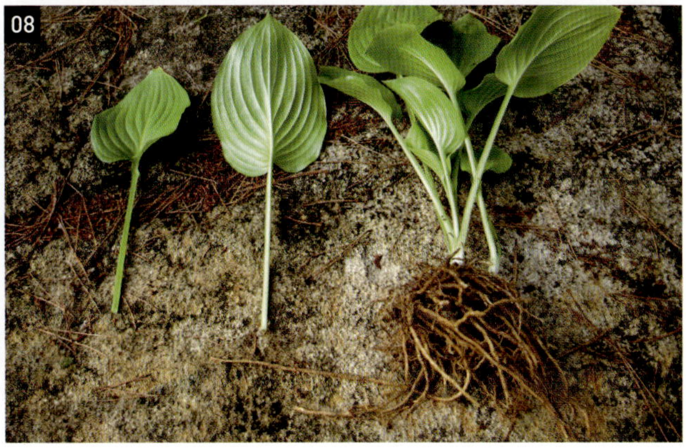

옥잠화

130 참나물 매운맛 + 단맛

Pimpinella brachycarpa (Kom.) Nakai

■ 고혈압, 간염, 배가 차고 아픈 데, 비만에 효과

산형과
여러해살이풀

생약명
야근채 野芹菜

성분
독성이 없다.
칼슘 뼈강화
철분 빈혈개선
베타카로틴 노화방지
비타민A 시력유지

원산지
한국

서식지
산과 들판의 마른 도랑가에 난다.

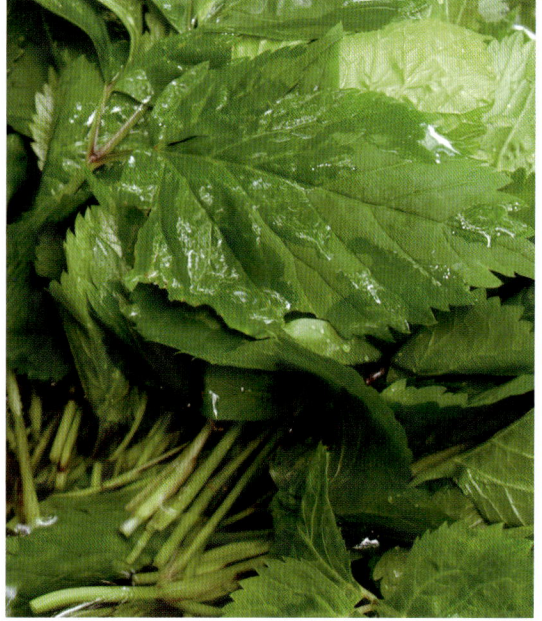
잎 채취하여 씻은 모습. 5월 30일.

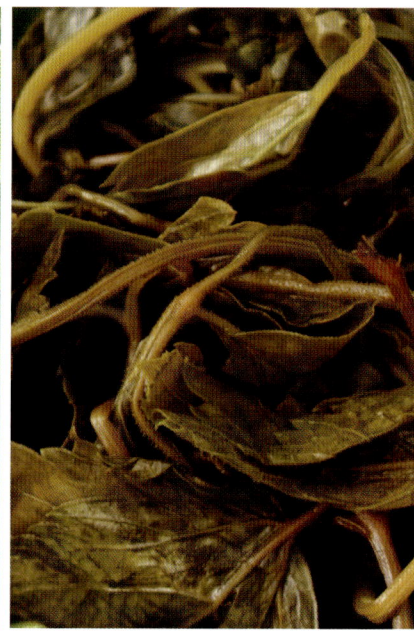
참나물잎장아찌.

장아찌 담그기

채취시기 봄~가을.

채취부위 새순이나 잎.

밑준비 새순이나 잎을 끓는 물에 살짝 데쳐서 부드럽게 만든 뒤, 찬물에 헹구어 물기를 살짝 말린다.

담그기 준비한 것을 묵은 된장이나 묵은 고추장에 박는다. 또는 맛간장을 끓여서 식혀 붓거나, 맛된장 또는 맛고추장으로 버무린다. 맛간장에 넣는 효소액은 맛간장이 식은 뒤 넣고, 본래 단맛이 있으므로 단맛을 줄여도 된다. 독특한 향을 살리려면 식초를 넣지 않는다.

숙성 맛간장, 맛된장, 맛고추장으로 담근 경우 상온에 한나절 두었다가 냉장고에 넣어 익히고, 부어놓은 맛간장은 며칠에 한 번씩 따라서 다시 끓여 식혀 붓기를 3~4번 한다.

장아찌맛 쫄깃쫄깃하고 깊은 맛이다. 완성된 장아찌는 고춧가루, 다진 파, 다진 마늘, 들기름 등으로 갖은 양념을 해서 먹기도 한다.

오행의 맛과 효능
오행상 매운맛, 단맛. 독특한 향이 있다. 매운맛은 발산시키는 작용을 하고, 단맛은 부드럽게 만드는 작용을 한다.

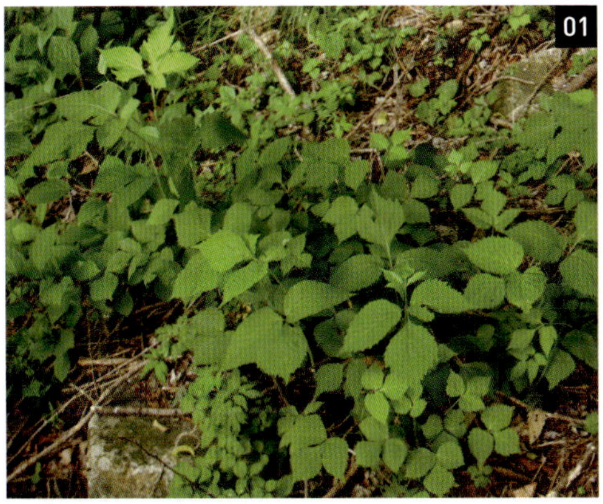

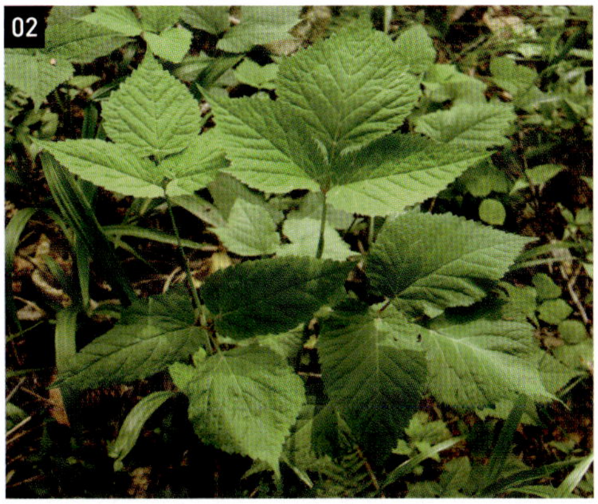

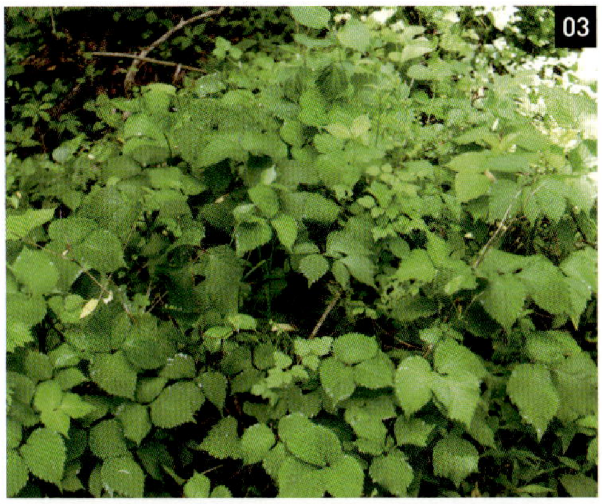

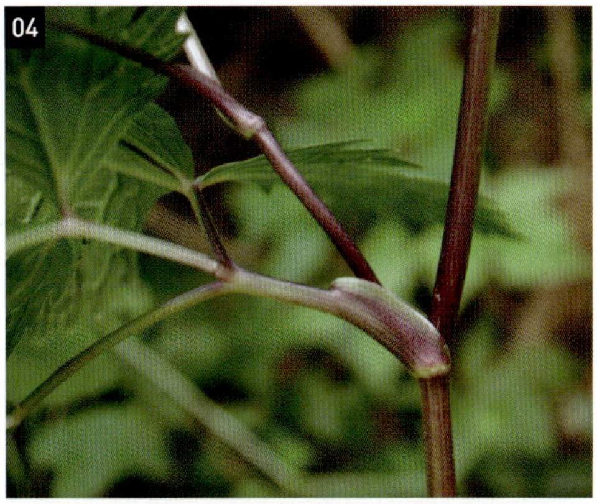

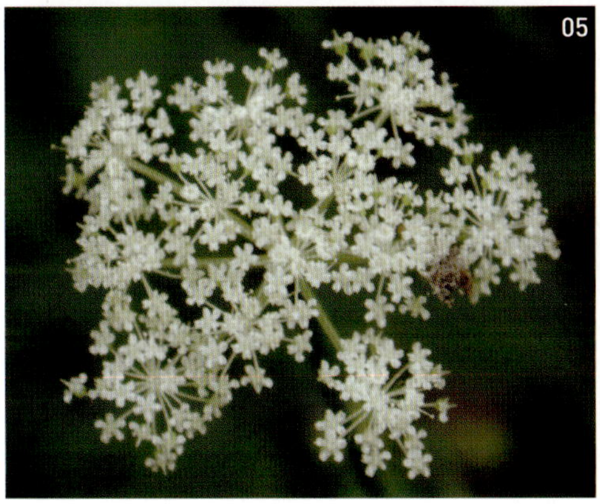

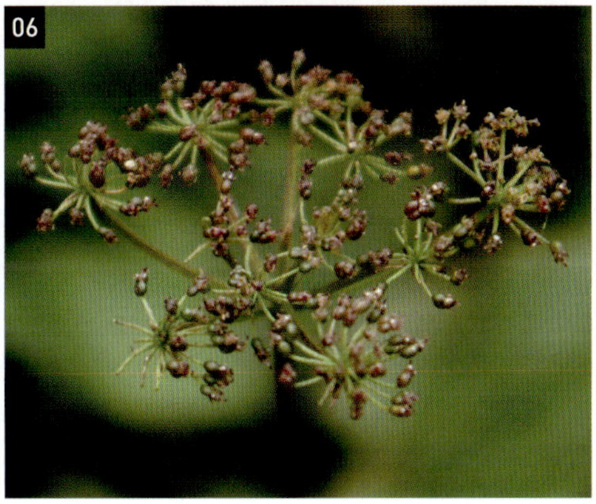

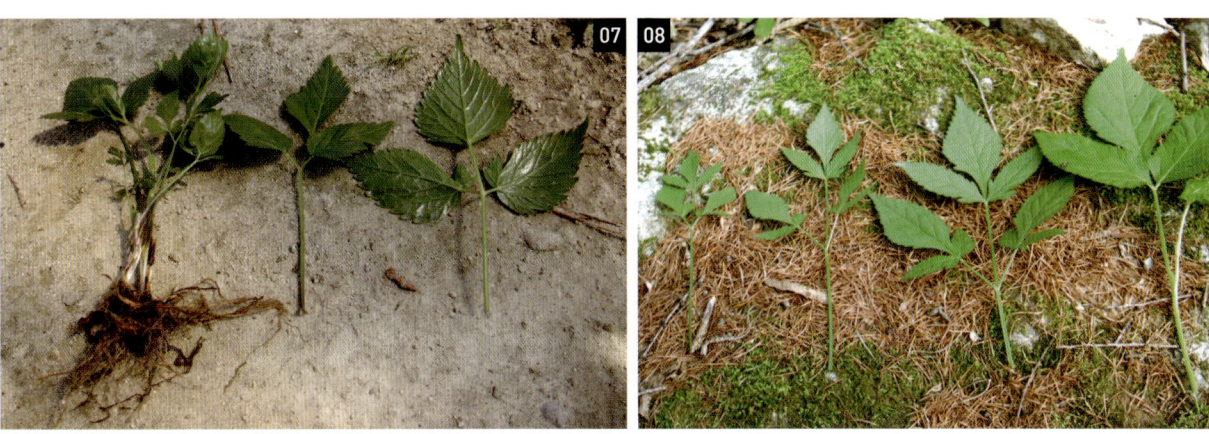

줄기는 50~80㎝ 정도 자라고, 밑동에서부터 가지가 많이 갈라져 나오며, 털이 없다. 잎은 3장씩 나고, 달걀모양으로 끝이 뾰족하며, 가장자리에 날카로운 톱니가 있다. 뿌리 잎자루는 길고, 줄기 잎자루는 짧으며 아래쪽이 줄기를 감싼다. 꽃은 6~8월에 피고 흰색이며, 꽃잎이 5장이다. 작은 꽃 여러 송이가 가지와 줄기 끝에 겹으로 어긋나게 모여서 달린다. 열매는 10월에 여물고 납작한 타원형이며, 길이 2~3㎜이다.

01 전체 모습. 6월 4일
02 잎 달린 모습. 6월 4일
03 줄기 자라는 군락 모습. 5월 30일
04 줄기. 7월 27일
05 꽃. 7월 27일
06 열매. 10월 18일
07 뿌리 달린 전체 모습과 잎 앞뒷면. 5월 21일
08 왼쪽부터 잎 자라는 순서. 6월 4일

참나물

131 참당귀 매운맛 + 단맛

Angelica gigas Nakai

■ 여성질환, 빈혈, 성기능 저하에 효과

산형과
여러해살이풀

다른 이름
조선당귀

생약명
당귀 當歸

성분
독성이 없다.
베르갑텐 혈관수축
페룰산 노화방지
베타시스테롤 종양억제
비타민12 적혈구생성

원산지
한국

서식지
깊은 산 습한 골짜기에 난다.

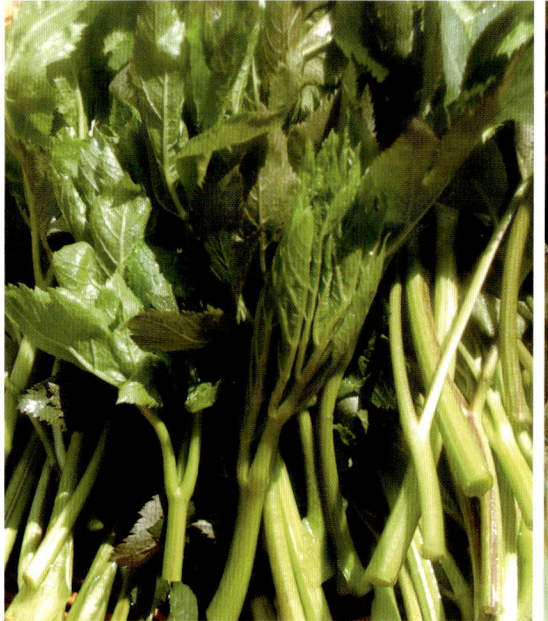
새순 채취한 모습. 4월 26일

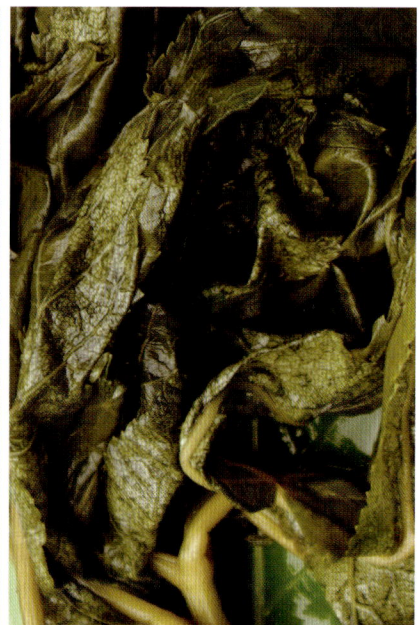
참당귀순장아찌.

장아찌 담그기

채취시기 봄~가을.
채취부위 새순이나 잎줄기 또는 새순을 뿌리째 채취한다. 장아찌는 뿌리째 담가도 되고, 잎과 뿌리를 따로 담가도 된다.
채취시 주의사항 흔치 않은 약초이므로 조금만 채취하고 개체를 남겨둔다.
밑준비 뿌리에 흙이 남지 않게 껍질째 깨끗이 씻은 뒤 짭짤한 소금물에 반나절 정도 절여서 숨을 죽이고, 여러 번 헹구어 물기를 제거한다. 뿌리껍질이 질기면 벗긴다.
담그기 준비한 것을 묵은 된장이나 묵은 고추장에 박는다. 또는 맛간장을 끓여서 아삭한 맛이 살도록 뜨거울 때 붓거나, 맛된장 또는 맛고추장으로 버무린다. 맛간장에 넣는 효소액은 맛간장이 식은 뒤 넣고, 본래 단맛이 있으므로 단맛을 줄여도 된다. 독특한 향을 살리려면 식초를 넣지 않는다.
숙성 맛간장, 맛고추장, 맛된장으로 담근 경우 상온에 한나절 두었다가 냉장고에 넣어 익히고, 부어놓은 맛간장은 며칠에 한 번씩 따라서 다시 끓여 식혀 붓기를 3~4번 한다.
장아찌맛 아삭아삭하고 한약재 냄새가 난다. 완성된 장아찌는 고춧가루, 다진 파, 다진 마늘 등으로 갖은 양념을 해서 먹기도 한다.

오행의 맛과 효능
오행상 매운맛, 단맛. 한약재 냄새가 난다. 매운맛은 발산시키는 작용을 하고, 단맛은 부드럽게 만드는 작용을 한다.

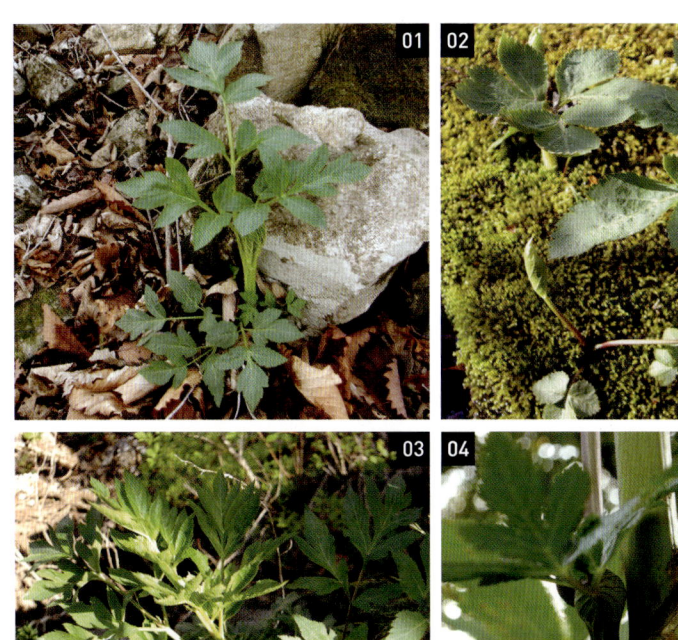
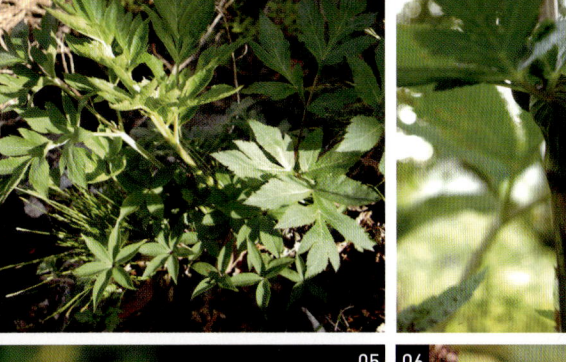
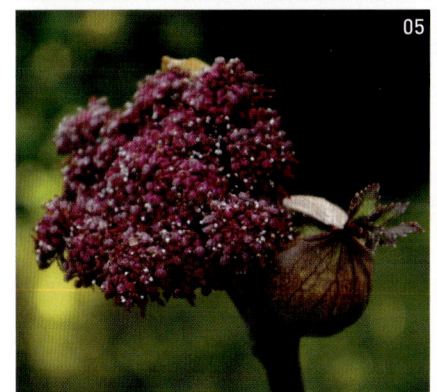
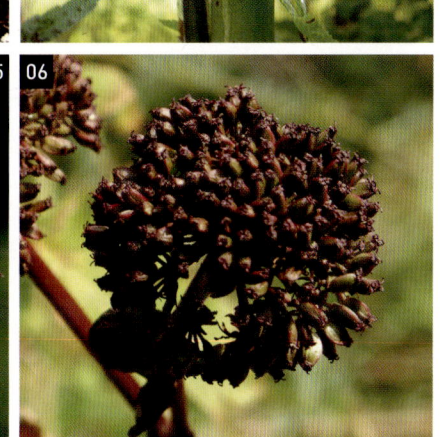
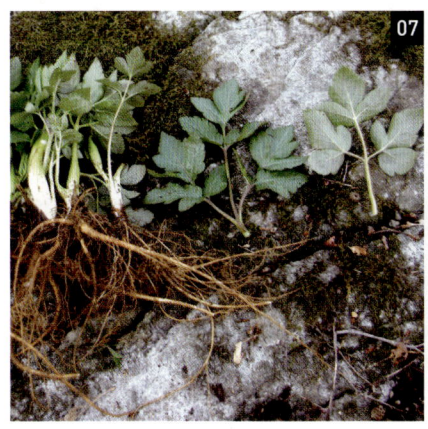
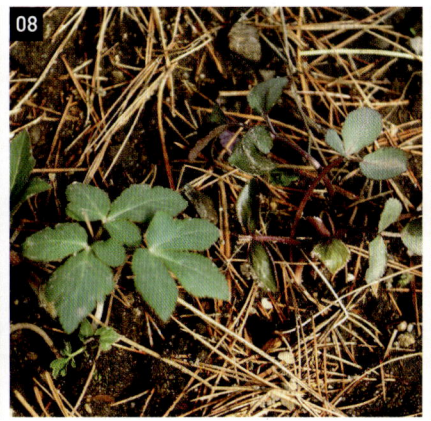
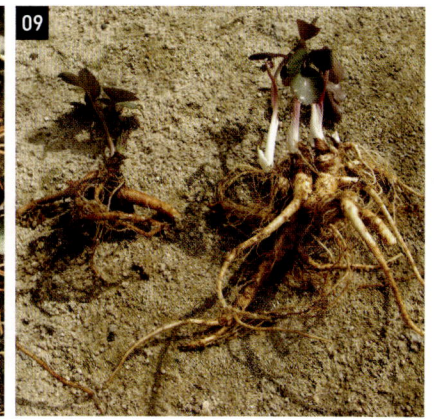

뿌리는 굵게 자라고, 갈라지며, 살이 많다. 뿌리를 자르면 하얀 유액이 나오며, 전체에서 한약재 냄새가 난다. **줄기**는 1~2m 정도 곧게 자라고, 붉은자줏빛이 돌기도 한다. **잎**은 1~3회 갈라진 잎줄기에 홀수로 깃털처럼 달리고, 잎줄기 아래쪽이 줄기를 감싼다. 작은 잎은 3갈래로 완전히 갈라져 긴 타원형 또는 달걀모양이 되고, 가장자리가 2~3갈래로 갈라지며 불규칙한 겹톱니가 있다. 줄기 윗동잎은 퇴화되고, 잎자루 아래쪽이 불룩해진다. **꽃**은 8~9월에 피고 자주색이며, 이삭잎이 커진다. 작은 꽃 여러 송이가 겹우산모양으로 달린다. **열매**는 10월에 여물고 납작한 타원형이며, 날개가 있다. 열매길이 8㎜ 정도.

---

01 전체 모습. 4월 26일
02 어린잎. 4월 26일
03 잎 자라는 모습. 4월 26일
04 줄기. 8월 13일
05 꽃. 8월 13일
06 열매. 9월 16일
07 뿌리 달린 전체 모습과 잎 앞뒷면. 4월 26일
08 유사종 참당귀(왼쪽)와 바디나물(오른쪽). 3월 19일
09 유사종 참당귀(왼쪽)와 바디나물(오른쪽) 뿌리째 비교. 3월 17일

132 참반디 매운맛 + 단맛

Sanicula chinensis Bunge

■ 기침감기, 천식, 열나는 데 효과

산형과
여러해살이풀

다른 이름
참바디나물

생약명
대폐근초 大肺筋草

성분
독성이 없다.
사포닌 면역력강화
쿠마린 항혈전제
팔미트산 담즙분비촉진
칼슘 뼈강화
인 혈중콜레스테롤 개선
철분 빈혈개선
칼륨 신경세포와 근육기능강화

원산지
한국

서식지
산속의 조금 그늘진 곳에 난다.

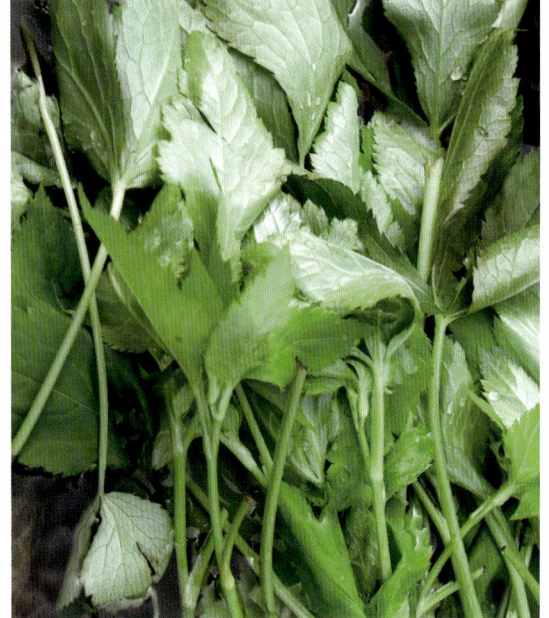 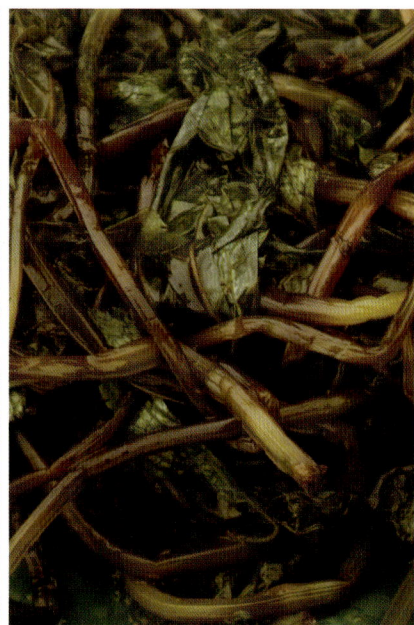

잎 채취하여 씻은 모습. 6월 4일   참반디잎장아찌.

장아찌 담그기

채취시기 봄~가을.
채취부위 새순이나 잎.
채취시 주의사항 흔치 않은 약초이므로 조금만 채취하고 개체를 남겨둔다.
밑준비 새순이나 잎을 씻어서 물기를 뺀다.
담그기 준비한 것에 맛간장을 끓여서 아삭한 맛이 살도록 뜨거울 때 붓거나, 맛고추장으로 버무린다. 시원한 향을 살리려면 식초를 넣지 않는다.
숙성 담근 장아찌는 상온에 한나절 두었다가 냉장고에 넣어 익히고, 부어놓은 맛간장은 며칠에 한 번씩 따라서 다시 끓여 식혀 붓기를 3~4번 정도 한다.
장아찌맛 향긋하고 상큼한 맛이다. 완성된 장아찌는 고춧가루, 다진 파, 다진 마늘 등으로 갖은 양념을 해서 먹기도 한다.

오행의 맛과 효능
오행상 매운맛, 단맛. 쓴맛이 난다고도 하며, 시원한 향이 난다. 매운맛은 발산시키는 작용을 하고, 단맛은 부드럽게 만드는 작용을 한다.

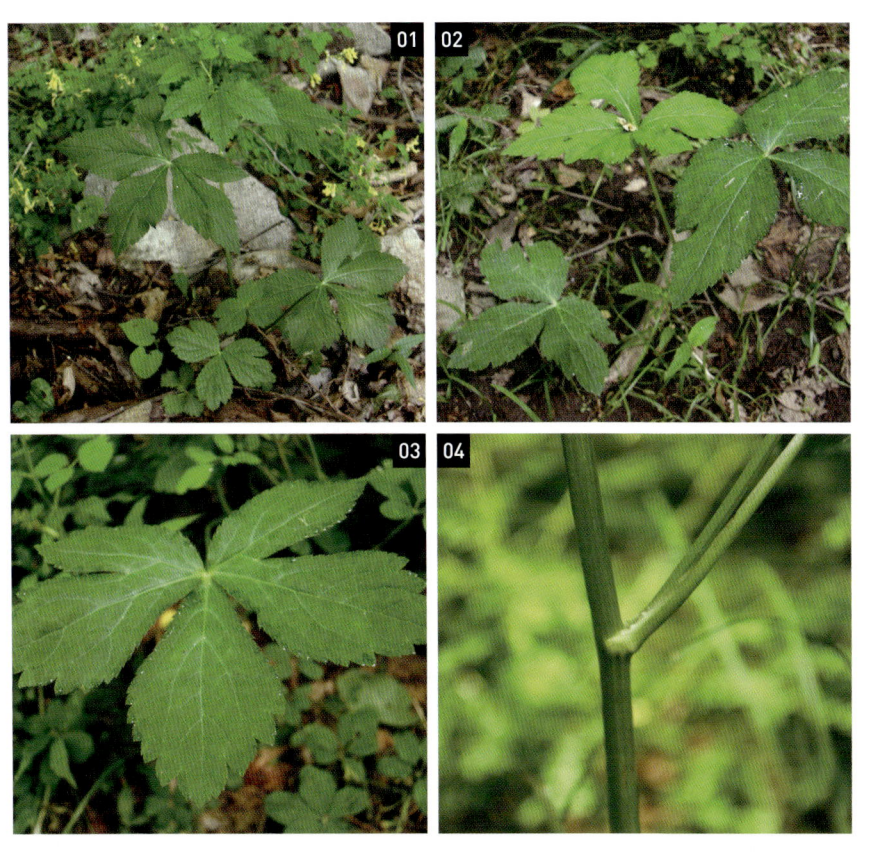

줄기는 50~100cm 정도 자라고, 윗동에서 가지가 갈라져 나온다. **잎**은 손바닥모양이고 3갈래로 깊게 갈라지며, 가장자리에 톱니가 있다. 뿌리잎은 다시 갈라지고 잎자루가 길며, 잎길이 5~10cm이다. 줄기잎은 다시 갈라지지 않고 잎자루가 짧으며, 어긋나게 달린다. **꽃**은 7월에 피고 흰색이며, 지름 3mm 정도이다. 작은 꽃 여러 송이가 겹우산모양으로 달린다. **열매**는 8월에 여물고 타원형이며, 갈고리가 있다.

01 전체 모습. 6월 6일
02 어린잎 자라는 모습. 6월 5일
03 잎. 6월 5일
04 줄기. 6월 28일
05 꽃 핀 모습. 6월 28일
06 꽃. 6월 25일
07 풋열매. 7월 28일
08 잎 앞뒷면과 뿌리 달린 전체 모습. 6월 4일

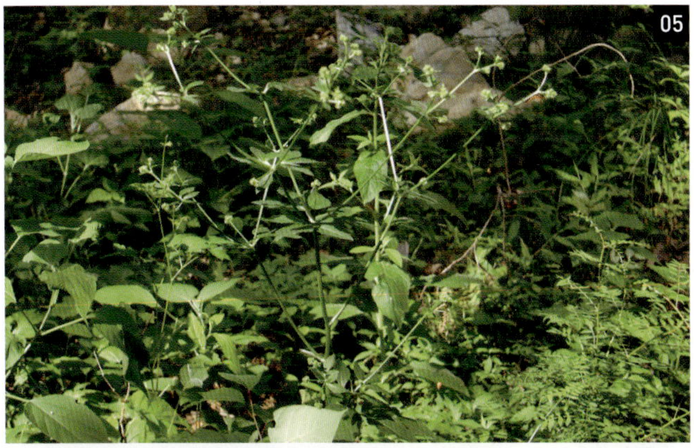

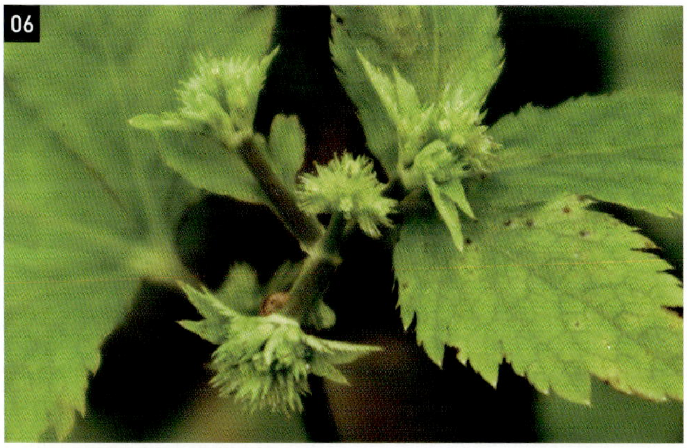

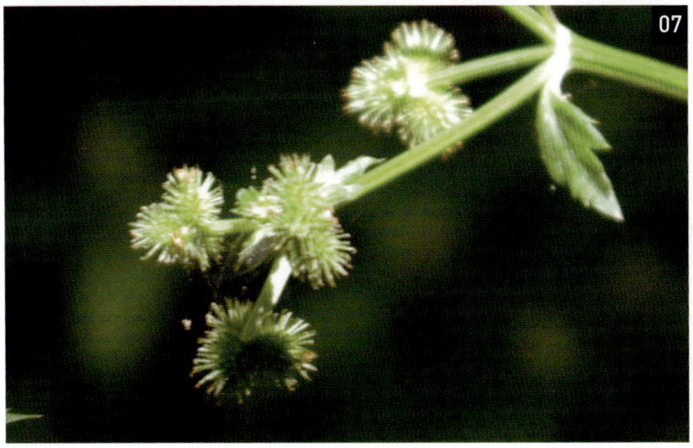

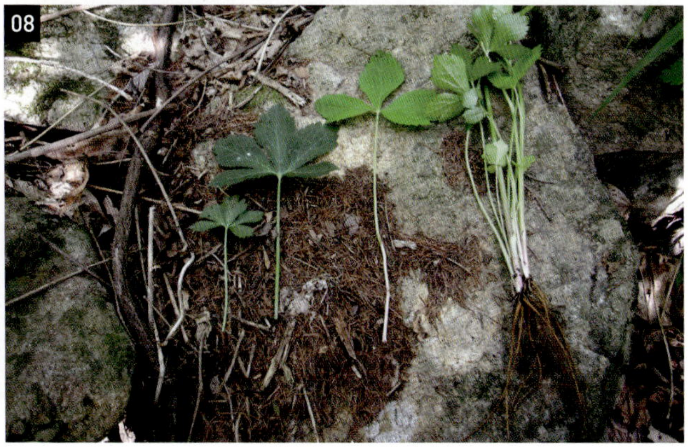

참반디

133 참취 매운맛 + 단맛

Aster scaber Thunb.

■ 두통감기, 오한감기, 기관지염, 류머티즘에 효과

국화과
여러해살이풀

다른 이름
나물취
암취

생약명
동풍채 東風菜

성분
독성이 없다.
쿠마린 항혈전제
칼륨 신경세포와 근육기능강화
칼슘 뼈강화
철분 빈혈개선
인 혈중콜레스테롤 개선
단백질 근육강화

원산지
한국

서식지
산과 들판의 양지나 반그늘에 난다.

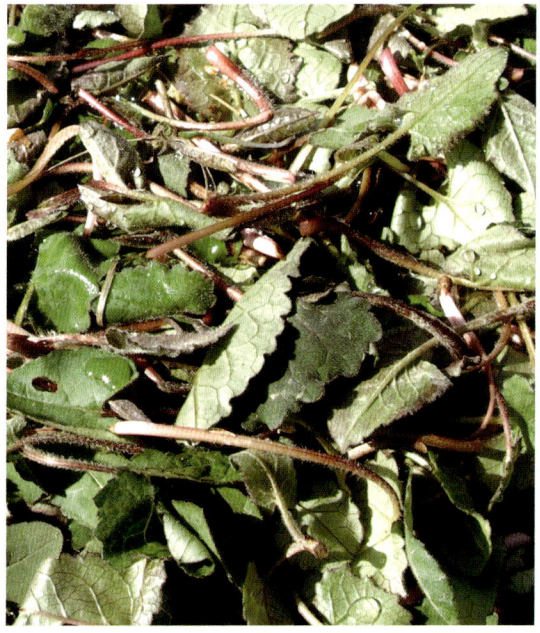
잎 채취하여 씻은 모습. 4월 3일

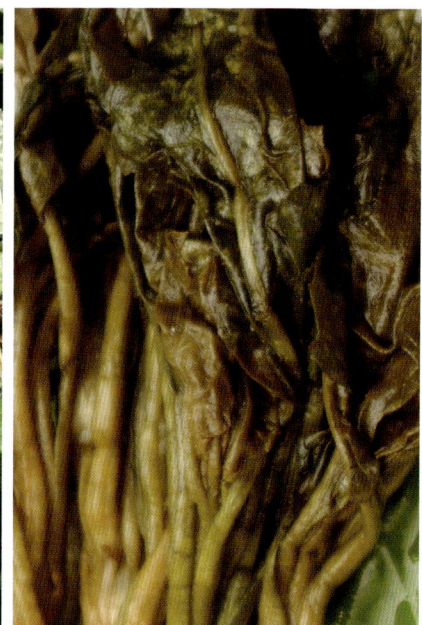
참취잎장아찌.

장아찌 담그기

채취시기 봄~가을.
채취부위 잎.
밑준비 잎을 씻어서 물기를 뺀 뒤 차곡차곡 모은다.
담그기 준비한 잎에 맛간장을 끓여서 아삭한 맛이 살도록 뜨거울 때 붓거나, 맛고추장으로 한 켜 한 켜 바르듯이 버무린다. 맛간장에 넣는 효소액은 맛간장이 식은 뒤 넣고, 본래 단맛이 있으므로 단맛을 줄여도 된다. 독특한 향을 살리려면 식초를 넣지 않는다.
숙성 담근 장아찌는 상온에 한나절 두었다가 냉장고에 넣어 익히고, 부어놓은 맛간장은 며칠에 한 번씩 따라서 다시 끓여 식혀 붓기를 3~4번 한다.
장아찌맛 꼬들꼬들하고 향긋한 맛이다.

오행의 맛과 효능
오행상 매운맛, 단맛. 독특한 향이 있다. 매운맛은 발산시키는 작용을 하고, 단맛은 부드럽게 만드는 작용을 한다.

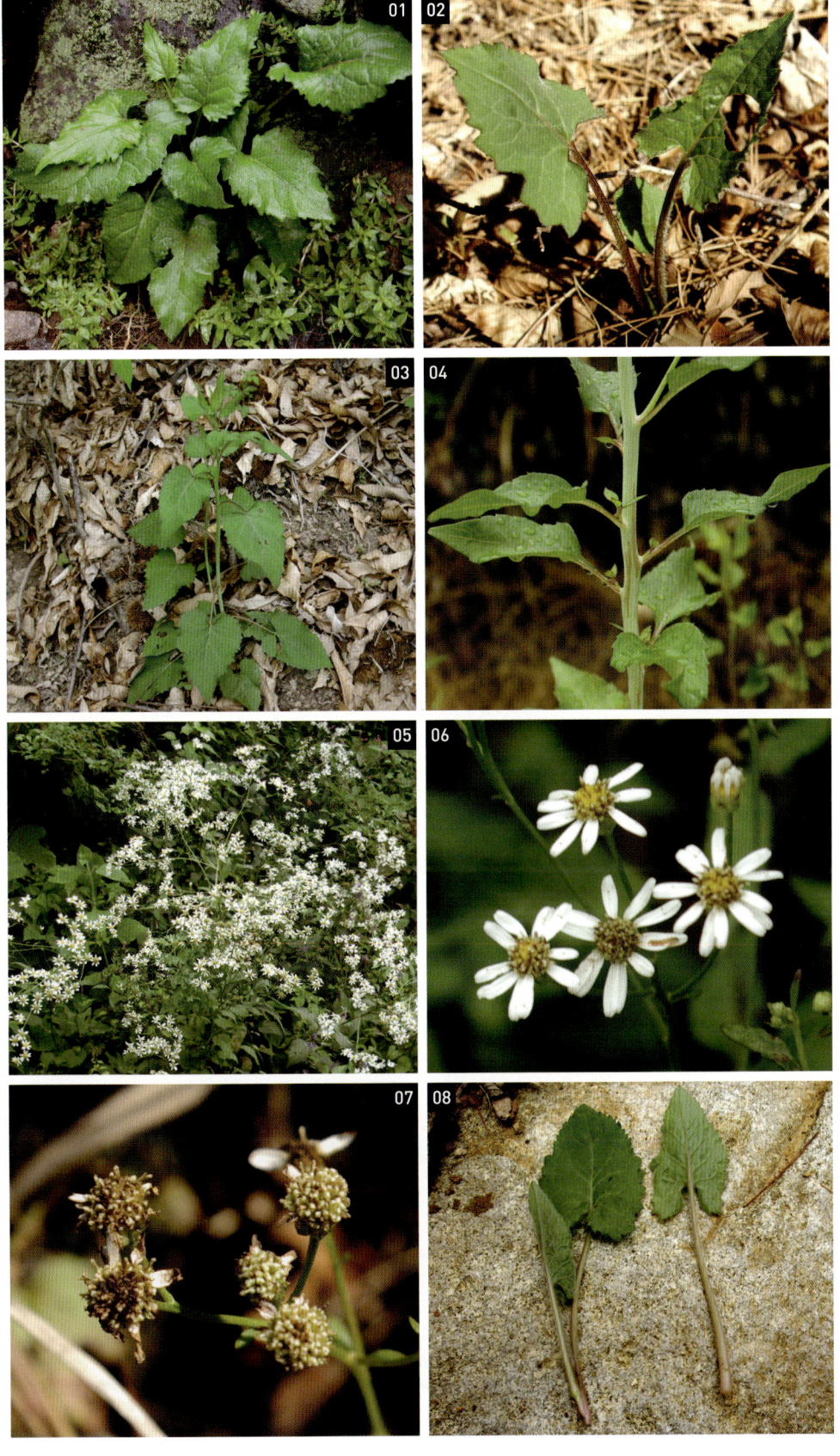

줄기는 100~150㎝ 정도 자라고, 거칠다. **잎**은 뿌리잎은 뭉쳐서 나고, 심장모양이며, 잎자루가 길다. 줄기잎은 어긋나고, 삼각형 같은 타원형으로 끝이 뾰족하며, 가장자리에 이빨 같은 톱니가 있고, 잎자루에 날개가 있다. **꽃**은 8~10월에 피고 흰색이며, 꽃잎모양의 혀꽃이 모여 1송이가 된다. **열매**는 10~11월에 여물고, 긴 타원형 같은 피침형이며, 씨앗에 갓털이 있어 바람에 날려간다.

01 뿌리잎 전체 모습. 5월 28일
02 어린 뿌리잎. 4월 3일
03 줄기 자라는 모습. 5월 19일
04 줄기와 잎. 8월 2일
05 꽃 핀 군락. 9월 13일
06 꽃. 8월 2일
07 열매. 10월 14일
08 뿌리잎 앞뒷면. 4월 7일

참취

134 피마자

Ricinus communis L.

매운맛 + 단맛 조금 독성

■ 피부병, 변비, 화상에 효과

대극과
한해살이풀
※ 열대에서는 여러해살이풀

다른 이름
아주까리
아주까리나물

생약명
피마엽 蓖麻葉

성분
독성이 조금 있다.
캠페롤 노화방지
루틴 모세혈관강화
케르세틴 알러지예방
이소케르세틴 피부노화억제
아스트라갈린 가려움증해소
리시놀레산 염증완화
리친 살균작용
비타민C 노화방지

원산지
인도

서식지
우리나라에서는 고려시대부터 밭에 심어 키우고, 간혹 야생에서 자란다.

오행의 맛과 효능
오행상 매운맛, 단맛. 매운맛은 발산시키는 작용을 하고, 단맛은 부드럽게 만드는 작용을 한다.

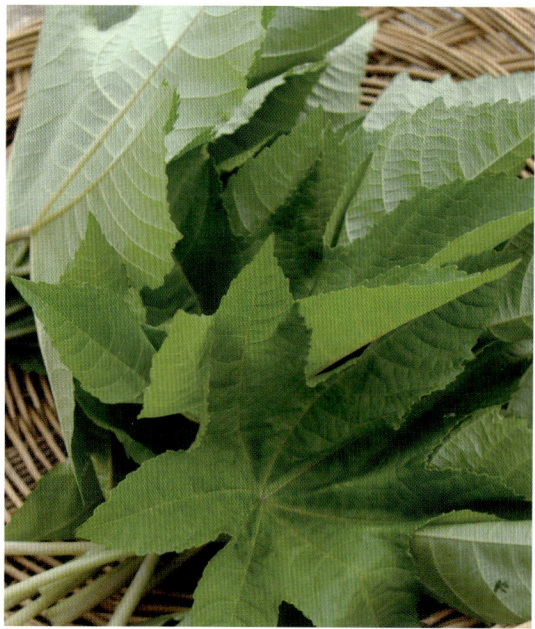
잎 채취한 모습. 6월 10일

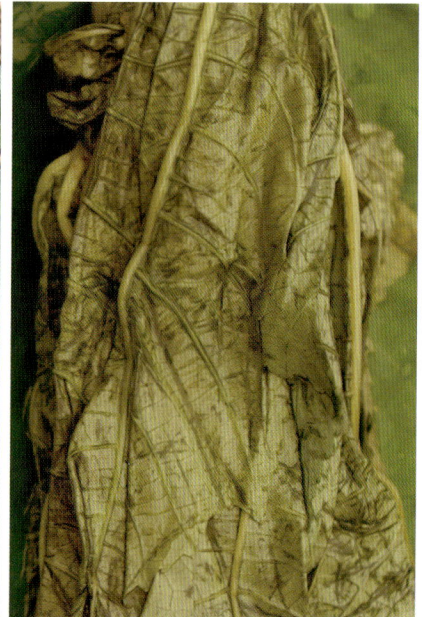
피마자잎장아찌.

장아찌 담그기

채취시기 봄~여름.
채취부위 새순이나 어린잎.
밑준비 새순이나 잎을 끓는 소금물에 데쳐 부드럽게 만든 뒤 따뜻한 물에 한나절 정도 담가서 독성을 우려내고, 여러 번 헹구어 물기를 짜고 살짝 말린다. 고온에서 중화되며, 생으로 먹거나 독성을 우려내지 않고 먹으면 설사를 한다.
담그기 준비한 것을 묵은 간장이나 묵은 된장에 박는다. 또는 맛간장을 끓여서 아삭한 맛이 살도록 뜨거울 때 붓거나, 맛된장으로 한 켜 한 켜 바르듯이 버무린다. 맛간장에 넣는 효소액은 맛간장이 식은 뒤 넣고, 본래 단맛이 있으므로 단맛을 줄여도 된다.
숙성 맛간장, 맛된장으로 담근 경우 상온에 한나절 두었다가 냉장고에 넣어 익히고, 부어놓은 맛간장은 며칠에 한 번씩 따라서 다시 끓여 식혀 붓기를 3~4번 한다.
장아찌맛 씹는 맛이 좋고 은은한 맛이다.
먹을 때 주의사항 몸속의 것을 내보내는 작용을 하므로 임신한 여성은 먹지 않는다.

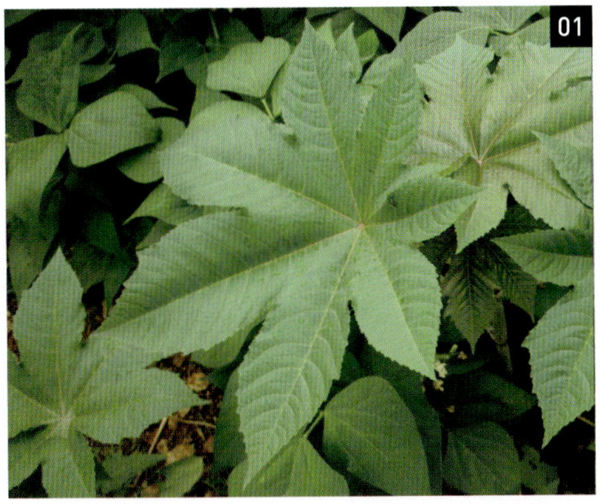

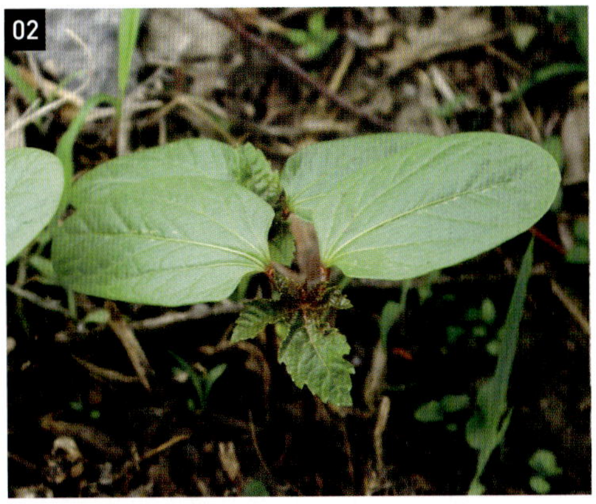

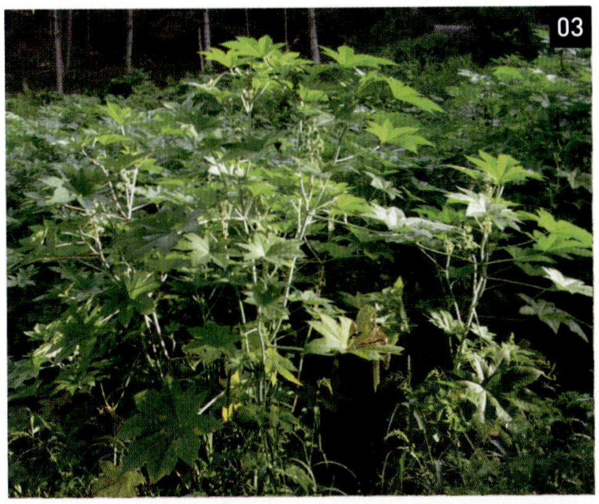

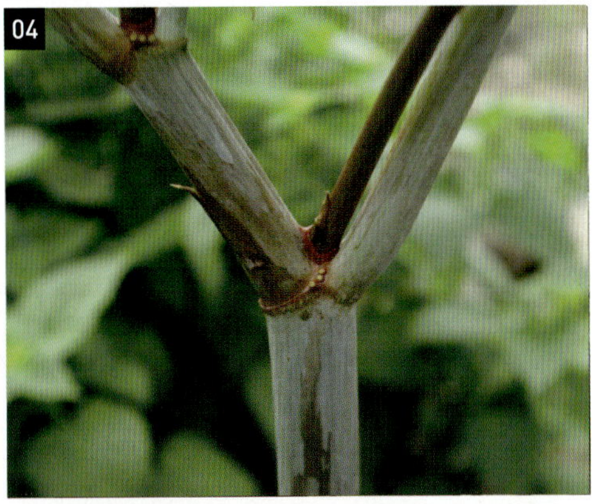

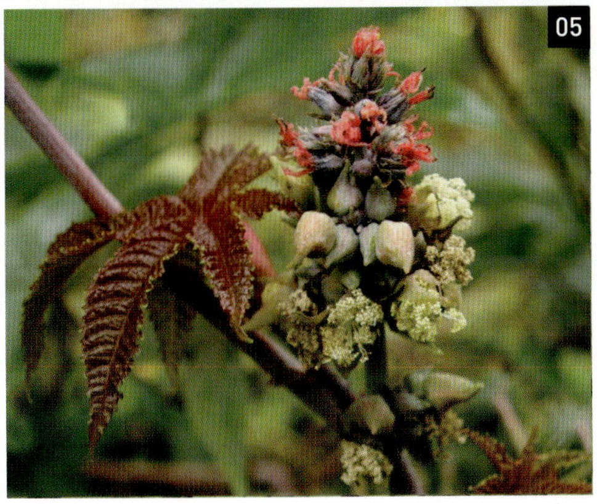

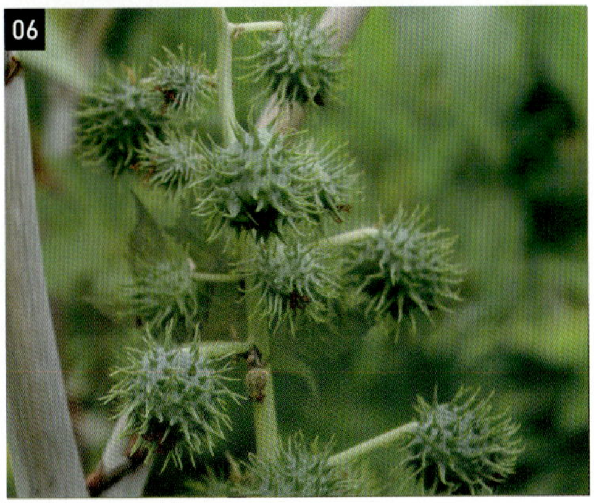

줄기는 2m 정도 곧게 자라고, 단면이 둥글다. 줄기껍질은 흰녹색 또는 흰자주색을 띤다. 잎은 어긋나고, 손바닥모양이며, 끝이 5~11갈래로 갈라지고, 가장자리에 날카로운 톱니가 있다. 잎지름 30~100㎝이며, 잎자루가 길다. 꽃은 8~9월에 피고, 연노란색 수꽃과 연홍색 암꽃이 한 포기에 달리며, 꽃잎모양의 꽃덮이가 5장이다. 열매는 10월에 여무는데 가시 달린 공모양이며, 열매껍질이 갈라져 씨앗이 나온다.

01 잎 달린 전체 모습. 6월 15일
02 새순. 6월 11일
03 줄기 자라는 모습. 8월 25일
04 줄기. 6월 19일
05 꽃. 10월 22일
06 풋열매. 7월 14일
07 열매 익은 모습. 9월 30일
08 뿌리 달린 전체 모습과 잎 앞뒷면. 5월 30일

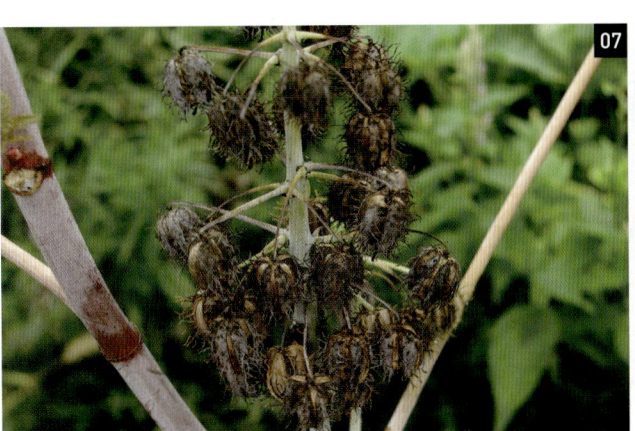
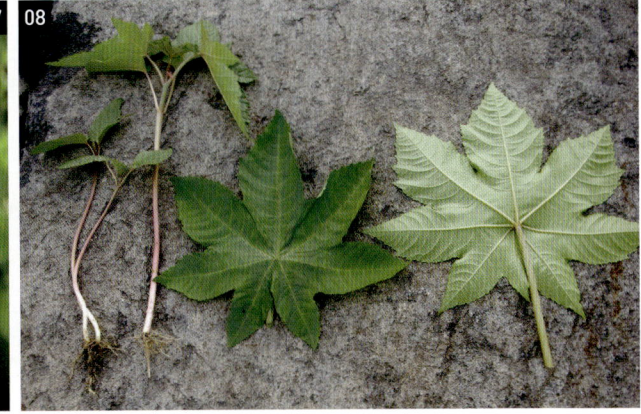

피마자

135 황칠나무 매운맛 + 단맛

Dendropanax morbifera Lev.

■ 중풍마비, 간질환, 편두통, 생리불순에 효과

두릅나무과
늘푸른 큰키나무

다른 이름
인삼나무

생약명
황칠목 黃漆木

성분
독성이 없다.
세르퀴테르펜 종양억제
사포닌 면역력강화
아미노산 근육강화
칼슘 뼈강화

서식지
우리나라 특산식물.
남부지방 바닷가에서 자란다.

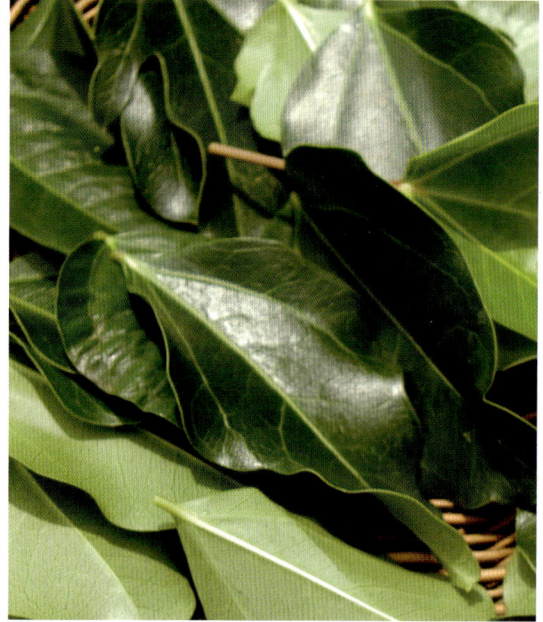
잎 채취한 모습. 7월 24일

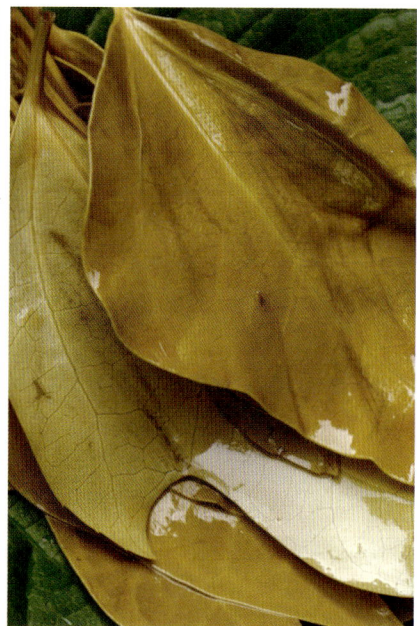
황칠나무잎장아찌.

장아찌 담그기

채취시기 봄~가을.
채취부위 연한 잎.
밑준비 새순이나 잎을 끓는 물에 데쳐서 부드럽게 만든 뒤 짭짤한 소금물에 하룻밤 절여서 매운맛을 우려내고, 여러 번 헹구어 물기를 빼고 살짝 말린다.
담그기 준비한 잎에 맛간장을 끓여서 아삭한 맛이 살도록 뜨거울 때 붓는다. 효소액은 맛간장이 식은 뒤 넣고, 본래 단맛이 있으므로 단맛을 줄여도 된다.
숙성 담근 장아찌는 상온에 한나절 두었다가 냉장고에 넣어 익히고, 부어놓은 맛간장은 며칠에 한 번씩 따라서 다시 끓인 뒤 뜨거울 때 붓기를 3~4번 한다. 잎이 질기므로 노르스름해질 때까지 충분히 삭혀서 먹는다.
장아찌맛 꼬들꼬들하고 담백한 맛이다.
먹을 때 주의사항 생리혈을 내보내는 작용을 하므로 임신한 여성은 먹지 않는다.

오행의 맛과 효능
오행상 매운맛, 단맛. 매운맛은 발산시키는 작용을 하고, 단맛은 부드럽게 만드는 작용을 한다.

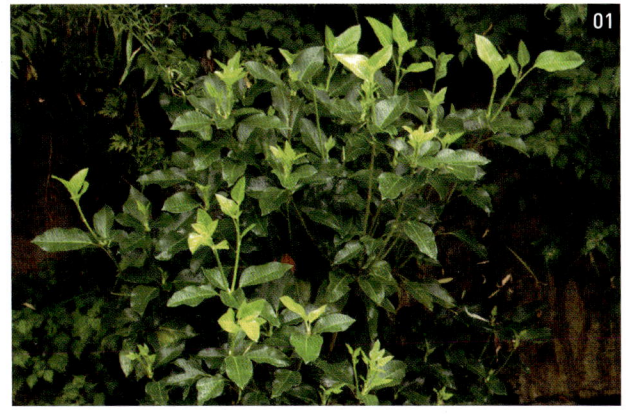

줄기는 15m 정도 자라고, 줄기껍질이 회색이고 껍질눈이 있으며, 점차 세로로 얕게 갈라진다. 줄기에 상처가 나면 노란 유액이 나오는데 도료로 사용한다. **잎**은 어긋나며, 마름모 같은 타원형 또는 달걀모양이고, 톱니가 있다. 어린나무에 달리는 잎은 3~5갈래로 깊게 갈라진다. 잎 앞면에 윤기가 있고 두꺼우며, 늘 푸르다. **꽃**은 6월에 피고 노란녹색이며, 꽃잎이 5장이다. 작은 꽃 여러 송이가 우산모양으로 달린다. **열매**는 10월에 검은색으로 여물며, 타원형이다.

01 전체 모습. 7월 28일
02 어린나무의 갈라진 잎. 7월 24일
03 새순과 잎. 7월 24일
04 잎 달린 모습. 7월 24일

05 줄기와 가지. 7월 24일
06 밑동. 7월 24일
07 여러 가지 잎모양. 7월 24일

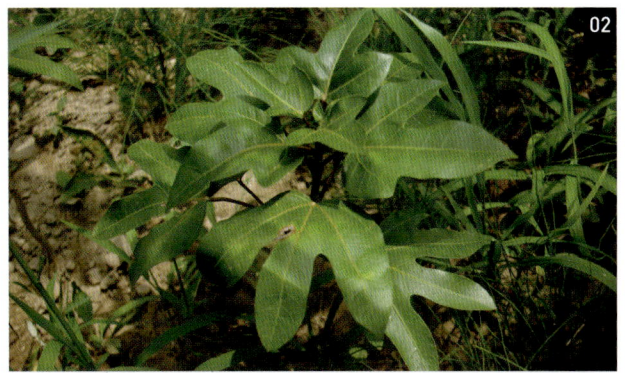

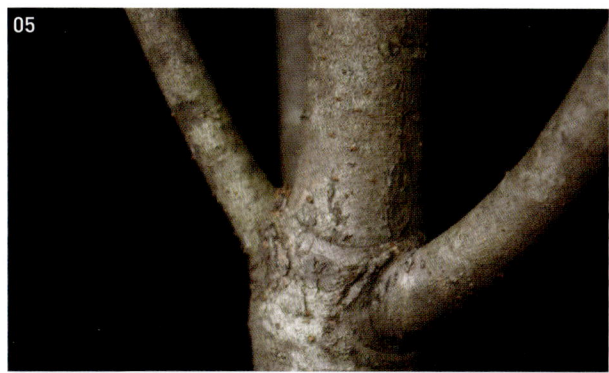

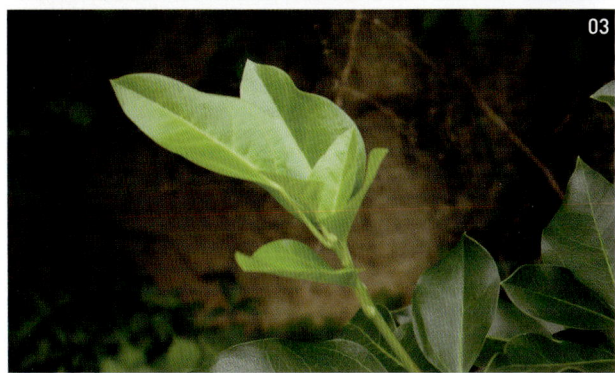

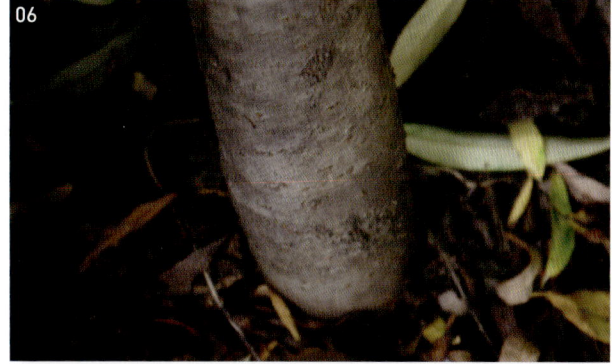

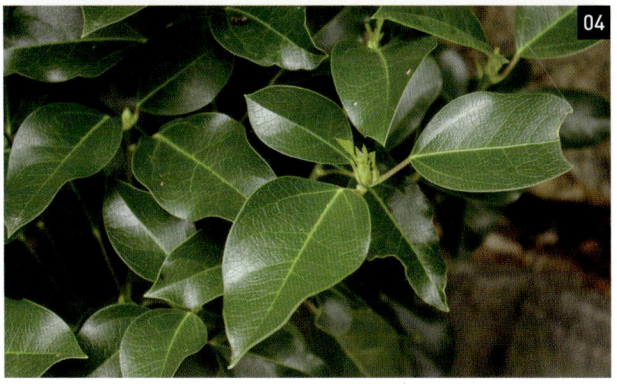

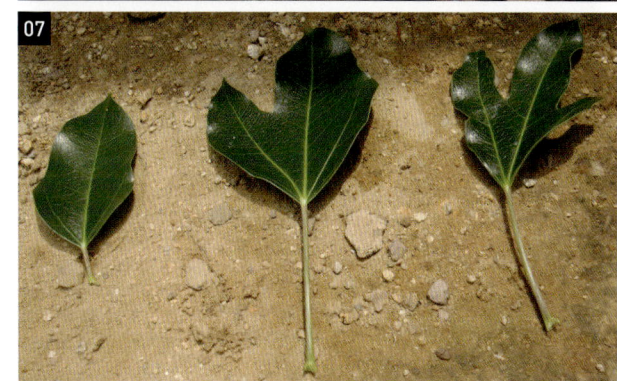

황칠나무

136 개다래나무

Actinidia polygama (S. et Z.) Max.

조금 매운맛 + 쓴맛   조금 독성

■ 통풍, 관절염, 안면마비에 효과

다래나무과
잎지는 덩굴나무

다른 이름
충영 蟲癭
말다래나무

생약명
목천료 木天蓼

성분
생열매에 독성이 조금 있다.
마타타비락톤
고양잇과 동물을 흥분시키는 성분
알칼로이드 염증과 통증완화
쿠마린 혈전방지
폴리가몰 심장강화
아라키돈산 콜레스테롤 생성억제
올레산 동맥경화예방
팔미트산 담즙분비촉진
리놀렌산 체지방감소
비타민C 노화방지

원산지
한국

서식지
깊은 산골짜기나 계곡가에서 자란다.

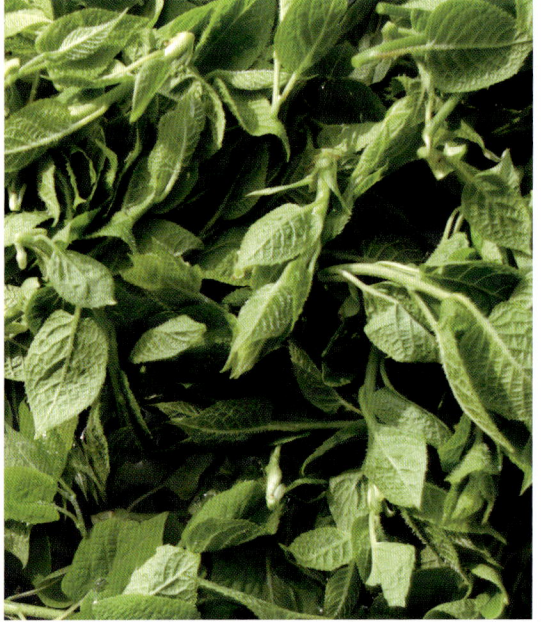

새순 채취하여 씻은 모습. 4월 22일   개다래순장아찌.

장아찌 담그기

채취시기 봄~가을.
채취부위 새순과 연한 잎(봄~여름), 벌레집 생긴 열매(가을).
밑준비 잎은 끓는 소금물에 살짝 데쳐서 찬물에 한나절 정도 담가 맵고 쓴맛을 우려낸 뒤 살짝 말린다. 개다래(벌레집 생긴 열매)는 끓는 물에 데쳐서 살균한 뒤 짭짤한 소금물에 1주일 정도 삭혀서 독성을 충분히 우려내고, 여러 번 헹구어 물기를 제거한다.
담그기 준비한 것에 맛간장을 끓여서 아삭한 맛이 살도록 뜨거울 때 붓는다. 효소액은 맛간장이 식은 뒤 넣고, 소금물에 삭혔으므로 간을 약하게 한다.
숙성 담근 장아찌는 상온에 한나절 두었다가 냉장고에 넣어 익히고, 부어놓은 맛간장은 며칠에 한 번씩 따라서 다시 끓여 식혀 붓기를 3~4번 한다. 개다래가 단단하므로 노르스름해질 때까지 충분히 삭혀서 먹는다.
장아찌맛 씹는 맛이 좋고 알싸한 맛이다.

오행의 맛과 효능
오행상 조금 매운맛, 쓴맛. 신맛과 떫은맛이 있다고도 한다. 매운맛은 발산시키는 작용을 하고, 쓴맛은 배출시키는 작용을 한다.

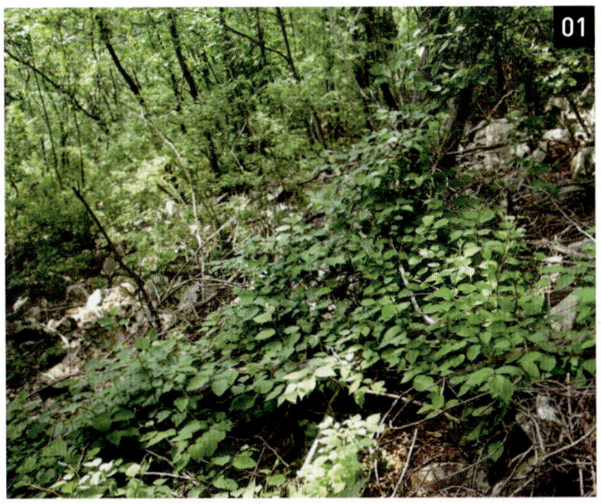

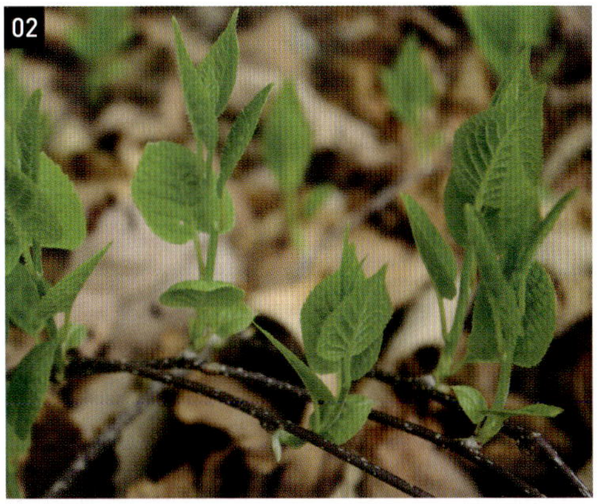

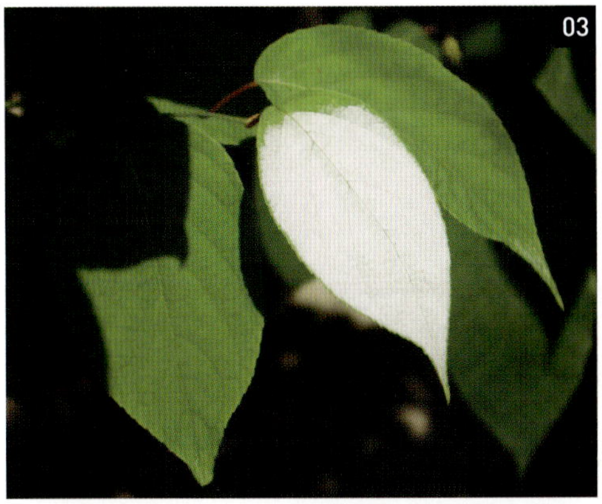

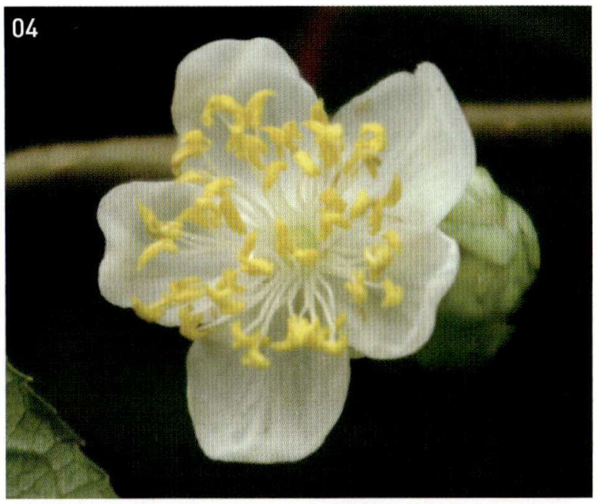

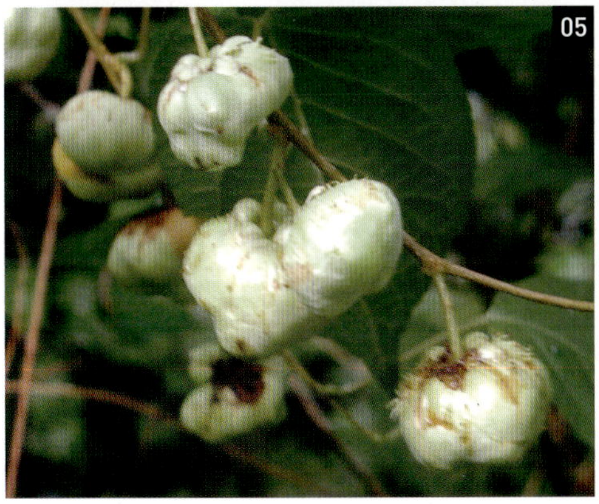

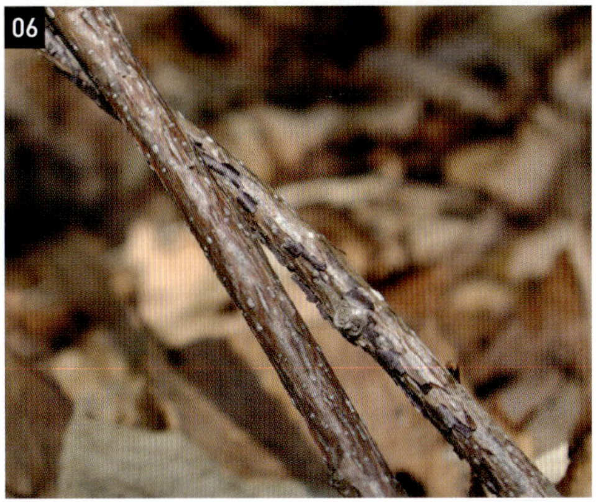

줄기는 5~10m 정도 뻗고, 이웃한 식물을 감거나 기대며, 줄기껍질이 붉은갈색이고, 점차 세로로 불규칙하게 갈라진다. **잎**은 어긋나며, 넓은 타원형 또는 달걀모양으로 끝이 뾰족하고, 가장자리에 잔톱니가 있다. 앞면에 흰색 얼룩이 잘 생기고, 뒷면은 희끗하다. 잎길이 6~13㎝. **꽃**은 6~7월에 피고 흰색이며, 꽃잎이 5장이다. 꽃지름 1.5㎝ 정도. 암꽃과 수꽃이 한 나무에 달리며, 향기가 있다. **열매**는 9~10월에 노란색으로 여물고, 긴 타원형이며, 벌레혹이 잘 생겨 울퉁불퉁한 단지모양이 되기도 한다. 열매길이 3㎝ 정도.

01 덩굴 무성한 모습. 6월 2일
02 새순. 4월 22일
03 잎이 흰색이 된 모습. 5월 24일
04 꽃. 6월 30일
05 열매(벌레집)와 잎 달린 모습. 8월 4일
06 줄기. 4월 22일
07 잎 앞뒷면과 흰색이 된 잎. 5월 24일
08 유사종 다래(왼쪽 2개)와 개다래(오른쪽 2개)의 새순과 가지 비교. 4월 22일

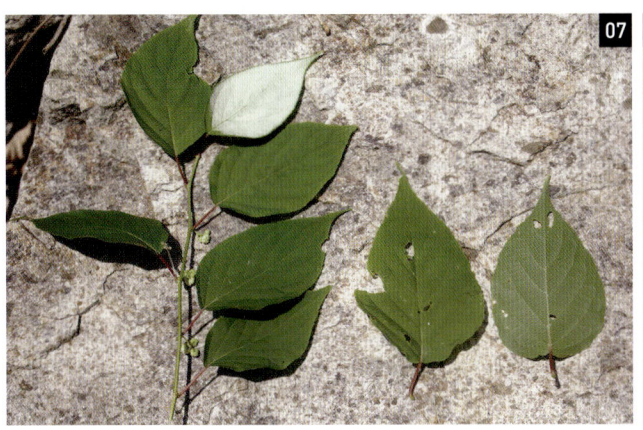
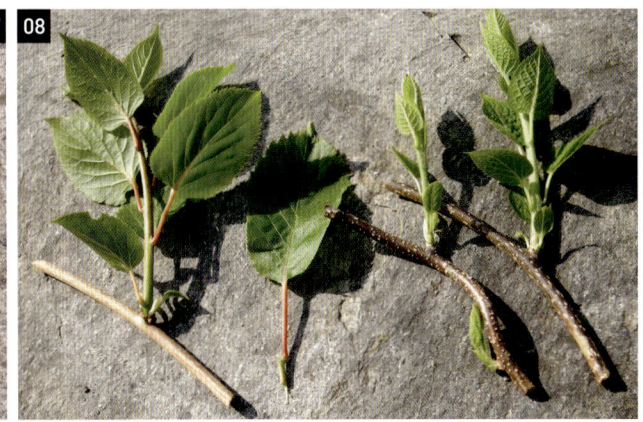

개다래나무

137 개갓냉이 매운맛 + 쓴맛

Rorippa indica (L.) Hiern

■ 열감기, 기침감기, 기관지염, 류머티즘, 간염, 비만, 옻오른 데 효과

십자화과
여러해살이풀

다른 이름
쇠냉이
선속속이풀
줄속속이풀

생약명
한채 捍菜

성분
카로틴 종양억제
단백질 근육강화
인 혈중콜레스테롤 개선
철분 빈혈개선
칼슘 뼈강화
칼륨 신경세포와 근육기능강화
비타민B₂ 빈혈개선
비타민C 노화방지

원산지
한국

서식지
낮은 산이나 들판의 양지나 습한 곳에 난다.

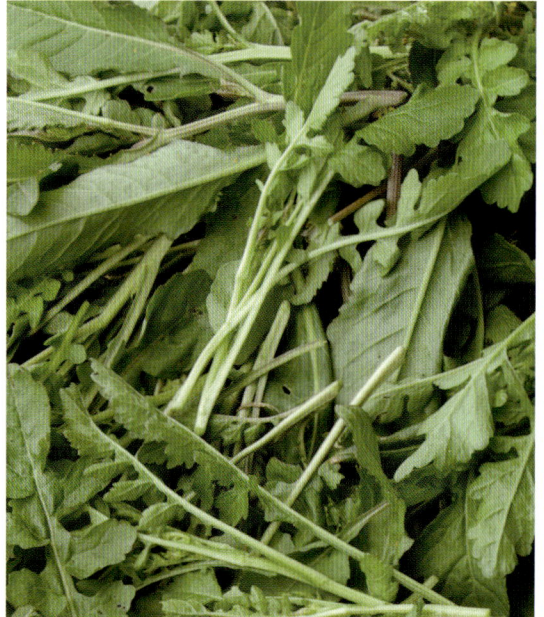 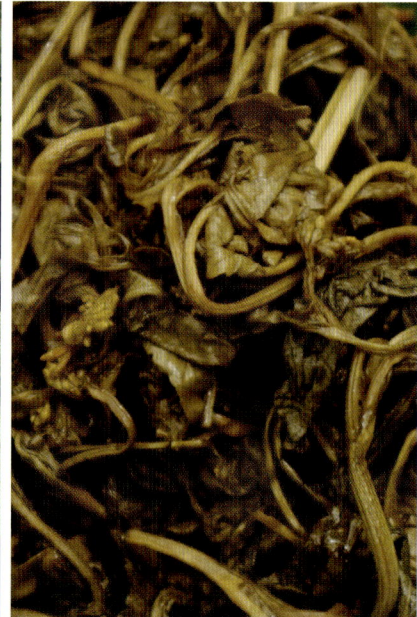

잎 채취한 모습. 6월 11일   　개갓냉이잎장아찌.

장아찌 담그기

채취시기 봄~여름.
채취부위 연한 잎.
밑준비 잎을 끓는 물에 살짝 데쳐서 부드럽게 만든 뒤, 찬물에 반나절 정도 담가 쌉쌀한 맛을 우려내고 물기를 짠다.
담그기 준비한 잎에 맛간장을 끓여서 아삭한 맛이 살도록 뜨거울 때 붓는다. 효소액은 맛간장이 식은 뒤 넣는다.
숙성 담근 장아찌는 상온에 한나절 두었다가 냉장고에 넣어 익히고, 부어놓은 맛간장은 며칠에 한 번씩 따라서 다시 끓여 식혀 붓기를 3~4번 한다.
장아찌맛 꼬들꼬들하고 칼칼한 맛이다.

오행의 맛과 효능
오행상 매운맛, 쓴맛. 매운맛은 발산시키는 작용을 하고, 쓴맛은 배출시키는 작용을 한다.

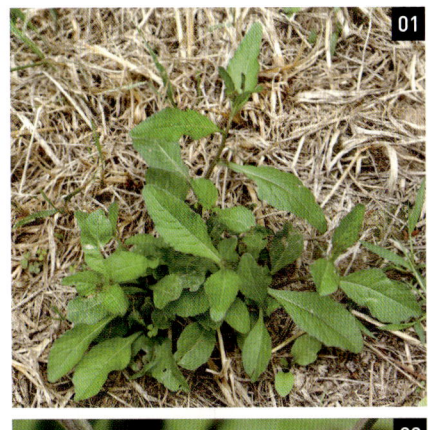 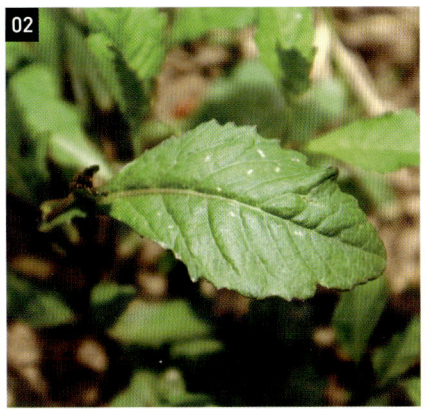
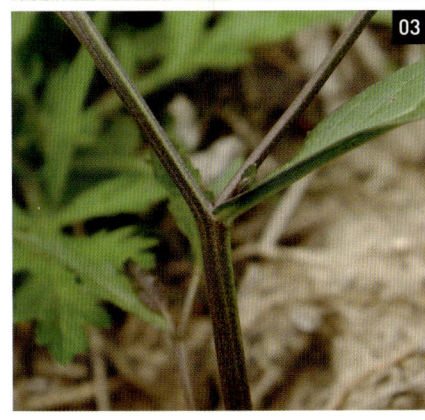 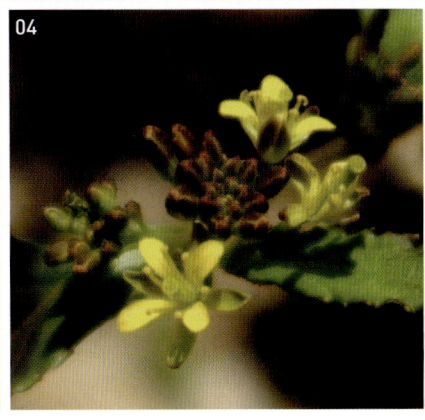

줄기는 20~50㎝ 정도 자라고, 가지가 많이 갈라져 나오며, 털이 없다. **잎**은 뿌리에서는 뭉쳐서 나고, 줄기에는 어긋난다. 긴 타원형 또는 피침형으로 불규칙한 톱니가 있고, 뿌리잎은 깃털처럼 갈라지기도 한다. 잎길이 5~10㎝. 뿌리 잎자루는 길고, 줄기잎은 작고 잎자루가 없다. **꽃**은 5~6월에 피고 노란색이며, 꽃잎 4장이 십자모양으로 붙는다. 꽃지름 4㎜ 정도. 작은 꽃 여러 송이가 줄기와 가지 끝에 어긋나게 모여 달린다. **열매**는 6~7월에 여물고, 조금 굽은 가는 줄모양이며, 길이 2㎝ 정도이다.

01 전체 모습. 6월 11일
02 잎. 6월 11일
03 줄기와 곁가지. 6월 11일
04 꽃. 6월 11일
05 풋열매 달린 모습. 6월 11일
06 잎 앞뒷면과 뿌리 달린 전체 모습. 6월 11일
07 **유사종** 개갓냉이(왼쪽)와 속속이풀(오른쪽). 6월 11일
08 **유사종** 개갓냉이(왼쪽)와 속속이풀(오른쪽) 뿌리째 비교. 6월 11일

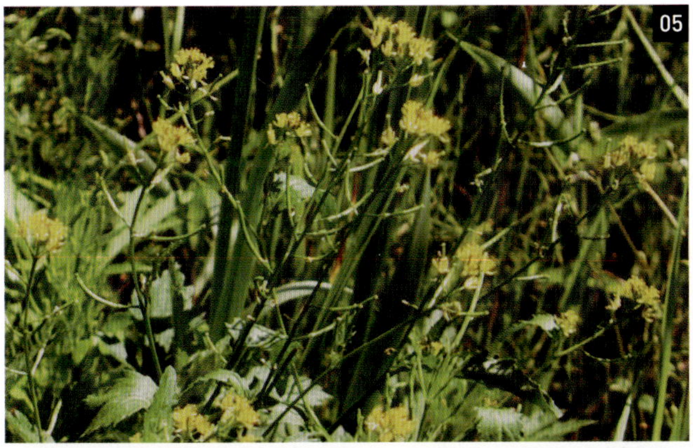

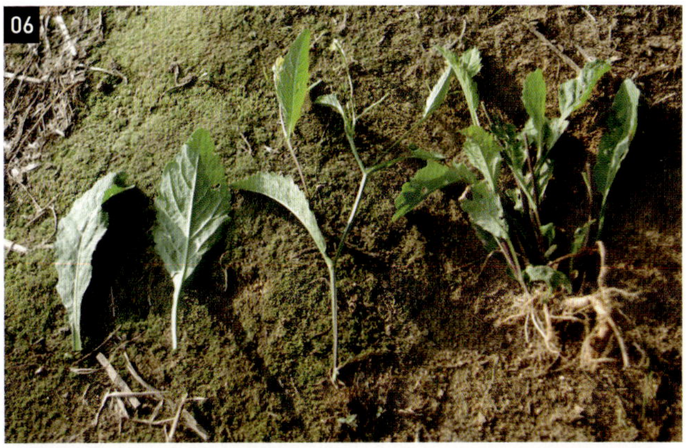

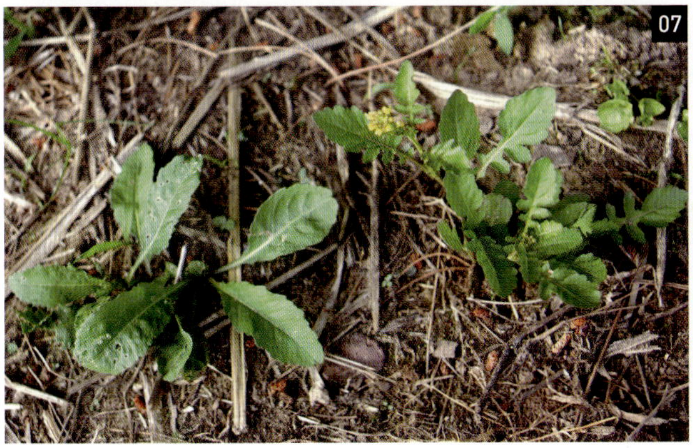

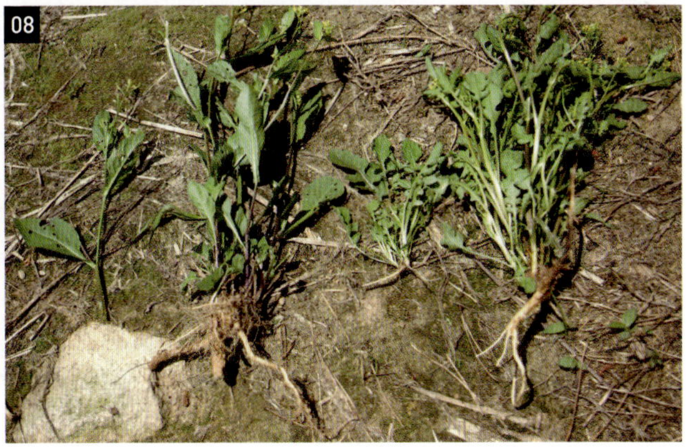

개갓냉이

138 갯사상자 매운맛 + 쓴맛

Cnidium japonicum Miq.

■ 성기능저하, 음낭습진, 자궁이 허하고 찬 데, 심장병에 효과

산형과
두해살이풀

생약명
빈사상 浜蛇床

원산지
한국

서식지
중부 이남의 바닷가에 난다.

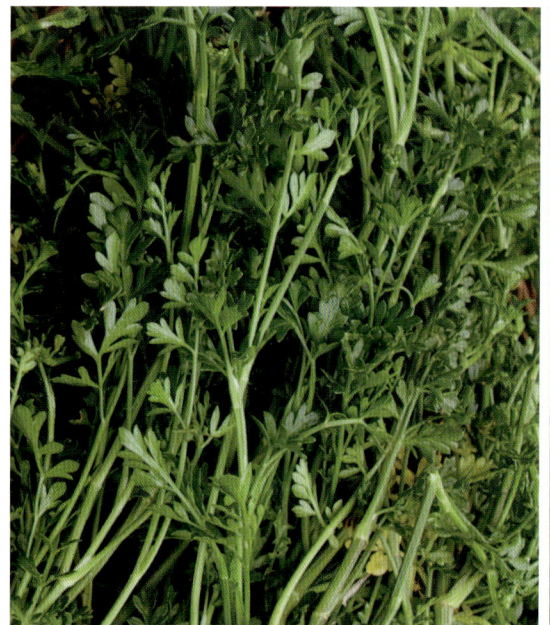
잎줄기 채취한 모습. 7월 23일

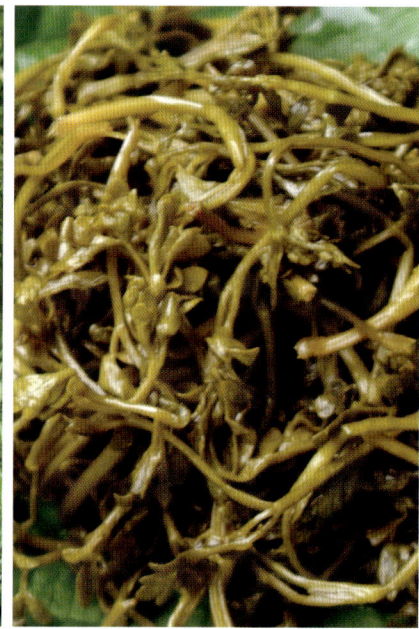
갯사상자잎줄기장아찌.

장아찌 담그기

채취시기 봄~가을.
채취부위 잎줄기.
밑준비 잎줄기를 짭짤한 소금물에 반나절 정도 절여서 쌉쌀한 맛을 우려내고, 여러 번 헹구어 물기를 짠다.
담그기 준비한 잎줄기에 맛간장을 끓여서 아삭한 맛이 살도록 뜨거울 때 붓는다. 효소액은 맛간장이 식은 뒤 넣고, 소금에 절였으므로 간을 약하게 한다.
숙성 담근 장아찌는 상온에 한나절 두었다가 냉장고에 넣어 익히고, 부어놓은 맛간장은 며칠에 한 번씩 따라서 다시 끓여 식혀 붓기를 3~4번 한다.
장아찌맛 씹는 맛이 좋고 개운한 맛이다.

오행의 맛과 효능
오행상 매운맛, 쓴맛. 매운맛은 발산시키는 작용을 하고, 쓴맛은 배출시키는 작용을 한다.

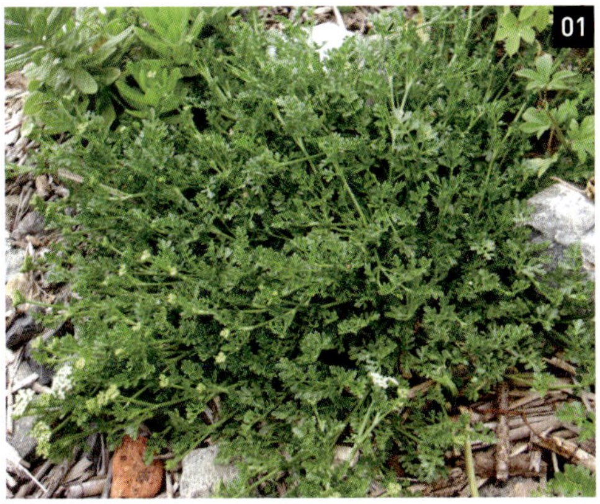

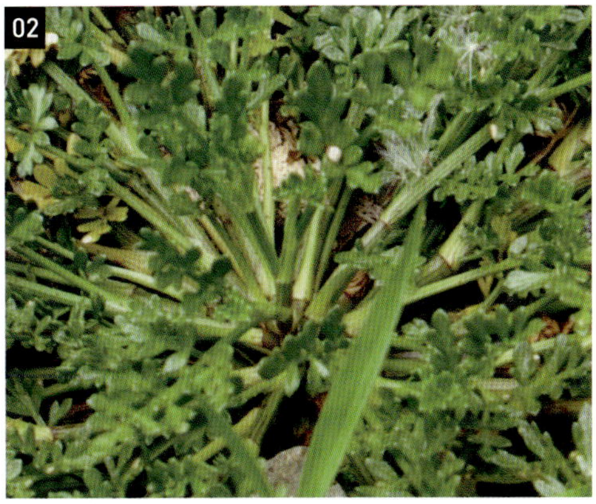

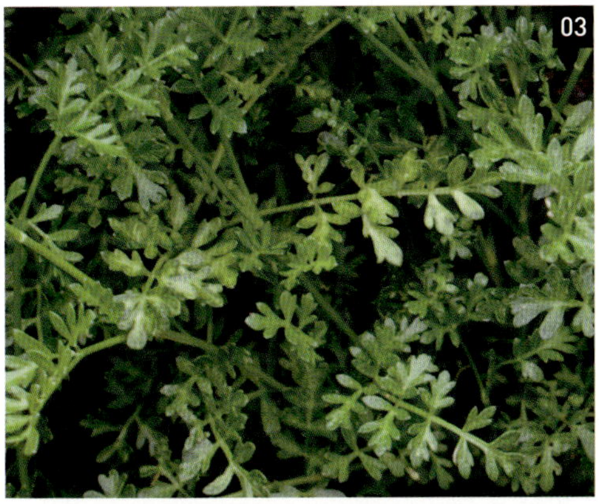

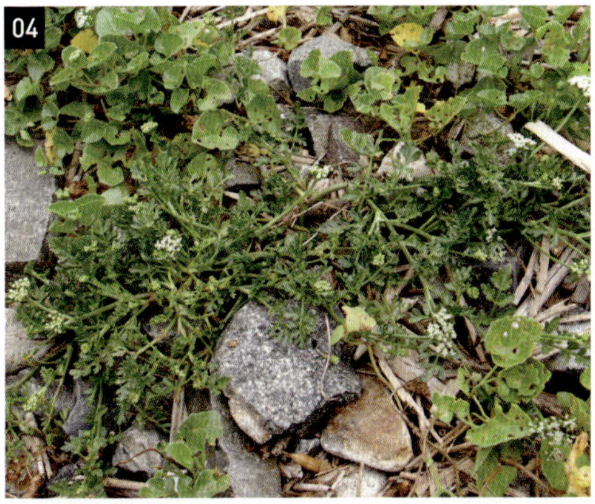

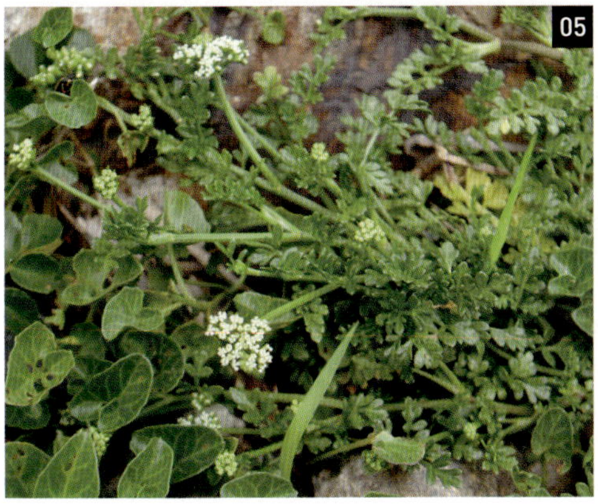

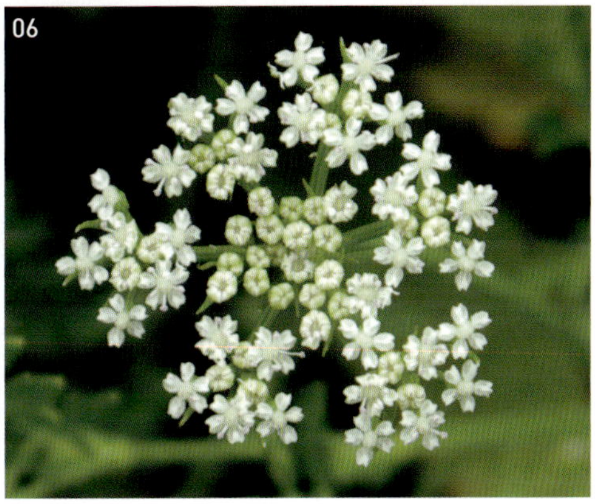

줄기는 10~30cm 정도 자라고, 무더기로 올라와 조금 비스듬해지며, 털이 없다. **잎**은 뿌리잎은 뭉쳐서 나와 처지고 줄기잎은 어긋나며, 2~3쌍의 긴 타원형으로 갈라져서 깃털모양이 되고, 윤기가 있으며 두껍다. 뿌리 잎자루는 길고, 줄기 잎자루는 줄기를 조금 감싼다. **꽃**은 8월에 피고 흰색이며, 꽃잎이 5장이다. 작은 꽃 여러 송이가 겹우산모양으로 달린다. **열매**는 10월에 여물며, 조금 납작한 타원형이다.

---

01 전체 모습. 7월 23일
02 뿌리잎. 7월 23일
03 잎. 7월 23일
04 줄기 뻗는 모습. 7월 23일
05 꽃 피는 모습. 7월 23일
06 꽃. 7월 23일
07 열매 달린 모습. 8월 19일
08 줄기와 뿌리 달린. 7월 23일

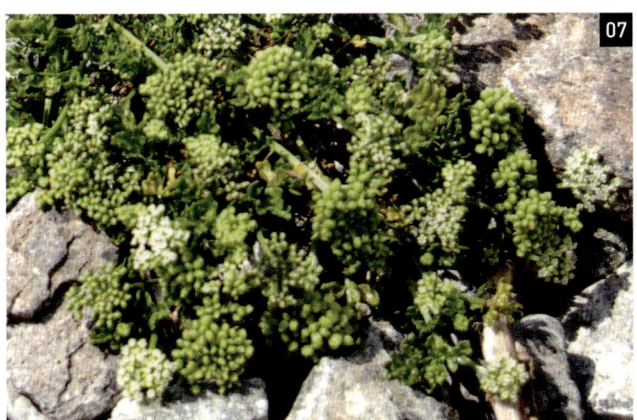
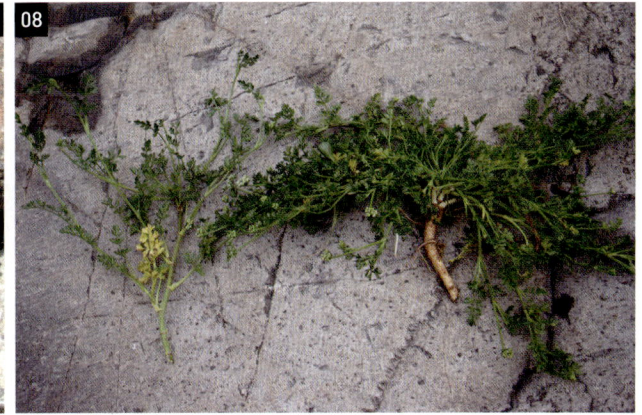

갯사상자

139 거북꼬리 매운맛 + 쓴맛

Boehmeria tricuspis (Hance) Makino

■ 임산부하혈, 치질, 아토피, 비만, 혈액순환에 효과

쐐기풀과
여러해살이풀

다른 이름
큰거북꼬리

생약명
산마 山麻

성분
에모딘 위장기능강화
베타시스테롤 종양억제
우르솔산 비만억제

원산지
한국

서식지
산속 계곡가나 숲속 반그늘에 난다.

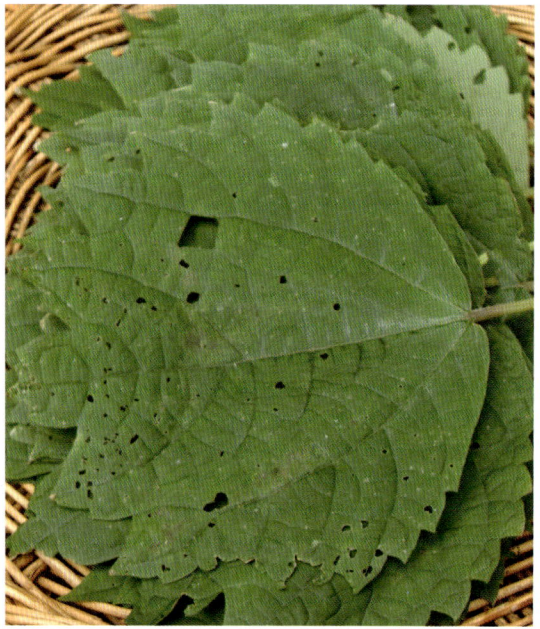 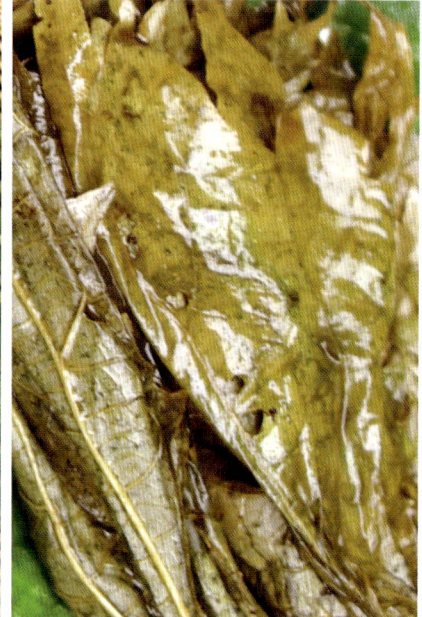

잎 채취한 모습. 8월 1일.   거북꼬리잎장아찌.

장아찌 담그기

채취시기 봄~여름.
채취부위 연한 잎.
밑준비 잎을 끓는 물에 살짝 데쳐서 부드럽게 만든 뒤 찬물에 반나절 정도 담가서 쌉쌀한 맛을 우려내고, 물기를 짜서 살짝 말린다.
담그기 준비한 잎에 맛간장을 끓여서 식혀 붓거나, 맛고추장으로 한 켜 한 켜 바르듯이 버무린다. 맛간장에 넣는 효소액은 맛간장이 식은 뒤 넣는다.
숙성 담근 장아찌는 상온에 한나절 두었다가 냉장고에 넣어 익히고, 부어놓은 맛간장은 며칠에 한 번씩 따라서 다시 끓여 식혀 붓기를 3~4번 한다.
장아찌맛 꼬들꼬들하고 담백한 맛이다.

오행의 맛과 효능
오행상 매운맛, 쓴맛. 매운맛은 발산시키는 작용을 하고, 쓴맛은 배출시키는 작용을 한다.

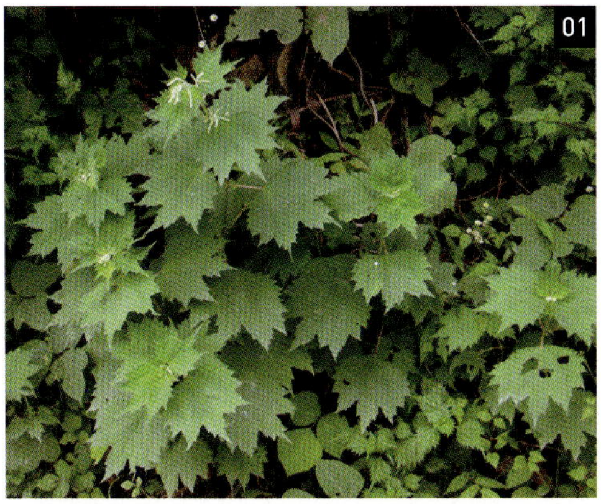

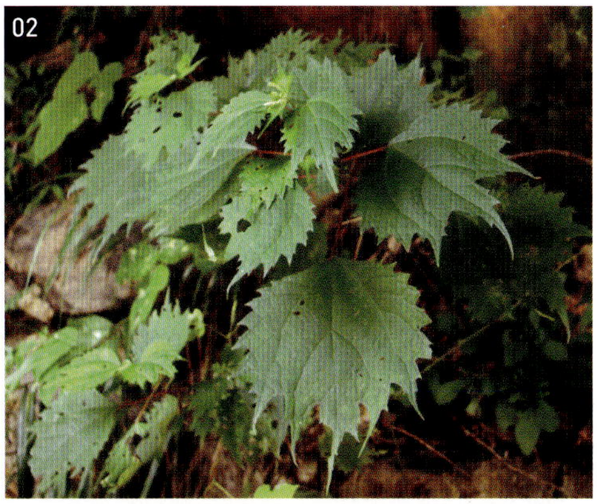

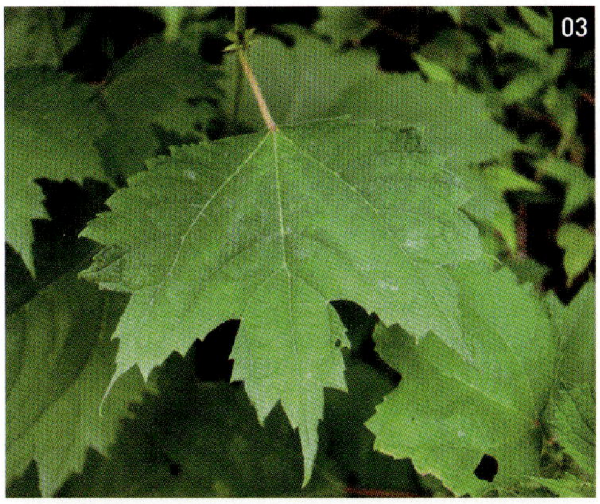

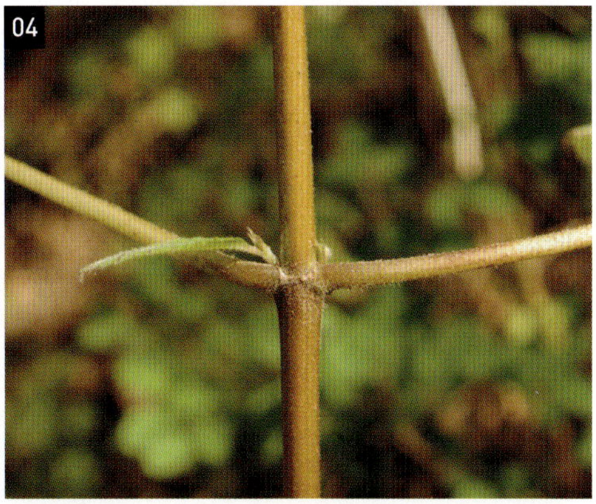

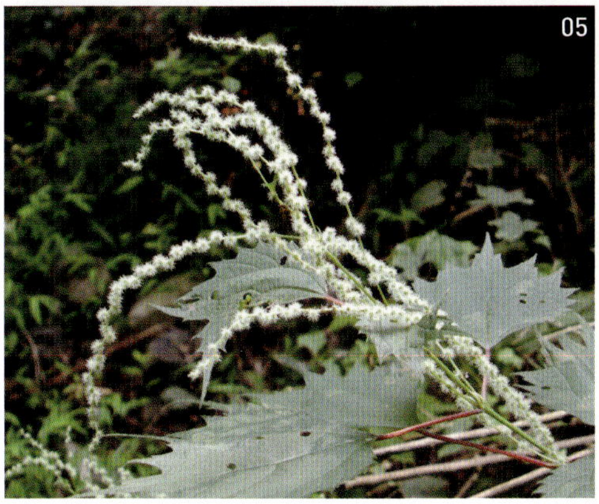

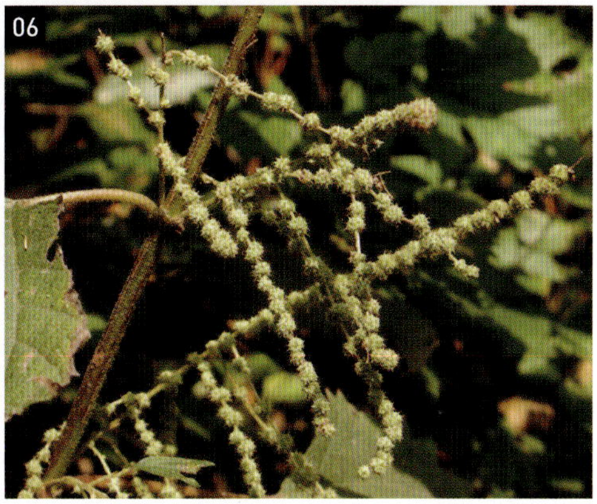

줄기는 50~100cm 정도 자라고, 단면이 네모지며, 붉은빛이 돌기도 한다. **잎**은 마주 나며, 넓은 달걀모양이고, 위쪽이 3갈래로 갈라진다. 잎 끝이 길이 2~5cm의 거북꼬리처럼 되며, 가장자리에 큰 톱니가 있다. 잎길이 8~10cm. 앞면에 3개의 잎맥이 뚜렷하며, 잎자루에 붉은빛이 돈다. **꽃**은 7~8월에 피고 연노란녹색이며, 작은 꽃 여러 송이가 이삭모양으로 달린다. 암꽃과 수꽃이 한 그루에 달리며, 수꽃 꽃받침은 4~5갈래이고, 암꽃 꽃받침은 통모양으로 여러 송이가 공모양으로 뭉친다. **열매**는 10월에 여물며, 겉에 잔털이 있다.

01 전체 모습. 8월 9일
02 어린잎 자라는 모습. 8월 9일
03 잎. 8월 9일
04 줄기. 10월 15일
05 꽃. 8월 9일
06 열매. 10월 15일
07 잎 모양. 8월 9일
08 유사종 개모시풀(왼쪽)과 거북꼬리(오른쪽). 8월 9일

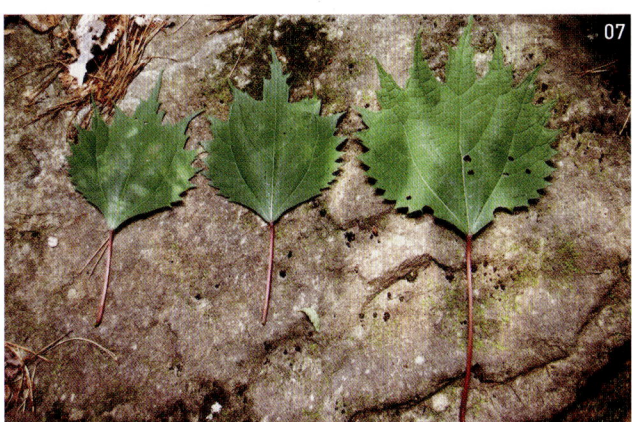
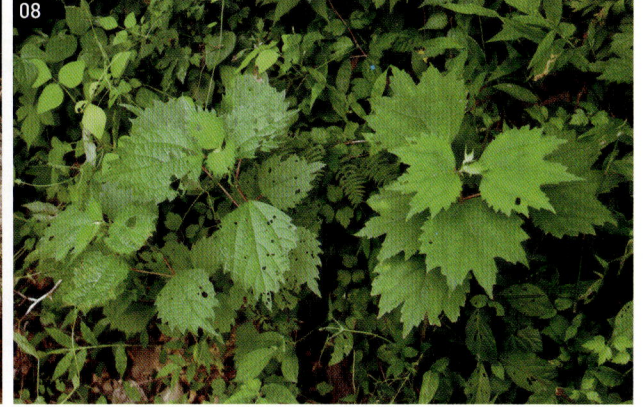

거북꼬리

140 단풍마 매운맛 + 쓴맛

Dioscorea quinqueloba Thunb.

관절통, 신경통, 습진, 류머티즘, 소변이 뿌옇게 나오는 데 효과

마과
덩굴성 여러해살이풀

다른 이름
개산약

생약명
면비해 綿萆解

성분
디오스게닌 종양억제

원산지
한국

서식지
산과 들판의 기름진 땅에 난다.

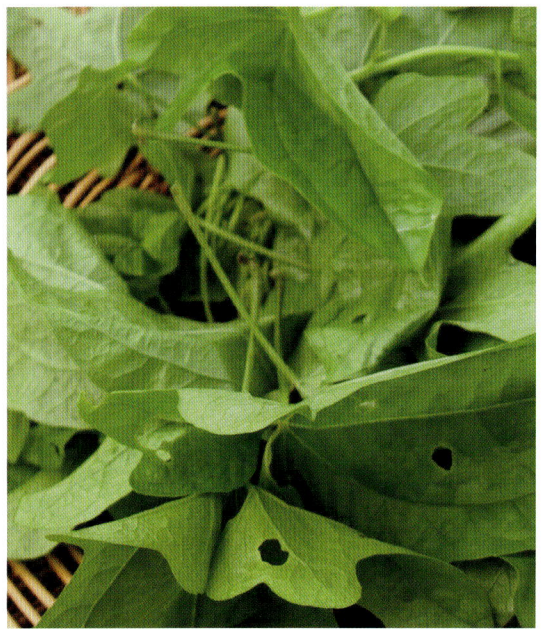
잎 채취한 모습. 6월 17일

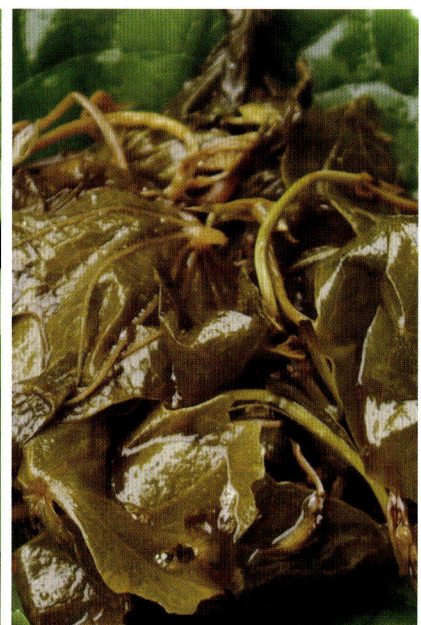
단풍마잎장아찌.

장아찌 담그기

채취시기 봄~여름.
채취부위 연한 잎.
밑준비 잎을 짭짤한 소금물에 일주일 정도 삭혀서 쌉쌀한 맛을 우려내고, 여러 번 헹구어 물기를 짠다.
담그기 준비한 잎에 맛간장을 끓여서 아삭한 맛이 살도록 뜨거울 때 붓는다. 효소액은 맛간장이 식은 뒤 넣는다.
숙성 담근 장아찌는 상온에 한나절 두었다가 냉장고에 넣어 익히고, 부어놓은 맛간장은 며칠에 한 번씩 따라서 다시 끓여 식혀 붓기를 3~4번 한다. 잎이 질기므로 노르스름해질 때까지 충분히 삭혀서 먹는다.
장아찌맛 쌉싸름하면서 씹는 맛이 좋다.

오행의 맛과 효능
오행상 매운맛, 쓴맛. 매운맛은 발산시키는 작용을 하고, 쓴맛은 배출시키는 작용을 한다.

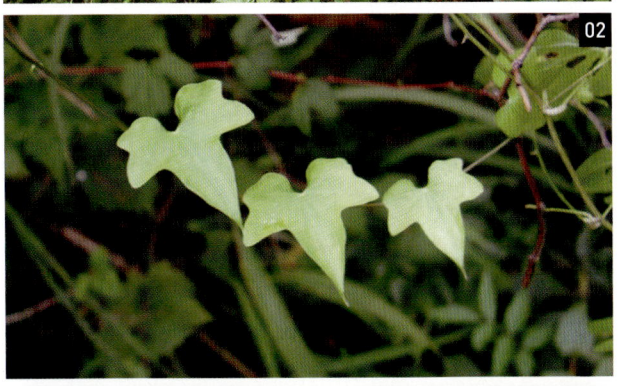

뿌리는 옆으로 뻗고, 울퉁불퉁한 곤봉모양이며, 단단하다. 줄기는 이웃한 식물이나 다른 물체를 감거나 기대어 뻗고 질기다. 잎은 어긋나며, 아래가 심장모양이고, 가장자리가 5~9갈래로 둔하게 갈라져 손바닥모양이 되며, 잎 끝이 가늘고 뾰족하다. 잎길이 6~12㎝이고, 잎자루가 길며, 아래쪽에 뿔모양의 돌기가 1쌍 있다. 꽃은 6~7월에 피고 노란녹색이며, 꽃잎모양의 꽃덮이가 6장이다. 작은 꽃 여러 송이가 잎겨드랑이에 이삭모양으로 달리고, 암꽃과 수꽃이 다른 그루에 피며, 수꽃은 짧은 꽃자루가 있다. 열매는 10월에 여물고 넓은 타원형이며, 날개가 3개 있다.

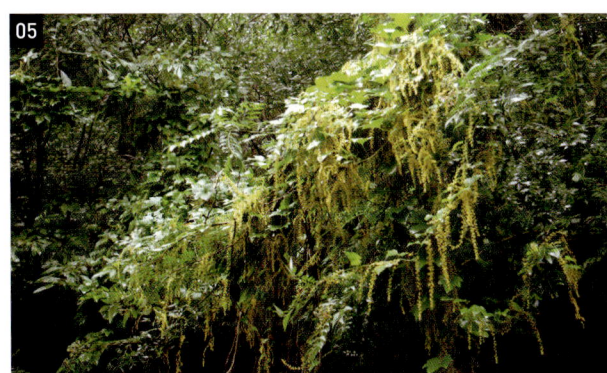

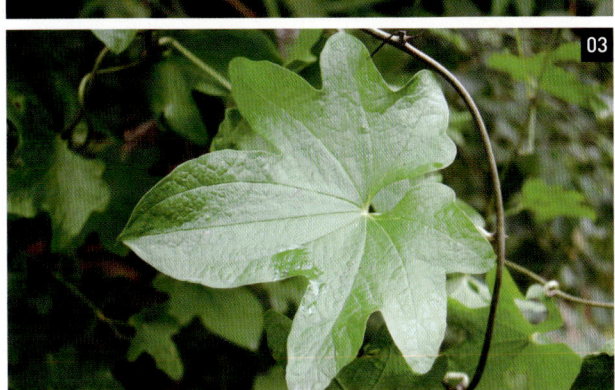

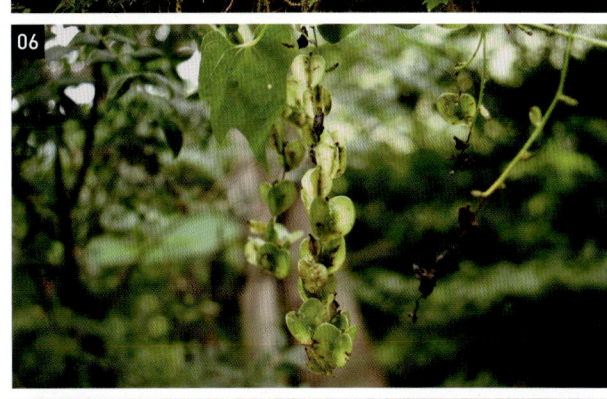

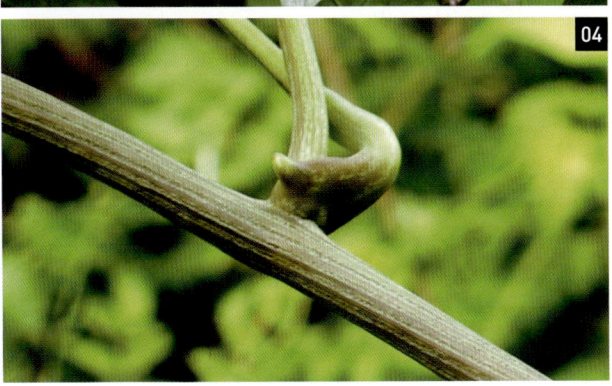

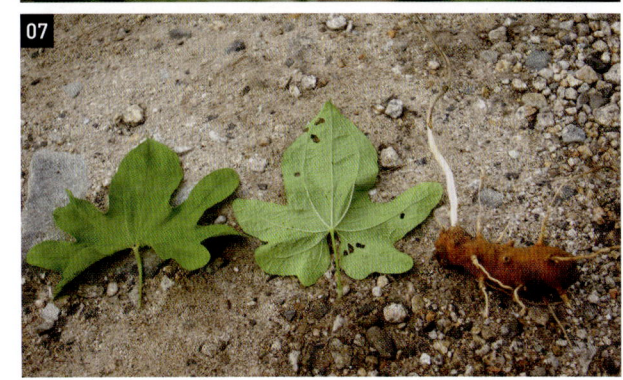

01 덩굴 뻗은 전체 모습. 8월 16일
02 어린잎. 8월 16일
03 잎. 8월 16일
04 잎자루의 뿔모양 돌기. 6월 15일
05 꽃 핀 모습. 9월 10일
06 열매. 10월 7일
07 잎 앞뒷면과 뿌리. 6월 17일

단풍마

141 도라지 매운맛 + 쓴맛

Platycodon grandiflorum (Jacq.) A. DC.

■ 기침, 가래, 천식, 기관지염, 편도선염, 술독 푸는 데 효과

초롱꽃과
여러해살이풀

다른 이름
약도라지

생약명
길경桔梗

성분
독성이 없다.
사포닌 면역력강화
칼슘 뼈강화
철분 빈혈개선
폴산 적혈구생성
인 혈중콜레스테롤 개선
아연 면역력강화
티아민 에너지대사관여
비타민B₂ 빈혈개선
비타민B₃ 혈액순환촉진
비타민B₆ 체내생화학반응 촉진
비타민C 노화방지
비타민E 항산화물질생성

원산지
한국

서식지
산과 들판의 양지에 나며 밭에 심어 키운다.

오행의 맛과 효능
오행상 매운맛, 쓴맛. 매운맛은 발산시키는 작용을 하고, 쓴맛은 배출시키는 작용을 한다.

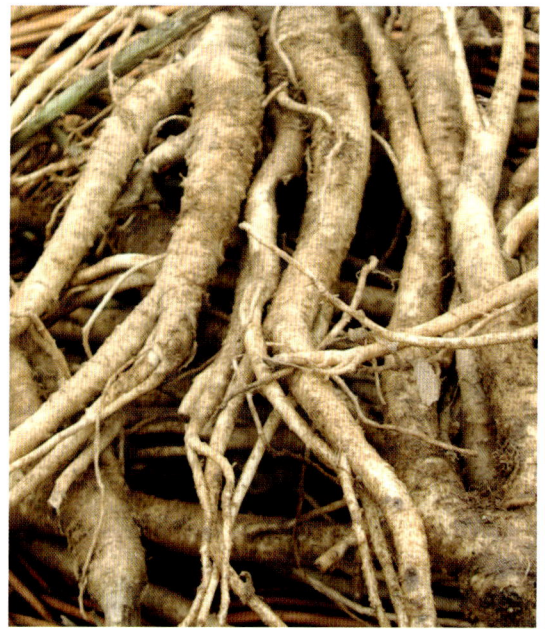

도라지 채취한 모습. 6월 22일

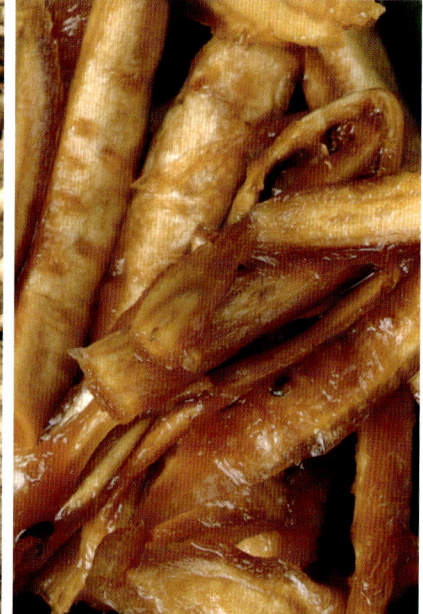

도라지장아찌.

장아찌 담그기

채취시기 봄~가을.

채취부위 도라지순(봄), 도라지 = 뿌리(봄~가을).

채취시 주의사항 새순을 어느 정도 남겨두어야 광합성을 하여 뿌리가 양분을 얻으므로 조금만 채취한다.

밑준비 도라지순은 깨끗이 씻어서 물기를 뺀다. 도라지는 흙이 남지 않게 껍질째 씻은 뒤 짭짤한 소금물 또는 소금식촛물에 살짝 절여서 쌉쌀한 맛을 우려내고, 여러 번 헹구어 물기를 없애고 살짝 말린다. 도라지 껍질이 두꺼우면 벗기고, 굵으면 세로로 적당히 자른다.

담그기 준비한 것을 묵은 된장이나 묵은 고추장에 박는다. 또는 맛간장을 끓여서 식혀 붓거나, 맛고추장으로 버무린다. 맛간장에 넣는 효소액은 맛간장이 식은 뒤 넣고, 소금에 절였으므로 간을 약하게 한다.

숙성 맛간장, 맛고추장으로 담근 경우 상온에 한나절 두었다가 냉장고에 넣어 익히고, 부어놓은 맛간장은 며칠에 한 번씩 따라서 다시 끓여 식혀 붓기를 3~4번 한다.

장아찌맛 쫄깃쫄깃하고 그윽한 맛이다.

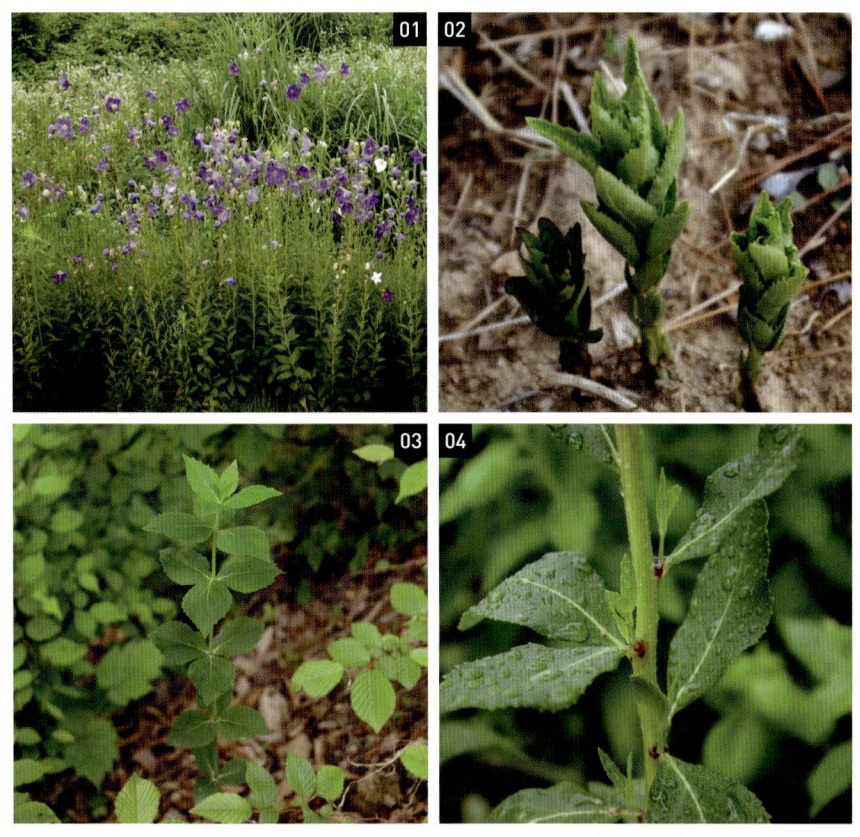

뿌리는 덩이로 굵게 자라고, 살이 많다. **줄기**는 40~100㎝ 정도 곧게 자라고, 가지와 털이 없다. 줄기를 꺾으면 하얀 유액이 나온다. **잎**은 줄기 밑동에서는 마주 나고, 윗동에서는 어긋나거나 3장이 빙 둘러난다. 긴 달걀모양 또는 넓은 피침형이고, 가장자리에 날카로운 톱니가 있다. 잎길이 4~7㎝이다. **꽃**은 7~8월에 피고 자주색이며, 초롱모양이고 꽃부리가 5갈래이다. 꽃지름 4~5㎝. 꽃부리는 5각형이며, 줄기 끝에 달린다. **열매**는 10월에 여물고 달걀모양이며, 꽃받침이 붙어 있다.

01 꽃 핀 전체 모습. 7월 3일
02 새순. 4월 13일
03 야생에서 자라는 모습. 6월 7일
04 줄기와 윗동잎. 5월 28일
05 꽃과 꽃봉오리. 7월 3일
06 열매. 8월 2일
07 잎 앞뒷면. 4월 18일
08 **유사종** 도라지(왼쪽), 잔대(가운데), 층층잔대(오른쪽). 4월 9일

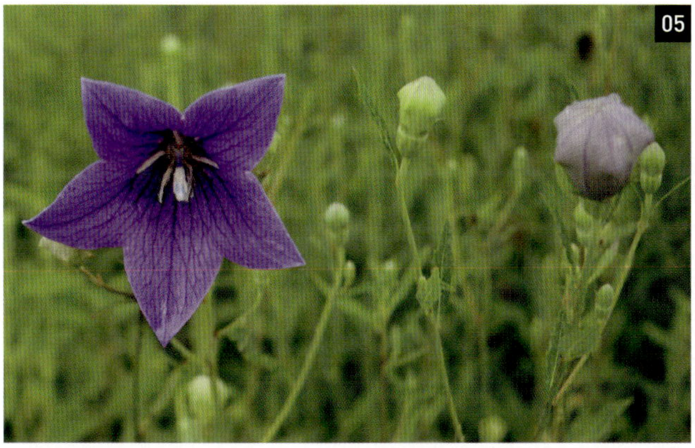

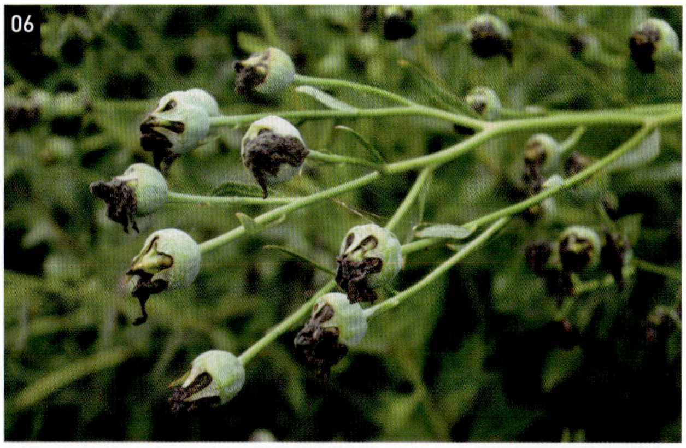

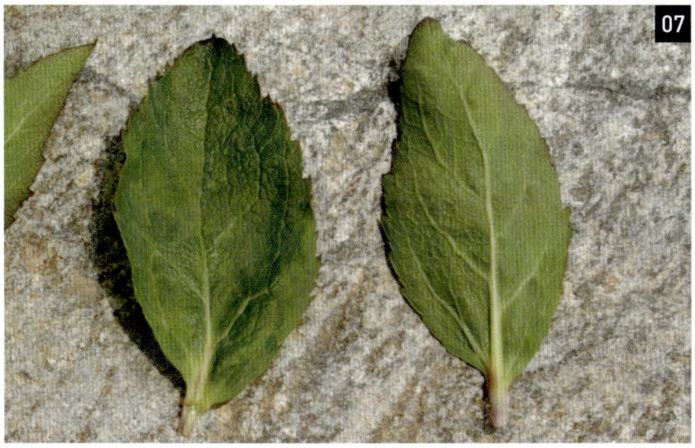

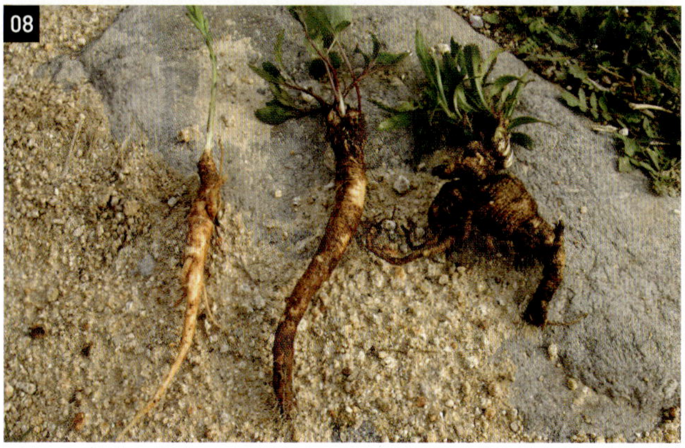

도라지

142 돌소리쟁이 매운맛 + 쓴맛

Rumex obtusifolius L.

■ 결핵, 체한 데, 타박상통증, 귀밑샘염, 습진, 아토피, 가려움증, 변비, 비만에 효과

마디풀과
여러해살이풀

다른 이름
돌소루쟁이
돌송구지
세포송구지

생약명
토대황 土大黃

성분
에모딘 위장기능강화
크리소파놀 동맥경화예방

원산지
유럽

서식지
들판의 풀밭이나 빈터에 난다.

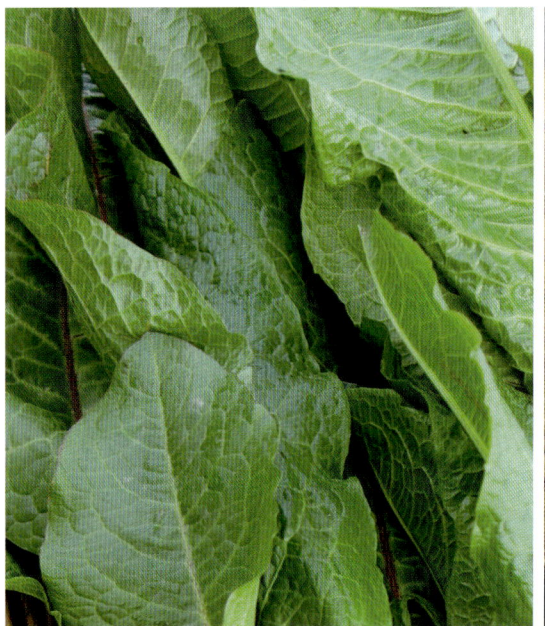
잎 채취한 모습. 4월 15일

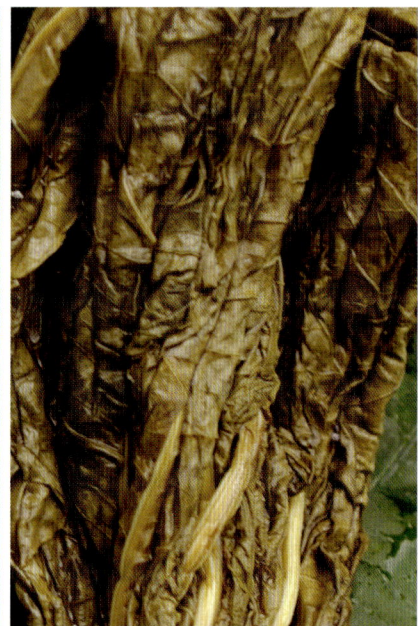
돌소리쟁이잎장아찌.

장아찌 담그기

채취시기 봄~여름.
채취부위 연한 잎.
밑준비 잎을 짭짤한 소금물에 한나절 정도 절여서 쌉쌀한 맛을 적당히 우려내고, 여러 번 헹구어 물기를 짜고 살짝 말린다.
담그기 준비한 잎에 맛간장을 끓여서 식혀 붓거나, 맛고추장으로 버무린다. 맛간장에 넣는 효소액은 맛간장이 식은 뒤 넣고, 소금에 절였으므로 간을 약하게 한다.
숙성 담근 장아찌는 상온에 한나절 두었다가 냉장고에 넣어 익히고, 부어놓은 맛간장은 며칠에 한 번씩 따라서 다시 끓여 식혀 붓기를 3~4번 한다.
장아찌맛 쌉싸름하면서 달달한 맛이다. 완성된 장아찌는 고춧가루, 다진 파, 다진 마늘, 물엿, 들기름 등으로 갖은 양념을 해서 먹기도 한다.

오행의 맛과 효능
오행상 매운맛, 쓴맛. 매운맛은 발산시키는 작용을 하고, 쓴맛은 배출시키는 작용을 한다.

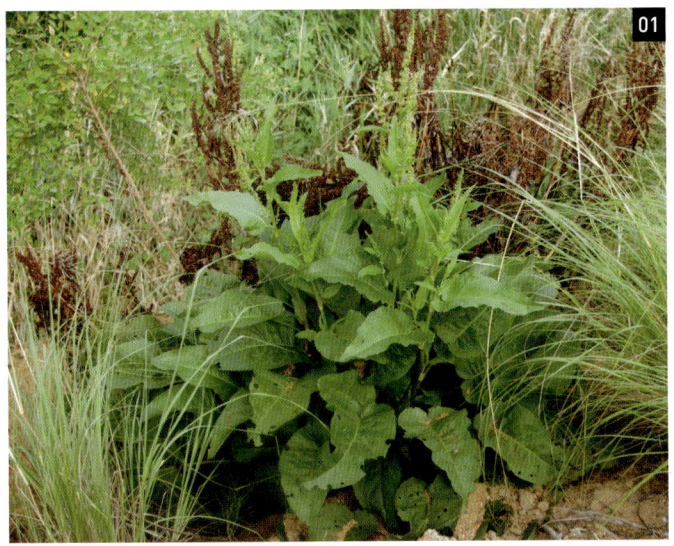

줄기는 60~120cm 정도 자라고, 세로홈이 있으며, 중간에서부터 가지가 갈라져 나온다. 잎은 어긋나며, 긴 타원형 또는 피침형으로 가장자리가 물결처럼 굽고, 뒷면 잎맥에 돌기 같은 잔털이 있다. 뿌리와 밑동의 잎은 길이 20~35cm이고, 밑이 심장모양이며, 잎자루가 길다. 윗동잎은 작고 잎자루가 짧다. 꽃은 6~7월에 피고 연녹색이며, 좁은 달걀모양의 꽃덮이 가장자리에 가시 같은 톱니가 있다. 작은 꽃 여러 송이가 어긋나게 모여 달린다. 열매는 8~9월에 짙은 붉은색으로 여물고 삼각형이며, 길이 2.5mm 정도이다.

01 꽃 핀 전체 모습. 8월 14일
02 잎이 무성한 모습. 4월 15일
03 잎. 4월 15일
04 줄기. 8월 5일
05 꽃 달린 모습. 8월 12일
06 열매 달린 모습. 6월 6일

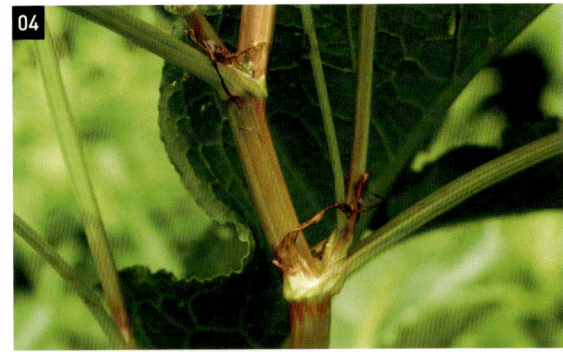

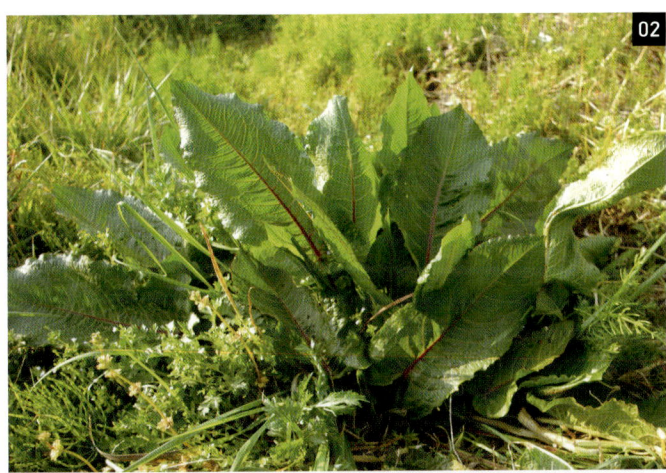

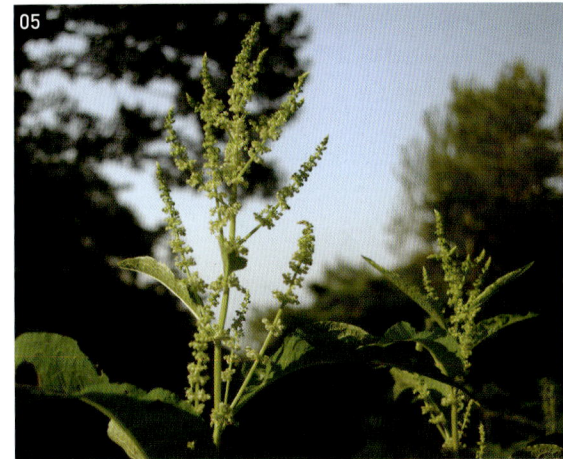

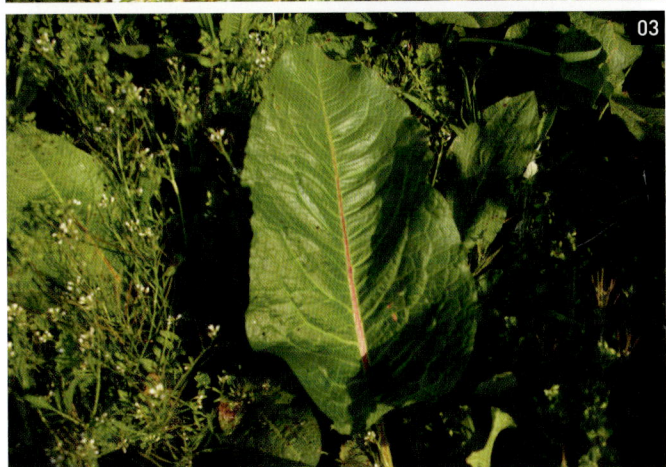

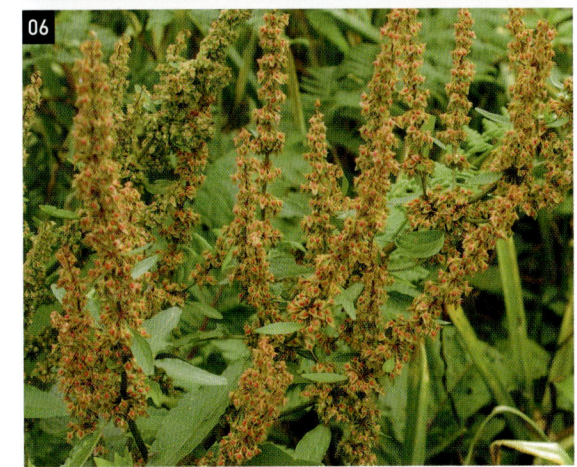

돌소리쟁이

143 땅두릅 매운맛 + 쓴맛

Aralia cordata Thunb.

- 관절염, 근육통, 중풍마비, 두통에 효과

두릅나무과
여러해살이풀

다른 이름
토당귀
풀두릅

생약명
독활 獨活

성분
독성이 없다.
베타피넨 진균억제
리모넨 염증제거
비타민C 노화방지
알파피넨 방향성분

원산지
한국

서식지
산속 양지에 나며,
밭에 심어 키우기도 한다.

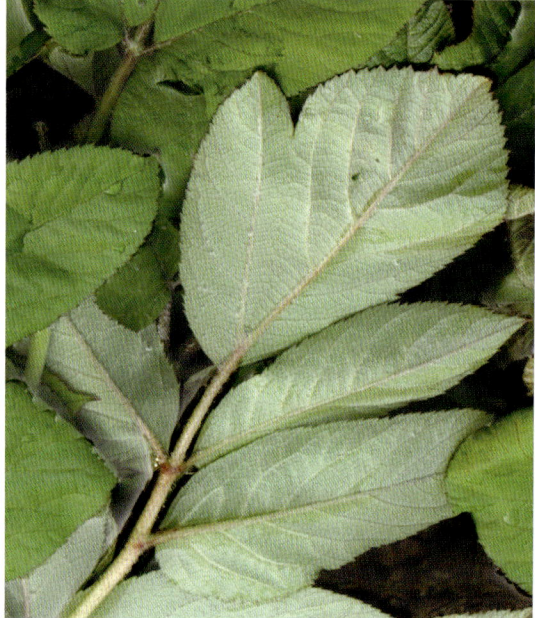
잎 채취하여 씻은 모습. 4월 16일

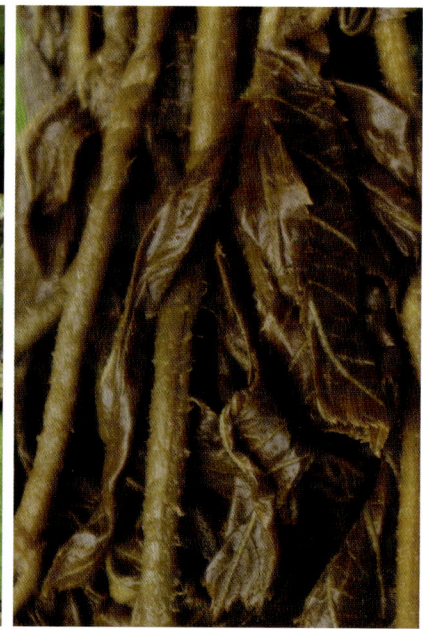
땅두릅잎장아찌.

장아찌 담그기

채취시기 봄.
채취부위 새순이나 연한 잎.
밑준비 새순이나 잎을 짭짤한 소금물에 반나절 정도 절여서 쌉쌀한 맛을 우려내고, 여러 번 헹구어 물기를 짜고 살짝 말린다. 새순이 굵으면 반으로 자른다.
담그기 준비한 것을 묵은 된장이나 묵은 고추장에 박는다. 또는 맛간장을 끓여 붓거나, 맛고추장으로 버무린다. 맛간장에 넣는 효소액은 맛간장이 식은 뒤 넣고, 소금에 절였으므로 간을 약하게 하며, 독특한 향을 살리려면 식초를 넣지 않는다.
숙성 맛간장, 맛고추장으로 담근 경우 상온에 한나절 두었다가 냉장고에 넣어 익히고, 부어놓은 맛간장은 며칠에 한 번씩 따라서 다시 끓여 식혀 붓기를 3~4번 한다.
장아찌맛 꼬들꼬들하고 향긋한 맛이다.

오행의 맛과 효능
오행상 매운맛, 쓴맛. 향기가 있다. 매운맛은 발산시키는 작용을 하고, 쓴맛은 배출시키는 작용을 한다.

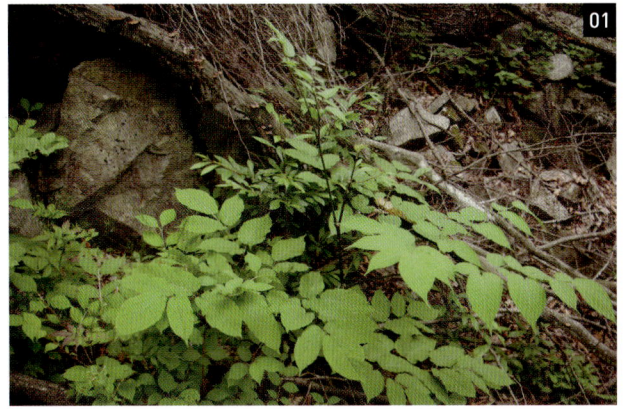

줄기는 1~1.5cm 정도 곧게 자라고, 잔털이 있다. **잎**은 어긋나서 2회 갈라진 잎줄기에 5~9장씩 깃털처럼 달린다. 작은 잎은 넓은 달걀모양 또는 타원형이고, 가장자리에 톱니가 있으며, 뒷면이 희끗하다. 잎자루 양쪽에 작은 턱잎이 있다. **꽃**은 7~8월에 피고 노란녹색이며, 꽃잎이 5장이다. 작은 꽃 여러 송이가 우산살 펴지듯 둥글게 모여 달린다. **열매**는 9~10월에 검은색으로 여물며, 둥글다.

01 전체 모습. 6월 12일
02 새순. 4월 26일
03 줄기와 턱잎. 6월 12일
04 꽃. 7월 6일

05 열매 달린 모습. 10월 4일
06 왼쪽부터 새순 자라는 순서. 4월 18일
07 잎 앞뒷면. 4월 16일

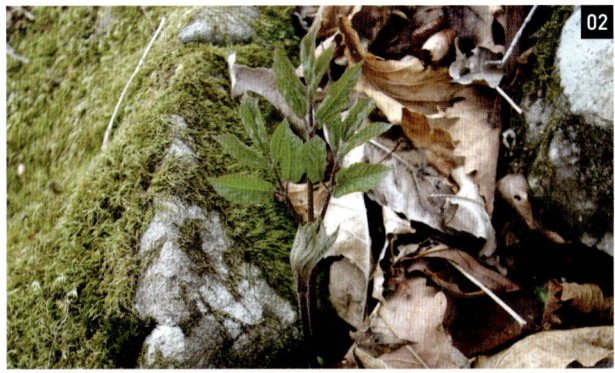

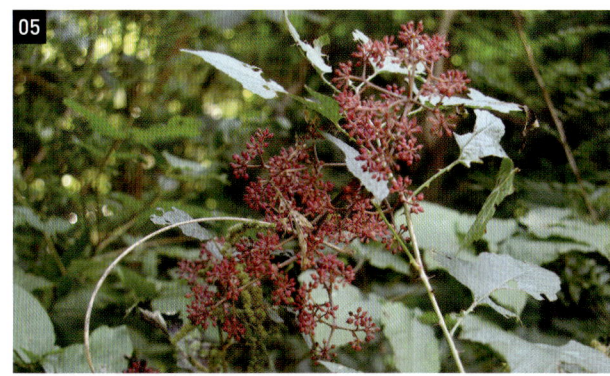

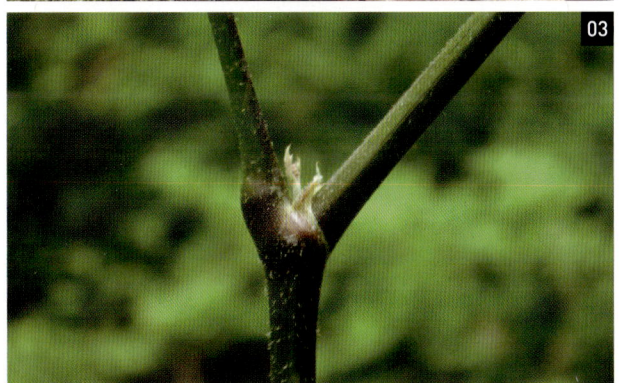

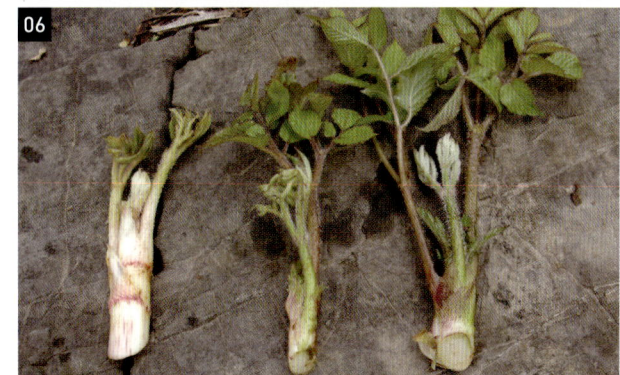

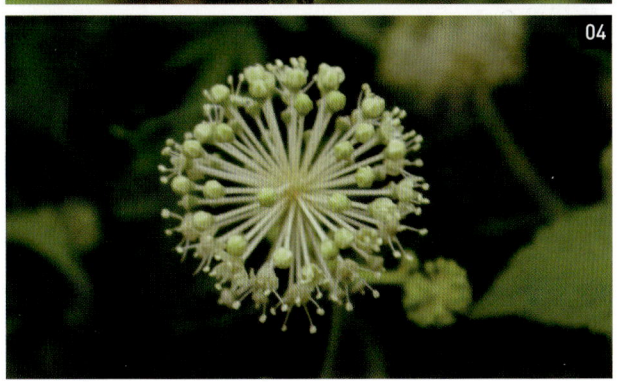

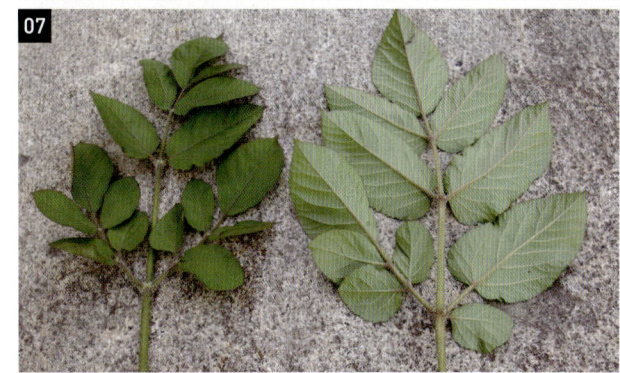

땅두릅

144 뚝갈

Patrinia villosa (Thunb.) Juss.

매운맛 + 쓴맛

- 고혈압, 장염, 위통, 어혈 빼는 데 효과

마타리과
여러해살이풀

다른 이름
은마타리
흰미역취

생약명
백화패장 白花敗醬

성분
독성이 없다.
올레아놀릭산 생리활성
스코폴레틴 혈압내림
에스쿨레틴 면역력강화
타닌 수렴작용

원산지
한국

서식지
산과 들판의 메마른 땅에 난다.

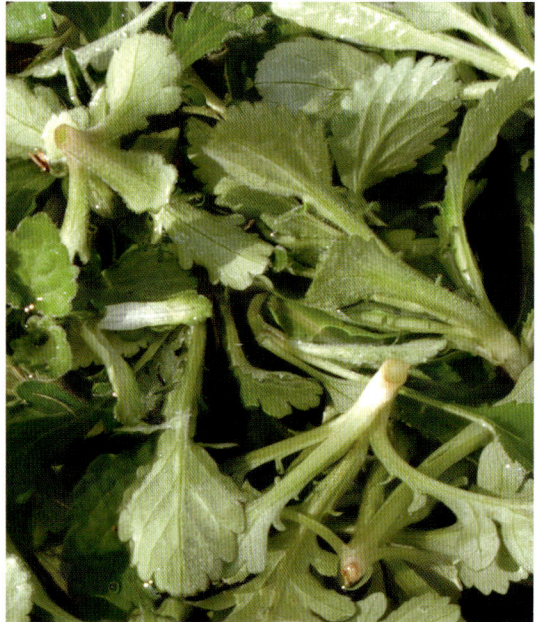
새순 채취하여 씻은 모습. 4월 11일

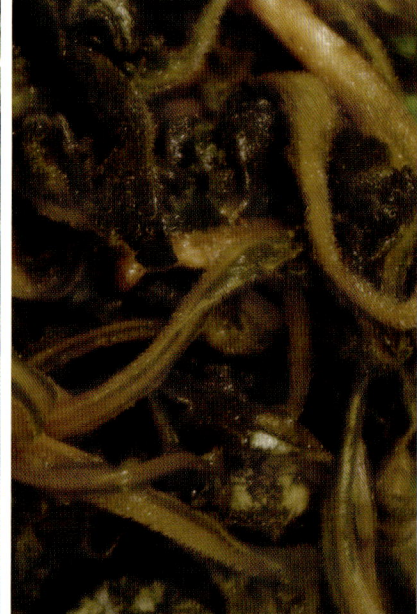
뚝갈잎장아찌.

장아찌 담그기

채취시기 봄~여름.

채취부위 새순이나 연한 잎.

채취시 주의사항 어릴수록 달달하고 쓴맛이 덜하므로 억세거나 꽃이 핀 것은 피한다.

밑준비 새순이나 잎을 짭짤한 소금물에 며칠간 삭혀서 씁쌀한 맛과 냄새를 우려낸 뒤, 여러 번 헹구어 물기를 짜고 살짝 말린다.

담그기 준비한 것에 맛간장을 끓여서 식혀 붓는다. 효소액은 맛간장이 식은 뒤 넣고, 소금물에 삭혔으므로 간을 약하게 한다.

숙성 담근 장아찌는 상온에 한나절 두었다가 냉장고에 넣어 익히고, 부어놓은 맛간장은 며칠에 한 번씩 따라서 다시 끓여 식혀 붓기를 3~4번 한다.

장아찌맛 씹는 맛이 좋고 담백한 맛이다.

오행의 맛과 효능
오행상 매운맛, 쓴맛. 매운맛은 발산시키는 작용을 하고, 쓴맛은 배출시키는 작용을 한다.

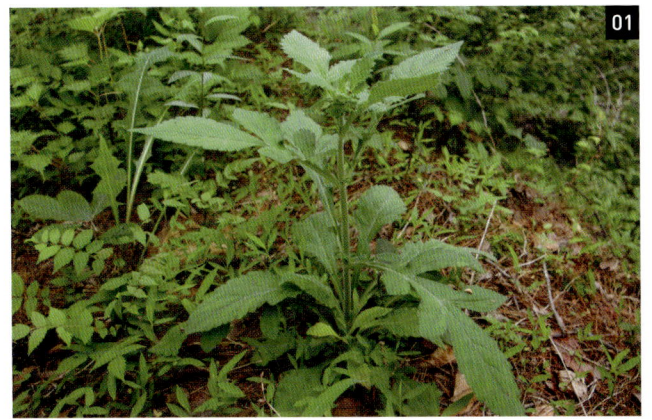

뿌리는 굵게 자라며, 장 썩는 냄새가 난다. **줄기**는 100~150㎝ 정도 곧게 자라고, 흰색 잔털이 빽빽하다. 가지가 밑동에서 뻗어나와 뿌리를 내린다. **잎**은 마주 나며, 달걀 같은 타원형이거나 깃털처럼 갈라지기도 하며, 가장자리에 물결모양의 톱니가 있다. 잎길이 3~15㎝. 밑동잎은 작고 잎자루가 있으며, 윗동잎은 크고 잎자루가 없어진다. **꽃**은 7~8월에 피고 흰색이며, 꽃부리가 5갈래이다. 작은 꽃 여러 송이가 가지와 줄기 끝에 어긋나게 모여 우산모양으로 달린다. **열매**는 9~10월에 여물고 달걀모양이며, 가장자리에 날개가 있다. 열매길이 2~3㎜.

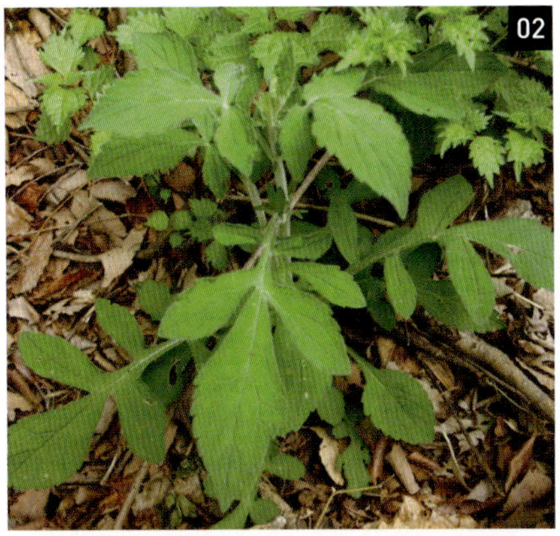

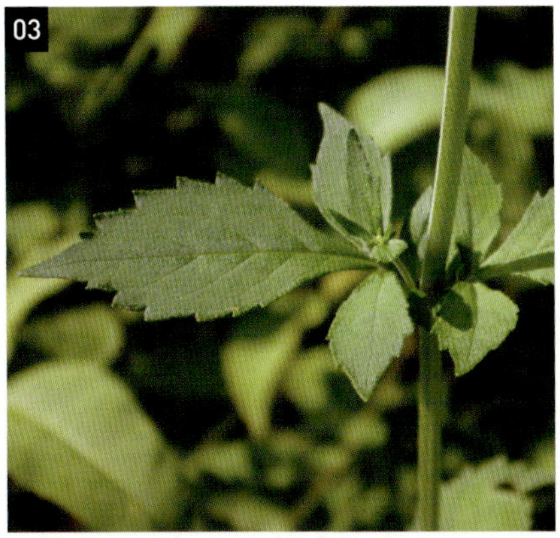

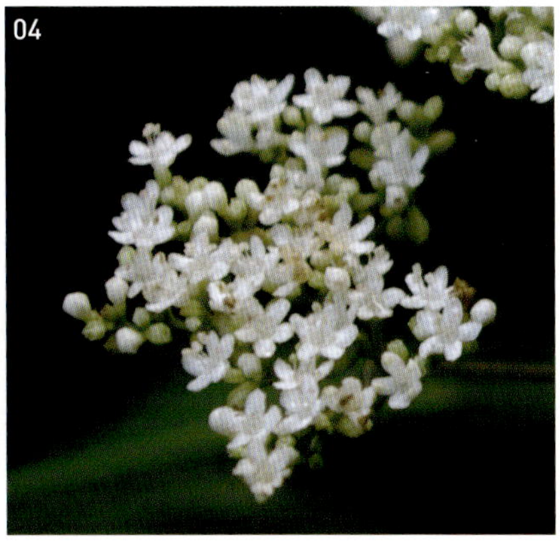

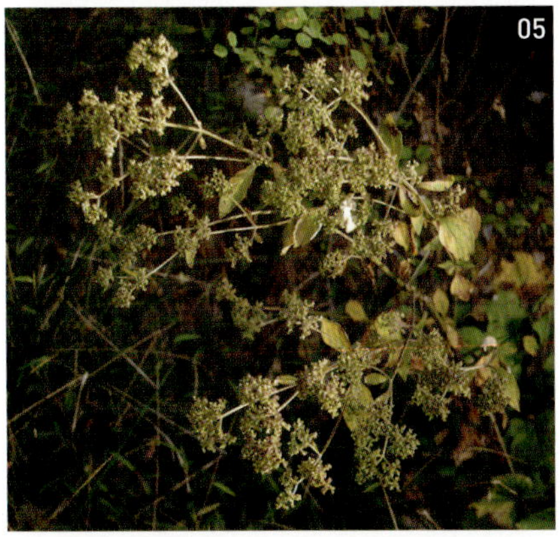

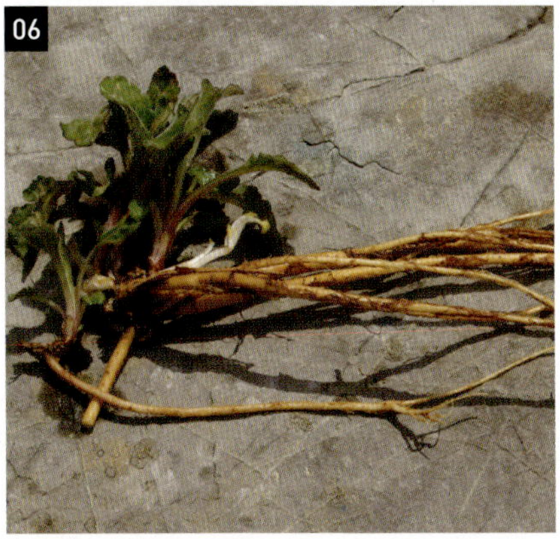

01 전체 모습. 6월 7일
02 어린잎. 5월 23일
03 줄기와 잎. 7월 19일
04 꽃. 9월 2일
05 열매 달린 모습. 10월 12일
06 뿌리 달린 전체 모습. 4월 4일
07 왼쪽부터 뿌리잎, 밑동잎, 중간잎. 6월 7일
08 유사종 마타리(왼쪽)와 뚝갈(오른쪽). 4월 11일
09 유사종 마타리(왼쪽)와 뚝갈(오른쪽) 뿌리째 비교. 4월 11일

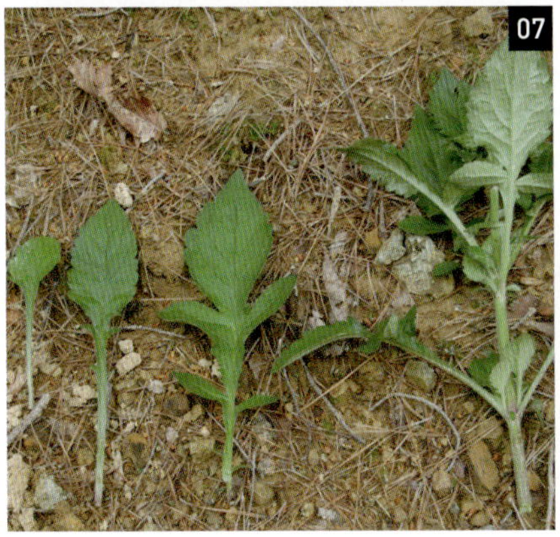

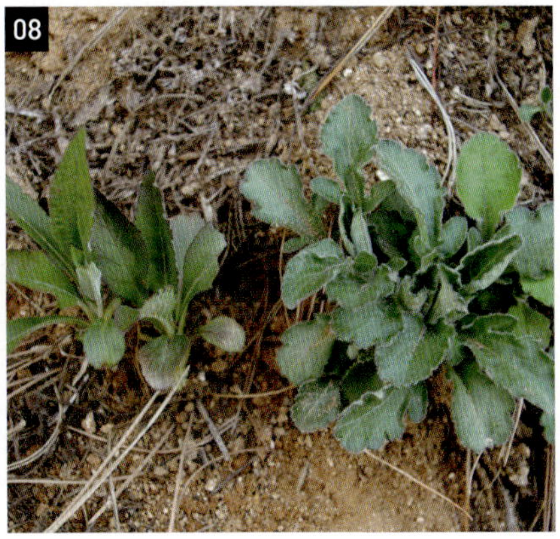

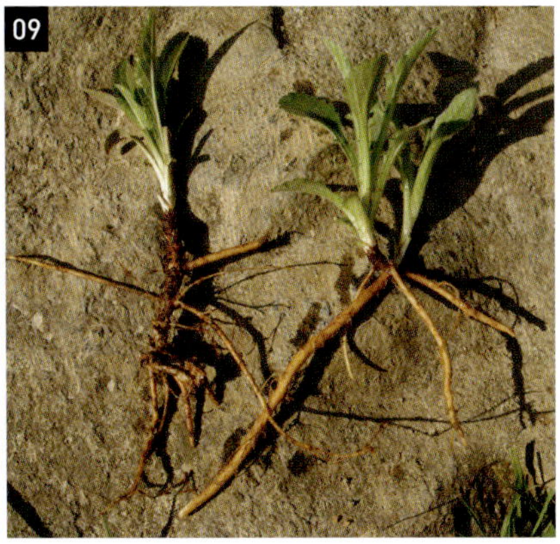

뚝갈

145 마타리 매운맛+쓴맛

Patrinia scabiosaefolia Fisch. ex Trevir.

- 신경쇠약, 불면증, 폐렴, 산후통증, 어혈 푸는 데 효과

마타리과
여러해살이풀

다른 이름
개암취
가암취

생약명
패장 敗醬

성분
독성이 없다.
사포닌 면역력증강
시니그린 종양억제
올레노인산 생리활성
헤데라게닌 살균작용
타닌 수렴작용

원산지
한국

서식지
산과 들판의 양지바른 풀밭에 난다.

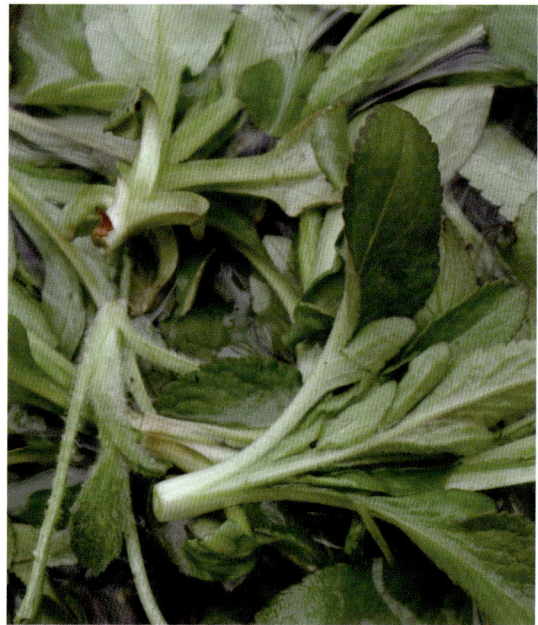

잎 채취하여 씻은 모습. 4월 17일   마타리잎장아찌.

장아찌 담그기

채취시기 봄~여름.
채취부위 새순이나 연한 잎.
채취시 주의사항 어릴수록 쓴맛이 덜하므로 억세거나 꽃이 핀 것은 피한다.
밑준비 새순이나 잎을 짭짤한 소금물에 며칠간 삭혀서 쌉쌀한 맛과 냄새를 우려내고, 여러 번 헹구어 물기를 짜고 살짝 말린다.
담그기 준비한 잎에 맛간장을 끓여서 식혀 붓거나, 맛고추장으로 버무린다. 맛간장에 넣는 효소액은 맛간장이 식은 뒤 넣고, 소금물에 삭혔으므로 간을 약하게 한다.
숙성 담근 장아찌는 상온에 한나절 두었다가 냉장고에 넣어 익히고, 부어놓은 맛간장은 며칠에 한 번씩 따라서 다시 끓여 식혀 붓기를 3~4번 한다.
장아찌맛 꼬들꼬들하고 담백한 맛이다.

오행의 맛과 효능
오행상 매운맛, 쓴맛. 독특한 냄새가 난다. 매운맛은 발산시키는 작용을 하고, 쓴맛은 배출시키는 작용을 한다.

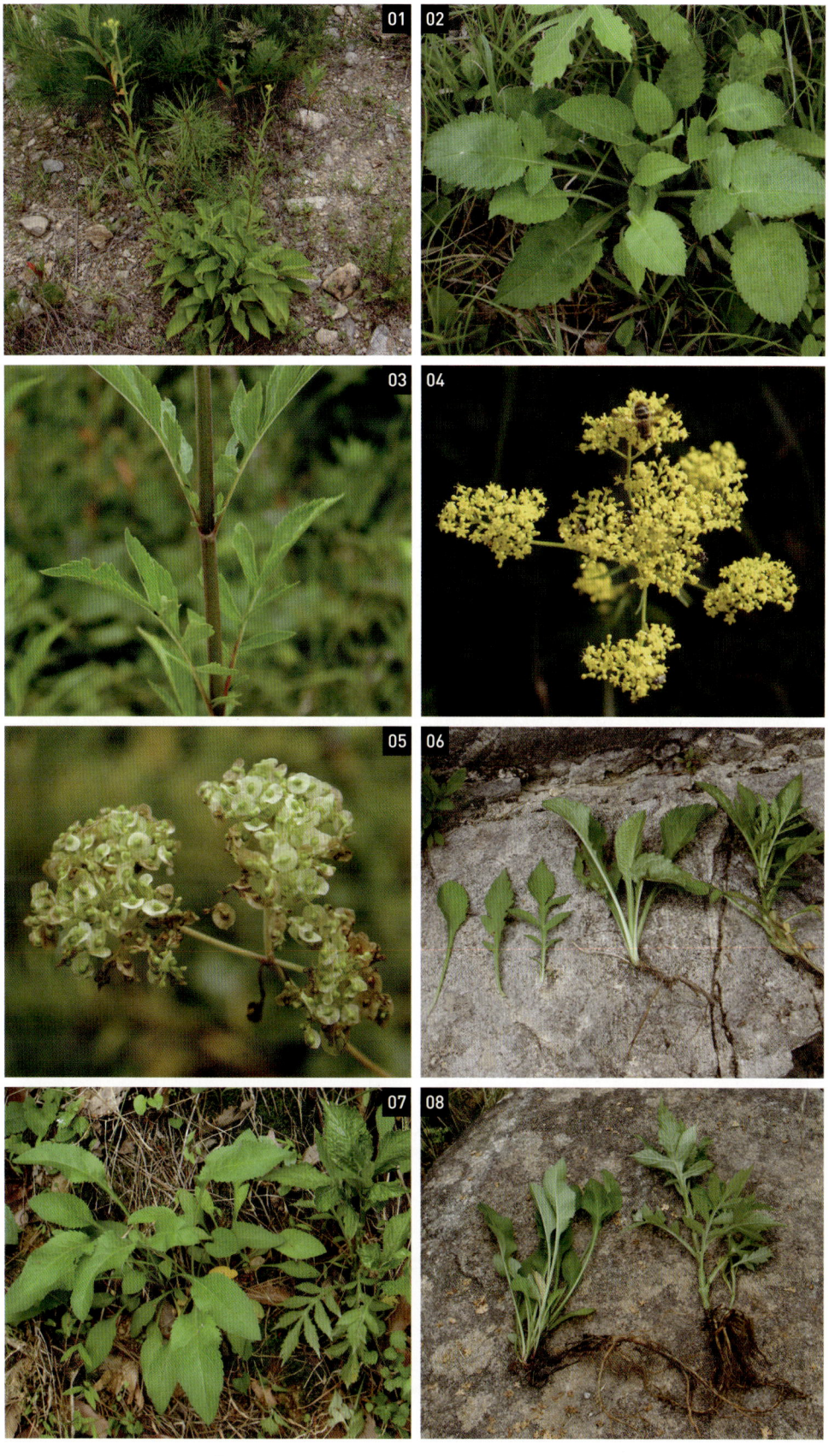

뿌리는 비스듬히 뻗고, 굵어지며, 장 썩는 냄새가 난다. **줄기**는 60~150cm 정도 자라고, 곧거나 비스듬하며, 윗동에서 가지가 갈라져 나온다. **잎**은 뿌리잎은 뭉쳐서 나고, 달걀모양 또는 긴 타원형이며, 잎자루가 길다. 줄기잎은 마주 나고, 깃털모양으로 깊게 갈라지며, 윗동으로 갈수록 잎자루가 없어진다. 잎 가장자리에 톱니가 있기도 하며, 앞뒷면에 겹잔털이 있다. **꽃**은 7~8월에 피고 노란색이며, 꽃부리가 5갈래이다. 꽃지름 3~4mm이고, 작은 꽃 여러 송이가 어긋나게 모여서 쟁반모양으로 달린다. **열매**는 9월에 여물고 타원형이며, 가장자리에 날개가 있다. 열매길이 3~4mm.

01 꽃 핀 전체 모습. 7월 22일
02 어린 뿌리잎. 6월 21일
03 줄기와 잎. 7월 22일
04 꽃. 9월 7일
05 열매. 10월 20일
06 왼쪽부터 잎 자라는 순서와 뿌리. 6월 7일
07 유사종 마타리(왼쪽)와 돌마타리(오른쪽). 6월 10일
08 유사종 마타리(왼쪽)와 돌마타리(오른쪽) 뿌리째 비교. 6월 10일

마타리

146 돌마타리 매운맛 + 쓴맛

Patrinia rupestris (Pall.) Juss.

■ 간염, 황달, 장염, 이질설사에 효과

마타리과
여러해살이풀

생약명
암패장 巖敗醬

성분
캠페롤 노화방지
케르세틴 알러지예방
루틴 모세혈관강화
클로로겐산 종양억제
카페산 노화방지

원산지
한국

서식지
산속 비탈진 자갈밭이나 양지바른 바위틈에 난다.

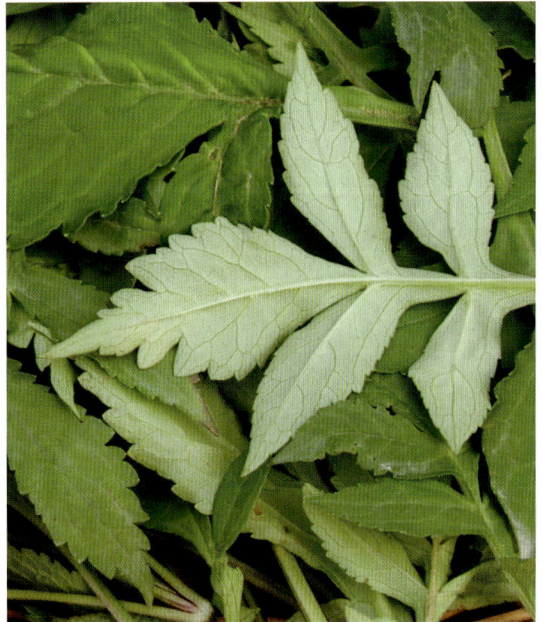
잎 채취한 모습. 6월 21일

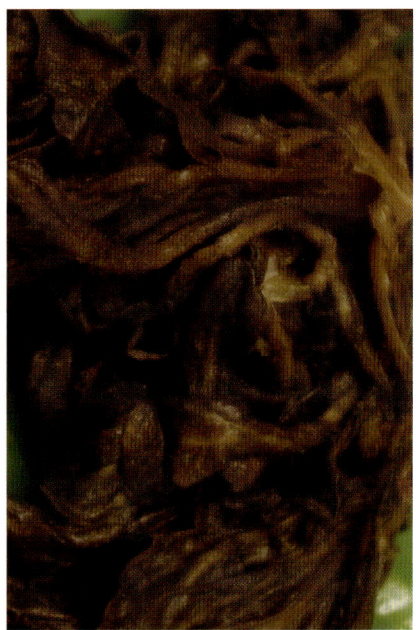
돌마타리잎장아찌.

장아찌 담그기

채취시기 봄~여름.
채취부위 새순이나 연한 잎.
밑준비 새순이나 잎을 끓는 소금물에 데쳐서 부드럽게 만든 뒤 찬물에 한나절 정도 담가서 쌉쌀한 맛과 냄새를 우려내고, 물기를 짜서 살짝 말린다.
담그기 준비한 것에 맛간장을 끓여서 식혀 붓는다. 효소액은 맛간장이 식은 뒤 넣는다.
숙성 담근 장아찌는 상온에 한나절 두었다가 냉장고에 넣어 익히고, 부어놓은 맛간장은 며칠에 한 번씩 따라서 다시 끓여 식혀 붓기를 3~4번 한다.
장아찌맛 씹는 맛이 좋고 은은한 맛이다.

오행의 맛과 효능
오행상 매운맛, 쓴맛. 독특한 냄새가 난다. 매운맛은 발산시키는 작용을 하고, 쓴맛은 배출시키는 작용을 한다.

뿌리는 바위나 돌틈으로 뻗어 나가고, 굵어지며, 장 썩는 냄새가 난다. **줄기**는 20~60cm 정도 자라고, 윗동에서 가지가 갈라져 나오며, 털이 거의 없다. **잎**은 마주 나고 깃털모양으로 깊게 갈라지며, 갈라진 잎조각은 타원형 또는 피침형이고 가장자리에 톱니가 있거나 없다. **꽃**은 7~9월에 피고 노란색이며, 꽃부리가 5갈래이다. 작은 꽃 여러 송이가 어긋나게 모여 우산모양으로 달린다. **열매**는 9월에 여물고 긴 타원형이며, 가장자리에 날개가 있다. 열매길이 3~4mm.

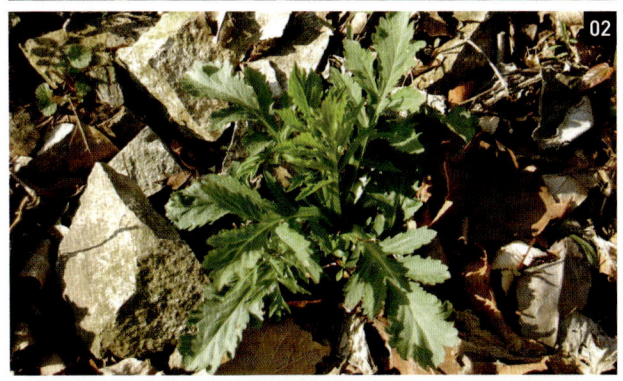

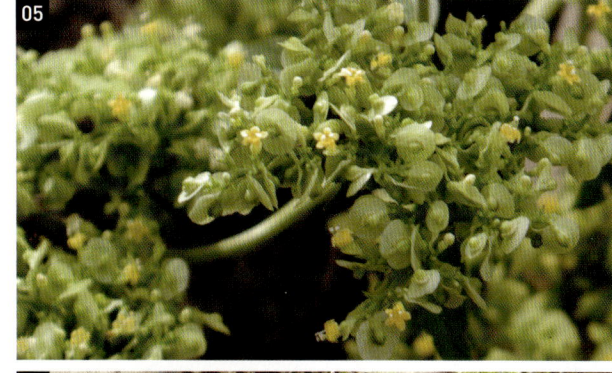

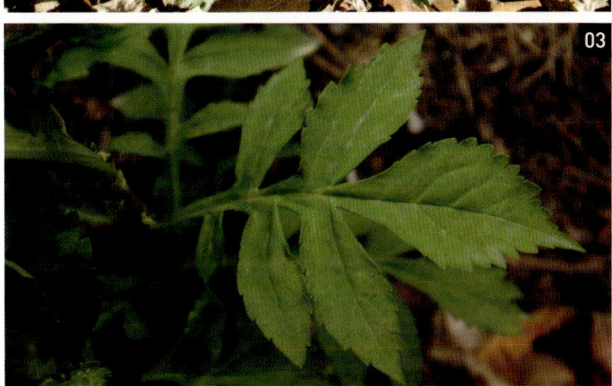

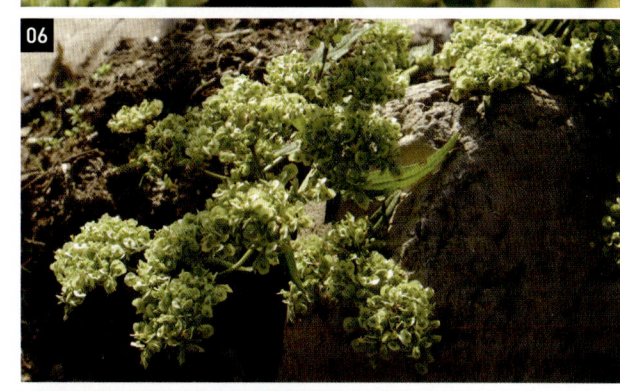

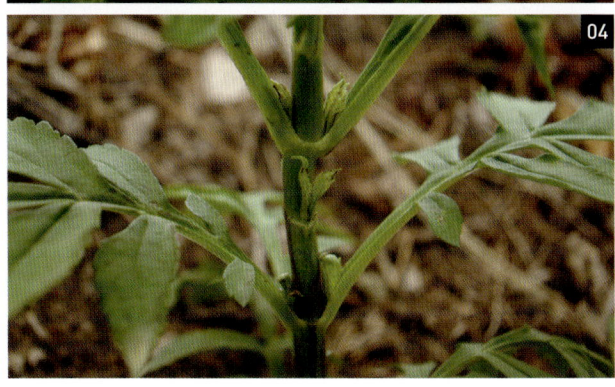

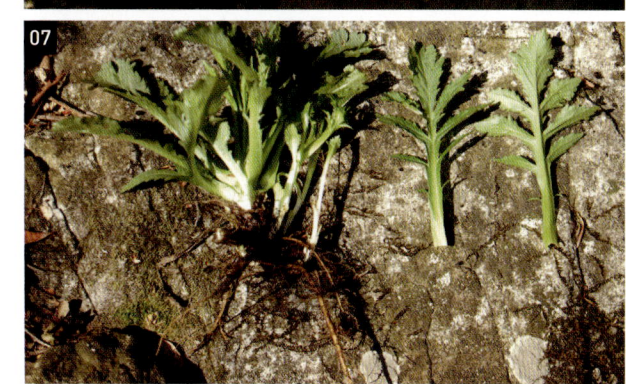

01 전체 모습. 6월 21일
02 어린잎. 4월 26일
03 잎. 6월 5일
04 줄기. 6월 5일

05 꽃과 풋열매. 10월 5일
06 풋열매 달린 모습. 10월 14일
07 뿌리 달린 전체 모습과 잎 앞뒷면. 4월 26일

돌마타리

147 미역줄나무

Tripterygium regelii Sprague et Takeda

매운맛 + 쓴맛 조금 독성

■ 류머티즘, 황달, 가려움증, 비만에 효과

노박덩굴과
잎지는 덩굴나무

다른 이름
미역순
메역순나무
노방구덤불

생약명
동북뇌공등 東北雷公藤

성분
독성이 조금 있다.
셀라스테롤 종양억제
베타시토스테롤
혈중콜레스테롤 개선
아라비노스 혈관성치매예방
갈락토오스 뇌구성성분
올레노인산 생리활성

원산지
한국

서식지
높은 산 습한 골짜기나 숲속에서 자란다.

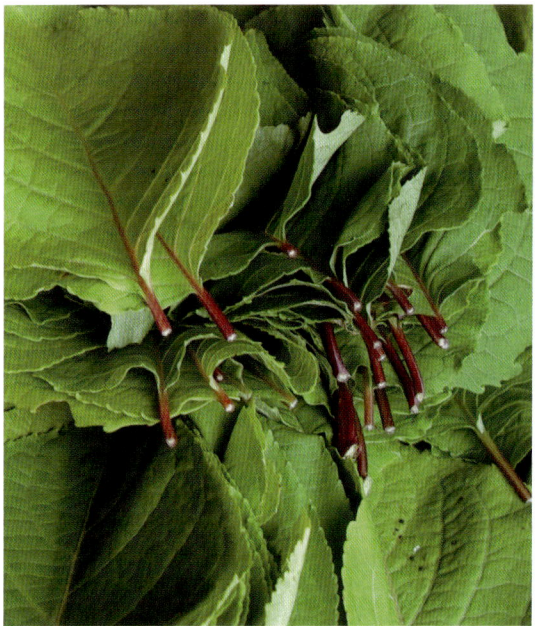
어린잎 채취한 모습. 8월 12일

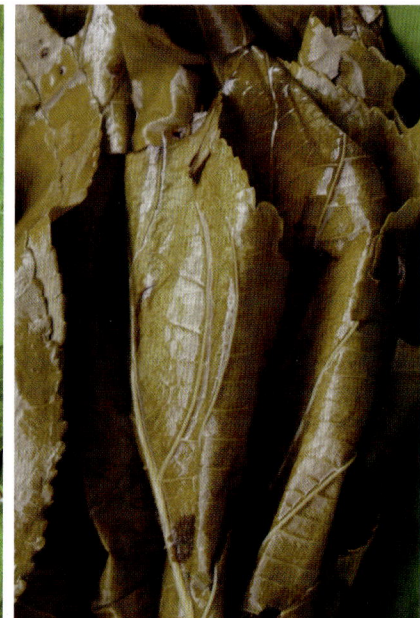
미역줄나무잎장아찌.

장아찌 담그기

채취시기 봄~여름.
채취부위 새순이나 어린잎.
채취시 주의사항 새순을 남겨두어야 나무가 광합성을 하여 양분을 얻으므로 조금만 채취한다.
밑준비 새순이나 잎을 끓는 소금물에 살짝 데친 뒤 찬물에 담가서 수산을 우려내고 물기를 짠다. 수산은 물에 녹아 나오는데, 생으로 먹거나 우려내지 않고 많이 먹으면 몸에 결석이 생긴다.
담그기 준비한 것에 맛간장을 끓여서 식혀 붓거나, 맛고추장으로 버무린다. 맛간장에 넣는 효소액은 맛간장이 식은 뒤 넣는다.
숙성 담근 장아찌는 상온에 한나절 두었다가 냉장고에 넣어 익히고, 부어놓은 맛간장은 며칠에 한 번씩 따라서 다시 끓여 식혀 붓기를 3~4번 한다.
장아찌맛 꼬들꼬들하고 개운한 맛이다.

오행의 맛과 효능
오행상 매운맛, 쓴맛. 매운맛은 발산시키는 작용을 하고, 쓴맛은 배출시키는 작용을 한다.

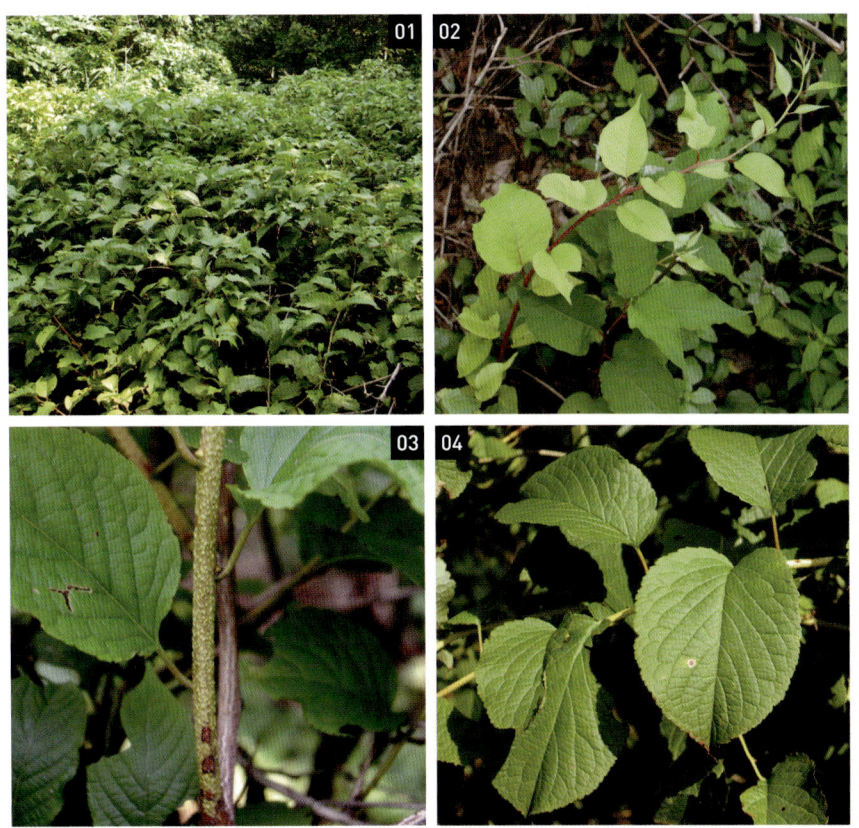

줄기는 2m 정도 뻗고, 이웃 나무를 감거나 다른 물체에 기대며, 줄기껍질이 회갈색이고 점차 세로로 갈라진다. 가지에 모가 나 있고, 껍질눈이 있다. **잎**은 어긋나고 타원형이며, 끝이 뾰족하고, 가장자리에 무딘 톱니가 있다. 잎길이 5~15㎝. 뒷면 잎맥에 잔털이 있으며, 어릴 때는 잎자루가 불그스름하다. **꽃**은 6~7월에 피고 흰색이며, 꽃잎이 5장이다. 작은 꽃 여러 송이가 잎겨드랑이에 원뿔모양으로 달린다. **열매**는 9~10월에 여물고 타원형이며, 가장자리에 날개가 3개 있다. 열매길이는 1.8㎝ 정도이다.

01 덩굴이 무성한 군락. 8월 12일
02 어린 덩굴 뻗는 모습. 8월 12일
03 어린줄기. 8월 12일
04 잎 달린 모습. 8월 26일
05 꽃. 5월 3일
06 열매. 8월 12일
07 다른 나무에 기댄 줄기(오른쪽). 8월 12일
08 잎 앞뒷면. 8월 12일

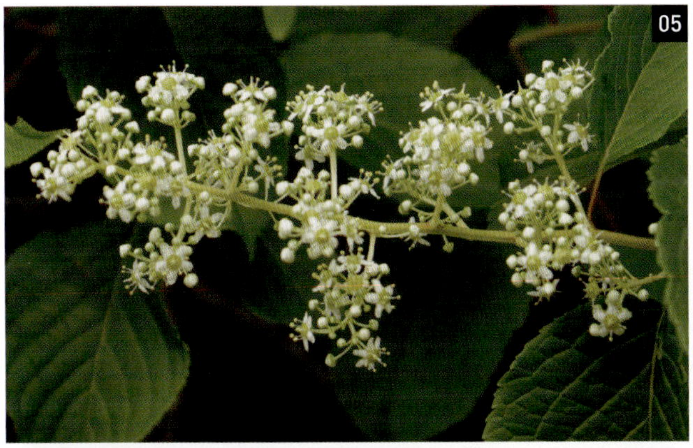

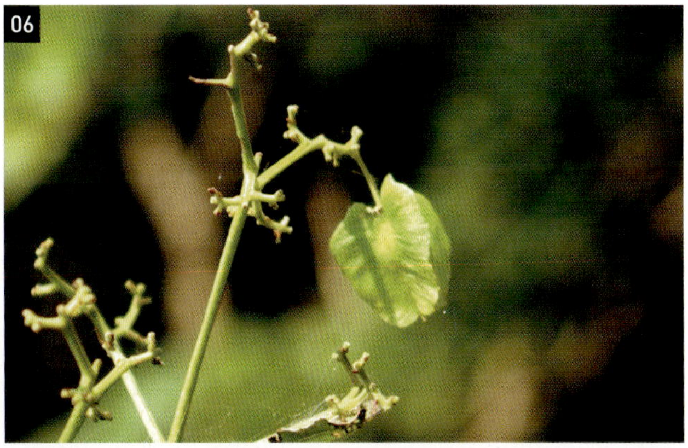

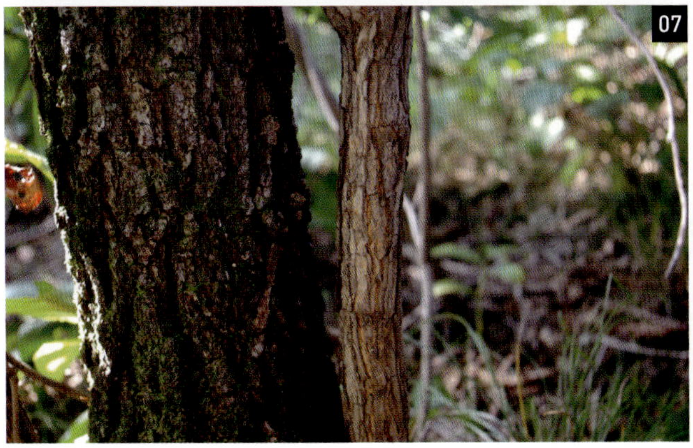

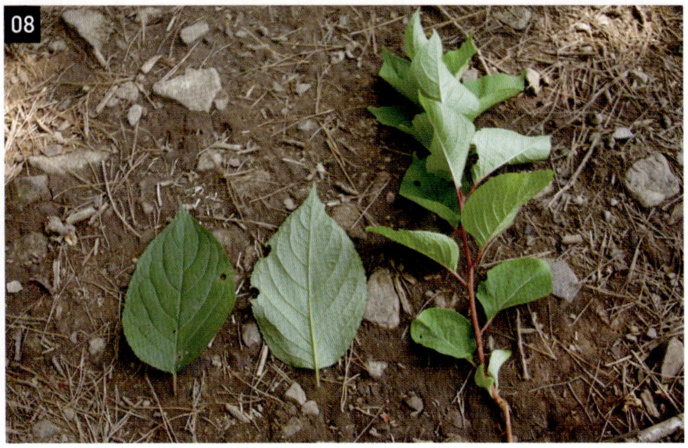

미역줄나무

바디나물

매운맛 + 쓴맛

■ 신경쇠약, 기관지염, 기침가래에 효과

Angelica decursiva (Miq.) Franch. & Sav.

산형과
여러해살이풀

다른 이름
흰사약채

생약명
전호 前胡

성분
독성이 없다.
사포닌 면역력강화
쿠마린 혈전개선
움벨리페론 소염작용

원산지
한국

서식지
산과 들판이나 구릉지의 습지에 난다.

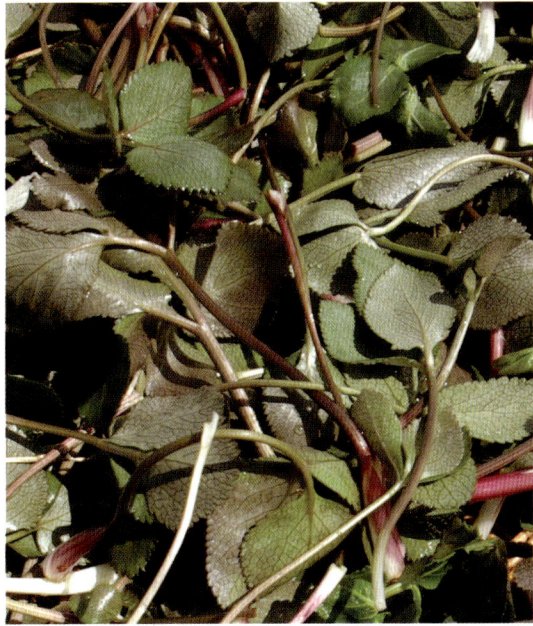
새순 채취한 모습. 3월 29일

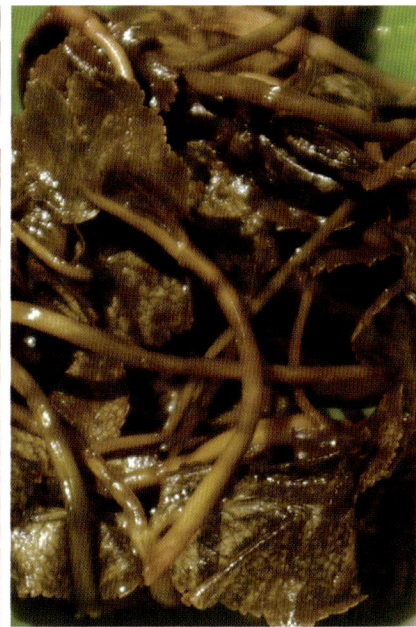
바디나물순장아찌.

장아찌 담그기

채취시기 봄~여름.
채취부위 새순이나 연한 잎.
채취시 주의사항 어릴수록 쓴맛이 덜하므로 억세거나 꽃이 핀 것은 피한다.
밑준비 새순이나 잎을 씻어서 물기를 뺀다.
담그기 준비한 것에 맛간장을 끓여서 식혀 붓거나, 맛된장 또는 맛고추장으로 버무린다. 맛간장에 넣는 효소액은 맛간장이 식은 뒤 넣는다.
숙성 담근 장아찌는 상온에 한나절 두었다가 냉장고에 넣어 익히고, 부어놓은 맛간장은 며칠에 한 번씩 따라서 다시 끓여 식혀 붓기를 3~4번 한다.
장아찌맛 쌉싸름하면서 향긋한 맛이다.

오행의 맛과 효능
오행상 매운맛, 쓴맛. 매운맛은 발산시키는 작용을 하고, 쓴맛은 배출시키는 작용을 한다.

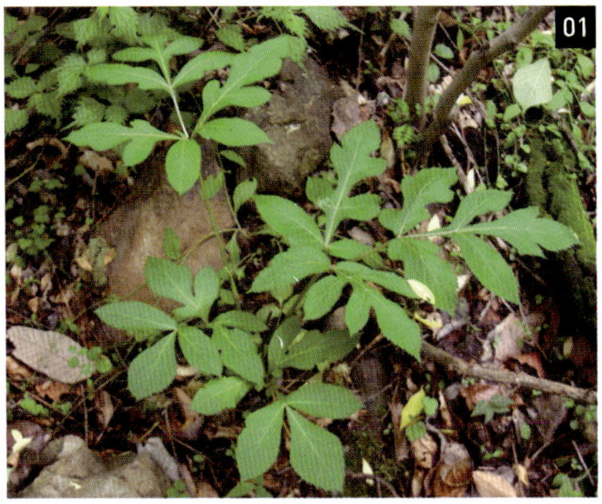

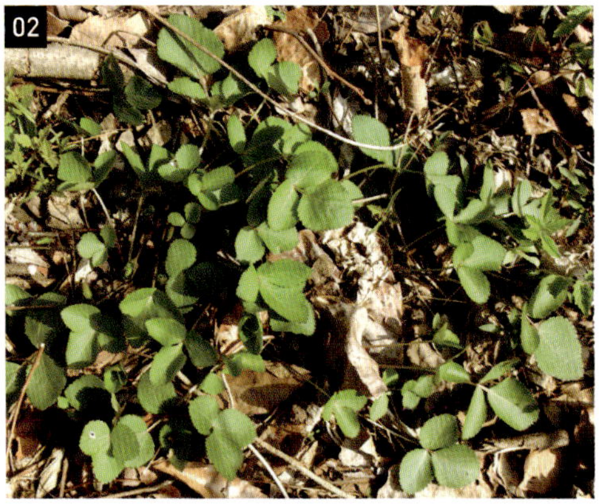

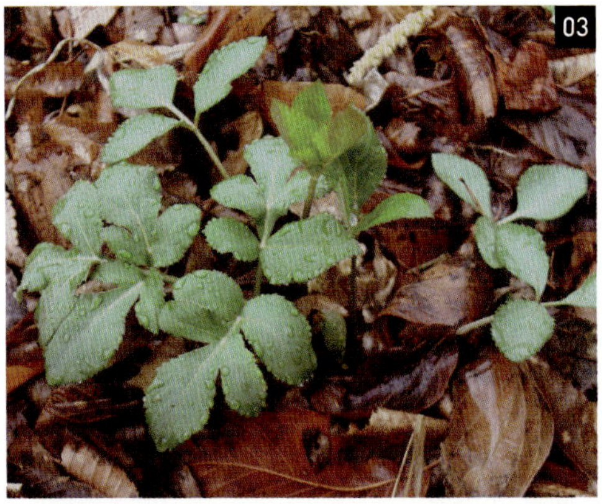

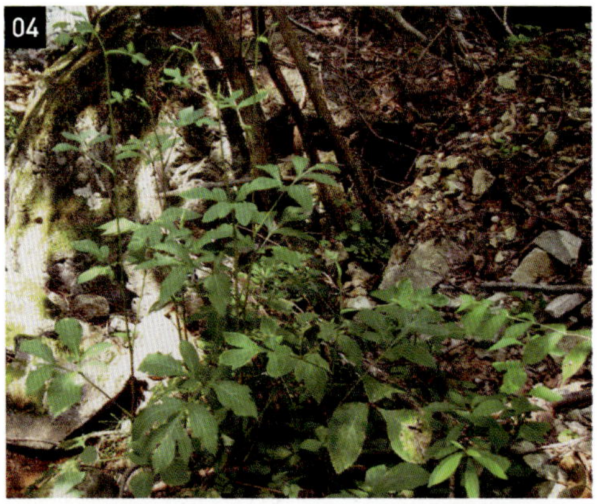

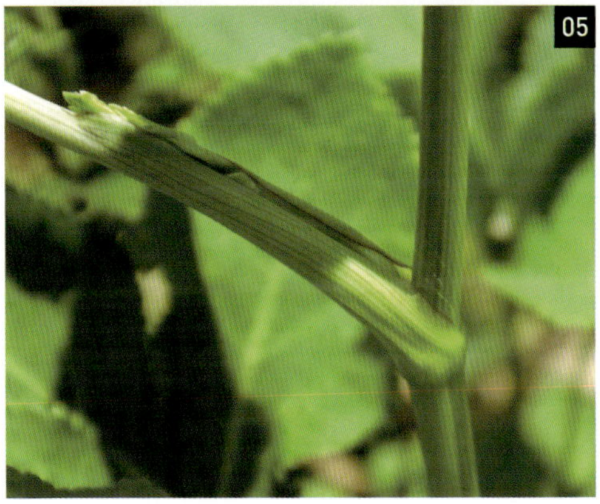

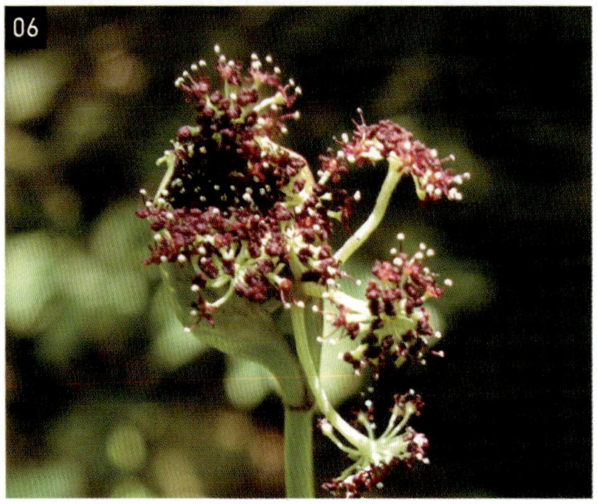

줄기는 80~150cm 정도 자라며, 세로로 홈이 있다. **잎**은 잎줄기에 3~5장씩 어긋나며, 삼각형 같은 넓은 달걀모양이고 날카로운 톱니가 있다. 줄기잎은 3~5갈래로 갈라져 깃털모양이 된다. 잎 길이 3~10cm이고, 잎자루 아래쪽이 줄기를 감싼다. 윗동잎은 작고 잎자루가 길다. **꽃**은 8~9월에 피고 짙은 자주색이며, 작은 꽃 여러 송이가 겹우산모양으로 달리고, 이삭잎이 1~2장이다. **열매**는 10월에 여물고 납작한 타원형이며, 가장자리 양쪽에 날개가 있다. 열매길이 5mm 정도이다.

01 전체 모습. 5월 30일
02 새순. 4월 11일
03 잎 자라는 모습. 4월 17일
04 줄기 자란 모습. 8월 13일
05 줄기. 7월 21일
06 꽃. 8월 13일
07 열매. 10월 15일
08 왼쪽부터 잎 자라는 순서. 5월 30일

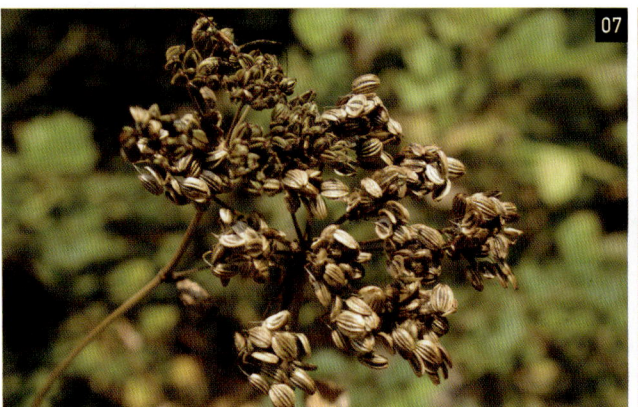

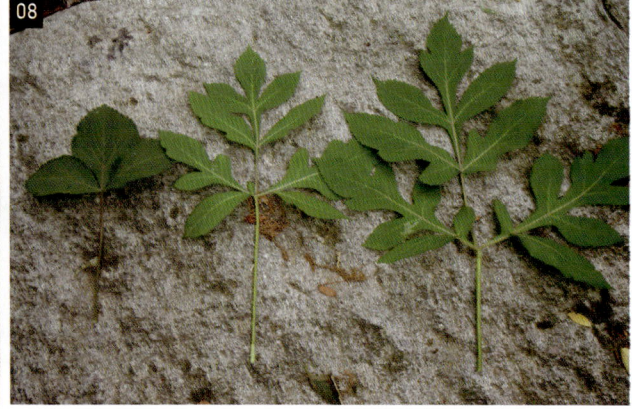

바디나물

149 벌깨덩굴 매운맛 + 쓴맛

Meehania urticifolia (Miq.) Makino

- 열감기, 간염, 담낭염, 복통설사에 효과

꿀풀과
덩굴성 여러해살이풀

생약명
미한화 美漢花
미한초 美漢草

성분
독성이 없다.
레스페딘 혈중콜레스테롤 개선
비타민C 노화방지

원산지
한국

서식지
산과 들판의 반그늘이고 촉촉한 땅에 난다.

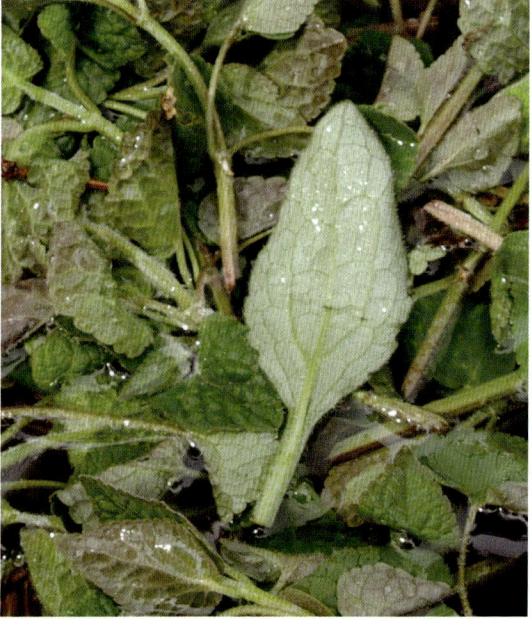
새순 채취한 모습. 4월 4일

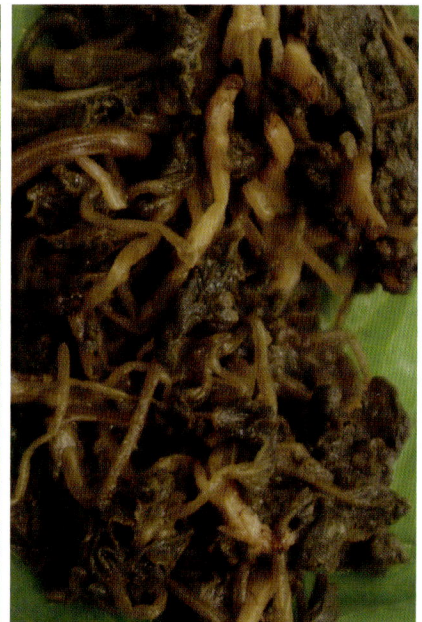
벌깨덩굴순장아찌.

장아찌 담그기

채취시기 봄~여름.
채취부위 새순이나 잎.
밑준비 새순이나 잎을 끓는 물에 살짝 데쳐서 부드럽게 만든 뒤, 찬물에 헹구어 물기를 짜고 살짝 말린다.
담그기 준비한 것에 맛간장을 끓여서 식혀 붓거나, 맛고추장으로 버무린다. 맛간장에 넣는 효소액은 맛간장이 식은 뒤 넣는다.
숙성 담근 장아찌는 상온에 한나절 두었다가 냉장고에 넣어 익히고, 부어놓은 맛간장은 며칠에 한 번씩 따라서 다시 끓여 식혀 붓기를 3~4번 한다.
장아찌맛 아삭아삭하고 향긋한 맛이다.

오행의 맛과 효능

오행상 매운맛, 쓴맛. 단맛이 있다고도 하며, 향기가 있다. 매운맛은 발산시키는 작용을 하고, 쓴맛은 배출시키는 작용을 한다.

줄기는 15~30㎝ 정도 비스듬히 자라고, 단면이 네모지며, 흰색 잔털이 있다. **잎**은 마주 나고, 긴 심장모양이며, 가장자리에 둔한 톱니가 있다. 잎길이 2~5㎝이며, 잎자루 길이는 2~3㎝인데, 윗동의 잎자루는 없어진다. **꽃**은 5월에 피고, 흰빛이 도는 청보라색 바탕에 짙은 자주색 반점이 있으며, 꽃부리가 5갈래이고 흰색 잔털이 있다. 꽃길이 4~5㎝이며, 작은 꽃 2~6송이가 윗동 잎겨드랑이에 한쪽으로 달린다.
열매는 7~8월에 여물고 달걀모양이며, 길이 3㎜ 정도이다.

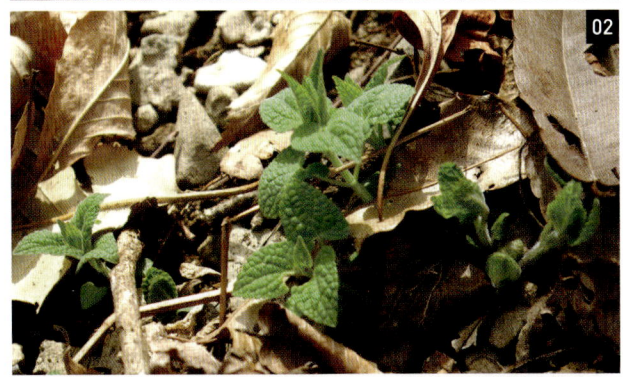

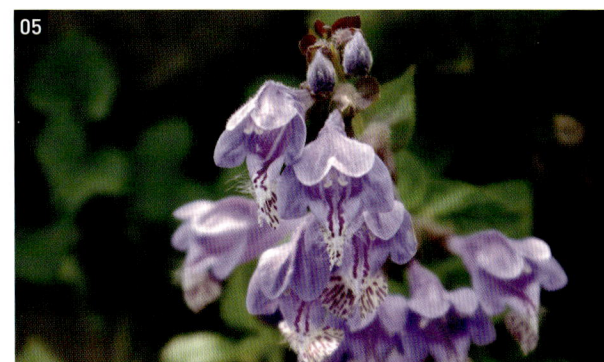

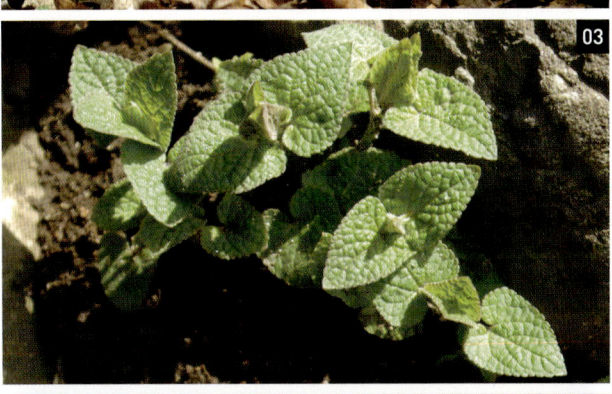

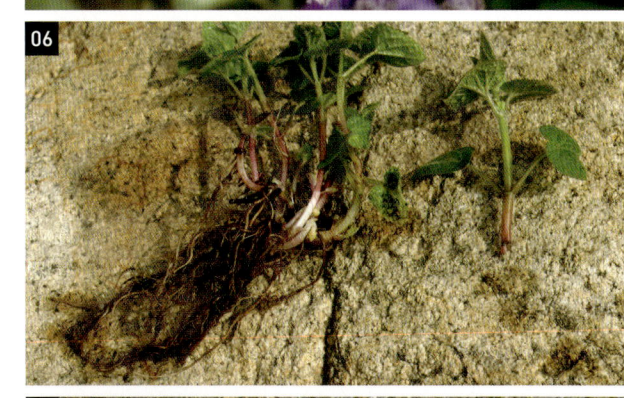

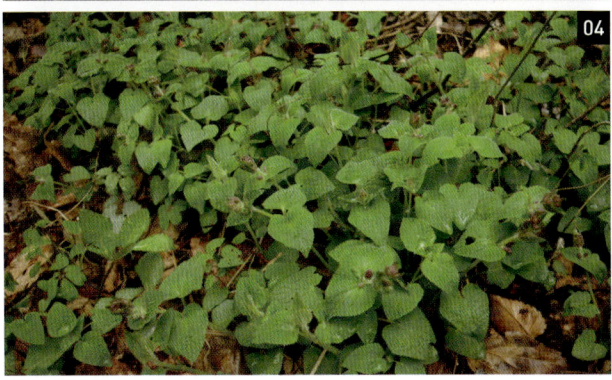

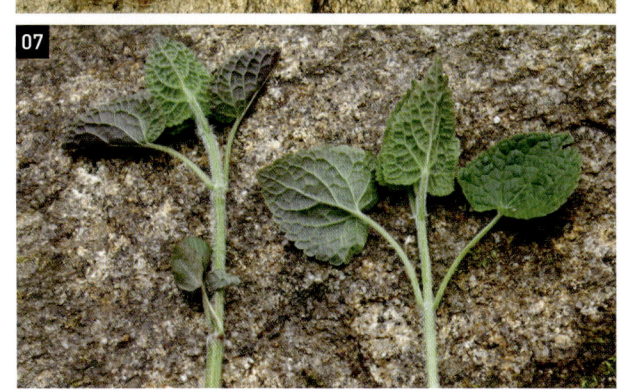

01 꽃 핀 전체 모습. 4월 20일
02 새순. 3월 17일
03 어린잎. 3월 18일
04 줄기 자라는 모습. 4월 17일

05 꽃. 4월 20일
06 뿌리와 잎. 3월 19일
07 잎 앞뒷면. 4월 4일

벌깨덩굴

150 산달래 매운맛 + 쓴맛

Allium macrostemon Bunge

■ 불면증, 기침가래, 가슴통증에 효과

백합과
여러해살이풀

다른 이름
돌달래
큰달래

생약명
산산 山蒜

성분
티아민 에너지대사 관여
단백질 근육강화
인 혈중콜레스테롤 개선
철분 빈혈개선
카로티노이드 활성산소제거
니코틴산 숙취해소
비타민C 노화방지

원산지
한국

서식지
산과 들판의 자갈밭이나 촉촉한 땅에 난다.

오행의 맛과 효능
오행상 매운맛, 쓴맛. 매운맛은 발산시키는 작용을 하고, 쓴맛은 배출시키는 작용을 한다.

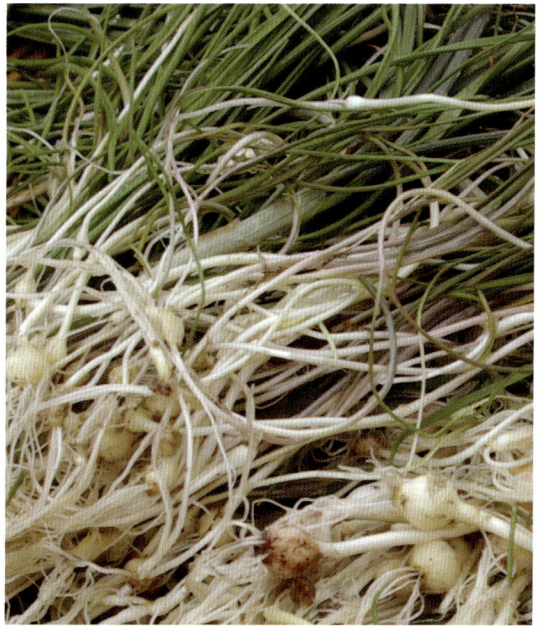
뿌리째 채취한 모습. 3월 17일

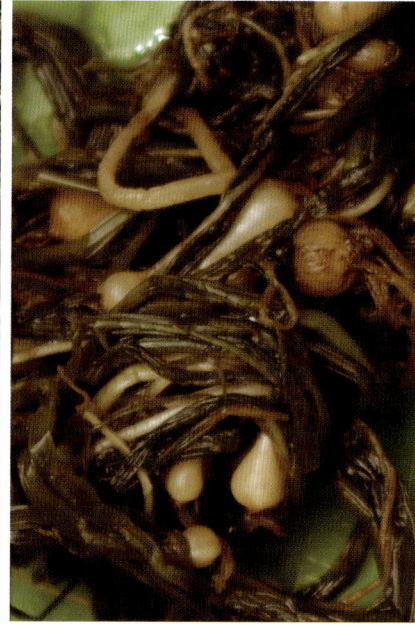
산달래장아찌.

장아찌 담그기

채취시기 봄~가을.

채취부위 새순이나 잎을 알뿌리째 채취한다. 뿌리째 담가도 되고, 알뿌리가 굵으면 알뿌리와 잎을 따로 담가도 된다.

채취시 주의사항 흔치 않은 약초이므로 조금만 채취하고 개체를 남겨두며, 어릴수록 쓴맛이 덜 하므로 억세거나 꽃이 핀 것은 피한다.

밑준비 알뿌리에 흙이 남지 않도록 깨끗이 씻어서 물기를 빼고, 잎이 길면 둘둘 만다.

담그기 준비한 것을 묵은 간장이나 묵은 된장에 박는다. 또는 맛간장을 끓여서 식혀 붓거나, 맛된장으로 버무린다. 맛간장에 넣는 효소액은 맛간장이 식은 뒤 넣는다.

숙성 맛간장, 맛된장으로 담근 경우 상온에 한나절 두었다가 냉장고에 넣어 익히고, 부어놓은 맛간장은 며칠에 한 번씩 따라서 다시 끓여 식혀 붓기를 3~4번 한다.

장아찌맛 맵싸하고 개운한 맛이다. 완성된 장아찌는 고춧가루, 다진 파, 다진 마늘, 물엿, 식초 등으로 갖은 양념을 해서 먹기도 한다.

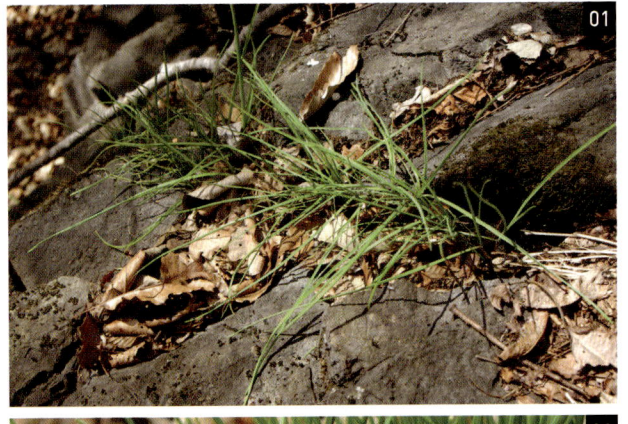

비늘줄기(알뿌리)가 땅속에서 둥글게 자라고, 비늘줄기 끝에 새로운 비늘줄기가 생기며, 흰색 껍질잎으로 덮여 있다. 비늘줄기 지름은 12~15㎜ 정도이다. **꽃줄기**는 40~80㎝ 정도 곧게 올라온다. **잎**은 비늘줄기에서 2~9장씩 나며, 긴 줄모양으로 홈이 있고, 단면이 반원형이며, 아래쪽이 잎줄기를 감싼다. 잎길이 20~30㎝, 너비 2~3㎜이다. **꽃**은 5~6월에 피고 흰색 또는 연붉은색이며, 꽃잎모양의 꽃덮이가 6장이다. 작은 꽃 여러 송이가 꽃줄기 끝에 우산살 펴지듯 둥글게 모여 달린다. 꽃 사이에 구슬눈이 많이 생기는데, 땅에 떨어져 싹이 나온다. **열매**는 6~7월에 여문다.

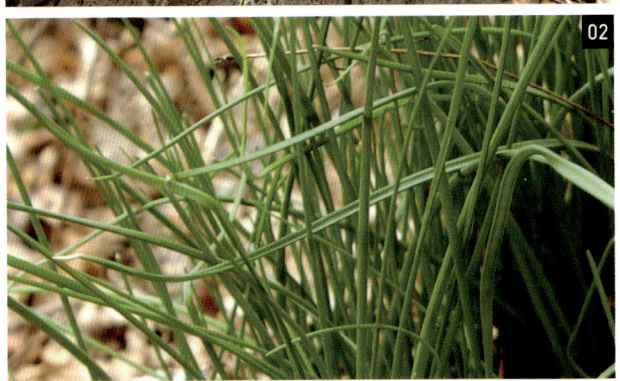

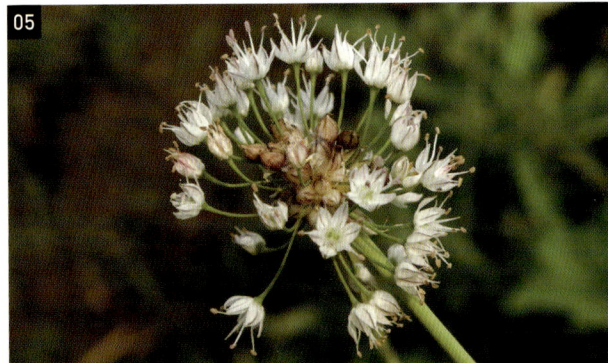

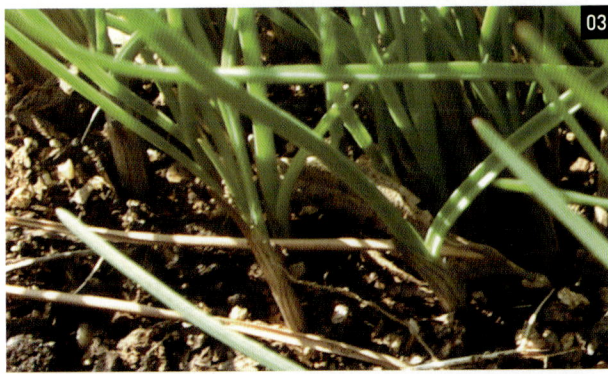

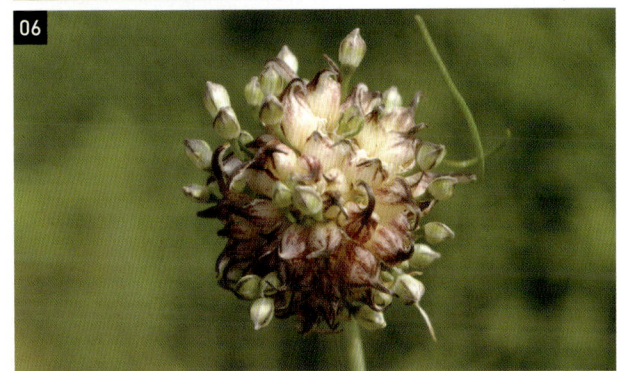

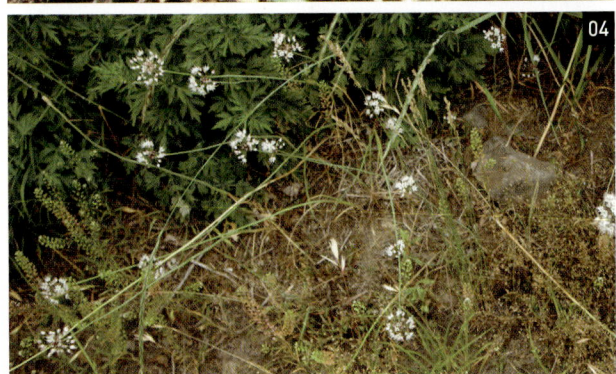

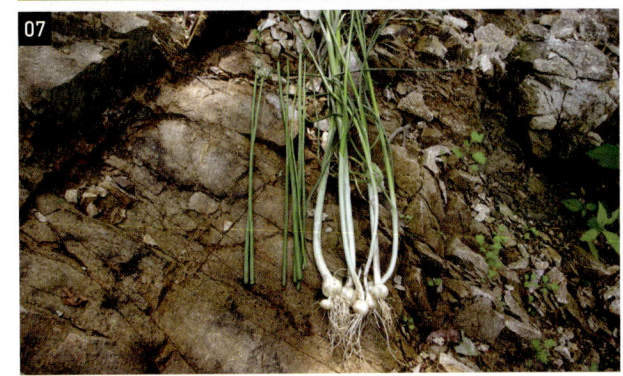

01 전체 모습. 3월 21일
02 잎. 3월 24일
03 밑동. 3월 16일
04 꽃 핀 모습. 6월 11일

05 꽃. 5월 17일
06 구슬눈 달린 모습. 5월 23일
07 줄기와 뿌리 달린 전체 모습. 5월 23일

산달래

151 순비기나무

Vitex rotundifolia L. f.

매운맛 + 쓴맛

■ 두통, 어지럼증, 잇몸병에 효과

마편초과
반덩굴성 늘푸른 작은키나무

생약명
만형 蔓荊

성분
캄펜 해열과 소염작용
피넨 살균작용
비텍시카르핀 혈관염증억제

원산지
한국

서식지
중부 이남 바닷가의 양지에서 자란다.

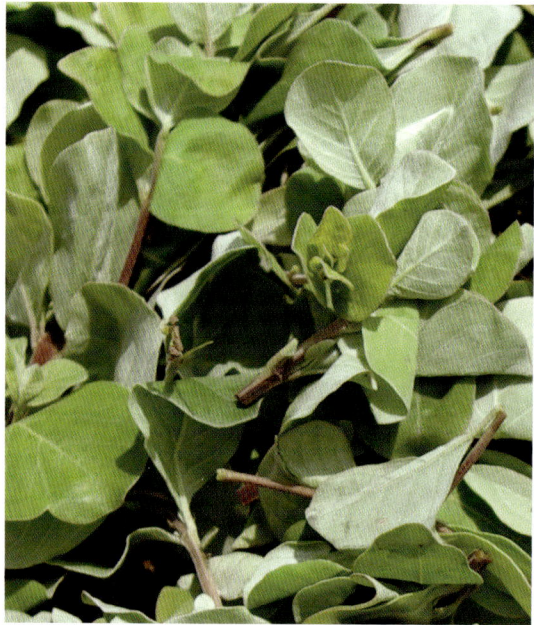
잎 채취한 모습. 7월 14일

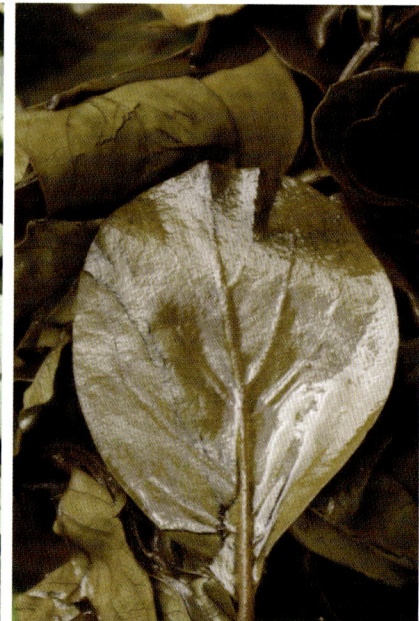
순비기나무잎장아찌.

장아찌 담그기

채취시기 봄~여름.

채취부위 새순이나 연한 잎.

밑준비 잎을 끓는 물에 데쳐서 부드럽게 만든 뒤 짭짤한 소금물에 며칠간 삭혀서 쌉쌀한 맛을 우려낸다. 여러 번 헹구어 물기를 없애고 살짝 말린다.

담그기 준비한 것에 맛간장을 끓여서 아삭한 맛이 살도록 뜨거울 때 붓는다. 효소액은 맛간장이 식은 뒤 넣고, 소금물에 삭혔으므로 간을 약하게 한다.

숙성 담근 장아찌는 상온에 한나절 두었다가 냉장고에 넣어 익히고, 부어놓은 맛간장은 며칠에 한 번씩 따라서 다시 끓여 식혀 붓기를 3~4번 한다. 잎이 질기므로 노르스름해질 때까지 충분히 삭혀서 먹는다.

장아찌맛 꼬들꼬들하고 개운한 맛이다.

오행의 맛과 효능
오행상 매운맛, 쓴맛. 매운맛은 발산시키는 작용을 하고, 쓴맛은 배출시키는 작용을 한다.

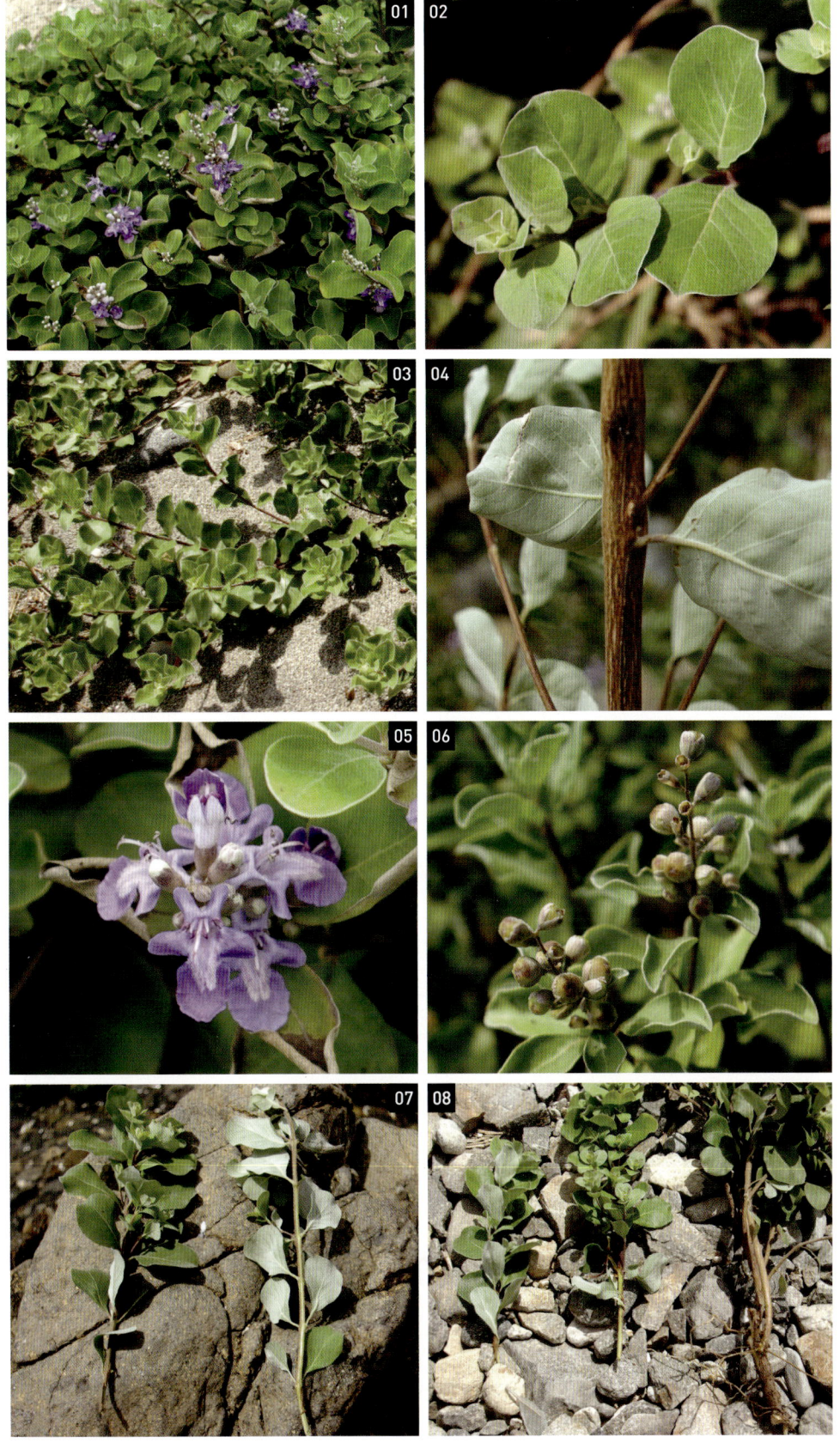

줄기는 20~80㎝ 정도 자라는데 땅 위에 눕거나 비스듬히 뻗으며, 줄기껍질이 갈색을 띠고 흰회색 잔털이 있다. 가지는 단면이 네모지며, 어릴 때 붉은빛이 돈다. **잎**은 마주 나고, 타원형 또는 달걀모양이며, 가장자리와 뒷면이 은회색을 띠고, 앞뒷면에 잔털이 있다. 잎길이 2~5㎝이며 두껍다. **꽃**은 7~9월에 피고 푸른보라색이며, 꽃부리가 입술모양으로 갈라진다. 꽃지름 1.3㎝ 정도이며, 작은꽃 여러 송이가 가지 끝에 원뿔모양으로 달린다. **열매**는 9~10월에 검은자주색으로 여물고, 둥글며 단단하다.

01 꽃 핀 전체 모습. 7월 23일
02 잎과 가지. 7월 14일
03 덩굴 뻗는 모습. 8월 19일
04 줄기와 잎 뒷면. 8월 19일
05 꽃. 7월 23일
06 열매. 8월 19일
07 잎 앞뒷면. 7월 14일
08 뿌리 달린 전체 모습. 7월 14일

순비기나무

152 어수리

Heracleum moellendorffii Hance

매운맛 + 쓴맛

- 고혈압, 두통, 치통, 감기몸살, 신경통, 궤양에 효과

산형과
여러해살이풀

다른 이름
개독활

생약명
토당귀 土當歸

성분
독성이 없다.
쿠마린 혈전예방
사포닌 면역력강화
플라보노이드 노화방지

원산지
한국

서식지
깊은 산 습한 곳에 난다.

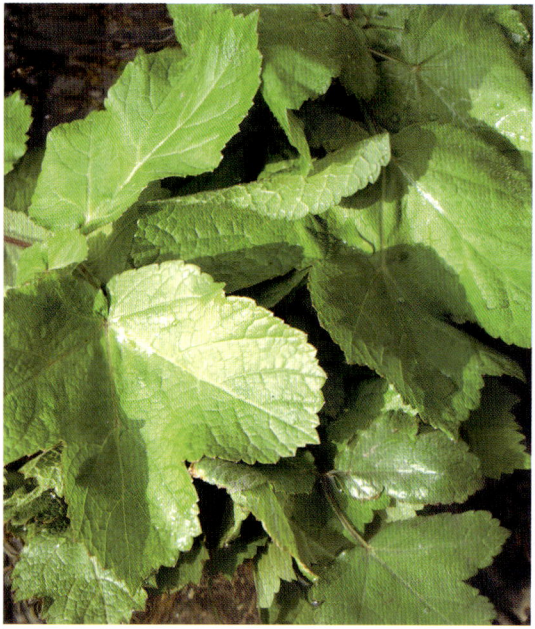
잎 채취하여 씻은 모습. 4월 22일

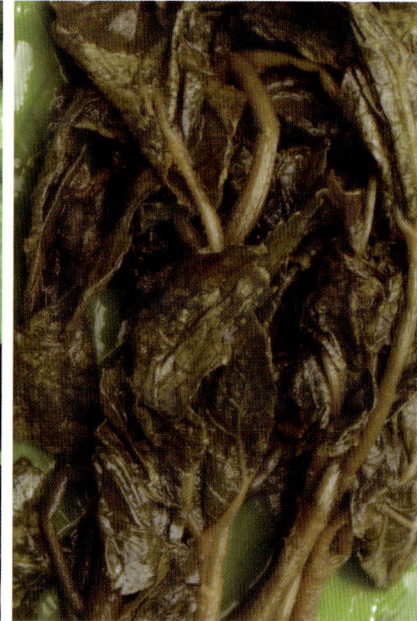
어수리잎장아찌.

장아찌 담그기

채취시기 봄~가을.

채취부위 잎.

밑준비 잎을 짭짤한 소금물에 살짝 절여서 쌉쌀한 맛을 우려낸 뒤 여러 번 헹구어 물기를 뺀다.

담그기 준비한 것을 묵은 간장이나 묵은 된장에 박는다. 또는 맛간장을 끓여서 아삭한 맛이 살도록 뜨거울 때 붓거나, 맛된장으로 버무린다. 맛간장에 넣는 효소액은 맛간장이 식은 뒤 넣고, 소금에 절였으므로 간을 약하게 하며, 독특한 향을 살리려면 식초를 넣지 않는다.

숙성 맛간장, 맛된장으로 담근 경우 상온에 한나절 두었다가 냉장고에 넣어 익히고, 부어놓은 맛간장은 며칠에 한 번씩 따라서 다시 끓여 식혀 붓기를 3~4번 한다.

장아찌맛 아삭아삭하고 향긋한 맛이다.

오행의 맛과 효능
오행상 매운맛, 쓴맛. 향기가 있다. 매운맛은 발산시키는 작용을 하고, 쓴맛은 배출시키는 작용을 한다.

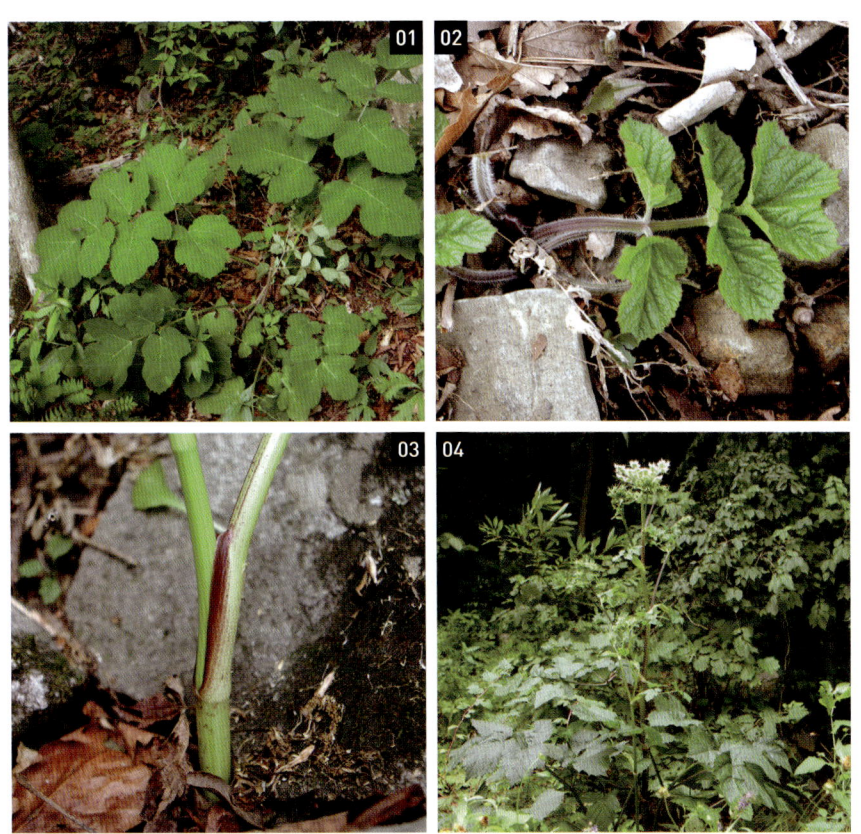

줄기는 70~150cm 정도 곧게 자라고, 굵은 잔털이 있다. 줄기 속이 비어 있으며, 가지가 굵게 뻗어 나온다. **잎**은 어긋나는 잎줄기에 3~5장씩 깃털처럼 달린다. 작은 잎은 넓거나 갸름한 타원형 또는 삼각형이고, 가장자리에 뾰족한 톱니가 있으며, 맨 위에 나는 잎은 3갈래로 깊게 갈라진다. 잎 길이가 7~20cm이고, 좌우 비대칭이며, 뿌리잎과 밑동잎은 잎자루가 있다. **꽃**은 7~8월에 피고 흰색이며, 꽃잎이 5장이다. 작은 꽃 여러 송이가 겹우산모양으로 달리며, 바깥쪽 꽃이 크다. **열매**는 9월에 여무는데 납작한 달걀모양이고, 두꺼운 날개가 있으며, 뒷면에 세로줄이 있다.

01 전체 모습. 6월 12일
02 어린잎. 4월 22일
03 밑동과 줄기. 6월 12일
04 꽃 피는 모습. 8월 12일
05 꽃. 8월 12일
06 풋열매. 7월 18일
07 잎 앞뒷면. 4월 22일
08 뿌리와 어린잎 뒷면. 3월 19일

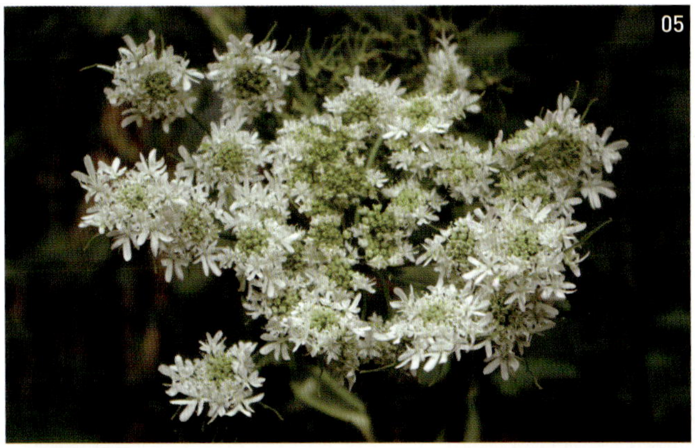

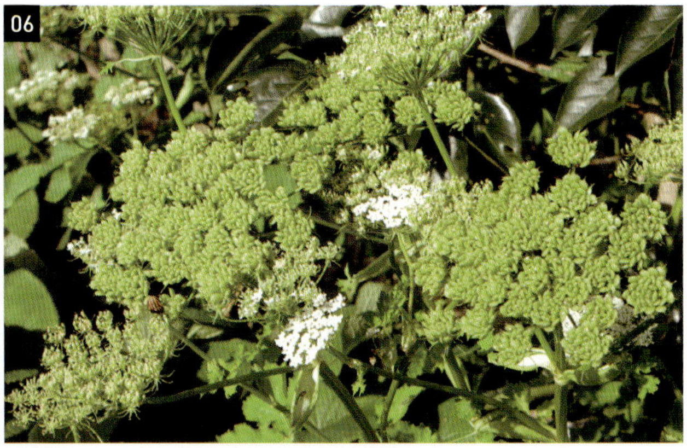

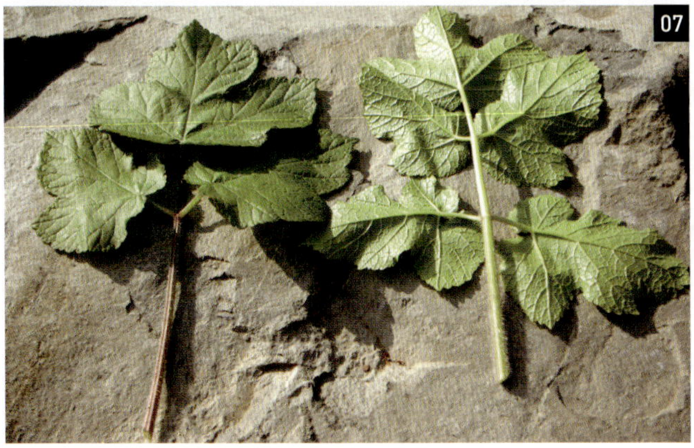

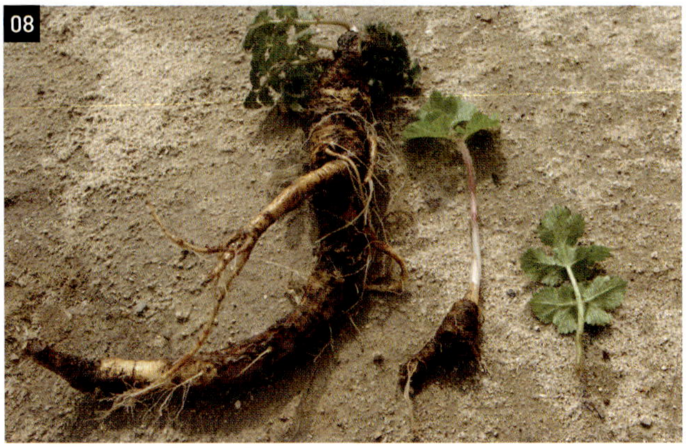

어수리

153 오갈피나무

Eleutherococcus sessiliflorus (Rupr. & Maxim.) S. Y. Hu

매운맛 + 쓴맛

■ 류머티즘, 신경통, 근육통, 골절, 아이 허약체질에 효과

두릅나무과
잎지는 작은키나무

다른 이름
오가피

생약명
오가피 五加皮

성분
독성이 없다.
아칸토사이드 혈액순환개선
시린진 강정효과
치사노사이드 생체기능활성화
사포닌 면역력강화
세사민 숙취해소
세사몰 산화방지
망간 뇌기능유지
마그네슘 체내기능유지
철분 빈혈개선
칼슘 뼈강화
코발트 빈혈예방
비타민A 시력유지
티아민 에너지대사관여
비타민B_2 빈혈개선
비타민C 노화방지

원산지
한국

서식지
깊은 산 서늘한 곳에서 자란다.

오행의 맛과 효능
오행상 매운맛, 쓴맛. 조금 단맛이 있다고도 한다. 매운맛은 발산시키는 작용을 하고, 쓴맛은 배출시키는 작용을 한다.

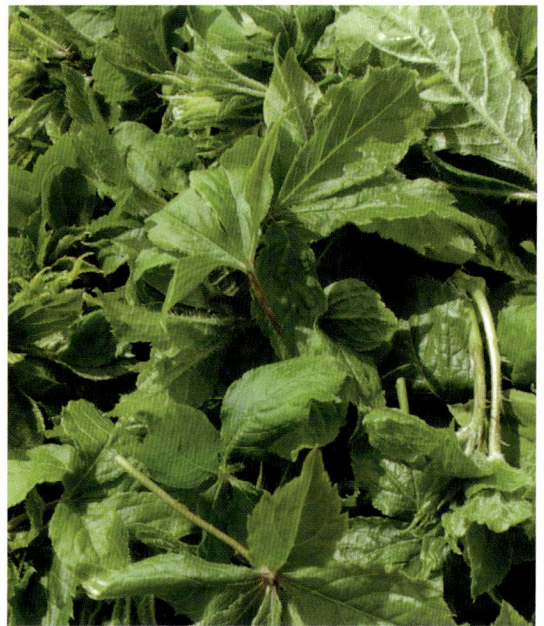

어린잎 채취한 모습. 4월 5일

오갈피잎장아찌.

장아찌 담그기

채취시기 봄~여름.
채취부위 새순이나 잎.
채취시 주의사항 새순을 남겨두어야 나무가 광합성을 하여 양분을 얻으므로 조금만 채취한다.
밑준비 새순이나 잎을 끓는 소금물에 살짝 데쳐서 부드럽게 만든 뒤 찬물에 반나절 정도 담가서 쌉쌀한 맛을 우려내고, 물기를 짜서 살짝 말린다.
담그기 준비한 것을 묵은 된장이나 묵은 고추장에 박는다. 또는 맛간장을 끓여서 아삭한 맛이 살도록 뜨거울 때 붓거나, 맛된장으로 버무린다. 맛간장에 넣는 효소액은 맛간장이 식은 뒤 넣는다.
숙성 맛간장, 맛된장으로 담근 경우 상온에 한나절 두었다가 냉장고에 넣어 익히고, 부어놓은 맛간장은 며칠에 한 번씩 따라서 다시 끓여 식혀 붓기를 3~4번 한다.
장아찌맛 쌉싸름하면서 달달한 맛이다.

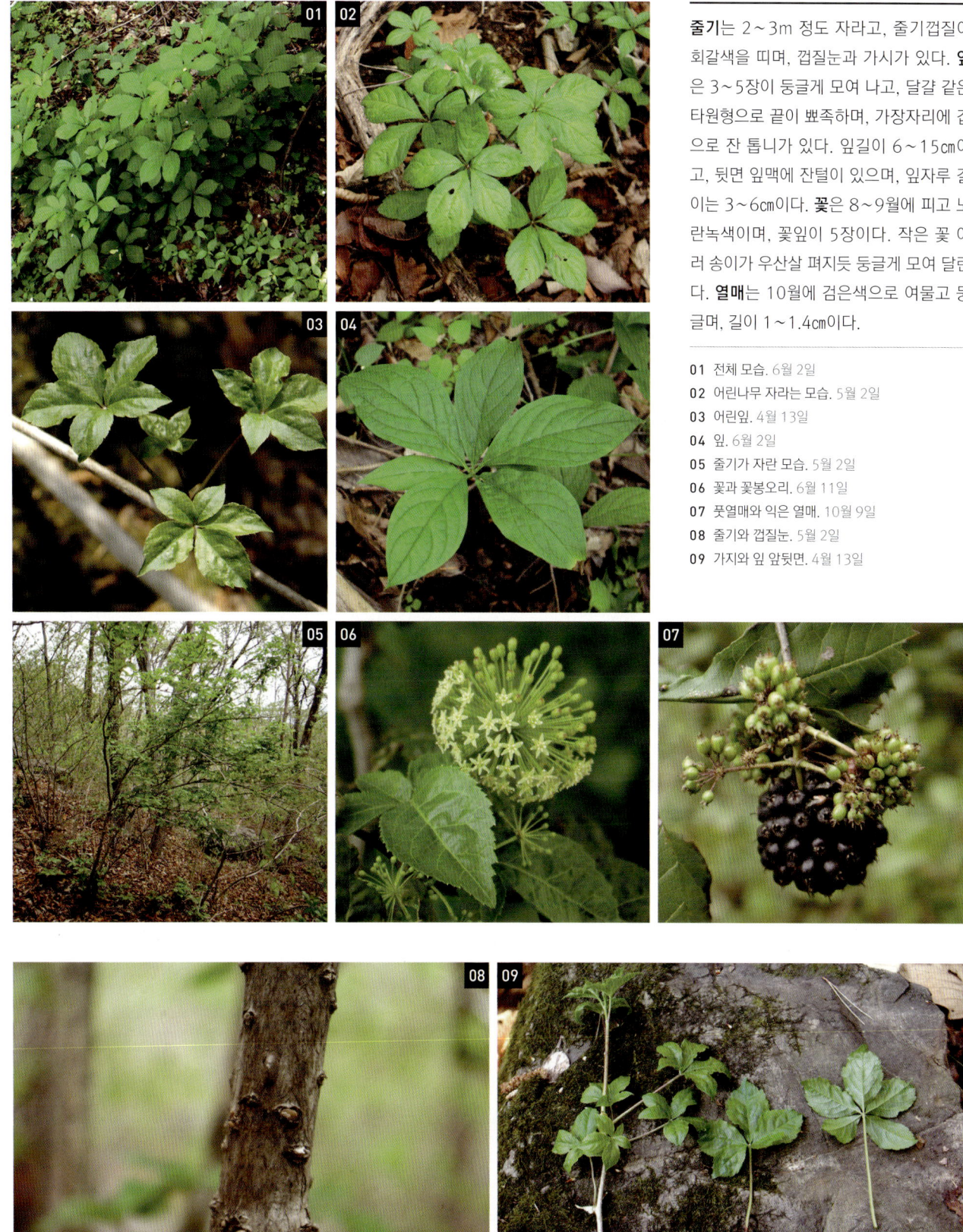

줄기는 2~3m 정도 자라고, 줄기껍질이 회갈색을 띠며, 껍질눈과 가시가 있다. **잎**은 3~5장이 둥글게 모여 나고, 달걀 같은 타원형으로 끝이 뾰족하며, 가장자리에 겹으로 잔 톱니가 있다. 잎길이 6~15cm이고, 뒷면 잎맥에 잔털이 있으며, 잎자루 길이는 3~6cm이다. **꽃**은 8~9월에 피고 노란녹색이며, 꽃잎이 5장이다. 작은 꽃 여러 송이가 우산살 펴지듯 둥글게 모여 달린다. **열매**는 10월에 검은색으로 여물고 둥글며, 길이 1~1.4cm이다.

---

01 전체 모습. 6월 2일
02 어린나무 자라는 모습. 5월 2일
03 어린잎. 4월 13일
04 잎. 6월 2일
05 줄기가 자란 모습. 5월 2일
06 꽃과 꽃봉오리. 6월 11일
07 풋열매와 익은 열매. 10월 9일
08 줄기와 껍질눈. 5월 2일
09 가지와 잎 앞뒷면. 4월 13일

오갈피나무

154 가시오갈피

Acanthopanax senticosus (Rupr. et Max.) Harms

매운맛 + 쓴맛

■ 신경통, 아이의 늦은 성장, 신경통, 가려움증, 골절, 비만, 추위 타는 데 효과

두릅나무과
잎지는 작은키나무

다른 이름
가시오가피

생약명
자오가 刺五加

성분
독성이 없다.
시니그린 종양억제
프리에델린 종양억제
카로틴 종양억제
쿠마린 혈전개선
아미노산 근육강화
플라보노이드 노화방지
비타민A 시력유지
티아민 에너지대사관여
비타민B₂ 빈혈개선

원산지
한국

서식지
깊은 산 계곡가나 비옥한 땅에서 자라며, 밭에 심어 키운다.

오행의 맛과 효능
오행상 매운맛, 쓴맛. 조금 단맛이 있다고도 한다. 매운맛은 발산시키는 작용을 하고, 쓴맛은 배출시키는 작용을 한다.

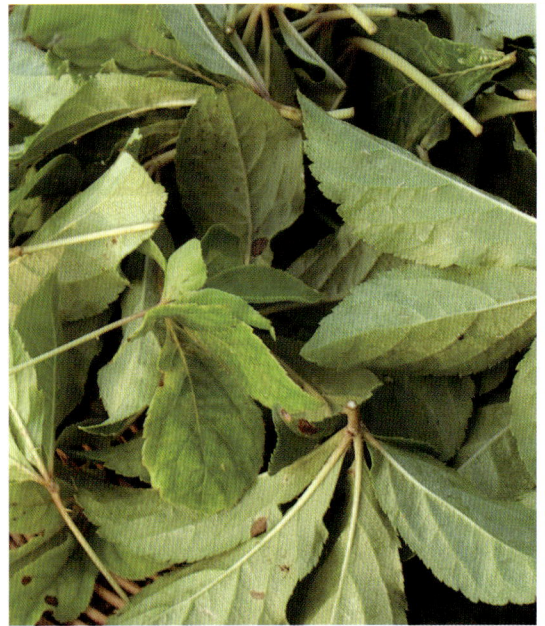
잎 채취한 모습. 7월 25일

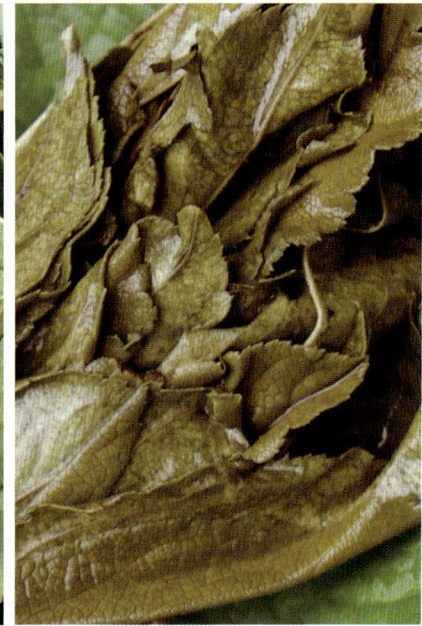
가시오갈피잎장아찌.

장아찌 담그기

채취시기 봄~여름.
채취부위 새순이나 잎.
채취시 주의사항 새순을 남겨두어야 나무가 광합성을 하여 양분을 얻으므로 조금만 채취한다.
밑준비 가시가 있으면 떼어낸다. 새순이나 잎은 짭짤한 소금물에 사흘 정도 삭혀서 쌉쌀한 맛을 우려낸 뒤 여러 번 헹구어 물기를 짜고 살짝 말린다.
담그기 준비한 것을 묵은 된장이나 묵은 고추장에 박는다. 또는 맛간장을 끓여서 아삭한 맛이 살도록 뜨거울 때 붓거나, 맛고추장으로 버무린다. 맛간장에 넣는 효소액은 맛간장이 식은 뒤 넣고, 소금물에 삭혔으므로 간을 약하게 한다.
숙성 맛간장, 맛고추장으로 담근 경우 상온에 한나절 두었다가 냉장고에 넣어 익히고, 부어놓은 맛간장은 며칠에 한 번씩 따라서 다시 끓여 식혀 붓기를 3~4번 한다.
장아찌맛 쌉싸름하면서 달달한 맛이다.

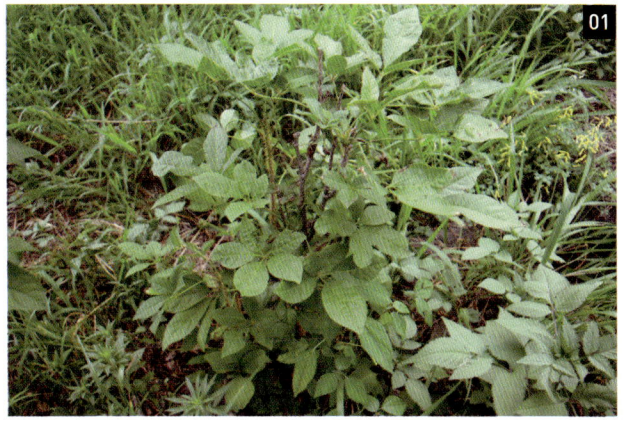

줄기는 2~3m 정도 자라고, 줄기껍질이 회갈색이며, 어린줄기에는 바늘 같은 가시가 빽빽하다. 잎은 3~5장씩 둥글게 모여 나고, 거꾸로 된 달걀모양 또는 긴 타원형으로 끝이 뾰족하며, 가장자리에 뾰족한 톱니가 있다. 잎길이가 6~12cm이고, 앞뒷면 잎맥에 잔털이 있으며, 잎자루에 짧은 가시가 있다. 꽃은 7월에 피고 자줏빛 도는 노란녹색이며, 꽃잎이 5장이다. 작은 꽃 여러 송이가 우산살 펴지듯 둥글게 모여서 달린다. 열매는 10월에 검은색으로 여물고 둥글며, 지름 8~10mm이다.

01 전체 모습. 7월 24일
02 잎 달린 모습. 7월 24일
03 잎. 7월 24일
04 밑동. 7월 24일
05 묵은줄기(왼쪽), 햇줄기(가운데), 잎자루(오른쪽). 7월 24일
06 유사종 오갈피나무(왼쪽 2개)와 가시오갈피(오른쪽 2개) 잎과 가지 비교. 7월 25일
07 유사종 오갈피나무(왼쪽 2개)와 가시오갈피(오른쪽 2개) 잎 앞뒷면 비교. 7월 24일

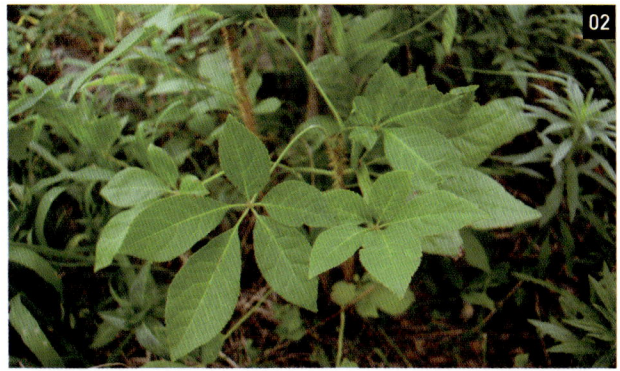
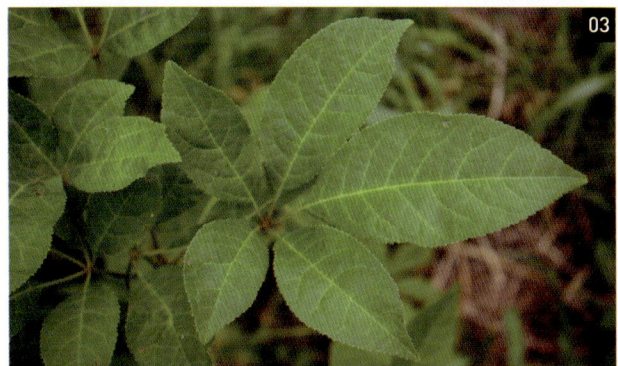
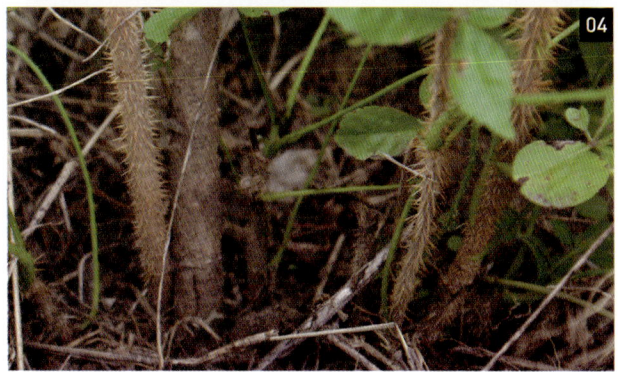
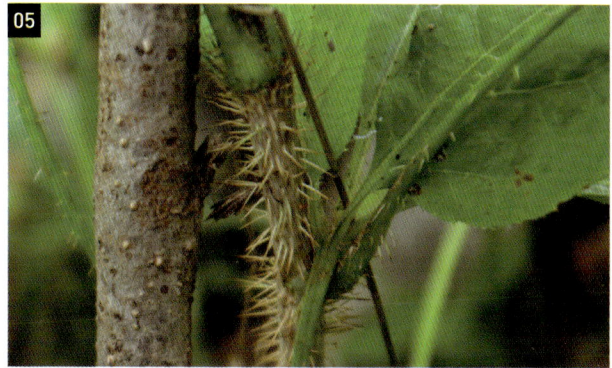
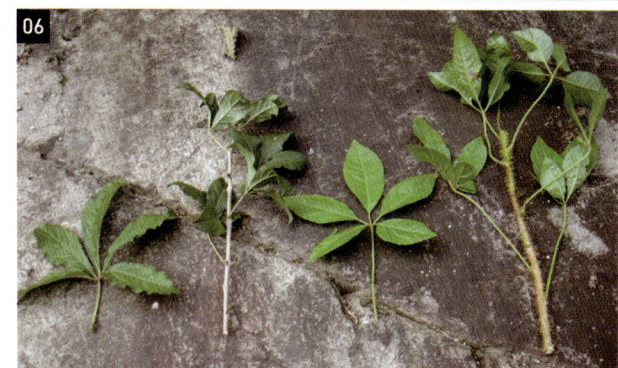
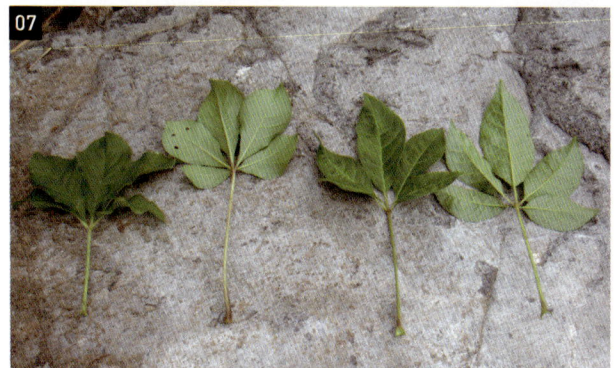

155 오리방풀 매운맛 + 쓴맛

Isodon excisus (Maxim.) Kudo

■ 초기암, 폐경, 골절, 비만에 효과

꿀풀과
여러해살이풀

생약명
구엽초 龜葉草

성분
독성이 없다.
오리도닌 종양억제
카메바닌 종양억제
마스리닌산 종양억제
베타시토스테롤
혈중콜레스테롤 개선
엔메인 위장강화

원산지
한국

서식지
깊은 산 반그늘이며 촉촉한 땅에 난다.

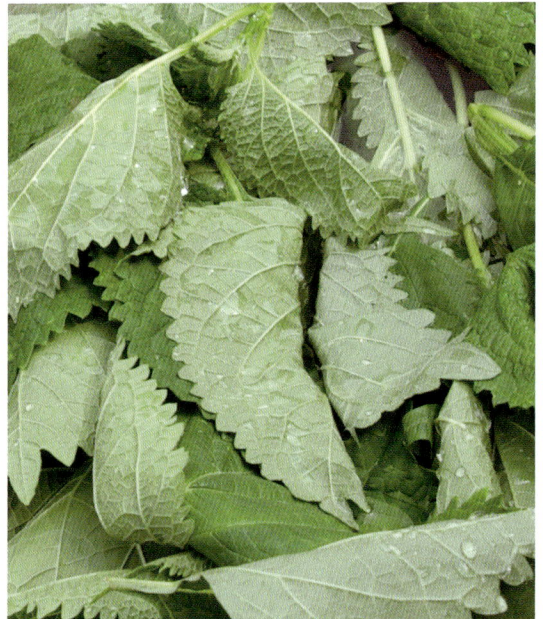
잎 채취하여 씻은 모습. 5월 26일

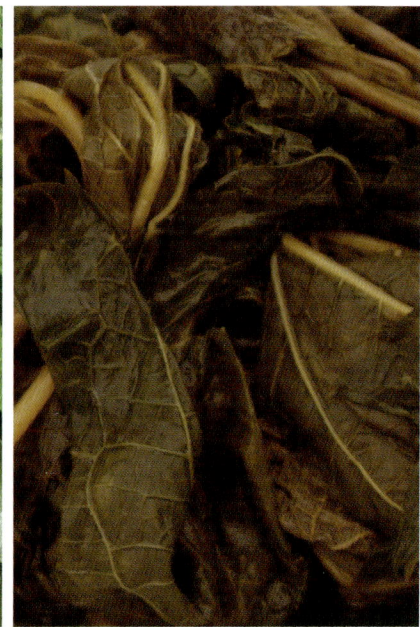
오리방풀잎장아찌.

장아찌 담그기

채취시기 봄~가을.
채취부위 잎.
밑준비 잎을 씻어서 물기를 뺀 뒤 차곡차곡 모은다.
담그기 준비한 잎에 맛간장을 끓여서 아삭한 맛이 살도록 뜨거울 때 붓는다. 효소액은 맛간장이 식은 뒤 넣는다.
숙성 담근 장아찌는 상온에 한나절 두었다가 냉장고에 넣어 익히고, 부어놓은 맛간장은 며칠에 한 번씩 따라서 다시 끓여 식혀 붓기를 3~4번 한다.
장아찌맛 아삭아삭하고 개운한 맛이다.

오행의 맛과 효능
오행상 매운맛, 쓴맛. 매운맛은 발산시키는 작용을 하고, 쓴맛은 배출시키는 작용을 한다.

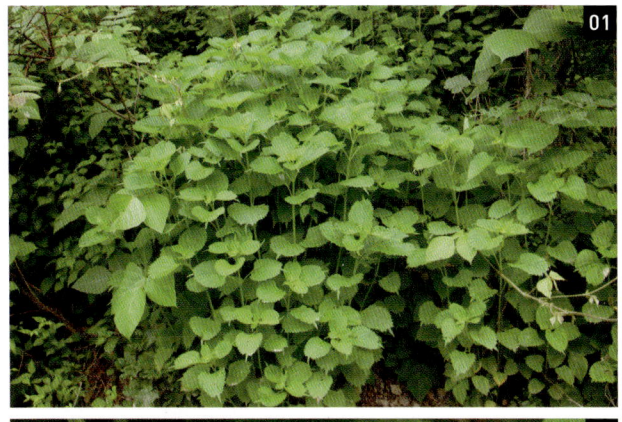

줄기는 50~100cm 정도 곧게 자라며, 단면이 네모지고, 세로로 골이 있다. 가지는 밑동에서부터 갈라져 나온다. **잎**은 마주 나며, 달걀 같은 둥근 모양이고, 끝이 3갈래로 얕게 갈라져 긴 꼬리처럼 되며, 가장자리에 규칙적인 톱니가 있다. **꽃**은 6~7월에 피고 흰보라색이며, 꽃부리가 입술모양으로 갈라진다. 꽃길이 8~12mm이며, 작은 꽃 여러 송이가 층층이 모여 달린다. **열매**는 9~10월에 여문다.

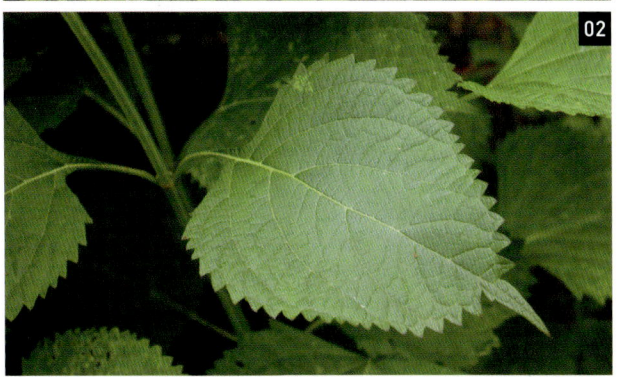

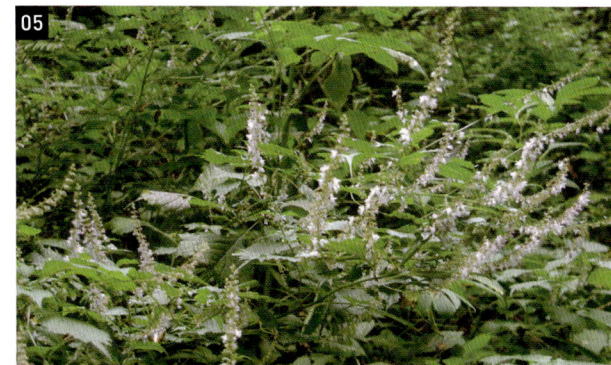

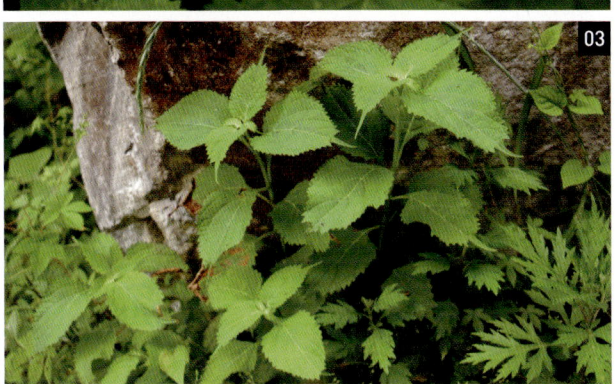

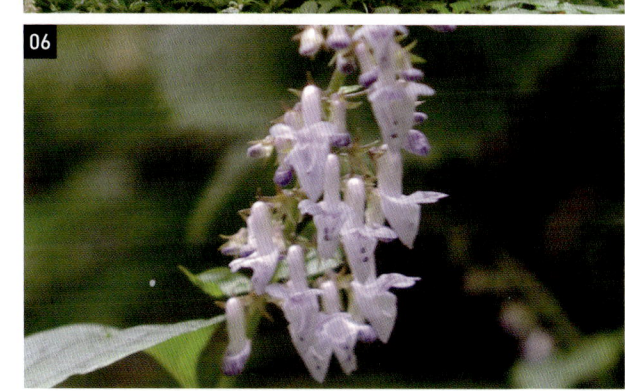

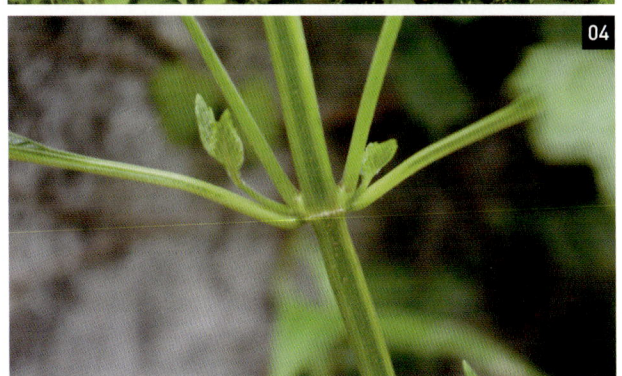

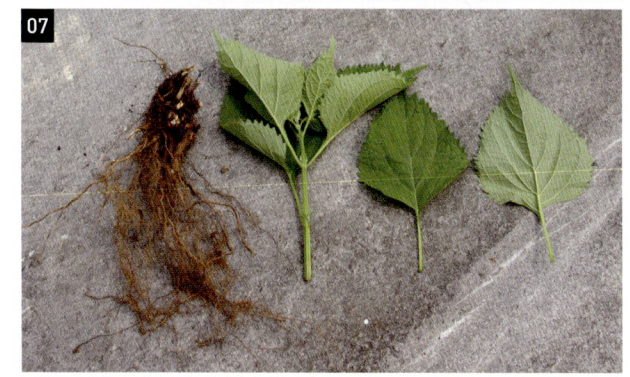

01 잎이 무성한 군락. 6월 7일
02 잎. 6월 7일
03 줄기 자라는 모습. 6월 11일
04 줄기. 6월 6일
05 꽃 핀 모습. 9월 9일
06 꽃. 9월 9일
07 뿌리와 잎 앞뒷면. 5월 26일

오리방풀

156 왜우산풀(누리대)

Pleurospermum camtschaticum Hoffm.

매운맛 + 쓴맛 조금 독성

■ 해독제, 식중독, 열감기, 매독에 효과

산형과
여러해살이풀

다른 이름
왜우산나물
누룩취

생약명
능자근 楼子芹

성분
독성이 조금 있다.
폴리아세틸렌 진통, 진정, 항균작용

원산지
한국

서식지
깊은 산 양지에 난다.

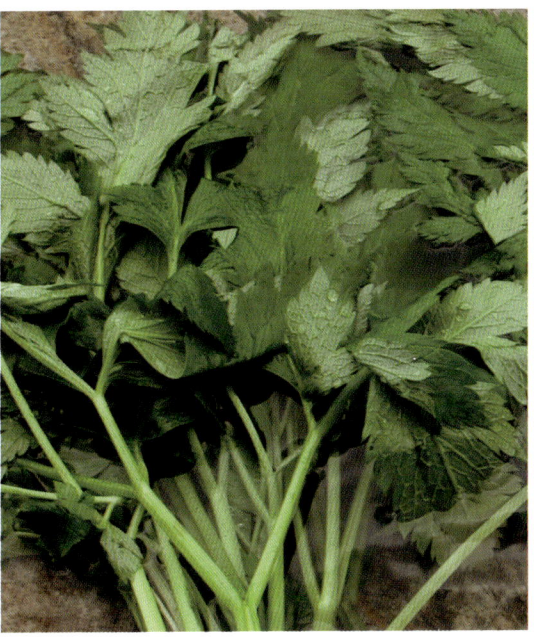

잎줄기 채취하여 씻은 모습. 6월 2일

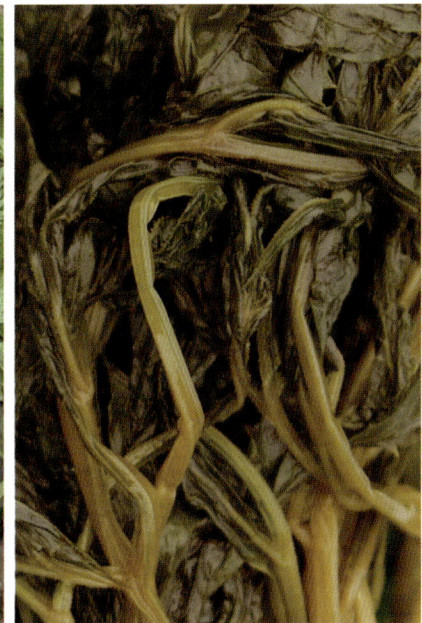

왜우산풀잎줄기장아찌.

장아찌 담그기

채취시기 봄~여름.
채취부위 새순이나 어린 잎줄기.
채취시 주의사항 흔치 않은 약초이므로 조금만 채취하고 개체를 남겨두며, 어릴수록 독성이 약하므로 억세거나 꽃이 핀 것은 피한다.
밑준비 새순이나 잎줄기를 짭짤한 소금물에 반나절 정도 절여서 독성과 아린 맛을 우려낸 뒤, 여러 번 헹구어 물기를 짜고 살짝 말린다.
담그기 준비한 것을 묵은 된장이나 묵은 고추장에 박는다. 또는 맛간장을 끓여서 식혀 붓거나, 맛된장이나 맛고추장으로 버무린다. 맛간장에 넣는 효소액은 맛간장이 식은 뒤 넣고, 소금에 절였으므로 간을 약하게 하며, 독특한 향을 살리려면 식초를 넣지 않는다.
숙성 맛간장, 맛고추장, 맛된장으로 담근 경우 상온에 한나절 두었다가 냉장고에 넣어 익히고, 부어놓은 맛간장은 며칠에 한 번씩 따라서 다시 끓여 식혀 붓기를 3~4번 한다. 맛과 향이 강하므로 노르스름해질 때까지 충분히 삭혀서 먹는다.
장아찌맛 알싸하면서 노릿한 맛이 난다.

오행의 맛과 효능
오행상 매운맛, 쓴맛. 누릿한 냄새가 난다. 매운맛은 발산시키는 작용을 하고, 쓴맛은 배출시키는 작용을 한다.

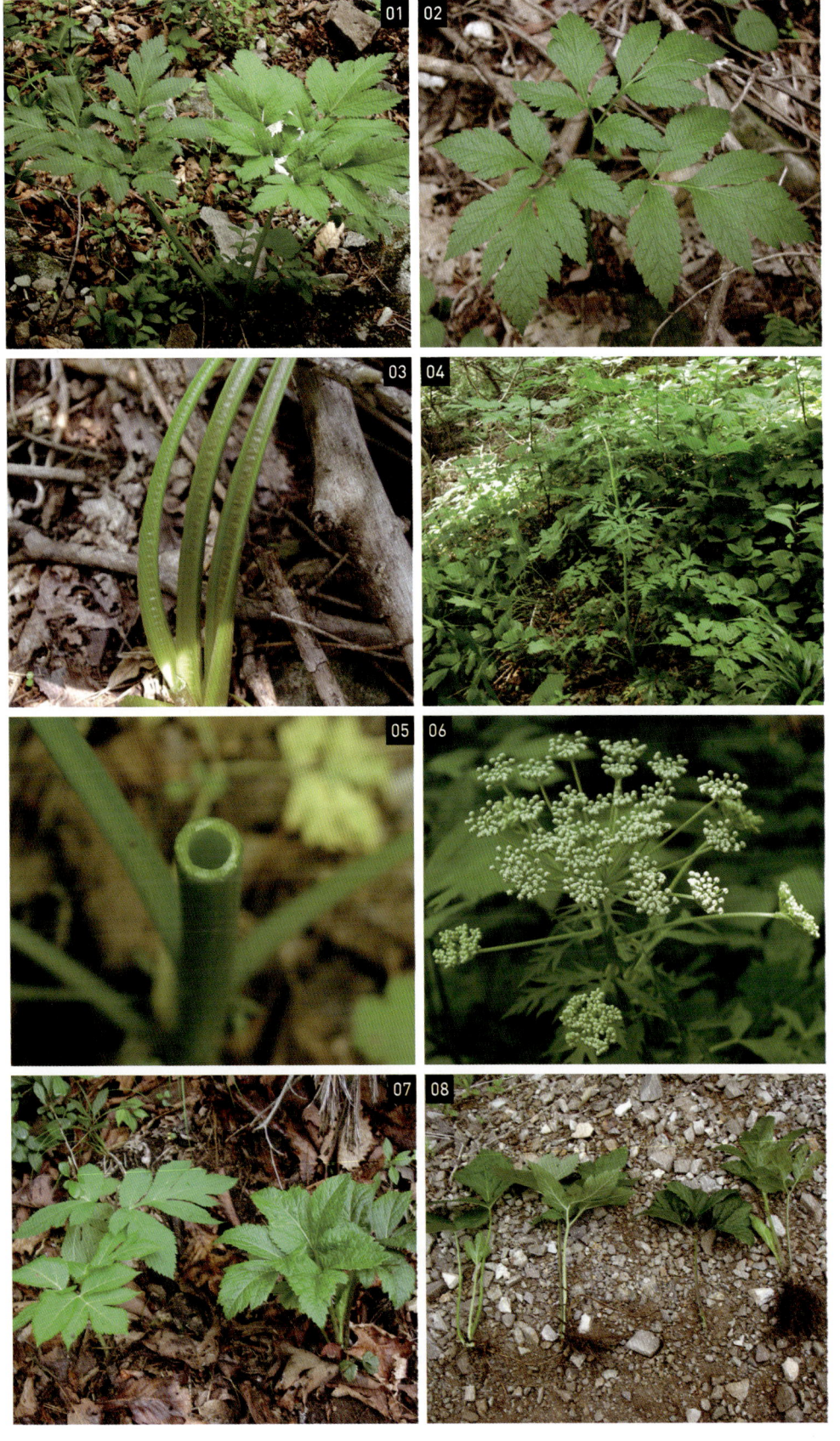

줄기는 50~100㎝ 정도 곧게 자라고, 속이 비어 있다. 줄기에 털이 없고, 윗동에서 가지가 갈라져 나오며, 누릿한 냄새가 난다. **잎**은 3장씩 달리고 2회 갈라져 깃털처럼 되며, 갈라진 조각은 좁은 달걀모양이고 깊게 파인 톱니가 있다. 밑동잎은 길이 20~40㎝이고 잎자루가 길며, 윗동잎은 작아지고 잎자루가 없다. **꽃**은 6~7월에 피고 흰색이며, 꽃잎이 5장이고, 꽃받침 가장자리가 흰색을 띤다. 작은 꽃 여러 송이가 줄기나 가지 끝에 겹우산모양으로 달린다. **열매**는 8월에 여물고 달걀모양이며, 세로로 홈이 있다. 열매길이 6~7㎜이다.

01 잎 자라는 전체 모습. 6월 12일
02 어린잎. 6월 1일
03 잎줄기. 6월 2일
04 줄기 자란 모습. 6월 2일
05 줄기 속. 6월 2일
06 꽃 피는 모습. 6월 2일
07 **유사종** 참당귀(왼쪽)와 왜우산풀(오른쪽). 6월 15일
08 **유사종** 참당귀(왼쪽 2개)와 왜우산풀(오른쪽 2개) 뿌리째 비교. 6월 15일

왜우산풀(누리대)

157 이질풀 매운맛 + 쓴맛

Geranium thunbergii Siebold & Zucc.

■ 감기, 두통, 근육통, 방광염, 류머티즘에 효과

쥐손이풀과
여러해살이풀

다른 이름
광지풀

생약명
현초 玄草

성분
독성이 없다.
엘라그산 종양억제
갈산 종양억제
하이페린 심장동맥확장
캠페롤 노화방지
제라니올 진균억제
케르세틴 알러지예방

원산지
한국

서식지
낮은 산과 들판의 양지바른 곳에 난다.

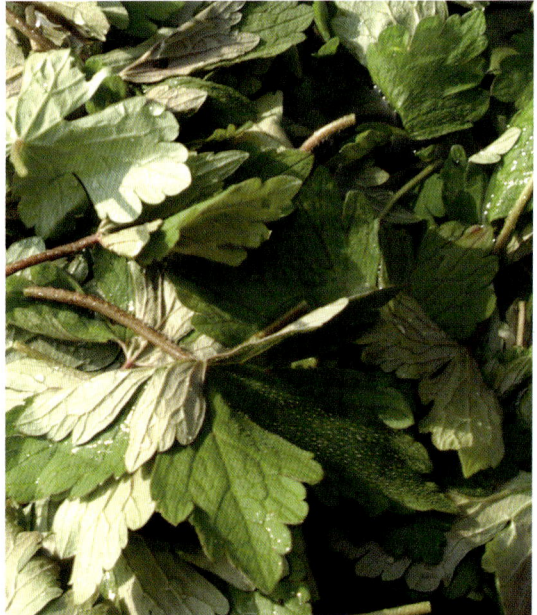
잎 채취하여 씻은 모습. 4월 22일

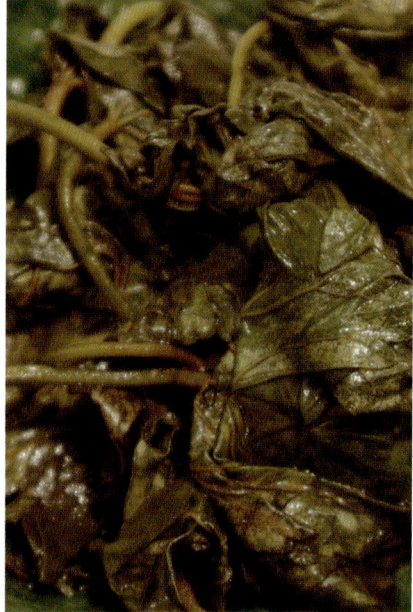
이질풀잎장아찌.

장아찌 담그기

채취시기 봄~가을.
채취부위 잎.
채취시 주의사항 어릴수록 쓴맛이 덜하므로 억세거나 열매가 달린 것은 피한다.
밑준비 잎을 끓는 물에 살짝 데쳐서 부드럽게 만든 뒤 찬물에 반나절 정도 담가서 씁쌀한 맛을 우려내고, 물기를 짜서 살짝 말린다.
담그기 준비한 잎에 맛간장을 끓여서 식혀 붓는데, 효소액은 맛간장이 식은 뒤 넣는다
숙성 담근 장아찌는 상온에 한나절 두었다가 냉장고에 넣어 익히고, 부어놓은 맛간장은 며칠에 한 번씩 따라서 다시 끓여 식혀 붓기를 3~4번 한다.
장아찌맛 쫄깃쫄깃하면서 씁싸름한 맛이다.

오행의 맛과 효능
오행상 매운맛, 쓴맛. 매운맛은 발산시키는 작용을 하고, 쓴맛은 배출시키는 작용을 한다.

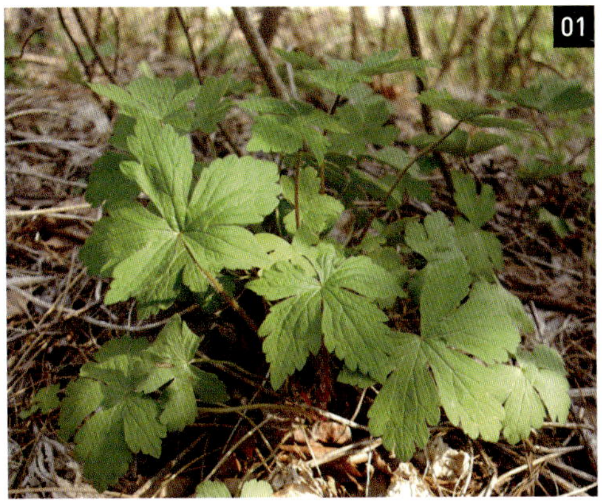

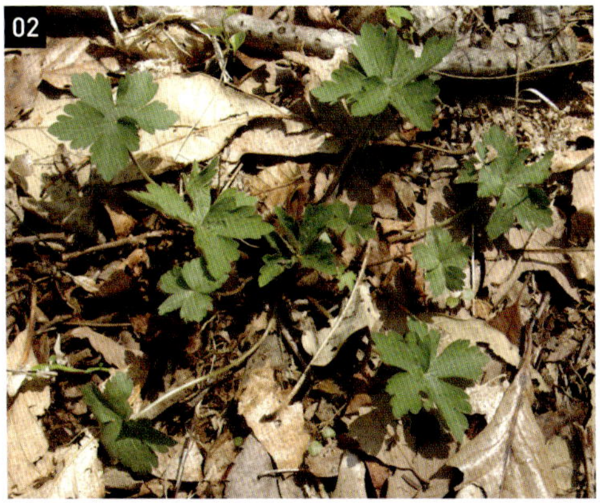

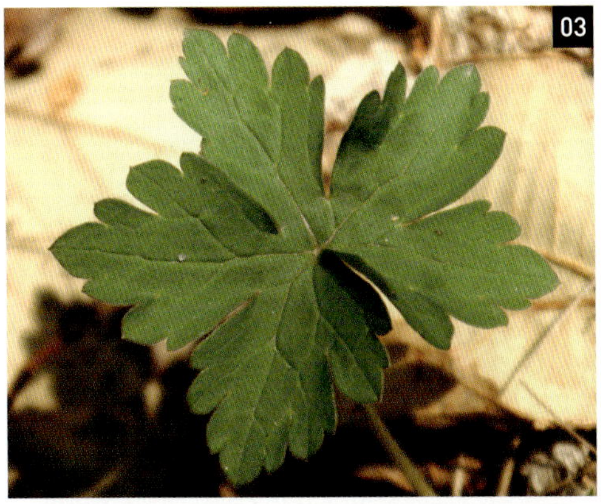

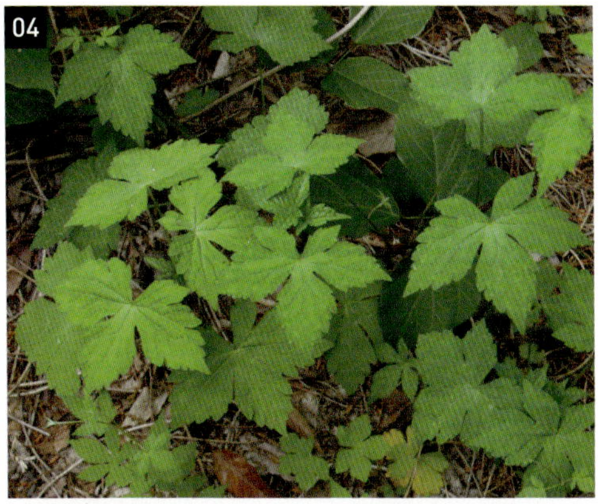

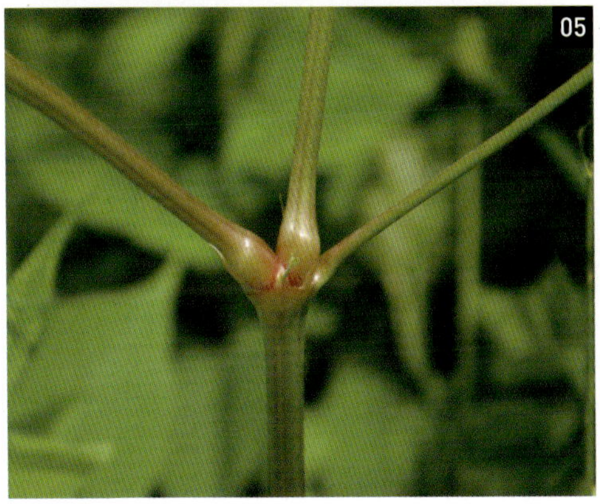

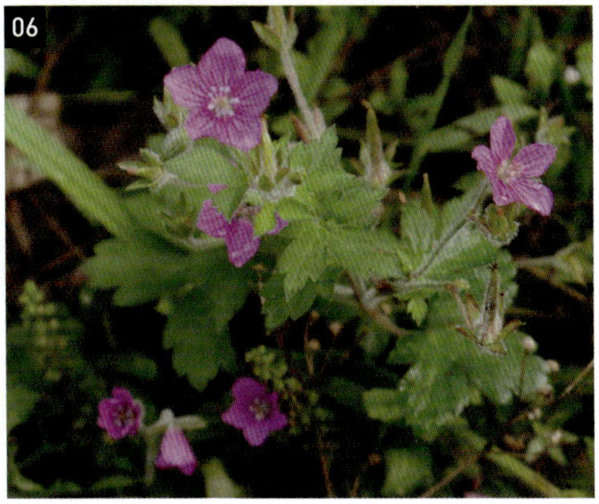

줄기는 50cm 정도 자라고, 비스듬하거나 땅 위를 기듯이 뻗으며, 잔털이 있다. **잎**은 마주 나며, 3~5갈래 달걀모양으로 갈라져 손바닥모양이 되고, 가장자리가 얕게 3갈래로 갈라지며, 불규칙한 톱니가 있다. 잎너비 3~7cm이며, 잎자루가 길다. **꽃**은 6~9월에 피고 진분홍색 또는 연분홍색 또는 흰색이며, 꽃잎이 5장이다. 꽃가지와 꽃받침에 잔털과 샘털이 있다. **열매**는 10월에 여물고 모가 난 원통모양이며, 열매껍질이 5갈래로 갈라져 위로 말리고 씨앗이 나온다. 열매길이는 1~1.2cm이다.

---

01 전체 모습. 4월 22일
02 어린잎. 4월 22일
03 잎. 4월 22일
04 줄기 자라는 모습. 5월 26일
05 줄기. 6월 5일
06 꽃 핀 모습. 9월 13일
07 열매 달린 모습. 9월 21일
08 뿌리 달린 전체 모습과
   잎 앞뒷면. 4월 22일

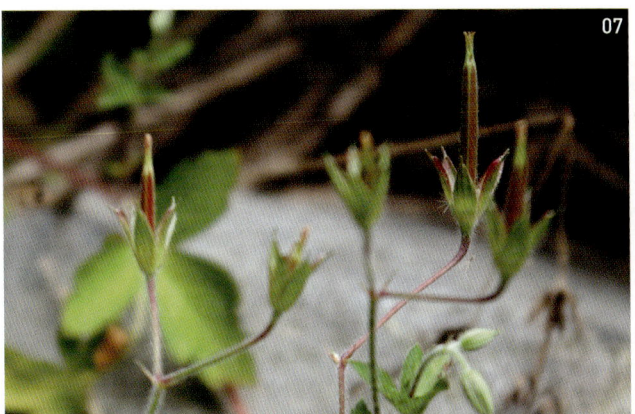
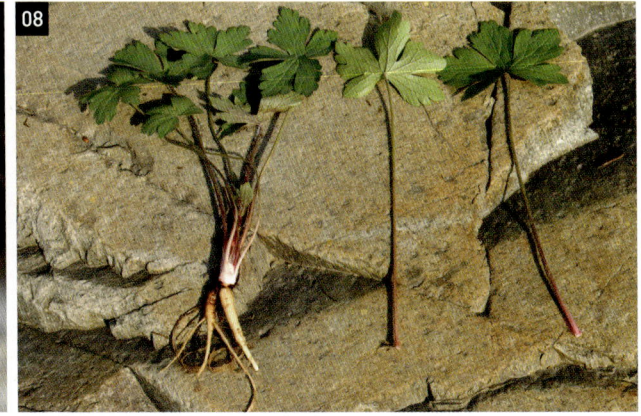

이질풀

158 배암차즈기 매운맛 + 쓴맛

Salvia plebeia R. Br.

■ 기침가래, 천식, 폐결핵, 산후통, 자궁출혈, 아토피, 습진, 비만에 효과

꿀풀과
두해살이풀

다른 이름
곰보배추

생약명
여지초 荔枝草

성분
독성이 없다.
사포닌 면역력강화
강심배당체 심장강화
플라보노이드 노화방지
불포화지방산 혈중콜레스테롤 개선
유파폴린 종양억제
히스피둘린 세포활성화
페오놀 통증완화

원산지
한국

서식지
낮은 산과 들판의 도랑가,
논두렁, 묵은 밭에 난다.

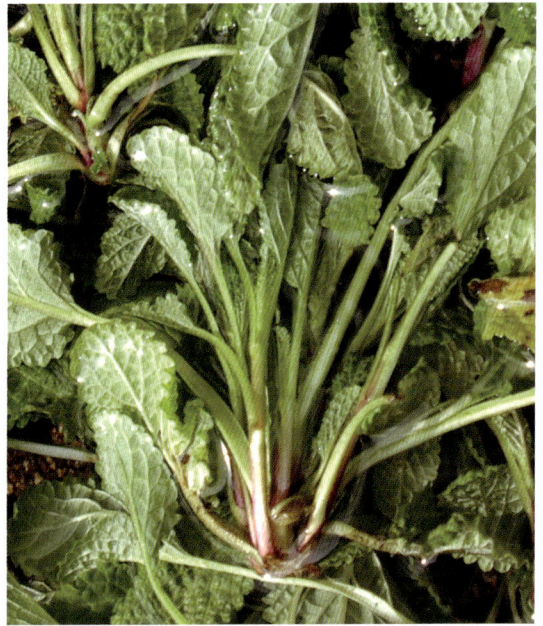
잎 채취하여 씻은 모습. 4월 4일

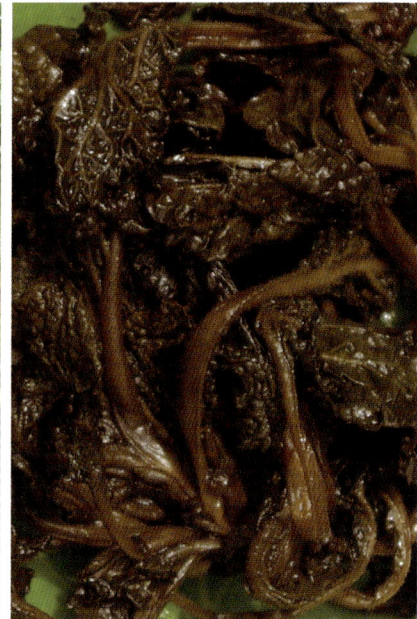
배암차즈기잎장아찌.

장아찌 담그기

채취시기 봄~가을.
채취부위 새순이나 연한 잎.
채취시 주의사항 어릴수록 쓴맛이 덜하므로 억세거나 꽃이 핀 것은 피한다.
밑준비 새순이나 잎을 짭짤한 소금물에 살짝 절여서 씁쌀한 맛을 우려내고, 여러 번 헹구어 물기를 짜고 살짝 말린다.
담그기 준비한 것에 맛간장을 끓여서 식혀 붓거나, 맛고추장으로 버무린다. 맛간장에 넣는 효소액은 맛간장이 식은 뒤 넣고, 소금에 절였으므로 간을 약하게 한다.
숙성 담근 장아찌는 상온에 한나절 두었다가 냉장고에 넣어 익히고, 부어놓은 맛간장은 며칠에 한 번씩 따라서 다시 끓여 식혀 붓기를 3~4번 한다.
장아찌맛 꼬들꼬들하고 개운한 맛이다. 완성된 장아찌는 고춧가루, 다진 파, 다진 마늘, 물엿 등으로 갖은 양념을 해서 먹기도 한다.

오행의 맛과 효능
오행상 매운맛, 쓴맛. 매운맛은 발산시키는 작용을 하고, 쓴맛은 배출시키는 작용을 한다.

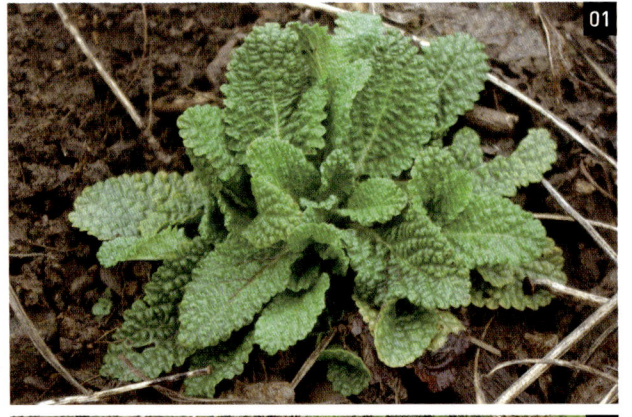

줄기는 30~70cm 정도 곧게 자라며, 단면이 네모지다. 줄기에 부드러운 잔털이 있다. **잎**은 뿌리에서는 뭉쳐서 나와 퍼지고, 줄기에는 마주난다. 달걀 같은 긴 타원형 또는 넓은 피침형이고, 가장자리에 둔한 톱니가 있으며, 우글쭈글한 주름이 많다. 잎길이 3~6cm이고, 앞뒷면에 잔털이 드문드문 있으며, 잎자루 길이는 1~3cm이다. **꽃**은 5~7월에 피고, 연한 자주색 바탕에 자주색 반점이 있으며, 꽃부리가 입술모양으로 갈라진다. 꽃길이 4~5mm이며, 작은 꽃 여러 송이가 줄기와 윗동 잎겨드랑이에 어긋나게 모여 달린다. **열매**는 7월에 여물고 넓은 타원형이며, 지름 8mm 정도이다.

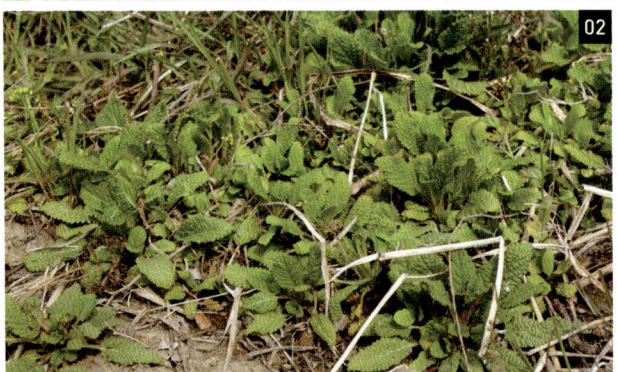

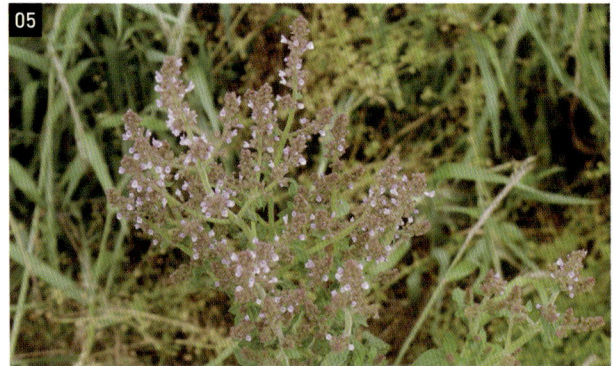

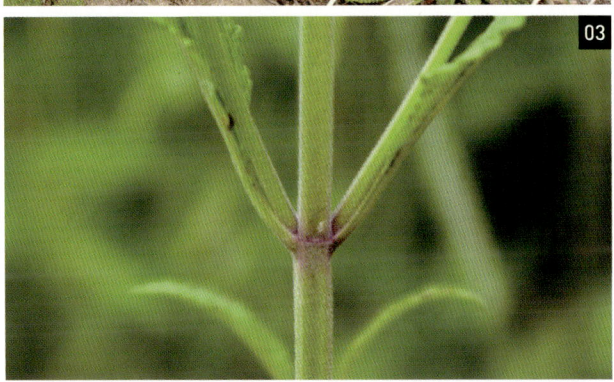

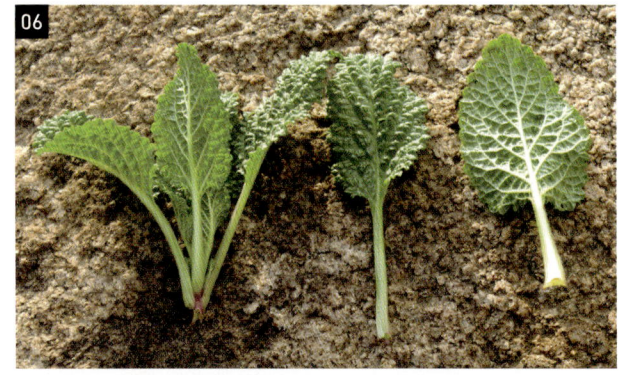

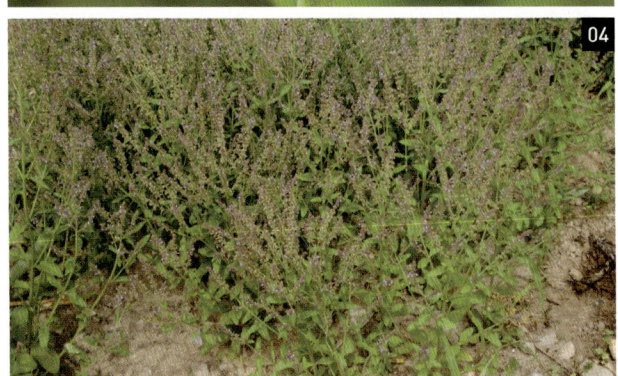

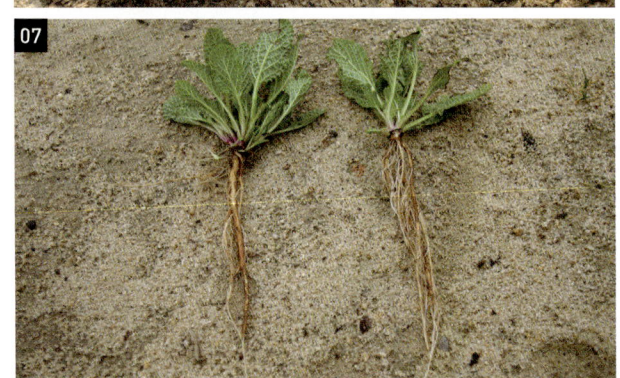

01 뿌리잎 전체 모습. 3월 13일
02 뿌리잎 자라는 모습. 4월 4일
03 줄기. 6월 11일
04 꽃 핀 군락. 6월 11일

05 꽃. 5월 31일
06 뿌리잎 앞뒷면. 3월 14일
07 뿌리 달린 전체 모습. 3월 20일

159 쥐오줌풀

Valeriana fauriei Briq.

매운맛 + 쓴맛 조금 독성

■ 신경쇠약, 화병, 심장병에 효과

마타리과
여러해살이풀

다른 이름
줄댕가리
은댕가리

생약명
길초 吉草
지주칠 蜘蛛七

성분
독성이 조금 있다.
캄펜 해열과 소염작용
알파피넨 스트레스완화
리모넨 염증제거
클로로겐산 종양억제
베타시토스테롤
혈중콜레스테롤 개선
카페산 노화방지

원산지
한국

서식지
산과 들판의 반그늘이고
습한 곳에 난다.

오행의 맛과 효능
오행상 매운맛, 쓴맛, 단맛이 있다고도 한다. 매운맛은 발산시키는 작용을 하고, 쓴맛은 배출시키는 작용을 한다.

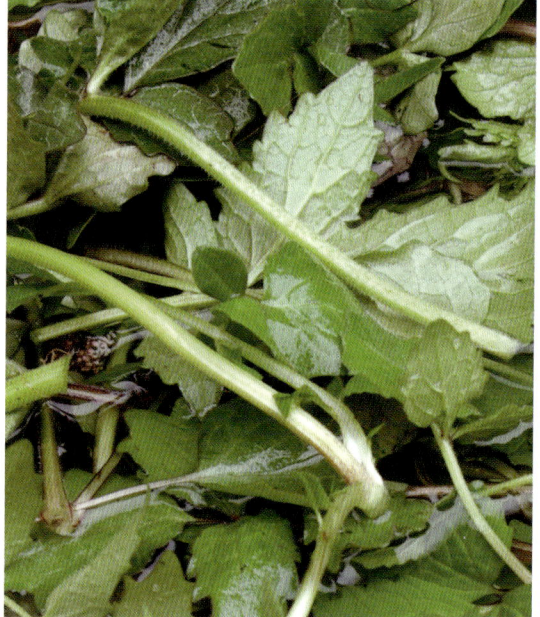

잎 채취하여 씻은 모습. 4월 20일

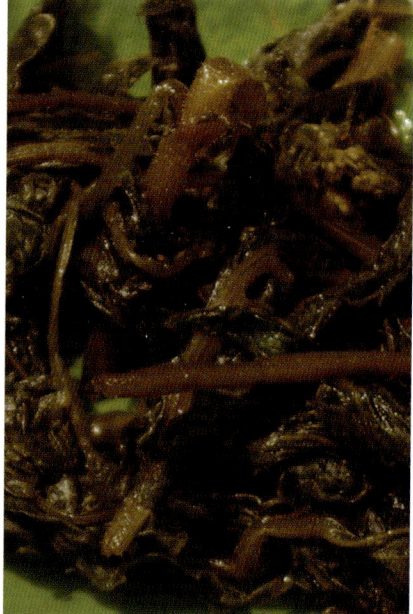

쥐오줌풀잎장아찌.

장아찌 담그기

채취시기 봄~여름.

채취부위 새순이나 어린잎.

채취시 주의사항 독성이 조금 있으나 예부터 보릿고개 때 나물로 먹어 왔다. 흔치 않은 약초이므로 조금만 채취하고 개체를 남겨두며, 어릴수록 독성이 약하므로 억세거나 꽃이 핀 것은 피한다.

밑준비 새순이나 잎을 끓는 소금물에 살짝 데쳐서 부드럽게 만든 뒤 찬물에 한나절 정도 담가서 독성과 쌉쌀한 맛을 우려내고, 물기를 짜서 살짝 말린다.

담그기 준비한 것에 맛간장을 끓여서 식혀 붓거나, 맛고추장으로 버무린다. 맛간장에 넣는 효소액은 맛간장이 식은 뒤 넣는다.

숙성 담근 장아찌는 상온에 한나절 두었다가 냉장고에 넣어 익히고, 부어놓은 맛간장은 며칠에 한 번씩 따라서 다시 끓여 식혀 붓기를 3~4번 한다.

장아찌맛 쌉싸름하고 꼬들꼬들한 맛이다.

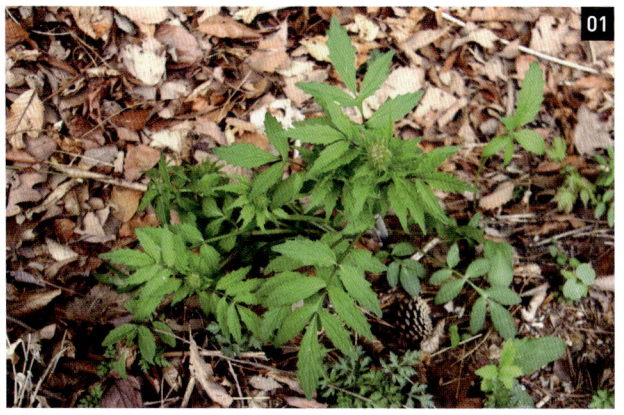

뿌리줄기가 땅속에서 굵고 짧게 뻗으며, 수염뿌리가 사방으로 뻗는다. 뿌리에서 쥐오줌 같은 비릿한 냄새가 난다. **줄기**는 40~80㎝ 정도 곧게 자라며, 잔털이 있다. **잎**은 뿌리에서는 뭉쳐서 나오고, 타원형이거나 3갈래로 갈라진다. 줄기에는 마주 나는데 밑동잎은 긴 타원형으로 갈라지고, 윗동잎은 넓은 피침형으로 갈라져 깃털처럼 된다. 잎 가장자리에 톱니가 있으며, 뿌리와 줄기 잎자루는 길고, 윗동 잎자루는 짧다. **꽃**은 5~8월에 피고 연한 홍색. 꽃부리가 5갈래이고 꽃길이 5~7㎜. 작은 꽃 여러 송이가 줄기와 가지 끝에 어긋나게 모여 우산모양으로 달린다. **열매**는 7~8월에 여물고 피침형이며, 길이 4㎜ 정도.

01 전체 모습. 4월 29일
02 뿌리잎. 4월 20일
03 줄기잎. 4월 20일
04 줄기와 윗동잎. 5월 30일
05 꽃봉오리 달린 모습. 4월 20일
06 꽃. 5월 1일
07 뿌리 달린 전체 모습과 뿌리잎 앞뒷면. 4월 20일

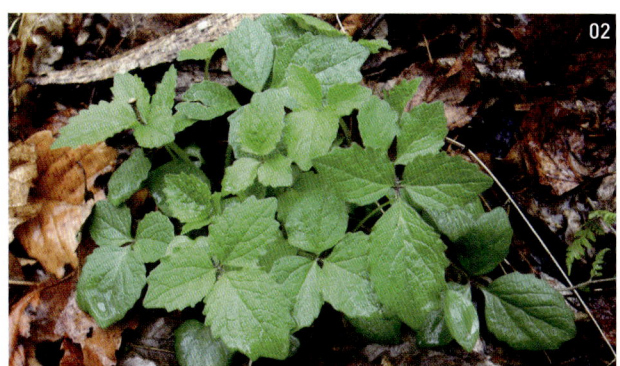

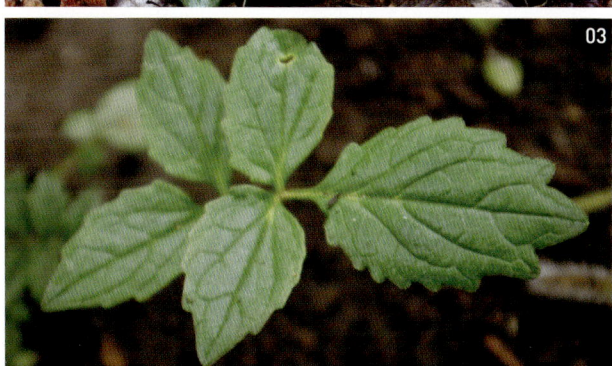

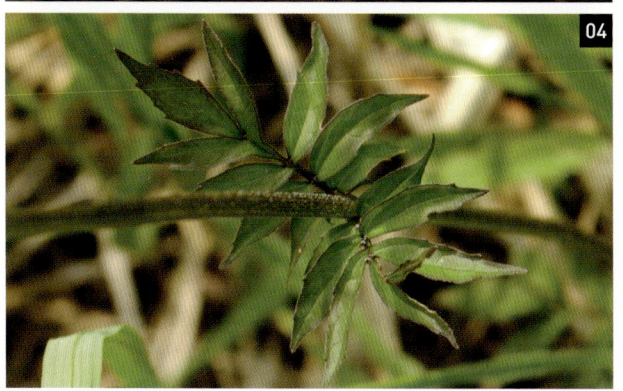

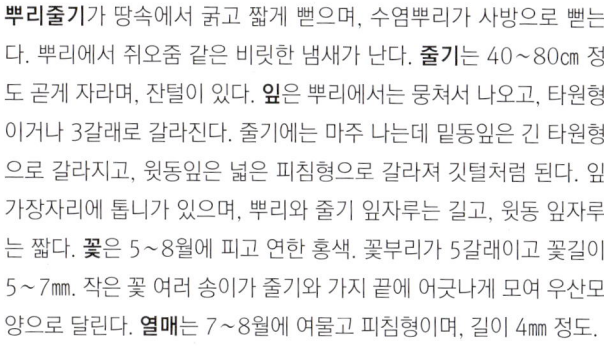

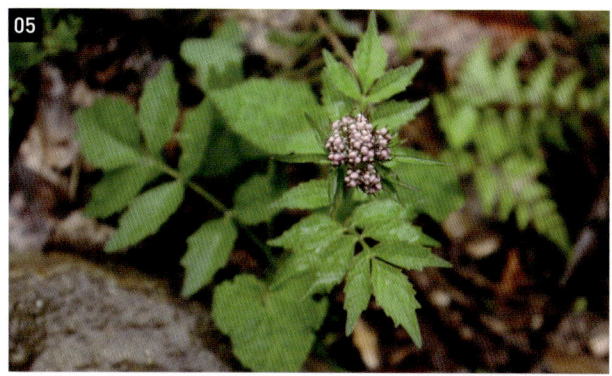

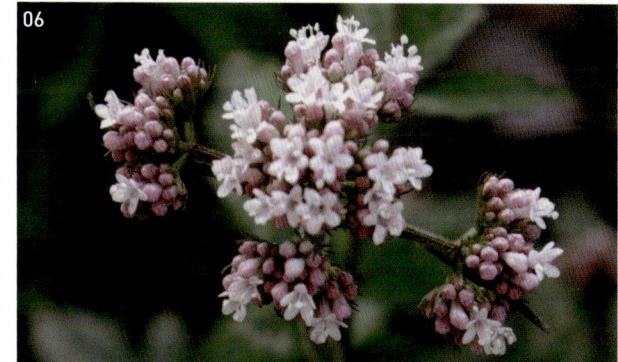

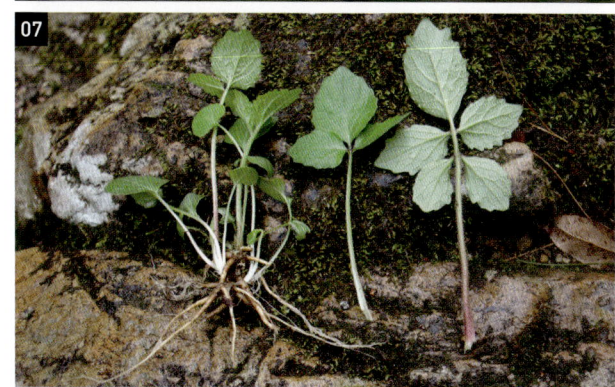

쥐오줌풀

160 큰참나물

Ostericum melanotilingia (H. D. Boiss.)

매운맛 + 쓴맛

■ 고혈압, 간염, 폐렴, 신경통에 효과

산형과
여러해살이풀

생약명
자화전호 紫花前胡

성분
독성이 없다.
비타민C 노화방지
철분 빈혈개선
칼슘 뼈강화

원산지
한국

서식지
중부 이남의 산속 반그늘에 난다.

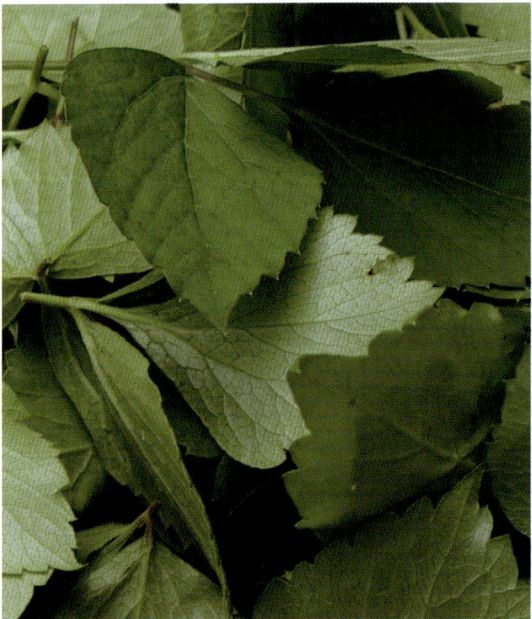
잎 채취한 모습. 6월 5일

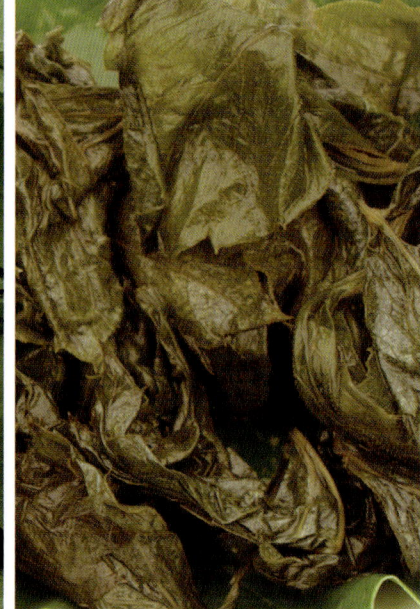
큰참나물잎장아찌.

장아찌 담그기

채취시기 봄~여름.
채취부위 새순이나 연한 잎.
채취시 주의사항 흔치 않은 약초이므로 조금만 채취하고 개체를 남겨둔다.
밑준비 새순이나 잎을 끓는 물에 살짝 데쳐서 부드럽게 만든 뒤 찬물에 반나절 정도 담가서 씁쌀한 맛을 우려내고, 물기를 짜서 살짝 말린다.
담그기 준비한 것에 맛간장을 끓여서 식혀 붓거나, 맛고추장으로 버무린다. 맛간장에 넣는 효소액은 맛간장이 식은 뒤 넣고, 독특한 향을 살리려면 식초를 넣지 않는다.
숙성 담근 장아찌는 상온에 한나절 두었다가 냉장고에 넣어 익히고, 부어놓은 맛간장은 며칠에 한 번씩 따라서 다시 끓여 식혀 붓기를 3~4번 한다.
장아찌맛 씹는 맛이 좋고 향긋한 맛이다. 완성된 장아찌는 고춧가루, 다진 파, 다진 마늘, 물엿 등으로 갖은 양념을 해서 먹기도 한다.

오행의 맛과 효능
오행상 매운맛, 쓴맛. 향기가 있다. 매운맛은 발산시키는 작용을 하고, 쓴맛은 배출시키는 작용을 한다.

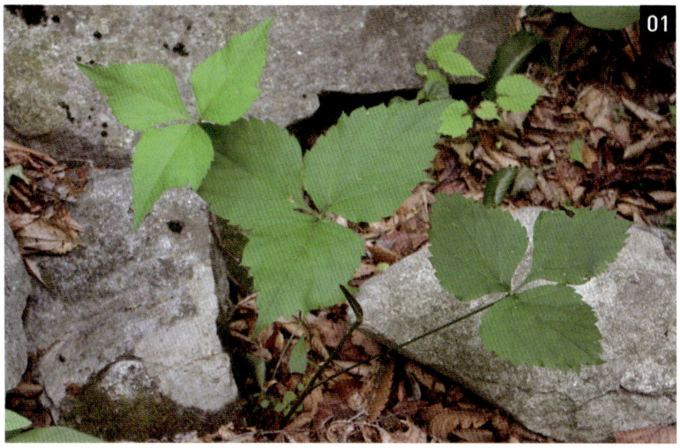

줄기는 50~100cm 정도 곧게 자라며, 짧은 잔털이 있다. 밑동에 붉은빛이 돈다. 잎은 3장씩 나고 달걀모양이며, 가장자리에 이빨 같은 톱니가 있다. 잎길이가 4.5~10cm이고, 앞뒷면의 잎맥과 가장자리에 잔털이 있다. 밑동의 잎자루는 길고, 윗동의 잎자루는 짧아지며, 아래쪽이 줄기를 감싼다. 꽃은 8월에 피고 붉은자주색이며, 꽃잎이 5장이다. 작은 꽃 여러 송이가 줄기와 가지 끝에 우산모양으로 달린다. 열매는 10월에 여물고 타원형이며, 가장자리에 얇은 날개가 있다.

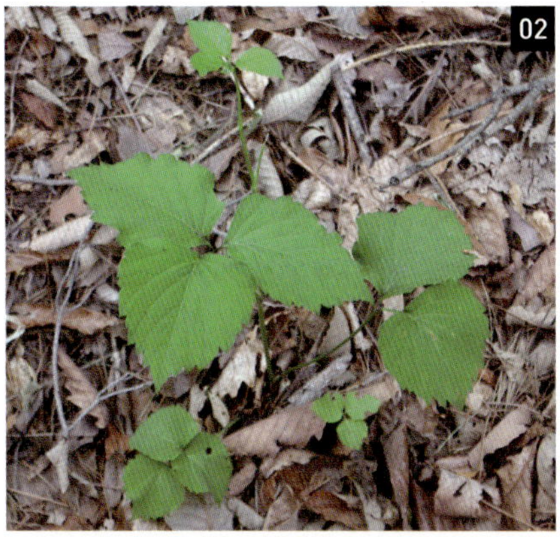

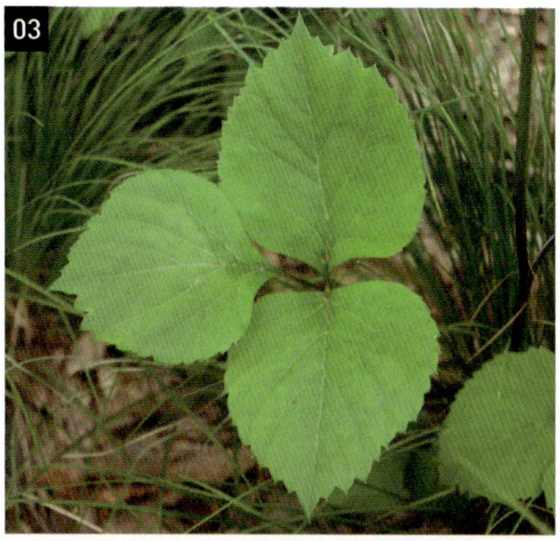

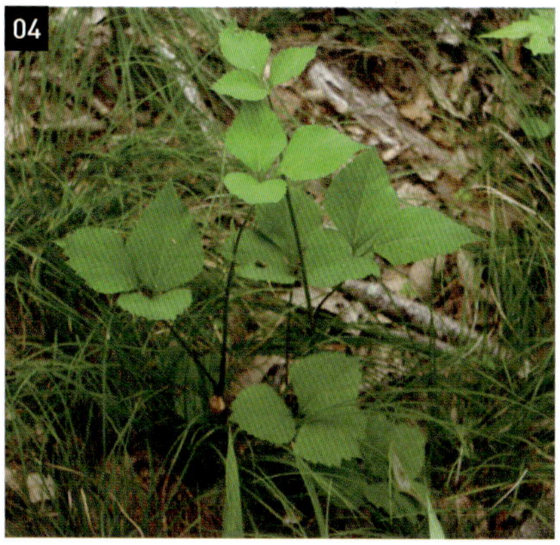

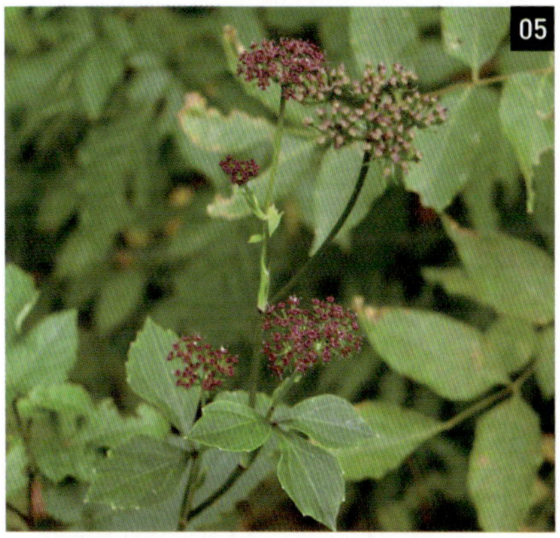

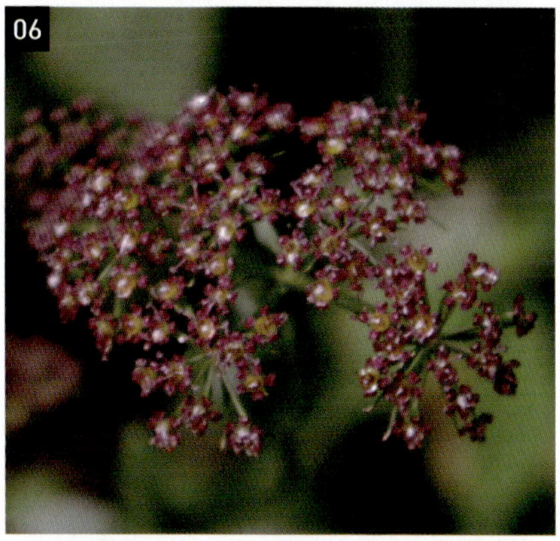

01 전체 모습. 6월 12일
02 잎 자라는 모습. 6월 5일
03 잎. 6월 5일
04 줄기 자라는 모습. 6월 5일
05 꽃 핀 모습. 9월 28일
06 꽃. 9월 27일
07 열매. 10월 11일
08 유사종 참나물(왼쪽)과 큰참나물(오른쪽). 6월 15일
09 유사종 참나물(왼쪽 2개)과 큰참나물(오른쪽 2개) 잎과 뿌리 비교. 6월 5일

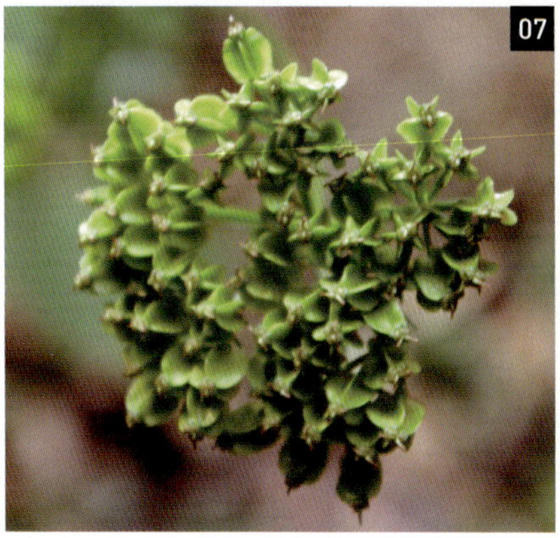

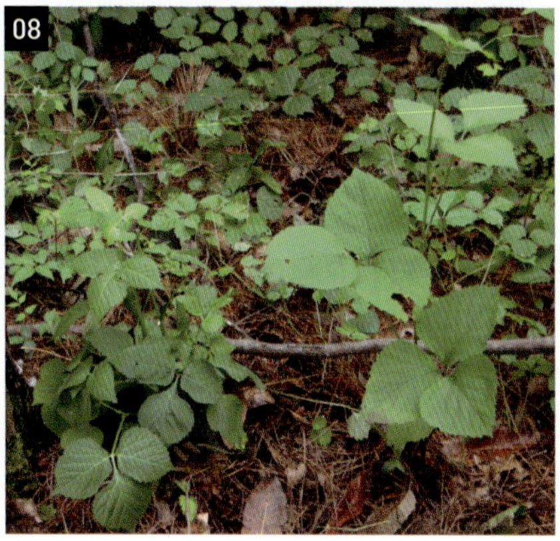

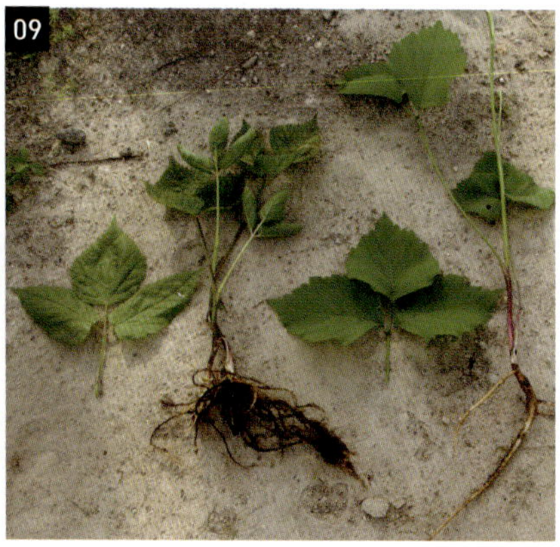

큰참나물

161 참죽나무

Cedrela sinensis Juss.

매운맛 + 쓴맛

■ 장염, 말라리아, 류머티즘, 추위 타는 데, 산후출혈에 효과

멀구슬나무과
잎지는 큰키나무

다른 이름
가죽나물
참중나무
쭉나무
가죽나무 실제 가죽나무가 따로 있음

생약명
춘백 椿白
향춘 香椿

성분
셀렌 종양억제
카로틴 종양억제
망간 뇌기능유지
칼슘 뼈강화
칼륨 신경세포와 근육기능강화
마그네슘 체내기능유지
나트륨 수분유지
철분 빈혈개선
구리 빈혈예방
아연 면역력강화
비타민A 시력유지
티아민 에너지대사관여
비타민B₂ 빈혈개선
니아신 혈액순환촉진
비타민C 노화방지
비타민E 항산화물질생성

원산지
중국

서식지
우리나라에서는 고려시대부터 사찰 주변에 심어서 키웠다.

오행의 맛과 효능
오행상 매운맛, 쓴맛. 매운맛은 발산시키는 작용을 하고, 쓴맛은 배출시키는 작용을 한다.

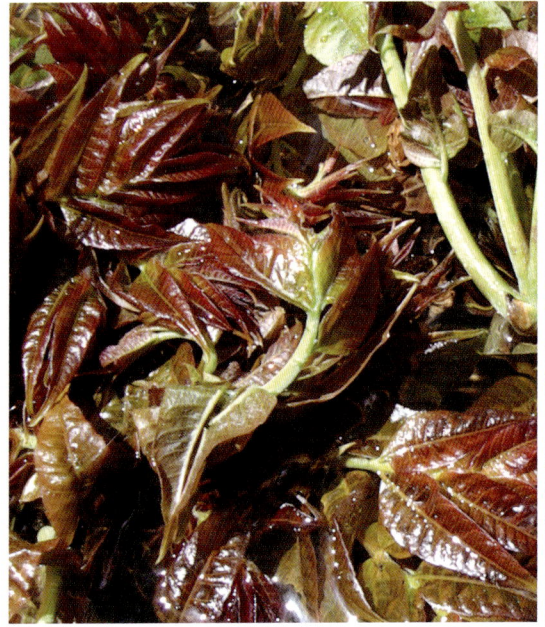
새순 채취하여 씻은 모습. 4월 24일

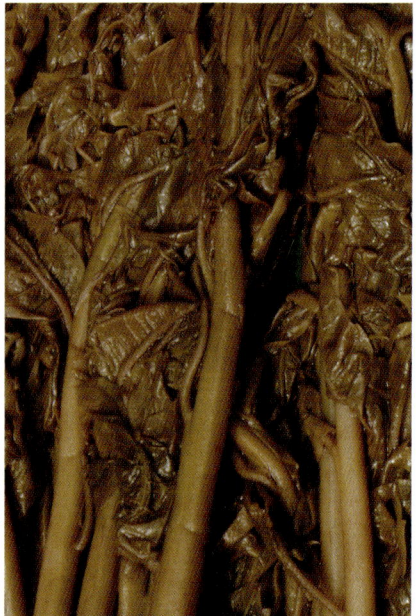
참죽나무순장아찌.

장아찌 담그기

채취시기 봄.
채취부위 새순이나 어린잎을 잎줄기째 채취한다.
채취시 주의사항 새순을 남겨두어야 나무가 광합성을 하여 양분을 얻으므로 조금만 채취한다.
밑준비 새순이나 잎을 짭짤한 소금물에 반나절 정도 절여서 쌉쌀한 맛을 우려내고, 여러 번 헹군 뒤 물기를 짜서 살짝 말린다.
담그기 준비한 것을 묵은 간장이나 묵은 된장에 박는다. 또는 맛간장을 끓여서 식혀 붓거나, 맛된장이나 맛고추장으로 버무린다. 맛간장에 넣는 효소액은 맛간장이 식은 뒤 넣고, 소금에 절였으므로 간을 약하게 한다.
숙성 맛간장, 맛고추장, 맛된장으로 담근 경우 상온에 한나절 두었다가 냉장고에 넣어 익히고, 부어놓은 맛간장은 며칠에 한 번씩 따라서 다시 끓여 식혀 붓기를 3~4번 한다. 잎이 질기므로 노르스름해질 때까지 충분히 삭혀서 먹는다.
장아찌맛 쫄깃쫄깃하고 구수한 맛이다. 완성된 장아찌는 고춧가루, 다진 파, 다진 마늘, 들기름 등으로 갖은 양념을 해서 먹기도 한다.

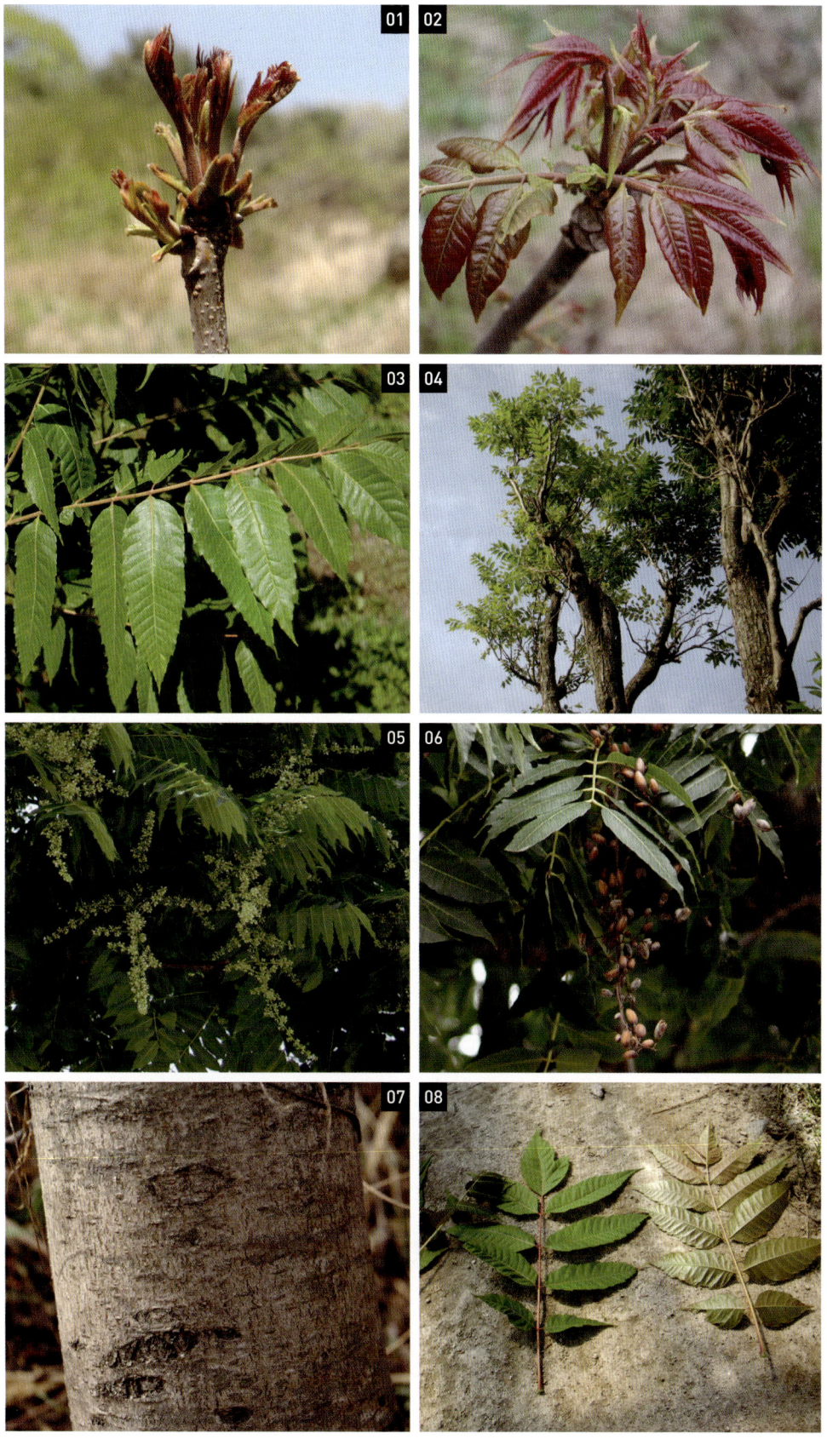

줄기는 20~30m 정도 자라며, 줄기껍질이 붉은회갈색이고 점차 두꺼워져 세로로 갈라진다. **잎**은 어긋나는 잎줄기에 10~20장씩 깃털처럼 달린다. 작은 잎은 긴 타원형 또는 피침형이고, 끝이 점차 뾰족해지며, 가장자리에 둔한 톱니가 있다. 잎길이가 8~15cm이고, 가을에 노랗게 물든다. **꽃**은 6월에 피고 흰색이며, 꽃잎이 5장이다. 꽃에 향기가 있으며, 작은 꽃 여러 송이가 가지 끝에 원뿔모양으로 달리고 아래로 처진다. **열매**는 9월에 여물고 달걀모양이며, 열매껍질이 5갈래로 갈라져 씨앗이 나온다. 열매길이 2.5cm 정도이다.

01 새순 올라오는 모습. 4월 20일
02 새순이 자란 모습. 4월 20일
03 잎 달린 모습. 5월 21일
04 잎이 무성한 모습. 7월 25일
05 꽃 핀 모습. 6월 4일
06 열매. 10월 2일
07 줄기. 3월 19일
08 잎 앞뒷면. 5월 21일

참죽나무

■ 쓴맛은 배출시키는 작용을 하여 치솟은 기운과 열을 내리고,
입맛을 돋우며, 습한 것을 없앤다.

Chap. 04

쓴맛

|火|

쓴맛
쓴맛+단맛
쓴맛+단맛+매운맛
쓴맛+매운맛
쓴맛+매운맛+짠맛

162 눈개승마 쓴맛

Aruncus dioicus var. *kamtschaticus*

■ 근육통, 몸이 허한 데 효과

장미과
여러해살이풀

다른 이름
삼나물
눈산승마
능개승마

생약명
가승마假升麻
승마초升麻草

성분
사포닌 면역력강화
칼슘 뼈강화
인 혈중콜레스테롤 개선
베타카로틴 노화방지
철분 빈혈개선
단백질 근육강화
비타민A 시력유지

원산지
한국

서식지
높은 산 반그늘에 난다.

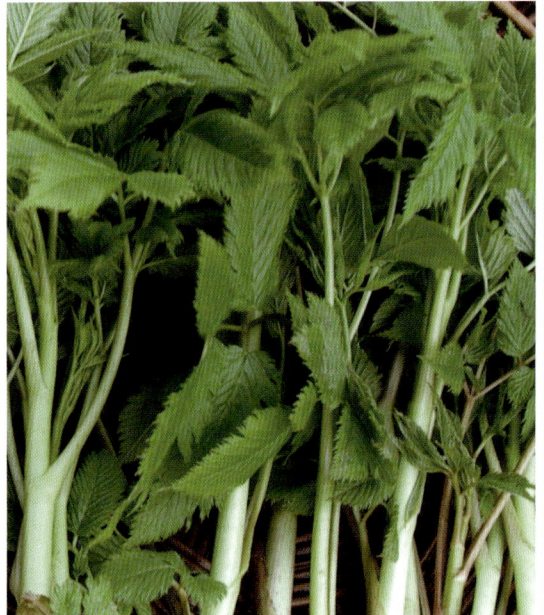
새순 채취한 모습. 3월 14일

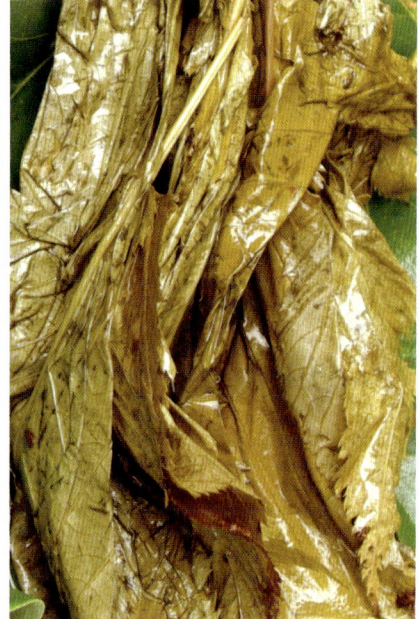
눈개승마잎장아찌.

장아찌 담그기

채취시기 봄~여름.
채취부위 새순이나 어린잎.
밑준비 새순이나 잎을 끓는 물에 살짝 데쳐서 부드럽게 만든 뒤 찬물에 헹구고, 물기를 짜서 살짝 말린다.
담그기 준비한 것을 묵은 된장이나 묵은 고추장에 박는다. 또는 맛간장을 끓여서 식혀 붓거나, 맛고추장으로 버무린다. 맛간장에 넣는 효소액은 맛간장이 식은 뒤 넣는다.
숙성 맛간장, 맛고추장으로 담근 경우 상온에 한나절 두었다가 냉장고에 넣어 익히고, 부어놓은 맛간장은 며칠에 한 번씩 따라서 다시 끓여 식혀 붓기를 3~4번 한다.
장아찌맛 쫄깃쫄깃하고 그윽한 맛이다.

오행의 맛과 효능
오행상 쓴맛. 쓴맛은 배출시키는 작용을 하여 치솟은 기운과 열을 내리고, 입맛을 돋우며, 습한 것을 없앤다.

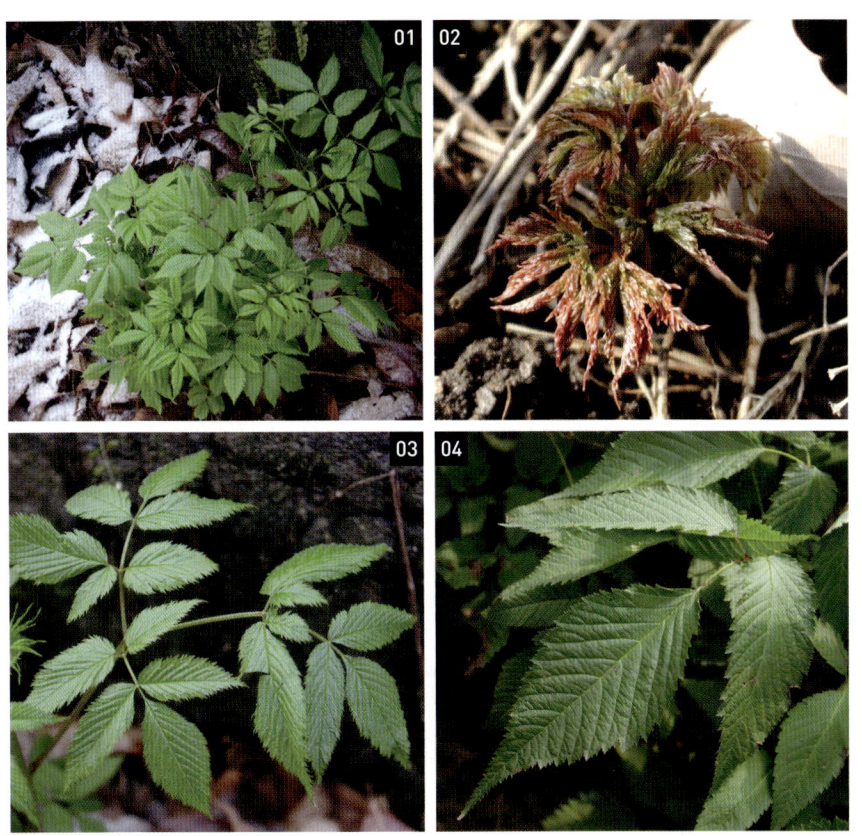

뿌리는 무성하게 뻗어 굵어지며, 나무처럼 단단하다. **줄기**는 30~100㎝ 정도 곧게 자란다. **잎**은 어긋나서 2~3회 갈라진 잎줄기에 깃털처럼 달리며, 작은 잎은 달걀모양이다. 끝이 뾰족하며, 가장자리에 겹톱니가 있고, 잎길이 3~10㎝이다. **꽃**은 5~8월에 피고 노란흰색이며, 꽃잎이 5장이다. 암꽃과 수꽃이 다른 포기에 달리며, 작은 꽃 여러 송이가 원뿔모양으로 달린다. **열매**는 10월에 여물고 긴 꼬리모양이며, 씨앗은 긴 타원형이고 윤기가 있다.

01 전체 모습. 3월 14일
02 묵은대와 새순. 3월 14일
03 어린잎. 3월 14일
04 잎. 9월 10일
05 줄기. 9월 10일
06 꽃. 5월 14일
07 열매. 9월 10일
08 잎줄기와 뿌리 달린 전체 모습. 3월 14일

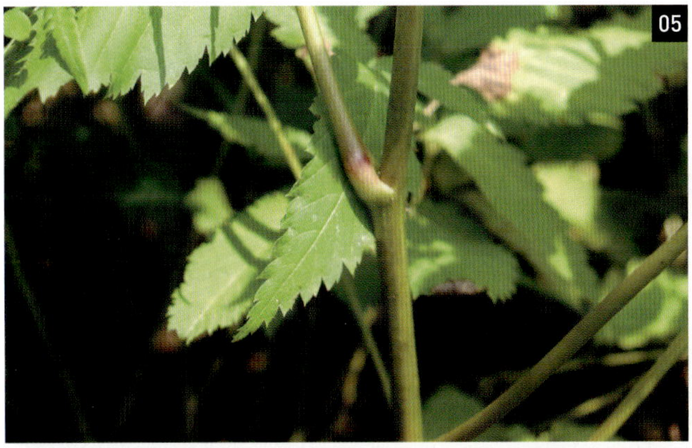

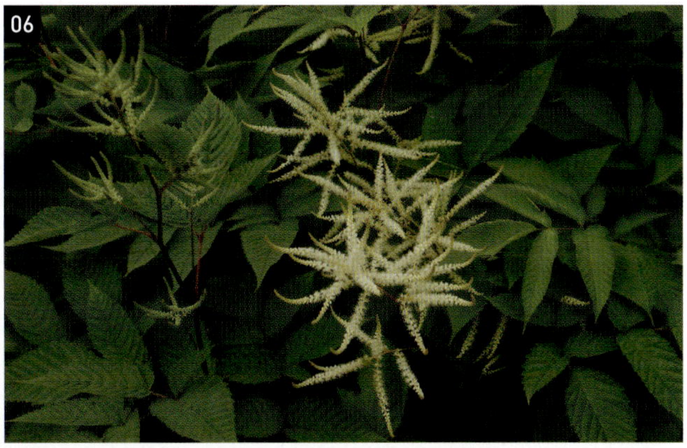

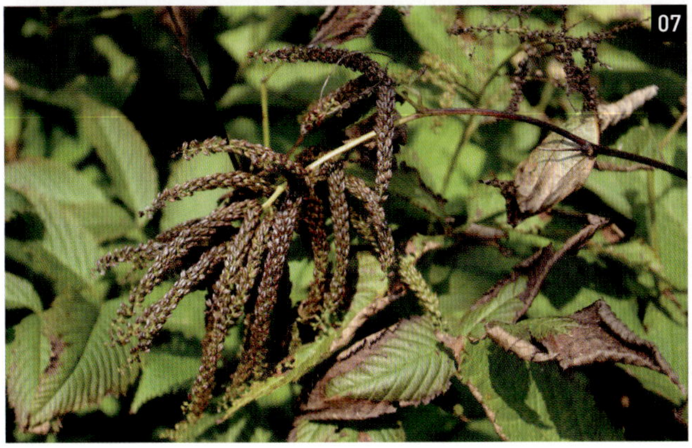

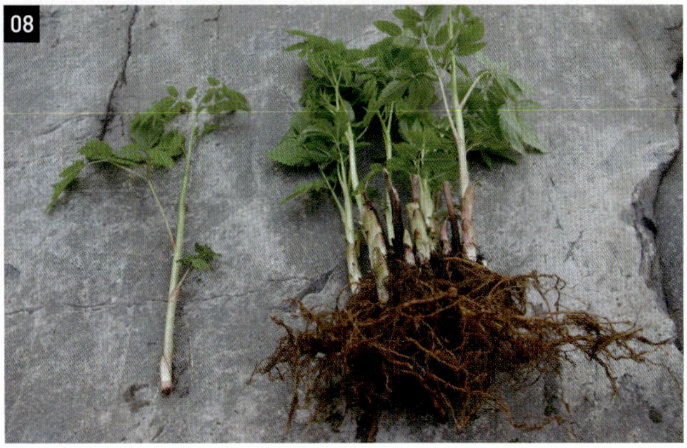

눈개승마

163 들메나무 조금 쓴맛

Fraxinus mandshurica Rupr.

■ 자궁출혈, 결막염, 장염, 삽백선증, 관절통, 통풍에 효과

물푸레나무과
잎지는 큰키나무

다른 이름
들미순
들미나무

생약명
수곡유 水曲柳

성분
독성이 없다.
사포닌 면역력강화
에스쿨린 혈액응고억제
에스쿨레틴 면역력강화
타닌 수렴작용

원산지
한국

서식지
깊은 산 그늘진 계곡가에서 자란다.

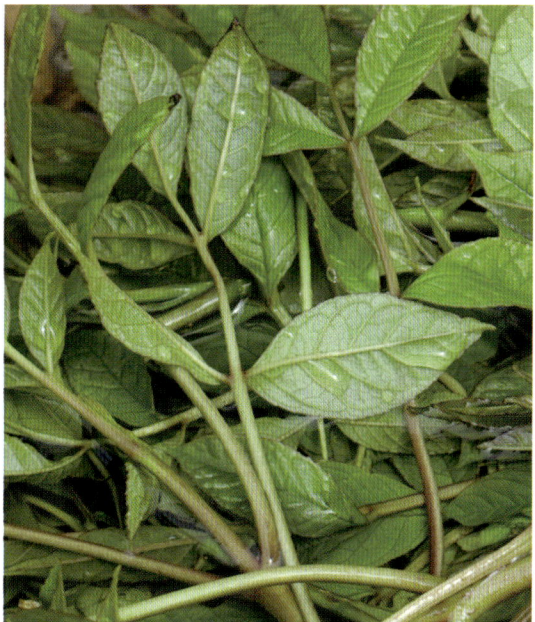
새순을 채취하여 씻은 모습. 11월 11일

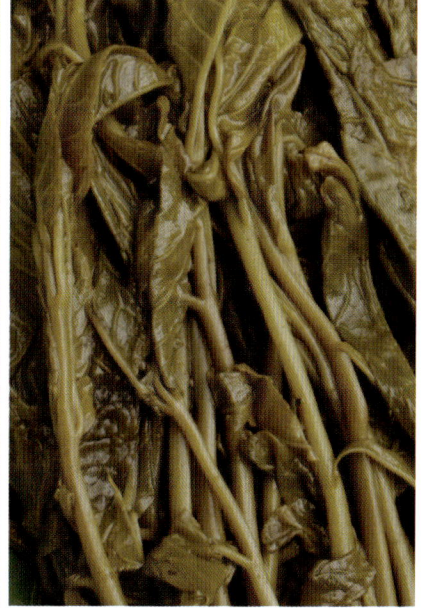
들메나무순장아찌.

장아찌 담그기

채취시기 봄~여름.

채취부위 새순이나 어린잎.

채취시 주의사항 어릴수록 쓴맛이 덜하므로 억세거나 꽃이 핀 것은 피하며, 새순을 남겨두어야 나무가 광합성을 하여 양분을 얻으므로 조금만 채취한다.

밑준비 새순이나 잎을 짭짤한 소금물에 한나절 정도 절여서 쌉쌀한 맛을 우려내고, 여러 번 헹구어 물기를 짜고 살짝 말린다.

담그기 준비한 것을 묵은 간장이나 묵은 고추장에 박는다. 또는 맛간장을 끓여서 식혀 붓거나, 맛고추장으로 버무린다. 맛간장에 넣는 효소액은 맛간장이 식은 뒤 넣고, 소금에 절였으므로 간을 약하게 한다.

숙성 맛간장, 맛고추장으로 담근 경우 상온에 한나절 두었다가 냉장고에 넣어 익히고, 부어놓은 맛간장은 며칠에 한 번씩 따라서 다시 끓여 식혀 붓기를 3~4번 한다.

장아찌맛 쌉싸름하고 향긋한 맛이다. 완성된 장아찌는 다진 파, 다진 마늘, 물엿 등으로 갖은 양념을 해서 먹기도 한다.

먹을 때 주의사항 담배나 술, 생선과는 상극이므로 함께 먹지 않는다.

오행의 맛과 효능
오행상 조금 쓴맛. 쓴맛은 배출시키는 작용을 하여 치솟은 기운과 열을 내리고, 입맛을 돋우며, 습한 것을 없앤다.

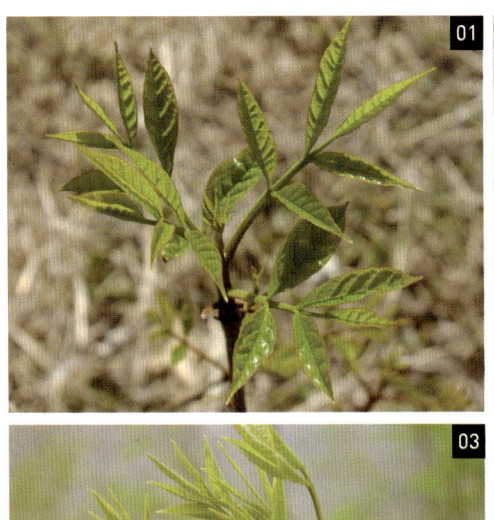
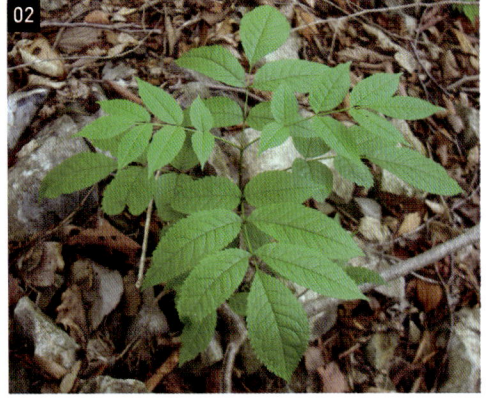
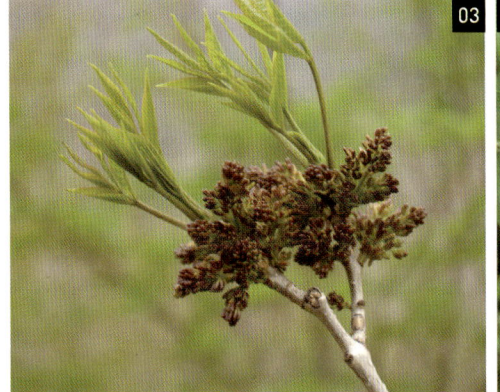
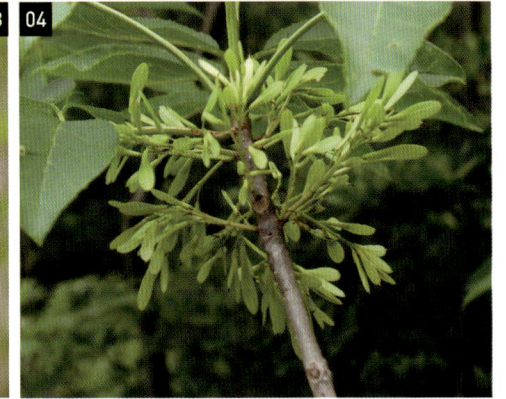
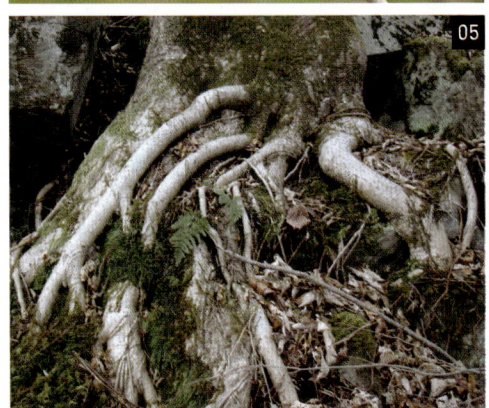
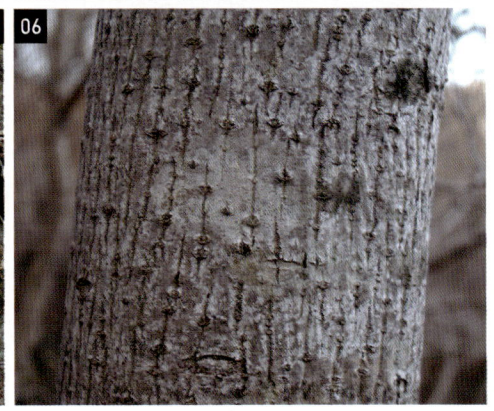
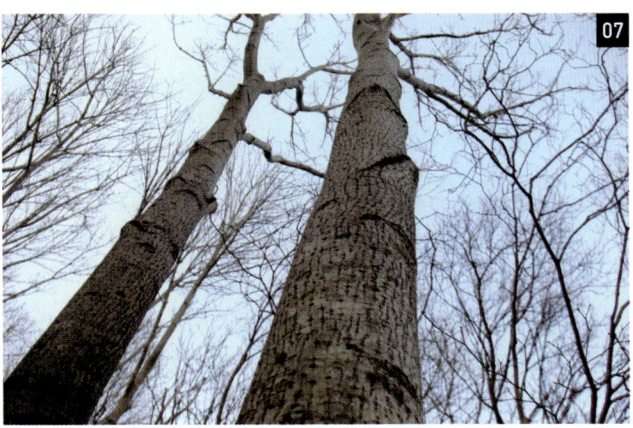
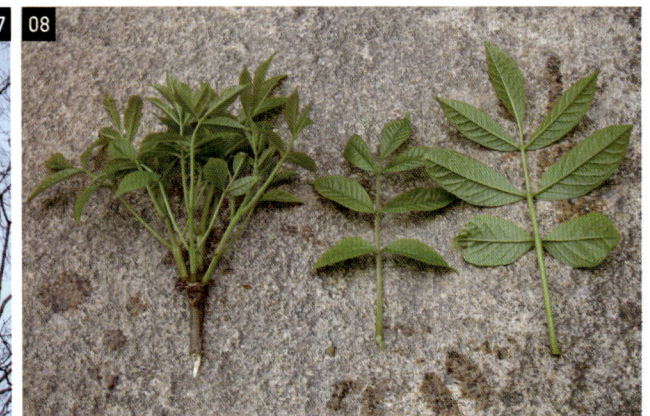

줄기는 30m 정도 자란다. 줄기껍질이 회갈색이고, 밋밋하며, 점차 세로로 얕게 갈라진다. **잎**은 마주 나는 잎줄기에 깃털처럼 달린다. 작은 잎은 긴 타원형 또는 긴 타원형 같은 피침형 또는 좁은 피침형이다. 끝이 꼬리처럼 뾰족해지며, 가장자리에 잔 톱니가 있고, 길이 7~22cm이다. 새순에는 붉은갈색 잔털이 있으며, 가을에 잎이 노랗게 물든다. **꽃**은 5월에 피고 노란색이며, 꽃잎이나 꽃덮이가 없다. 암꽃과 수꽃이 다른 나무에 달리며, 작은 꽃 여러 송이가 겹으로 어긋나게 모여 달린다. **열매**는 9~10월에 여물며, 납작하고 긴 타원형 날개가 있다. 열매길이 2.5~4cm.

01 새순 달린 모습. 4월 10일
02 어린나무 잎. 5월 21일
03 꽃과 새순. 5월 2일
04 풋열매. 5월 26일
05 밑동. 3월 19일
06 줄기. 3월 19일
07 줄기와 가지. 3월 19일
08 새순과 어린잎 앞뒷면. 4월 17일

들메나무

164 물레나물

Hypericum ascyron L.

조금 쓴맛

■ 간염, 고혈압, 두통, 습진, 아토피, 피로, 비만에 효과

물레나물과
여러해살이풀

다른 이름
매대채

생약명
홍한련 紅旱蓮

성분
히페리친 천연항생제
사포닌 면역력강화
스테로이드 소염, 진통, 해열작용
루틴 모세혈관강화
니코틴산 숙취해소
타닌 수렴작용
플라보노이드 노화방지
카로틴 종양억제
단백질 근육강화
아미노산 근육강화
티아민 에너지대사관여

원산지
한국

서식지
산과 들판의 양지에 난다.

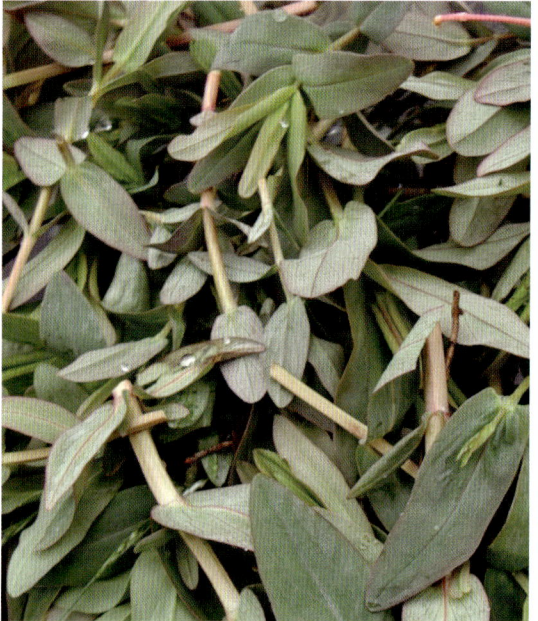
새순 채취하여 씻은 모습. 4월 17일

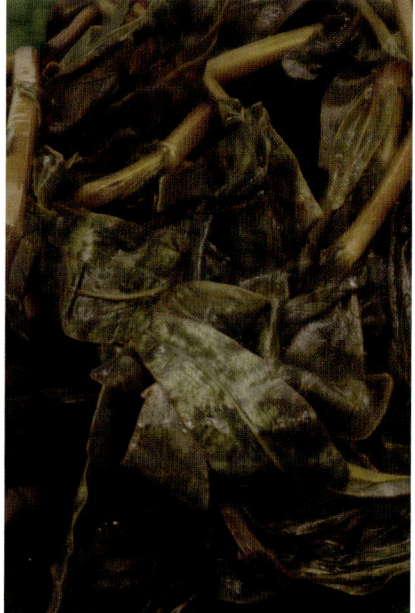
물레나물순장아찌.

장아찌 담그기

채취시기 봄~여름.

채취부위 새순이나 연한 잎.

채취시 주의사항 흔치 않은 약초이므로 조금만 채취하고 개체를 남겨둔다.

밑준비 새순이나 잎을 끓는 소금물에 살짝 데쳐서 부드럽게 만든 뒤 찬물에 1~2시간 정도 담가서 씁쌀한 맛을 우려내고, 물기를 짜서 살짝 말린다.

담그기 준비한 것에 맛간장을 끓여서 식혀 붓는데, 효소액은 맛간장이 식은 뒤 넣는다.

숙성 담근 장아찌는 상온에 한나절 두었다가 냉장고에 넣어 익히고, 부어놓은 맛간장은 며칠에 한 번씩 따라서 다시 끓여 식혀 붓기를 3~4번 한다.

장아찌맛 아삭아삭하고 개운한 맛이다. 히페리친이란 독성이 들어 있으나 고양잇과 동물에게 유해한 성분으로 인체에는 해가 없다. 그러나 오래 먹거나 많이 먹으면 피부에 염증이 생길 수 있으므로 가끔씩 먹는다.

오행의 맛과 효능
오행상 조금 쓴맛. 쓴맛은 배출시키는 작용을 하여 치솟은 기운과 열을 내리고, 입맛을 돋우며, 습한 것을 없앤다.

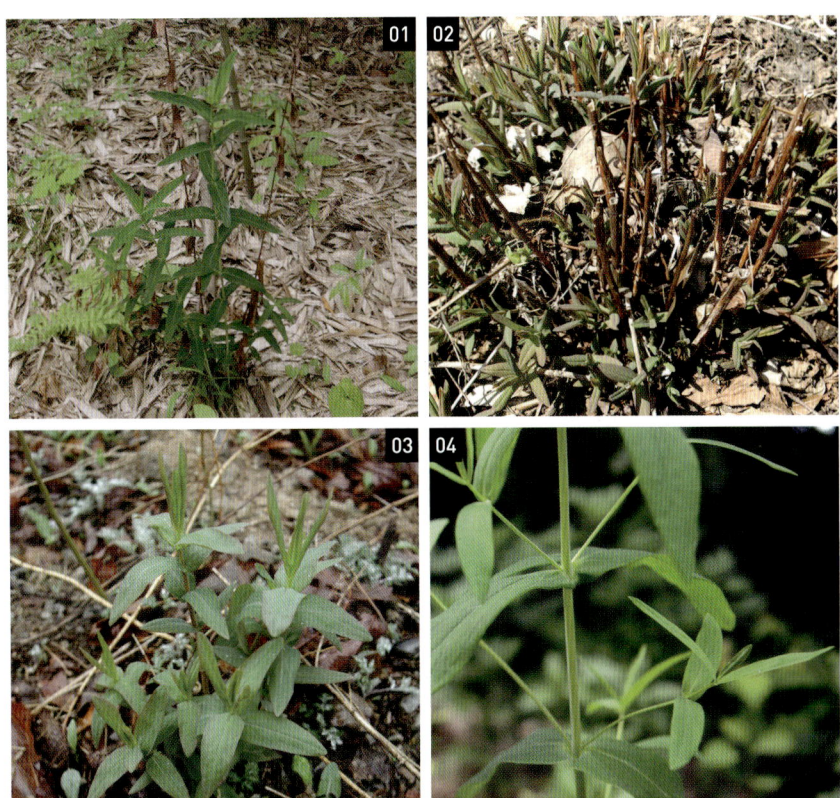

줄기는 50~100㎝ 정도 곧게 자라며, 단면이 네모지다. 줄기 밑동이 나무처럼 단단해진다. **잎**은 마주 나며, 조금 넓고 긴 피침형으로 끝이 무디거나 뾰족하고, 아래쪽이 줄기를 감싼다. 잎길이 5~19㎝이다. **꽃**은 6~7월에 피고 노란색이며, 꽃잎이 5장이고 바람개비 모양이다. 꽃지름 4~5㎝이며, 수술이 많다. **열매**는 9~10월에 여물고 끝이 뾰족한 달걀모양이며, 열매껍질이 갈라져 씨앗이 나온다. 열매길이는 1.2~1.8㎝이다.

01 전체 모습. 5월 16일
02 묵은대와 새순. 3월 16일
03 줄기 자라는 모습. 4월 17일
04 줄기와 곁가지. 6월 9일
05 꽃. 6월 18일
06 풋열매. 7월 19일
07 잎 앞뒷면. 5월 21일
08 뿌리 달린 전체 모습. 3월 28일

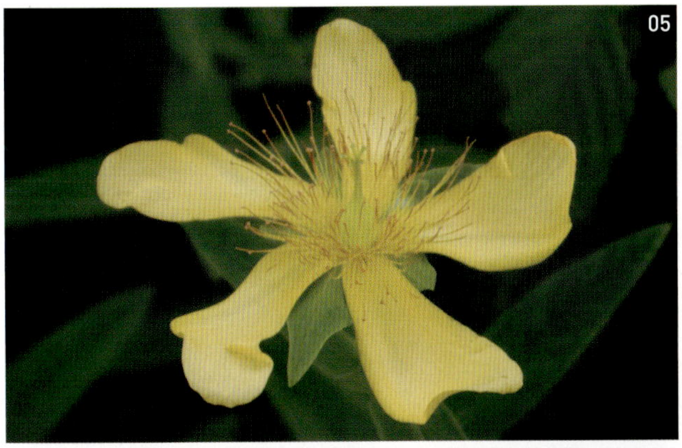

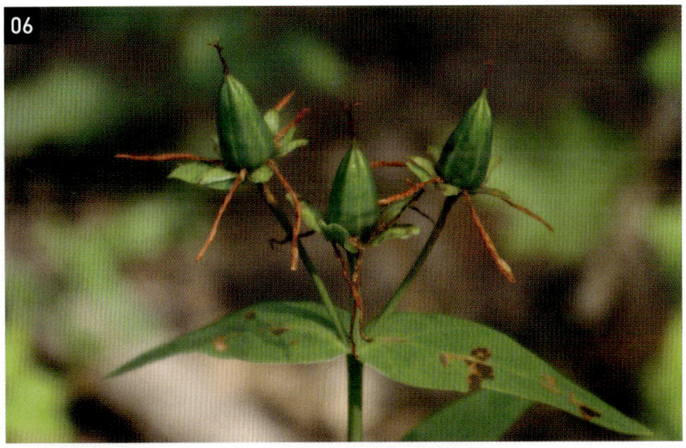

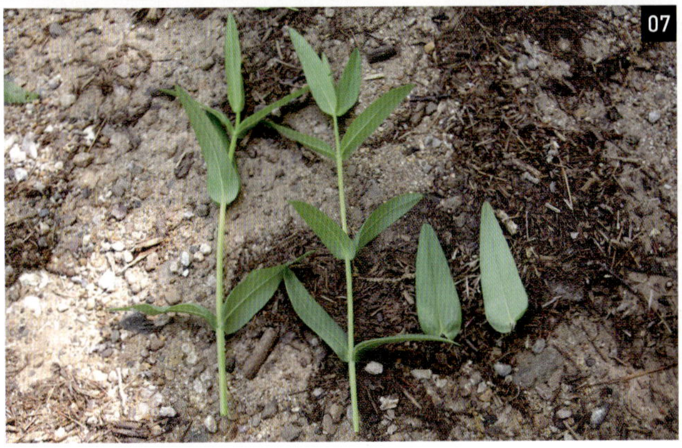

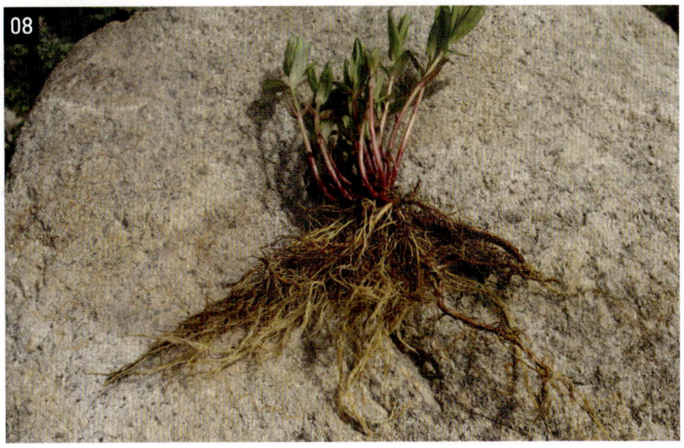

물레나물

165

Saxifraga fortunei
var. *incisolobata*
(Engl. & Irmsch.) Nakai

바위떡풀 쓴맛

■ 신장병, 백일해, 중이염, 관절염, 습진에 효과

범의귀과
여러해살이풀

다른 이름
대문자꽃

생약명
화중호이초 華中虎耳草

성분
독성이 없다.
칼륨 신경세포와 근육기능강화
베르게닌 소염작용
타닌 수렴작용

원산지
한국

서식지
깊은 산 촉촉한 바위틈에 난다.

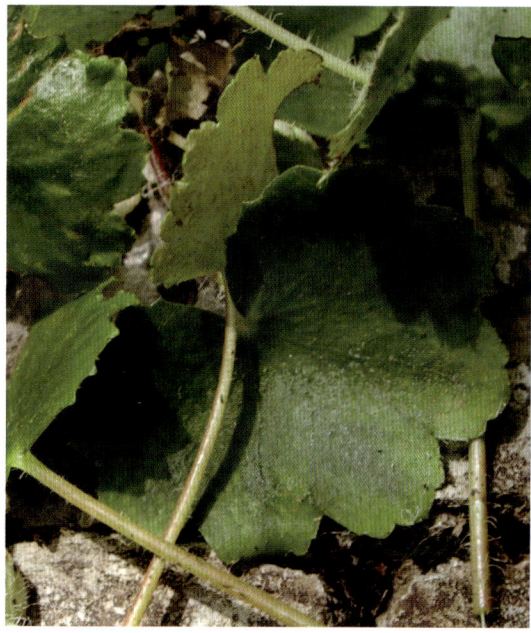
잎 채취한 모습. 11월 11일

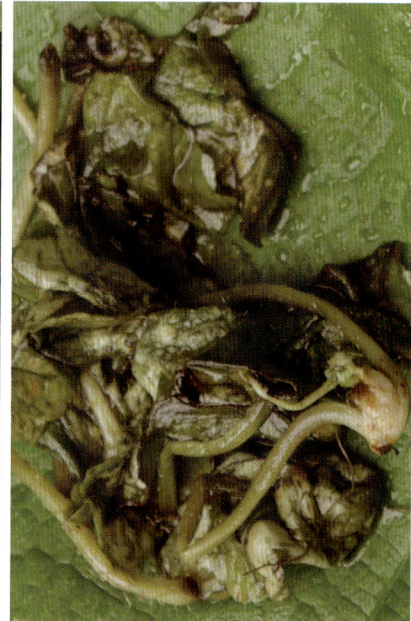
바위떡풀잎장아찌.

장아찌 담그기

채취시기 봄~여름.

채취부위 꽃줄기가 올라오기 전의 새순이나 어린잎.

채취시 주의사항 흔치 않은 약초이므로 조금만 채취하고 개체를 남겨둔다.

밑준비 새순이나 잎을 끓는 소금물에 살짝 데쳐서 부드럽게 만든 뒤, 찬물에 반나절 정도 담가서 쌉쌀한 맛을 우려내고 물기를 짠다.

담그기 준비한 것에 맛간장을 끓여서 아삭한 맛이 살도록 뜨거울 때 붓는데, 효소액은 맛간장이 식은 뒤 넣는다.

숙성 담근 장아찌는 상온에 한나절 두었다가 냉장고에 넣어 익히고, 부어놓은 맛간장은 며칠에 한 번씩 따라서 다시 끓여 식혀 붓기를 3~4번 한다.

장아찌맛 쌉싸름하면서 아삭아삭한 맛이다.

오행의 맛과 효능
오행상 쓴맛. 쓴맛은 배출시키는 작용을 하여 치솟은 기운과 열을 내리고, 입맛을 돋우며, 습한 것을 없앤다.

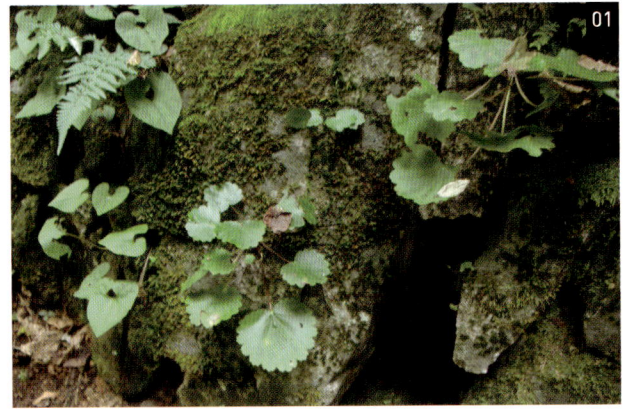

꽃줄기는 5~25㎝ 정도 올라오며, 털이 있는 것도 있다. 잎은 뿌리에 뭉쳐서 나며, 둥근 콩팥모양으로 가장자리가 둥그스름하게 갈라지고, 이빨 같은 톱니가 있으며, 조금 도톰하다. 잎길이 3~15㎝이고, 뒷면이 희끗하다. 잎자루는 길이 3~30㎝이고, 어릴 때 굵은 잔털이 있다. 꽃은 7~8월에 피고 흰색이며, 꽃잎이 5장인데 아래 2장이 길다. 열매는 10월에 여무는데 달걀모양이고, 돌기가 2개 있으며, 길이 4~5㎜이다.

01 바위틈 군락. 9월 9일
02 어린잎. 5월 17일
03 잎 자라는 모습. 7월 26일
04 다 자란 잎. 9월 9일
05 꽃 핀 모습. 9월 9일
06 꽃. 9월 9일
07 잎 앞뒷면. 7월 26일

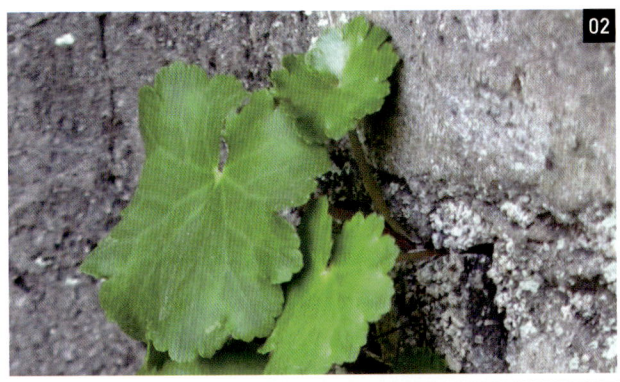

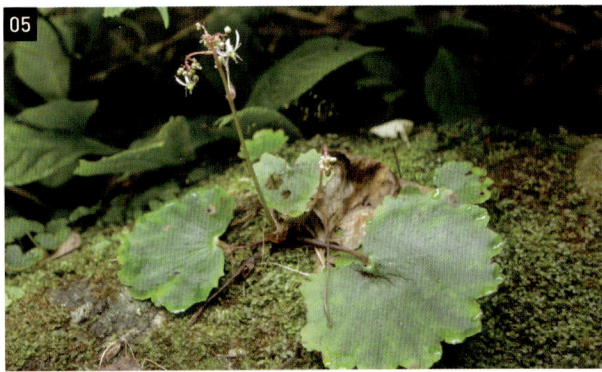

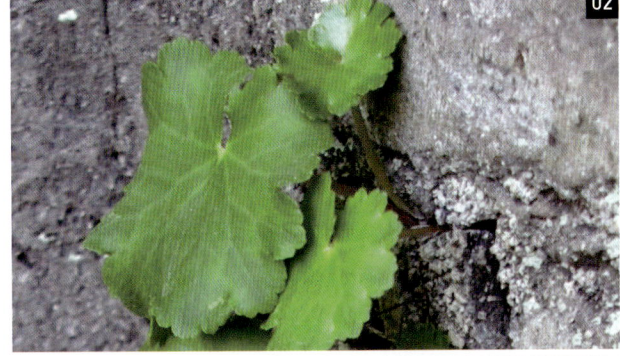

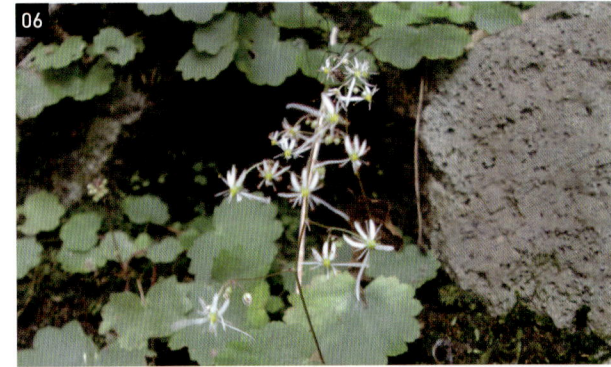

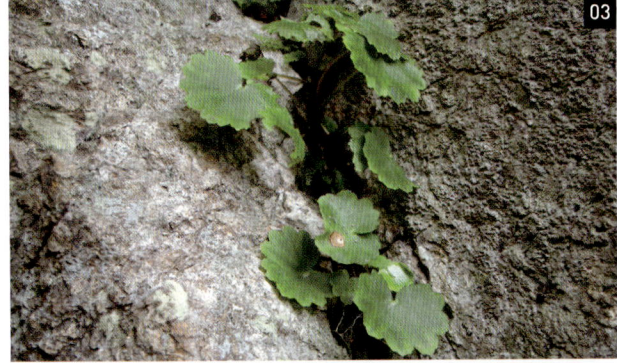

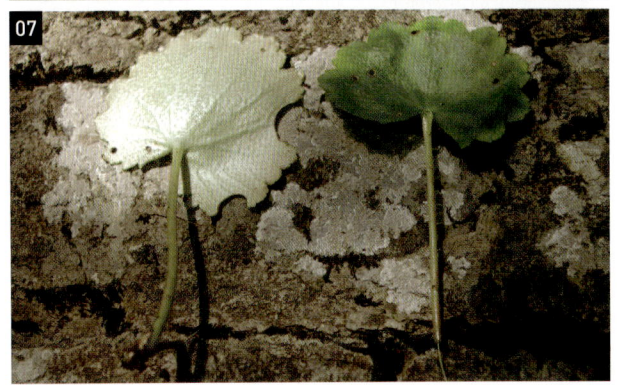

바위떡풀

166 자리공

Phytolacca esculenta Van Houtte

쓴맛 독성

- 신장염, 소변보기 힘든 데, 복수 찬 데, 붓기에 효과

자리공과 여러해살이풀

다른 이름
장녹

생약명
상륙 商陸

성분
독성이 있다.
트리테르페노이드 사포닌 종양억제
아미노산 근육강화

원산지
중국

서식지
들판이나 마을 근처의 양지바른 곳에 난다.

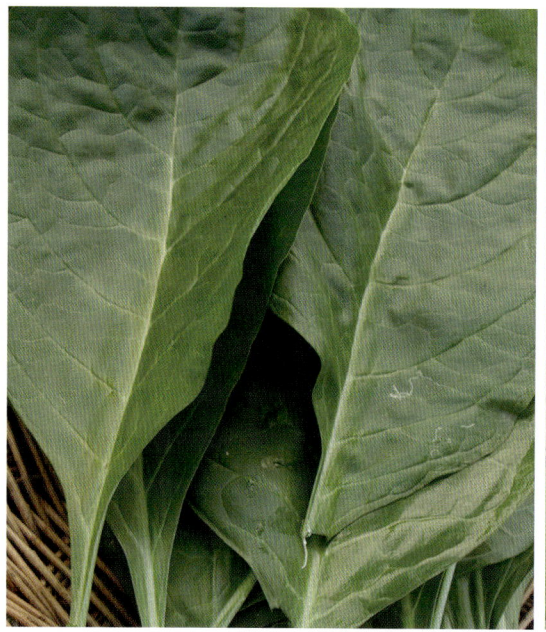
어린잎 채취한 모습. 7월 21일

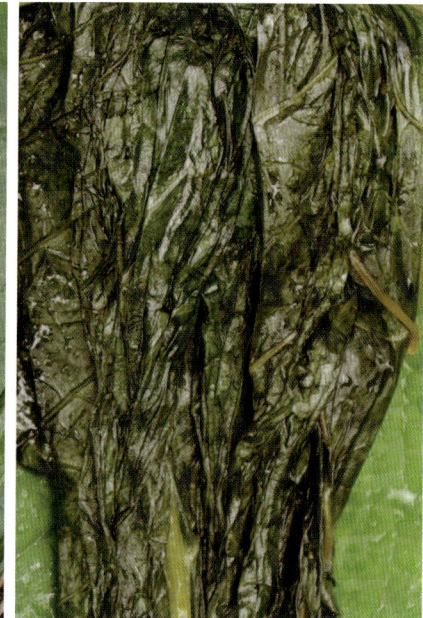
자리공잎장아찌.

장아찌 담그기

채취시기 봄~여름. **채취부위** 꽃이나 열매가 달리기 전의 새순이나 어린잎.
채취시 주의사항 어릴수록 독성이 약하므로 억세거나 꽃이나 열매가 달린 것은 피한다. 또한, 뿌리 생즙이 피부에 닿으면 물집이 생기므로 장갑을 낀다.
밑준비 새순이나 잎을 끓는 식촛물에 삶아서 부드럽게 만든 뒤 찬물에 하루 정도 담가 독성을 충분히 우려내고, 여러 번 헹구어 물기를 짜고 살짝 말린다. 생으로 먹거나 독성을 우려내지 않고 먹으면 두통, 복통, 설사를 한다.
담그기 준비한 것에 맛간장을 끓여서 식혀 붓는데, 효소액은 맛간장이 식은 뒤 넣는다. 본래 단맛이 있으므로 단맛을 줄여도 된다.
숙성 담근 장아찌는 상온에 한나절 두었다가 냉장고에 넣어 익히고, 부어놓은 맛간장은 며칠에 한 번씩 따라서 다시 끓여 식혀 붓기를 3~4번 한다. 독성이 조금 있으므로 노르스름해질 때까지 충분히 삭혀서 먹는다.
장아찌맛 쫄깃쫄깃하고 구수한 맛이다.
먹을 때 주의사항 뿌리에 질산칼륨이 들어 있어 잘못 먹으면 호흡곤란을 일으키므로 먹으면 안 된다. 독성이 있으므로 가끔 별미로 조금씩 먹고 임신한 여성이나 허약한 사람은 먹지 않는다.

오행의 맛과 효능
오행상 쓴맛. 매운맛이 있다고도 한다. 쓴맛은 배출시키는 작용을 하여 치솟는 기운과 열을 내리고, 입맛을 돋우며, 습한 것을 없앤다.

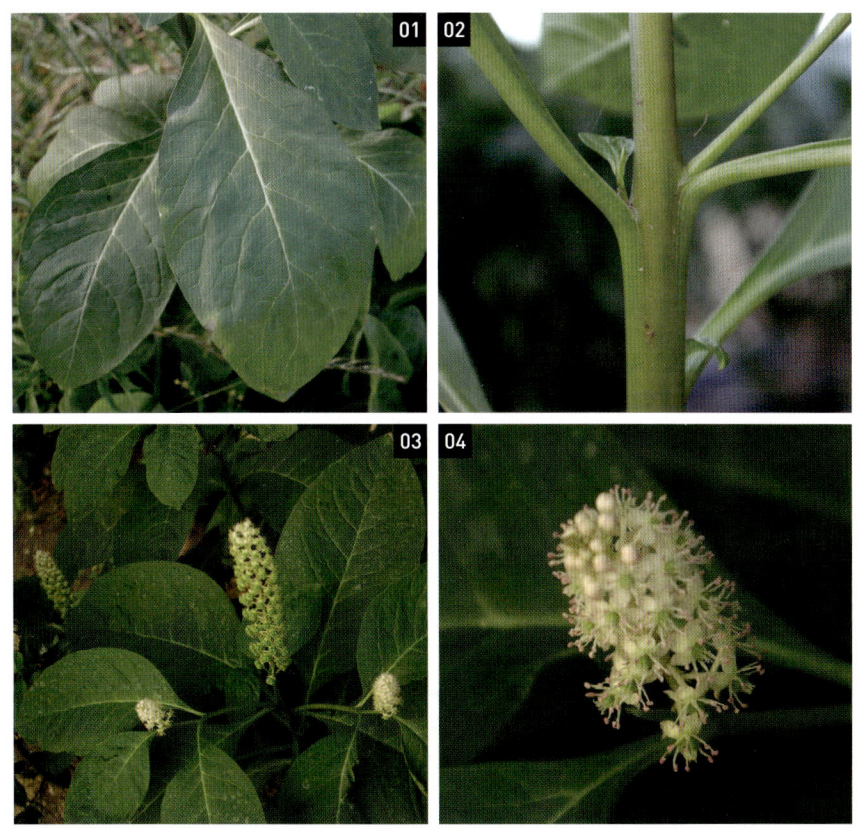

줄기는 1m 정도 자라고, 굵고 곧으며, 단면이 둥글다. **잎**은 어긋나며, 넓은 피침형으로 양끝이 좁아지고, 가장자리가 밋밋하다. 잎길이 10~20cm이고, 잎자루 길이는 1.5~2.5cm이다. **꽃**은 6~7월에 피고 흰색 또는 회색이며, 꽃잎모양의 꽃덮이가 5장이다. 수술은 8개이고, 꽃밥이 엷은 홍색을 띠며, 암술대 8개가 공모양으로 붙어 있다. 작은 꽃 여러 송이가 어긋나게 모여 달리며, 꽃차례가 꼿꼿하거나 비스듬하다. **열매**는 7~8월에 검은자주색으로 여물고, 씨앗 8개가 둥글게 모여 달리며, 터트리면 자주색 유액이 나온다.

01 잎. 7월 21일
02 줄기. 7월 21일
03 꽃 핀 모습. 5월 31일
04 꽃. 5월 31일
05 열매 전체 모습. 7월 21일
06 열매와 꽃받침. 7월 21일
07 잎 앞뒷면과 뿌리. 7월 21일
08 유사종 자리공(왼쪽 2개)과 미국자리공(오른쪽 2개) 잎과 뿌리 비교. 7월 21일

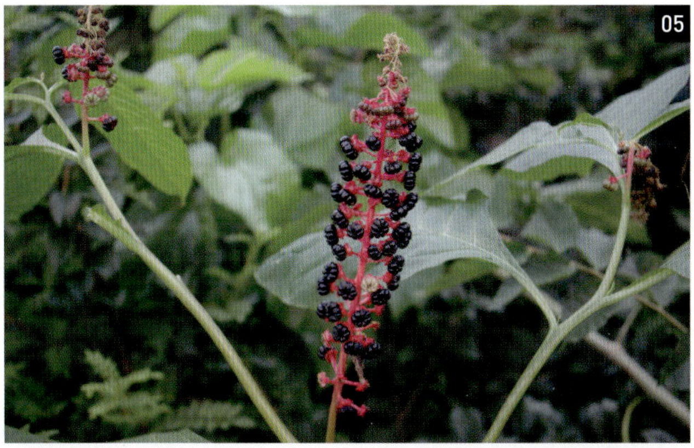

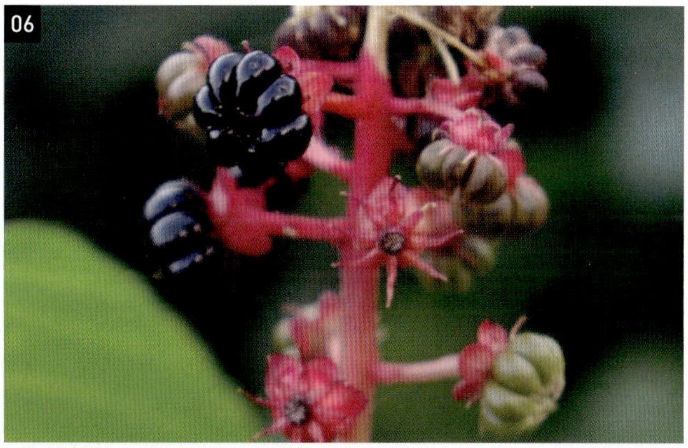

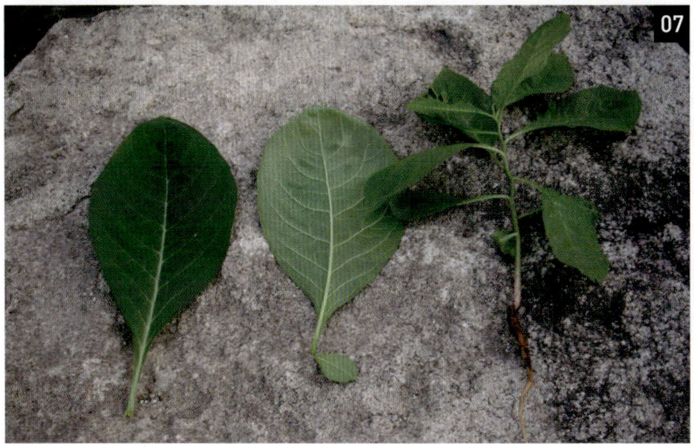

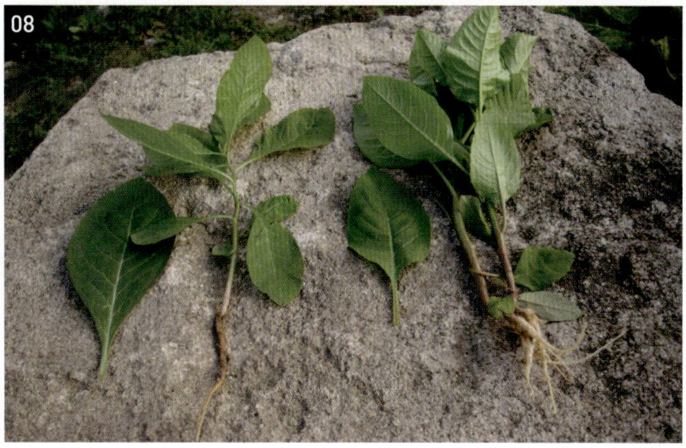

자리공

167 미국자리공

Phytolacca americana L.

조금 쓴맛 독성

■ 기관지염, 신장염, 류머티즘 통증, 건망증, 졸음, 복수 찬 데 효과

자리공과
여러해살이풀

다른 이름
미국장녹
붉은대자리공

생약명
미상륙 美商陸

성분
독성이 있다.
캠페롤 노화방지
아스트라갈린 가려움증해소
올레노인산 생리활성
루틴 모세혈관강화
케르세틴 알러지예방
글루코사이드 통증완화
플라보노이드 노화방지
알칼로이드 염증과 통증완화
비타민C 노화방지

원산지
북아메리카

서식지
낮은 산이나 들판의 풀밭에 나며, 번식력이 강하다.

오행의 맛과 효능
오행상 조금 쓴맛. 단맛이 난다고도 한다. 쓴맛은 배출시키는 작용을 하여 치솟은 기운과 열을 내리고, 입맛을 돋우며, 습한 것을 없앤다.

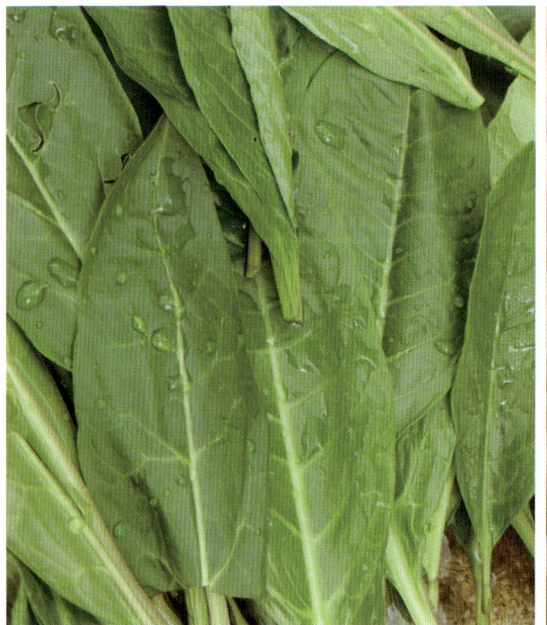
어린잎 채취하여 씻은 모습. 4월 29일

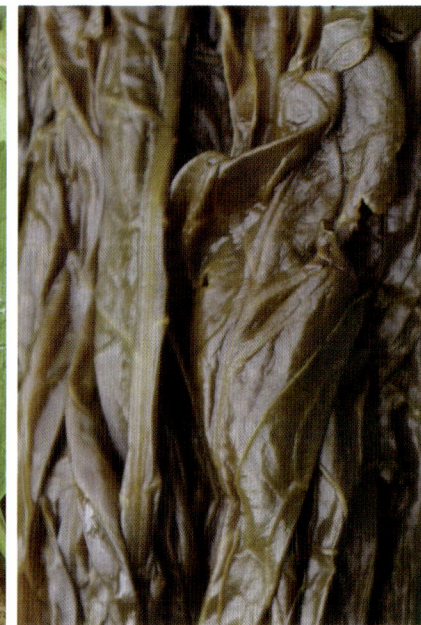
미국자리공잎장아찌.

장아찌 담그기

채취시기 봄~여름.

채취부위 꽃이나 열매가 달리기 전의 새순이나 어린잎.

채취시 주의사항 어릴수록 독성이 약하므로 억세거나 꽃·열매가 달린 것은 피하고, 뿌리 생즙이 피부에 닿으면 물집이 생기므로 장갑을 낀다. 길가의 것은 오염되어 있으므로 채취하지 않는다.

밑준비 새순이나 잎을 끓는 식촛물에 삶아서 부드럽게 만든 뒤 찬물에 하루 정도 담가서 독성을 충분히 우려내고, 여러 번 헹구어 물기를 짜고 살짝 말린다. 생으로 먹거나 독성을 우려내지 않고 먹으면 두통, 복통, 설사를 한다.

담그기 준비한 것에 맛간장을 끓여서 식혀 붓는데, 효소액은 맛간장이 식은 뒤 넣는다.

숙성 담근 장아찌는 상온에 한나절 두었다가 냉장고에 넣어 익히고, 부어놓은 맛간장은 며칠에 한 번씩 따라서 다시 끓여 식혀 붓기를 3~4번 한다. 독성이 조금 있으므로 노르스름해질 때까지 충분히 삭혀서 먹는다.

장아찌맛 쫄깃쫄깃하고 구수한 맛이다.

먹을 때 주의사항 뿌리에 질산칼륨이 들어 있어 잘못 먹으면 호흡곤란을 일으키므로 먹으면 안 된다. 독성이 있으므로 가끔 별미로 조금씩 먹고 임신한 여성이나 허약한 사람은 먹지 않는다.

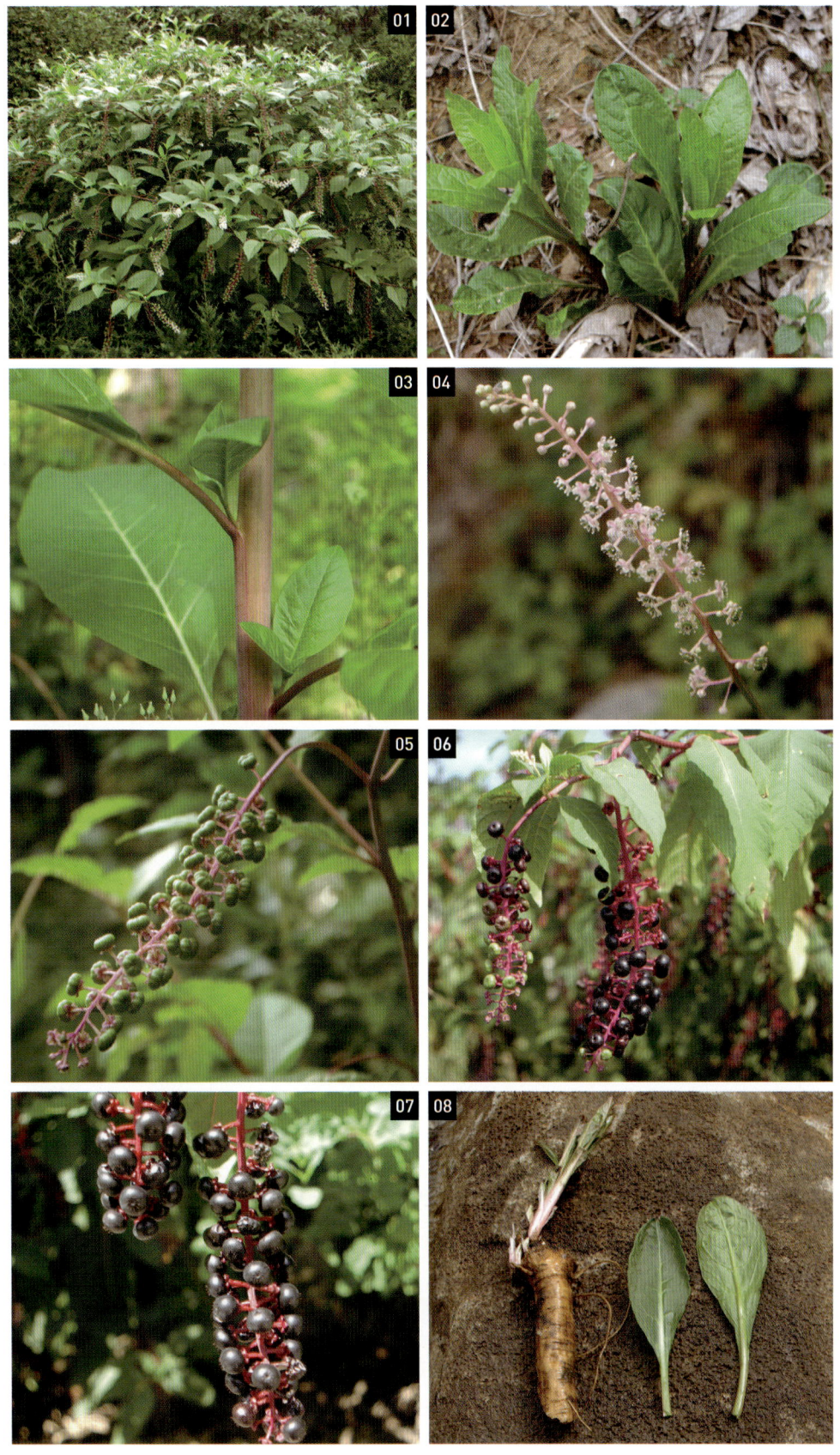

뿌리는 굵게 자라며, 살이 많다. 줄기는 1~1.5m 정도 굵게 자라고, 지름 5cm 정도이다. 가지에 붉은자줏빛이 돈다. 잎은 어긋나며, 긴 타원형 또는 달걀 같은 타원형으로 양끝이 갸름하고, 가장자리가 밋밋하다. 잎길이가 10~30cm이고, 잎자루 길이는 1~4cm이다. 꽃은 6~7월에 피고 붉은흰색이며, 꽃잎모양의 꽃덮이가 5장이다. 꽃 지름은 5mm 정도이고, 수술이 10개이며, 암술대 10개가 공모양으로 붙어 있다. 작은 꽃 여러 송이가 어긋나게 모여 달리며, 꽃차례가 점차 아래로 처진다. 열매는 7~10월에 검은자주색으로 여물며, 둥근 바퀴모양이고, 암술대 흔적이 있다. 터트리면 자주색 유액이 나온다. 열매 지름 7~8mm이며, 꽃받침이 붙어 있다.

01 꽃과 풋열매 달린 모습. 8월 26일
02 어린잎. 4월 29일
03 줄기와 잎. 6월 5일
04 꽃. 6월 11일
05 풋열매. 7월 3일
06 열매 달린 모습. 8월 26일
07 열매. 9월 8일
08 뿌리와 어린잎 앞뒷면. 4월 18일

미국자리공

168 참비비추 ^{쓴맛}

Hosta clausa var. normalis F. Maek.

■ 인후염, 생리통, 소변보기 힘든 데 효과

백합과
여러해살이풀

다른 이름
꽃비비추

생약명
검엽옥잠 劍葉玉簪

성분
독성이 조금 있다.

원산지
한국

서식지
산속 물가에 난다.

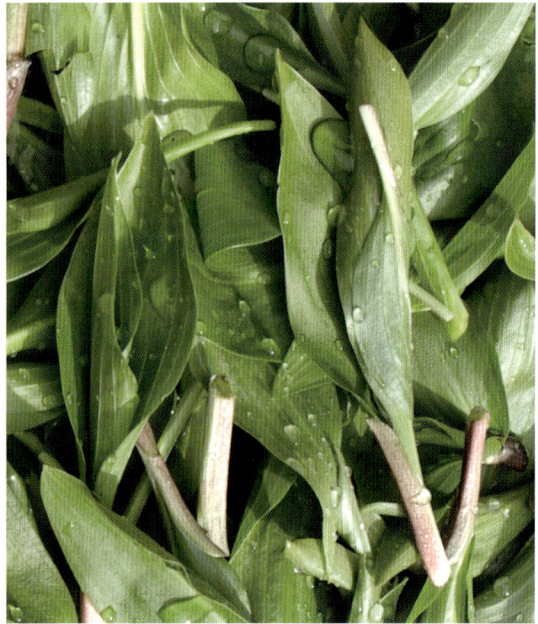
새순 채취하여 씻은 모습. 4월 4일

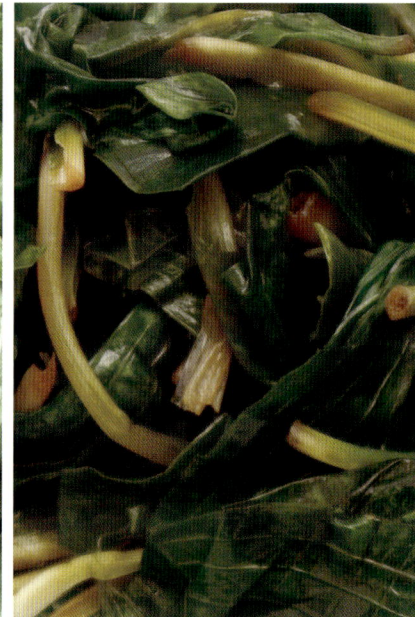
참비비추순장아찌.

장아찌 담그기

채취시기 봄~여름.
채취부위 꽃줄기가 올라오기 전의 새순이나 어린잎.
채취시 주의사항 어릴수록 독성이 약하므로 억세거나 꽃이 핀 것은 피한다.
밑준비 새순이나 잎을 끓는 소금물에 데쳐 부드럽게 만든 뒤 찬물에 하룻밤 담가서 쌉쌀한 맛과 독성을 충분히 우려내고, 손으로 비비면서 여러 번 헹구어 물기를 짜고 살짝 말린다. 생으로 먹으면 설사를 한다.
담그기 준비한 것에 맛간장을 끓여서 아삭한 맛이 살도록 뜨거울 때 붓는데, 효소액은 맛간장이 식은 뒤 넣는다.
숙성 담근 장아찌는 상온에 한나절 두었다가 냉장고에 넣어 익히고, 부어놓은 맛간장은 며칠에 한 번씩 따라서 다시 끓여 식혀 붓기를 3~4번 한다. 잎이 질기므로 노르스름해질 때까지 충분히 삭혀서 먹는다.
장아찌맛 씹는 맛이 좋고 담백한 맛이다.

오행의 맛과 효능
오행상 쓴맛. 쓴맛은 배출시키는 작용을 하여 치솟은 기운과 열을 내리고, 입맛을 돋우며, 습한 것을 없앤다.

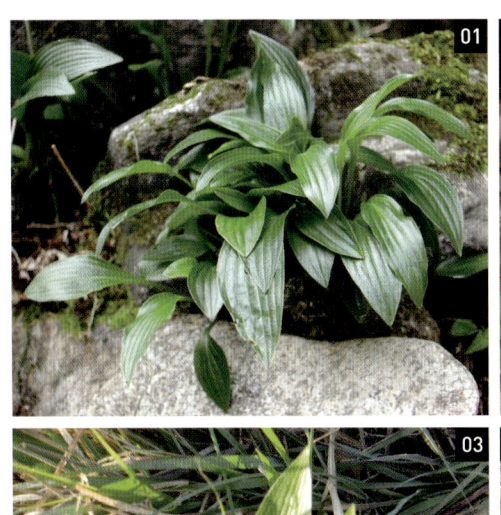
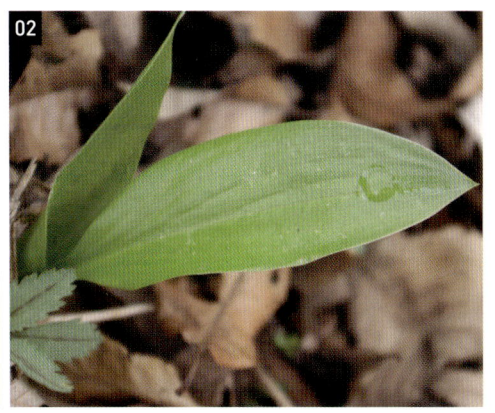
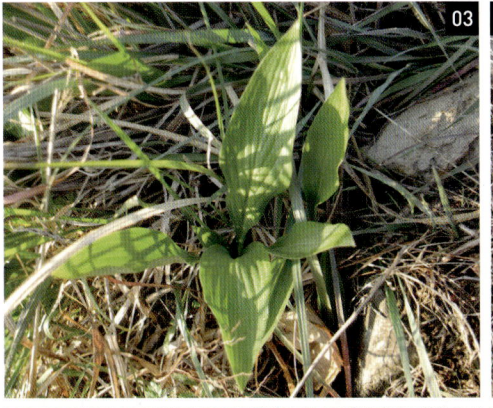
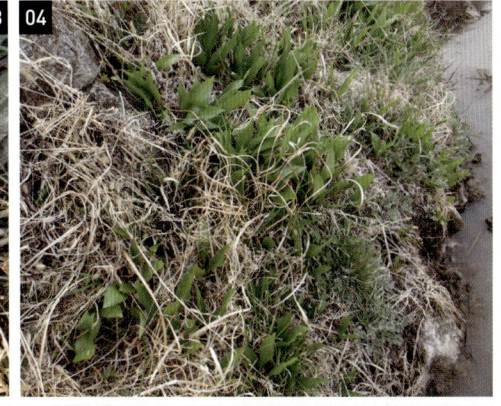
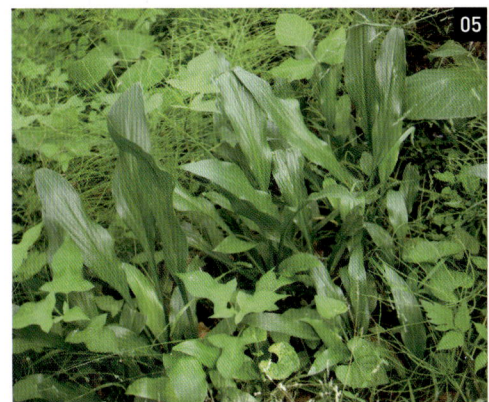
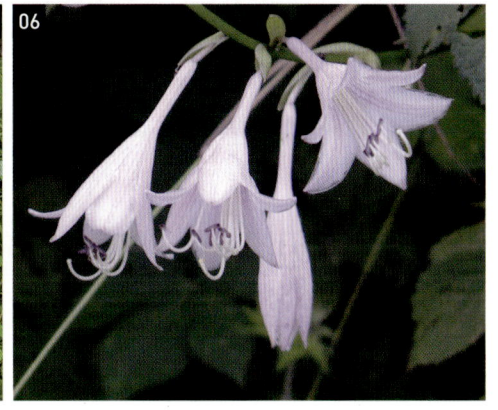

꽃줄기는 40~50㎝ 정도 올라온다. **잎**은 뿌리에 뭉쳐서 나고, 좁고 긴 타원형이며, 양끝이 좁고 가장자리가 밋밋하다. 잎길이는 10.8~19.8㎝이고, 앞면에 윤기가 있으며, 잎자루에 날개가 있다. **꽃**은 8~9월에 피고 연한 자주색이며, 꽃부리가 6갈래이다. 꽃길이가 3~4㎝이고, 작은 꽃 여러 송이가 한쪽으로 어긋나게 모여 달리며, 이삭잎이 일찍 말라 떨어진다. **열매**는 10월에 여물고 타원형이며, 열매껍질이 갈라져 씨앗이 나온다.

01 전체 모습. 6월 30일
02 새순. 4월 4일
03 어린잎. 4월 25일
04 어린잎 자라는 군락. 4월 25일
05 잎 자란 모습. 5월 26일
06 꽃. 7월 12일
07 뿌리. 4월 4일
08 잎 앞뒷면. 5월 26일

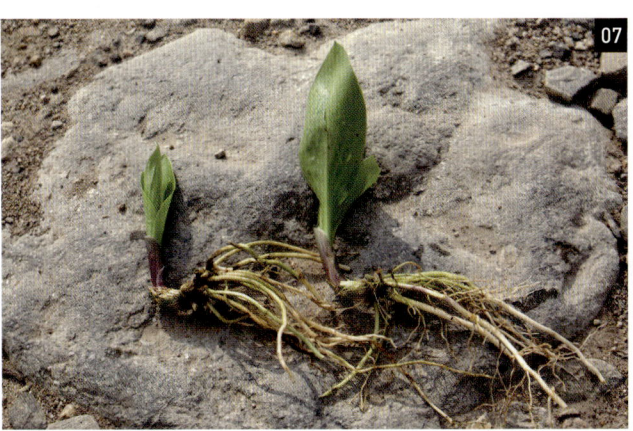
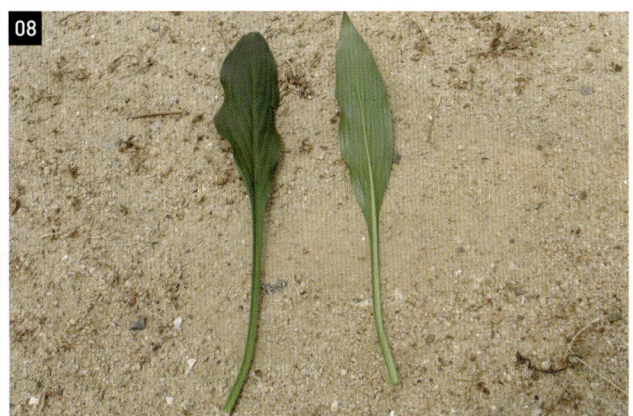

참비비추

169 초롱꽃
Campanula punctata Lam.

■ 두통, 인후염에 효과

초롱꽃과
여러해살이풀

다른 이름
산소채
까치밥통

생약명
풍령초 風鈴草

성분
케르세틴 알러지예방
이소람네틴 노화방지
퓨란 숙취해소

원산지
한국

서식지
낮은 산과 들판의 양지바른 풀밭에 난다.

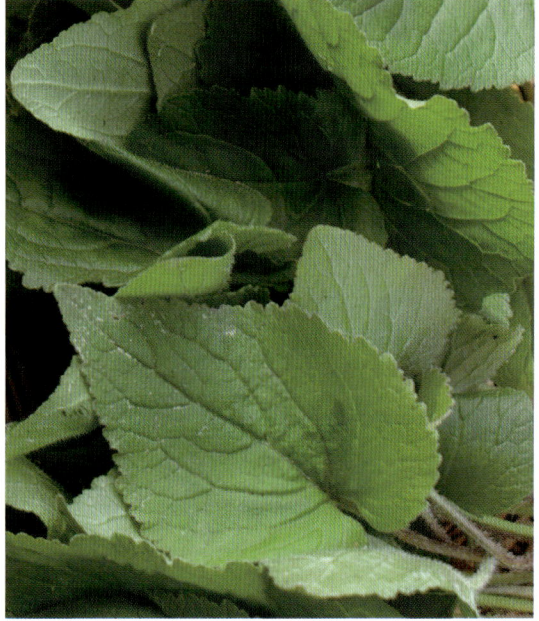
잎 채취한 모습. 6월 6일

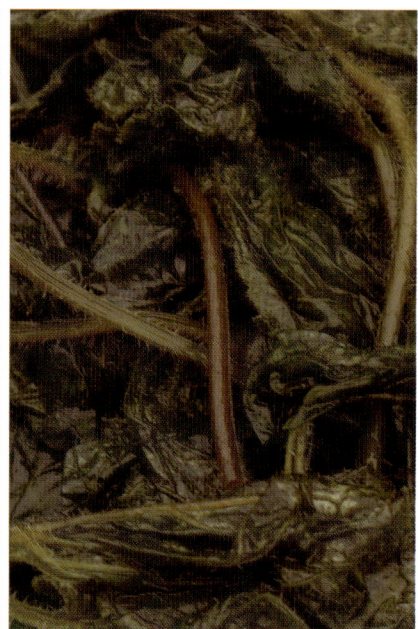
초롱꽃잎장아찌.

장아찌 담그기

채취시기 봄~여름.
채취부위 새순이나 연한 잎.
채취시 주의사항 어릴수록 쓴맛이 덜하므로 억센 것은 피한다.
밑준비 새순이나 잎을 끓는 물에 살짝 데쳐서 부드럽게 만든 뒤, 찬물에 반나절 정도 담가서 쓰고 떫은맛을 우러내고 물기를 짠다.
담그기 준비한 것에 맛간장을 끓여서 식혀 붓는데, 효소액은 맛간장이 식은 뒤 넣는다.
숙성 담근 장아찌는 상온에 한나절 두었다가 냉장고에 넣어 익히고, 부어놓은 맛간장은 며칠에 한 번씩 따라서 다시 끓여 식혀 붓기를 3~4번 한다.
장아찌맛 아삭아삭하고 개운한 맛이다.

오행의 맛과 효능
오행상 쓴맛. 떫은맛이 나기도 한다. 쓴맛은 배출시키는 작용을 하여 치솟은 기운과 열을 내리고, 입맛을 돋우며, 습한 것을 없앤다.

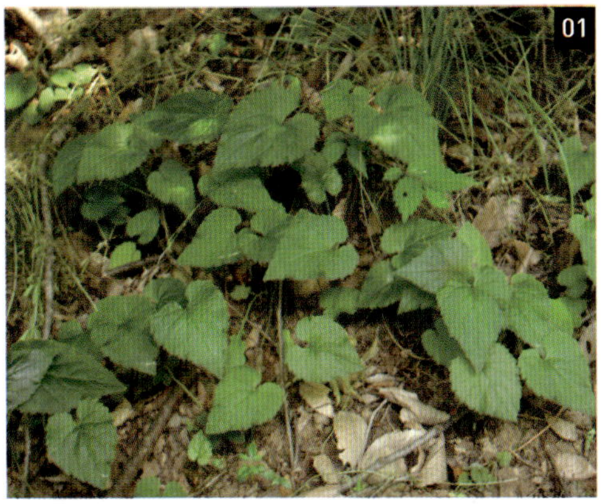

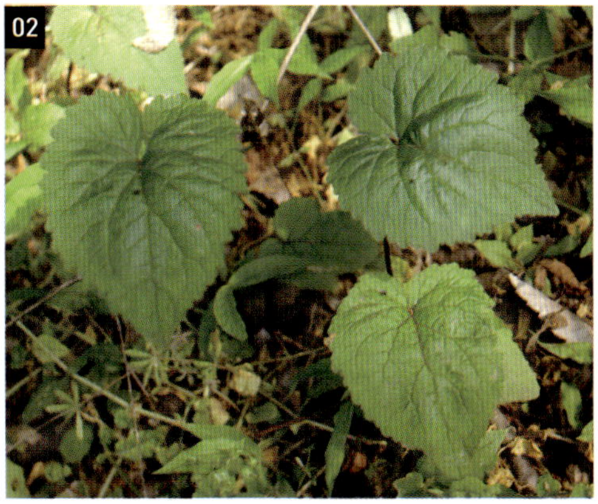

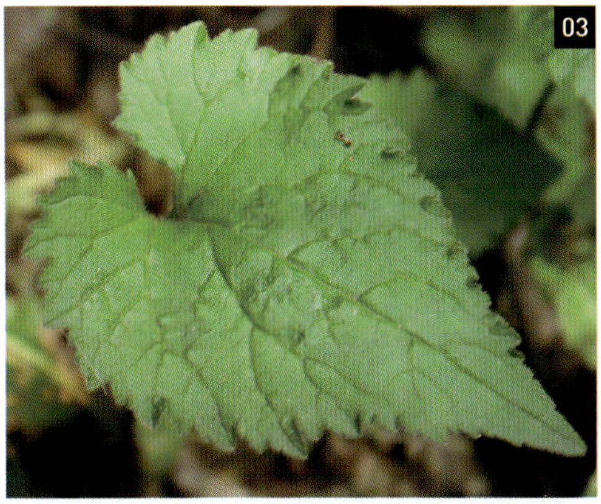

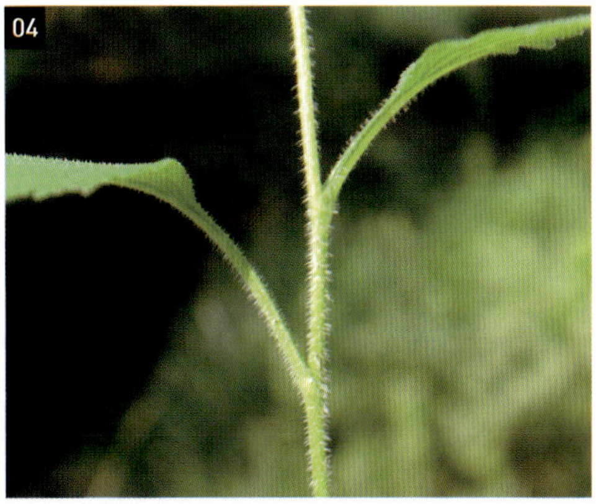

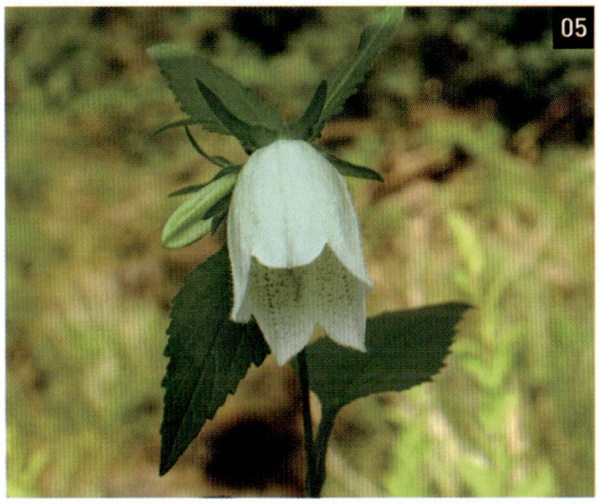

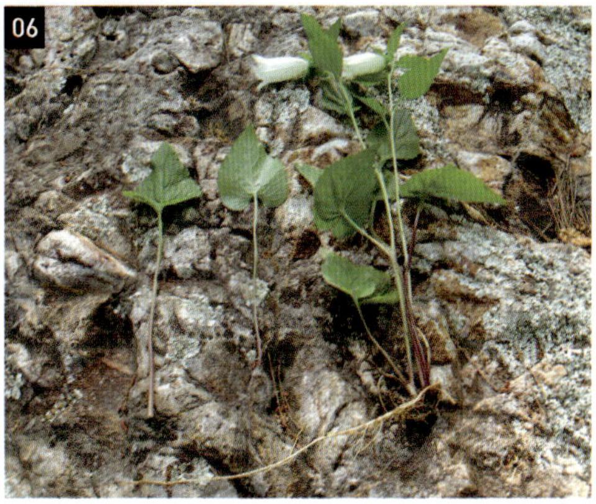

줄기는 40~100㎝ 정도 자라고, 가늘며 굽는다. 줄기와 가지에 잔털이 있으며, 가지가 옆으로 뻗는다. **잎**은 뿌리잎은 뭉쳐서 나고, 심장 같은 달걀모양이며, 잎자루가 길다. 줄기잎은 어긋나고, 삼각형 같은 달걀모양 또는 넓은 피침형이며, 잎자루에 날개가 있고, 길이 4~8㎝이다. 잎 가장자리에 불규칙한 톱니가 있고, 잎자루에 잔털이 있다. **꽃**은 6~7월에 피고, 흰색 또는 연붉은자주색 바탕에 짙은 반점이 있으며, 초롱모양이고 꽃부리가 5갈래이다. 꽃길이 4~8㎝이고, 아래를 향해 달리며, 꽃받침에 잔털이 있다. **열매**는 7~10월에 여물고 달걀모양이다.

01 군락. 6월 6일
02 뿌리잎. 6월 6일
03 잎. 6월 6일
04 줄기. 6월 6일
05 꽃과 줄기잎. 6월 6일
06 뿌리잎 앞뒷면과 뿌리 달린 전체 모습. 6월 6일
07 유사종 초롱꽃(왼쪽)과 자주섬초롱꽃(오른쪽). 6월 15일
08 유사종 초롱꽃(왼쪽 2개)과 자주섬초롱꽃(오른쪽 2개) 잎과 뿌리 비교. 6월 15일

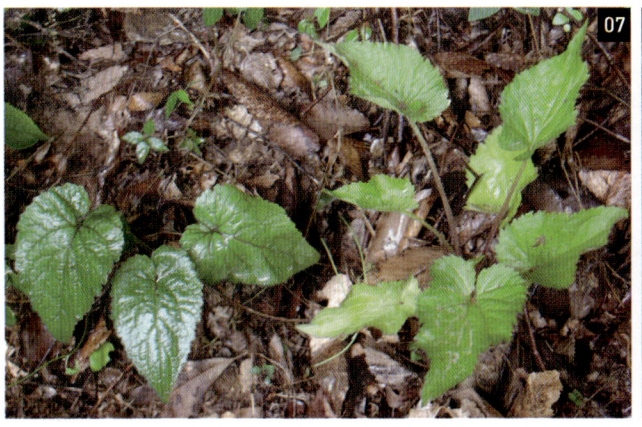
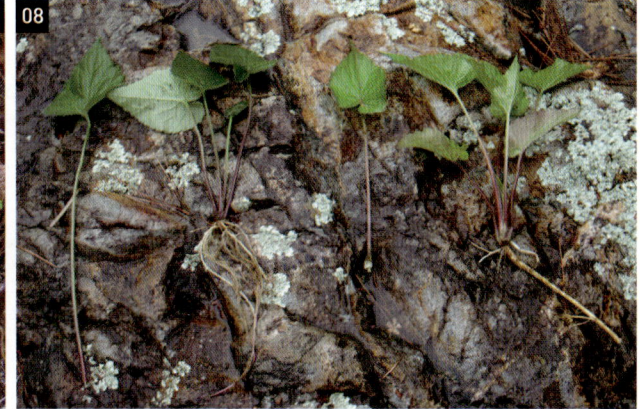

초롱꽃

170 자주섬초롱꽃 ^{쓴맛}

Campanula takesimana for. *purpurea* T. Lee

■ 두통, 인후염에 효과

초롱꽃과
여러해살이풀

생약명
조선자반풍령초 朝鮮紫斑風鈴

서식지
우리나라 특산식물.
울릉도 등 바닷가 풀밭에 난다

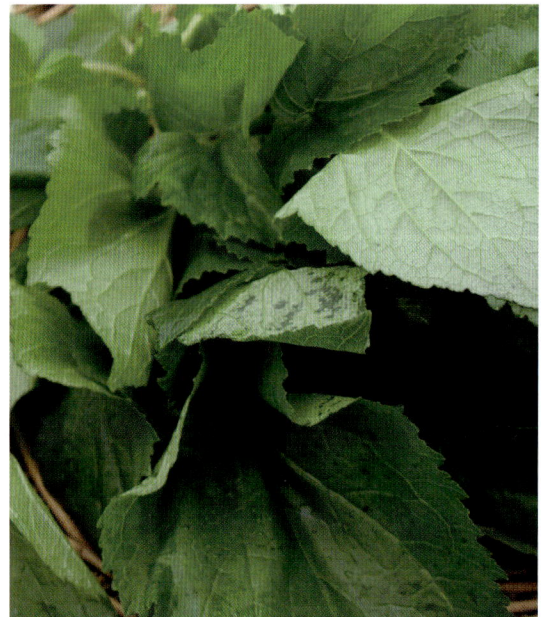

잎 채취한 모습. 6월 15일

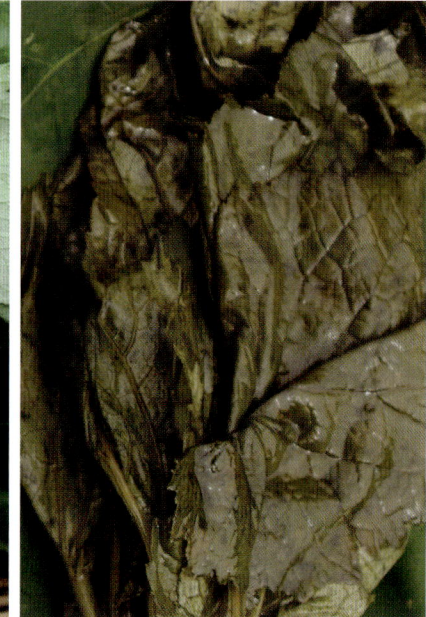

자주섬초롱꽃잎장아찌.

장아찌 담그기

채취시기 봄~여름.
채취부위 새순이나 연한 잎.
채취시 주의사항 흔치 않은 약초이므로 조금만 채취하고 개체를 남겨둔다.
밑준비 새순이나 잎을 끓는 물에 살짝 데쳐서 부드럽게 만든 뒤, 찬물에 반나절 정도 담가서 쌉쌀한 맛을 우려내고 물기를 짠다.
담그기 준비한 것에 맛간장을 끓여서 식혀 붓는데, 효소액은 맛간장이 식은 뒤 넣는다.
숙성 담근 장아찌는 상온에 한나절 두었다가 냉장고에 넣어 익히고, 부어놓은 맛간장은 며칠에 한 번씩 따라서 다시 끓여 식혀 붓기를 3~4번 한다.
장아찌맛 쌉싸름하면서 아삭아삭한 맛이다.

오행의 맛과 효능
오행상 쓴맛. 쓴맛은 배출시키는 작용을 하여 치솟은 기운과 열을 내리고, 입맛을 돋우며, 습한 것을 없앤다.

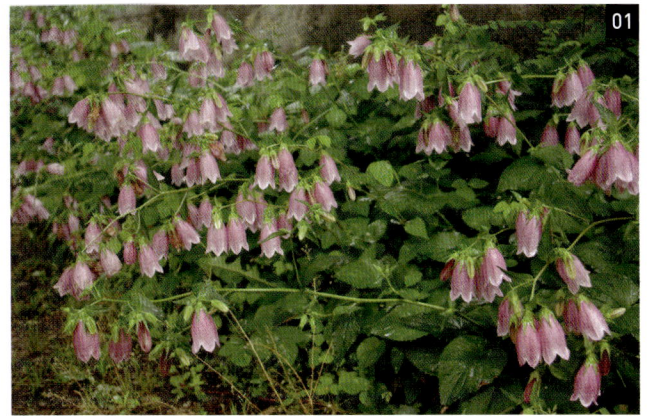

줄기는 30~100㎝ 정도 비스듬히 자라며, 세로로 골이 있고, 잔털이 조금 있다. **잎**은 뿌리잎은 뭉쳐서 나오고 달걀 같은 심장모양이며, 끝이 뾰족하고 잎자루가 길다. 줄기잎은 긴 타원형으로 잎자루가 짧거나 없고, 아래쪽이 줄기를 감싼다. 잎길이 5~9㎝이고, 가장자리에 톱니가 있다. **꽃**은 8월에 피고 붉은자주색 바탕에 짙은 색 반점이 있으며, 초롱모양이고 꽃부리가 5갈래이다. 꽃길이 3~5㎝이며, 작은 꽃 여러 송이가 어긋나게 모여 아래를 향해 달린다. **열매**는 10월에 여문다.

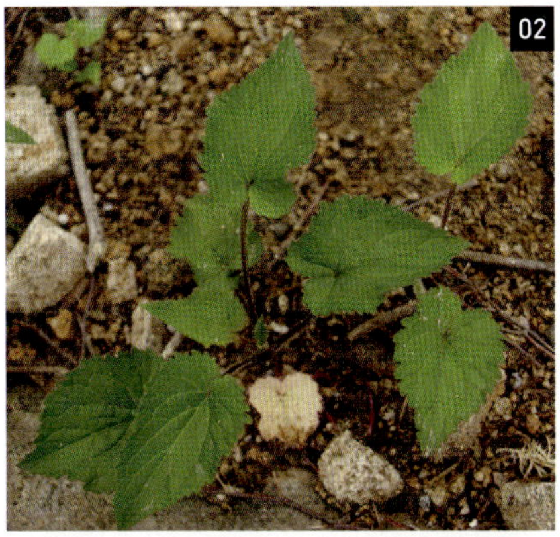

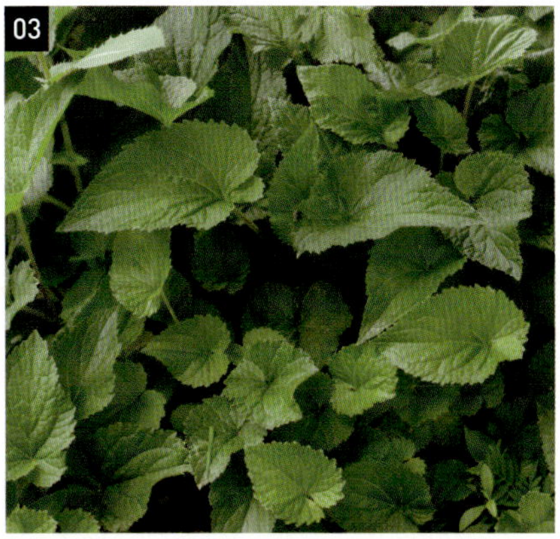

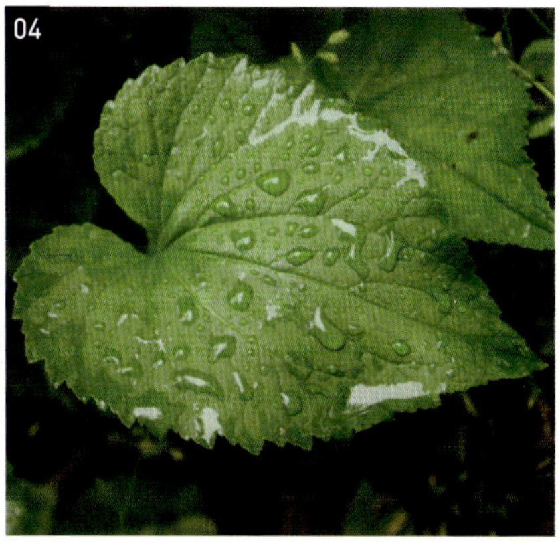

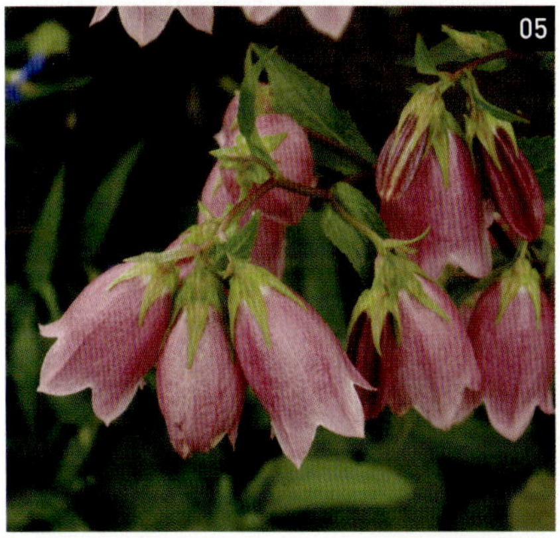

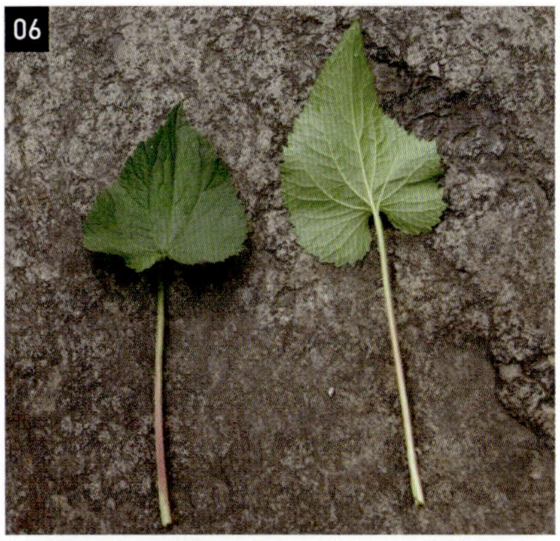

01 꽃 핀 전체 모습. 6월 15일
02 어린 뿌리잎. 6월 15일
03 뿌리잎 자라는 모습. 6월 15일
04 뿌리잎. 6월 15일
05 꽃과 줄기잎. 6월 15일
06 뿌리잎 앞뒷면. 6월 15일
07 뿌리잎과 뿌리. 6월 15일
08 유사종 청강초롱(원예종). 6월 28일
09 유사종 청강초롱 잎. 9월 25일

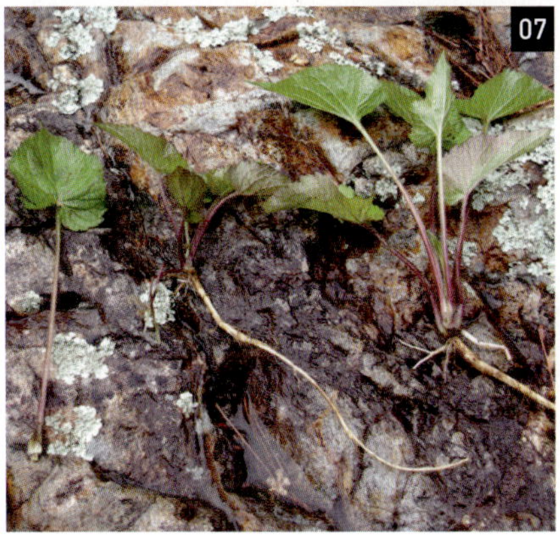

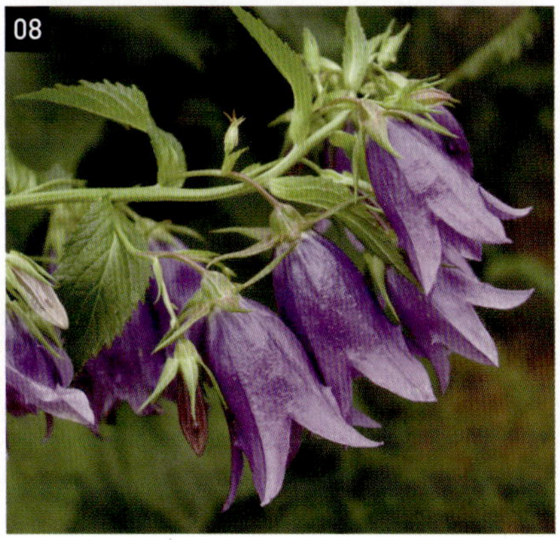

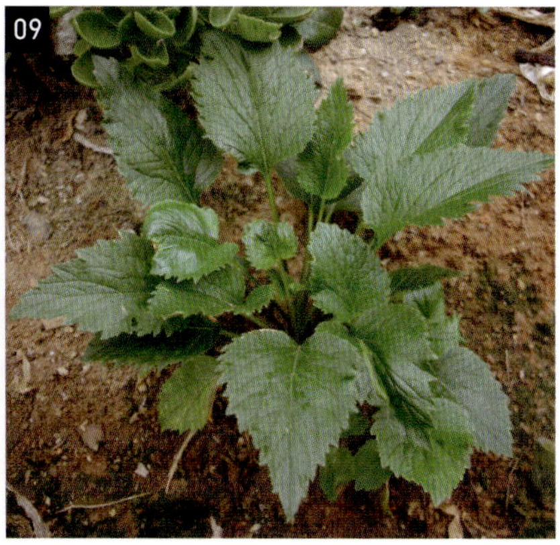

자주섬초롱꽃

171 털중나리 쓴맛

Lilium amabile Palib.

백합과
여러해살이풀

생약명
천굴채 千屈菜

성분
독성이 없다.
헥사날 살균작용
비텍신 유해산소제거
콜린 혈중콜레스테롤 저하
알칼로이드 염증과 통증완화
타닌 수렴작용

원산지
한국

서식지
산과 들판의 양지에 난다.

■ 자궁출혈, 생리불순, 치질, 위궤양, 이질설사에 효과

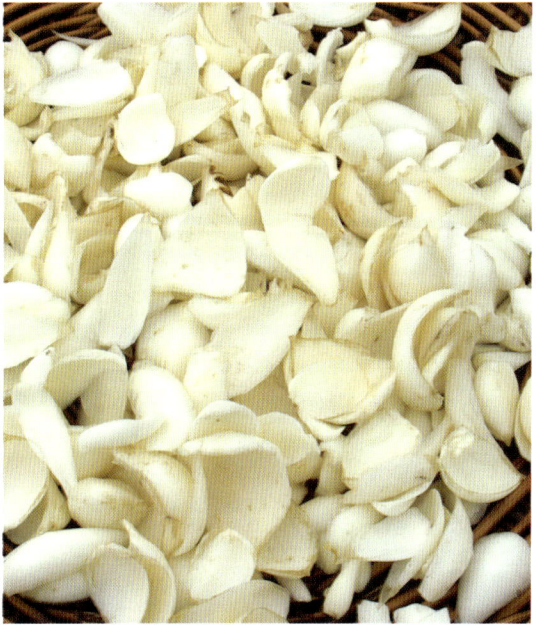

알뿌리 다듬은 모습. 6월 25일

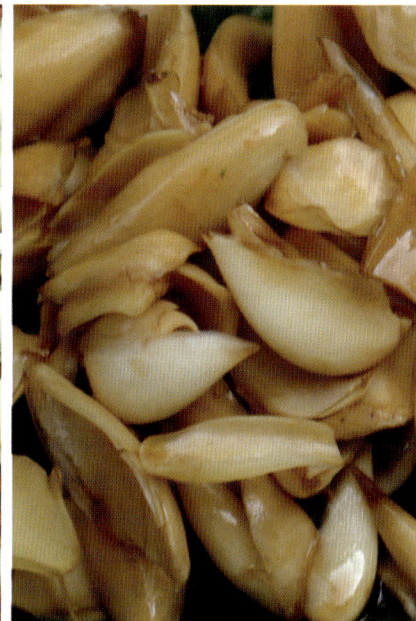

털중나리뿌리장아찌.

장아찌 담그기

채취시기 봄~가을.

채취부위 알뿌리.

밑준비 알뿌리 겉껍질을 벗겨내고 비늘 같은 속살을 쪼갠 뒤 짭짤한 소금물에 한나절 절여서 쌉쌀한 맛을 우려내고, 여러 번 헹구어 물기를 제거하고 살짝 말린다.

담그기 준비한 알뿌리에 맛간장을 끓여서 식혀 붓거나, 맛고추장으로 버무린다. 맛간장에 넣는 효소액은 맛간장이 식은 뒤 넣고, 소금에 절였으므로 간을 약하게 한다.

숙성 담근 장아찌는 상온에 한나절 두었다가 냉장고에 넣어 익히고, 부어놓은 맛간장은 며칠에 한 번씩 따라서 다시 끓여 식혀 붓기를 3~4번 한다.

장아찌맛 쌉싸름하고 씹는 맛이 좋다.

먹을 때 주의사항 생리혈이 나오게 하는 작용을 하므로 임신한 여성은 먹지 않는다.

오행의 맛과 효능
오행상 쓴맛. 쓴맛은 배출시키는 작용을 하여 치솟은 기운과 열을 내리고, 입맛을 돋우며, 습한 것을 없앤다.

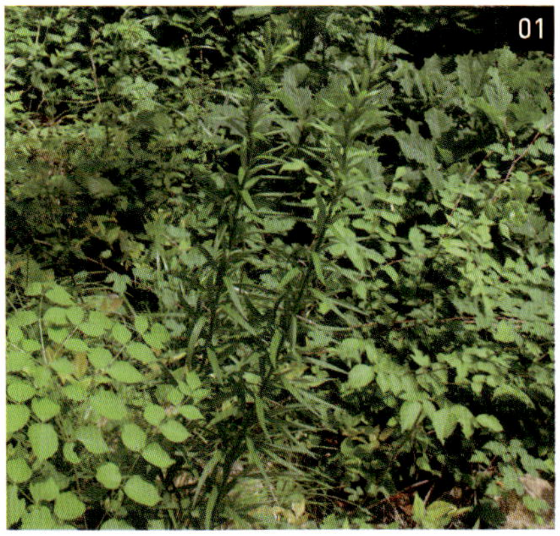

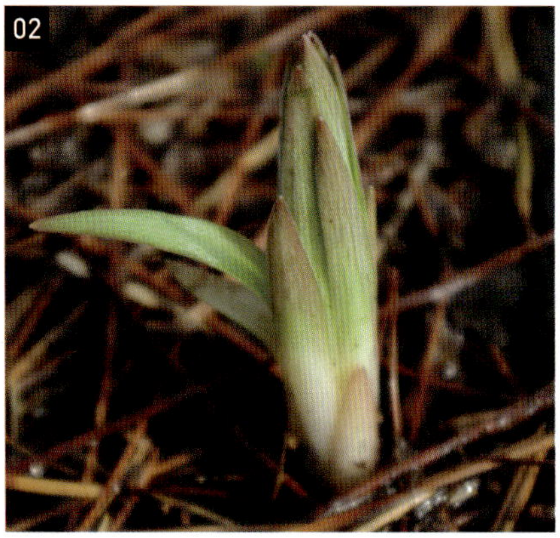

비늘줄기(알뿌리)가 땅속에서 달걀 같은 타원형으로 자라며, 지름 2.5~4cm이다. **줄기**는 50~100cm 정도 곧게 자라다가 끝에서 조금 굽으며, 윗동에서 가지가 조금 갈라져 나온다. 줄기에 고운 잔털이 있다. **잎**은 어긋나게 촘촘히 나고, 피침형이며, 잎자루가 없다. 잎길이 3~7cm이고 조금 두꺼우며, 앞뒷면에 고운 잔털이 있다. **꽃**은 6~7월에 아래쪽을 향해 피고, 선명한 주황색 바탕에 검은자주색 반점이 가운데 몰려 있으며, 꽃잎모양의 꽃덮이가 6장이다. **열매**는 10월에 여물고, 위쪽이 뭉툭한 세모 같은 타원형이며, 열매껍질이 3갈래로 갈라져 씨앗이 나온다.

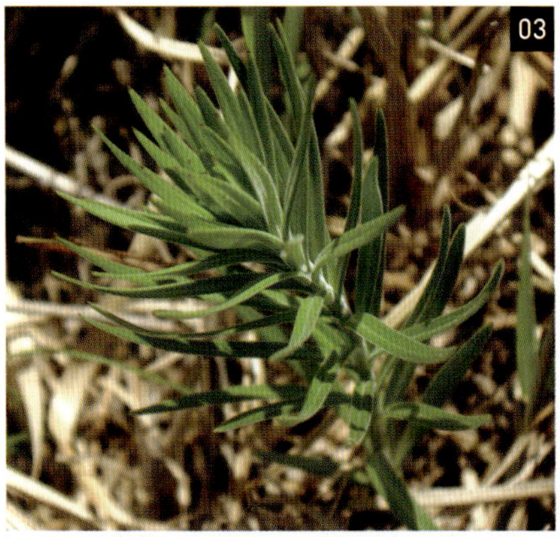

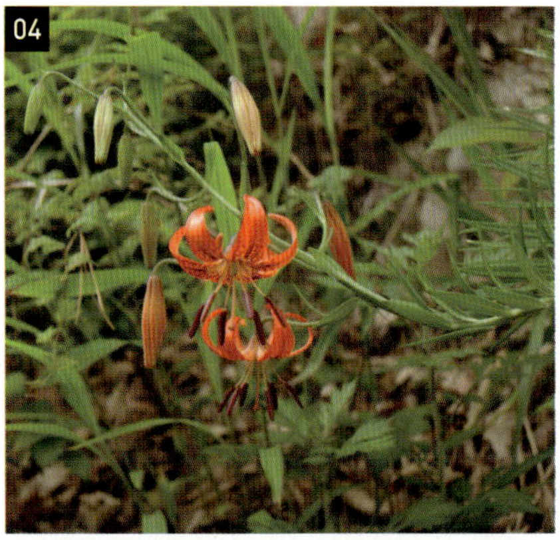

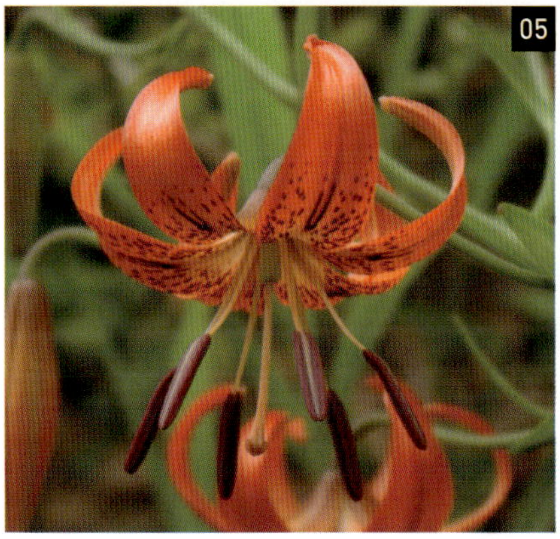

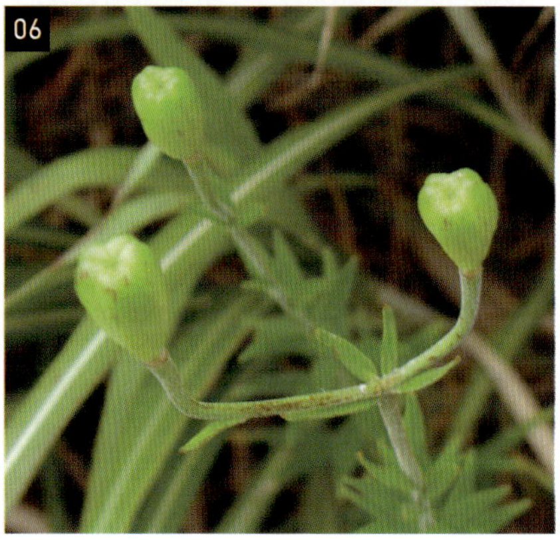

---

01 줄기 자란 전체 모습. 5월 30일
02 새순. 4월 24일
03 잎 달린 모습. 6월 4일
04 꽃과 꽃봉오리 달린 모습. 6월 7일
05 꽃. 6월 7일
06 풋열매. 8월 15일
07 잎 뒷면과 뿌리. 5월 19일
08 유사종 참나리(왼쪽)와 털중나리(오른쪽). 4월 29일
09 유사종 참나리(왼쪽)와 털중나리(오른쪽) 뿌리째 비교. 4월 29일

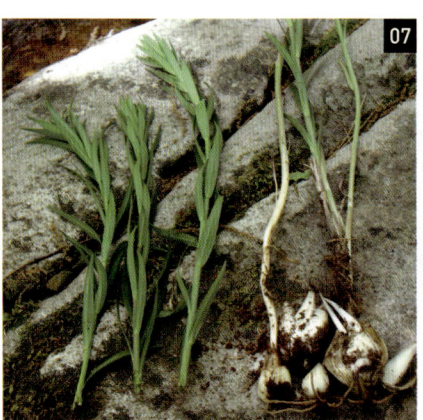
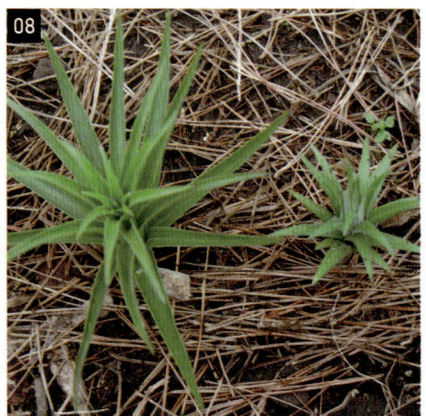
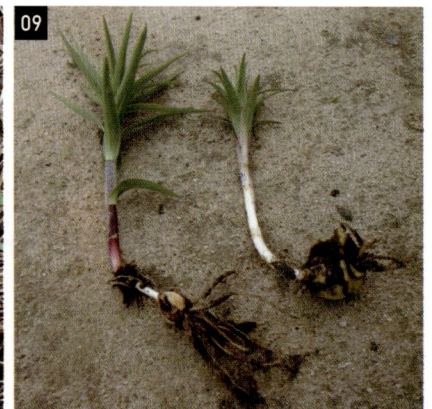

털중나리

172 호장근 조금 쓴맛

Fallopia japonica (Houtt.) RonseDecr.

- 기침가래, 류머티즘, 생리불순, 산후어혈, 변비에 효과

마디풀과
여러해살이풀

다른 이름
범싱아

생약명
호장 虎杖

성분
독성이 없다.
에모딘 위장기능강화
케르세틴 알러지예방
클로로겐산 종양억제
갈산 종양억제
활성싱아산 혈당내림
타닌 수렴작용
비타민C 노화방지

원산지
한국

서식지
산과 들판의 반그늘에 난다.

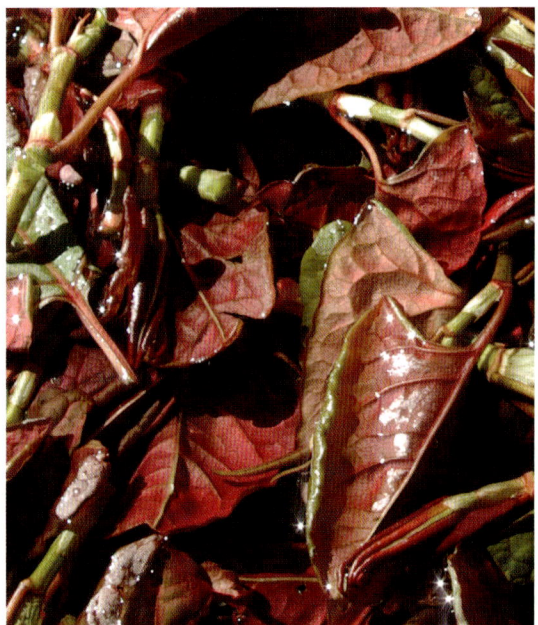

새순 채취하여 씻은 모습. 4월 12일

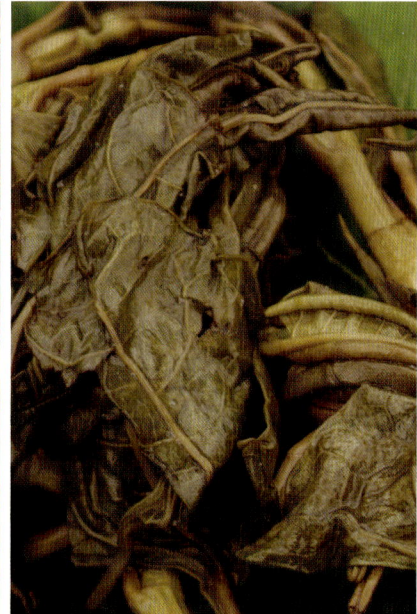

호장근순장아찌.

장아찌 담그기

채취시기 봄~여름.
채취부위 새순이나 연한 잎.
채취시 주의사항 흔치 않은 약초이므로 조금만 채취하고 개체를 남겨두며, 어릴수록 쓴맛이 덜하므로 억세거나 꽃이 핀 것은 피한다.
밑준비 새순이나 잎을 끓는 물에 살짝 데쳐서 부드럽게 만든 뒤 찬물에 한나절 정도 담가서 씁쓸한 맛을 우려내고, 물기를 짜서 살짝 말린다.
담그기 준비한 것에 맛간장을 끓여서 식혀 붓거나, 맛고추장으로 버무린다. 맛간장에 넣는 효소액은 맛간장이 식은 뒤 넣는다.
숙성 담근 장아찌는 상온에 한나절 두었다가 냉장고에 넣어 익히고, 부어놓은 맛간장은 며칠에 한 번씩 따라서 다시 끓여 식혀 붓기를 3~4번 한다.
장아찌맛 씁싸름하고 쫄깃쫄깃한 맛이다.
먹을 때 주의사항 몸속의 뭉친 것을 내보내는 작용을 하므로 임신한 여성은 먹지 않는다.

오행의 맛과 효능
오행상 조금 쓴맛. 쓴맛은 배출시키는 작용을 하여 치솟은 기운과 열을 내리고, 입맛을 돋우며, 습한 것을 없앤다.

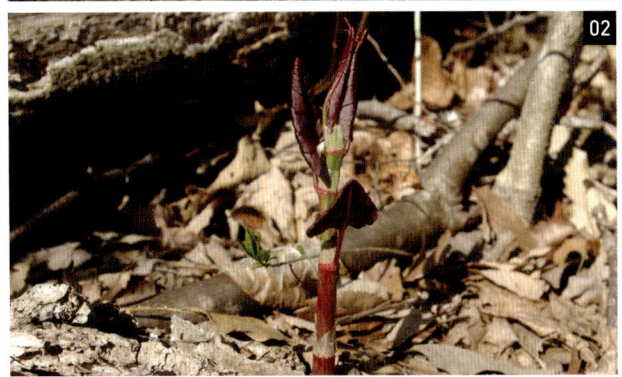

뿌리줄기가 땅속에 굵고 길게 뻗으며, 곤봉모양이고, 나무처럼 단단하다. **줄기**는 1~1.5m 정도 굵고 곧게 자라며, 속이 비어 있다. 어릴 때는 줄기에 붉은자주색 얼룩이 있으며, 줄기마디를 감싸는 흰붉은색 턱잎이 있다가 점차 떨어진다. **잎**은 어긋나며, 넓은 타원형 또는 달걀 같은 타원형으로 끝이 뾰족하고, 가장자리가 조금 구불거린다. 잎길이 6~15cm이며, 어린잎은 붉은빛이 돈다. **꽃**은 6~8월에 피고 흰색 또는 흰붉은색이며, 꽃잎모양의 꽃덮이가 5장이다. 작은 꽃 여러 송이가 겹으로 어긋나게 모여서 원뿔모양으로 달린다. **열매**는 10월에 여물고, 날개 같은 꽃받침에 싸여 있으며, 씨앗은 세모진 타원형이다.

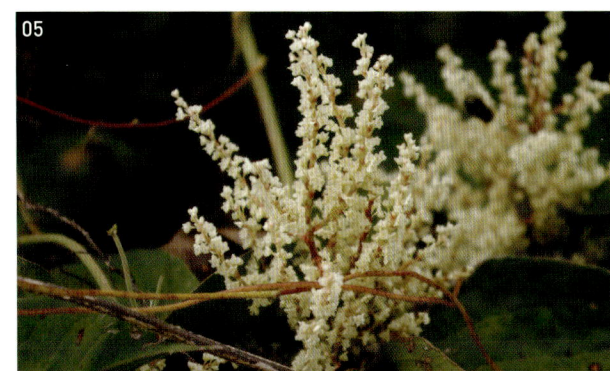

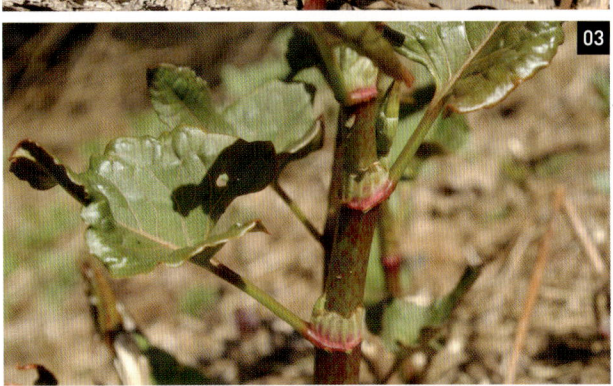

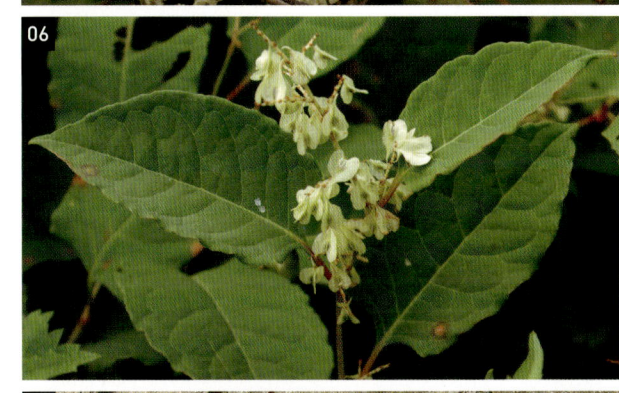

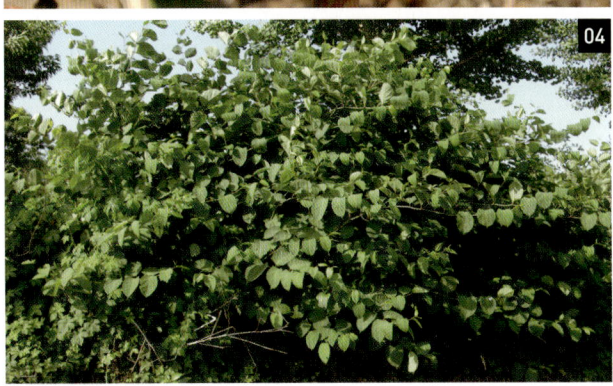

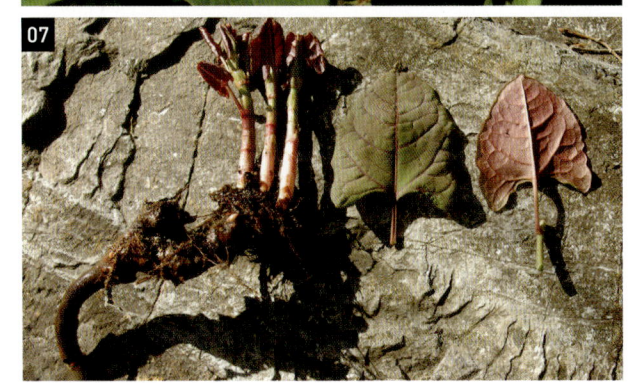

01 줄기 자라는 전체 모습. 4월 29일
02 새순. 4월 12일
03 줄기와 어린잎. 4월 12일
04 잎이 무성한 모습. 6월 3일

05 꽃. 9월 30일
06 열매. 10월 19일
07 뿌리와 잎 앞뒷면. 4월 12일

호장근

173

Ligularia taquetii
(H. Lev. & Vaniot) Nakai

국화과
여러해살이풀

다른 이름
갯곰취
섬곰취

생약명
전연탁오 全緣橐吾

성분
베타피넨 진균억제
리모넨 염증제거
세스퀴테르펜 종양억제

서식지
우리나라 특산식물. 제주도와 거제도 등 남부지방 해안가의 양지바른 풀밭에 나며, 심어 키우기도 한다.

갯취 쓴맛

■ 기침가래, 기관지염, 열감기, 오한감기, 출혈, 소변보기 힘든 데 효과

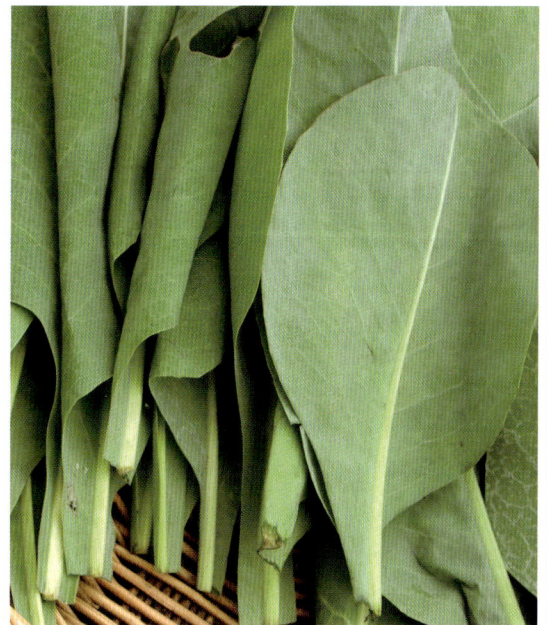
잎 채취한 모습. 7월 2일

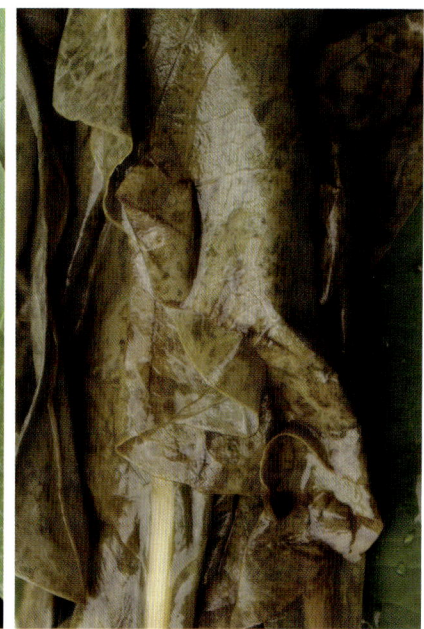
갯취잎장아찌.

장아찌 담그기

채취시기 봄~여름.
채취부위 새순이나 어린잎.
채취시 주의사항 흔치 않은 약초이므로 조금만 채취하고 개체를 남겨두며, 어릴수록 쓴맛이 덜하므로 억세거나 꽃이 핀 것은 피한다.
밑준비 새순이나 어린잎을 끓는 물에 살짝 데쳐서 부드럽게 만든 뒤 찬물에 반나절 정도 담가서 쌉쌀한 맛을 우려내고, 물기를 짜서 살짝 말린다.
담그기 준비한 것에 맛간장을 끓여서 아삭한 맛이 살도록 뜨거울 때 붓는데, 효소액은 맛간장이 식은 뒤 넣는다.
숙성 담근 장아찌는 상온에 한나절 두었다가 냉장고에 넣어 익히고, 부어놓은 맛간장은 며칠에 한 번씩 따라서 다시 끓여 식혀 붓기를 3~4번 한다.
장아찌맛 씹는 맛이 좋고 개운한 맛이다.

오행의 맛과 효능
오행상의 맛이 알려져 있지 않다. 쓴맛. 매운맛이 나기도 한다. 쓴맛은 배출시키는 작용을 하여 치솟은 기운과 열을 내리고, 입맛을 돋우며, 습한 것을 없앤다.

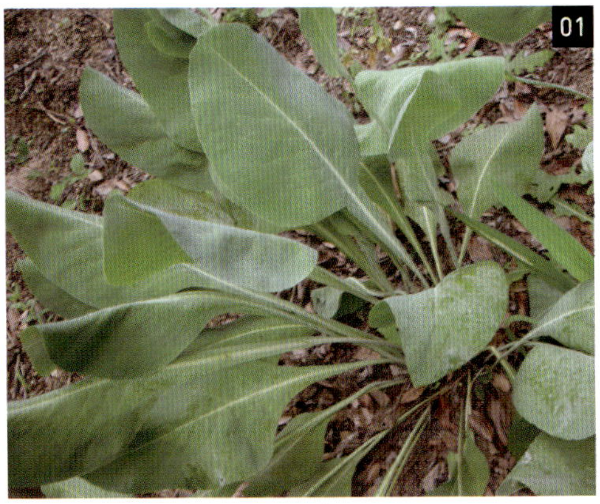

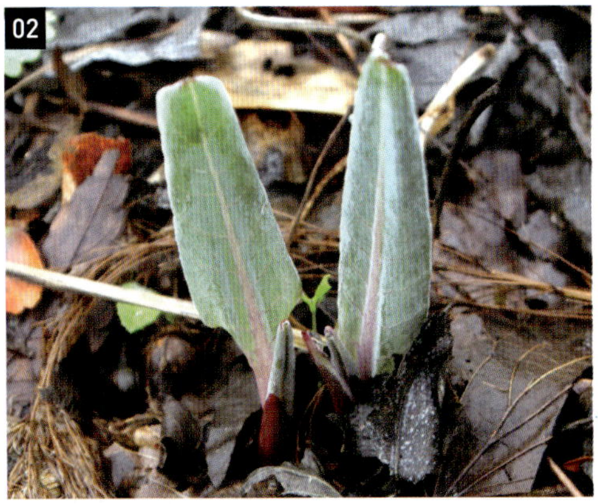

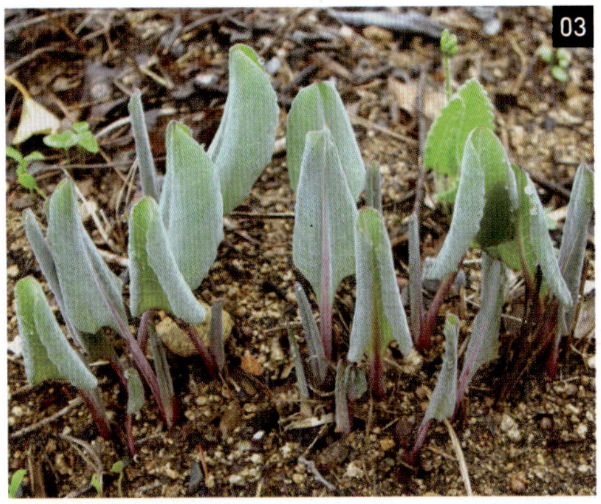

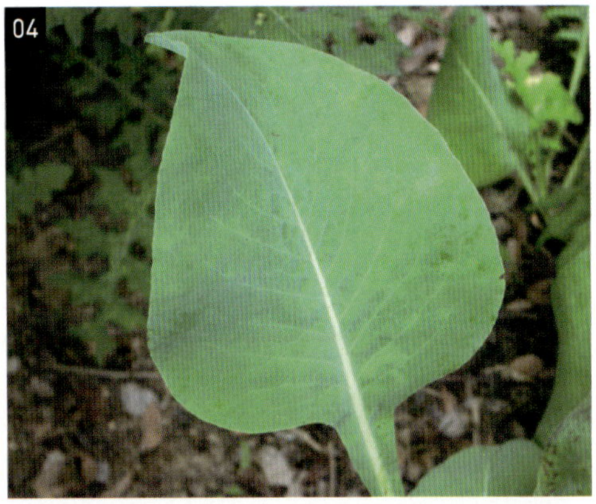

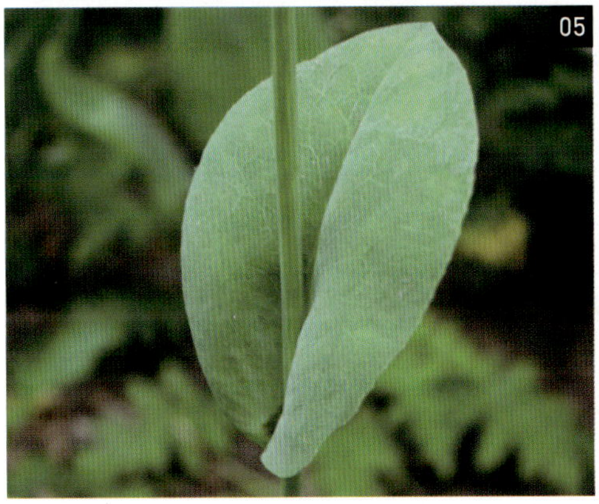

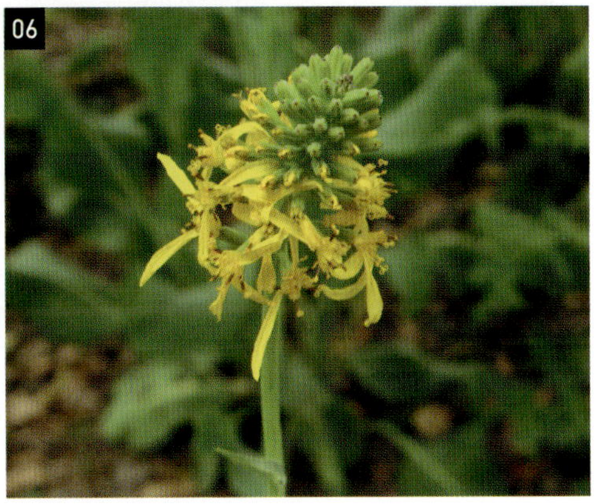

뿌리는 깊게 뻗고 굵어지며, 사방으로 퍼져 나간다. **줄기**는 1m 정도 곧게 자라고, 희끗한 녹색을 띤다. 밑동은 지름 1㎝ 정도이며, 줄기에 가지가 없다. **잎**은 뿌리잎은 뭉쳐서 나고, 타원형 또는 긴 타원형으로 아래쪽이 날개가 되며, 잎자루가 길다. 줄기잎은 어긋나며, 잎자루가 짧아지다가 없어지고, 아래쪽이 줄기를 감싼다. 잎길이가 15~25㎝이고 윗동잎이 작아지며, 회색빛 도는 녹색을 띠고 조금 두껍다. **꽃**은 6~7월에 피고 노란색이며, 꽃잎모양의 혀꽃과 꽃술모양의 대롱꽃이 모여 1송이가 된다. 작은 송이 여러 개가 줄기 끝에 어긋나게 모여 달린다. **열매**는 7~8월에 여물며, 씨앗이 원뿔모양이고 붉은갈색 갓털이 있어 바람에 날려간다.

01 뿌리잎 전체 모습. 7월 2일
02 새순. 3월 30일
03 뿌리잎 자라는 모습. 3월 30일
04 뿌리잎. 7월 2일
05 줄기와 잎. 7월 2일
06 꽃 핀 모습. 6월 2일
07 열매. 7월 2일
08 뿌리잎 앞뒷면과 뿌리 달린 전체 모습. 7월 2일

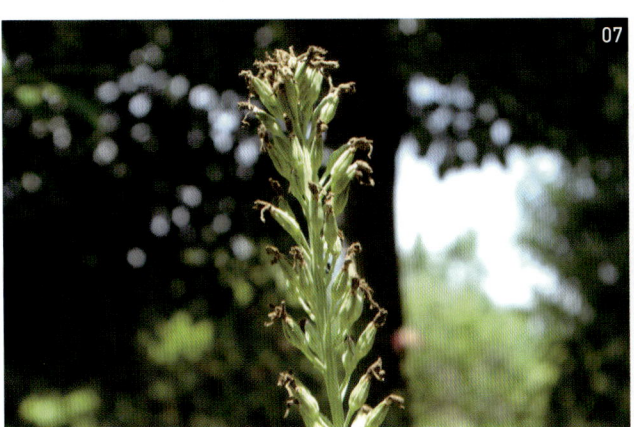
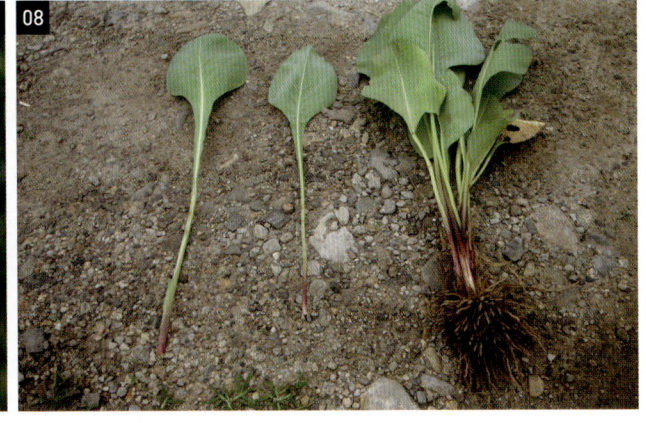

갯취

174 겹삼잎국화 ^{쓴맛}

Rudbeckia laciniata var. *hortensis* Bailey

■ 급성 위장염, 배탈설사, 피부염, 궤양의 통증에 효과

국화과
여러해살이풀

다른 이름
겹꽃삼잎국화

생약명
중판금광국 重瓣金光菊

성분
독성이 조금 있다.
게르마크렌 염증완화
페놀 산화방지

원산지
북아메리카

서식지
들판의 양지나 강가에 난다.

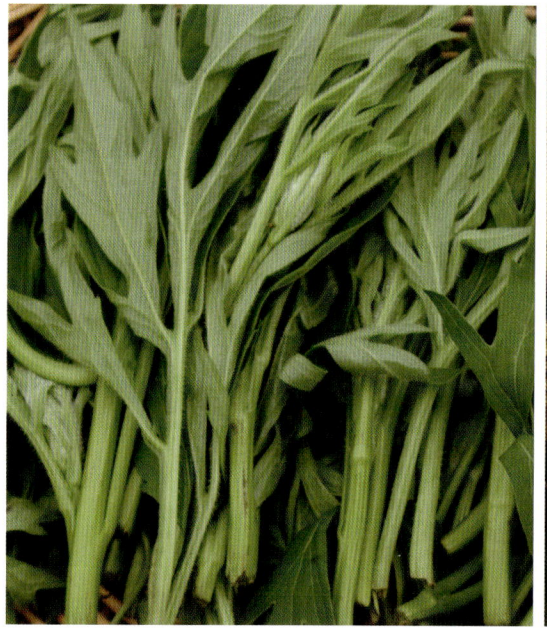
잎줄기 채취한 모습. 6월 1일

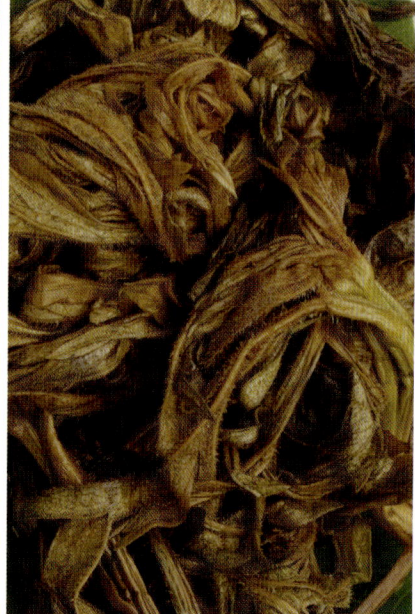
겹삼잎국화잎장아찌.

장아찌 담그기

채취시기 봄~가을.
채취부위 새순이나 연한 잎줄기.
채취시 주의사항 어릴수록 쓴맛이 덜하므로 꽃이나 열매가 달린 것은 피한다.
밑준비 새순이나 잎줄기를 끓는 소금물에 살짝 데쳐서 부드럽게 만든 뒤 찬물에 반나절 정도 담가서 씁쓸한 맛과 독성을 우려내고, 여러 번 헹구어 물기를 짜고 살짝 말린다.
담그기 준비한 것에 맛간장을 끓여서 식혀 붓는다. 효소액은 맛간장이 식은 뒤 넣고, 향긋한 맛을 살리려면 식초를 넣지 않는다.
숙성 담근 장아찌는 상온에 한나절 두었다가 냉장고에 넣어 익히고, 부어놓은 맛간장은 며칠에 한 번씩 따라서 다시 끓여 식혀 붓기를 3~4번 한다.
장아찌맛 아삭아삭하고 향긋한 맛이다.

오행의 맛과 효능
오행상 쓴맛. 쓴맛은 배출시키는 작용을 하여 치솟은 기운과 열을 내리고, 입맛을 돋우며, 습한 것을 없앤다.

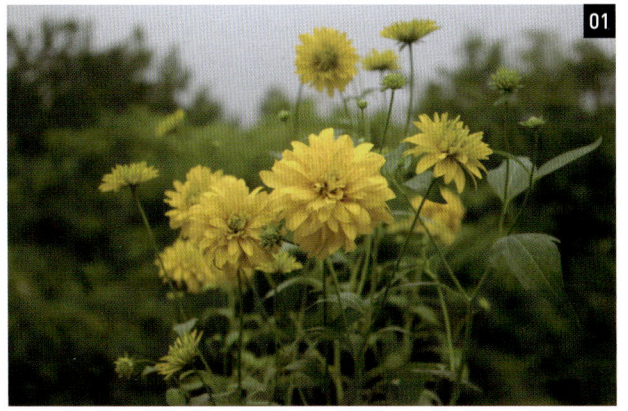

줄기는 1~2m 정도 곧게 자라고, 윗동에서 3~5개의 가지가 갈라져 나온다. 줄기에 털이 없으며, 희끗한 녹색빛이 돈다. **잎**은 뿌리잎은 뭉쳐서 나고 3~7갈래로 얕게 갈라져 깃털처럼 되며, 줄기잎은 어긋나고 3~5갈래로 얕게 갈라져 깃털처럼 된다. 잎 가장자리에 불규칙한 톱니가 있으며, 줄기의 잎자루는 짧다. **꽃**은 7~9월에 피고 선명한 노란색이며, 꽃잎모양의 혀꽃이 겹으로 나고, 꽃술모양의 대롱꽃이 모여 1송이가 된다. 1송이 지름은 5~10㎝이다. **열매**는 10월에 여물고, 씨앗에 갓털이 있어 바람에 날려간다.

01 꽃 핀 모습. 7월 4일
02 뿌리잎. 6월 1일
03 줄기잎. 6월 1일
04 줄기 자라는 모습. 6월 1일
05 줄기. 6월 11일
06 꽃. 7월 18일
07 뿌리 달린 전체 모습과 줄기잎 앞뒷면. 6월 1일

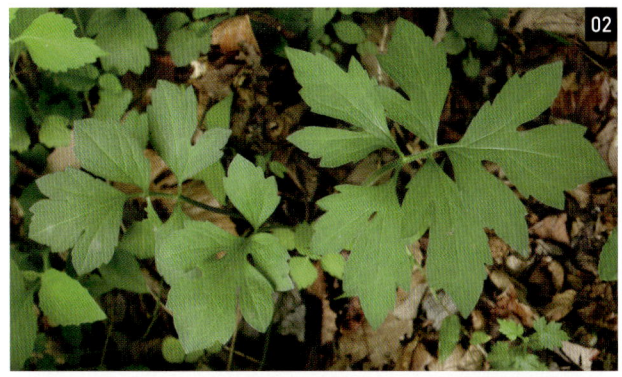

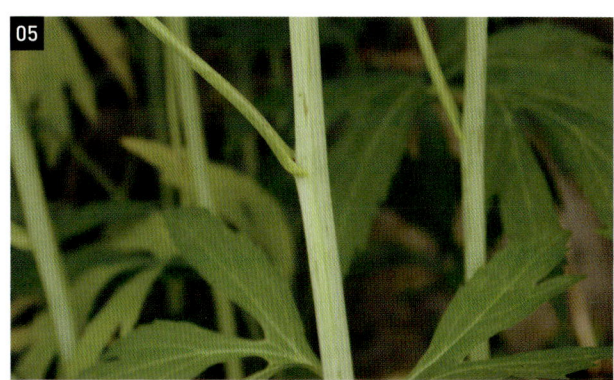

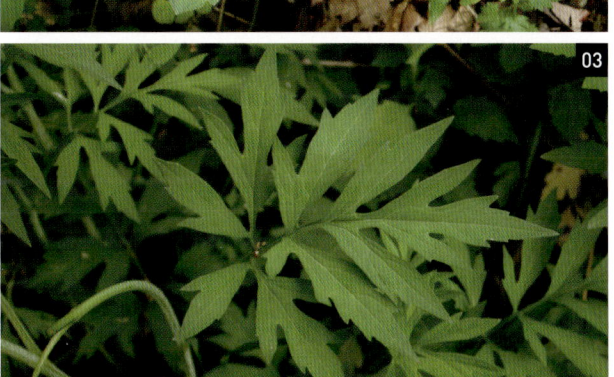

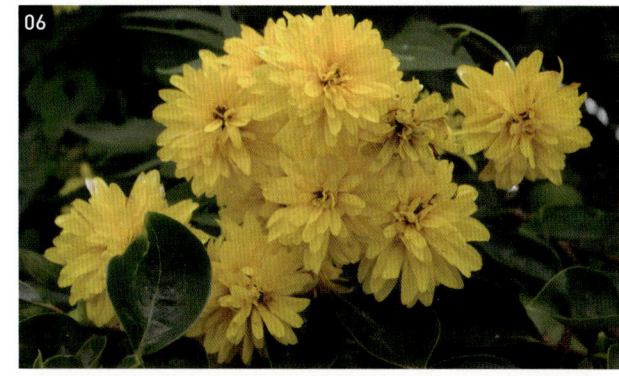

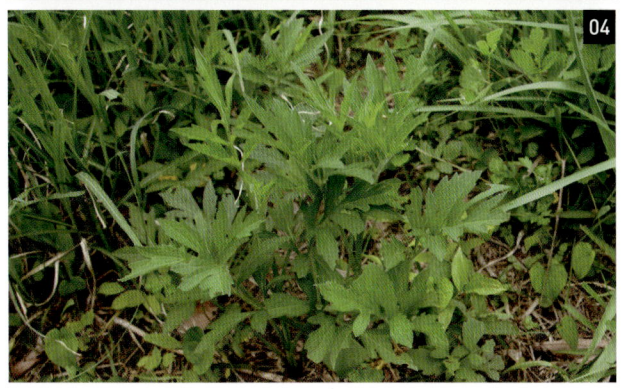

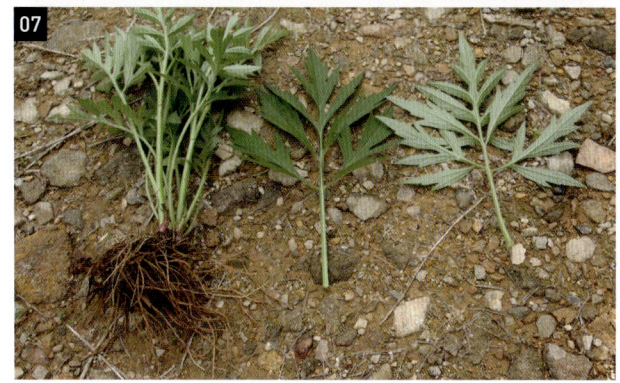

겹삼잎국화

175 고들빼기 쓴맛

Crepidiastrum sonchifolium (Bunge) Pak & Kawano

■ 장염, 소화불량, 이질설사, 피부염에 효과

국화과
두해살이풀

다른 이름
참고들빼기
씬나물

생약명
고채 苦菜
약사초 藥師草
활혈초 活血草

성분
독성이 없다.
아데노신 유사인슐린
알비플로린 생리활성작용
아글리콘 장운동촉진
세스퀴테르펜 종양억제
철분 빈혈개선
칼슘 뼈강화
비타민A 시력유지
비타민B₂ 빈혈개선

원산지
한국

서식지
낮은 산과 들판의 양지에 난다.

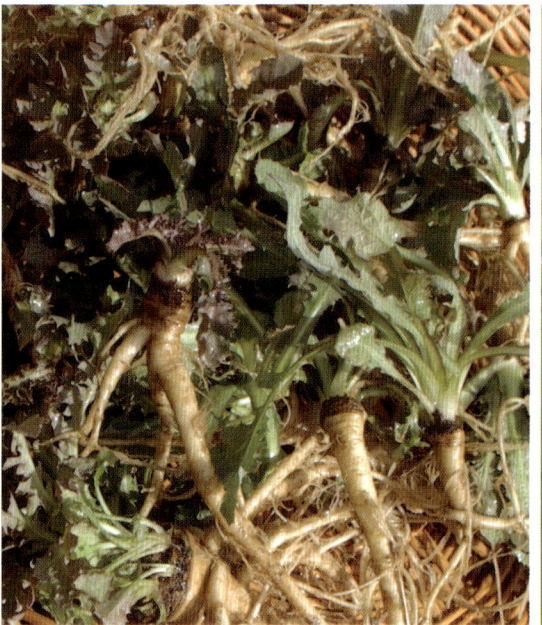

뿌리째 채취한 모습. 3월 16일

고들빼기장아찌.

장아찌 담그기

채취시기 봄~여름.
채취부위 줄기가 올라오기 전의 새순이나 잎을 뿌리째 채취한다.
채취시 주의사항 어릴수록 쓴맛이 덜하므로 억세거나 꽃이 핀 것은 피한다.
밑준비 뿌리에 흙이 남지 않게 껍질째 깨끗이 씻은 뒤 짭짤한 소금물에 1주일 정도 삭혀서 씁쓸한 맛을 우려내고, 여러 번 헹구어 물기를 짠다.
담그기 준비한 것을 묵은 간장이나 묵은 고추장에 박는다. 또는 맛간장을 끓여서 식혀 붓거나, 맛고추장으로 버무린다. 맛간장에 넣는 효소액은 맛간장이 식은 뒤 넣고, 소금물에 삭혔으므로 간을 약하게 한다.
숙성 맛간장, 맛고추장으로 담근 경우 상온에 한나절 두었다가 냉장고에 넣어 익히고, 부어놓은 맛간장은 며칠에 한 번씩 따라서 다시 끓여 식혀 붓기를 3~4번 한다. 쓴맛이 강하므로 노르스름해질 때까지 충분히 삭혀서 먹는다.
장아찌맛 씁싸름하고 꼬들꼬들한 맛이다. 완성된 장아찌는 다진 파, 다진 마늘, 생강즙, 물엿, 식초 등으로 갖은 양념을 해서 먹기도 한다.

오행의 맛과 효능
오행상 쓴맛. 매우 쓰다. 쓴맛은 배출시키는 작용을 하여 치솟은 기운과 열을 내리고, 입맛을 돋우며, 습한 것을 없앤다.

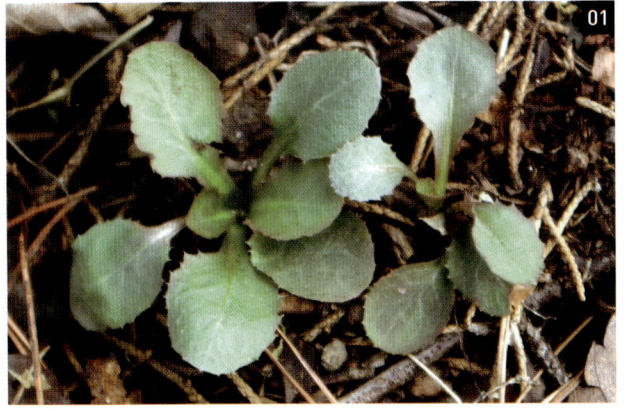

뿌리는 굵고 살이 많으며, 길이 10~20㎝. **줄기**는 12~80㎝ 정도로 가지가 많고, 줄기를 꺾으면 하얀 유액이 나온다. **잎**은 뿌리잎은 뭉쳐서 나오고 긴 타원형이며, 깃털처럼 갈라진다. 줄기잎은 어긋나며, 달걀모양이나 긴 타원형이고 끝이 뾰족하며, 아래가 줄기를 둘러싸고, 윗동으로 갈수록 작다. 잎 앞뒷면에 털이 없고, 뒷면은 푸른회색을 띤다. **꽃**은 5~9월에 피고 노란색이며, 꽃잎모양의 혀꽃과 꽃술모양의 대롱꽃이 모여 1송이가 되고, 혀꽃 끝이 5갈래로 얕게 갈라진다. 작은 송이 여러 개가 어긋나게 모여 우산모양으로 달린다. **열매**는 7~10월에 여물고 납작한 원뿔모양. 씨앗에 흰색 갓털이 있어 바람에 날려간다.

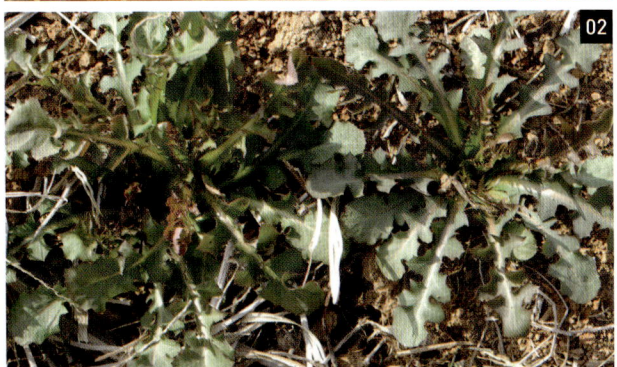

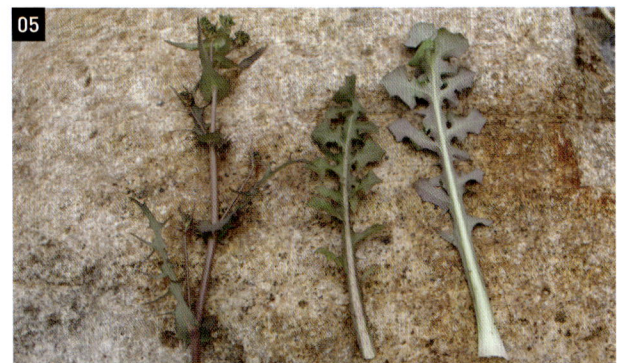

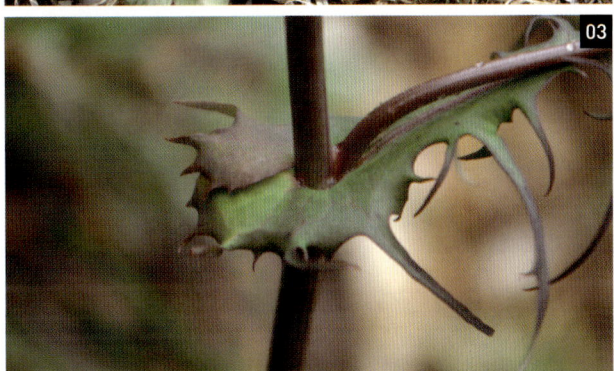

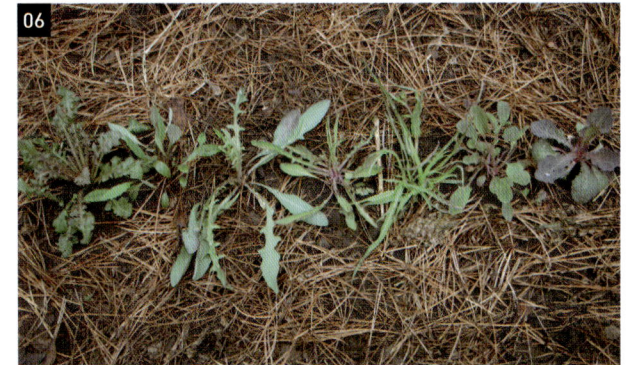

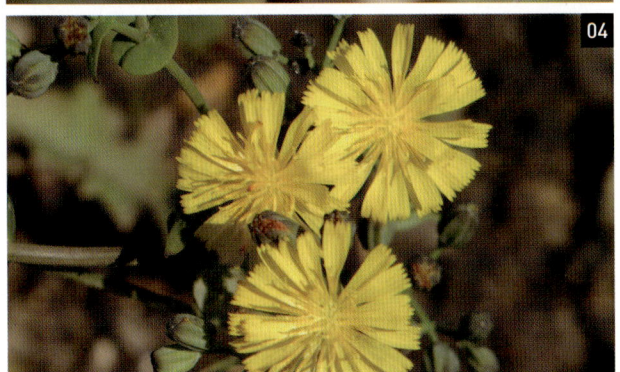

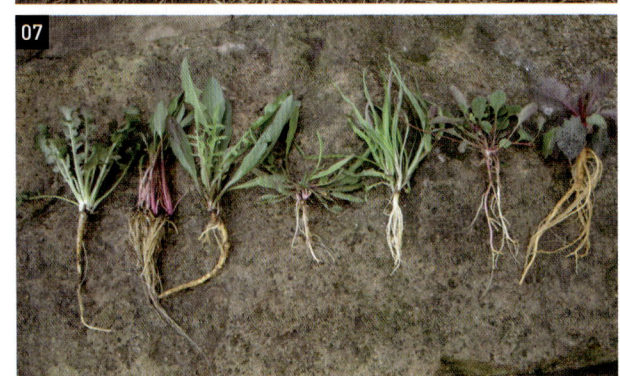

01 새순. 3월 16일
02 어린 뿌리잎. 3월 28일
03 줄기와 잎. 4월 6일
04 꽃과 꽃봉오리. 5월 7일

05 줄기잎(왼쪽)과 뿌리잎(오른쪽) 앞뒷면. 4월 6일
06 유사종 왼쪽부터 고들빼기, 씀바귀, 선씀바귀, 벋음씀바귀, 벌씀바귀, 좀씀바귀, 이고들빼기. 4월 6일
07 유사종 왼쪽부터 고들빼기, 씀바귀, 선씀바귀, 벋음씀바귀, 벌씀바귀, 좀씀바귀, 이고들빼기 뿌리째 비교. 4월 6일

고들빼기

176 왕고들빼기 쓴맛

Lactuca indica L.

■ 위장병, 편도선염, 기관지염, 자궁출혈, 맹장염, 고열감기에 효과

국화과
한두해살이풀

다른 이름
쓴동이

생약명
활혈초 活血草

성분
독성이 없다.
베타아미린 항염작용
타락사스테롤 혈중콜레스테롤 개선
베타카로틴 항산화작용
칼륨 신경세포와 근육기능강화
칼슘 뼈강화
인 혈중콜레스테롤 개선
철분 빈혈개선
비타민A 시력유지

원산지
한국

서식지
낮은 산이나 들판의 양지바른 풀밭에 나며, 척박한 곳에서도 잘 자란다.

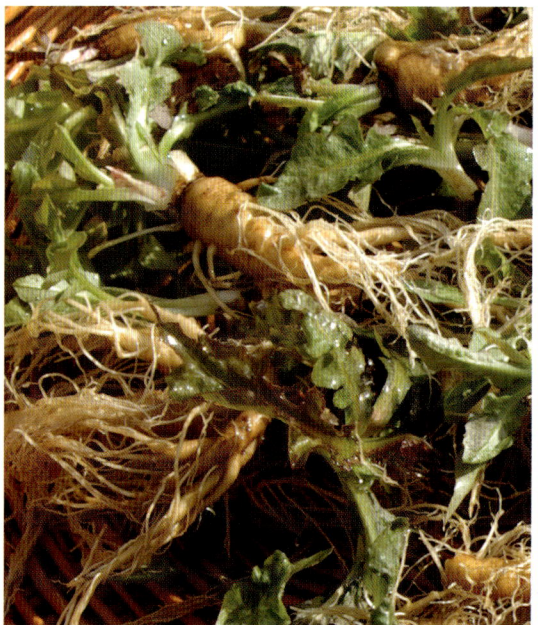
뿌리째 채취하여 씻은 모습. 3월 16일

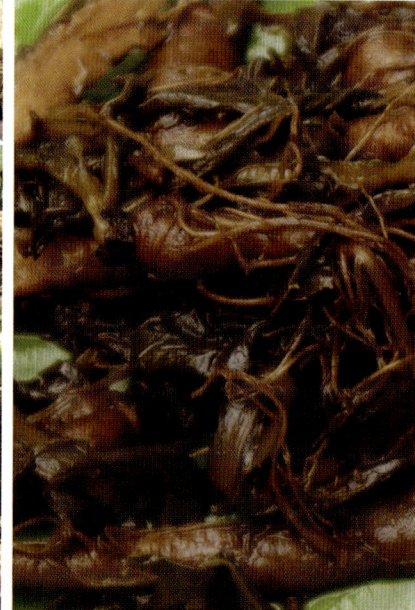
왕고들빼기장아찌.

장아찌 담그기

채취시기 봄~가을. 가을에도 새순이 올라오므로 계속 채취할 수 있다.
채취부위 줄기가 올라오기 전의 새순이나 잎을 뿌리째 채취한다.
채취시 주의사항 어릴수록 쓴맛이 덜하므로 억세거나 꽃이 핀 것은 피한다.
밑준비 뿌리에 흙이 남지 않게 껍질째 깨끗이 씻는다. 이것을 끓는 물에 살짝 데쳐서 부드럽게 만든 뒤 찬물에 한나절 정도 담가서 씁쌀한 맛을 우려내고, 물기를 짜서 살짝 말린다.
담그기 준비한 것을 묵은 간장이나 묵은 고추장에 박는다. 또는 맛간장을 끓여서 식혀 붓거나, 맛고추장으로 버무린다. 맛간장에 넣는 효소액은 맛간장이 식은 뒤 넣는다.
숙성 맛간장, 맛고추장으로 담근 경우 상온에 한나절 두었다가 냉장고에 넣어 익히고, 부어놓은 맛간장은 며칠에 한 번씩 따라서 다시 끓여 식혀 붓기를 3~4번 한다.
장아찌맛 씁싸름하고 향긋한 맛이다. 완성된 장아찌는 다진 파, 다진 마늘, 생강즙, 물엿, 식초 등으로 갖은 양념을 해서 먹기도 한다.

오행의 맛과 효능
오행상 쓴맛. 쓴맛은 배출시키는 작용을 하여 치솟는 기운과 열을 내리고, 입맛을 돋우며, 습한 것을 없앤다.

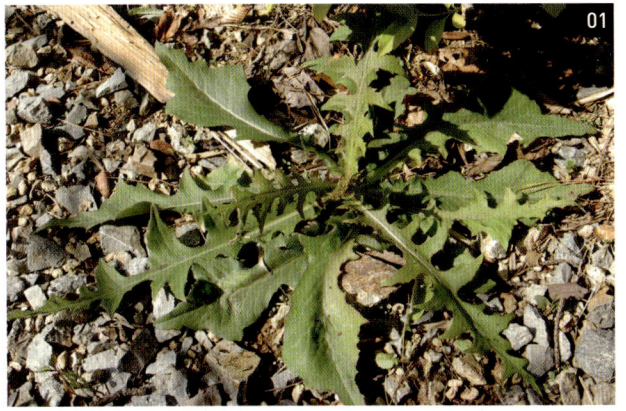

뿌리는 굵게 자라고, 살이 많으며, 거꾸로 된 원뿔모양이다. **줄기**는 1~2m 정도 곧게 자라고, 윗동에서 가지가 갈라진다. 줄기에 털이 거의 없으며, 줄기를 꺾으면 하얀 유액이 나온다. **잎**은 뿌리잎은 뭉쳐서 나오고, 줄기잎은 어긋난다. 피침형 또는 긴 타원형 같은 피침형이고, 가장자리가 깊게 갈라져 깃털처럼 되며, 가장자리에 톱니가 있다. 잎길이 10~30cm. 윗동잎은 작고 갈라지지 않는다. **꽃**은 7~9월에 피고 노란 흰색이며, 꽃잎모양의 혀꽃과 꽃술모양의 대롱꽃이 모여 1송이가 된다. 1송이 지름 2cm 정도. **열매**는 9월에 여물며, 씨앗이 타원형이고 흰색 갓털이 있어 바람에 날려간다.

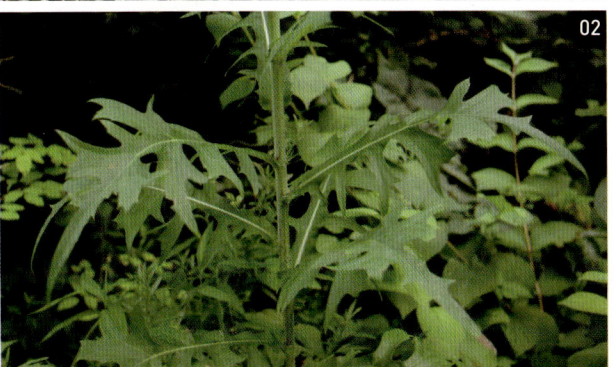

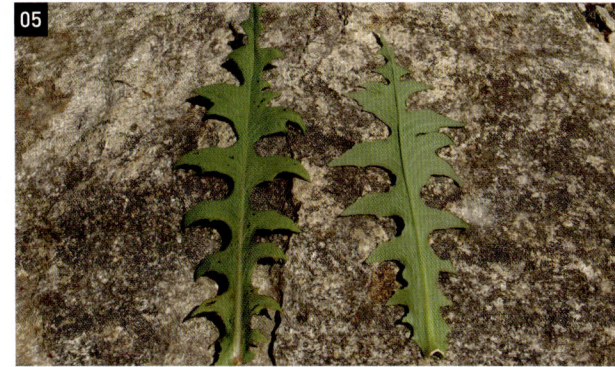

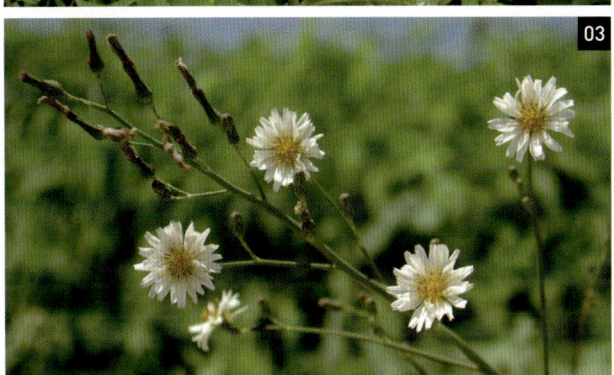

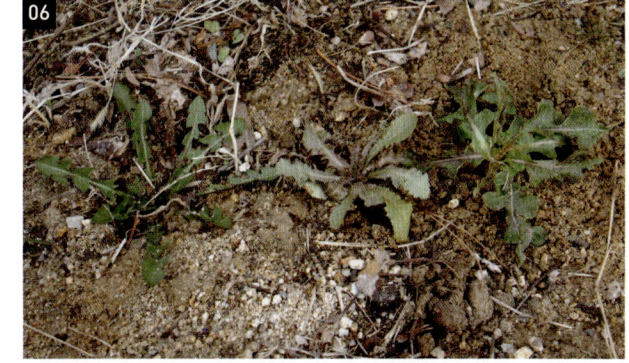

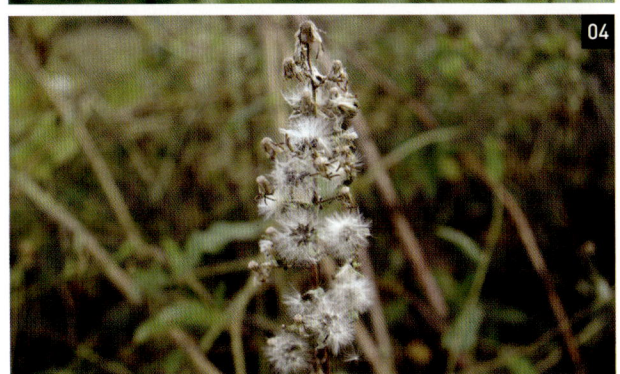

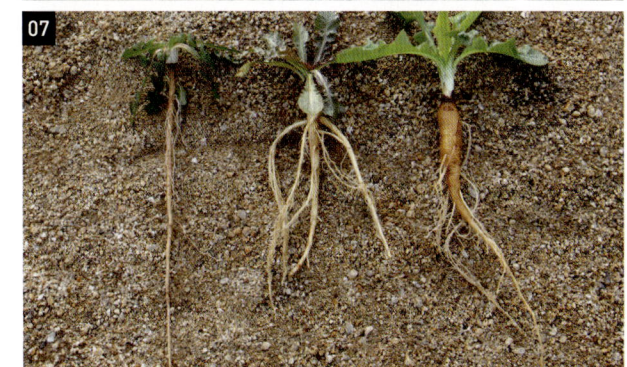

01 뿌리잎. 4월 13일
02 줄기와 잎. 8월 19일
03 꽃. 8월 5일
04 열매. 10월 14일

05 잎 앞뒷면. 4월 13일
06 유사종 민들레(왼쪽), 고들빼기(가운데), 왕고들빼기(오른쪽). 3월 16일
07 유사종 민들레(왼쪽), 고들빼기(가운데), 왕고들빼기(오른쪽) 뿌리째 비교. 3월 16일

왕고들빼기

177 가는잎왕고들빼기 쓴맛

Lactuca indica for. *indivisa* (Makino) Hara

■ 위장병, 염증성 고열, 피부염에 효과

국화과
한두해살이풀

다른 이름
고개채
수애똥

생약명
산와거 山萵苣

성분
독성이 없다.
트리테르페노이드 면역력증진
스티그마스테롤 종양억제
베타시스테롤 종양억제

원산지
한국

서식지
낮은 산이나 들판의 풀밭에 난다.

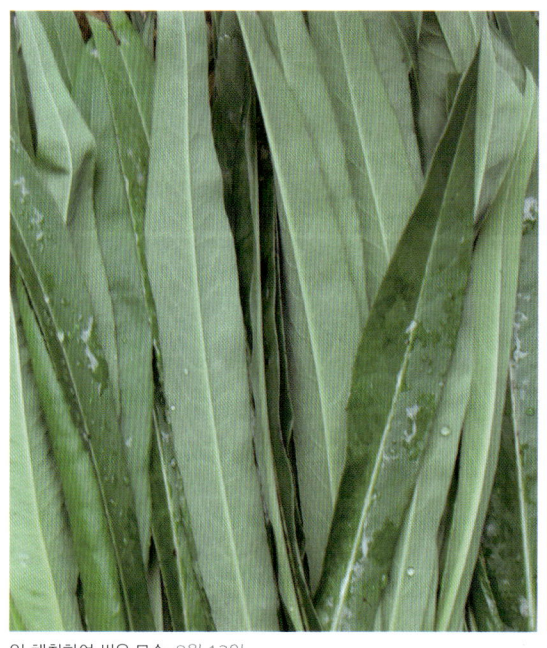
잎 채취하여 씻은 모습. 8월 13일

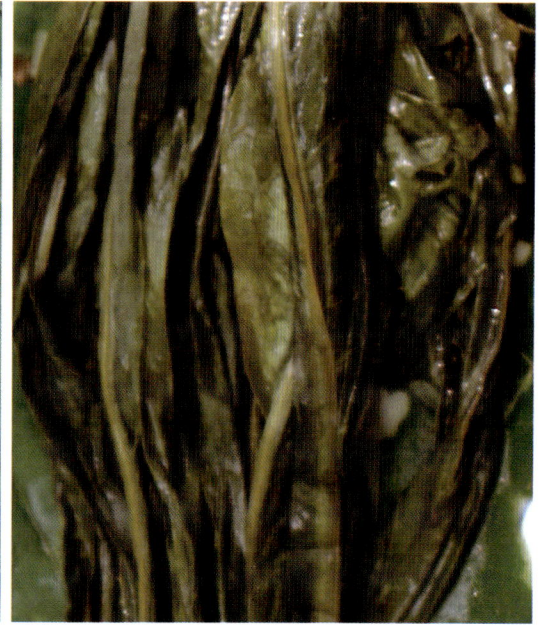
가는잎왕고들빼기잎장아찌.

장아찌 담그기

채취시기 봄~가을. 가을에도 새순이 올라오므로 계속 채취할 수 있다.
채취부위 연한 잎.
채취시 주의사항 어릴수록 쓴맛이 덜하므로 억세거나 꽃이 핀 것은 피한다.
밑준비 잎을 짭짤한 소금물에 며칠간 삭혀서 맵고 쌉쌀한 맛을 우려낸 뒤 여러 번 헹구고, 물기를 짜서 살짝 말린다.
담그기 준비한 잎에 맛간장을 끓여서 식혀 붓거나, 맛고추장으로 버무린다. 맛간장에 넣는 효소액은 맛간장이 식은 뒤 넣고, 소금물에 삭혔으므로 간을 약하게 한다.
숙성 담근 장아찌는 상온에 한나절 두었다가 냉장고에 넣어 익히고, 부어놓은 맛간장은 며칠에 한 번씩 따러서 다시 끓여 식혀 붓기를 3~4번 한다. 잎이 조금 질기므로 노르스름해질 때까지 충분히 삭혀서 먹는다.
장아찌맛 쌉싸름하고 개운한 맛이다. 완성된 장아찌는 다진 파, 다진 마늘, 생강즙, 물엿, 식초 등으로 갖은 양념을 해서 먹기도 한다.

오행의 맛과 효능
오행상 쓴맛. 매우 쓰며, 매운맛이 난다고도 한다. 쓴맛은 배출시키는 작용을 하여 치솟은 기운과 열을 내리고, 입맛을 돋우며, 습한 것을 없앤다.

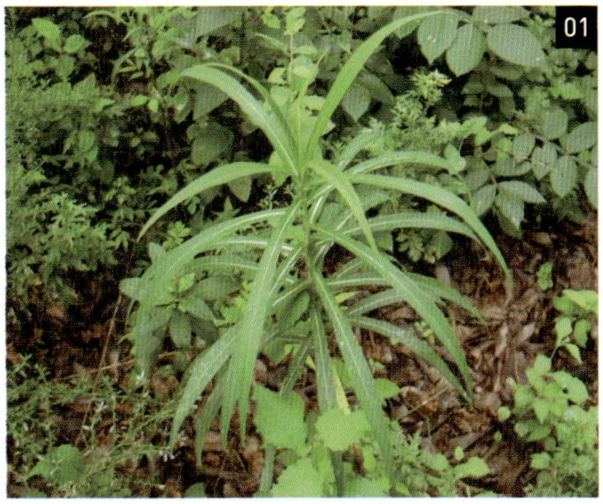

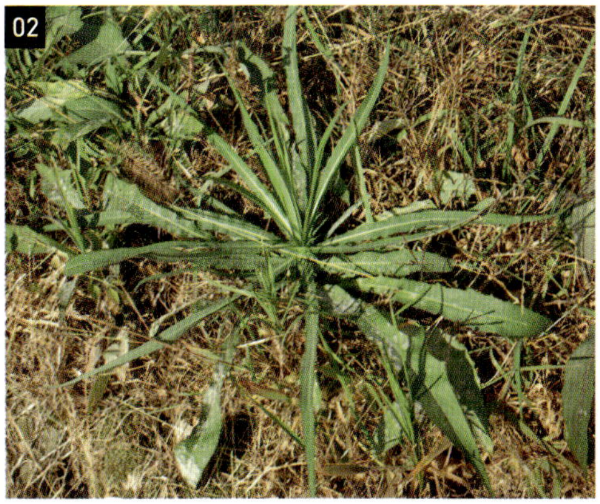

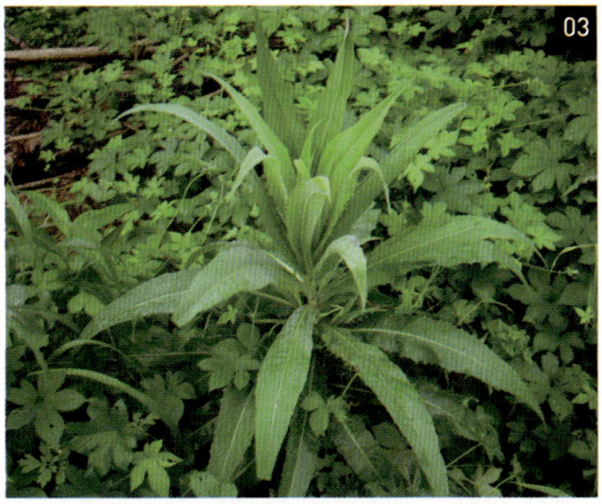

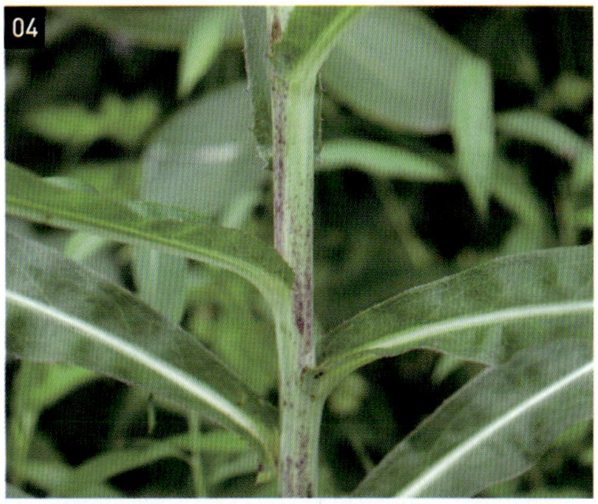

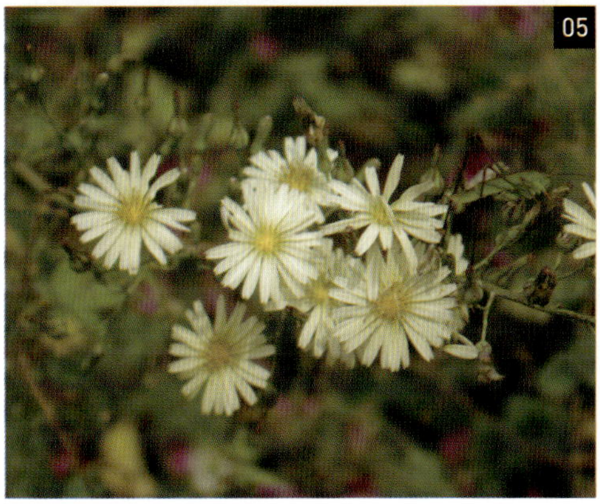

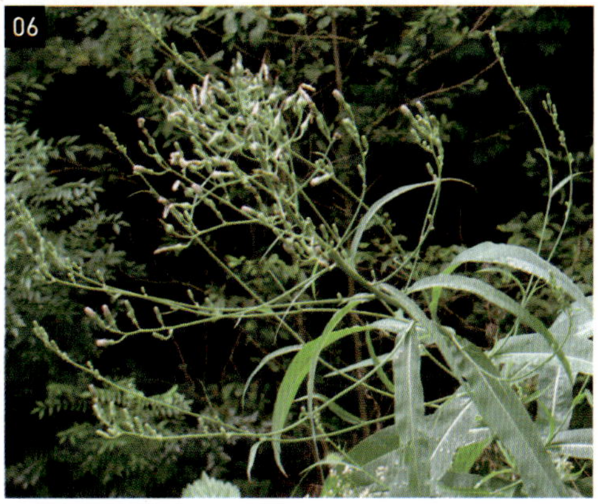

뿌리는 굵게 자라며, 잔뿌리가 많다. **줄기**는 1~2m 정도 곧게 자라고, 윗동에서 가지가 갈라져 나온다. 줄기를 꺾으면 하얀 유액이 나온다. **잎**은 뿌리에서는 뭉쳐서 나고, 줄기에는 어긋나게 빙 둘러 난다. 좁고 긴 피침형으로 끝이 뾰족하고, 가장자리가 밋밋하거나 잔 톱니가 있으며, 아래쪽이 줄기에 붙는다. 잎길이 10~30cm이고, 뒷면이 조금 희끗하며, 털이 없다. **꽃**은 7~9월에 피고 연노란색이며, 꽃잎모양의 혀꽃과 꽃술모양의 대롱꽃이 모여 1송이가 된다. 작은 송이 여러 개가 원뿔모양으로 달린다. **열매**는 9~10월에 여물며, 씨앗이 납작한 타원형이고 흰색 갓털이 있어 바람에 날려간다.

---

01 전체 모습. 8월 13일
02 가을철 뿌리잎. 11월 5일
03 줄기 자라는 모습. 8월 7일
04 줄기. 8월 6일
05 꽃. 9월 9일
06 풋열매 달린 모습. 9월 12일
07 잎 앞뒷면과 뿌리. 8월 6일
08 유사종 왕고들빼기(왼쪽)와 가는잎왕고들빼기(오른쪽). 11월 5일

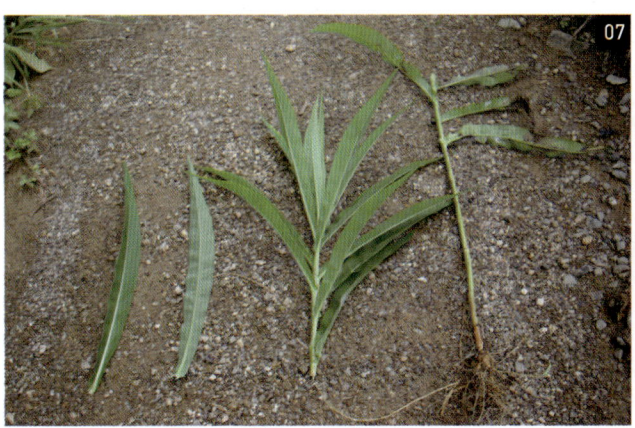

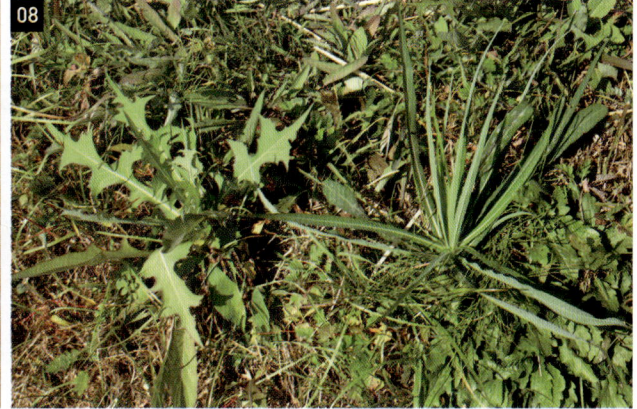

178 까치고들빼기 _{쓴맛}

Youngia chelidoniifolia (Makino) Pak & Kawano

■ 중풍예방, 땀내기약, 이뇨제 효과

국화과
한두해살이풀

생약명
백굴채엽고매채 白屈菜葉苦蕒菜

원산지
한국

서식지
산속 비탈진 곳이나 숲 가장자리, 계곡가 바위틈에 난다.

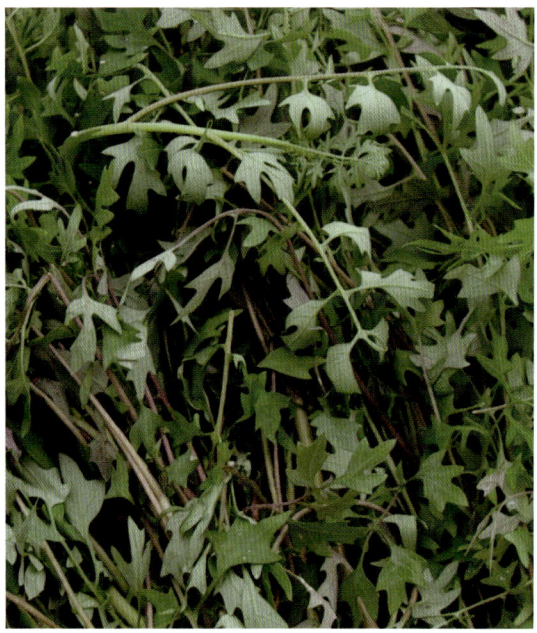

잎줄기 채취한 모습. 6월 21일

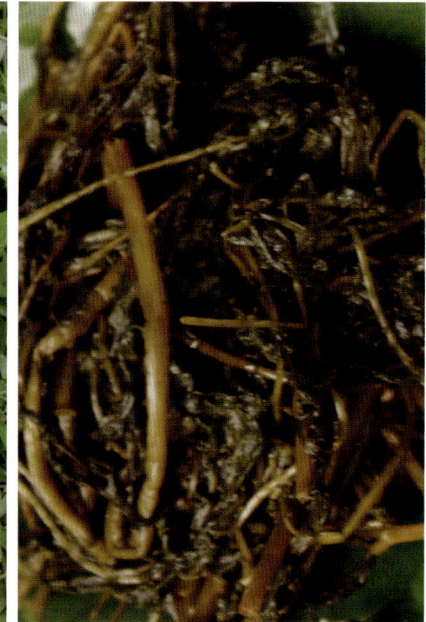

까치고들빼기잎줄기장아찌.

장아찌 담그기

채취시기 봄~가을.

채취부위 잎줄기.

채취시 주의사항 어릴수록 쓴맛이 덜하므로 꽃이 핀 것은 피한다.

밑준비 잎줄기를 끓는 물에 살짝 데친 뒤 찬물에 한나절 정도 담가 쌉쌀한 맛을 우려내고, 물기를 짜서 살짝 말린다.

담그기 준비한 잎줄기에 맛간장을 끓여서 식혀 붓는데, 효소액은 맛간장이 식은 뒤 넣는다.

숙성 담근 장아찌는 상온에 한나절 두었다가 냉장고에 넣어 익히고, 부어놓은 맛간장은 며칠에 한 번씩 따라서 다시 끓여 식혀 붓기를 3~4번 한다. 쓴맛이 강하므로 노르스름해질 때까지 충분히 삭혀서 먹는다.

장아찌맛 쌉싸름하고 씹는 맛이 좋다. 완성된 장아찌는 다진 파, 다진 마늘, 생강즙, 물엿, 식초 등으로 갖은 양념을 해서 먹기도 한다.

오행의 맛과 효능
오행상의 맛이 알려져 있지 않다. 쓴맛. 매우 쓰다. 쓴맛은 배출시키는 작용을 하여 치솟은 기운과 열을 내리고, 입맛을 돋우며, 습한 것을 없앤다.

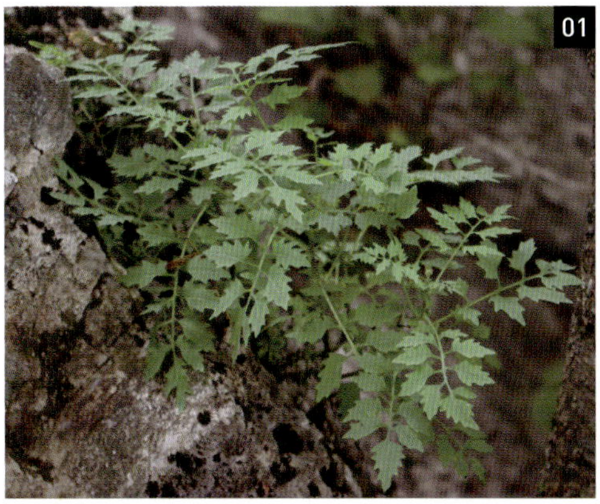

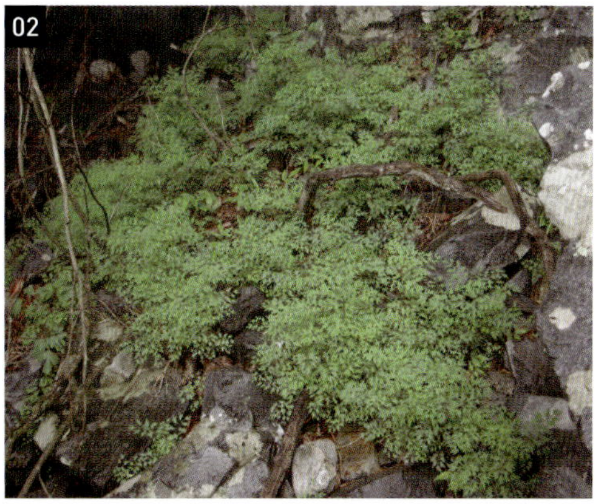

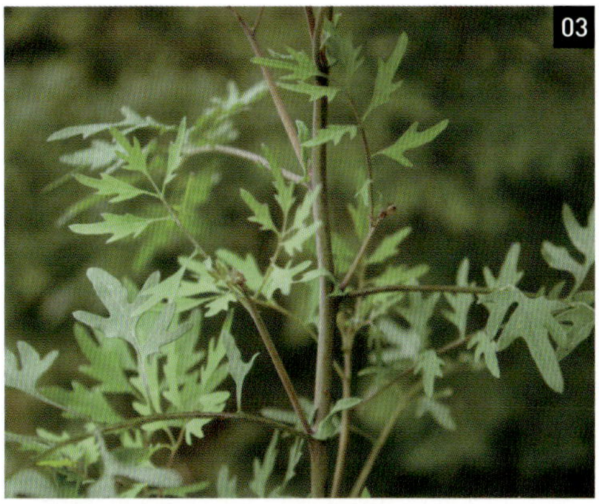

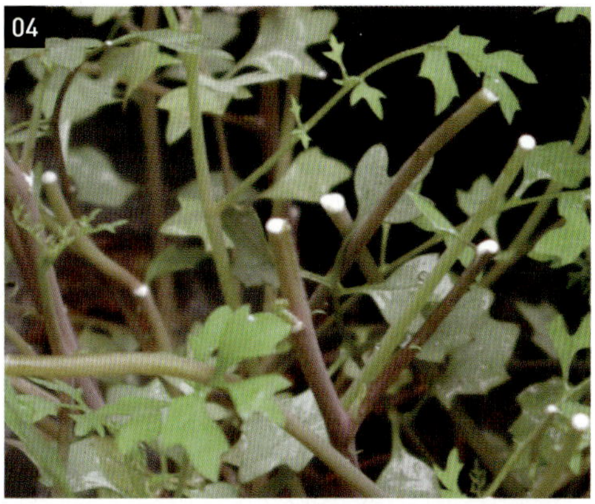

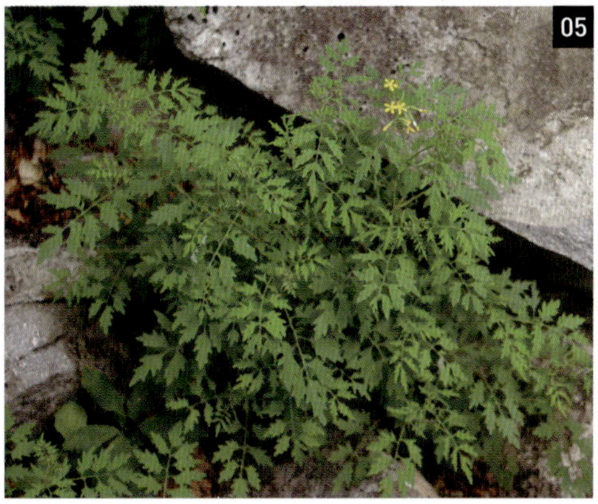

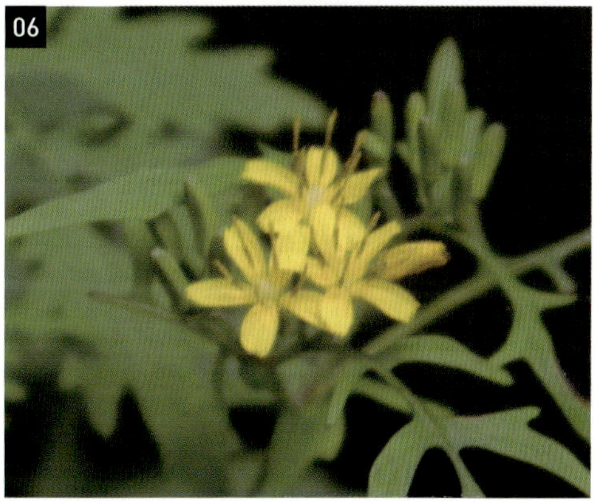

뿌리는 옆으로 길게 뻗으며, 굵어진다. 줄기는 30~70㎝ 정도 자라고, 가늘고 연하며, 밑동에서부터 가지가 갈라져 나온다. 줄기를 꺾으면 하얀 유액이 나온다. 잎은 어긋나며, 까치발모양이고, 3~6쌍이 갈라져 깃털처럼 된다. 가장자리에 톱니가 드문드문 있으며, 뒷면이 희끗하다. 잎길이 1~2㎝로 잎자루가 있고, 아래쪽이 줄기를 감싸며, 윗동의 잎자루는 짧다. 꽃은 9~10월에 피고 노란색이며, 꽃잎모양의 혀꽃 5개가 모여 1송이가 된다. 꽃지름 1㎝ 정도이며, 작은 송이 여러 개가 어긋나게 모여 우산모양으로 달린다. 열매는 10월에 여물며, 씨앗은 양끝이 뾰족한 원기둥모양이고 흰색 갓털이 있어 바람에 날려간다.

01 전체 모습. 5월 4일
02 군락. 6월 21일
03 줄기와 잎. 9월 3일
04 줄기의 유액. 6월 21일
05 꽃 핀 모습. 9월 5일
06 꽃. 9월 5일
07 열매. 10월 24일
08 잎 앞뒷면과 뿌리 달린 전체 모습. 6월 21일

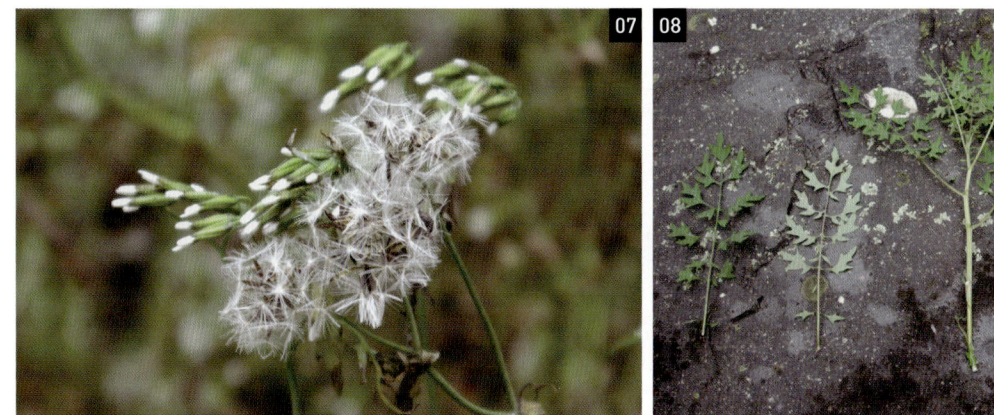

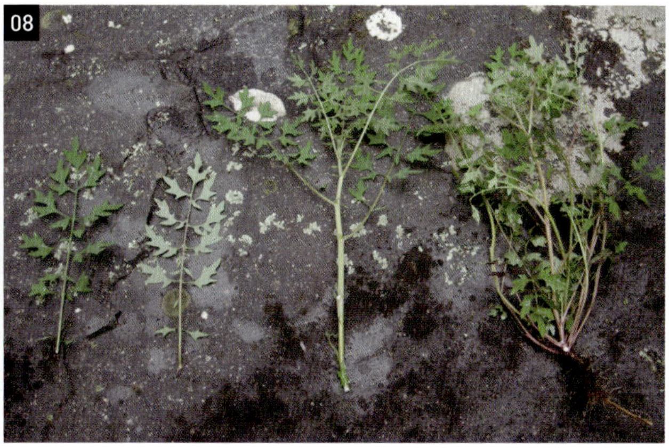

까치고들빼기

179 두메고들빼기 ^{쓴맛}

Lactuca triangulata Maxim.

■ 위장병, 식욕부진, 과민성대장증후군, 묽은 변, 변비, 가려움증에 효과

국화과
두해살이풀

생약명
익병산와거 翼柄山萵苣

원산지
한국

서식지
깊은 산 비탈진 숲속에 난다.

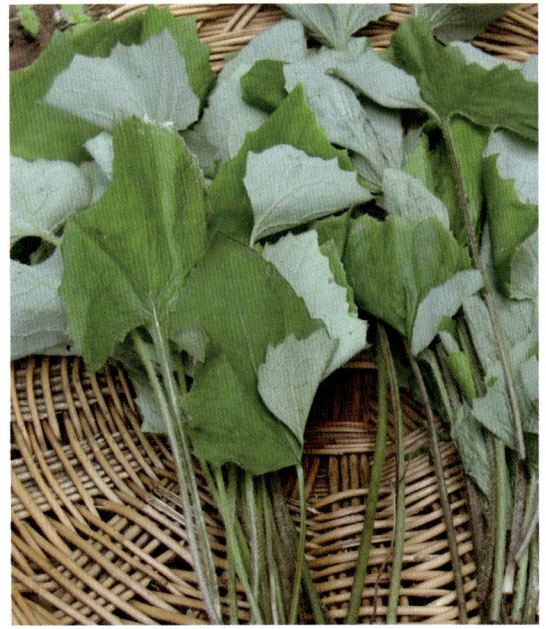
잎 채취한 모습. 8월 19일

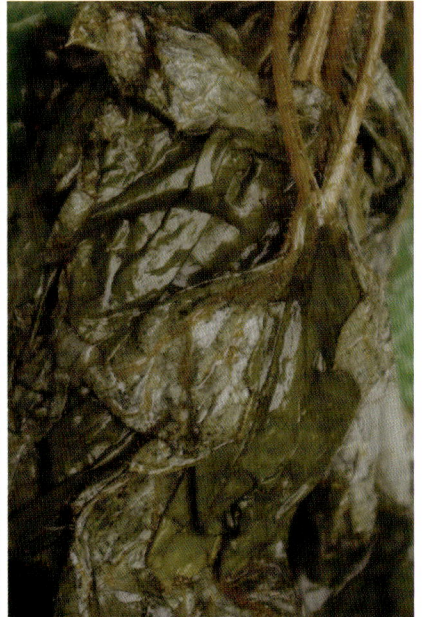
두메고들빼기잎장아찌.

장아찌 담그기

채취시기 봄~여름.

채취부위 새순이나 잎.

채취시 주의사항 어릴수록 쓴맛이 덜하므로 억세거나 꽃이 핀 것은 피한다.

밑준비 새순이나 잎을 끓는 물에 살짝 데쳐서 부드럽게 만든 뒤 찬물에 한나절 정도 담가서 씁쓸한 맛을 우려내고, 물기를 짜서 살짝 말린다.

담그기 준비한 것에 맛간장을 끓여서 식혀 붓거나, 맛고추장으로 버무린다. 맛간장에 넣는 효소액은 맛간장이 식은 뒤 넣는다.

숙성 담근 장아찌는 상온에 한나절 두었다가 냉장고에 넣어 익히고, 부어놓은 맛간장은 며칠에 한 번씩 따라서 다시 끓여 식혀 붓기를 3~4번 한다. 쓴맛이 강하므로 노르스름해질 때까지 충분히 삭혀서 먹는다.

장아찌맛 씁싸름하면서 부드러운 맛이다. 완성된 장아찌는 다진 파, 다진 마늘, 생강즙, 물엿, 식초 등으로 갖은 양념을 해서 먹기도 한다.

오행의 맛과 효능
오행상 쓴맛. 매우 쓰며, 매운맛이 있다고도 한다. 쓴맛은 배출시키는 작용을 하여 치솟은 기운과 열을 내리고, 입맛을 돋우며, 습한 것을 없앤다.

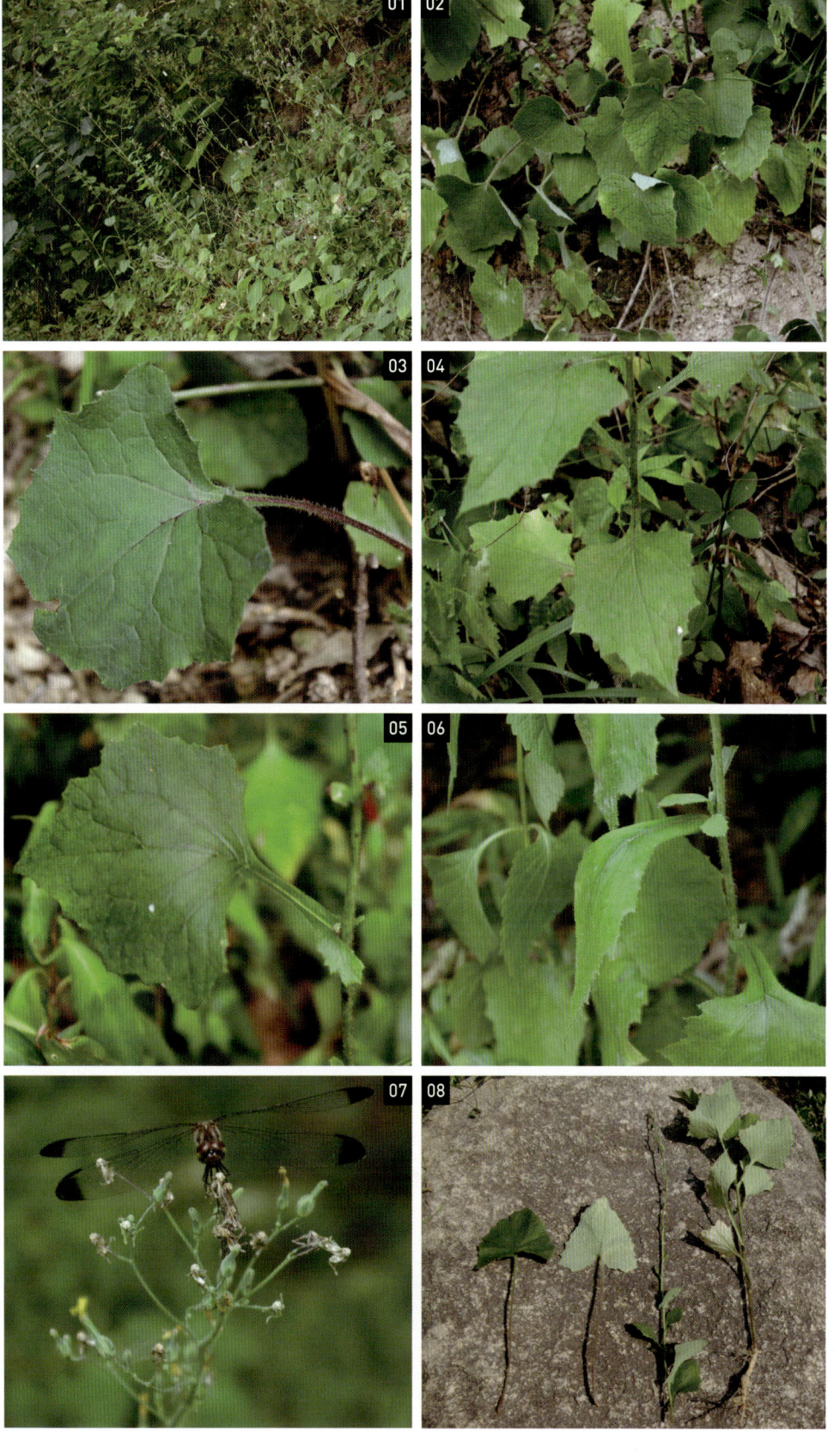

뿌리는 굵게 자라며, 잔뿌리가 있다. 줄기는 60~120㎝ 정도 자라고, 곧거나 조금 비스듬하며, 털이 거의 없다. 잎은 뿌리에서는 모여 나며, 줄기에서는 어긋나고 아래쪽이 줄기를 감싼다. 삼각형 또는 삼각형 같은 심장모양으로 끝이 뾰족하고, 가장자리에 이빨 같은 톱니가 있다. 잎길이 8.5~13㎝, 잎자루 길이 6~13㎝. 줄기 중간의 잎자루는 날개가 있고, 윗동잎은 잎자루가 없다. 꽃은 7~8월에 피고 노란색이며, 꽃잎모양의 혀꽃 15개와 꽃술모양의 대롱꽃이 모여 1송이가 된다. 1송이 지름은 11~12㎜ 정도이다. 열매는 9월에 여물고, 씨앗에 흰색 갓털이 있어 바람에 날려간다.

01 줄기가 자란 군락. 8월 19일
02 어린잎 자라는 모습. 8월 19일
03 뿌리잎. 8월 19일
04 밑동잎. 8월 19일
05 줄기 중간잎. 8월 19일
06 윗동잎. 8월 19일
07 꽃봉오리와 열매. 8월 19일
08 잎 앞뒷면과 뿌리. 8월 19일

두메고들빼기

180

Crepidiastrum denticulatum (Houtt.) Pak & Kawano

국화과
한두해살이풀

다른 이름
깃고들빼기

생약명
고매채 苦買菜
치열황암채 齒裂黃鵪菜

성분
독성이 없다.
베타아미린 항염작용
타락사스테롤 혈중콜레스테롤 개선
헥사코사놀 동맥경화예방

원산지
한국

서식지
산과 들판의 메마른 곳에 난다.

이고들빼기 _{쓴맛}

■ 두통, 맹장염, 장염, 이질설사, 젖몸살, 요로결석에 효과

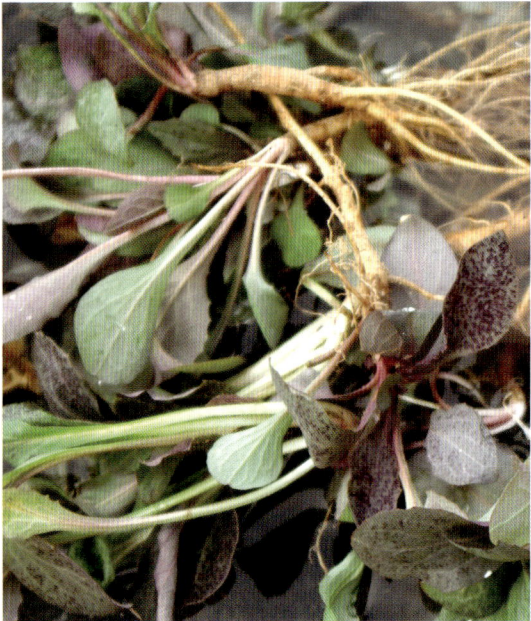
뿌리째 채취하여 씻은 모습. 3월 24일

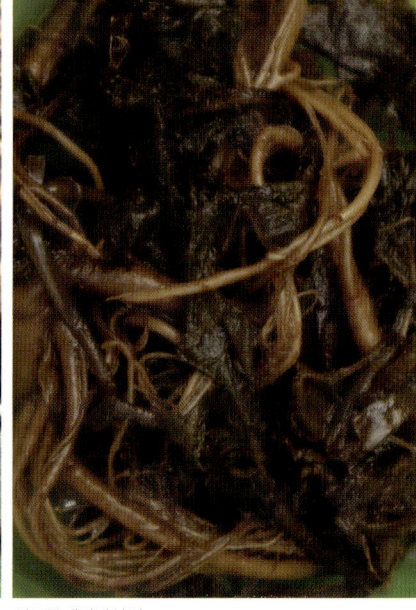
이고들빼기장아찌.

장아찌 담그기

채취시기 봄~여름.
채취부위 줄기가 올라오기 전의 새순이나 잎을 뿌리째 채취한다.
채취시 주의사항 어릴수록 쓴맛이 덜하므로 억세거나 꽃이 핀 것은 피한다.
밑준비 뿌리에 흙이 남지 않도록 껍질째 깨끗이 씻은 뒤 짭짤한 소금물에 며칠간 삭혀서 쌉쌀한 맛을 우려내고, 여러 번 행구어 물기를 짠다.
담그기 준비한 것에 맛간장을 끓여서 식혀 붓거나, 맛고추장으로 버무린다. 맛간장에 넣는 효소액은 맛간장이 식은 뒤 넣고, 소금물에 삭혔으므로 간을 약하게 한다.
숙성 담근 장아찌는 상온에 한나절 두었다가 냉장고에 넣어 익히고, 부어놓은 맛간장은 며칠에 한 번씩 따라서 다시 끓여 식혀 붓기를 3~4번 한다. 쓴맛이 강하므로 노르스름해질 때까지 충분히 삭혀서 먹는다.
장아찌맛 쌉싸름하면서 향긋한 맛이다. 완성된 장아찌는 다진 파, 다진 마늘, 생강즙, 물엿, 식초 등으로 갖은 양념을 해서 먹기도 한다.

오행의 맛과 효능
오행상 쓴맛. 매우 쓰다. 쓴맛은 배출시키는 작용을 하여 치솟은 기운과 열을 내리고, 입맛을 돋우며, 습한 것을 없앤다.

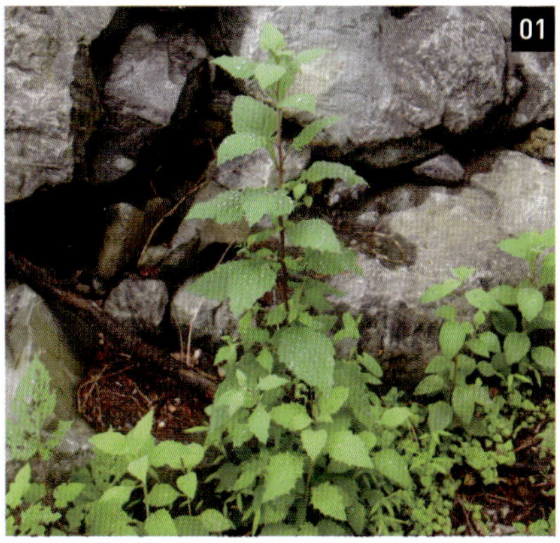

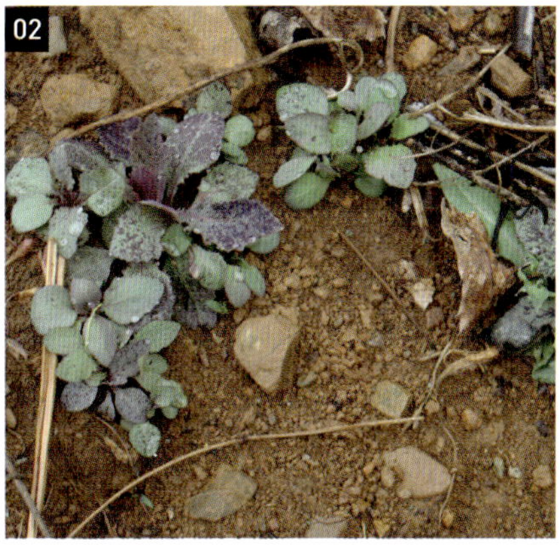

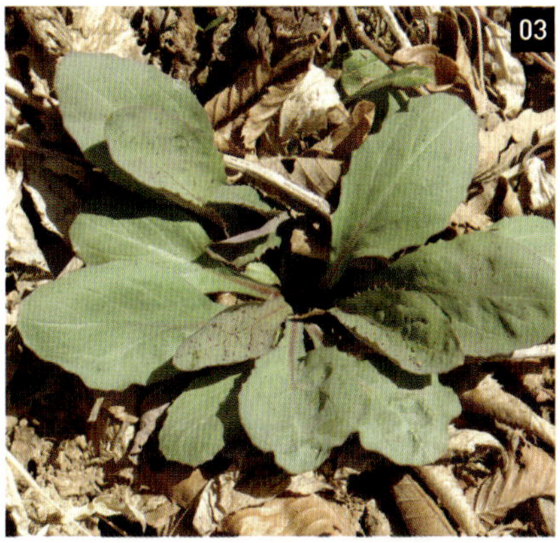

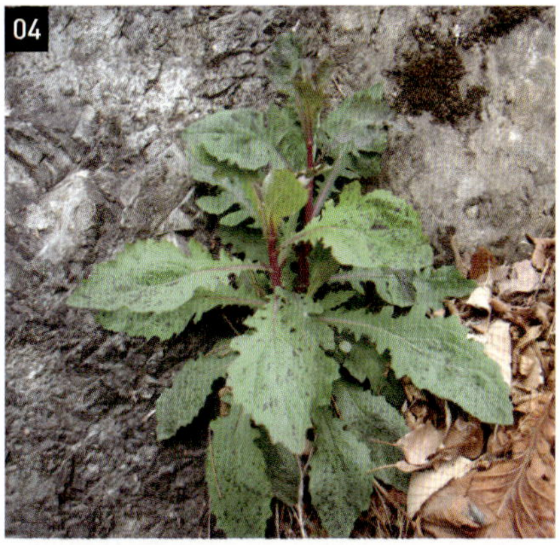

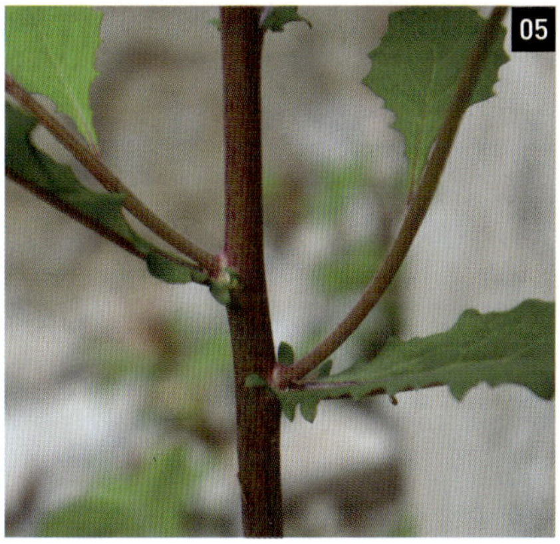

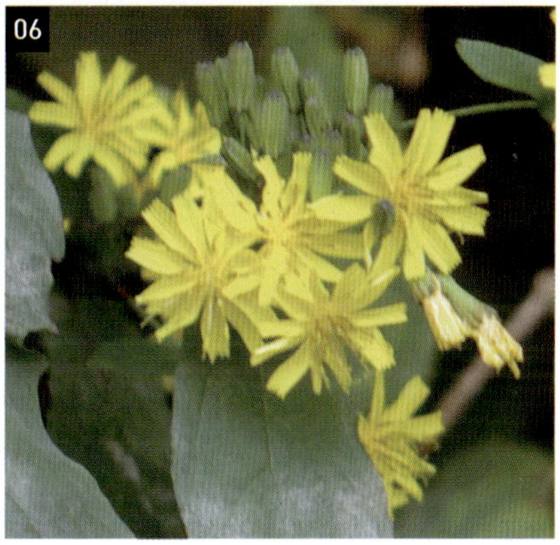

뿌리는 굵게 자라며, 잔뿌리가 있다. **줄기**는 30~70cm 정도 자라고, 가늘고 곧으며, 가지가 많이 갈라져 나온다. 줄기에 자줏빛이 돌며, 줄기를 꺾으면 하얀 유액이 나온다. **잎**은 뿌리에서는 뭉쳐 나와서 퍼지고 주걱모양이며, 깃털처럼 갈라지기도 한다. 줄기잎은 어긋나고 타원형이며, 가장자리에 이빨 같은 톱니가 있다. 잎길이는 6~11cm이고, 새순에 짙은 색 반점이 있다가 점차 없어진다. 잎자루에 아래가 좁아지는 날개가 있으며, 윗동잎은 잎자루가 없고 아래쪽이 줄기를 귀모양으로 감싼다. **꽃**은 8~9월에 피고 노란색이며, 꽃잎모양의 혀꽃이 모여 1송이가 된다. 1송이 지름은 1.5cm 정도이다. **열매**는 9~10월에 여물며, 씨앗은 양끝이 좁은 타원형이고 흰색 갓털이 있어 바람에 날려간다.

01 전체 모습. 6월 19일
02 새순. 4월 7일
03 뿌리잎. 4월 3일
04 줄기 자라는 모습. 4월 23일
05 줄기와 잎. 6월 6일
06 꽃. 10월 4일
07 열매 달린 모습. 11월 23일
08 왼쪽부터 뿌리와 줄기잎 자라는 순서. 3월 24일

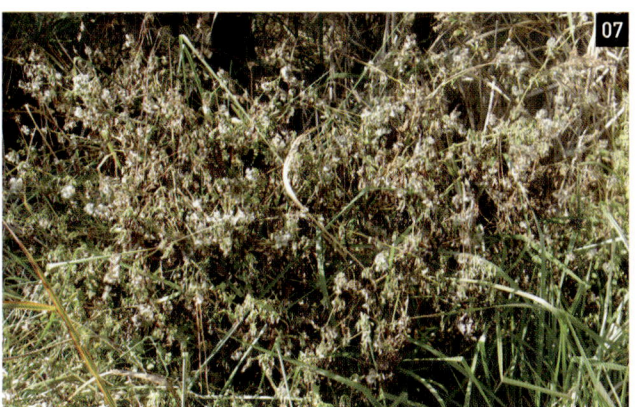
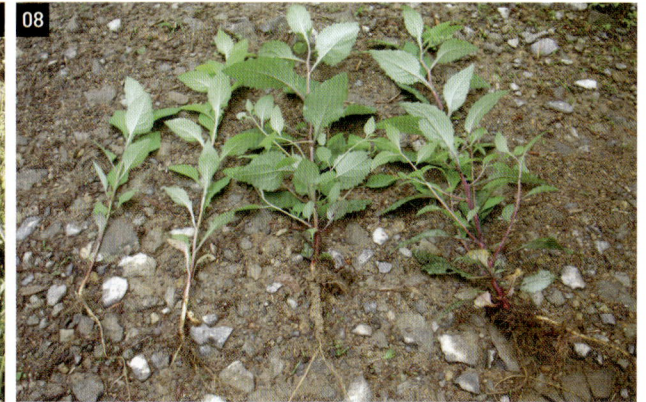

이고들빼기

181 갯고들빼기 쓴맛

Crepidiastrum lanceolatum (Houtt.) Nakai

■ 민간에서 위장병에 약으로 쓴다.

국화과
여러해살이풀

다른 이름
개고들빼기

생약명
가환양삼 假还阳参

원산지
한국

서식지
남부지방의 바닷가 바위틈에 난다.

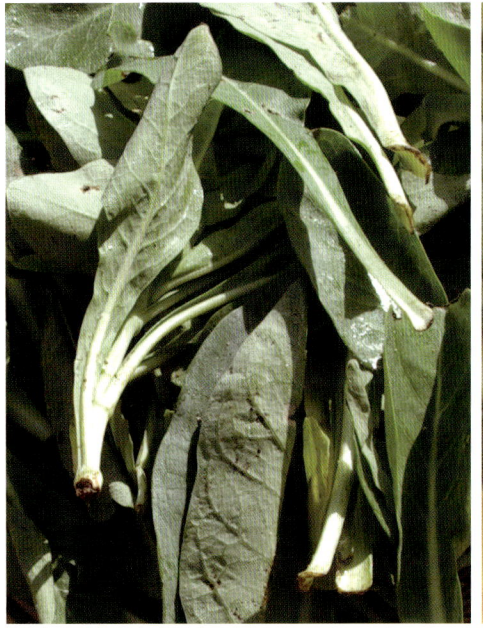
잎 채취한 모습. 10월 21일.

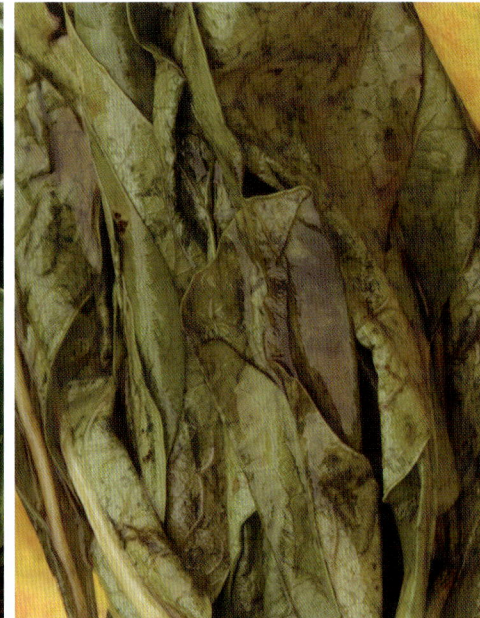
갯고들빼기잎장아찌.

장아찌 담그기

채취시기 봄~여름.

채취부위 새순이나 연한 잎.

채취시 주의사항 어릴수록 쓴맛이 덜하므로 억세거나 꽃이 핀 것은 피한다.

밑준비 새순이나 잎을 끓는 물에 살짝 데쳐서 부드럽게 만든 뒤 찬물에 한나절 정도 담가서 쌉쌀한 맛을 우려내고, 물기를 짜서 살짝 말린다.

담그기 준비한 것에 맛간장을 끓여서 식혀 붓는데, 효소액은 맛간장이 식은 뒤 넣는다.

숙성 담근 장아찌는 상온에 한나절 두었다가 냉장고에 넣어 익히고, 부어놓은 맛간장은 며칠에 한 번씩 따라서 다시 끓여 식혀 붓기를 3~4번 한다. 쓴맛이 강하므로 노르스름해질 때까지 충분히 삭혀서 먹는다.

장아찌맛 쌉싸름하면서 씹는 맛이 좋다. 완성된 장아찌는 다진 파, 다진 마늘, 물엿, 식초 등으로 갖은 양념을 해서 먹기도 한다.

오행의 맛과 효능
오행상의 맛이 알려져 있지 않다. 쓴맛. 매운맛이 난다고도 한다. 쓴맛은 배출시키는 작용을 하여 치솟은 기운과 열을 내리고, 입맛을 돋우며, 습한 것을 없앤다.

뿌리줄기가 땅속에 굵게 뻗고, 단단하며, 잔뿌리가 있다. **줄기**는 10~20㎝ 정도 자라고, 비스듬하거나 땅 위로 눕는다. **잎**은 뿌리에서는 뭉쳐서 나와 퍼지고 줄기에는 어긋나며, 주걱모양이고 가장자리가 밋밋하다. 잎길이 7~15㎝. 잎자루에 아래가 좁은 날개가 있으며, 윗동잎은 잎자루가 없고 아래쪽이 줄기를 귀모양으로 감싼다. **꽃**은 10~11월에 피고 노란색이며, 꽃잎모양의 혀꽃과 꽃술모양의 대롱꽃이 모여 1송이가 된다. 작은 송이 8~12개가 줄기와 가지 끝에 어긋나게 모여 우산모양으로 달리며, 꽃 밑에 잎모양의 이삭잎이 있다. **열매**는 11월에 여물며, 씨앗에 흰색 갓털이 있어 바람에 날려간다.

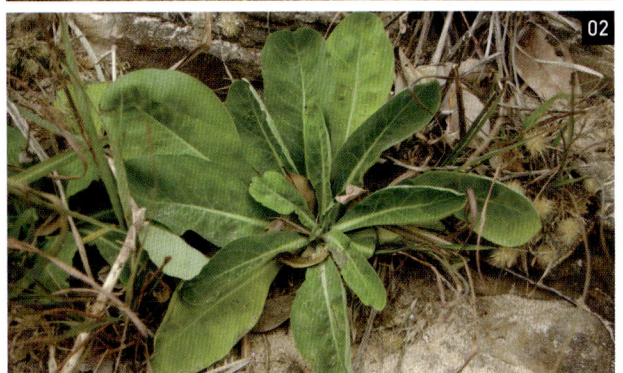
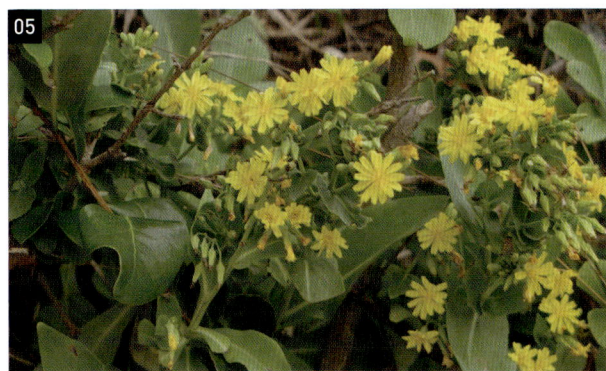
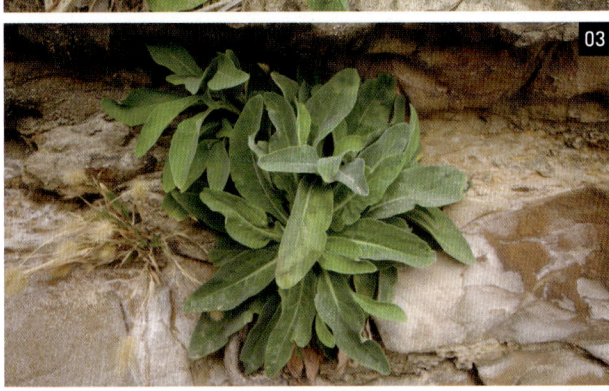
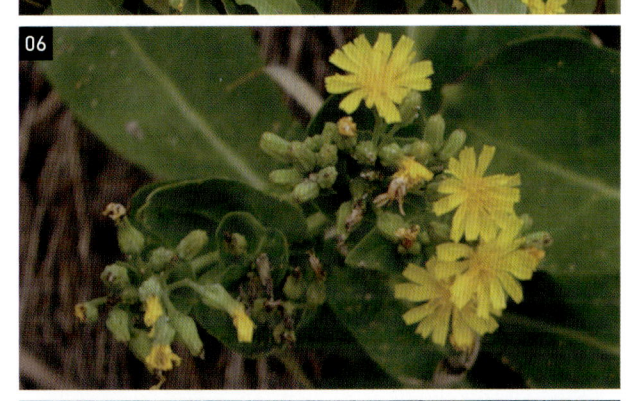
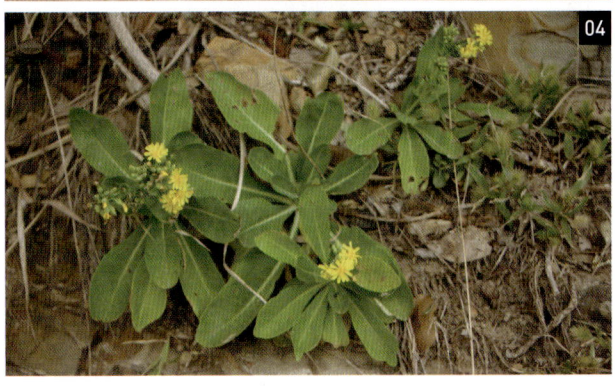
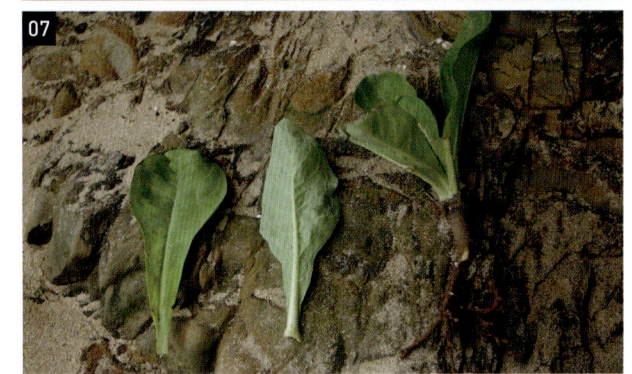

01 꽃 핀 전체 모습. 10월 19일
02 뿌리잎. 10월 19일
03 뿌리잎이 무성한 모습. 10월 19일
04 꽃과 줄기잎. 10월 19일
05 꽃 핀 모습. 10월 19일
06 꽃과 꽃봉오리. 10월 19일
07 뿌리잎 앞뒷면과 뿌리. 10월 19일

182 그늘취(호망취) _{조금 쓴맛}

Saussurea uchiyamana Nakai

■ 알려진 약효가 없다.

국화과
여러해살이풀

다른 이름
그늘분취
백두풍모국 白頭風毛菊

서식지
우리나라 특산식물.
산의 숲속이나 산중턱 능선의
자갈밭에 난다.

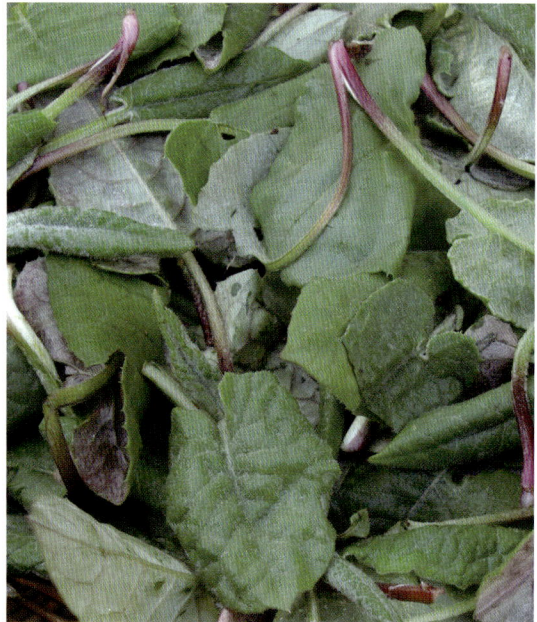
새순 채취한 모습. 4월 22일.

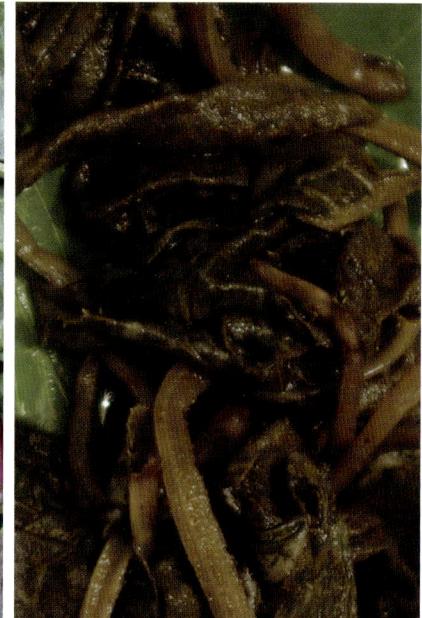
그늘취순장아찌.

장아찌 담그기

채취시기 봄~여름.
채취부위 새순이나 연한 잎.
채취 시 주의사항 흔치 않은 약초이므로 조금만 채취하고 개체를 남겨두며, 어릴수록 쓴맛이 덜하므로 억세거나 꽃이 핀 것은 피한다.
밑준비 새순이나 잎을 끓는 소금물에 살짝 데쳐서 부드럽게 만든 뒤 찬물에 반나절 정도 담가 쌉쌀한 맛을 우려내고, 물기를 짜서 살짝 말린다.
담그기 준비한 것에 맛간장을 끓여서 식혀 붓는데, 효소액은 맛간장이 식은 뒤 넣는다.
숙성 담근 장아찌는 상온에 한나절 두었다가 냉장고에 넣어 익히고, 부어놓은 맛간장은 며칠에 한 번씩 따라서 다시 끓여 식혀 붓기를 3~4번 한다.
장아찌맛 쌉싸름하면서 은은한 맛이다.

오행의 맛과 효능
오행의 맛은 알려지지 않았다. 조금 쓴맛. 쓴맛은 배출시키는 작용을 하여 치솟은 기운과 열을 내리고, 입맛을 돋우며, 습한 것을 없앤다.

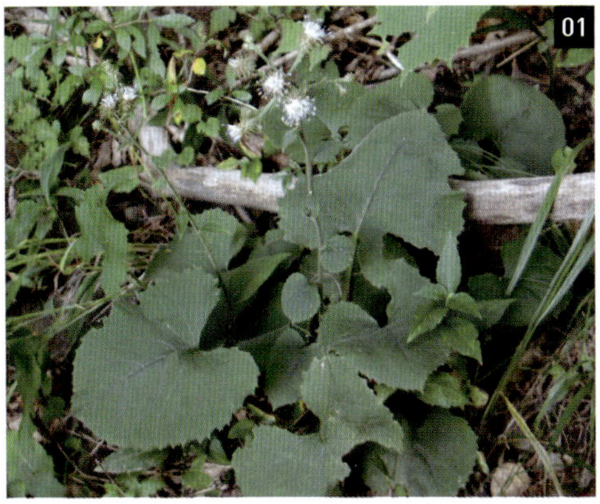

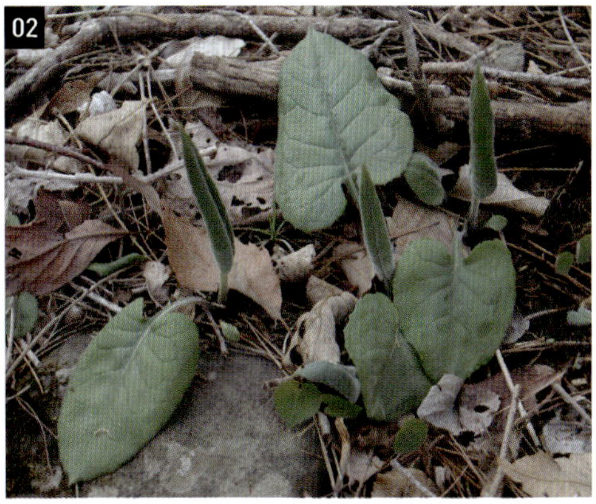

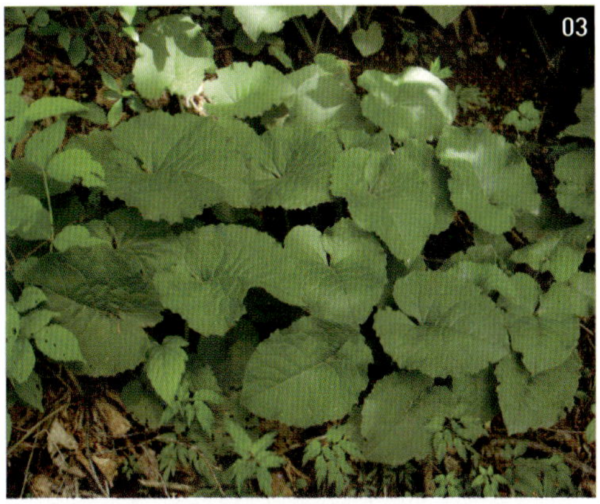

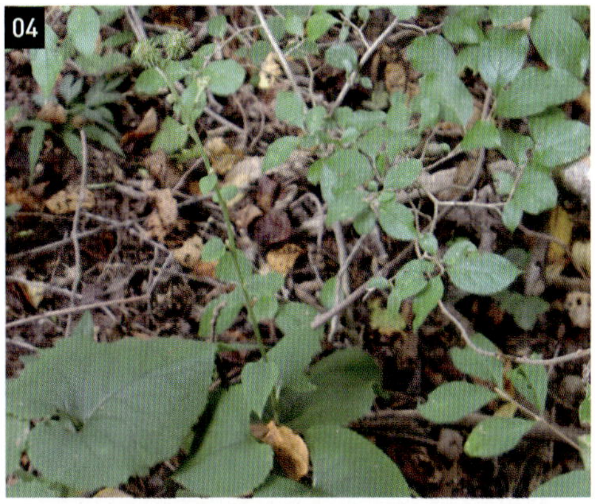

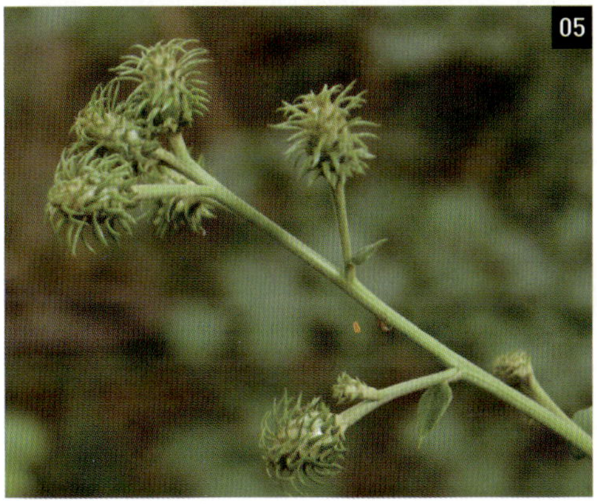

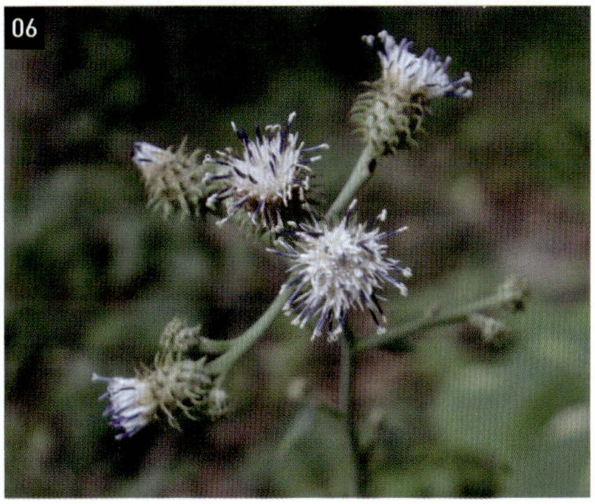

줄기는 35~40cm 정도 곧게 자라며, 거미줄 같은 잔털로 덮여 있다. **잎**은 뿌리에서는 뭉쳐서 나오고 줄기에는 어긋나며, 긴 타원 같은 달걀모양 또는 긴 타원형이고, 아래쪽이 편평하거나 심장모양이다. 가장자리에 뾰족한 톱니가 있고, 앞면에는 조금 꼬불꼬불한 잔털이 있으며, 뒷면에는 거미줄 같은 잔털이 있다. 잎 길이 11~20cm이고, 뿌리와 줄기 밑동의 잎자루는 길며, 윗동잎은 좁고 작아지며 잎자루도 짧다. **꽃**은 8~9월에 피고 자주색이며, 꽃술모양의 대롱꽃이 모여 1송이가 된다. 1송이 지름은 2.5~3cm이고, 가지와 줄기 끝에 1송이씩 달리며, 꽃싼잎조각(총포)은 7줄로 모여 있다. **열매**는 9월에 여물고, 씨앗에 갈색 갓털이 있어 바람에 날려간다.

01 꽃 핀 전체 모습. 10월 4일
02 새순. 4월 22일
03 잎이 무성한 모습. 6월 6일
04 꽃봉오리 달린 모습. 9월 28일
05 꽃봉오리. 9월 28일
06 꽃. 10월 4일
07 열매. 10월 4일
08 뿌리. 3월 19일

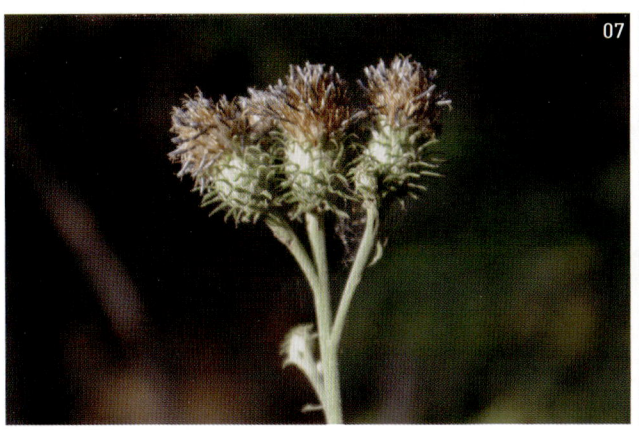
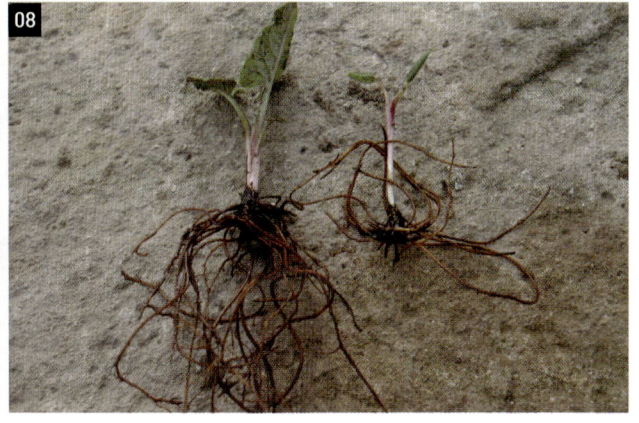

그늘취(호망취)

183 미역취 조금 쓴맛

Solidago virgaurea subsp. *asiatica* Kitam. ex Hara var. *asiatica*

■ 신장염, 방광염, 편도선염, 기관지염, 결핵, 황달에 효과

국화과
여러해살이풀

다른 이름
돼지나물

생약명
일지황화 一枝黃花

성분
독성이 없다.
루틴 모세혈관강화
케르세틴 알러지예방
클로로겐산 담즙분비촉진
카페산 산화방지
비타민A 시력유지

원산지
한국

서식지
산과 들판의 양지에 난다.

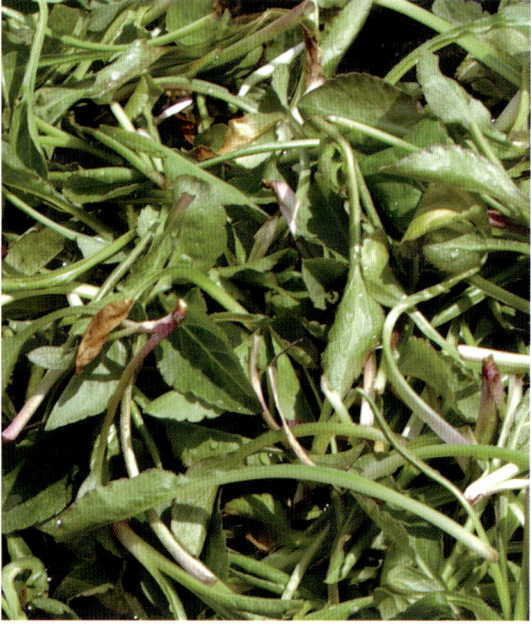
새순 채취하여 씻은 모습. 4월 2일

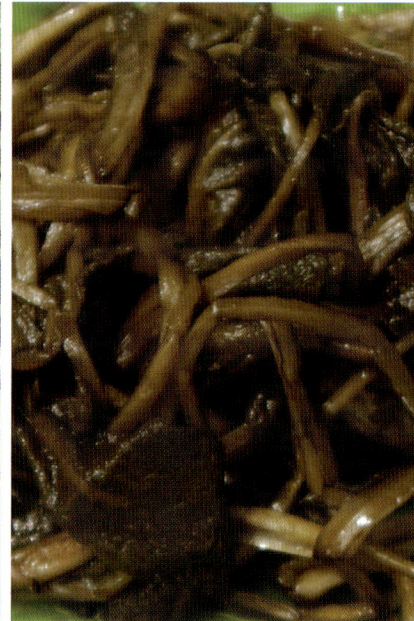
미역취순장아찌.

장아찌 담그기

채취시기 봄~가을.
채취부위 새순이나 잎.
채취시 주의사항 어릴수록 쓴맛이 덜하므로 억세거나 꽃이 핀 것은 피한다.
밑준비 새순이나 잎을 짭짤한 소금물에 반나절 정도 절여서 씁쌀한 맛을 우려내고, 여러 번 헹군 뒤 물기를 짜서 살짝 말린다.
담그기 준비한 것에 맛간장을 끓여서 식혀 붓거나, 맛고추장으로 버무린다. 맛간장에 넣는 효소액은 맛간장이 식은 뒤 넣고, 소금에 절였으므로 간을 약하게 한다.
숙성 담근 장아찌는 상온에 한나절 두었다가 냉장고에 넣어 익히고, 부어놓은 맛간장은 며칠에 한 번씩 따라서 다시 끓여 식혀 붓기를 3~4번 한다.
장아찌맛 씁싸름하고 꼬들꼬들한 맛이다. 완성된 장아찌는 고춧가루, 다진 파, 다진 마늘, 물엿, 식초 등으로 갖은 양념을 해서 먹기도 한다.

오행의 맛과 효능
오행상 조금 쓴맛. 매운맛이 난다고도 한다. 쓴맛은 배출시키는 작용을 하여 치솟은 기운과 열을 내리고, 입맛을 돋우며, 습한 것을 없앤다.

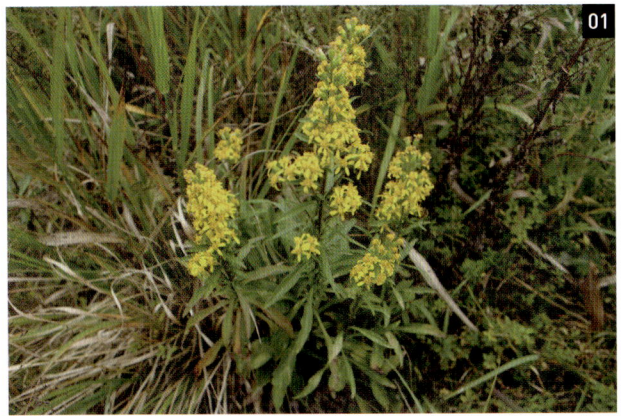

뿌리는 길게 뻗으며, 수염처럼 무성해진다. **줄기**는 35~85cm 정도 곧게 자라며, 잔털이 있다. 윗동에서 가지가 갈라져 나온다. **잎**은 뿌리에서는 뭉쳐서 나고 줄기에는 어긋나며, 타원형이고 가장자리에 날카로운 톱니가 있다. 앞면에 잔털이 조금 있다. 잎길이 7~9cm이고, 잎자루에 날개가 있다. 윗동잎은 피침처럼 좁고 작아지며, 잎자루가 없다. **꽃**은 7~10월에 피고 노란색이며, 꽃잎모양의 혀꽃과 꽃술모양의 대롱꽃이 모여 1송이가 된다. 1송이 지름은 12~14mm이며, 작은 송이 여러 개가 어긋나게 모여 이삭모양으로 달린다. **열매**는 10월에 여물고, 씨앗에 갓털이 있어 바람에 날려간다.

01 꽃 핀 전체 모습. 10월 9일
02 묵은대와 새순. 3월 18일
03 뿌리잎 자라는 모습. 5월 30일
04 줄기와 잎. 9월 5일

05 꽃과 윗동잎. 9월 5일
06 열매 달린 모습. 10월 18일
07 뿌리 달린 전체 모습. 3월 25일

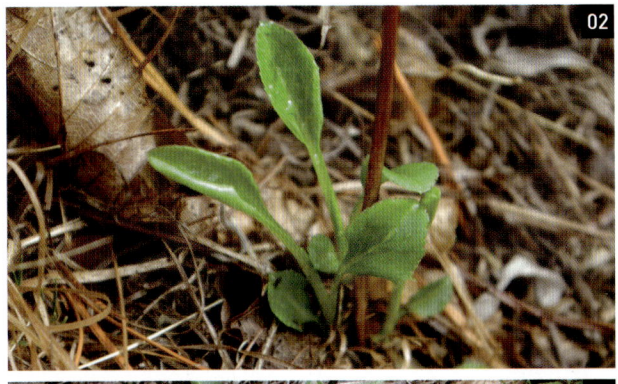
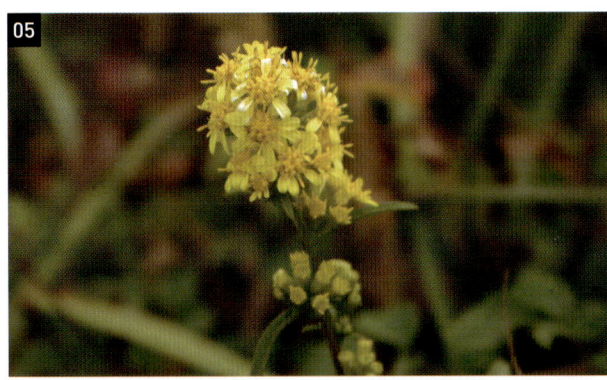
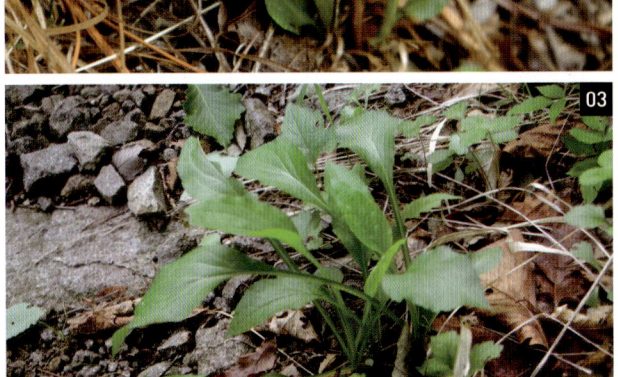
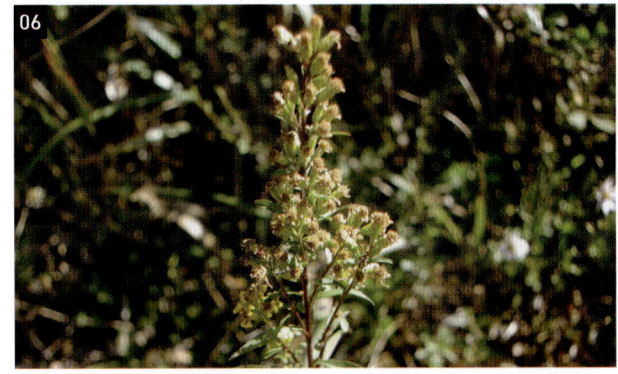
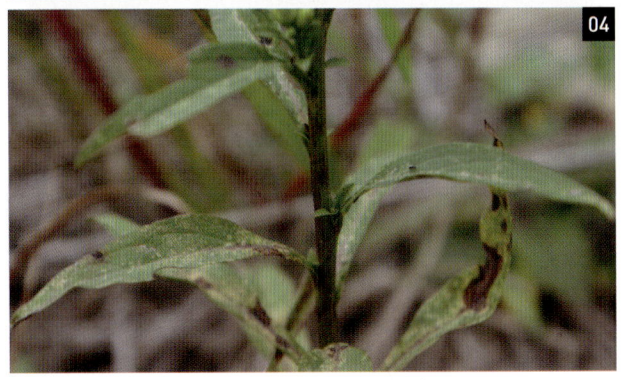
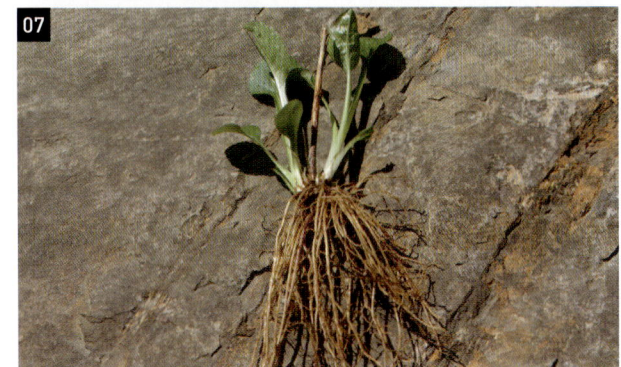

미역취

184 버들분취 조금 쓴맛

Saussurea maximowiczii Herd.

- 간염, 폐렴, 고혈압, 붓기, 비만에 효과

국화과
여러해살이풀

다른 이름
바늘분취

생약명
유엽풍모국 柳葉風毛菊
우엽풍모국 羽葉風毛菊

원산지
한국

서식지
산과 들판의 풀밭에 난다.

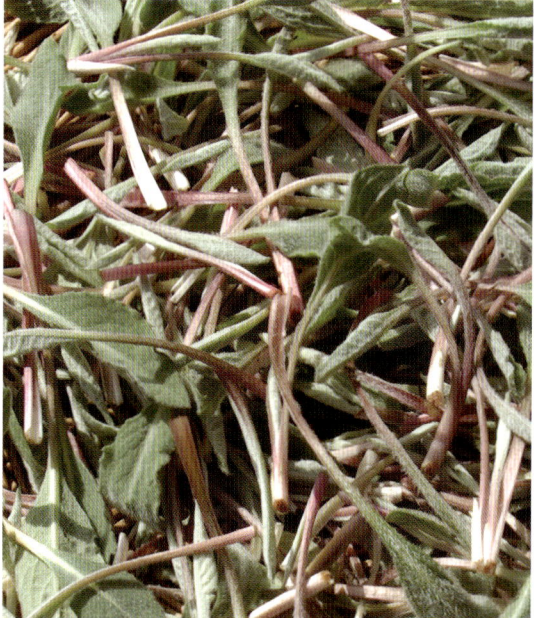
새순 채취한 모습. 3월 29일

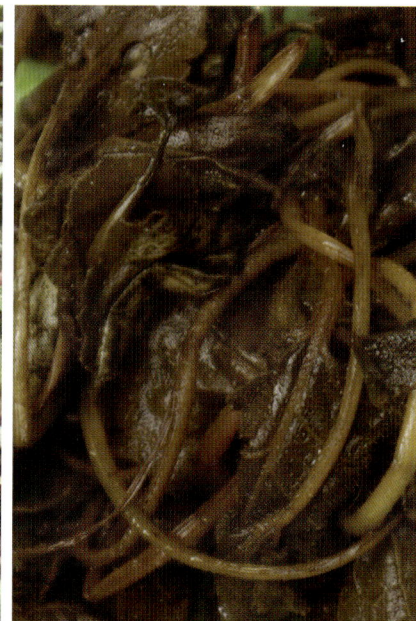
버들분취순장아찌.

장아찌 담그기

채취시기 봄~여름.
채취부위 새순이나 연한 잎.
채취시 주의사항 어릴수록 쓴맛이 덜하므로 억세거나 꽃이 핀 것은 피한다.
밑준비 새순이나 잎을 끓는 물에 살짝 데쳐서 부드럽게 만든 뒤 찬물에 한나절 정도 담가서 쌉쌀한 맛을 우려내고, 물기를 짜서 살짝 말린다.
담그기 준비한 것에 맛간장을 끓여서 식혀 붓거나, 맛고추장으로 버무린다. 맛간장에 넣는 효소액은 맛간장이 식은 뒤 넣는다.
숙성 담근 장아찌는 상온에 한나절 두었다가 냉장고에 넣어 익히고, 부어놓은 맛간장은 며칠에 한 번씩 따라서 다시 끓여 식혀 붓기를 3~4번 한다.
장아찌맛 쌉싸름하면서 개운한 맛이다. 완성된 장아찌는 다진 파, 다진 마늘, 물엿, 식초 등으로 갖은 양념을 해서 먹기도 한다.

오행의 맛과 효능
오행상의 맛이 알려져 있지 않다. 조금 쓴맛. 쓴맛은 배출시키는 작용을 하여 치솟은 기운과 열을 내리고, 입맛을 돋우며, 습한 것을 없앤다.

줄기는 50~150㎝ 정도 자라는데 곧고 모가 나 있으며, 기름점과 하얀 잔털이 있다. **잎**은 뿌리잎은 뭉쳐서 나고, 잎자루가 길며, 깃털처럼 갈라지기도 한다. 줄기잎은 어긋나고, 긴 타원형으로 양 끝이 좁으며, 제멋대로 갈라져 깃털모양이 된다. 줄기 중간잎은 길이 10~30㎝이다. 윗동잎은 버들잎처럼 작아지고, 갈라지지 않으며, 잎자루가 없다. **꽃**은 7~9월에 피고 보라색이며, 꽃술모양의 대롱꽃이 모여 1송이가 된다. 1송이 지름은 11~13㎜이며, 작은 꽃 여러 송이가 어긋나게 모여서 우산모양으로 달린다. **열매**는 10월에 여물고, 씨앗에 흰색 갓털이 있어 바람에 날려간다.

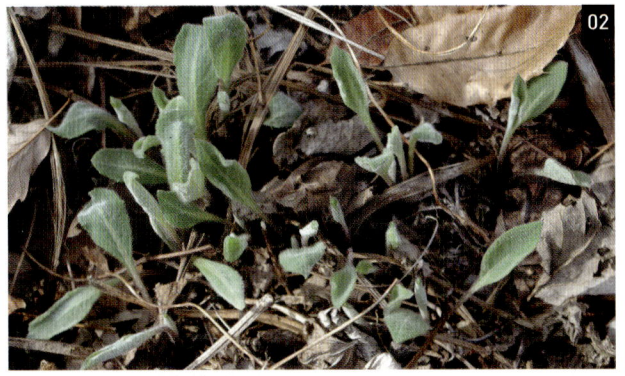
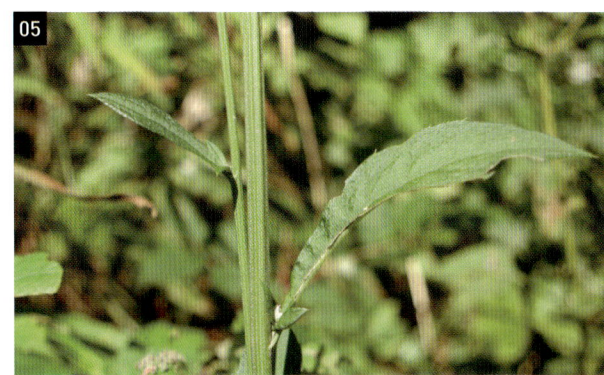
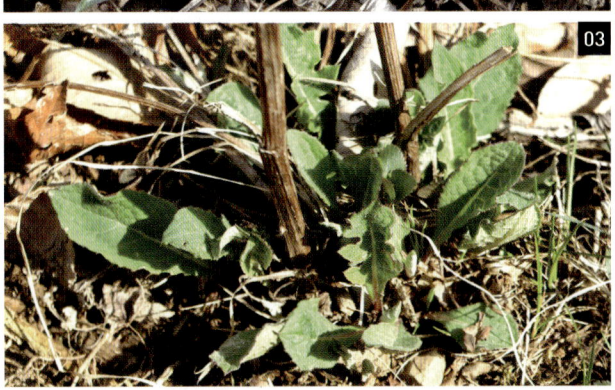
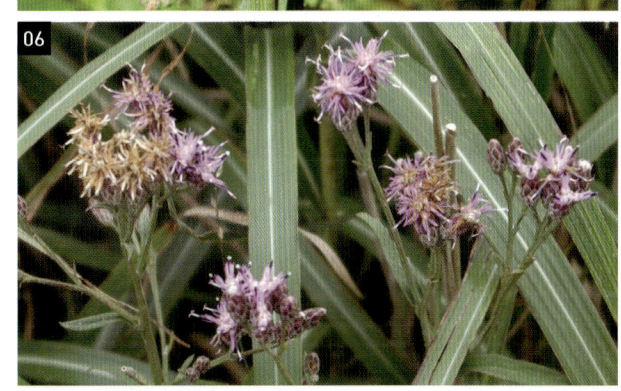
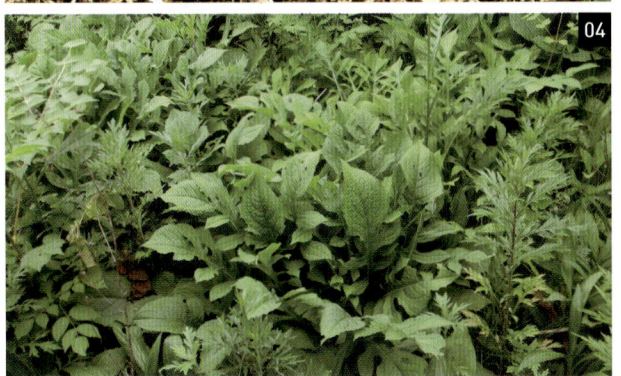
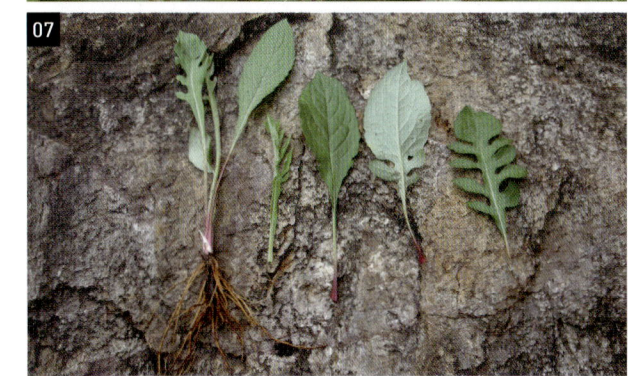

01 뿌리잎 전체 모습. 4월 17일
02 새순. 3월 29일
03 묵은대와 새순. 3월 29일
04 잎이 무성한 모습. 6월 25일
05 줄기와 윗동잎. 9월 2일
06 꽃과 열매. 9월 5일
07 뿌리와 뿌리잎 앞뒷면. 4월 17일

버들분취

185 사데풀 *쓴맛*

Sonchus brachyotus DC.

■ 위장병, 기관지염, 골반염, 심한 기침, 결핵, 이질설사, 치질, 아토피, 비만에 효과

국화과
여러해살이풀

다른 이름
사데나물
서덜채

생약명
고채 苦菜

성분
사포닌 면역력강화
글루코사이드 종양억제
탄수화물 에너지공급

원산지
한국

서식지
바닷가 근처의 들판에 난다.

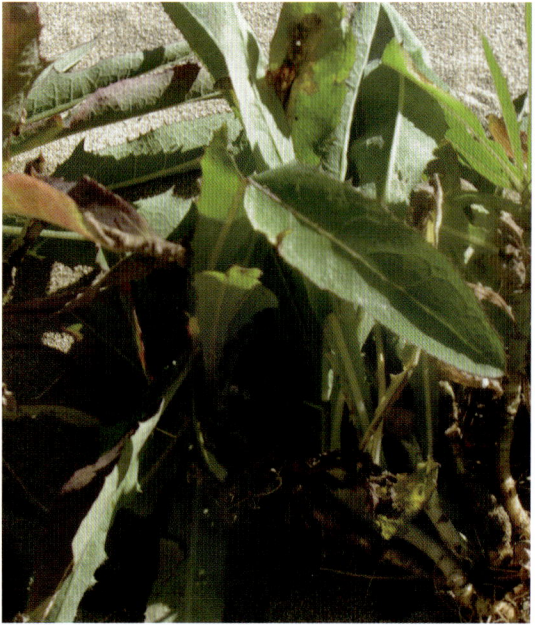
뿌리째 채취한 모습. 11월 20일

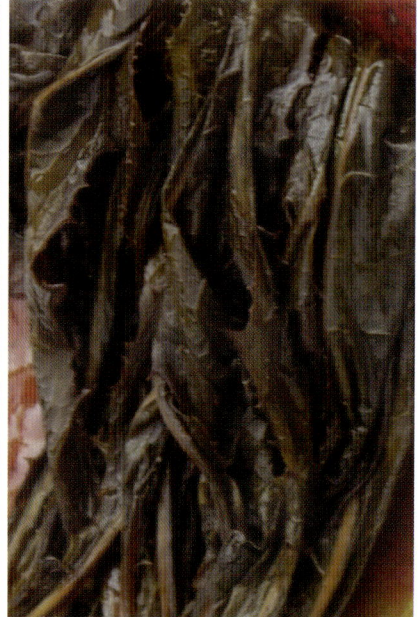
사데풀잎장아찌.

장아찌 담그기

채취시기 봄~여름.

채취부위 새순이나 잎을 뿌리째 채취한다. 장아찌는 뿌리째 담가도 되고, 새순과 뿌리를 따로 담가도 된다.

채취시 주의사항 흔치 않은 약초이므로 조금만 채취하고 개체를 남겨두며, 어릴수록 쓴맛이 덜 하므로 억세거나 꽃이 핀 것은 피한다.

밑준비 새순이나 잎을 짭짤한 소금물에 며칠 정도 삭혀서 쌉쌀한 맛을 우려내고, 여러 번 헹구어 물기를 짠다.

담그기 준비한 것에 맛간장을 끓여서 식혀 붓는다. 효소액은 맛간장이 식은 뒤 넣고, 소금물에 삭혔으므로 간을 약하게 한다.

숙성 담근 장아찌는 상온에 한나절 두었다가 냉장고에 넣어 익히고, 부어놓은 맛간장은 며칠에 한 번씩 따라서 다시 끓여 식혀 붓기를 3~4번 한다. 쓴맛이 강하므로 노르스름해질 때까지 충분히 삭혀서 먹는다.

장아찌맛 쌉싸름하면서 꼬들꼬들한 맛이다. 완성된 장아찌는 다진 파, 다진 마늘, 물엿, 식초 등으로 갖은 양념을 해서 먹기도 한다.

오행의 맛과 효능
오행상 쓴맛. 매우 쓰다. 쓴맛은 배출시키는 작용을 하여 치솟은 기운과 열을 내리고, 입맛을 돋우며, 습한 것을 없앤다.

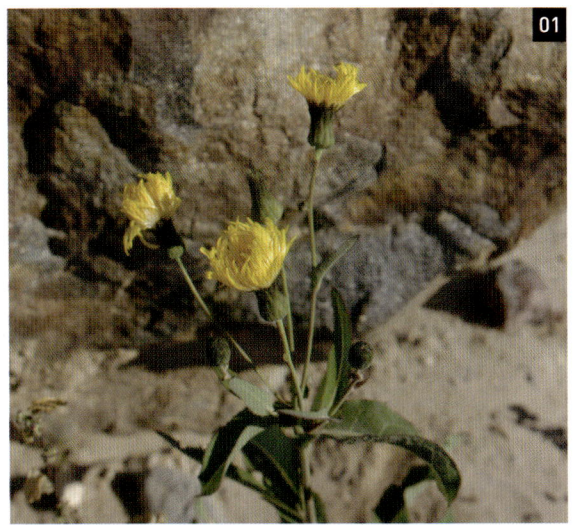

줄기는 30~100cm 정도 곧게 자라며, 세로로 홈이 있다. 줄기를 꺾으면 하얀 유액이 나오고, 가지가 조금 갈라져 나온다. 잎은 어긋나고 긴 타원형이며, 가장자리가 밋밋하거나 깃털모양으로 갈라지고, 가장자리에 이빨 같은 톱니가 있다. 잎길이 12~18cm이고, 뒷면이 희끗하며, 아래쪽이 줄기를 감싼다. 밑동잎은 촘촘히 달리고, 윗동잎은 작아진다. 꽃은 8~10월에 피고 선명한 노란색이며, 꽃잎모양의 혀꽃이 모여 1송이가 된다. 혀꽃 끝은 5갈래로 얕게 갈라진다. 열매는 9~10월에 여물며, 씨앗은 타원형으로 윗부분은 희고 아래쪽은 갈색 갓털이 있어 바람에 날려간다.

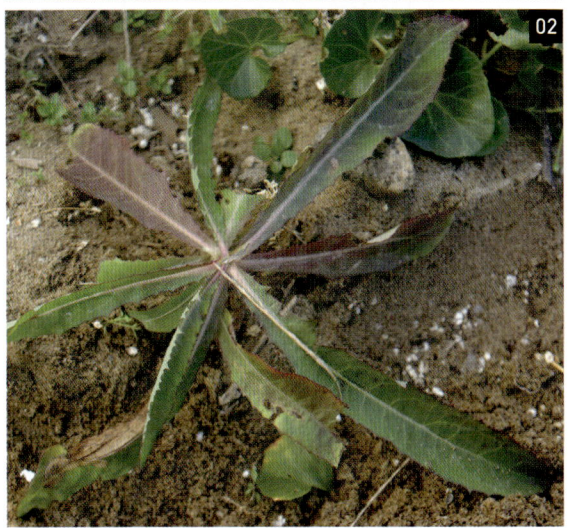

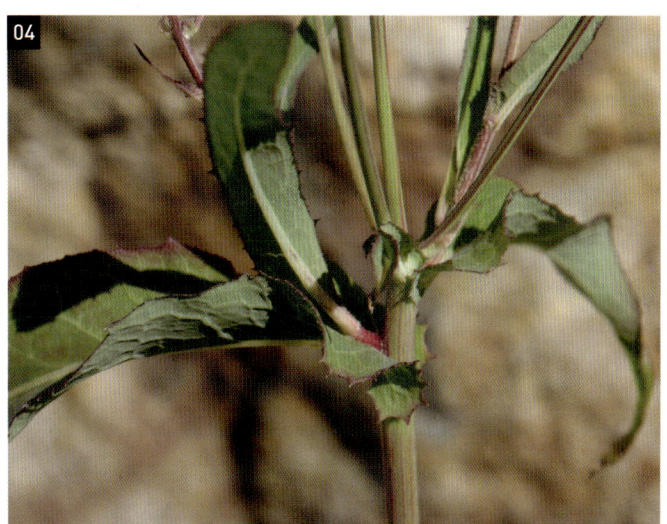

01 꽃 핀 모습. 11월 20일
02 어린잎 자라는 모습. 11월 20일
03 어린잎. 11월 20일

04 줄기와 잎. 11월 20일
05 꽃. 11월 20일

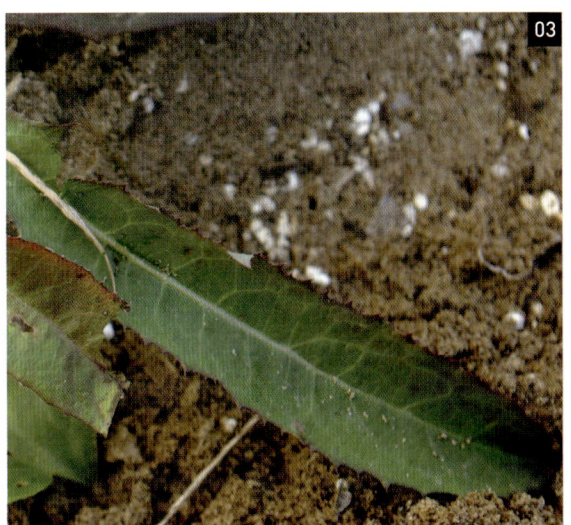

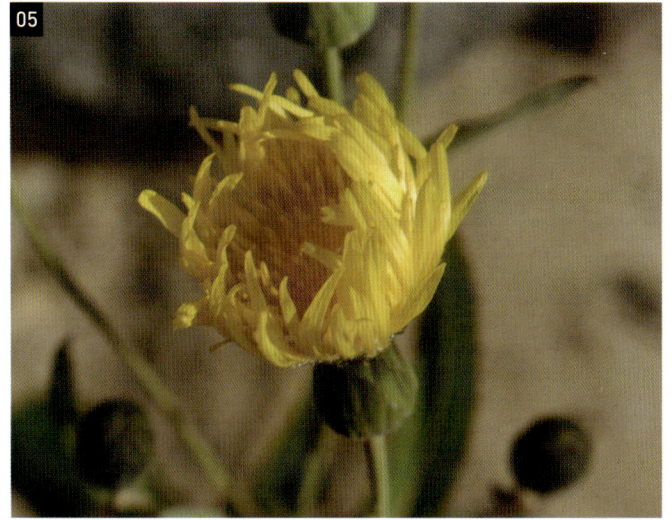

사데풀

186 서덜취 ^{쓴맛}

Saussurea grandifolia Maxim

- 고혈압에 효과

국화과
여러해살이풀

다른 이름
곤데서리

생약명
대엽풍모국 大葉風毛菊

성분
독성이 없다.
플라보노이드 노화방지
폴리페놀 혈압상승억제

원산지
한국

서식지
깊은 산 반그늘이나 골짜기 계곡가에 난다.

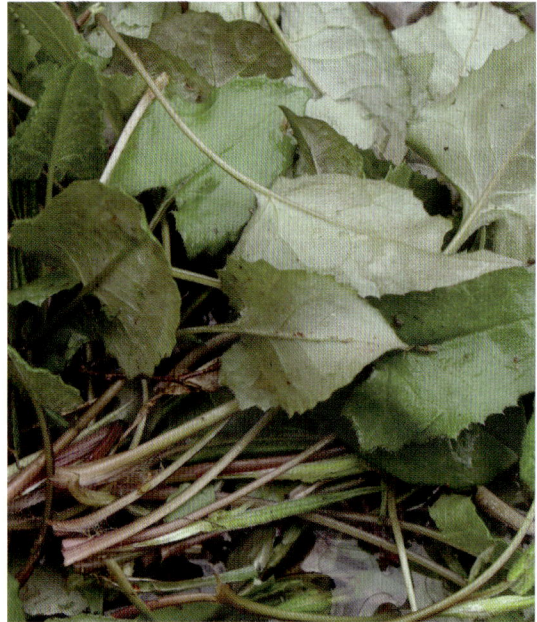
새순 채취하여 씻은 모습. 4월 7일

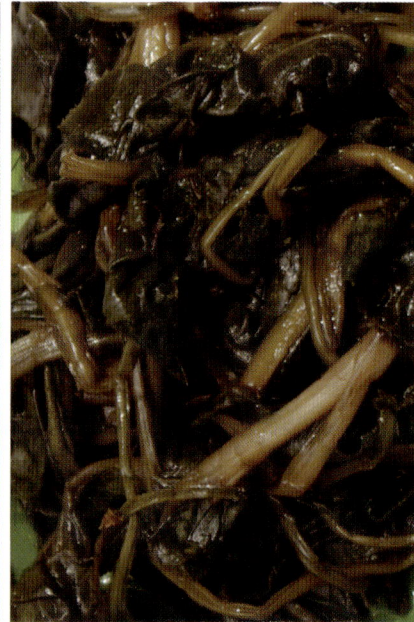
서덜취순장아찌.

장아찌 담그기

채취시기 봄~가을.

채취부위 새순이나 잎.

채취시 주의사항 어릴수록 쓴맛이 덜하므로 억세거나 꽃이 핀 것은 피한다.

밑준비 새순이나 잎을 끓는 물에 살짝 데쳐서 부드럽게 만든 뒤 찬물에 한나절 정도 담가서 쌉쌀한 맛을 우려내고, 물기를 짜서 살짝 말린다.

담그기 준비한 것에 맛간장을 끓여서 식혀 붓거나, 맛고추장으로 버무린다. 맛간장에 넣는 효소액은 맛간장이 식은 뒤 넣는다.

숙성 담근 장아찌는 상온에 한나절 두었다가 냉장고에 넣어 익히고, 부어놓은 맛간장은 며칠에 한 번씩 따라서 다시 끓여 식혀 붓기를 3~4번 한다.

장아찌맛 쌉싸름하면서 향긋한 맛이다. 완성된 장아찌는 고춧가루, 다진 파, 다진 마늘, 물엿, 식초 등으로 갖은 양념을 해서 먹기도 한다.

오행의 맛과 효능
오행상의 맛이 알려져 있지 않다. 쓴맛이 난다. 쓴맛은 배출시키는 작용을 하여 치솟은 기운과 열을 내리고, 입맛을 돋우며, 습한 것을 없앤다.

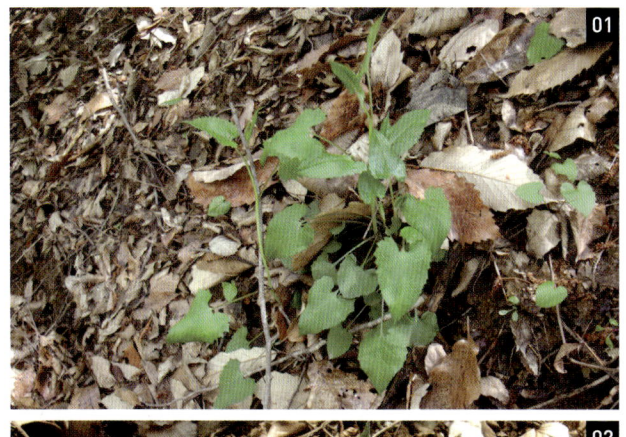

줄기는 30~50㎝ 정도 자라며, 곧고 모가 나 있고, 세로로 홈이 있다. 윗동에서 가지가 갈라져 나온다. **잎**은 뿌리에서는 뭉쳐서 나고 심장 같은 삼각형 또는 달걀모양이며, 줄기에는 어긋나고 달걀모양 또는 삼각형 같은 달걀모양이다. 잎길이 10~15㎝이고, 가장자리에 날카로운 톱니가 있으며, 앞뒷면에 잔털이 있고, 잎자루가 길다. 윗동잎은 작고 양끝이 좁으며, 잎자루가 짧다. **꽃**은 7~10월에 피고 흰자주색이며, 꽃술모양의 대롱꽃이 모여 1송이가 된다. 1송이 지름은 1.8~2㎝이며, 작은 송이 4~6개가 줄기 끝에 어긋나게 모여 달린다. **열매**는 10~11월에 여물고, 씨앗에 흰색 갓털이 있어 바람에 날려간다.

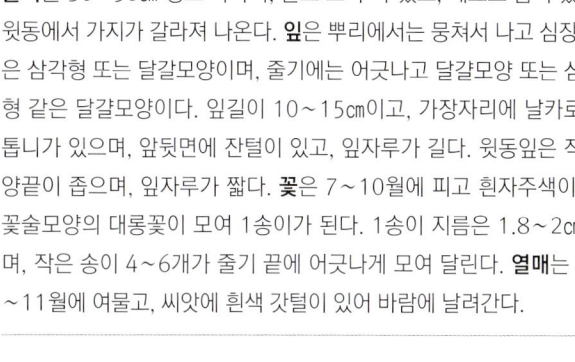

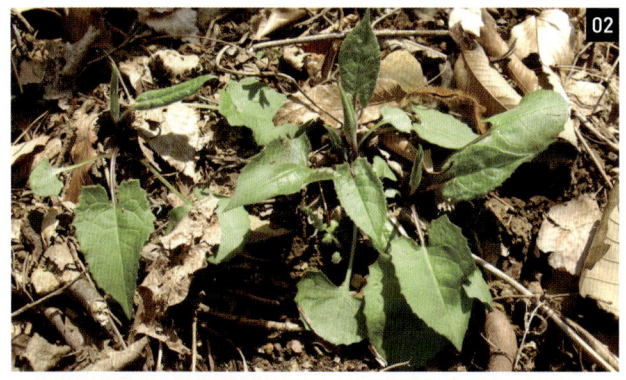

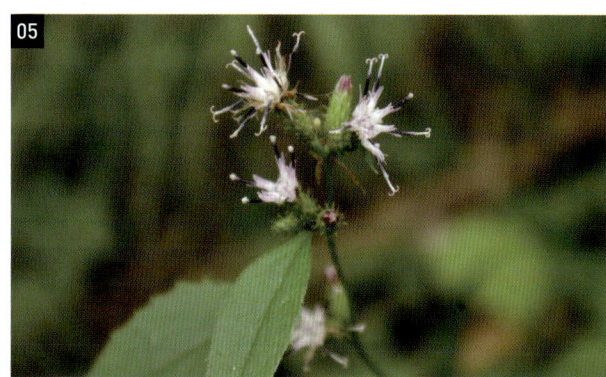

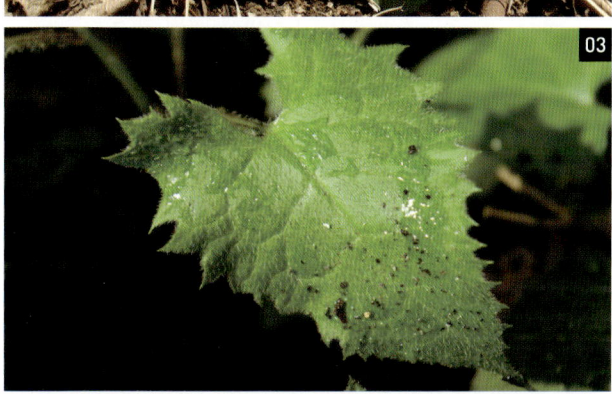

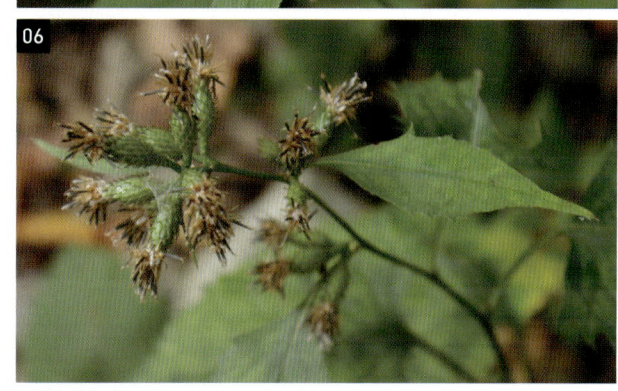

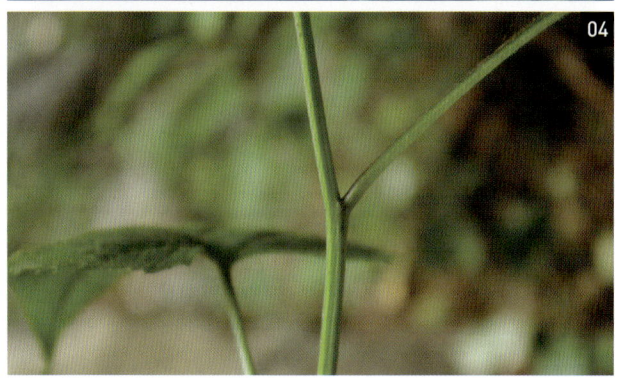

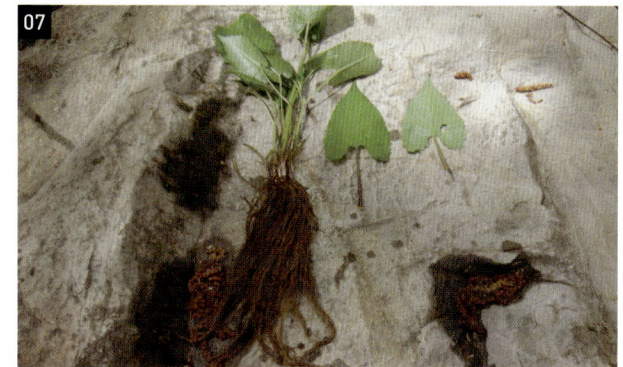

01 전체 모습. 4월 24일
02 뿌리잎. 4월 13일
03 어린잎. 3월 13일
04 줄기. 6월 17일
05 꽃. 9월 28일
06 열매와 윗동잎. 10월 18일
07 뿌리와 잎 앞뒷면. 4월 24일

서덜취

187 솜나물 ^{쓴맛}

Leibnitzia anandria (L.) Nakai

■ 천식, 기침, 장염, 류머티즘, 유방염에 효과

국화과
여러해살이풀

다른 이름
부싯깃나물
까치취

생약명
대정초 大丁草

성분
독성이 없다.
사포닌 면역력강화
베타시스테롤 종양억제
타락사스테롤 혈중콜레스테롤 개선
석신산 피로회복
쿠마린 혈전개선

원산지
한국

서식지
낮은 산과 들판의 양지에 난다.

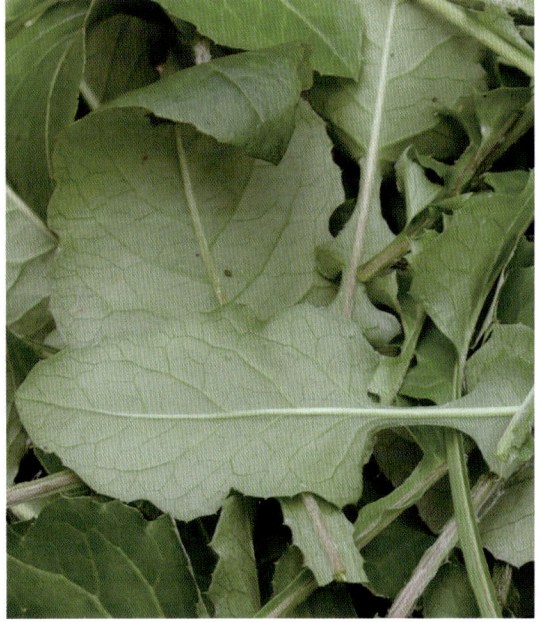

여름잎 채취한 모습. 8월 6일

솜나물잎장아찌.

장아찌 담그기

채취시기 봄~가을.

채취부위 꽃줄기가 올라오기 전의 새순이나 연한 잎.

채취시 주의사항 흔치 않은 약초이므로 조금만 채취하고 개체를 남겨두며, 어릴수록 쓴맛이 덜하므로 억세거나 꽃이 피거나 열매가 달린 것은 피한다.

밑준비 새순이나 잎을 끓는 소금물에 살짝 데쳐 부드럽게 만든 뒤, 찬물에 한나절 정도 담가서 수산과 쌉쌀한 맛을 우려내고 물기를 짠다. 수산은 물에 녹아 나오는데, 생으로 먹거나 우려내지 않고 많이 먹으면 몸에 결석이 생긴다.

담그기 준비한 것에 맛간장을 끓여서 식혀 붓는데, 효소액은 맛간장이 식은 뒤 넣는다.

숙성 담근 장아찌는 상온에 한나절 두었다가 냉장고에 넣어 익히고, 부어놓은 맛간장은 며칠에 한 번씩 따라서 다시 끓여 식혀 붓기를 3~4번 한다.

장아찌맛 쌉싸름하고 씹는 맛이 좋다.

오행의 맛과 효능
오행상 쓴맛. 쓴맛은 배출시키는 작용을 하여 치솟은 기운과 열을 내리고, 입맛을 돋우며, 습한 것을 없앤다.

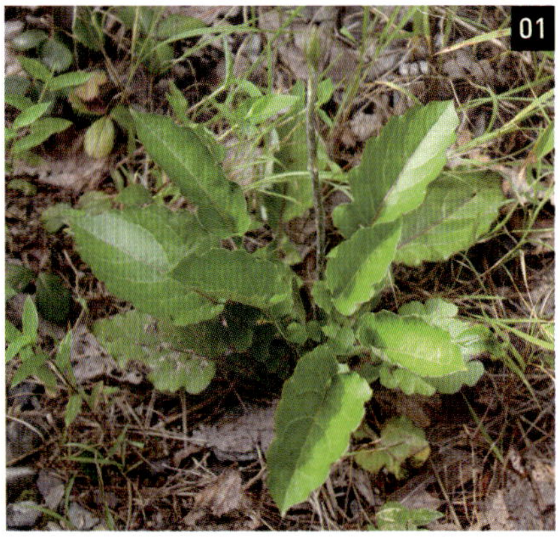

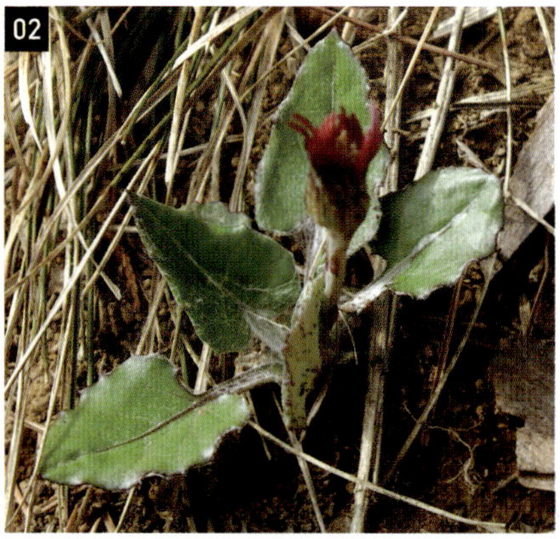

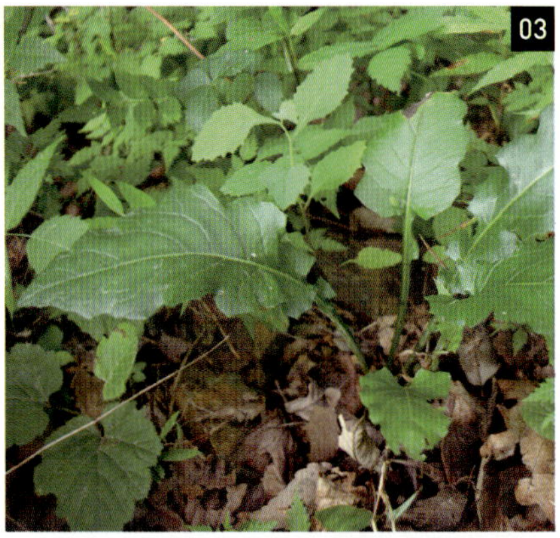

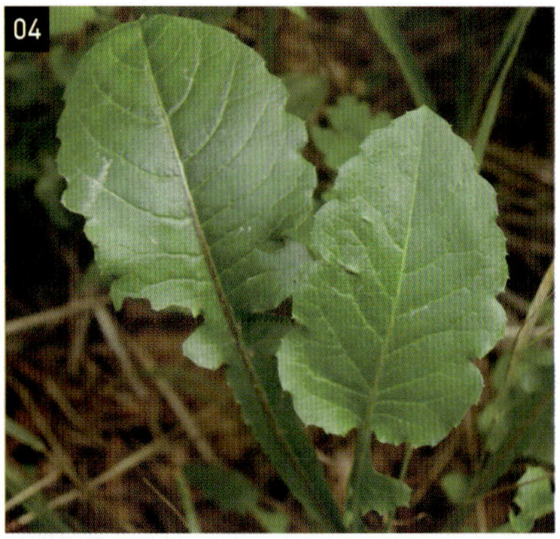

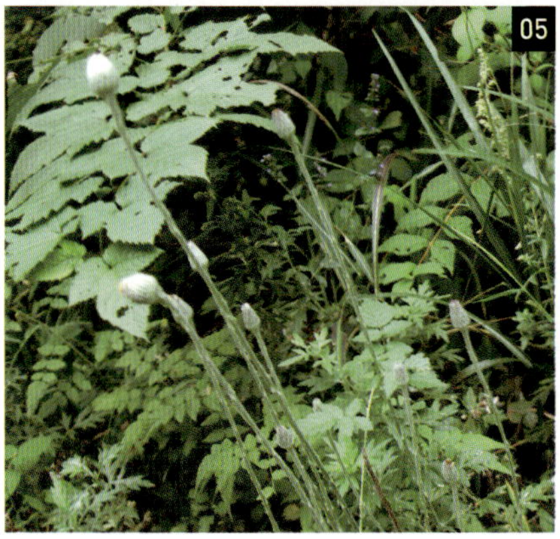

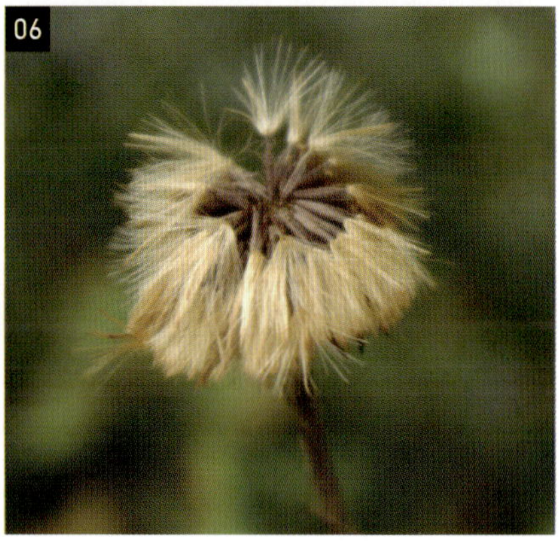

꽃줄기는 봄에는 10~20cm 올라오고, 가을에는 30~60cm 정도 올라오는데 곧다. 어린줄기는 솜털이 빽빽하며, 붉은자줏빛이 돈다. **잎**은 뿌리에서는 뭉쳐서 나온다. 봄잎은 타원형이고 어릴 때 뒷면이 솜털로 덮여 있다. 가을잎은 긴 타원형으로 아래쪽이 잎자루의 날개처럼 되어 깃털처럼 갈라지며, 잎길이 10~16cm이고, 가장자리에 불규칙한 톱니가 있다. 봄잎이 작다. **꽃**은 5~9월에 피는데, 봄꽃은 꽃잎모양의 혀꽃과 꽃술모양의 대롱꽃이 모여 1송이가 된다. 혀꽃의 안쪽은 희고, 겉면은 붉은자주색을 띤다. 가을꽃은 꽃봉오리가 벌어지지 않는다. **열매**는 9월에 여물고, 씨앗에 연갈색 갓털이 있어 바람에 날려간다.

01 여름에 꽃줄기가 올라온 전체 모습. 8월 6일
02 봄잎과 봄꽃. 4월 6일
03 여름잎 자라는 모습. 8월 6일
04 여름잎. 8월 6일
05 가을 꽃줄기와 꽃봉오리. 9월 28일
06 가을 열매. 9월 28일
07 여름잎 앞뒷면과 뿌리. 8월 6일
08 유사종 수리취(왼쪽)와 솜나물(오른쪽). 8월 6일
09 유사종 수리취(왼쪽)와 솜나물(오른쪽) 뿌리째 비교. 8월 6일

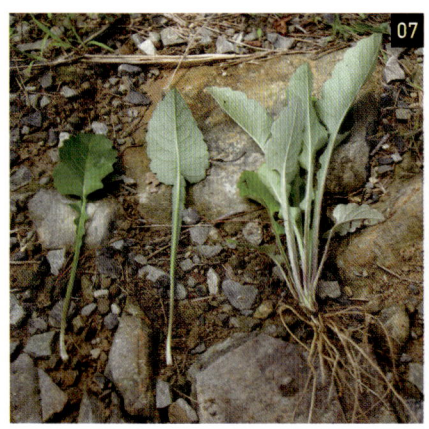
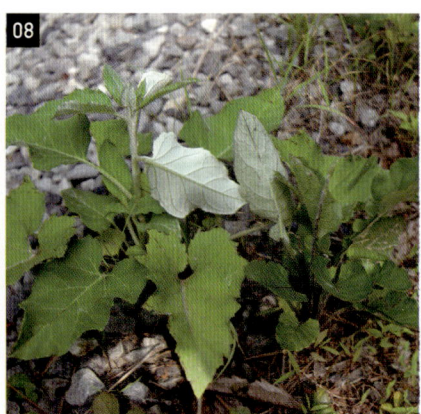
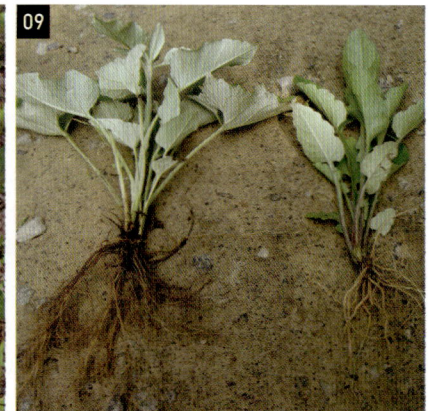

솜나물

188 씀바귀 쓴맛

Ixeridium dentatum (Thunb. ex Mori) Tzvelev

■ 폐렴, 장염, 맹장염, 산후통, 생리불순, 입안 헌 데 효과

국화과
여러해살이풀

다른 이름
쓴나물
씀배나물

생약명
고채 苦菜

성분
독성이 없다.
알리파틱 종양억제
시나로사이드 혈중콜레스테롤 개선
칼슘 뼈강화
철분 빈혈개선
단백질 근육강화
비타민A 시력유지
티아민 에너지대사관여
비타민C 노화방지

원산지
한국

서식지
산과 들판의 양지나 반그늘에 난다.

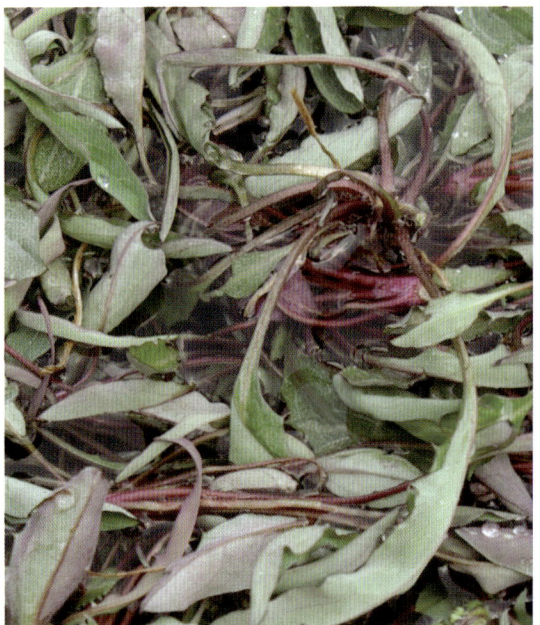

새순 채취하여 씻은 모습. 4월 2일

씀바귀순장아찌.

장아찌 담그기

채취시기 봄~여름.

채취부위 줄기가 올라오기 전의 새순이나 잎, 또는 새순을 뿌리째 채취한다. 뿌리째 담가도 되고, 잎과 뿌리를 따로 담가도 된다.

채취시 주의사항 흔치 않은 약초이므로 조금만 채취하고 개체를 남겨두며, 어릴수록 쓴맛이 덜하므로 억세거나 꽃이 핀 것은 피한다.

밑준비 뿌리째 채취한 경우 흙이 남지 않도록 껍질째 깨끗이 씻는다. 짭짤한 소금물에 살짝 절여서 씁쓸한 맛을 우려낸 뒤 여러 번 헹구어 물기를 짜고 살짝 말린다.

담그기 준비한 것을 묵은 간장이나 묵은 된장에 박는다. 또는 맛간장을 끓여서 아삭한 맛이 살도록 뜨거울 때 붓거나, 맛된장 또는 맛고추장으로 버무린다. 맛간장에 넣는 효소액은 맛간장이 식은 뒤 넣고, 소금에 절였으므로 간을 약하게 한다.

숙성 맛간장, 맛고추장, 맛된장으로 담근 경우 상온에 한나절 두었다가 냉장고에 넣어 익히고, 부어놓은 맛간장은 며칠에 한 번씩 따라서 다시 끓여 식혀 붓기를 3~4번 한다. 쓴맛이 강하므로 노르스름해질 때까지 충분히 삭혀서 먹는다.

장아찌맛 씁싸름하면서 그윽한 맛이다. 완성된 장아찌는 갖은 양념을 해서 먹기도 한다.

오행의 맛과 효능
오행상 쓴맛. 매우 쓰며, 매운맛이 난다고도 한다. 쓴맛은 배출시키는 작용을 하여 치솟는 기운과 열을 내리고, 입맛을 돋우며, 습한 것을 없앤다.

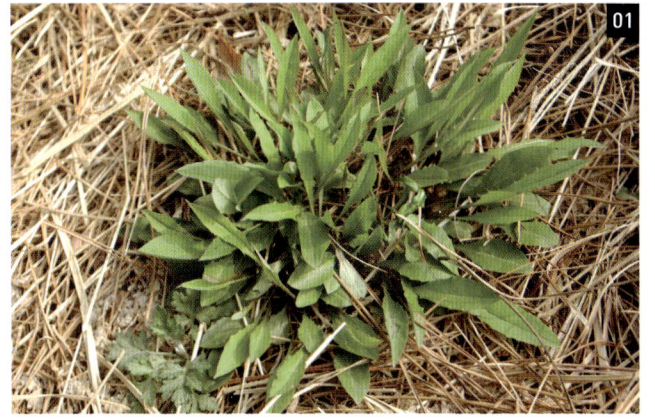

뿌리는 길고 무성하게 뻗으며, 굵어지고 살이 많다. 줄기는 20~50㎝ 정도 곧게 자라며, 윗동에서 가지가 갈라져 나온다. 줄기를 꺾으면 하얀 유액이 나온다. 잎은 뿌리에서는 뭉쳐서 나고, 줄기에는 2~3장이 어긋난다. 피침형 같은 긴 타원형 또는 피침형이고, 중간보다 아래쪽에 이빨 같은 톱니가 있거나 파인다. 잎길이 7~10㎝. 뿌리잎은 잎자루가 길고 아래쪽이 날개처럼 되며, 줄기잎은 잎자루가 없고 아래쪽이 줄기를 귀모양으로 감싼다. 꽃은 5~7월에 피고 노란색이며, 꽃잎모양의 혀꽃 5~8개가 모여 1송이가 된다. 열매는 6~8월에 여물고, 씨앗에 연갈색 갓털이 있어 바람에 날려간다.

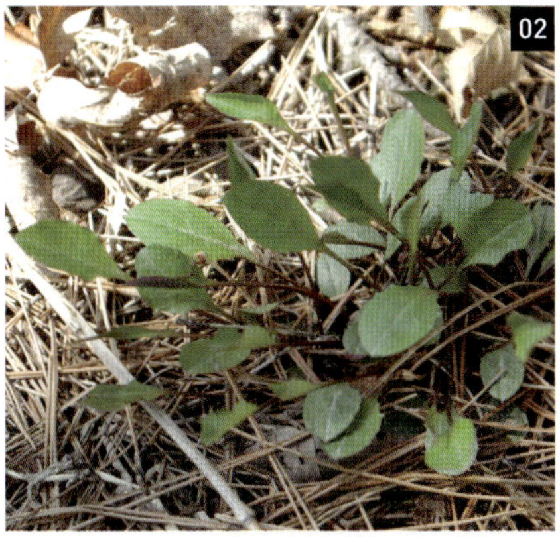

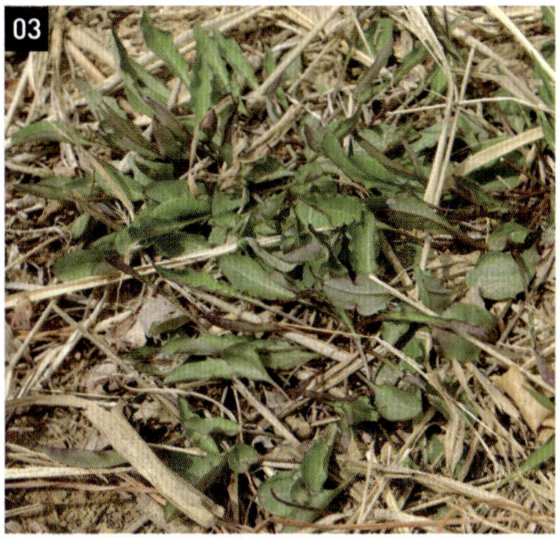

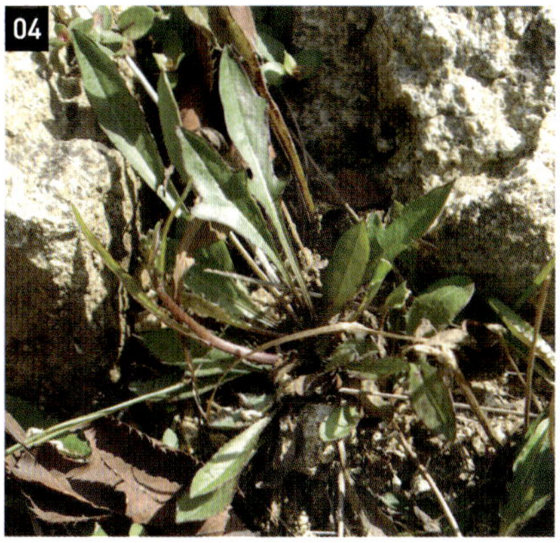

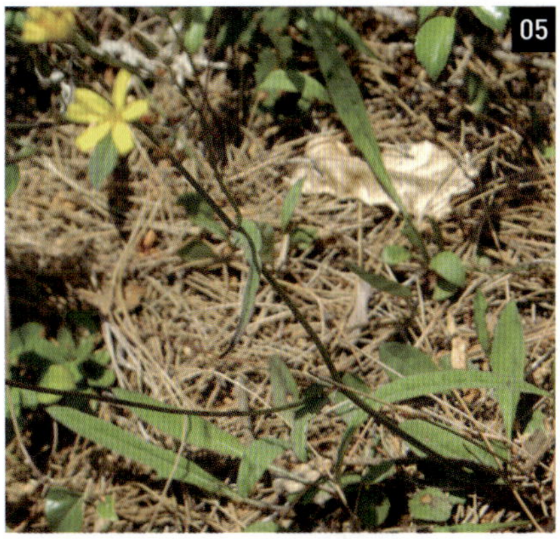

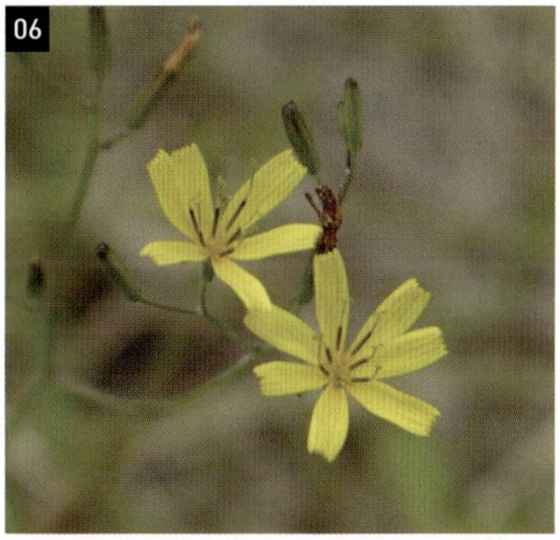

01 뿌리잎 전체 모습. 4월 18일
02 새순. 4월 3일
03 뿌리잎 자라는 모습. 4월 2일
04 가을 뿌리잎. 10월 14일
05 줄기와 잎. 5월 20일
06 꽃과 열매. 5월 19일
07 뿌리. 4월 2일
08 유사종 씀바귀(왼쪽)와 벌씀바귀(오른쪽). 3월 16일
09 유사종 씀바귀(왼쪽)와 벌씀바귀(오른쪽) 뿌리째 비교. 3월 16일

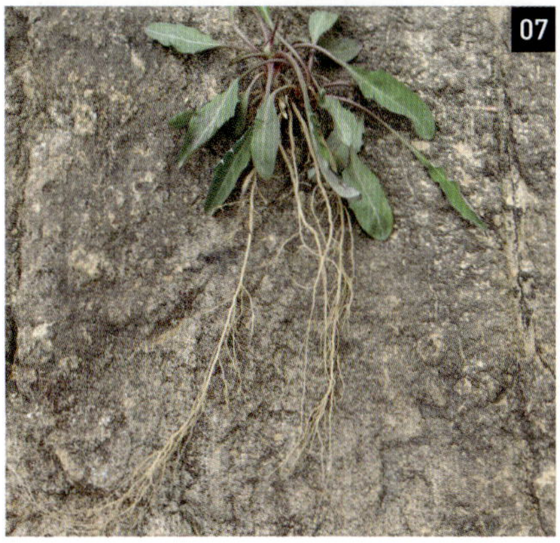

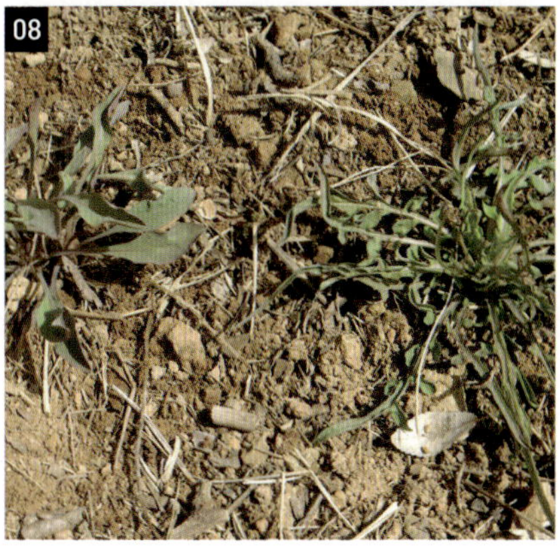

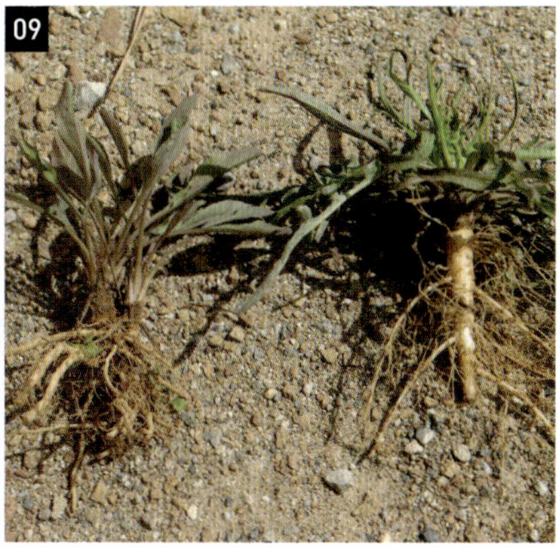

189 벋음씀바귀 쓴맛

Ixeris debilis (Thunb.) A. Gray

■ 위장병, 급성 결막염, 맹장염, 유방염, 인후염, 기침, 비만에 효과

국화과
여러해살이풀

다른 이름
벋은씀바귀
벋줄씀바귀
큰덩굴씀바귀
사태월싹

생약명
고채 苦菜
전도고 剪刀股

성분
플라보노이드 노화방지
테르펜 독성중화

원산지
한국

서식지
낮은 산과 들판의 촉촉한 풀밭, 논둑, 물가, 길가에 나며, 무리지어 자란다.

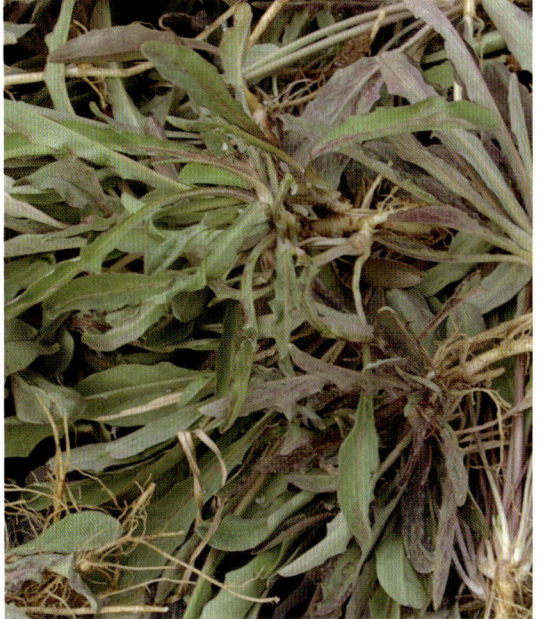

뿌리째 채취하여 씻은 모습. 3월 24일

벋음씀바귀잎장아찌.

장아찌 담그기

채취시기 봄~가을.

채취부위 꽃줄기가 올라오기 전의 새순이나 잎, 또는 새순을 뿌리째 채취한다. 뿌리째 담가도 되고, 새순이나 잎 따로, 뿌리 따로 담가도 된다.

채취시 주의사항 흔치 않은 약초이므로 조금만 채취하고 개체를 남겨둔다.

밑준비 뿌리째 채취한 경우에는 흙이 남지 않도록 껍질째 깨끗이 씻는다. 끓는 소금물에 살짝 데쳐서 부드럽게 만든 뒤 찬물에 반나절 정도 담가서 씁쓸한 맛을 우려내고, 물기를 짜서 살짝 말린다.

담그기 준비한 것에 맛간장을 끓여서 식혀 붓거나, 맛고추장으로 버무린다. 맛간장에 넣는 효소액은 맛간장이 식은 뒤 넣는다.

숙성 담근 장아찌는 상온에 한나절 두었다가 냉장고에 넣어 익히고, 부어놓은 맛간장은 며칠에 한 번씩 따라서 다시 끓여 식혀 붓기를 3~4번 한다. 쓴맛이 강하므로 노르스름해질 때까지 충분히 삭혀서 먹는다.

장아찌맛 씁싸름하고 씹는 맛이 좋다. 완성된 장아찌는 고춧가루, 다진 파, 다진 마늘, 물엿, 식초 등으로 갖은 양념을 해서 먹기도 한다.

오행의 맛과 효능
오행상 쓴맛. 매우 쓰며, 단맛이 있다고도 한다. 쓴맛은 배출시키는 작용을 하여 치솟는 기운과 열을 내리고, 입맛을 돋우며, 습한 것을 없앤다.

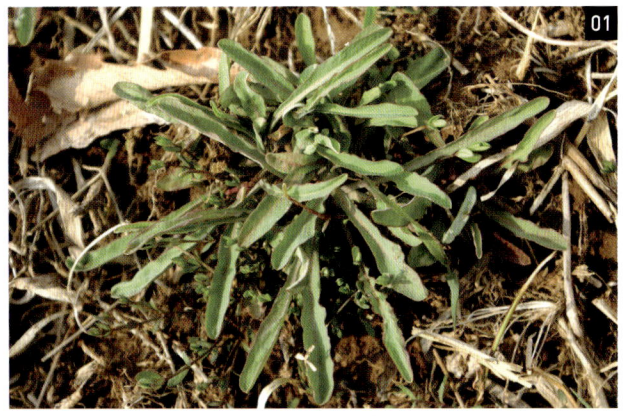

뿌리줄기가 길게 뻗으며, 마디에서 새순이 나온다. **꽃줄기**는 10~35㎝ 정도 자라고 가늘며, 붉은자줏빛이 돌기도 한다. 줄기를 꺾으면 하얀 유액이 나온다. **잎**은 뿌리에서는 뭉쳐서 나와 퍼지고, 꽃줄기에는 간혹 1개가 달린다. 주걱 같은 타원형 또는 거꾸로 된 피침형으로 잎자루까지 가장자리가 밋밋하며, 중간 아래쪽에 톱니가 조금 있다. 잎길이는 잎자루 포함해 6~20㎝이다. **꽃**은 5~7월에 피고 노란색이며, 꽃잎모양의 혀꽃 23~24개와 꽃술모양의 대롱꽃이 모여 1송이가 된다. 1송이 지름은 2.5~3㎝이다. **열매**는 8~9월에 여물고, 씨앗에 흰색 갓털이 있어 바람에 날려간다.

01 뿌리잎 전체 모습. 3월 24일
02 새순 군락. 3월 24일
03 새순. 3월 24일
04 어린잎. 3월 24일

05 꽃 핀 모습. 5월 19일
06 꽃과 꽃봉오리. 5월 19일
07 뿌리 달린 전체 모습. 3월 24일

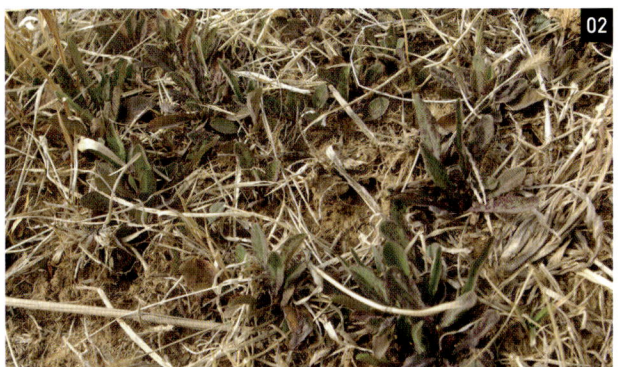

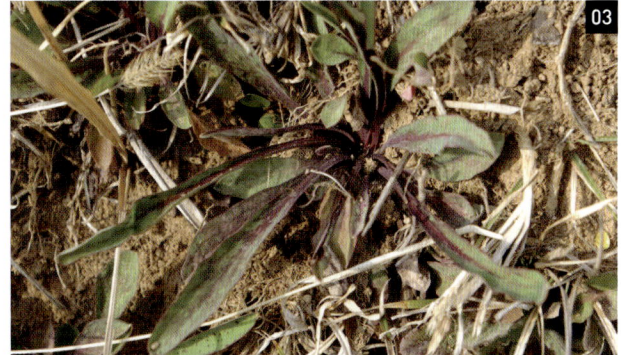

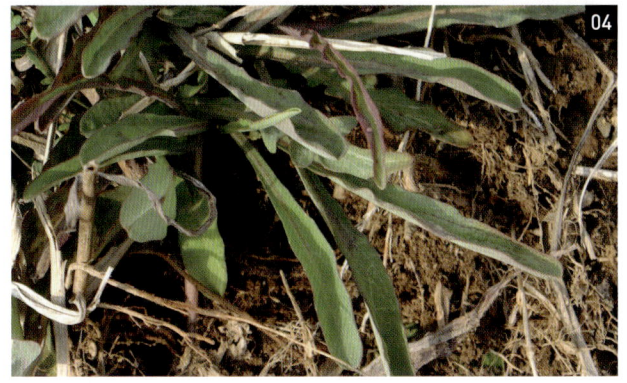

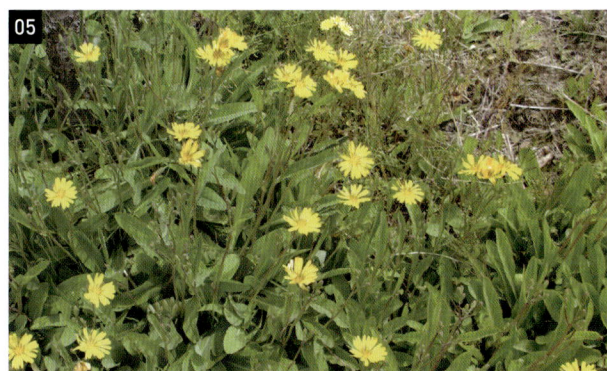

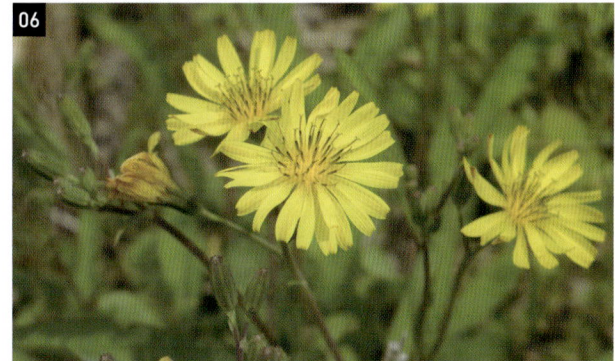

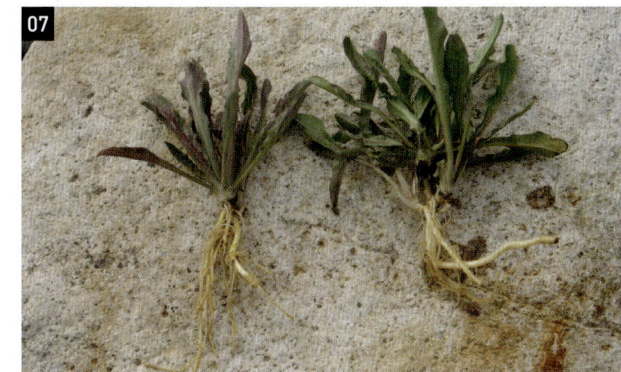

벋음씀바귀

190 별씀바귀 쓴맛

Ixeris polycephala Cass.

■ 인후염, 맹장염, 뱃속종양, 풍진, 젖몸살에 효과

국화과
한두해살이풀

다른 이름
들씀바귀

생약명
다두고매 多頭苦蕒

원산지
한국

서식지
산과 들판이나 논둑에 난다.

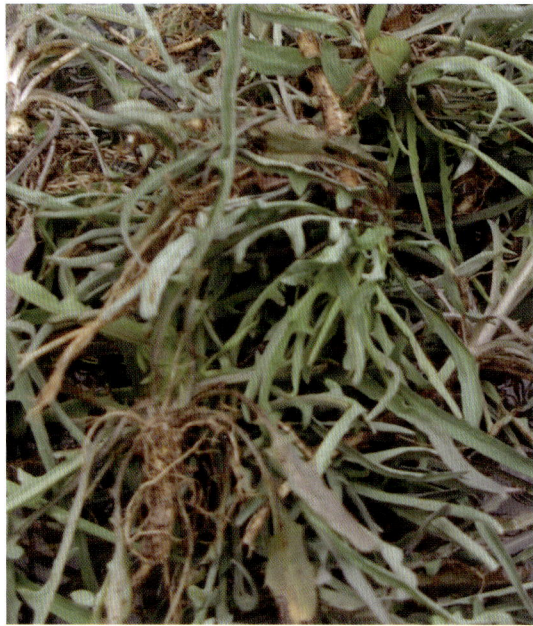
뿌리째 채취하여 씻은 모습. 3월 13일

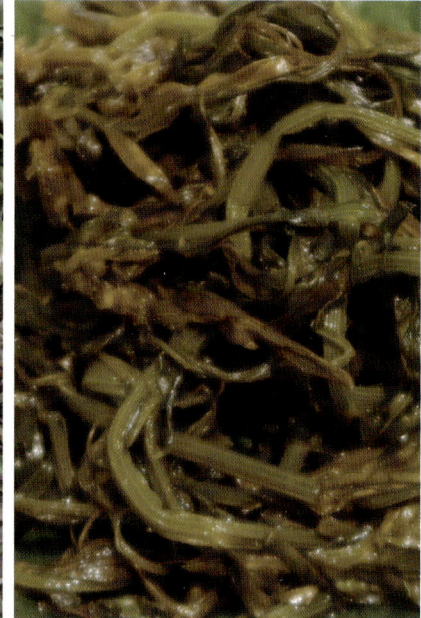
별씀바귀잎장아찌.

장아찌 담그기

채취시기 봄~여름.

채취부위 줄기가 올라오기 전의 새순이나 잎, 또는 새순을 뿌리째 채취한다. 뿌리째 담가도 되고, 새순이나 잎 따로, 뿌리 따로 담가도 된다.

채취시 주의사항 흔치 않은 약초이므로 조금만 채취하고 개체를 남겨두며, 어릴수록 쓴맛이 덜하므로 억세거나 꽃이 핀 것은 피한다.

밑준비 뿌리째 채취한 경우 흙이 남지 않도록 껍질째 깨끗이 씻은 뒤 짭짤한 소금물에 반나절 정도 절여서 쌉쌀한 맛을 우려내고, 여러 번 헹구어 물기를 짜고 살짝 말린다.

담그기 준비한 것에 맛간장을 끓여서 식혀 붓거나, 맛고추장으로 버무린다. 맛간장에 넣는 효소액은 맛간장이 식은 뒤 넣고, 소금에 절였으므로 간을 약하게 한다.

숙성 담근 장아찌는 상온에 한나절 두었다가 냉장고에 넣어 익히고, 부어놓은 맛간장은 며칠에 한 번씩 따라서 다시 끓여 식혀 붓기를 3~4번 한다. 쓴맛이 강하므로 노르스름해질 때까지 충분히 삭혀서 먹는다.

장아찌맛 쌉싸름하면서 꼬들꼬들한 맛이다. 완성된 장아찌는 고춧가루, 다진 파, 다진 마늘, 물엿, 식초 등으로 갖은 양념을 해서 먹기도 한다.

오행의 맛과 효능
오행상 쓴맛. 매우 쓰며, 단맛이 난다고도 한다. 쓴맛은 배출시키는 작용을 하여 치솟은 기운과 열을 내리고, 입맛을 돋우며, 습한 것을 없앤다.

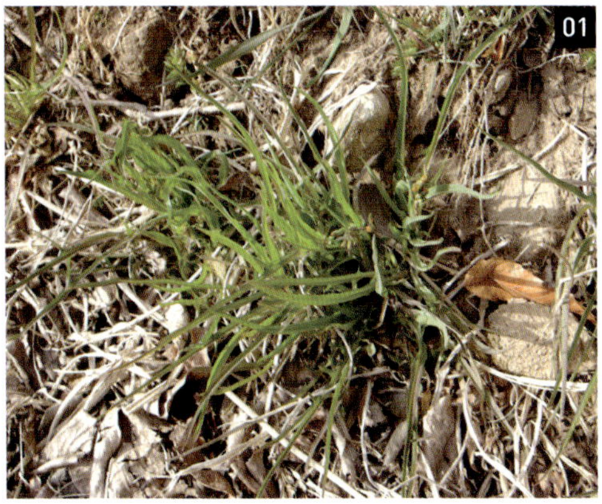

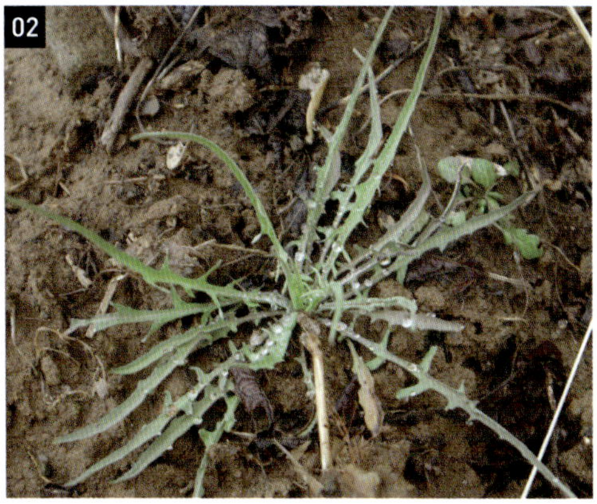

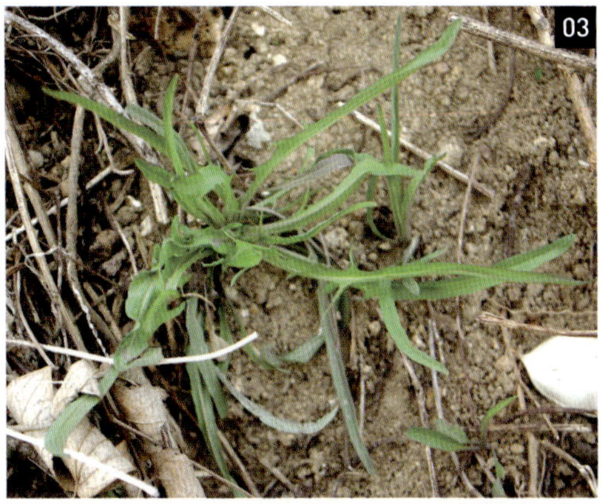

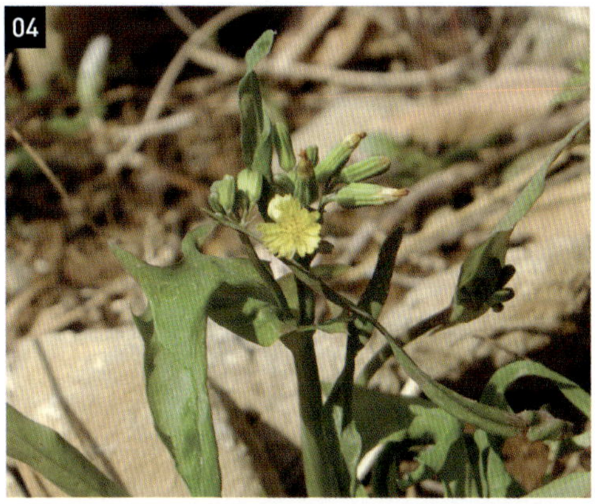

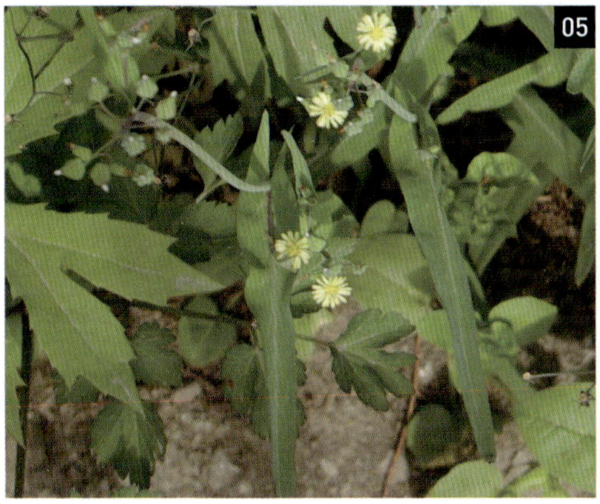

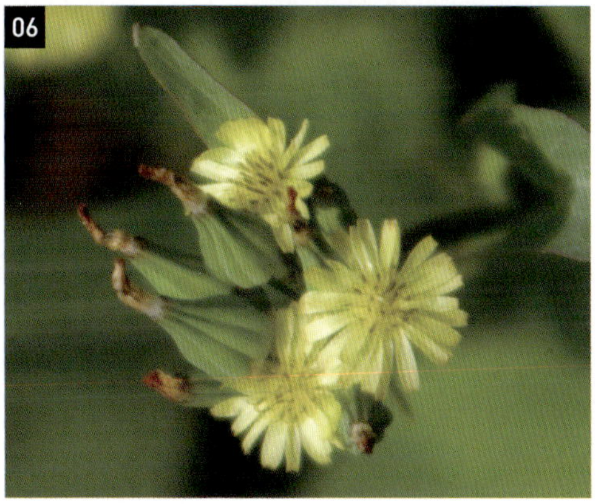

뿌리는 곧게 뻗고, 굵어지며, 살이 많다. **줄기**는 15~40㎝ 정도 곧게 자라며, 밑동에서부터 가지가 갈라져 나온다. 줄기를 꺾으면 하얀 유액이 나온다. **잎**은 뿌리에서는 뭉쳐서 나와 퍼지고 긴 줄 모양이며, 가장자리에 톱니가 있거나 조금 갈라진다. 줄기에는 어긋나고 피침형이며, 아래쪽이 줄기를 화살모양으로 감싼다. 뿌리잎 길이 12~17㎝, 줄기잎 길이 6~17㎝. **꽃**은 5~7월에 피고 노란색이며, 꽃잎모양의 혀꽃 20~25개와 꽃술모양의 대롱꽃이 모여 1송이가 된다. 1송이 지름은 8㎜ 정도이며, 줄기 끝에 어긋나게 모여 우산모양으로 달린다. **열매**는 6~8월에 여물며, 씨앗에 흰색 갓털이 있어 바람에 날려 간다.

01 뿌리잎 전체 모습. 4월 1일
02 새순. 3월 13일
03 어린잎 자라는 모습. 3월 24일
04 줄기에 꽃 핀 모습. 4월 8일
05 줄기에 잎과 꽃 달린 모습. 5월 19일
06 꽃과 꽃봉오리. 5월 19일
07 열매 달린 모습. 4월 29일
08 뿌리 달린 전체 모습. 3월 14일

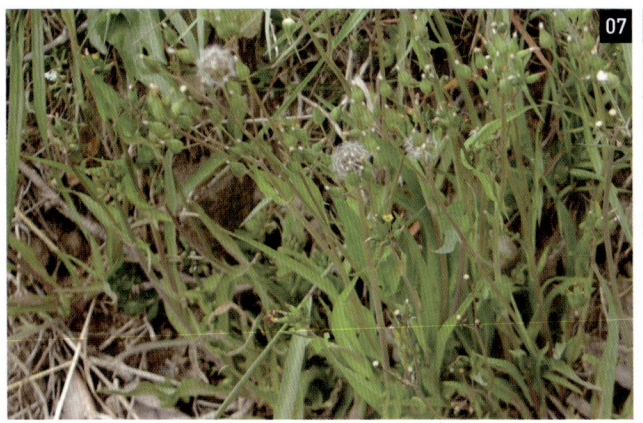
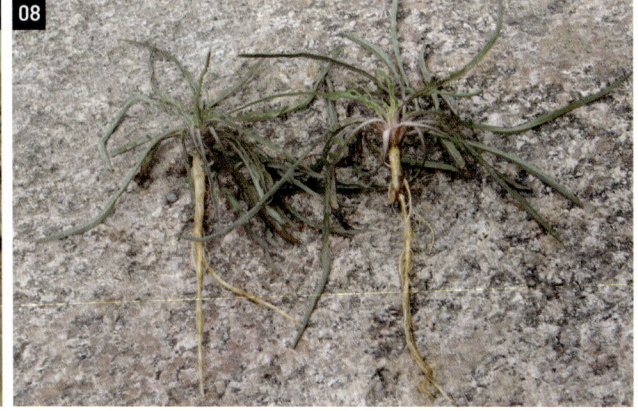

벌씀바귀

191 산쓸바귀 _{쓴맛}

Lactuca raddeana Max.

■ 고혈압, 복통, 피부염, 아토피, 습진, 비만에 효과

국화과
한두해살이풀

생약명
산고채 山苦菜

성분
독성이 없다.
트리테르페노이드 면역력증진

원산지
한국

서식지
산속의 숲 가장자리나 냇가에 난다.

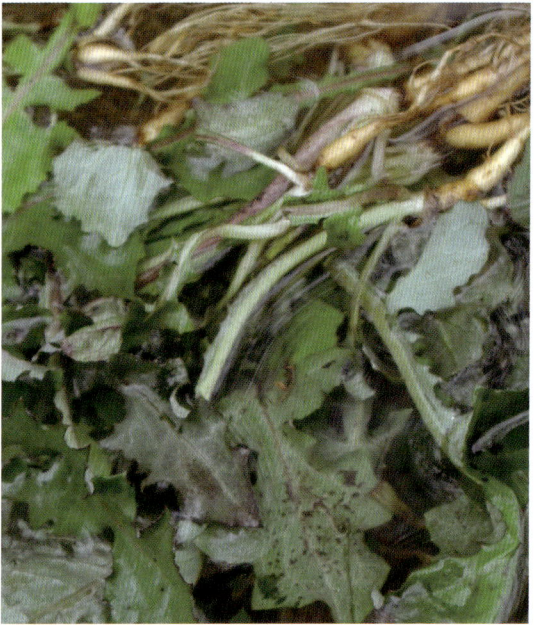 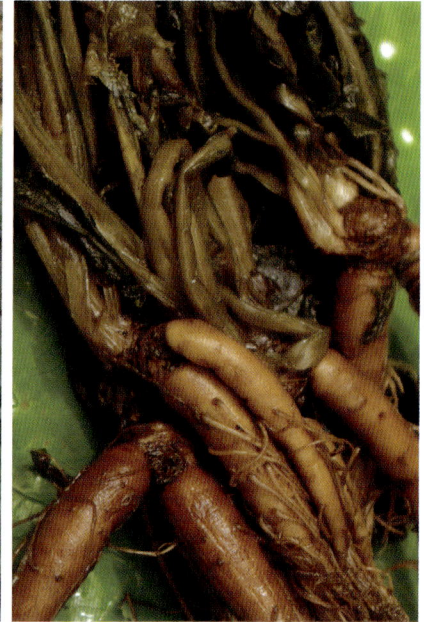

뿌리째 채취하여 씻은 모습. 4월 17일   산쓸바귀장아찌.

장아찌 담그기

채취시기 봄~여름.

채취부위 줄기가 올라오기 전의 잎을 뿌리째 채취한다. 뿌리째 담가도 되고, 뿌리와 잎을 따로 담가도 된다.

채취시 주의사항 흔치 않은 약초이므로 조금만 채취하고 개체를 남겨두며, 어릴수록 쓴맛이 덜 하므로 억세거나 꽃이 핀 것은 피한다.

밑준비 뿌리째 채취한 경우 흙이 남지 않도록 껍질째 깨끗이 씻어서 짭짤한 소금물에 며칠간 삭혀 쌉쌀한 맛을 우려내고, 여러 번 헹구어 물기를 짜고 살짝 말린다.

담그기 준비한 것을 묵은 간장이나 묵은 된장이나 묵은 고추장에 박는다. 또는 맛간장을 끓여서 식혀 붓거나, 맛고추장으로 버무린다. 맛간장에 넣는 효소액은 맛간장이 식은 뒤 넣고, 소금물에 삭혔으므로 간을 약하게 한다.

숙성 맛간장, 맛고추장으로 담근 경우 상온에 한나절 두었다가 냉장고에 넣어 익히고, 부어놓은 맛간장은 며칠에 한 번씩 따라서 다시 끓여 식혀 붓기를 3~4번 한다. 쓴맛이 강하므로 노르스름해질 때까지 충분히 삭혀서 먹는다.

장아찌맛 쌉싸름하면서 은은한 맛이다. 완성된 장아찌는 갖은 양념을 해서 먹기도 한다.

오행의 맛과 효능
오행상 쓴맛. 매우 쓰다. 쓴맛은 배출시키는 작용을 하여 치솟은 기운과 열을 내리고, 입맛을 돋우며, 습한 것을 없앤다.

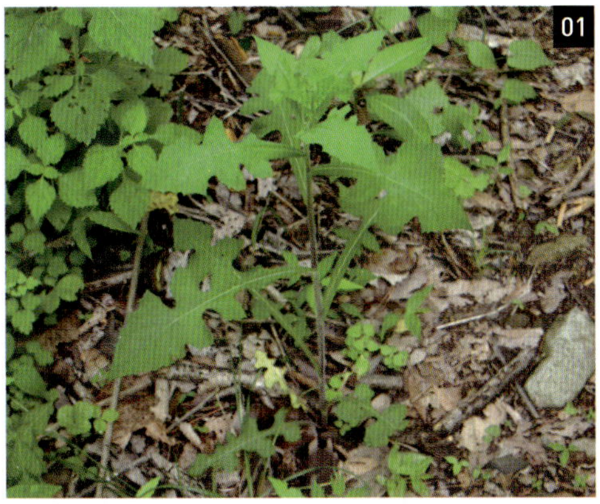

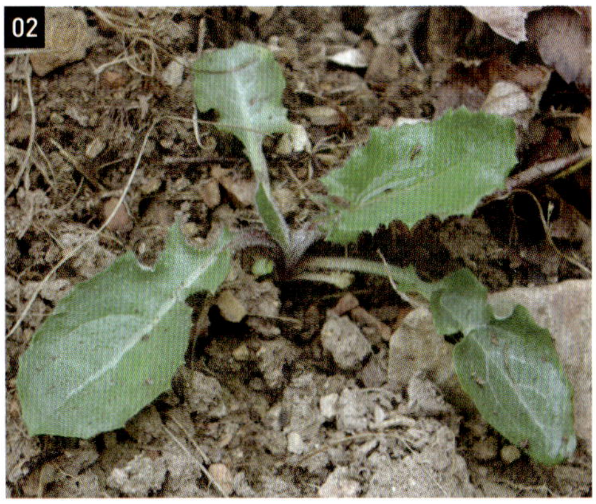

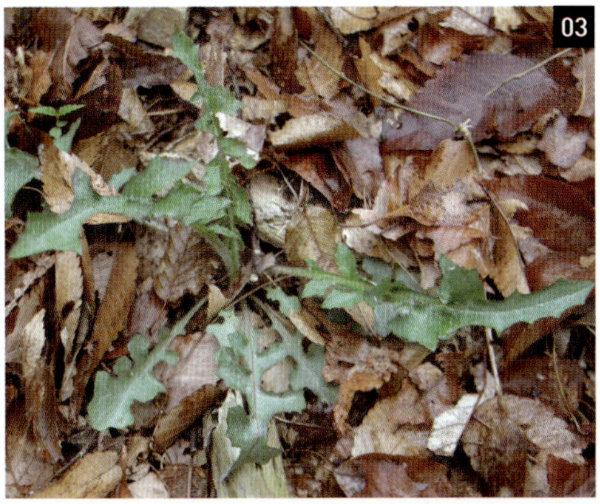

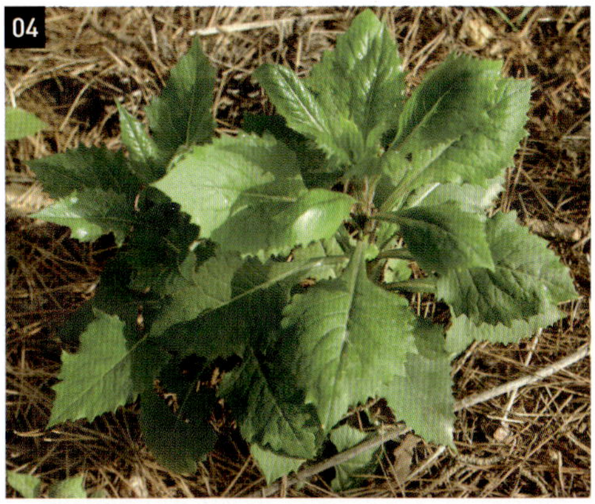

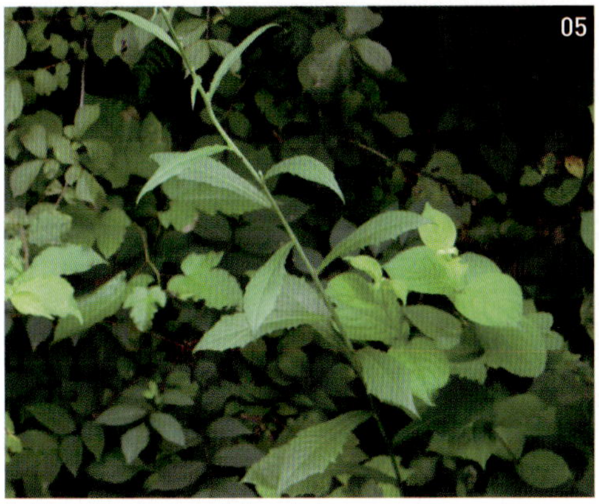

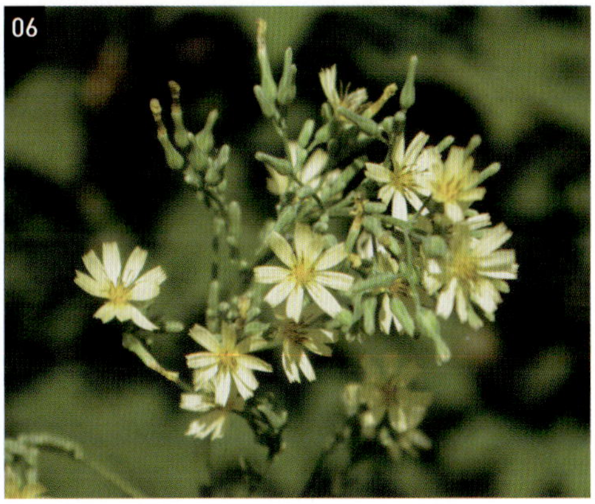

뿌리는 굵게 자라고, 살이 많으며, 양끝이 뾰족한 타원형이다. **줄기**는 65~150cm 정도 곧게 자라며, 잔털이 빽빽하다. **잎**은 뿌리에서는 뭉쳐서 나고, 줄기에는 어긋난다. 달걀 같은 삼각형이고, 아래쪽이 깃털처럼 갈라지기도 하며, 가장자리에 불규칙한 톱니가 있다. 잎길이가 8~11cm이고, 잎자루에 날개가 있다. 윗동잎은 잎자루가 짧다. **꽃**은 8~10월에 피고 노란색이며, 꽃잎모양의 혀꽃과 꽃술모양의 대롱꽃이 모여 1송이가 된다. 작은 송이 여러 개가 원뿔모양으로 달린다. **열매**는 9월에 여물고, 씨앗에 흰색 갓털이 있어 바람에 날려간다.

---

01 줄기 자라는 전체 모습. 5월 30일
02 새순. 4월 17일
03 뿌리잎 갈라진 모습. 4월 17일
04 줄기 자라는 모습. 6월 3일
05 줄기와 윗동잎. 8월 6일
06 꽃. 7월 12일
07 뿌리와 뿌리잎 앞뒷면. 4월 17일
08 줄기잎 앞뒷면과 뿌리. 5월 30일

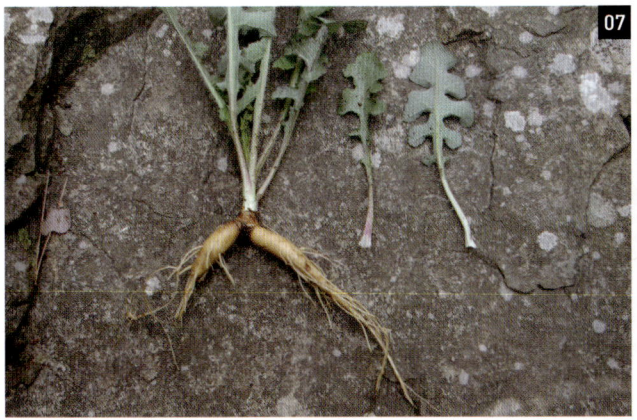
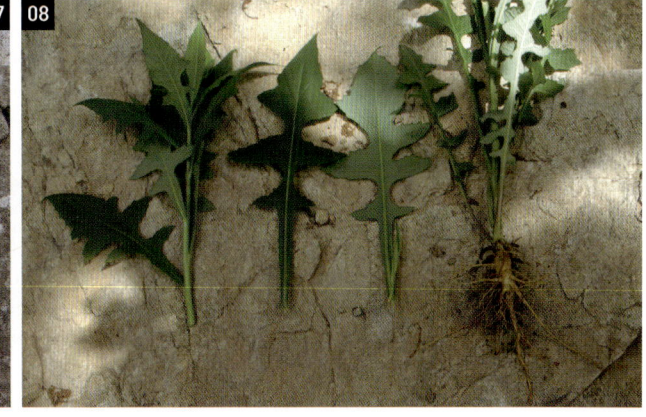

산씀바귀

192 선씀바귀 쓴맛

Ixeris strigosa (H. Lev. & Vaniot) J. H. Pak & Kawano *Compositae*

■ 장염, 만성골반염, 맹장염, 폐결핵, 기침, 음낭습진, 아토피에 효과

국화과
여러해살이풀

다른 이름
자주씀바귀

생약명
산고매 山苦莓

성분
독성이 없다.
페놀 노화방지
리놀렌산 체지방감소
팔미트산 당뇨와 비만예방
아미노산 근육강화
칼슘 뼈강화
칼륨 신경세포와 근육기능강화
인 혈중콜레스테롤 개선
마그네슘 체내기능유지
나트륨 수분유지
아연 면역력강화
철분 빈혈개선

원산지
한국

서식지
산과 들판의 양지에 난다.

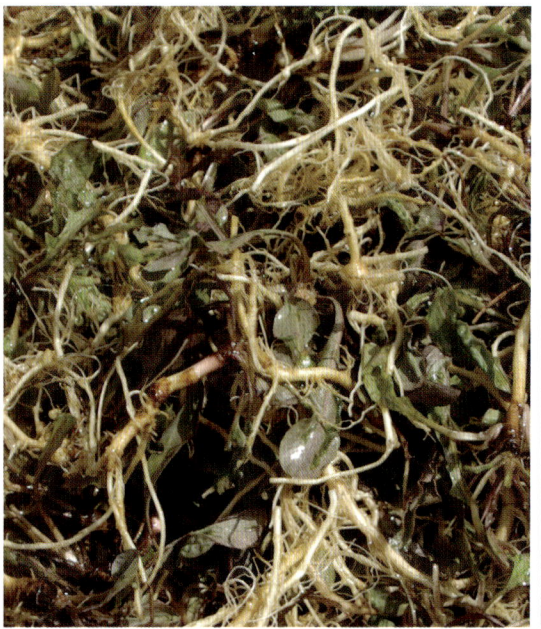
뿌리째 채취한 모습. 3월 16일

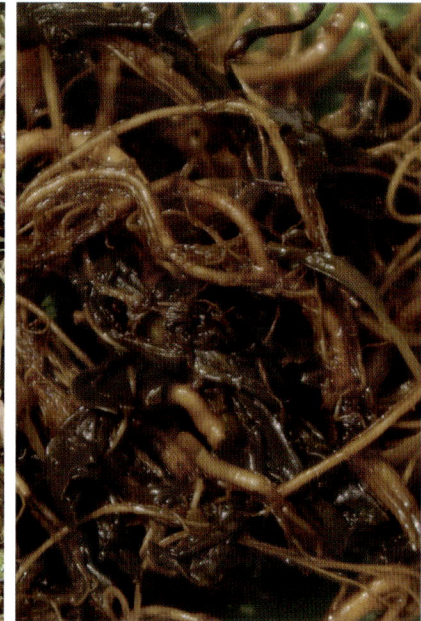
선씀바귀장아찌.

장아찌 담그기

채취시기 봄~가을.
채취부위 줄기가 올라오기 전의 새순이나 잎을 뿌리째 채취한다.
채취시 주의사항 흔치 않은 약초이므로 조금만 채취하고 개체를 남겨두며, 어릴수록 쓴맛이 덜 하므로 억세거나 꽃이 핀 것은 피한다.
밑준비 뿌리에 흙이 남지 않도록 껍질째 깨끗이 씻어서 물기를 빼고, 소금물에 반나절 정도 절여서 쌉쌀한 맛을 우려낸 뒤 여러 번 헹구어 물기를 짜고 살짝 말린다.
담그기 준비한 것에 맛간장을 끓여서 식혀 붓거나, 맛고추장으로 버무린다. 맛간장에 넣는 효소액은 맛간장이 식은 뒤 넣고, 소금에 절였으므로 간을 약하게 한다.
숙성 담근 장아찌는 상온에 한나절 두었다가 냉장고에 넣어 익히고, 부어놓은 맛간장은 며칠에 한 번씩 따라서 다시 끓여 식혀 붓기를 3~4번 한다. 쓴맛이 강하므로 노르스름해질 때까지 충분히 삭혀서 먹는다.
장아찌맛 쌉싸름하고 씹는 맛이 좋다. 완성된 장아찌는 고춧가루, 다진 파, 다진 마늘, 물엿, 식초 등으로 갖은 양념을 해서 먹기도 한다.

오행의 맛과 효능
오행상 쓴맛. 매운맛이 난다고도 하며, 단맛이 나기도 한다. 쓴맛은 배출시키는 작용을 하여 치솟은 기운과 열을 내리고, 입맛을 돋우며, 습한 것을 없앤다.

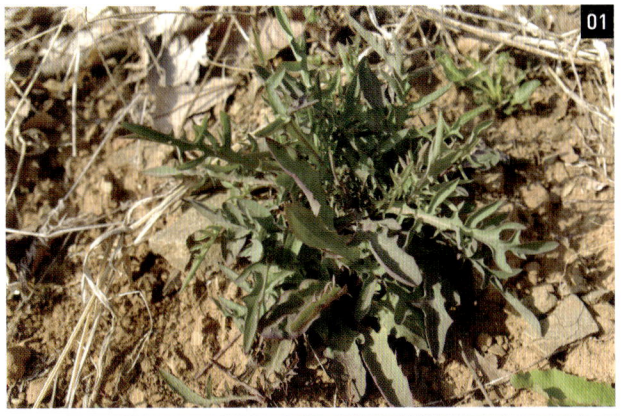

뿌리는 길게 뻗으며, 수염뿌리가 난다. **줄기**는 20~50㎝ 정도 자라고, 곧거나 비스듬하며, 털이 없다. 줄기를 꺾으면 하얀 유액이 나온다. **잎**은 뿌리에서는 뭉쳐서 나와 퍼지고, 줄기에는 1~2장이 어긋난다. 거꾸로 된 피침형 같은 긴 타원형이며, 가장자리에 이빨 같은 톱니가 있거나 깃털처럼 갈라진다. 뿌리잎은 길이 8~24㎝, 줄기잎은 1~4㎝이며, 밑부분이 줄기를 감싸나 귀모양으로 되지 않는다. **꽃**은 5~6월에 피고 흰자주색이며, 꽃잎모양의 혀꽃 23~27개와 꽃술모양의 대롱꽃이 모여 1송이가 된다. 1송이 지름은 2~2.5㎝. **열매**는 7월에 여물고, 씨앗에 흰색 갓털이 있어 바람에 날려간다.

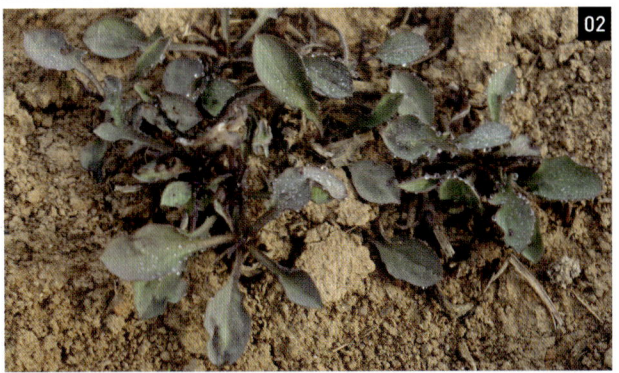

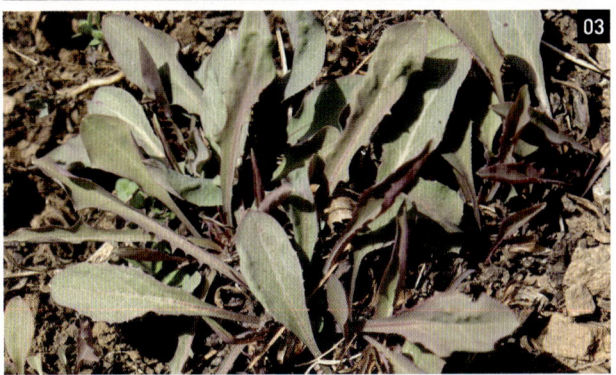

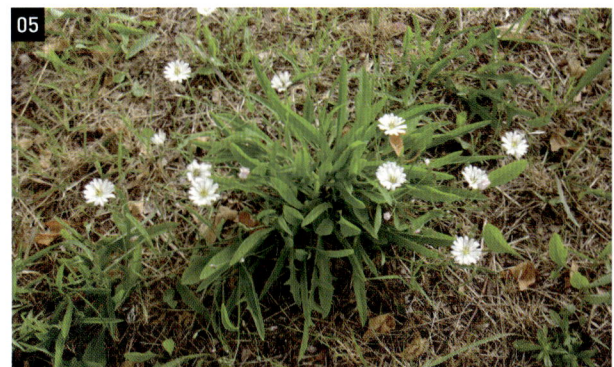

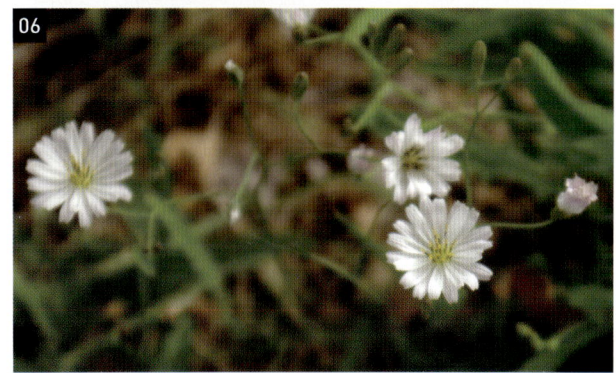

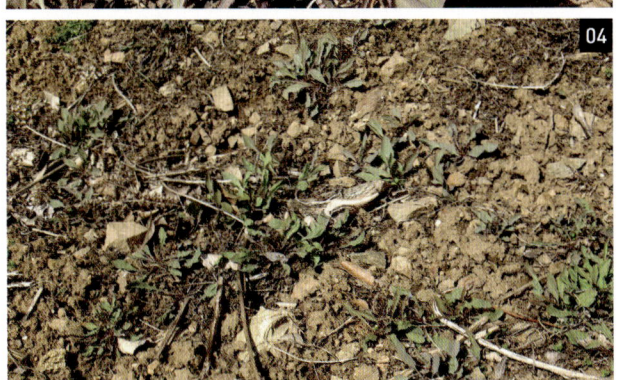

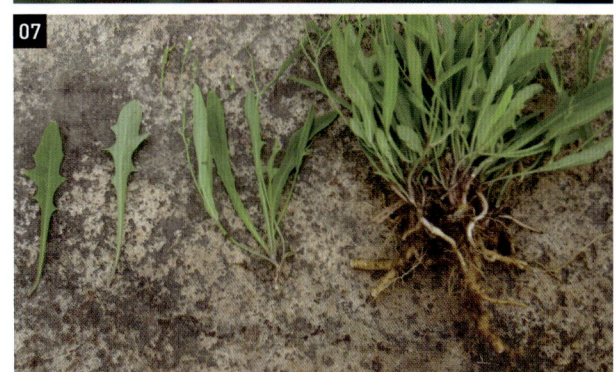

01 뿌리잎 전체 모습. 4월 11일
02 새순. 3월 12일
03 뿌리잎. 3월 16일
04 어린잎 자라는 군락. 3월 16일

05 꽃 핀 모습. 6월 11일
06 꽃. 6월 11일
07 잎 앞뒷면과 뿌리. 6월 11일

선씀바귀

193 노랑선씀바귀 쓴맛

Ixeris chinensis (Thunb.) Nakai

■ 두통, 생리통, 산후복통, 골반염, 맹장염, 폐렴, 간염, 눈병, 요로결석, 입안 헌 데 효과

국화과
여러해살이풀

다른 이름
쓴씀바귀
선사라구

생약명
산고매 山苦莓

성분
에스쿨린 혈액응고억제
인 혈중콜레스테롤 개선

원산지
한국

서식지
낮은 산기슭과 들판의 풀밭, 강가에 난다. 군락성이 강하다.

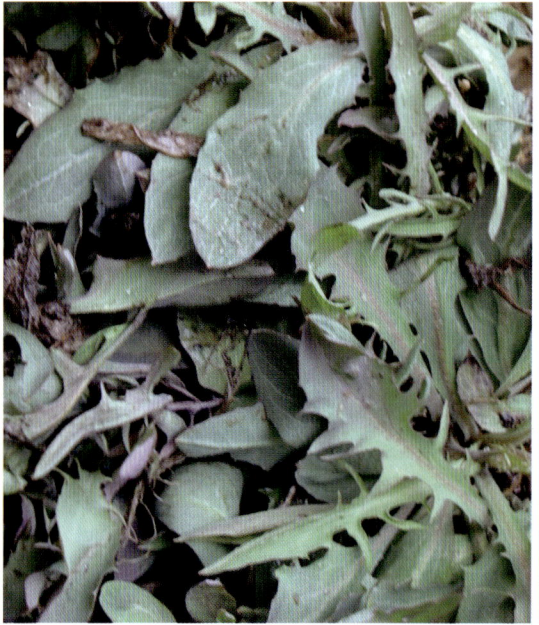
새순 채취한 모습. 4월 7일

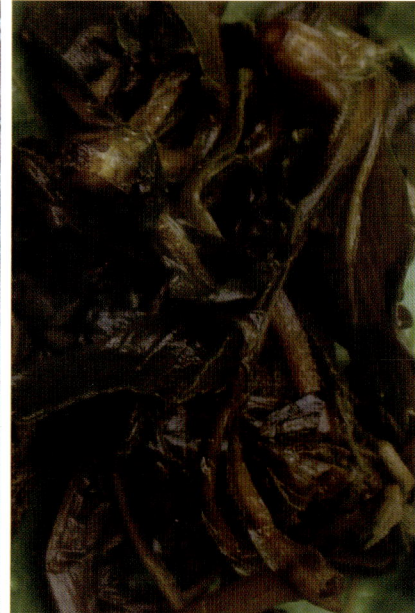
노랑선씀바귀순장아찌.

장아찌 담그기

채취시기 봄~여름.
채취부위 줄기가 올라오기 전의 새순이나 잎, 또는 새순을 뿌리째 채취한다.
채취시 주의사항 흔치 않은 약초이므로 조금만 채취하고 개체를 남겨두며, 어릴수록 쓴맛이 덜 하므로 억세거나 꽃이 핀 것은 피한다.
밑준비 뿌리째 채취한 경우 흙이 남지 않도록 껍질째 깨끗이 씻어서 물기를 빼고, 짭짤한 소금 물에 반나절 정도 절여서 쌉쌀한 맛을 우려낸 뒤 여러 번 헹구어 물기를 짜고 살짝 말린다.
담그기 준비한 것에 맛간장을 끓여서 식혀 붓거나, 맛고추장으로 버무린다. 맛간장에 넣는 효소액은 맛간장이 식은 뒤 넣고, 소금에 절였으므로 간을 약하게 한다.
숙성 담근 장아찌는 상온에 한나절 두었다가 냉장고에 넣어 익히고, 부어놓은 맛간장은 며칠에 한 번씩 따라서 다시 끓여 식혀 붓기를 3~4번 한다. 쓴맛이 강하므로 노르스름해질 때까지 충분히 삭혀서 먹는다.
장아찌맛 쌉싸름하면서 칼칼한 맛이다. 완성된 장아찌는 고춧가루, 다진 파, 다진 마늘, 물엿, 식초 등으로 갖은 양념을 해서 먹기도 한다.

오행의 맛과 효능
오행상 쓴맛. 매우 쓰며, 매운맛이 난다고도 한다. 쓴맛은 배출시키는 작용을 하여 치솟는 기운과 열을 내리고, 입맛을 돋우며, 습한 것을 없앤다.

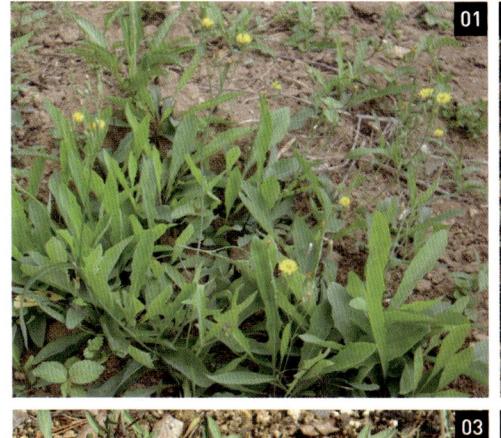
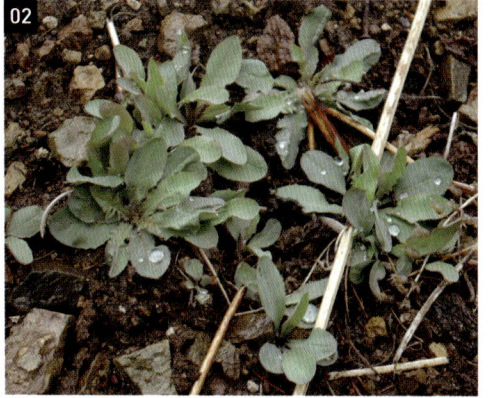
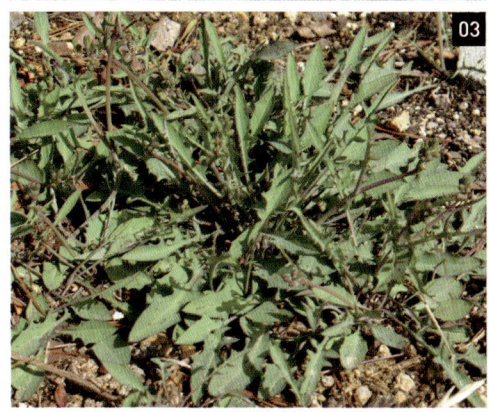
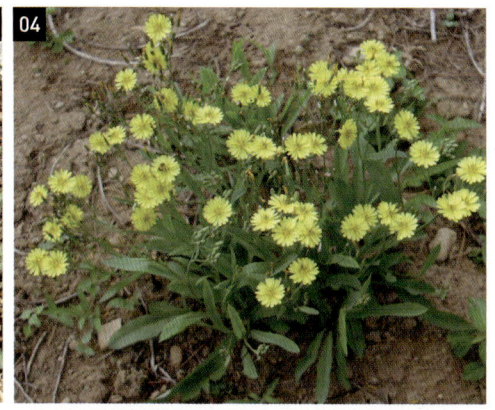
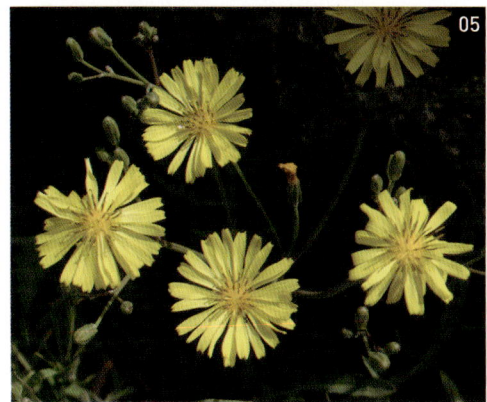
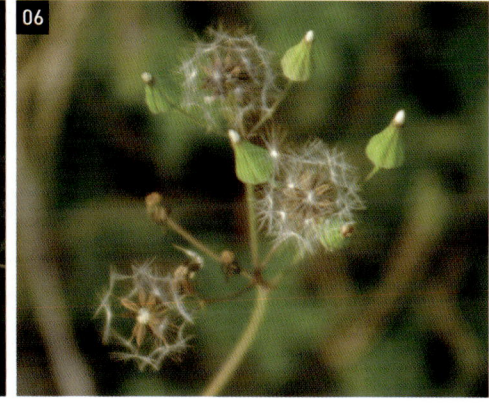

줄기는 20~50cm 정도 곧게 자라며, 줄기를 꺾으면 하얀 유액이 나온다. **잎**은 뿌리에서는 뭉쳐서 나와 퍼지고, 줄기에는 1~2장이 어긋난다. 거꾸로 된 긴 타원형이고 가장자리에 이빨 같은 톱니가 있거나 깃털처럼 갈라진다. 뿌리잎은 길이 8~24cm이고, 줄기잎은 작아지고 아래쪽이 줄기를 감싼다. **꽃**은 8~10월에 피고 노란색이며, 꽃잎모양의 혀꽃 23~27개와 꽃술모양의 대롱꽃이 모여 1송이가 된다. 꽃 1송이 지름은 2~2.5cm이며, 작은 송이 여러 개가 어긋나게 모여 우산모양으로 달린다. **열매**는 9~11월에 여물고, 씨앗에 흰색 갓털이 있어 바람에 날려간다.

01 줄기 올라온 전체 모습. 6월 18일
02 새순. 4월 7일
03 뿌리잎. 4월 9일
04 꽃 핀 모습. 6월 18일
05 꽃. 4월 9일
06 열매와 풋열매. 5월 20일
07 뿌리와 뿌리잎 앞뒷면. 4월 16일
08 뿌리와 줄기잎 앞뒷면. 6월 2일

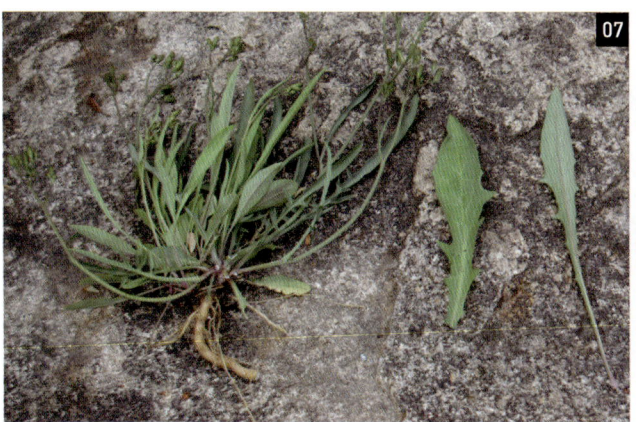
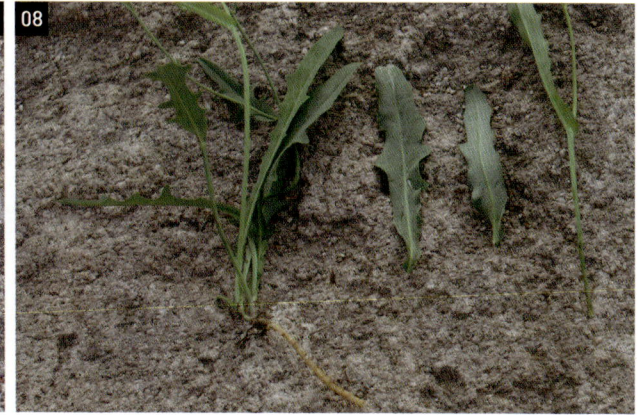

노랑선씀바귀

194 좀씀바귀 쓴맛

Ixeris stolonifera A. Gray

■ 폐결핵, 젖몸살, 비뇨기감염, 뾰루지, 피부염, 비만에 효과

국화과
여러해살이풀

다른 이름
둥근잎씀바귀

생약명
암고채 岩苦菜

성분
리놀레산 체지방감소
에틸에스테르 동맥경화예방

원산지
한국

서식지
산과 들판의 양지바르고 메마른 곳에 난다.

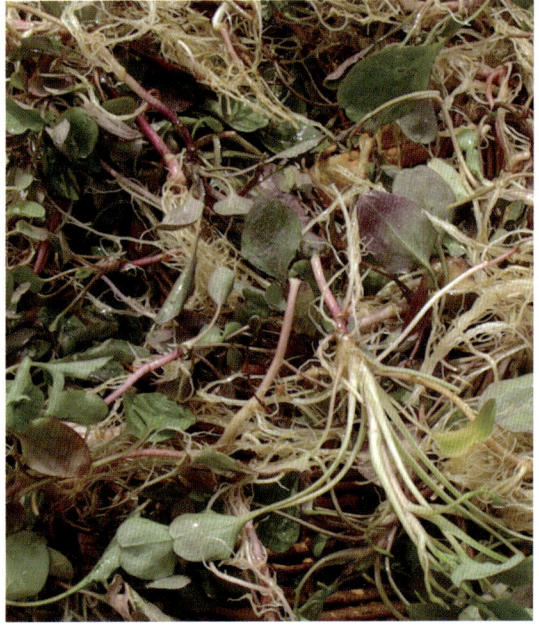

뿌리째 채취한 모습. 3월 24일

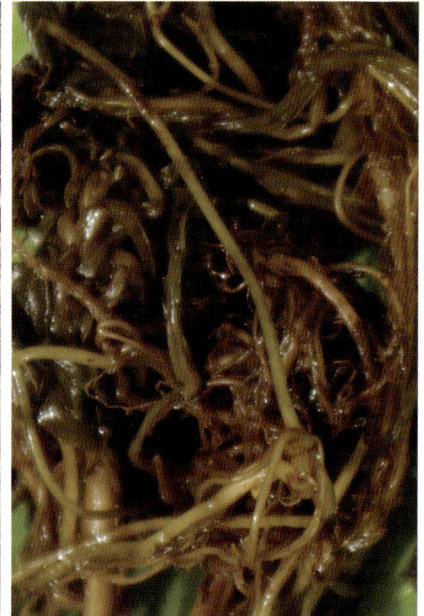

좀씀바귀장아찌.

장아찌 담그기

채취시기 봄~여름.

채취부위 새순을 뿌리째 채취한다.

채취시 주의사항 흔치 않은 약초이므로 조금만 채취하고 개체를 남겨두며, 어릴수록 쓴맛이 덜하므로 억세거나 꽃이 핀 것은 피한다.

밑준비 뿌리에 흙이 남지 않도록 껍질째 깨끗이 씻어서 물기를 빼고, 짭짤한 소금물에 반나절 정도 절여서 쌉쌀한 맛을 우려낸 뒤 여러 번 헹구어 물기를 짜고 살짝 말린다.

담그기 준비한 것에 맛간장을 끓여서 식혀 붓거나, 맛고추장으로 버무린다. 맛간장에 넣는 효소액은 맛간장이 식은 뒤 넣고, 소금에 절였으므로 간을 약하게 한다.

숙성 담근 장아찌는 상온에 한나절 두었다가 냉장고에 넣어 익히고, 부어놓은 맛간장은 며칠에 한 번씩 따라서 다시 끓여 식혀 붓기를 3~4번 한다. 쓴맛이 강하므로 노르스름해질 때까지 충분히 삭혀서 먹는다.

장아찌맛 쌉싸름하면서 개운한 맛이다. 완성된 장아찌는 다진 파, 다진 마늘, 물엿, 식초 등으로 갖은 양념을 해서 먹기도 한다.

오행의 맛과 효능
오행상 쓴맛. 매우 쓰다. 쓴맛은 배출시키는 작용을 하여 치솟은 기운과 열을 내리고, 입맛을 돋우며, 습한 것을 없앤다.

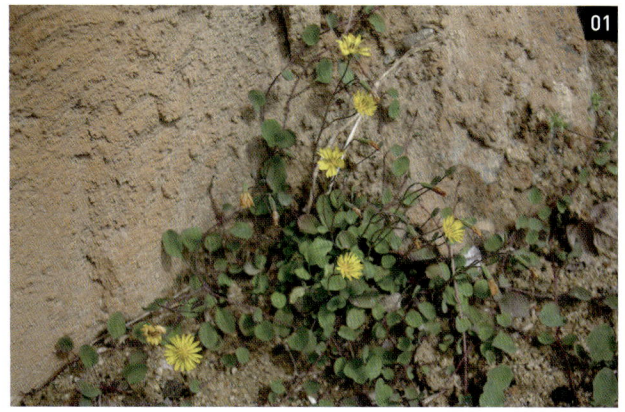

뿌리줄기가 땅속에서 옆으로 뻗으며, 잔뿌리가 있다. **줄기**는 10㎝ 정도 뻗고, 땅 위를 기면서 자라며, 마디에서 뿌리를 내린다. 줄기에 붉은자줏빛이 돌기도 한다. **잎**은 뿌리에서는 뭉쳐서 나고, 줄기에는 어긋난다. 둥근 달걀모양으로 가장자리가 밋밋하거나 불규칙한 톱니가 조금 있고, 조금 갈라지기도 한다. 잎길이 7~20㎜이고, 잎자루 길이는 1~5㎝이다. **꽃**은 5~6월에 피고 노란색이며, 꽃잎모양의 혀꽃과 꽃술모양의 대롱꽃이 모여 1송이가 된다. 1송이 지름은 2~2.5㎝이다. **열매**는 8월에 여물고, 씨앗에 흰색 갓털이 있어 바람에 날려간다.

01 꽃 핀 전체 모습. 4월 30일
02 새순. 3월 24일
03 뿌리잎 자라는 모습. 3월 24일
04 어린잎 자라는 군락. 3월 24일
05 꽃 핀 군락. 6월 2일
06 꽃. 6월 2일
07 뿌리 달린 전체 모습. 3월 24일

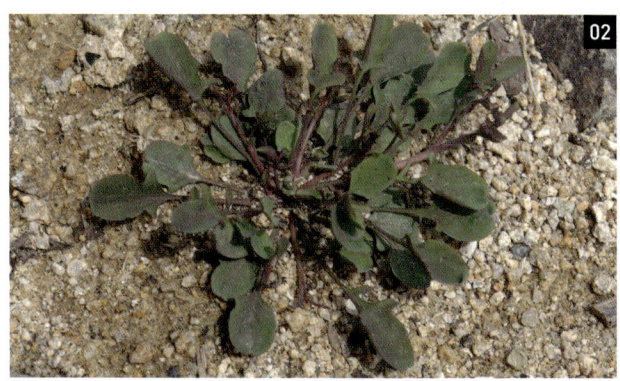

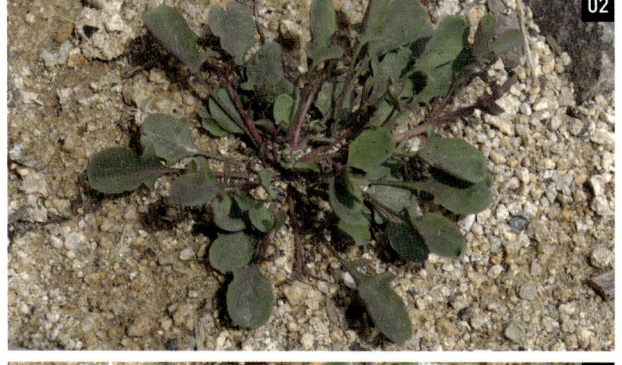

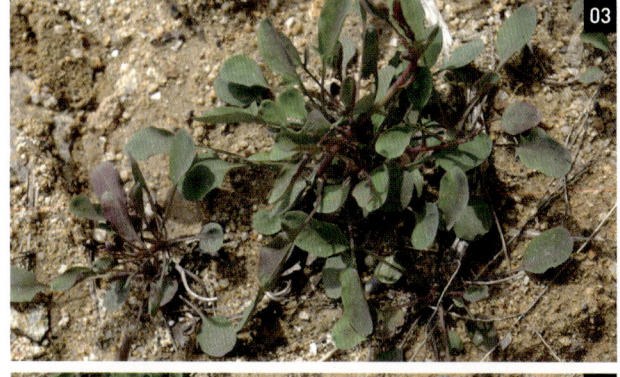

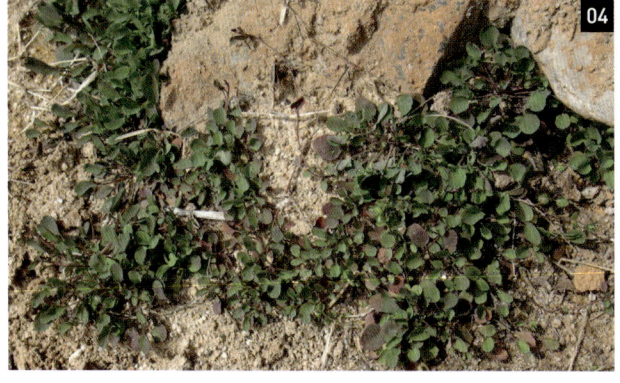

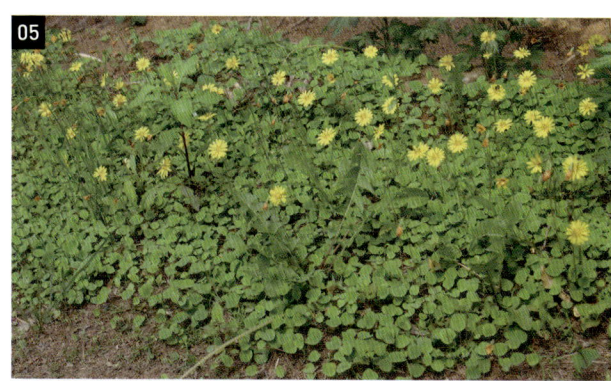

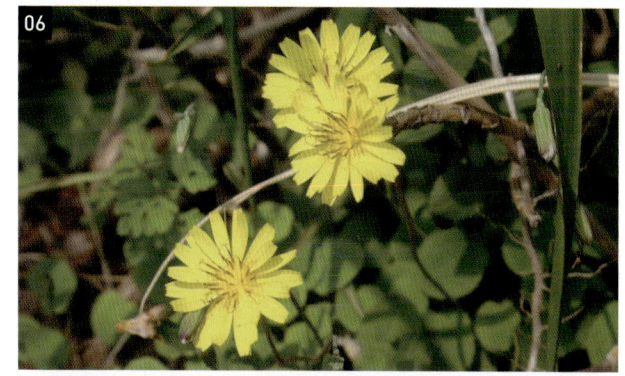

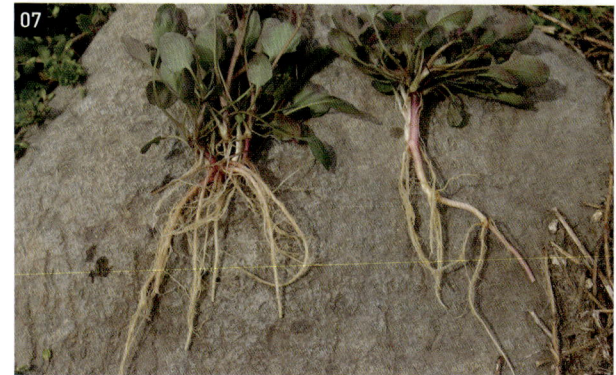

좀씀바귀

195 어리병풍 조금 쓴맛

Parasenecio pseudotaimingasa (Nakai) K. J. Kim

국화과
여러해살이풀

성분
루테올린 염증제거

서식지
우리나라 특산식물.
깊은 산 습하고 그늘진 곳에 난다.

■ 민간에서 당뇨에 약으로 쓴다.

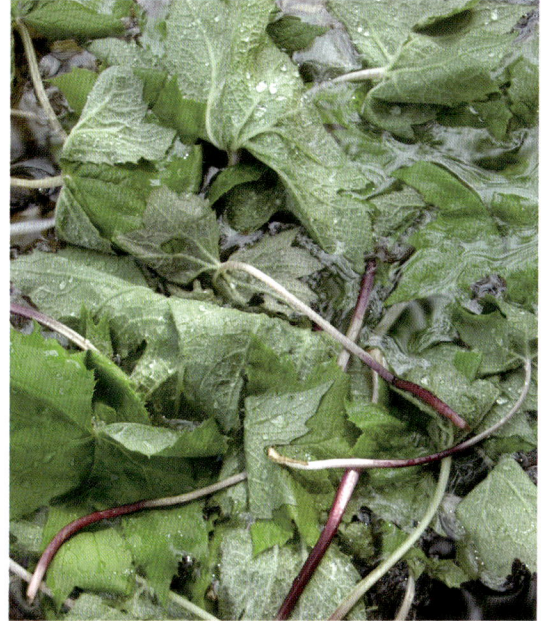

잎 채취하여 씻은 모습. 4월 22일

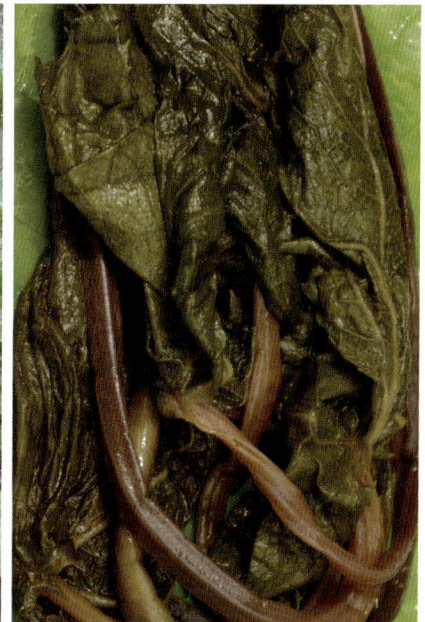

어리병풍잎장아찌.

장아찌 담그기

채취시기 봄~여름.
채취부위 연한 잎.
채취시 주의사항 흔치 않은 약초이므로 조금만 채취하고 개체를 남겨둔다.
밑준비 잎을 끓는 소금물에 살짝 데쳐서 부드럽게 만든 뒤 찬물에 헹구고, 물기를 짜서 차곡차곡 모은다.
담그기 준비한 잎에 맛간장을 끓여서 식혀 붓는데, 효소액은 맛간장이 식은 뒤 넣는다.
숙성 담근 장아찌는 상온에 한나절 두었다가 냉장고에 넣어 익히고, 부어놓은 맛간장은 며칠에 한 번씩 따라서 다시 끓여 식혀 붓기를 3~4번 한다.
장아찌맛 씹는 맛이 좋고 향긋한 맛이다.

오행의 맛과 효능
오행상의 맛이 알려져 있지 않다. 조금 쓴맛. 쓴맛은 배출시키는 작용을 하여 치솟은 기운과 열을 내리고, 입맛을 돋우며, 습한 것을 없앤다.

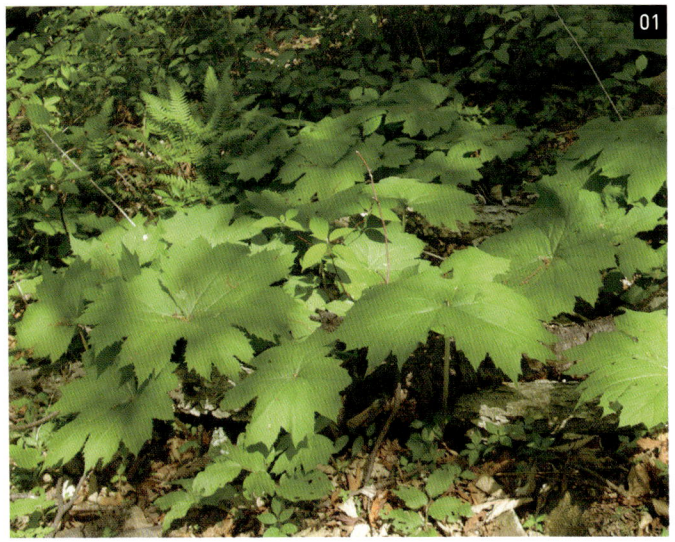

뿌리는 깊고 굵게 뻗으며, 사방으로 퍼진다. **줄기**는 60~100㎝ 정도 곧게 자라고, 윗동에 잔털이 조금 있다. **잎**은 뿌리에서는 모여서 나고, 줄기에는 1장이 달린다. 둥근 심장모양이고 가장자리가 3갈래로 갈라져 손바닥모양이 되며, 가장자리에 날카로운 톱니가 있고, 앞뒷면 잎맥에 잔털이 조금 있다. 잎길이가 27~32㎝. 잎자루에 홈이 있으며, 뿌리 잎자루는 길고, 줄기 잎자루는 짧고 잎집처럼 된다. **꽃**은 7~8월에 피고 연노란색이며, 작은 송이 여러 개가 겹으로 어긋나게 모여 달린다. **열매**는 9~10월에 여물고, 씨앗에 갓털이 있어 바람에 날려간다.

01 군락. 5월 8일
02 새순. 4월 25일
03 어린잎 펴지는 모습. 4월 25일
04 잎 자라는 모습. 4월 25일
05 줄기 자란 모습. 5월 27일
06 묵은대(왼쪽), 어린잎(가운데), 다 자란 잎(오른쪽). 5월 27일

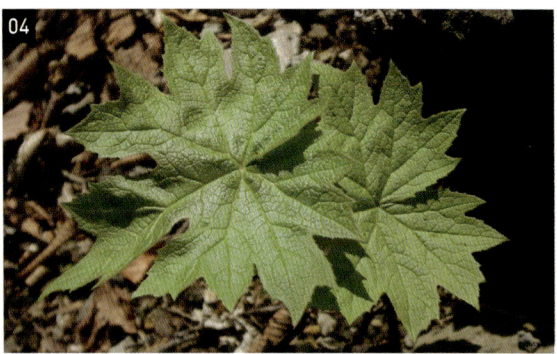

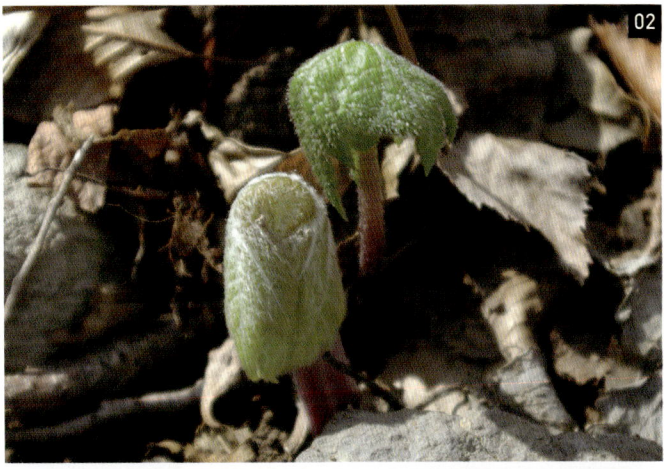

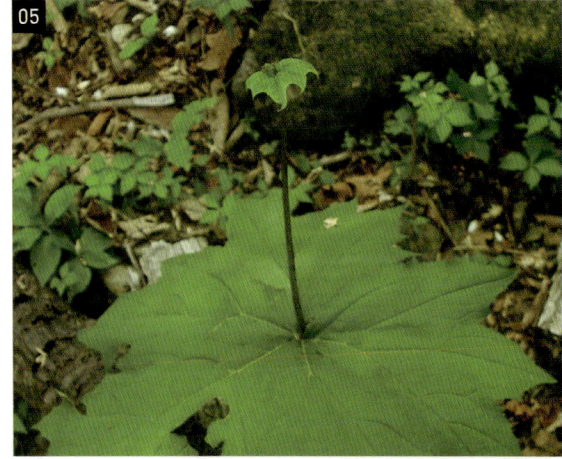

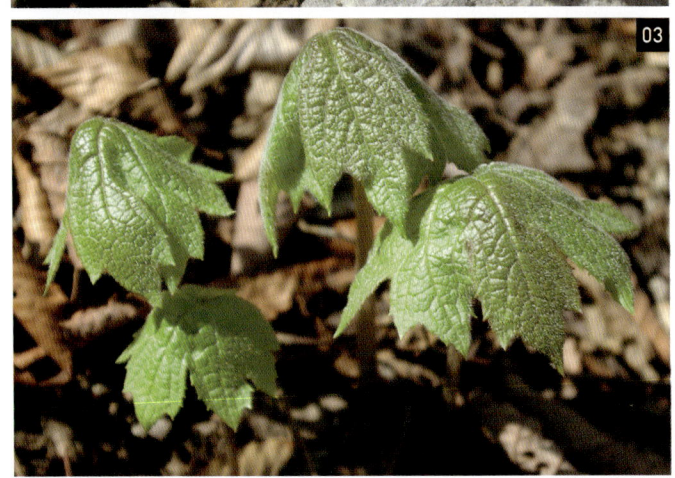

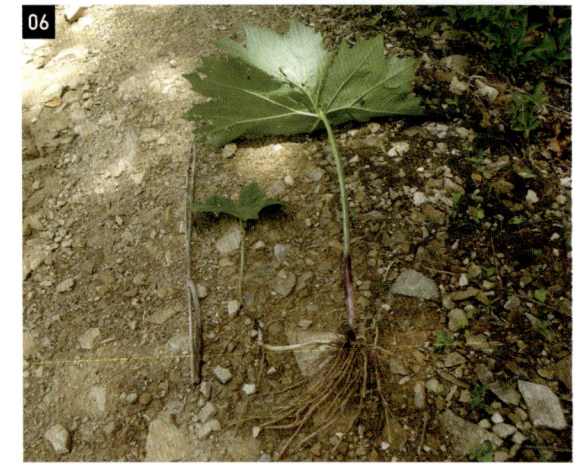

어리병풍

196 조밥나물 쓴맛

Hieracium umbellatum L.

■ 비뇨기감염, 이질설사, 변비, 아토피, 피부염에 효과

국화과
여러해살이풀

다른 이름
조팝나물

생약명
조선산유국 朝鮮山柳菊

성분
아피게닌 염증억제
루테올린 염증제거
케르세틴 알러지예방
리나린 노화방지
캠페롤 노화방지
하이페로사이드 노화방지

원산지
한국

서식지
산과 들판의 반그늘이고 촉촉한 곳에 난다.

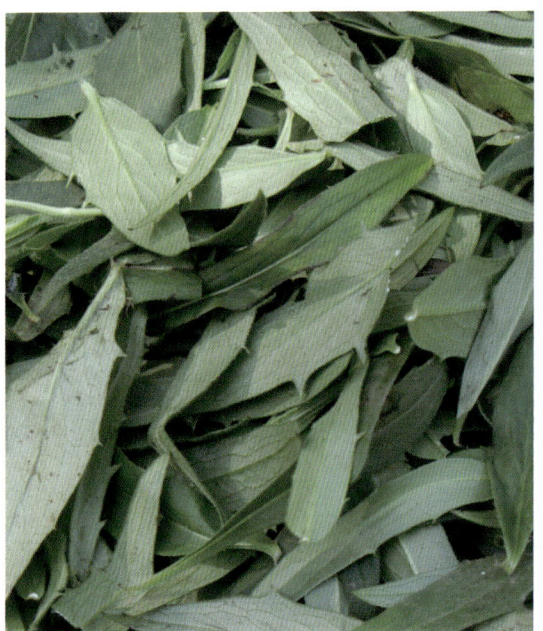
잎 채취한 모습. 9월 2일

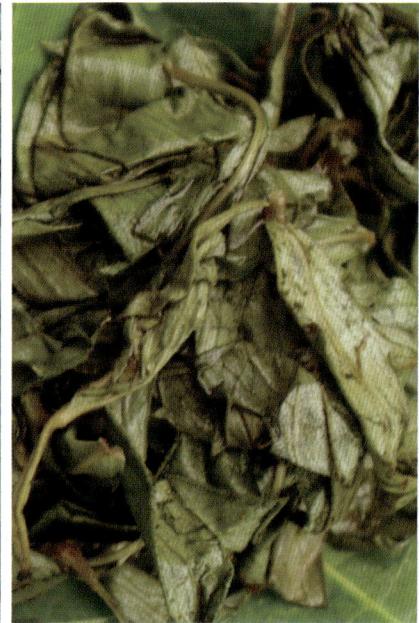
조밥나물잎장아찌.

장아찌 담그기

채취시기 봄~가을.
채취부위 연한 잎.
채취시 주의사항 어릴수록 쓴맛이 덜하므로 억세거나 꽃이 핀 것은 피한다.
밑준비 새순이나 잎을 끓는 소금물에 살짝 데쳐서 부드럽게 만든 뒤 찬물에 반나절 정도 담가 씁쌀한 맛을 우려내고, 물기를 짜서 살짝 말린다.
담그기 준비한 것에 맛간장을 끓여서 식혀 붓는데, 효소액은 맛간장이 식은 뒤 넣는다.
숙성 담근 장아찌는 상온에 한나절 두었다가 냉장고에 넣어 익히고, 부어놓은 맛간장은 며칠에 한 번씩 따라서 다시 끓여 식혀 붓기를 3~4번 한다.
장아찌맛 씁싸름하면서 쫄깃쫄깃한 맛이다. 완성된 장아찌는 다진 파, 다진 마늘, 물엿, 식초 등으로 갖은 양념을 해서 먹기도 한다.

오행의 맛과 효능
오행상 쓴맛. 쓴맛은 배출시키는 작용을 하여 치솟은 기운과 열을 내리고, 입맛을 돋우며, 습한 것을 없앤다.

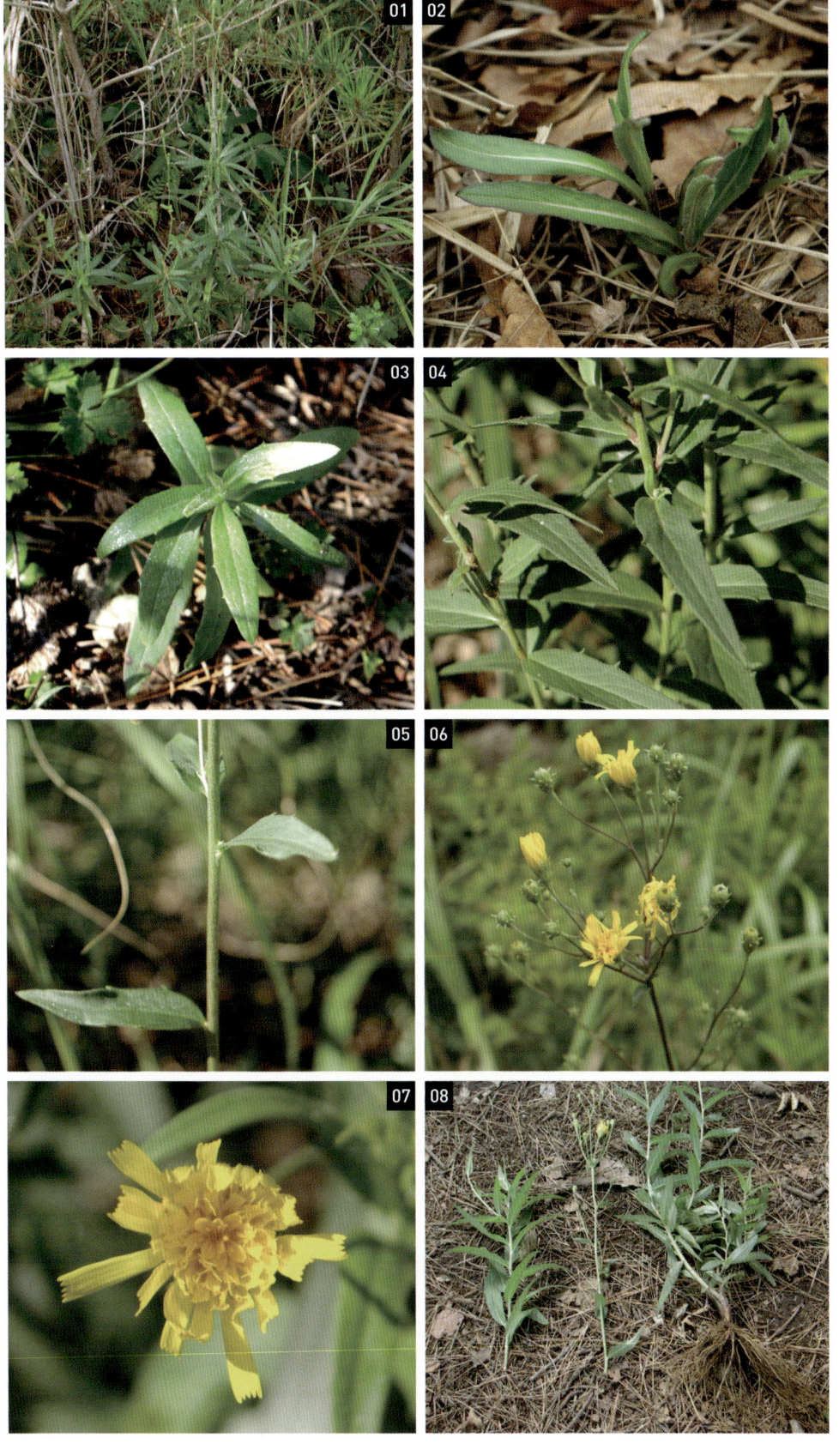

줄기는 30~100㎝ 정도 곧게 자라고, 윗동에서 가지가 조금 갈라져 나온다. 줄기를 꺾으면 하얀 유액이 나온다. **잎**은 어긋나며, 피침형으로 끝이 뾰족하며, 가장자리에 날카로운 톱니가 있다. 잎길이 4~12㎝이며, 윗동잎은 작다. **꽃**은 7~10월에 피고 노란색이며, 꽃잎모양의 혀꽃이 모여 1송이가 된다. 작은 송이 여러 개가 어긋나게 모여서 우산모양으로 달린다. **열매**는 10~11월에 여물고, 씨앗에 갈색 갓털이 있어 바람에 날려간다.

01 전체 모습. 9월 2일
02 새순. 4월 22일
03 어린잎. 9월 2일
04 줄기와 잎. 9월 2일
05 윗동잎. 9월 2일
06 꽃 핀 모습. 8월 16일
07 꽃. 9월 2일
08 잎과 뿌리 달린 전체 모습. 9월 2일

조밥나물

197 지칭개 ^{쓴맛}

Hemistepa lyrata Bunge

■ 치루, 아토피, 피부염, 골절상에 효과

국화과
두해살이풀

다른 이름
지칭개나물

생약명
니호채 泥胡菜

성분
독성이 없다.
아피게닌 염증억제
아스트라갈린 가려움증해소
비타민C 노화방지

원산지
한국

서식지
들판의 메마른 풀밭이나 밭둑, 논가에 난다.

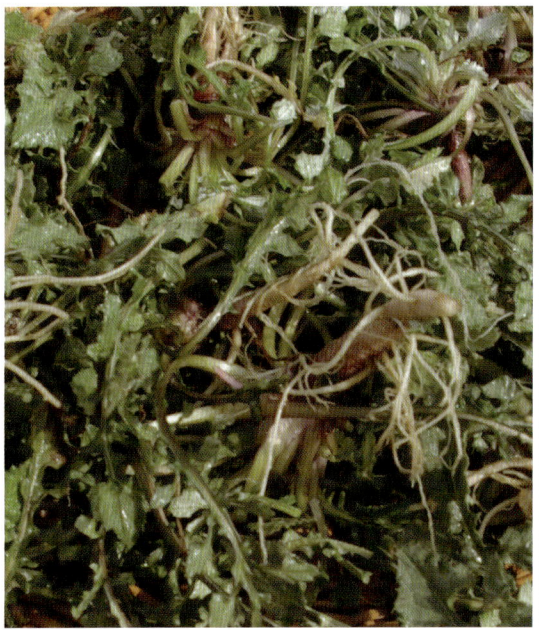
뿌리째 채취한 모습. 3월 12일

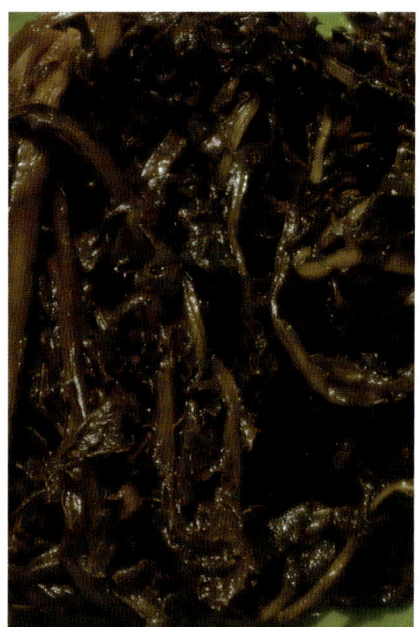
지칭개장아찌.

장아찌 담그기

채취시기 봄~가을.
채취부위 줄기가 올라오기 전의 새순이나 잎을 뿌리째 채취한다.
채취시 주의사항 어릴수록 쓴맛이 덜하므로 억세거나 꽃이 핀 것은 피한다.
밑준비 뿌리에 흙이 남지 않도록 껍질째 깨끗이 씻는다. 끓는 물에 살짝 데쳐서 부드럽게 만든 뒤 찬물에 하룻밤 담가서 쌉쌀한 맛을 우려내고, 물기를 짜서 살짝 말린다.
담그기 준비한 것에 맛간장을 끓여서 식혀 붓거나, 맛고추장으로 버무린다. 맛간장에 넣는 효소액은 맛간장이 식은 뒤 넣는다.
숙성 담근 장아찌는 상온에 한나절 두었다가 냉장고에 넣어 익히고, 부어놓은 맛간장은 며칠에 한 번씩 따라서 다시 끓여 식혀 붓기를 3~4번 한다.
장아찌맛 쌉싸름하면서 은은한 맛이다. 완성된 장아찌는 고춧가루, 다진 파, 다진 마늘, 물엿, 식초 등으로 갖은 양념을 해서 먹기도 한다.

오행의 맛과 효능
오행상 쓴맛. 쓴맛은 배출시키는 작용을 하여 치솟은 기운과 열을 내리고, 입맛을 돋우며, 습한 것을 없앤다.

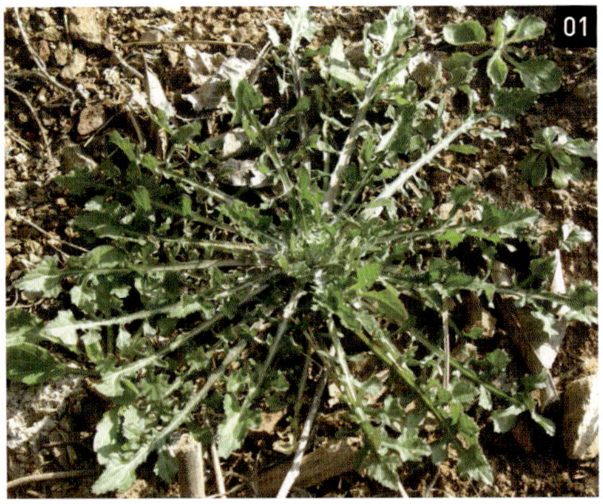

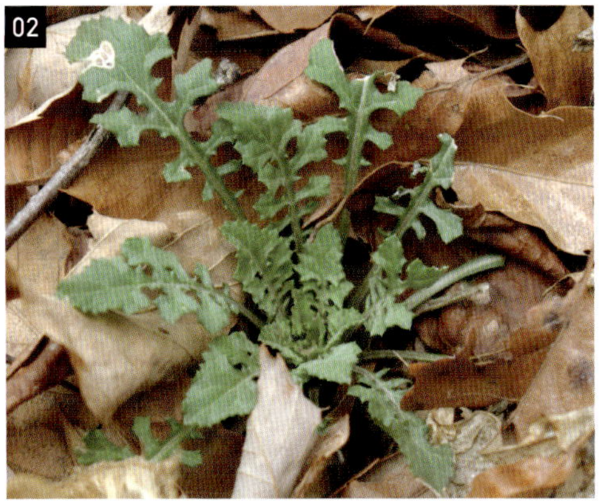

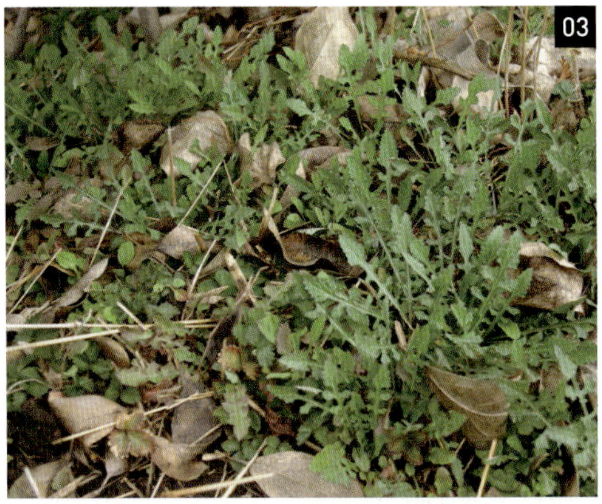

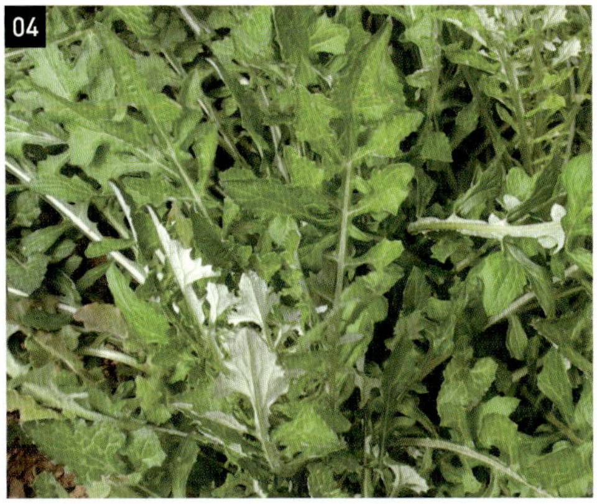

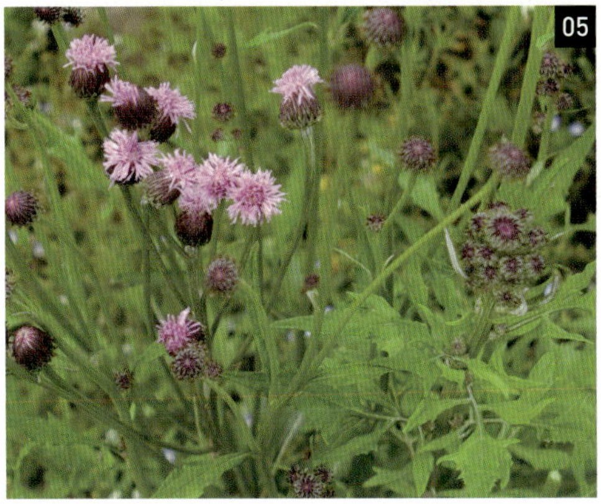

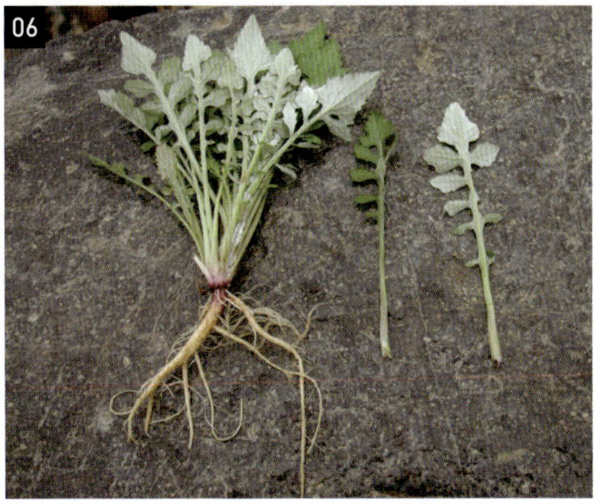

뿌리는 굵게 자라고, 살이 많으며, 잔뿌리가 있다. 줄기는 60~80㎝ 정도 곧게 자라고, 세로로 홈이 여러 개 있다. 줄기 속이 비어 있으며, 줄기에서 가지가 조금 갈라져 나온다. 잎은 뿌리에서는 뭉쳐서 나와 퍼지고, 줄기에는 어긋난다. 거꾸로 된 피침 같은 타원형이고, 가장자리가 깃털처럼 갈라지며, 불규칙한 톱니가 있다. 잎길이가 7~21㎝이고, 뒷면에 흰색 잔털이 있으며, 윗동잎은 작고 좁아지며 잎자루가 없다. 꽃은 5~7월에 피고 흰보라색이며, 꽃술모양의 대롱꽃이 모여 1송이가 된다. 열매는 6~8월에 여물고, 씨앗에 갓털이 있어 바람에 날려간다.

01 전체 모습. 3월 28일
02 새순. 3월 12일
03 새순 자라는 군락. 3월 14일
04 잎. 4월 11일
05 꽃과 줄기잎. 4월 24일
06 뿌리와 뿌리잎 앞뒷면. 4월 17일
07 유사종 방가지똥(왼쪽), 지칭개(가운데), 뽀리뱅이(오른쪽). 3월 14일
08 유사종 방가지똥(왼쪽), 지칭개(가운데), 뽀리뱅이(오른쪽) 뿌리째 비교. 3월 14일

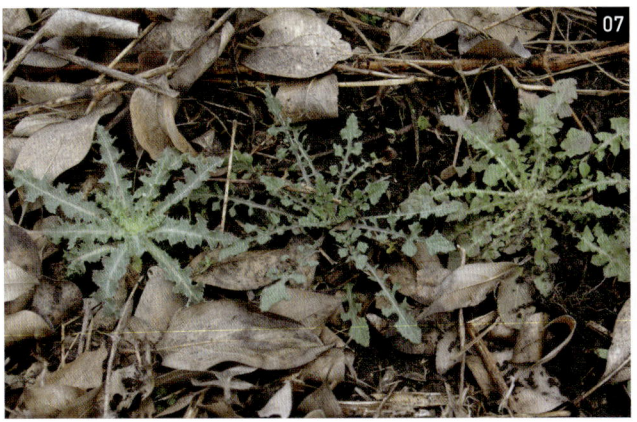
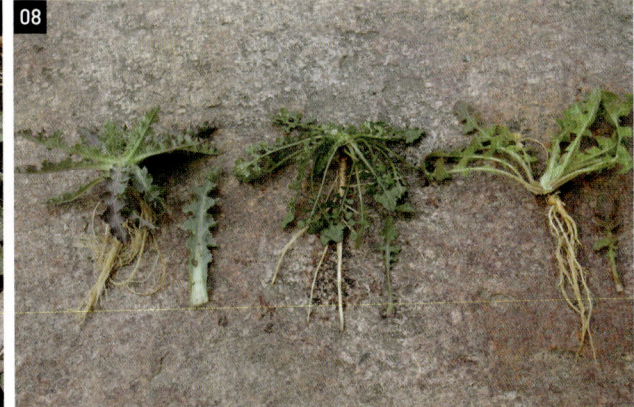

지칭개

198 지느러미엉겅퀴 ^{쓴맛}

Carduus crispus L.

- 감기, 두통, 현기증, 관절염, 요로감염, 화상, 가려움증, 아이 설사, 비만에 효과

국화과
두해살이풀

다른 이름
엉거시

생약명
비렴 飛廉

성분
알칼로이드 염증과 통증완화
리그난 종양억제

원산지
유럽과 서아시아

서식지
산과 들판의 기름진 양지에 난다. 군락성이 강하다.

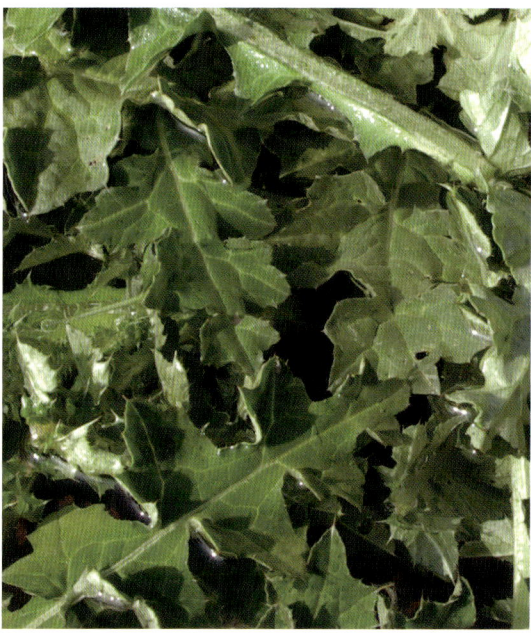
잎 채취하여 씻은 모습. 4월 11일

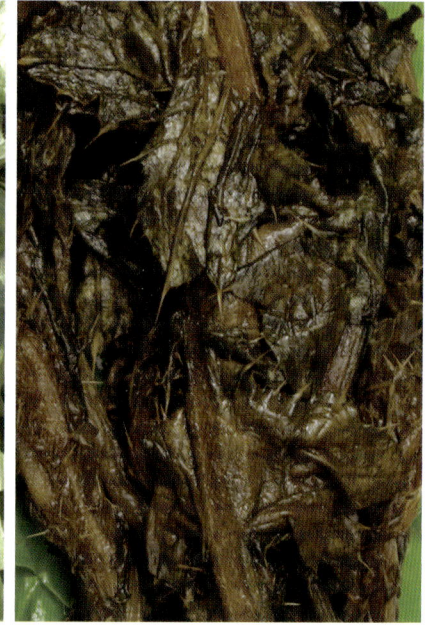
지느러미엉겅퀴잎장아찌.

장아찌 담그기

채취시기 봄~여름.
채취부위 어린잎과 어린줄기.
채취시 주의사항 잎과 줄기에 가시가 있으므로 채취할 때 장갑을 끼고, 어릴수록 쓴맛이 덜하므로 억세거나 꽃이 핀 것은 피한다.
밑준비 줄기는 겉껍질을 벗겨서 적당한 길이로 자른다. 잎과 줄기를 끓는 소금물에 살짝 데쳐서 부드럽게 만든 뒤 찬물에 반나절 정도 담가서 쌉쌀한 맛을 우려내고, 물기를 짜서 살짝 말린다.
담그기 준비한 것에 맛간장을 끓여서 아삭한 맛이 살도록 뜨거울 때 붓는다. 효소액은 맛간장이 식은 뒤 넣는다.
숙성 담근 장아찌는 상온에 한나절 두었다가 냉장고에 넣어 익히고, 부어놓은 맛간장은 며칠에 한 번씩 따라서 다시 끓여 식혀 붓기를 3~4번 한다. 가시가 있어 거칠므로 노르스름해질 때까지 충분히 삭혀서 먹는다.
장아찌맛 아삭아삭하고 개운한 맛이다.

오행의 맛과 효능
오행상 쓴맛. 단맛이나 매운맛이 난다고도 한다. 쓴맛은 배출시키는 작용을 하여 치솟은 기운과 열을 내리고, 입맛을 돋우며, 습한 것을 없앤다.

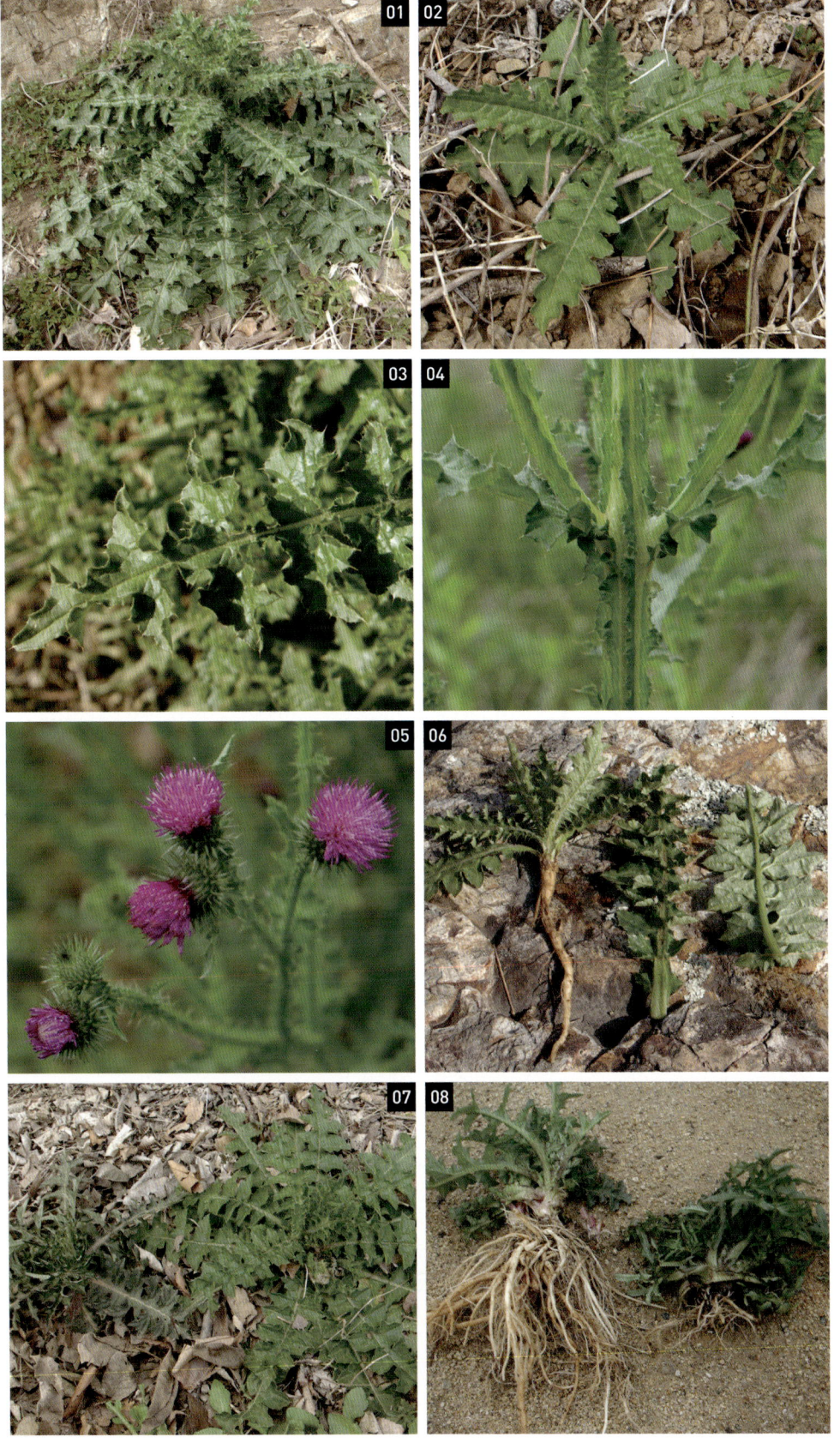

뿌리는 굵게 자라고, 살이 많다. 줄기는 70~100㎝ 정도 곧게 자라며, 지느러미 같은 날개와 가시 같은 톱니가 있다. 잎은 뿌리에서는 뭉쳐서 나와 퍼지고, 줄기에는 어긋난다. 긴 타원형으로 가장자리가 얕거나 깊게 갈라져 깃털처럼 되고, 가시 같은 톱니가 있으며, 뒷면에 거미줄 같은 흰색 잔털이 있다. 잎길이 5~20㎝. 줄기잎은 아래쪽이 줄기의 날개와 이어진다. 꽃은 5~10월에 피고 붉은 자주색이며, 꽃술모양의 대롱꽃이 모여 1송이가 된다. 1송이 지름은 1.5~2㎝이다. 열매는 11월에 여물고, 씨앗에 흰색 갓털이 있어 바람에 날려간다.

01 뿌리잎 전체 모습. 4월 11일
02 새순. 4월 11일
03 잎. 4월 11일
04 줄기와 날개. 5월 16일
05 꽃과 풋열매. 5월 30일
06 뿌리와 잎 앞뒷면. 4월 11일
07 유사종 엉겅퀴(왼쪽)와 지느러미엉겅퀴(오른쪽). 4월 11일
08 유사종 엉겅퀴(왼쪽)와 지느러미엉겅퀴(오른쪽) 뿌리째 비교. 3월 20일

지느러미엉겅퀴

199 치커리 쓴맛

Cichorium intybus L.

- 진정제, 위염, 간염, 인후염, 감기, 비만, 가슴 두근거리는 데 효과

국화과
여러해살이풀

생약명
국거 菊苣

성분
독성이 없다.
인터빈 혈관기능강화
이눌린 위와 장기능강화
칼슘 뼈강화
칼륨 신경세포와 근육기능강화
비타민A 시력유지
비타민C 노화방지

원산지
북유럽

서식지
우리나라에서는 서늘한 산간지역에서 재배하며, 들판이나 길가에 나기도 한다.

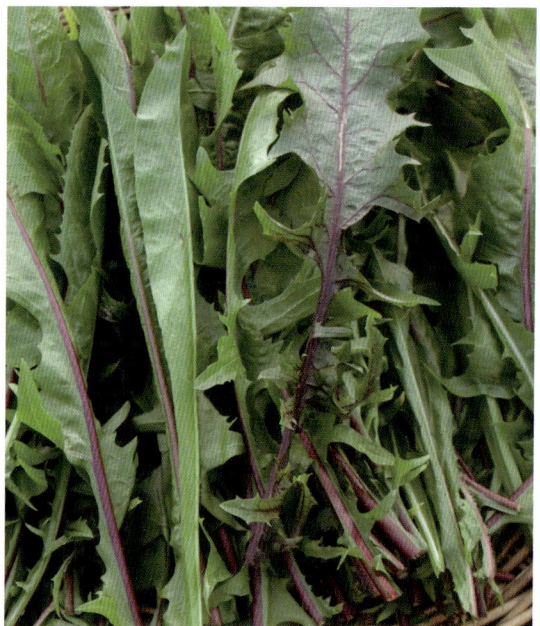

잎 채취한 모습. 10월 25일

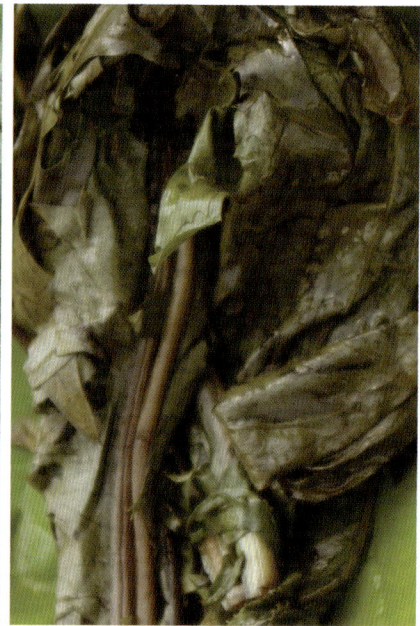

치커리잎장아찌.

장아찌 담그기

채취시기 봄~가을.
채취부위 새순이나 연한 잎.
채취시 주의사항 어릴수록 쓴맛이 덜하므로 억세거나 꽃이 핀 것은 피한다.
밑준비 새순이나 잎을 찬물에 1시간 정도 담가 씁쌀한 맛을 우려낸 뒤 물기를 제거한다.
담그기 준비한 것에 맛간장을 끓여서 식혀 붓거나, 맛고추장으로 버무린다. 맛간장에 넣는 효소액은 맛간장이 식은 뒤 넣는다.
숙성 담근 장아찌는 상온에 한나절 두었다가 냉장고에 넣어 익히고, 부어놓은 맛간장은 며칠에 한 번씩 따라서 다시 끓여 식혀 붓기를 3~4번 한다.
장아찌맛 쌉싸름하면서 깔끔한 맛이다.

오행의 맛과 효능
오행상 쓴맛. 쓴맛은 배출시키는 작용을 하여 치솟은 기운과 열을 내리고, 입맛을 돋우며, 습한 것을 없앤다.

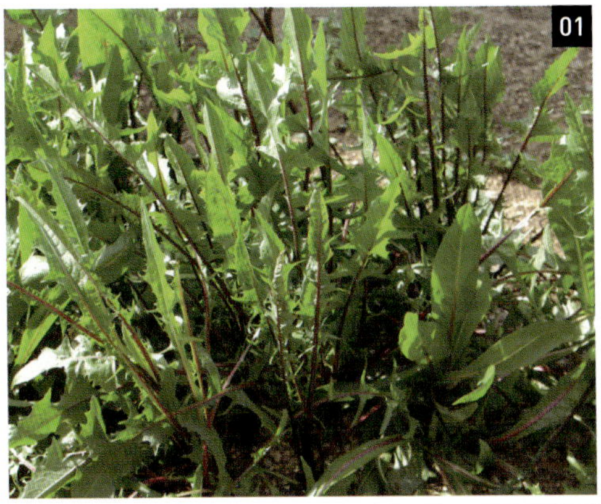

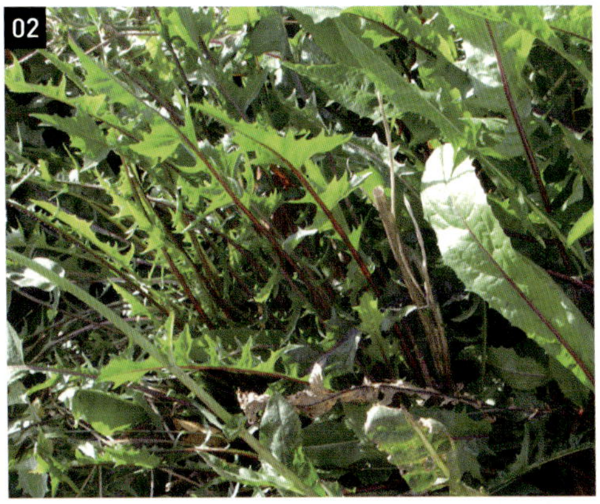

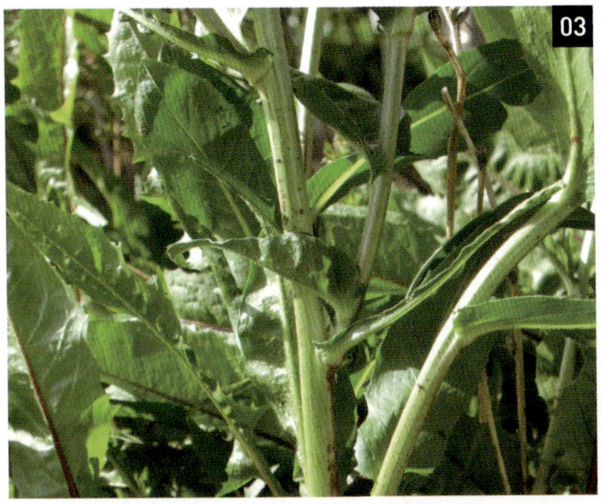

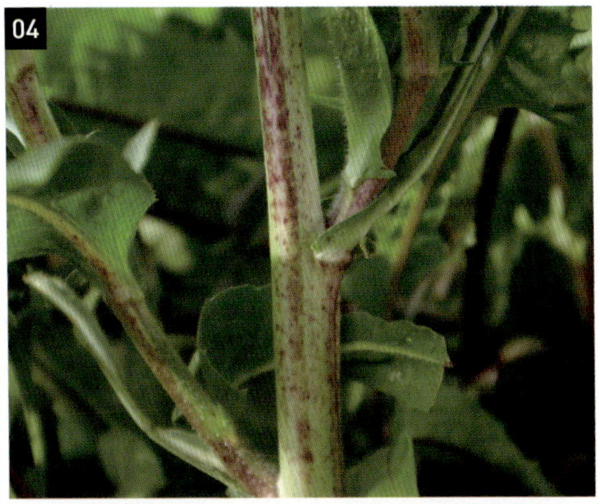

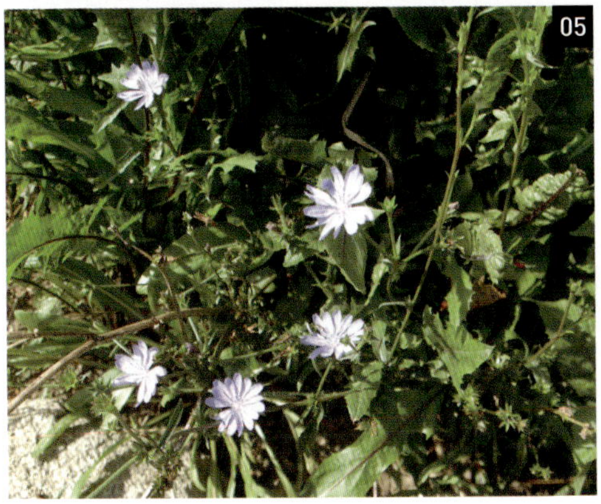

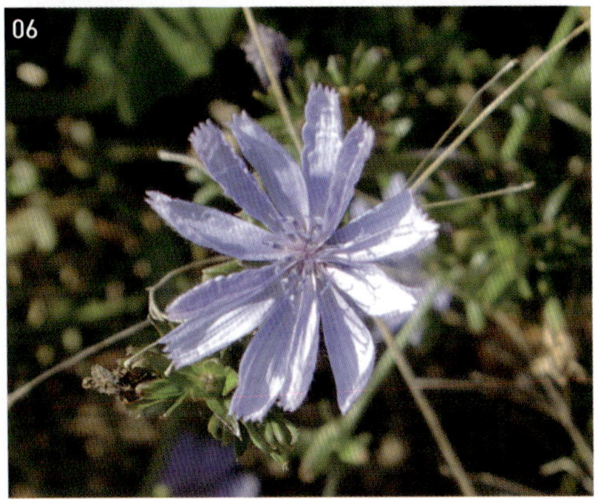

뿌리는 길게 뻗고, 굵어지며, 살이 많다. **줄기**는 50~150cm 정도 자라고, 모가 나 있으며 단단하다. **잎**은 뿌리에서는 뭉쳐서 나고, 피침 같은 긴 타원형이며, 가장자리가 깃털처럼 갈라지고 이빨 같은 톱니가 있다. **꽃**은 7~9월에 피고 하늘색이며, 꽃잎모양의 혀꽃과 꽃술모양의 대롱꽃이 모여 1송이가 된다. **열매**는 10월에 여문다.

01 전체 모습. 10월 25일
02 뿌리잎. 10월 25일
03 줄기잎. 10월 25일
04 줄기. 10월 25일
05 꽃 핀 모습. 10월 25일
06 꽃. 10월 25일
07 열매. 10월 25일
08 잎 앞뒷면과 뿌리. 10월 25일

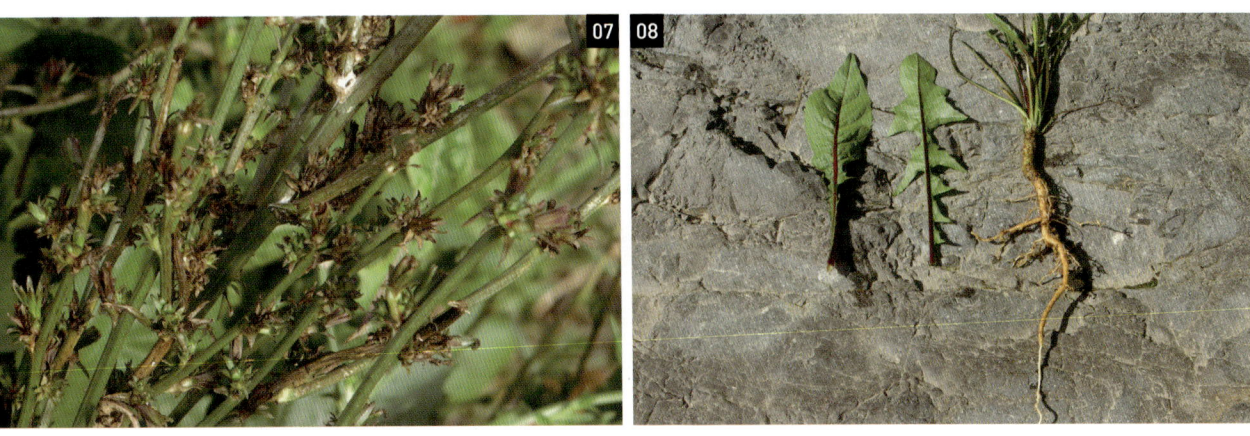

치커리

200 큰방가지똥 쓴맛

Sonchus asper (L.) Hill

■ 황달성 간염, 이질설사, 아토피, 화상, 아이 기침에 효과

국화과
한두해살이풀

생약명
속단국 續斷菊

성분
독성이 없다.
베타아미린 항염작용
아피게닌 염증억제
올레노인산 생리활성
우르솔산 비만억제
카로틴 종양억제
루페올 노화방지
리나린 노화방지
비타민C 노화방지

원산지
유럽

서식지
낮은 산과 들판의 양지에 난다.

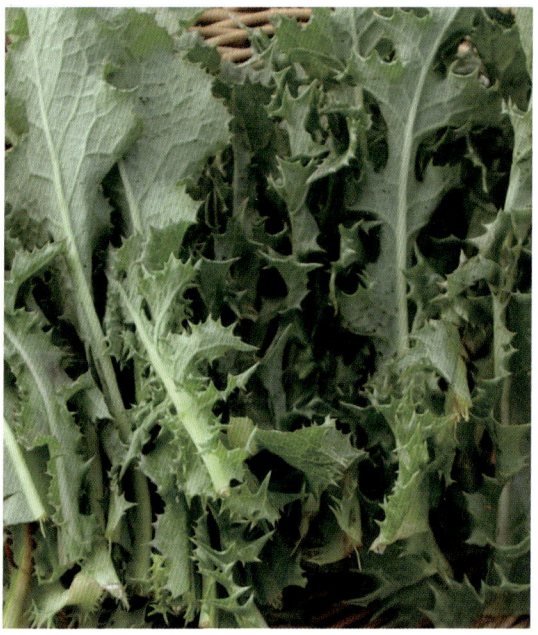
잎 채취한 모습. 10월 22일

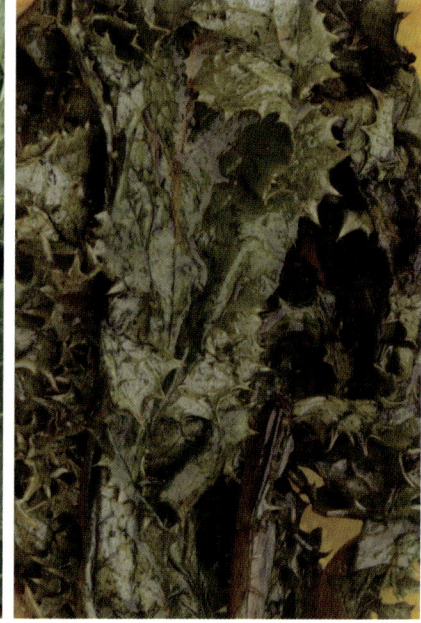
큰방가지똥잎장아찌.

장아찌 담그기

채취시기 봄~가을.
채취부위 새순이나 어린잎, 또는 잎을 뿌리째 채취한다.
채취시 주의사항 잎에 가시가 있으므로 채취할 때 장갑을 끼고, 어릴수록 쓴맛이 덜하므로 억세거나 꽃이 핀 것은 피한다.
밑준비 뿌리째 채취한 경우 흙이 남지 않도록 껍질째 깨끗이 씻는다. 잎이나 뿌리를 소금에 1시간 정도 절여서 숨을 죽인 뒤 찬물에 담가 짠맛과 쓴맛을 적당히 빼고, 물기를 짜서 살짝 말린다.
담그기 준비한 것에 맛간장을 끓여서 식혀 붓거나, 맛고추장으로 버무린다. 소금에 절였으므로 간을 약하게 하고, 맛간장에 넣는 효소액은 맛간장이 식은 뒤 넣는다.
숙성 담근 장아찌는 상온에 한나절 두었다가 냉장고에 넣어 익히고, 부어놓은 맛간장은 며칠에 한 번씩 따라서 다시 끓여 식혀 붓기를 3~4번 한다. 잎이 거칠므로 노르스름해질 때까지 충분히 삭혀서 먹는다.
장아찌맛 쌉싸름하면서 은은한 맛이다. 완성된 장아찌는 고춧가루, 다진 파, 다진 마늘, 물엿, 식초 등으로 갖은 양념을 해서 먹기도 한다.

오행의 맛과 효능
오행상 쓴맛. 쓴맛은 배출시키는 작용을 하여 치솟은 기운과 열을 내리고, 입맛을 돋우며, 습한 것을 없앤다.

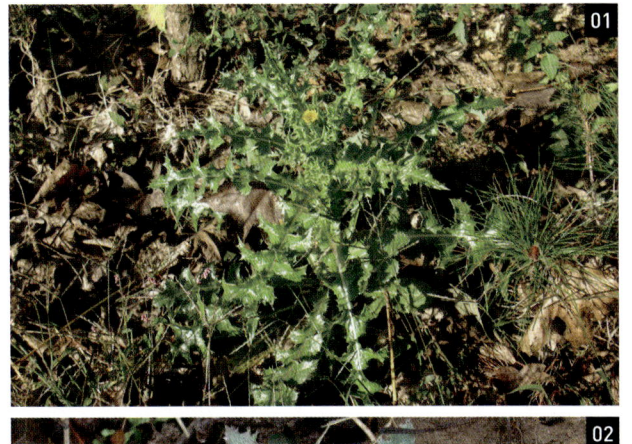

뿌리는 길게 뻗으며, 굵어진다. **줄기**는 40~120㎝ 정도 곧게 자라며, 속이 비어 있다. 줄기를 자르면 하얀 유액이 나온다. **잎**은 뿌리에서는 뭉쳐서 나와 퍼지고, 줄기에는 어긋나고 밑부분이 줄기를 둥글게 감싼다. 긴 타원형이고, 가장자리가 깃털처럼 갈라지며, 거친 가시 같은 톱니가 있다. 잎길이가 15~25㎝. **꽃**은 6~7월에 피고 노란색이며, 꽃잎 모양의 혀꽃이 모여 1송이가 된다. 꽃지름 2㎝ 정도이다. **열매**는 9~10월에 여물고, 씨앗에 흰회색 갓털이 있어 바람에 날려간다.

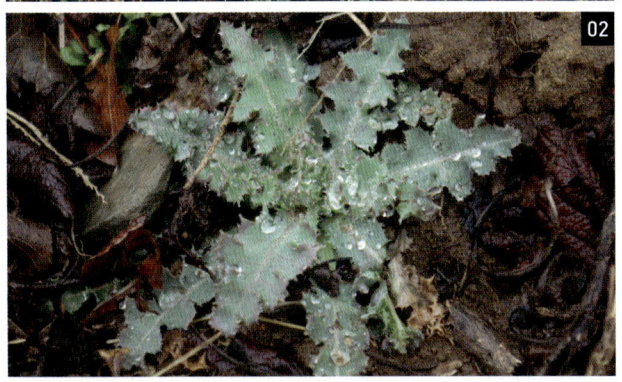

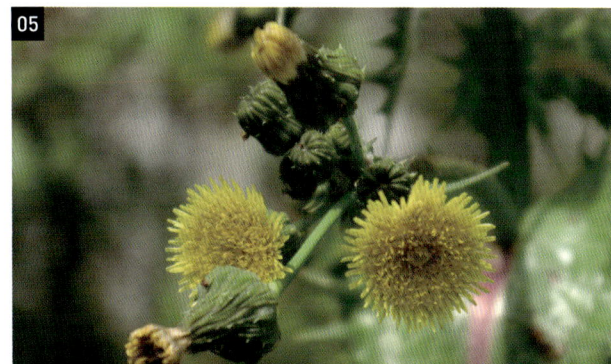

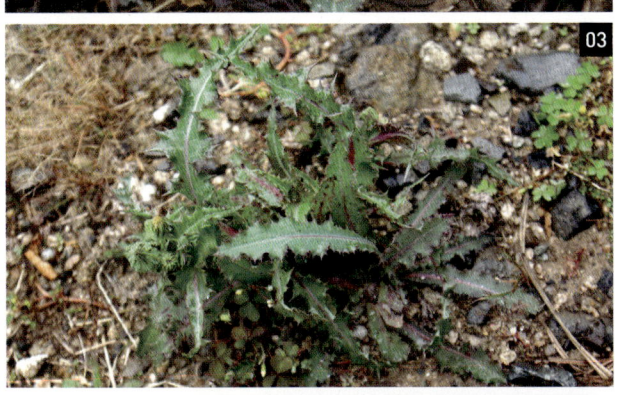

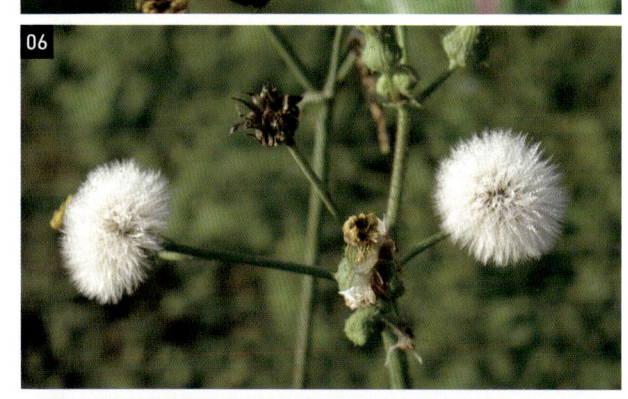

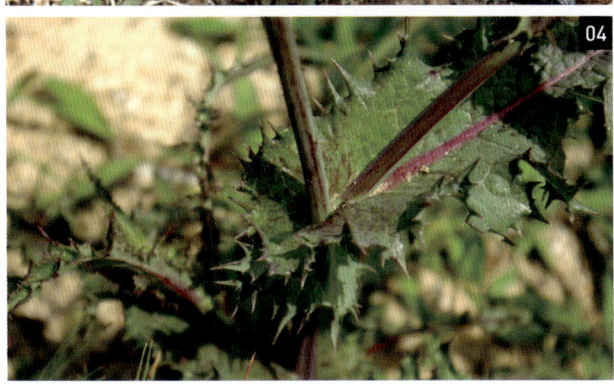

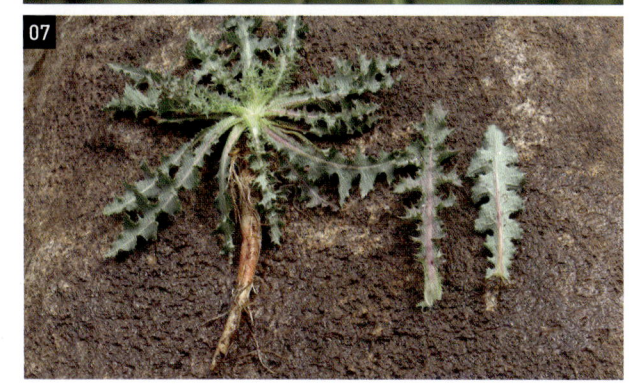

01 꽃 핀 전체 모습. 10월 14일
02 새순. 3월 13일
03 뿌리잎 자라는 모습. 10월 22일
04 줄기와 잎. 6월 5일

05 꽃과 꽃봉오리. 4월 29일
06 열매. 10월 3일
07 뿌리 달린 전체 모습과 잎 앞뒷면. 4월 18일

큰방가지똥

201 가시상추 쓴맛 + 단맛

Lactuca scariola L.

- 소화불량, 젖 안 나오는 데, 소변보기 힘든 데, 독이 올라 부은 데 효과

국화과
한두해살이풀

생약명
와거 萵苣

성분
독성이 없다.
폴리페놀 혈압상승억제
플라보노이드 노화방지
쿠마린산 종양억제
카페산 노화방지

원산지
유럽

서식지
들판, 밭둑, 개울가, 빈터에 난다.

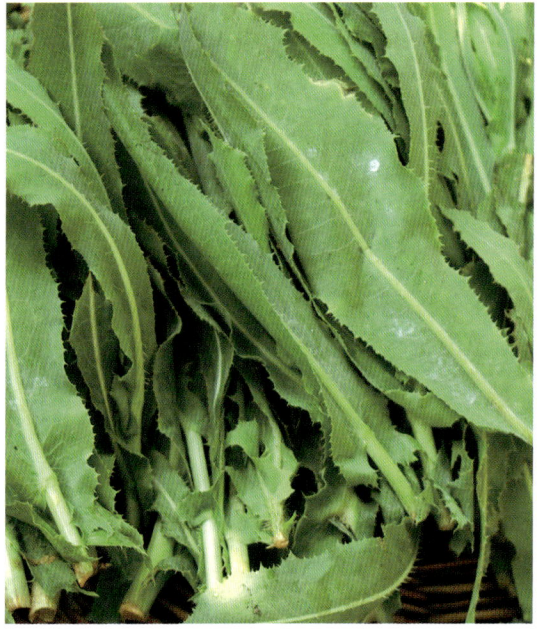

잎 채취한 모습. 8월 7일.

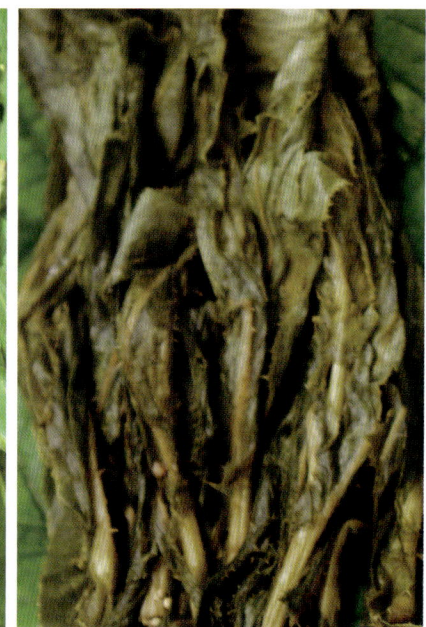

가시상추잎장아찌.

장아찌 담그기

채취시기 봄~가을.
채취부위 잎.
채취시 주의사항 줄기와 잎에 가시털이 많으므로 장갑을 끼고 채취하며, 어릴수록 달달하고 쓴맛이 덜하므로 억세거나 꽃이 핀 것은 피한다.
밑준비 잎을 끓는 소금물에 살짝 데친 뒤 찬물에 담가서 수산을 우려내고 물기를 짠다. 수산은 물에 녹아 나오는데, 생으로 먹거나 우려내지 않고 많이 먹으면 몸에 결석이 생긴다.
담그기 준비한 잎에 맛간장을 끓여서 식혀 붓는데, 효소액은 맛간장이 식은 뒤 넣는다.
숙성 담근 장아찌는 상온에 한나절 두었다가 냉장고에 넣어 익히고, 부어놓은 맛간장은 며칠에 한 번씩 따라서 다시 끓여 식혀 붓기를 3~4번 한다.
장아찌맛 씹는 맛이 좋고 개운한 맛이다.
먹을 때 주의사항 수산이 들어 있으므로 통풍이나 결석이 있는 사람은 먹지 않는다.

오행의 맛과 효능
오행상 쓴맛, 단맛. 쓴맛은 배출시키는 작용을 하고, 단맛은 부드럽게 만드는 작용을 한다.

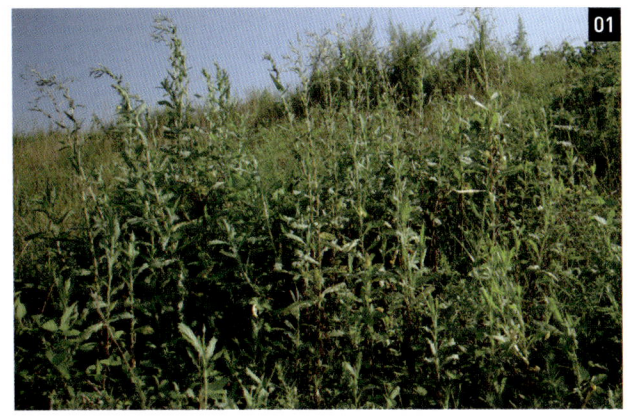

줄기는 60~130cm 정도 자라고, 밑동에 거친 가시털이 있으며, 자르면 하얀 유액이 나온다. **잎**은 어긋나고 긴 타원형이며, 깃털처럼 갈라지기도 한다. 가장자리에 날카로운 톱니가 있고, 줄기를 일부 감싼다. 잎길이 10~20cm이며, 뒷면 잎맥에 가시털이 있다. **꽃**은 7~9월에 피고 노란색이며, 꽃잎모양의 혀꽃 6~12개가 모여 1송이가 된다. **열매**는 10월에 여물고, 씨앗에 연갈색 갓털이 있어 바람에 날려간다.

01 줄기가 자란 군락. 8월 7일
02 새순. 8월 7일
03 잎의 가시와 줄기. 8월 7일
04 줄기가 자란 모습. 8월 7일

05 꽃. 8월 7일
06 꽃과 열매의 갓털. 8월 7일
07 잎 앞뒷면과 뿌리. 8월 7일

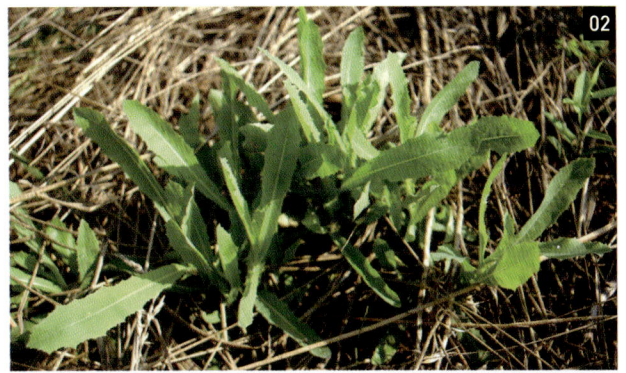

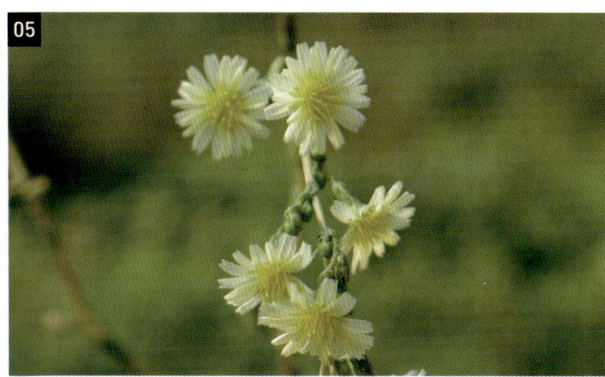

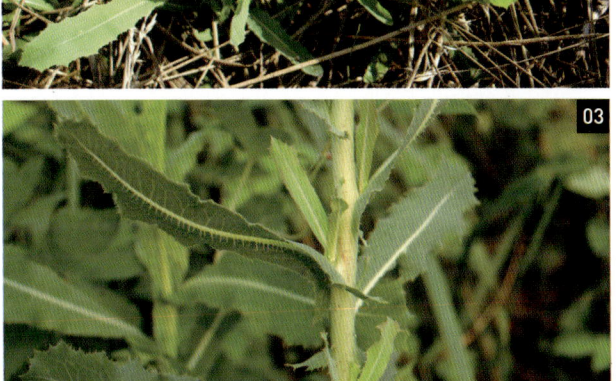

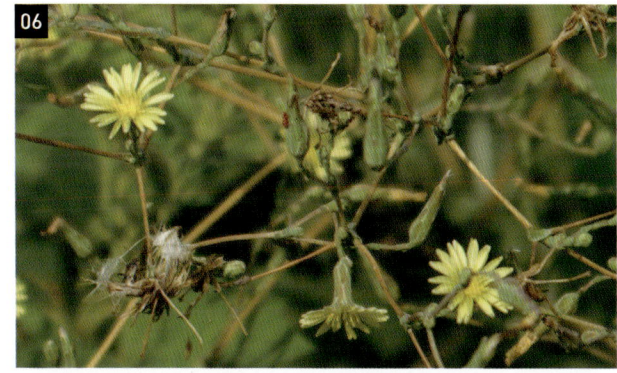

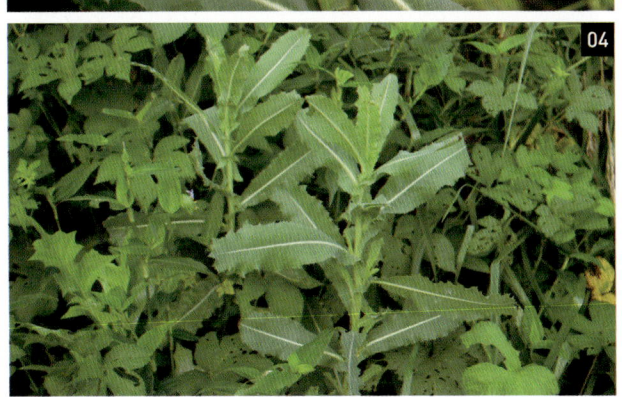

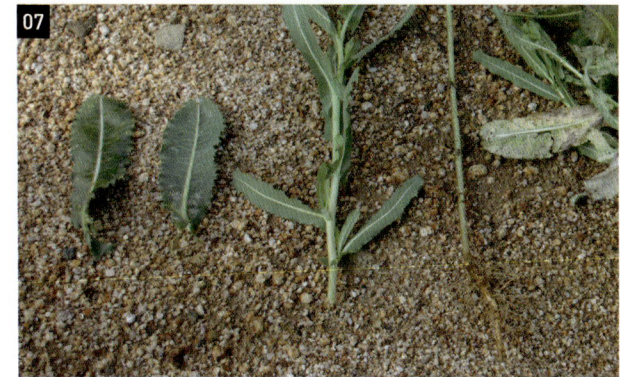

가시상추

뽀리뱅이 쓴맛 + 단맛

Youngia japonica (L.) DC.

■ 목감기, 젖몸살, 간경화, 요도염에 효과

국화과
두해살이풀

다른 이름
보리뱅이

생약명
황암채 黃鵪菜

성분
독성이 없다.
사포닌 면역력강화
알칼로이드 염증과 통증완화
세스퀴테르펜 종양억제

서식지
산과 들의 양지에 난다.

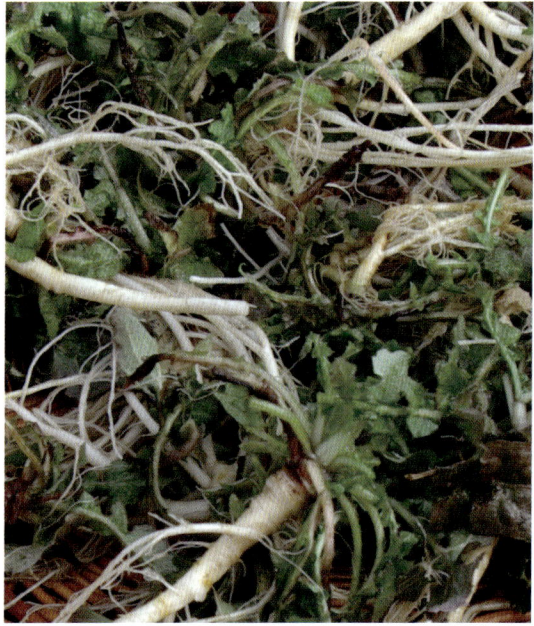

뿌리째 채취하여 씻은 모습. 3월 12일

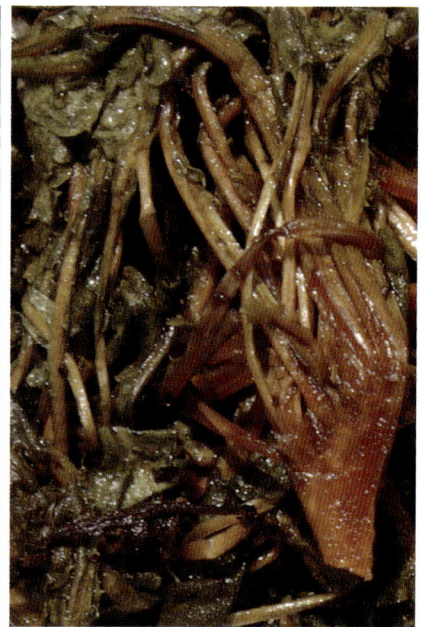

뽀리뱅이장아찌.

장아찌 담그기

채취시기 봄~가을.
채취부위 줄기가 나기 전에 뽀리뱅이잎을 뿌리째 채취한다.
밑준비 뽀리뱅이를 짭짤한 소금물에 이틀 정도 삭혀서 쌉쌀한 맛을 우려내고, 여러 번 헹군 뒤 물기를 짜서 살짝 말린다.
담그기 준비한 것을 묵은 된장이나 묵은 고추장에 박는다. 또는 맛간장을 끓여서 식혀 붓거나, 맛고추장으로 버무린다. 소금물에 삭혔으므로 간을 약하게 하고, 맛간장에 넣는 효소액은 맛간장이 식은 뒤 넣는다.
숙성 맛간장 또는 맛고추장으로 담근 경우 상온에 한나절 두었다가 냉장고에 넣어 익히고, 부어 놓은 맛간장은 며칠에 한 번씩 따라서 다시 끓여 식혀 붓기를 3~4번 한다.
장아찌맛 쌉싸름하면서 향긋한 맛이다.

오행의 맛과 효능
오행상 쓴맛, 단맛. 쓴맛은 배출시키는 작용을 하고, 단맛은 부드럽게 만드는 작용을 한다.

■ 火의 맛 | 쓴맛

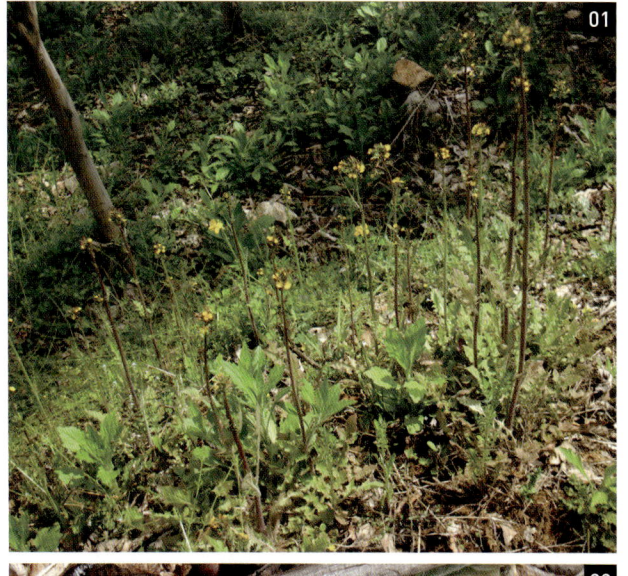

줄기는 15~100cm 정도 자라고, 부드러운 흰색 잔털이 있다. 줄기 속이 비어 있으며, 자르면 흰색 유액이 나온다. **잎**은 뿌리잎은 뭉쳐서 나와 퍼지고, 거꾸로 된 피침형으로 무잎처럼 갈라지며, 길이 8~25cm이다. 줄기잎은 없거나 1~4장이 어긋나게 달리고, 윗동으로 갈수록 작아진다. 잎 뒷면에 잔털이 있고, 부드럽다. **꽃**은 5~6월에 피고 노란색이며, 지름 7~8mm이다. 여러 송이가 원뿔모양으로 달린다. **열매**는 6월에 여물고, 씨앗에 흰색 갓털이 있어 바람에 날려간다.

01 꽃 핀 전체 모습. 4월 30일
02 뿌리잎. 3월 12일
03 줄기 올라오는 모습. 4월 11일
04 꽃 피는 모습. 5월 19일
05 꽃. 4월 13일
06 흰색 잔털로 덮인 줄기. 4월 26일
07 잎 자란 모습과 줄기 속. 5월 19일

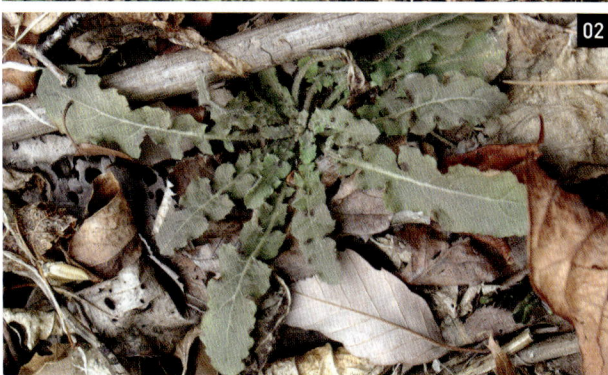

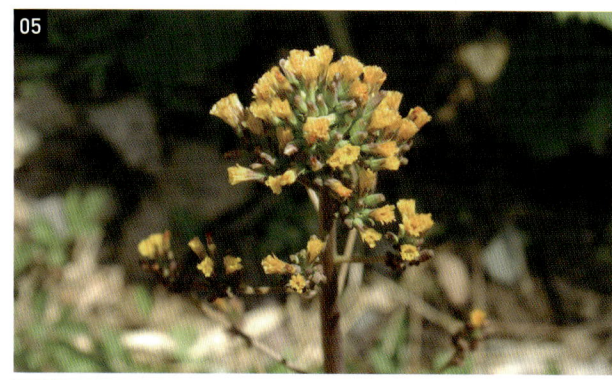

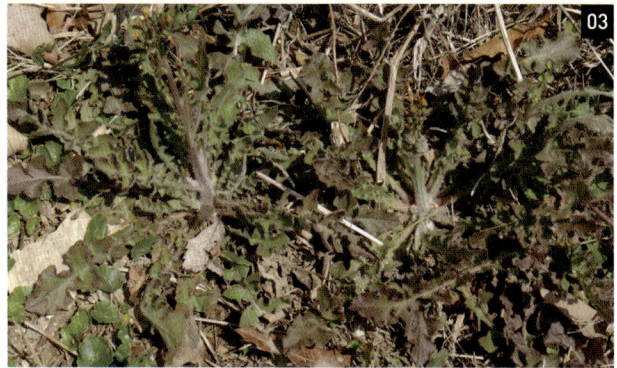

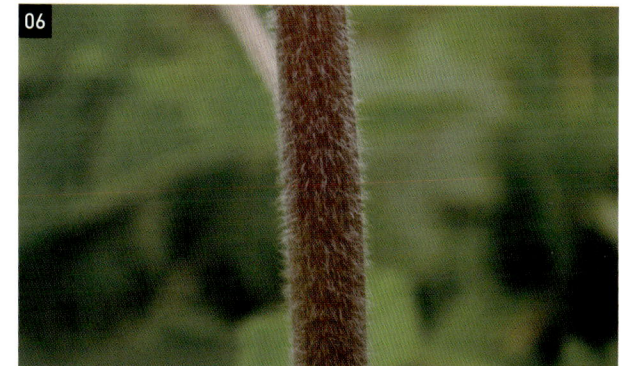

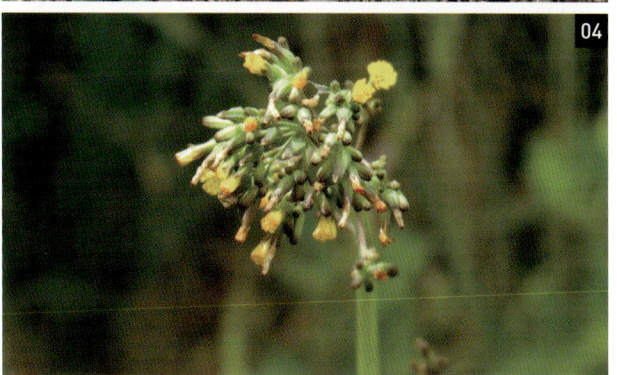

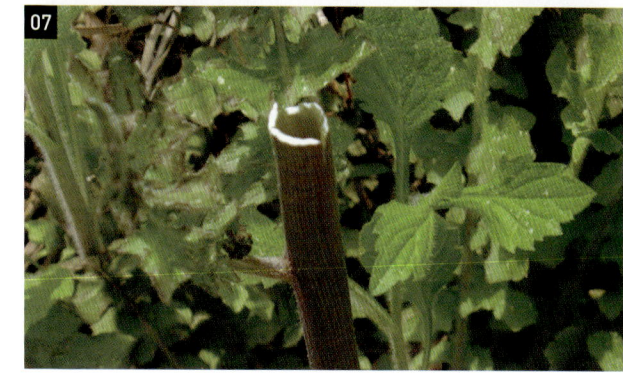

203 엉겅퀴 쓴맛 + 단맛

Cirsium japonicum var. *maackii* (Maxim.) Matsum.

■ 폐결핵, 폐렴, 위염, 장염, 관절염에 효과

국화과
여러해살이풀

다른 이름
가시나물
소앵이
항가새

생약명
대계 大薊

성분
독성이 없다.
베타시토스테롤 혈중콜레스테롤 개선
스티그마스테롤 종양억제
베타아미린 염증억제
트리테르펜 염증억제
단백질 근육강화

원산지
한국

서식지
산과 들판의 양지에 난다.

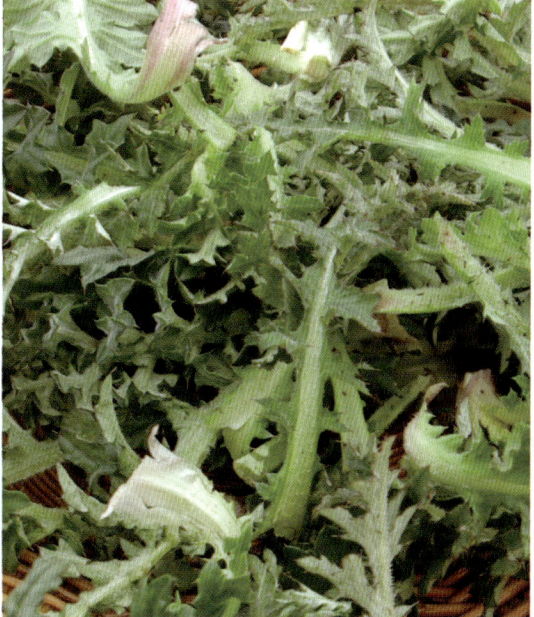
새순 채취한 모습. 3월 14일

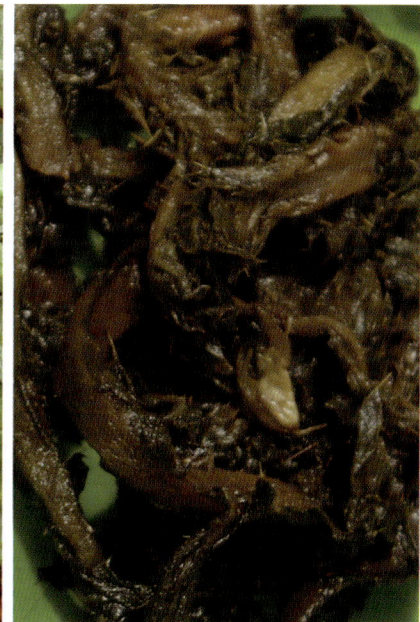
엉겅퀴순장아찌.

장아찌 담그기

채취시기 봄~가을.

채취부위 새순이나 연한 잎, 연한 줄기, 또는 잎을 뿌리째 채취한다. 어린 것은 뿌리째 담가도 되며, 뿌리가 굵고 크면 뿌리와 잎을 따로 담가도 된다.

채취시 주의사항 어릴수록 달달하고 쓴맛이 덜하므로 억세거나 꽃이 핀 것은 피하며, 잎에 가시가 있으므로 채취할 때 장갑을 낀다.

밑준비 뿌리는 흙이 남지 않도록 껍질째 깨끗이 씻어서 간이 잘 배도록 적당한 크기로 썰고, 줄기는 겉껍질을 벗긴다. 새순과 잎은 짭짤한 소금물에 살짝 절이고, 뿌리는 하룻밤 정도 절여서 씁쓸한 맛을 우려낸 뒤 여러 번 헹구어 물기를 뺀다.

담그기 준비한 것을 묵은 간장이나 묵은 된장에 박는다. 또는 맛간장을 끓여 식혀 붓거나 맛된장, 맛고추장으로 버무린다. 맛간장은 효소액을 식은 뒤 넣고, 소금에 절였으므로 간을 약하게 한다.

숙성 맛간장, 맛고추장, 맛된장으로 담근 경우 상온에 한나절 두었다가 냉장고에 넣어 익히고, 부어놓은 맛간장은 며칠에 한 번씩 따라서 다시 끓여 식혀 붓기를 3~4번 한다. 잎에 가시가 있고 뿌리가 조금 단단하므로 노르스름해질 때까지 충분히 삭혀서 먹는다.

장아찌맛 씁싸름하면서 은은한 맛이다.

오행의 맛과 효능
오행상 쓴맛, 단맛. 쓴맛은 배출시키는 작용을 하고, 단맛은 부드럽게 만드는 작용을 한다.

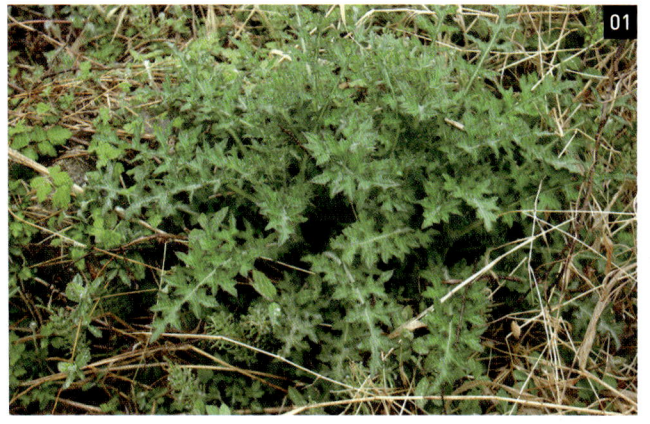

뿌리는 길게 뻗고, 굵어지며, 살이 많다. 줄기는 50~100cm 정도 곧게 자라며, 하얀 잔털과 거미줄 같은 털이 있다. 잎은 뿌리에서는 뭉쳐서 나와 퍼지고, 줄기에는 어긋난다. 피침 같은 타원형으로 가장자리가 깃털처럼 갈라지고 이빨 같은 톱니가 있으며, 줄기잎은 다시 갈라진다. 잎길이 15~30cm이고, 앞뒷면에 잔털이 있으며, 줄기잎은 작다. 꽃은 7~8월에 피고 붉은자주색이며, 꽃술모양의 대롱꽃이 모여 1송이가 된다. 1송이 지름 3~5cm이며, 줄기와 가지 끝에 1송이씩 달린다. 열매는 9~10월에 여물고, 씨앗에 흰색 갓털이 있어 바람에 날려간다.

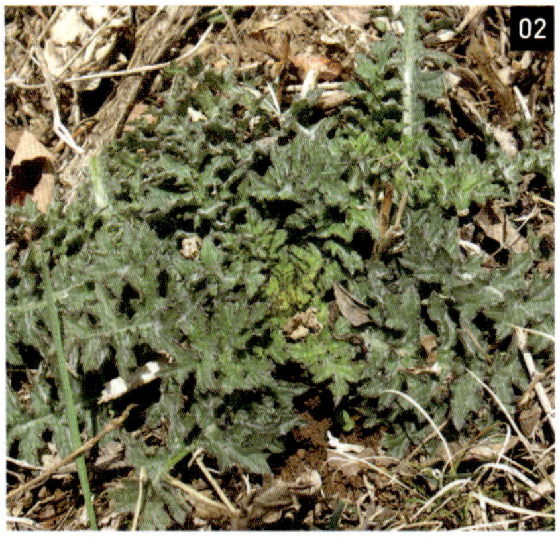

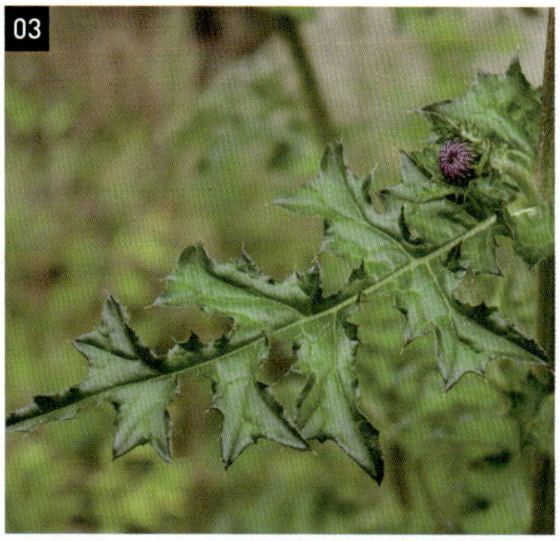

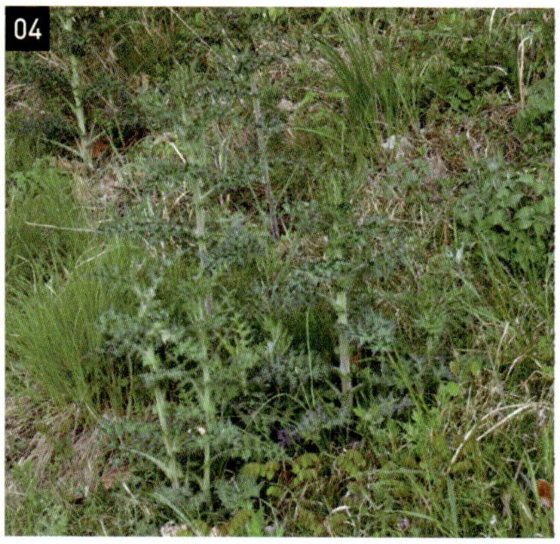

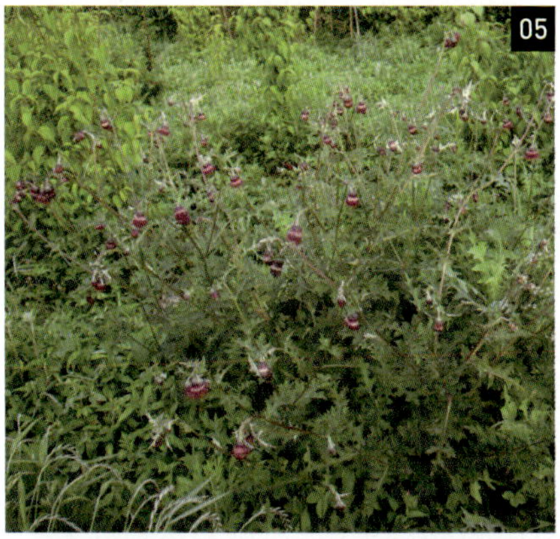

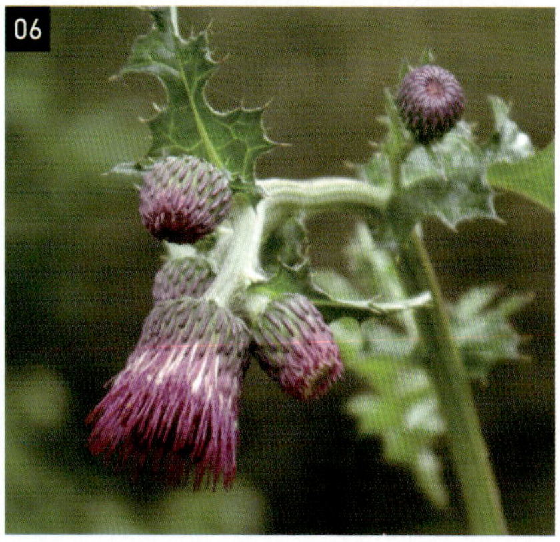

01 전체 모습. 4월 17일
02 뿌리잎 자라는 모습. 3월 16일
03 줄기와 잎과 꽃봉오리. 5월 16일
04 줄기가 자라는 모습. 4월 29일
05 꽃 핀 모습. 6월 8일
06 꽃과 꽃봉오리. 5월 16일
07 열매. 7월 12일
08 뿌리잎 앞뒷면. 4월 22일
09 유사종 엉겅퀴(왼쪽), 지느러미엉겅퀴(가운데), 왕엉겅퀴(오른쪽). 6월 7일

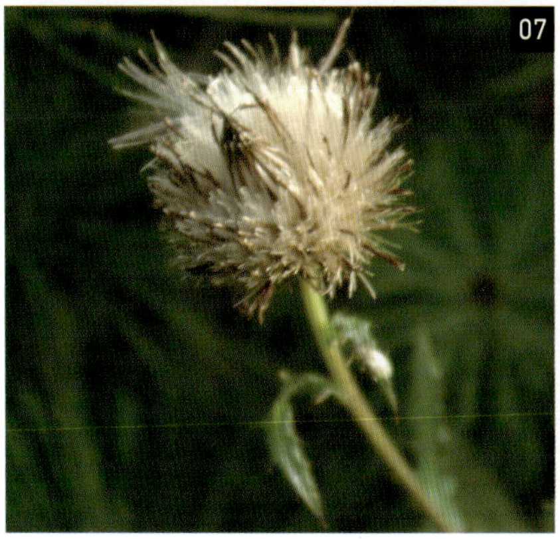

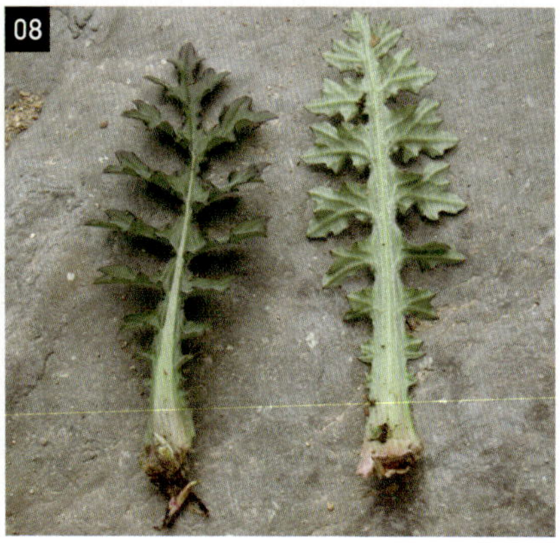

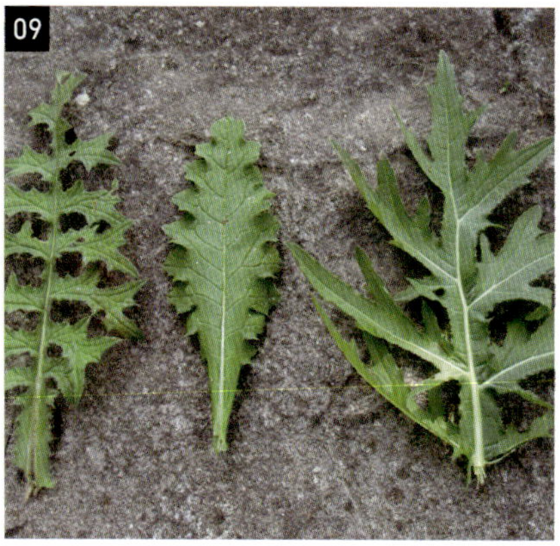

엉겅퀴

고려엉겅퀴(곤드레)

쓴맛 + 단맛

Cirsium setidens Nakai

■ 폐결핵, 산후출혈, 감기, 고혈압, 간질환에 효과

국화과
여러해살이풀

생약명
소계 小薊
고려곡장초 高麗曲張草

성분
독성이 없다.
플라보노이드 노화방지
펙틴 정장작용
알칼로이드 염증과 통증완화
이눌린 위와 장기능강화
칼슘 뼈강화
인 혈중콜레스테롤 개선
철분 빈혈개선
단백질 근육강화
베타카로틴 산화방지
비타민A 시력유지

서식지
우리나라 특산식물. 산속의 서늘하고 촉촉한 기슭에 나며, 농가에서 심어 키운다.

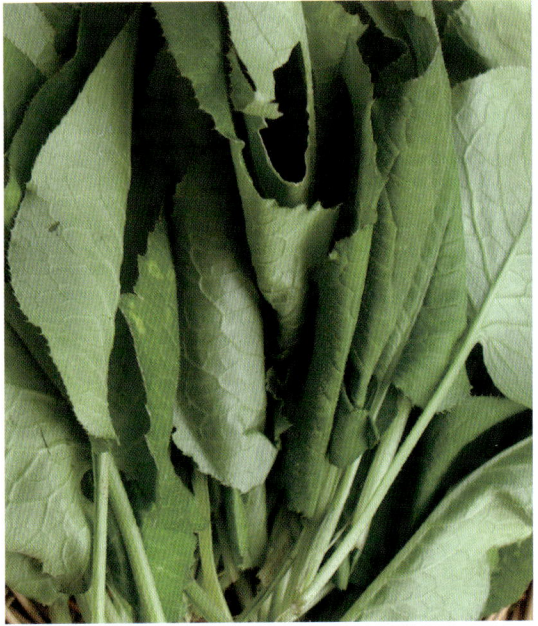

잎 채취한 모습. 6월 5일

고려엉겅퀴잎장아찌.

장아찌 담그기

채취시기 봄~여름.

채취부위 새순이나 연한 잎, 또는 잎을 뿌리째 채취한다. 뿌리째 담가도 되고, 뿌리와 잎을 따로 담가도 된다.

채취시 주의사항 흔치 않은 약초이므로 조금만 채취하고 개체를 남겨두며, 어릴수록 달달하고 쓴맛이 덜하므로 억세거나 꽃이 핀 것은 피한다.

밑준비 새순이나 잎, 또는 뿌리를 짭짤한 소금물에 살짝 절여서 쌉쌀한 맛을 우려낸 뒤, 여러 번 헹구어 물기를 짜고 살짝 말린다.

담그기 준비한 것에 맛간장을 끓여서 식혀 붓거나, 맛고추장으로 버무린다. 맛간장에 넣는 효소액은 맛간장이 식은 뒤 넣고, 소금에 절였으므로 간을 약하게 한다.

숙성 담근 장아찌는 상온에 한나절 두었다가 냉장고에 넣어 익히고, 부어놓은 맛간장은 며칠에 한 번씩 따라서 다시 끓여 식혀 붓기를 3~4번 한다.

장아찌맛 쌉싸름하면서 그윽한 맛이다.

오행의 맛과 효능
오행상 쓴맛, 단맛. 쓴맛은 배출시키는 작용을 하고, 단맛은 부드럽게 만드는 작용을 한다.

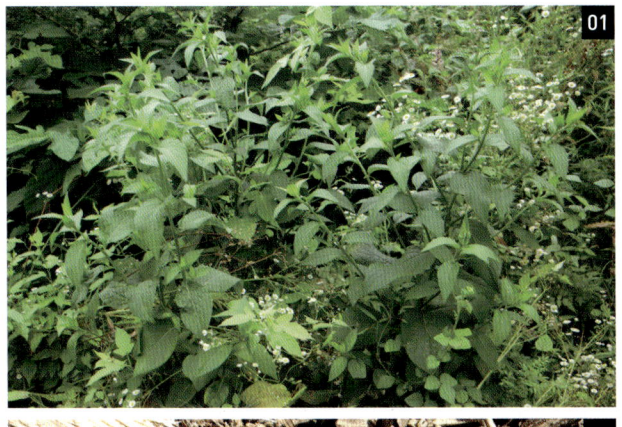

뿌리는 길게 뻗고, 굵어지며, 살이 많다. 줄기는 1m 정도 곧게 자라며, 세로로 홈이 있고 잔털이 조금 있다. 윗동에서 가지가 많이 갈라져 나온다. 잎은 뿌리에서는 뭉쳐서 나고, 줄기에는 어긋난다. 타원형 또는 타원형 같은 피침형으로 끝이 뾰족하고, 가장자리에 가시 같은 톱니가 있으며, 앞면에 잔털이 조금 있다. 잎길이가 15~35㎝이고, 잎자루가 길며, 윗동잎은 작고 좁아지며 잎자루가 짧다. 꽃은 7~10월에 피고 붉은보라색이며, 꽃술모양의 대롱꽃이 모여 1송이가 된다. 1송이 지름은 3~4㎝이며, 줄기와 가지 끝에 1송이씩 달린다. 열매는 11월에 여물고, 씨앗에 갈색 갓털이 있어 바람에 날려간다.

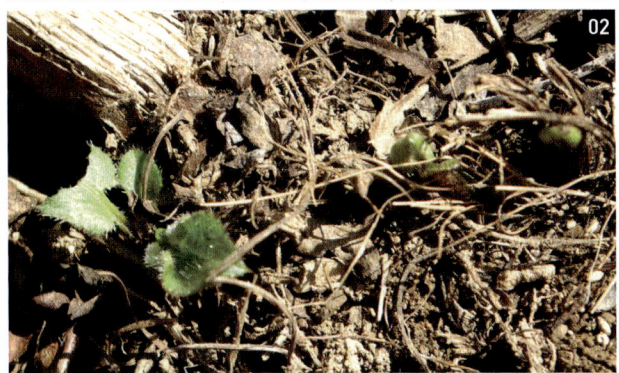

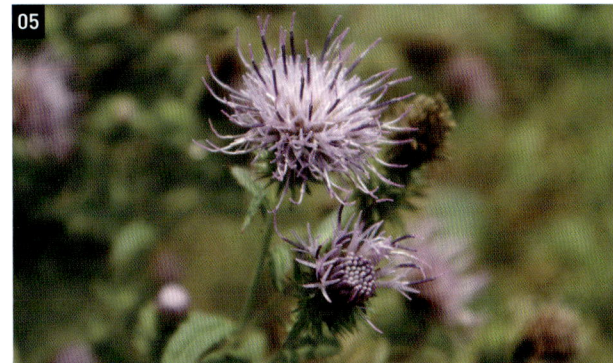

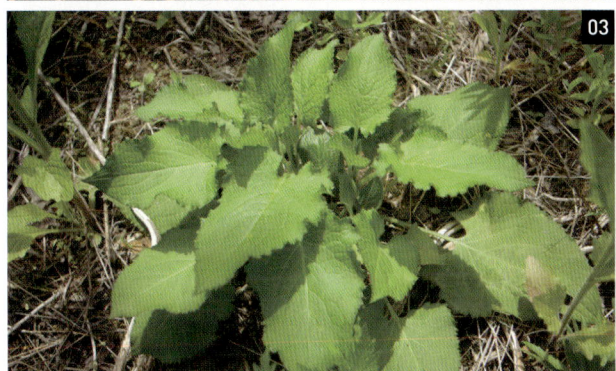

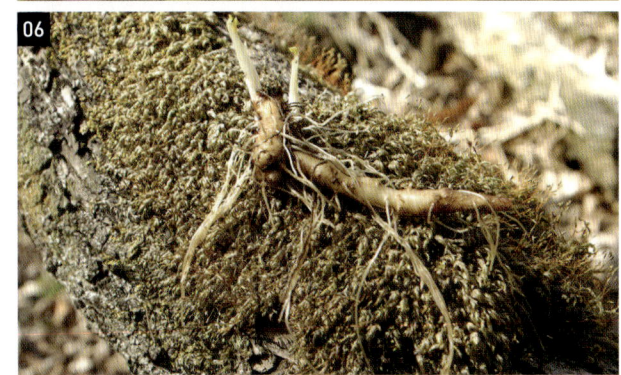

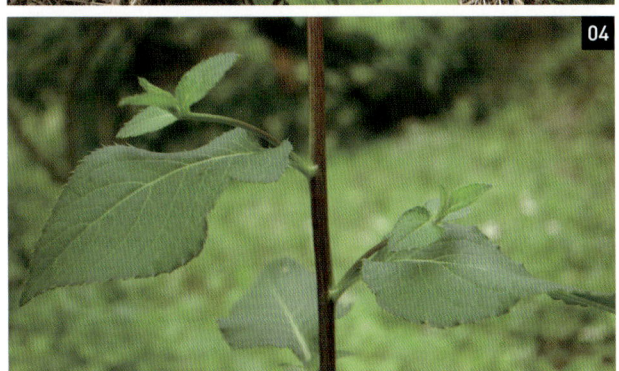

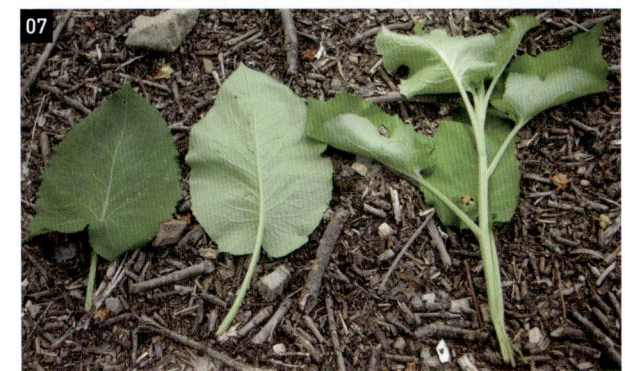

01 전체 모습. 7월 28일
02 새순. 3월 29일
03 어린잎 자라는 모습. 6월 5일
04 줄기와 잎. 7월 28일

05 꽃과 꽃봉오리. 9월 10일
06 뿌리. 3월 29일
07 잎 앞뒷면. 6월 5일

고려엉겅퀴(곤드레)

205 큰엉겅퀴

쓴맛 + 단맛

Cirsium pendulum Fisch. ex DC.

■ 폐결핵, 폐렴, 코피, 피오줌, 장염, 전염성 간염, 혈우병, 여성 하혈, 고혈압, 아토피, 습진에 효과

국화과
여러해살이풀

다른 이름
장수엉겅퀴

생약명
연관계(烟管薊)

성분
독성이 없다.
사포닌 면역력강화
알칼로이드 염증과 통증완화
이눌린 위와 장기능강화

원산지
한국

서식지
낮은 산과 들판의 양지에 난다.

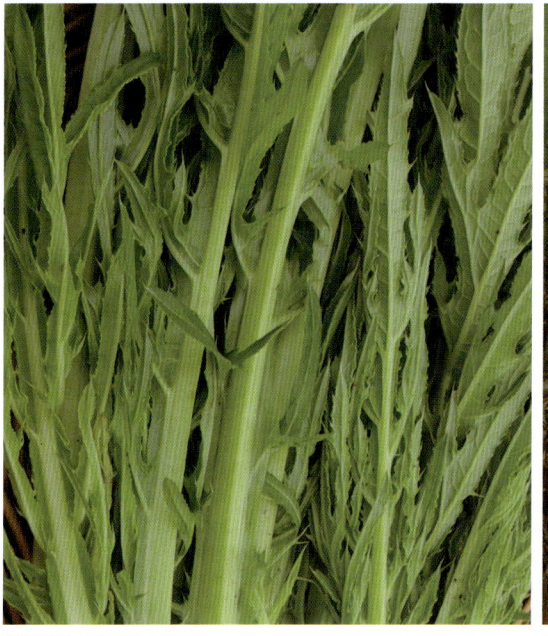
잎 채취한 모습. 6월 7일

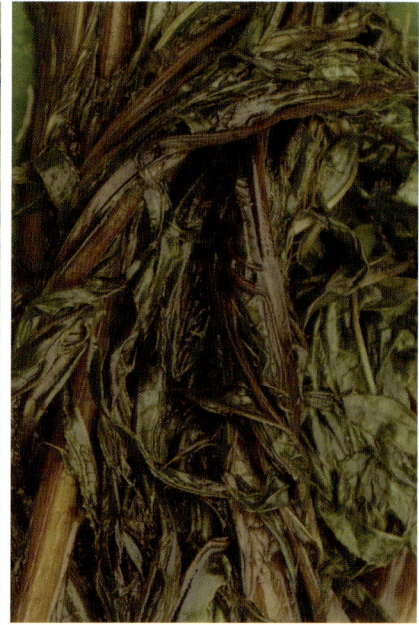
큰엉겅퀴잎장아찌.

장아찌 담그기

채취시기 봄~가을.
채취부위 새순이나 연한 잎.
채취시 주의사항 가시가 있으므로 채취할 때 장갑을 끼고, 어릴수록 쓴맛이 덜하므로 억세거나 꽃이 핀 것은 피한다.
밑준비 새순이나 잎을 짭짤한 소금물에 살짝 절여서 쌉쌀한 맛을 우려낸 뒤, 여러 번 헹구어 물기를 짜고 살짝 말린다.
담그기 준비한 것에 맛간장을 끓여서 식혀 붓거나, 맛고추장으로 버무린다. 맛간장에 넣는 효소액은 맛간장이 식은 뒤 넣고, 소금에 절였으므로 간을 약하게 한다.
숙성 담근 장아찌는 상온에 한나절 두었다가 냉장고에 넣어 익히고, 부어놓은 맛간장은 며칠에 한 번씩 따라서 다시 끓여 식혀 붓기를 3~4번 한다. 잎에 가시가 있으므로 노르스름해질 때까지 충분히 삭혀서 먹는다.
장아찌맛 쌉싸름하고 씹는 맛이 좋다.

오행의 맛과 효능
오행상 쓴맛, 단맛. 쓴맛은 배출시키는 작용을 하고, 단맛은 부드럽게 만드는 작용을 한다.

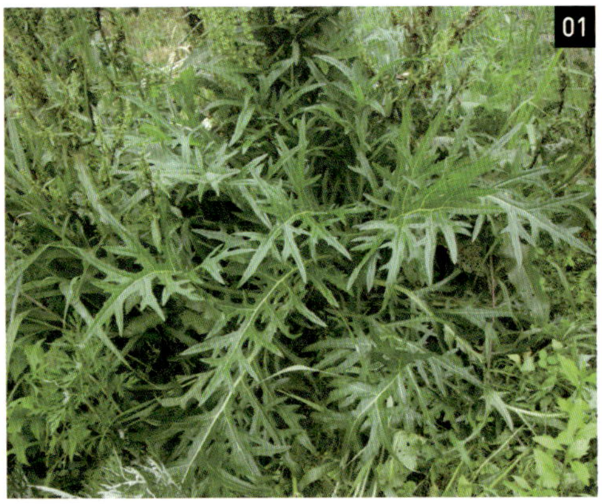

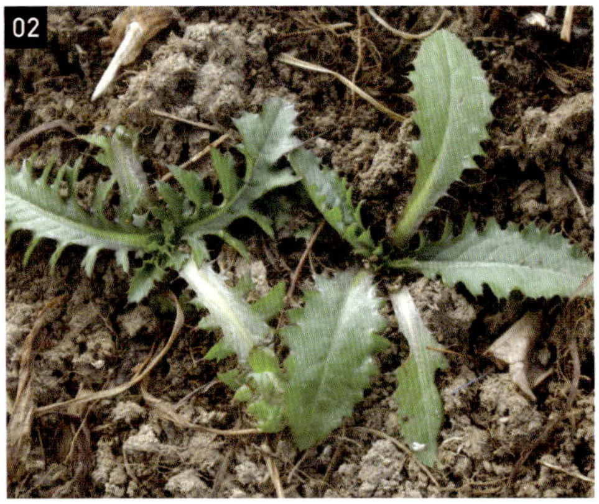

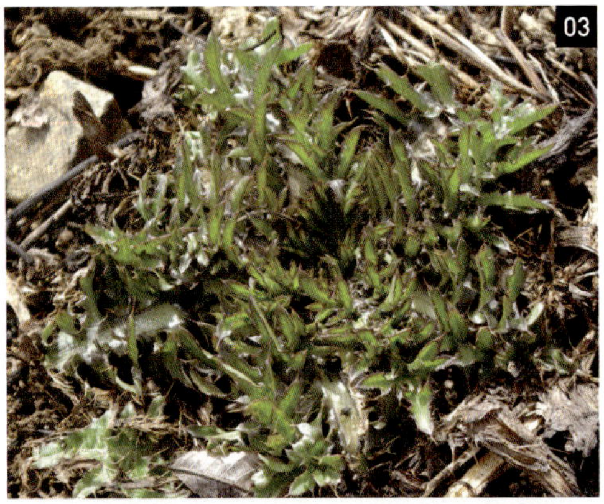

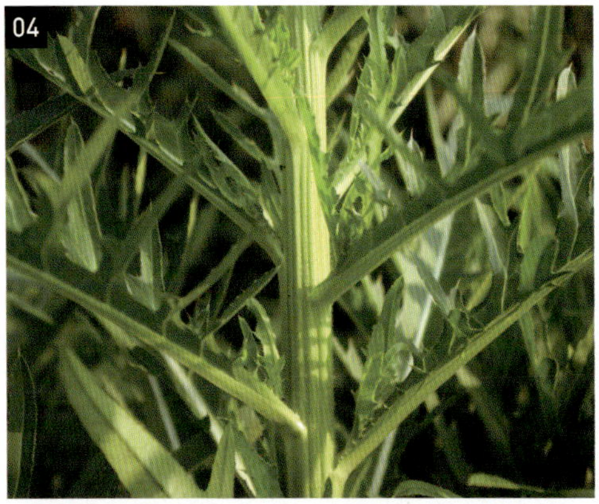

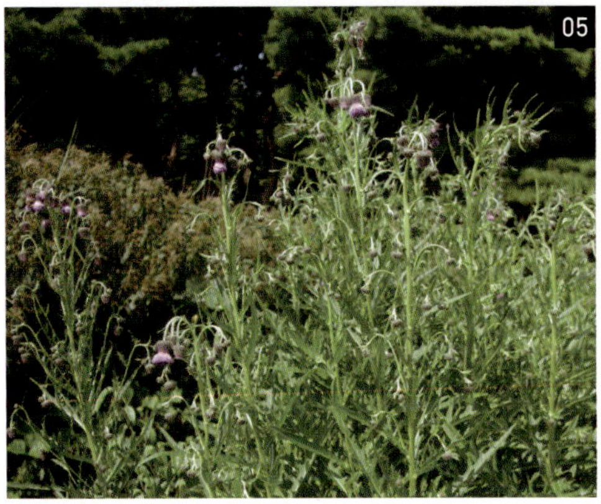

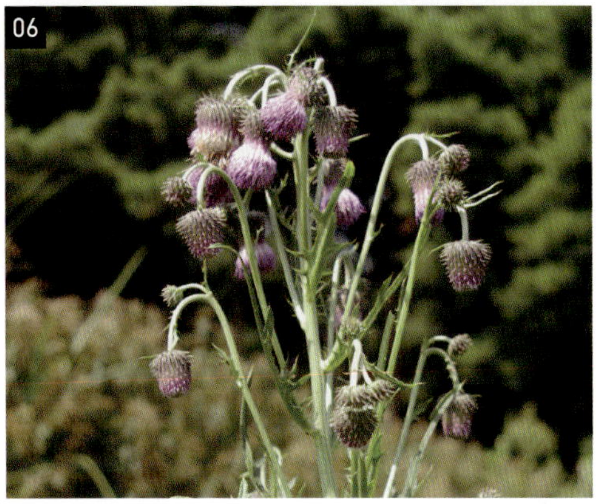

뿌리는 굵게 자라고, 살이 많다. 줄기는 1~2m 정도 곧게 자라며, 세로로 홈이 여러 개 있고, 거미줄 같은 잔털이 있다. 윗동에서 가지가 갈라져 나온다. 잎은 뿌리에서는 뭉쳐서 나와 퍼지고, 줄기에는 어긋난다. 긴 타원형이고, 가장자리가 깃털처럼 갈라지며, 이빨 같은 톱니와 가시가 있고, 앞뒷면에 잔털이 있다. 뿌리와 밑동잎은 길이 40~50cm이며, 윗동잎은 작다. 꽃은 7~10월에 피고 붉은자주색이며, 꽃술모양의 대롱꽃이 모여 1송이가 된다. 1송이 지름은 2.5~3.5cm이며, 줄기와 가지 끝에서 아래를 향해 달린다. 열매는 11월에 여물며, 씨앗에 흰갈색 갓털이 있어 바람에 날려간다.

01 전체 모습. 6월 7일
02 새순. 3월 12일
03 뿌리잎 자라는 모습. 3월 16일
04 줄기와 잎. 8월 6일
05 꽃 핀 모습. 8월 26일
06 꽃. 8월 26일
07 열매. 10월 14일
08 잎 앞뒷면과 뿌리 달린 전체 모습. 6월 7일

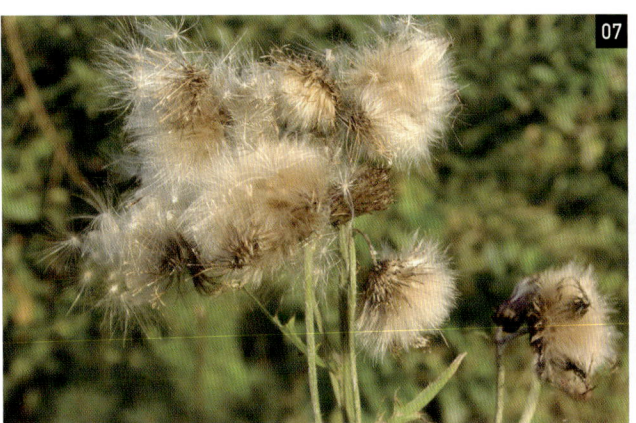
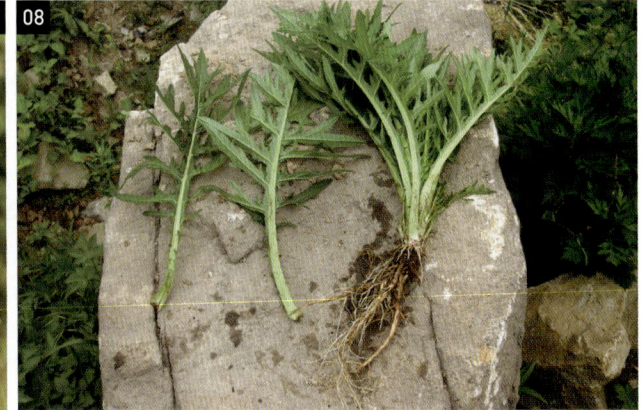

큰엉겅퀴

206 울산도깨비바늘

조금 쓴맛 + 단맛

Bidens Pilosa L.

■ 편도선염, 이질설사, 맹장염, 비만에 효과

국화과
한해살이풀

생약명
삼엽자침초 三葉刺針草

성분
독성이 없다.
글루코사이드 종양억제
쿠마린산 종양억제
케르세틴 알러지예방
베타시토스테롤 혈중콜레스테롤 개선
리모넨 염증제거
리놀레산 체지방감소
리놀렌산 체지방감소
칼륨 신경세포와 근육기능강화
칼슘 뼈강화
베타카리오필렌 방향성분

원산지
남아메리카

서식지
우리나라에서는 울산에서 처음 발견되었으며, 남부지방 바닷가 근처나 황무지에 난다.

오행의 맛과 효능
오행상 조금 쓴맛, 단맛. 쓴맛은 배출시키는 작용을 하고, 단맛은 부드럽게 만드는 작용을 한다.

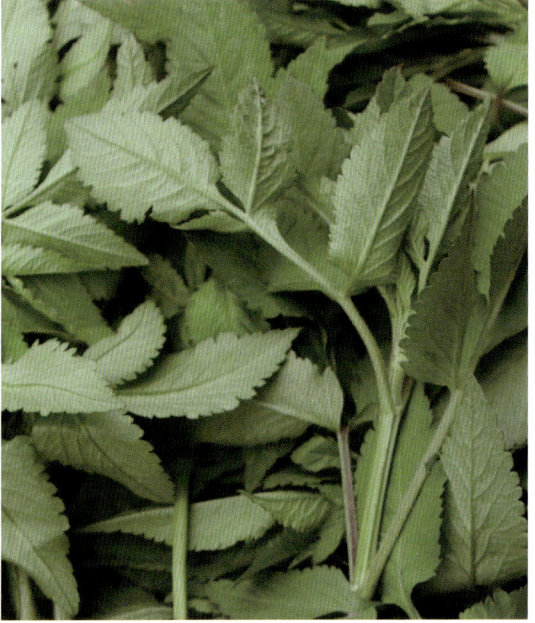

잎 채취한 모습. 8월 1일

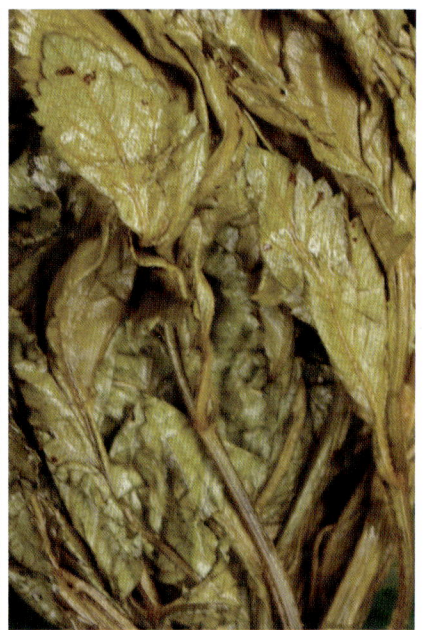

울산도깨비바늘잎장아찌.

장아찌 담그기

채취시기 봄~가을.
채취부위 새순이나 어린잎 또는 연한 잎.
채취시 주의사항 흔치 않은 약초이므로 조금만 채취하고 개체를 남겨두며, 어릴수록 달달하고 쓴맛이 덜하므로 억세거나 꽃이 핀 것은 피한다.
밑준비 새순이나 잎을 끓는 물에 살짝 데쳐서 부드럽게 만든 뒤 찬물에 반나절 정도 담가서 쌉쌀한 맛을 우려내고, 물기를 짜서 살짝 말린다.
담그기 준비한 것에 맛간장을 끓여서 식혀 붓거나, 맛고추장으로 버무린다. 맛간장에 넣는 효소액은 맛간장이 식은 뒤 넣는다.
숙성 담근 장아찌는 상온에 한나절 두었다가 냉장고에 넣어 익히고, 부어놓은 맛간장은 며칠에 한 번씩 따라서 다시 끓여 식혀 붓기를 3~4번 한다.
장아찌맛 쌉싸름하고 담백한 맛이다.
먹을 때 주의사항 몸속에 뭉친 것을 내보내는 작용을 하므로 임신한 여성은 먹지 않는다.

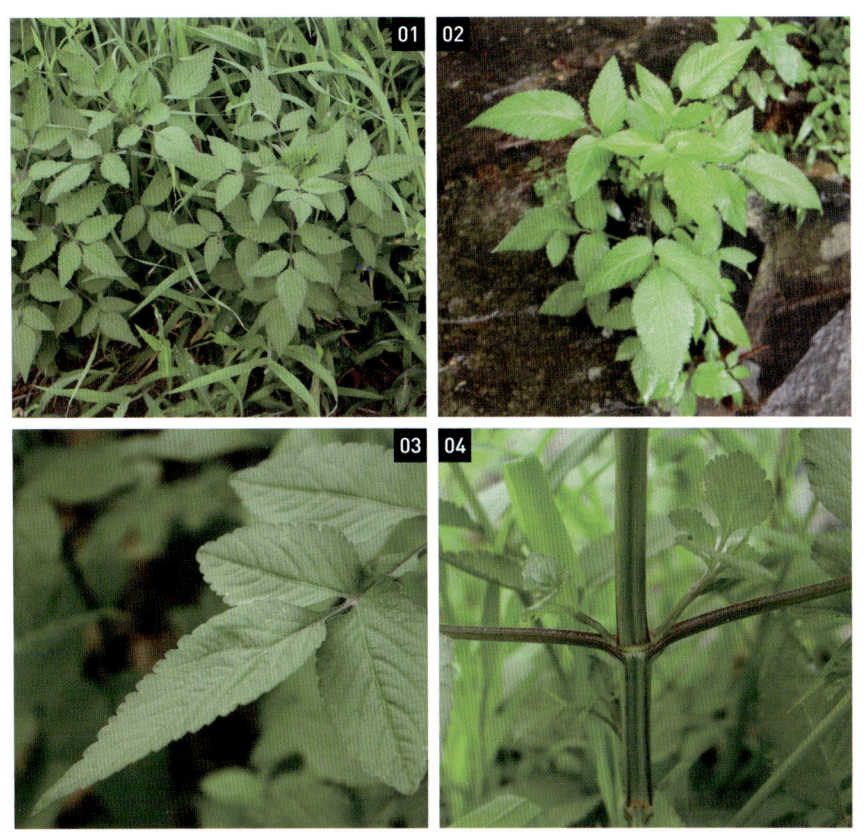

줄기는 50~110cm 정도 곧게 자라고, 잔털이 있다. **잎**은 밑동에서는 마주 나고, 윗동에서는 어긋나는 잎줄기에 3~5장씩 깃털처럼 달린다. 작은 잎은 달걀 같은 피침형으로 끝이 뾰족하고, 얕은 톱니가 있으며, 가는 잔털이 있다. **꽃**은 6~8월에 피고 노란색이며, 꽃술모양의 대롱꽃이 모여 1송이가 된다. 1송이 지름은 8mm 정도이고, 꽃싼잎조각은 주걱모양이며 1줄로 모여 있다. **열매**는 7~9월에 여물고, 씨앗에 3~4개의 가시가 있어 다른 물체에 잘 붙는다.

01 전체 모습. 8월 1일
02 줄기 자라는 모습. 8월 2일
03 잎. 8월 1일
04 줄기와 곁가지. 8월 1일
05 꽃 핀 모습. 8월 1일
06 꽃. 8월 1일
07 열매. 10월 15일
08 잎 앞뒷면과 뿌리 달린 전체 모습. 8월 1일

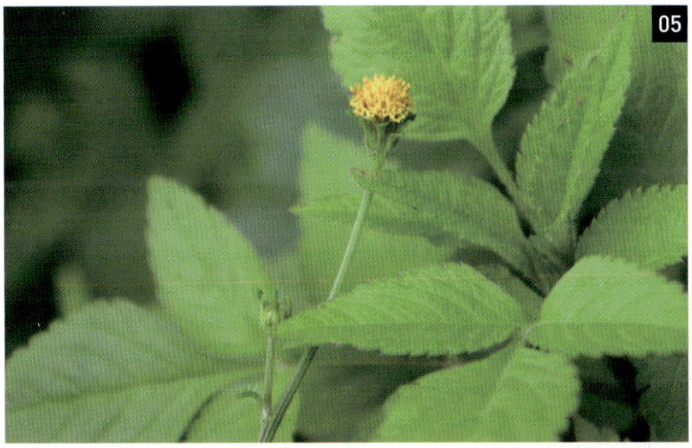

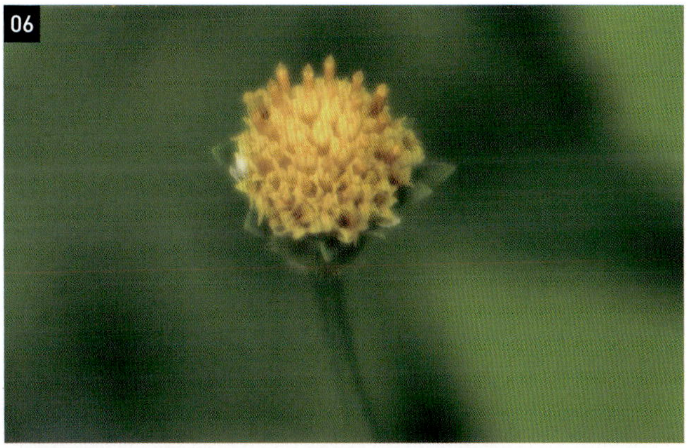

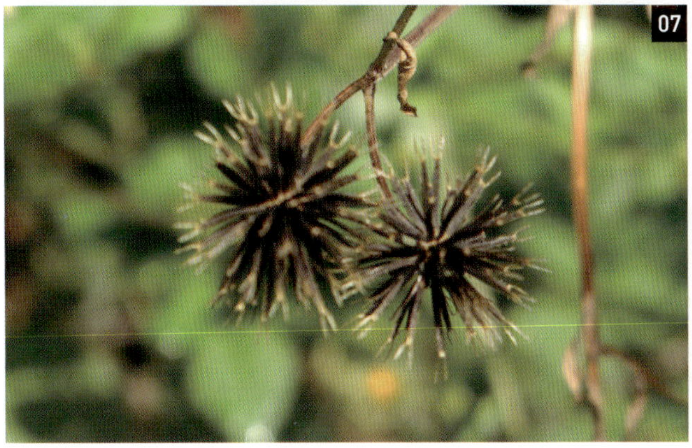

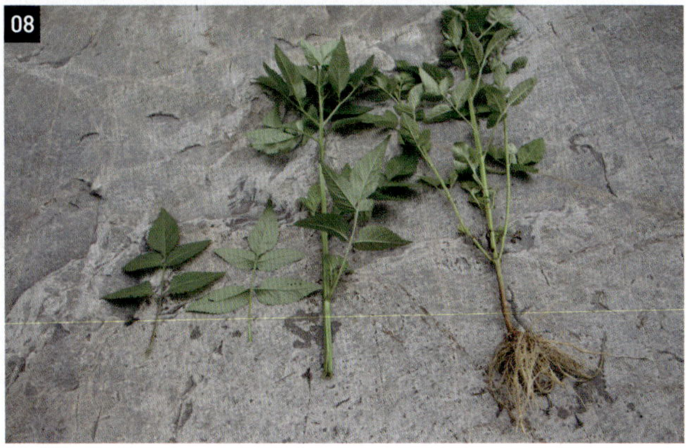

울산도깨비바늘

207 흰민들레 쓴맛+단맛

Taraxacum coreanum Nakai

■ 폐렴, 장염, 간염, 위장병, 천식, 젖몸살에 효과

국화과
여러해살이풀

다른 이름
하얀민들레

생약명
조선포공영 朝鮮蒲公英

성분
실리마린 담낭보호
베타아미린 항염작용
베타시토스테롤
혈중콜레스테롤 개선
스티그마스테롤 종양억제
플라보크산틴 플라보노이드의 일종
카페산 노화방지
비타민C 노화방지
비타민D 칼슘흡수촉진
비타민H 탈모예방
팔미트산 당뇨와 비만예방

서식지
낮은 산과 들판의 양지에 난다.

오행의 맛과 효능
오행상 쓴맛, 단맛. 실제 맛이 매우 쓰다. 쓴맛은 배출시키는 작용을 하고, 단맛은 부드럽게 만드는 작용을 한다.

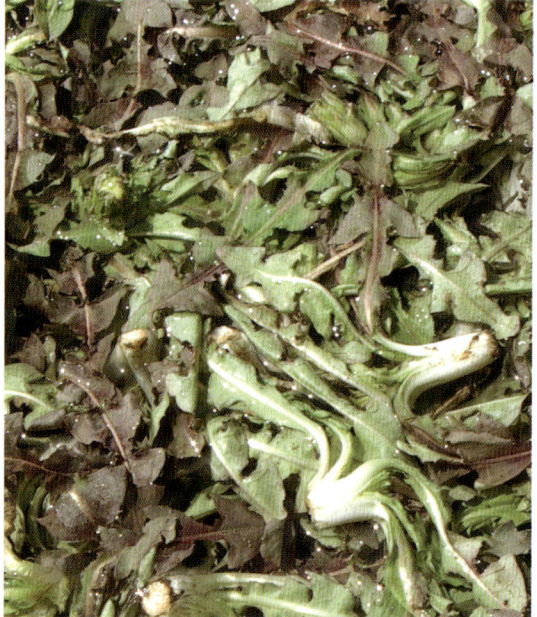

잎 채취하여 씻은 모습. 4월 9일

흰민들레잎장아찌.

장아찌 담그기

채취시기 봄~여름.

채취부위 꽃줄기가 올라오기 전에 잎을 뿌리째 채취한다.

채취시 주의사항 흔치 않은 약초이므로 조금만 채취하고 개체를 남겨두며, 어릴수록 쓴맛이 덜하므로 억세거나 꽃이 핀 것은 피한다. 뿌리째 담가도 되고, 뿌리와 잎을 따로 담가도 된다.

밑준비 뿌리에 흙이 남지 않도록 깨끗이 씻고, 짭짤한 소금물에 이틀간 삭혀서 강한 쓴맛을 우려낸 뒤 물기를 짜서 살짝 말린다.

담그기 준비한 것을 묵은 된장이나 묵은 고추장에 박는다. 또는 맛간장을 끓여서 식혀 붓거나, 맛고추장으로 버무린다. 맛간장에 넣는 효소액은 맛간장이 식은 뒤 넣고, 소금물에 삭혔으므로 간을 약하게 한다.

숙성 맛간장, 맛고추장으로 담근 경우 상온에 한나절 두었다가 냉장고에 넣어 익히고, 부어놓은 맛간장은 며칠에 한 번씩 따라서 다시 끓여 식혀 붓기를 3~4번 한다.

장아찌맛 쌉싸름하면서 꼬들꼬들한 맛이다.

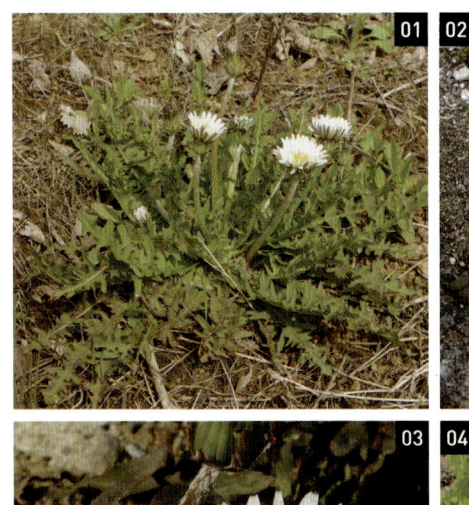
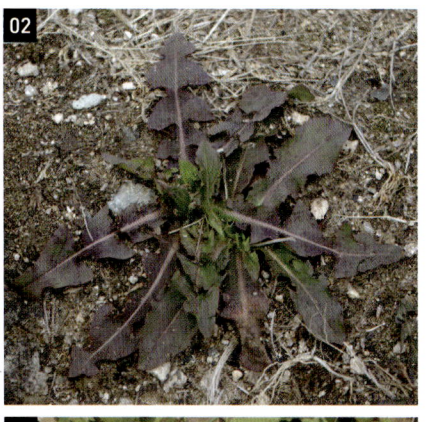
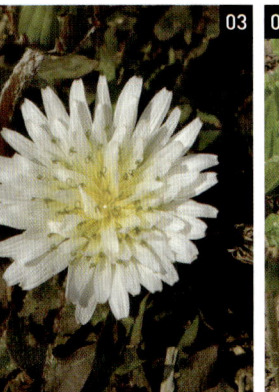
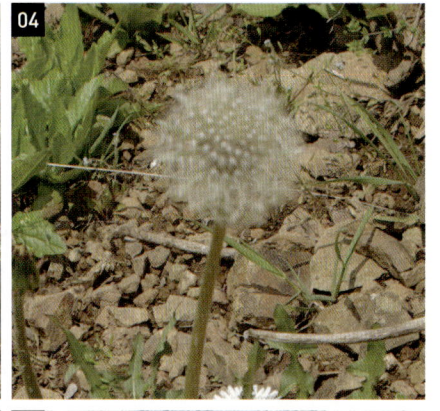
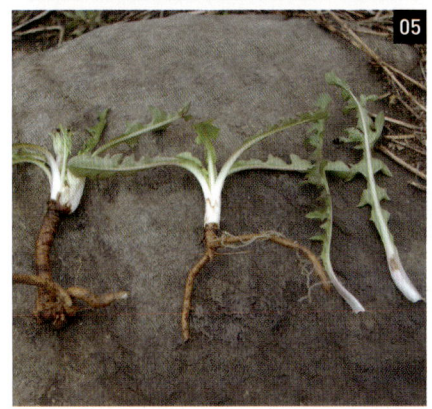
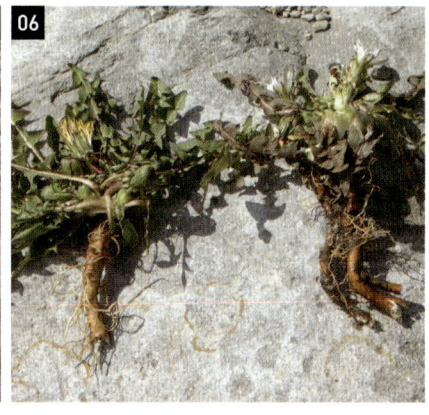

뿌리는 곧게 뻗고, 살이 많으며, 검은갈색을 띤다. **꽃줄기**는 10~30㎝ 정도 올라온다. **잎**은 뿌리에 뭉쳐서 나고, 거꾸로 된 피침형이다. 가장자리가 5~6쌍으로 갈라져 무잎처럼 되고 톱니가 있으며, 앞뒷면에 잔털이 있다. 잎길이 7~25㎝. **꽃**은 4~6월에 피고 흰색이며, 꽃잎모양의 혀꽃이 모여 1송이가 된다. 1송이 지름 3~3.5㎝. **열매**는 5~7월에 여물고, 씨앗에 흰색 갓털이 있어 바람에 날려간다.

01 꽃줄기가 올라와 꽃 핀 모습. 4월 11일
02 뿌리잎과 꽃봉오리. 4월 10일
03 꽃. 4월 11일
04 열매. 4월 24일
05 뿌리와 잎 앞뒷면. 3월 20일
06 유사종 서양민들레(왼쪽)와 흰민들레(오른쪽) 뿌리째 비교. 4월 9일
07 유사종 민들레. 노란 꽃이 성기게 핀다. 3월 31일
08 유사종 서양민들레. 노란 꽃이 빽빽히 핀다. 4월 8일
09 유사종 민들레(왼쪽)는 꽃받침이 위로 붙고, 서양민들레(오른쪽 2개)는 꽃받침이 아래로 처진다. 4월 11일

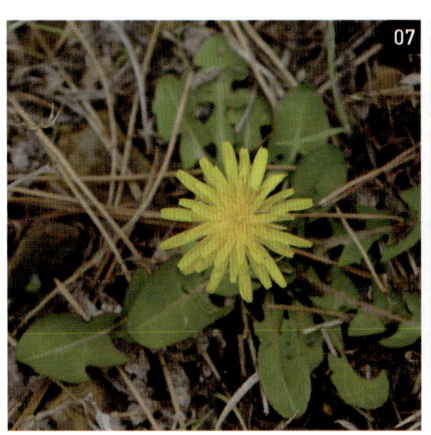
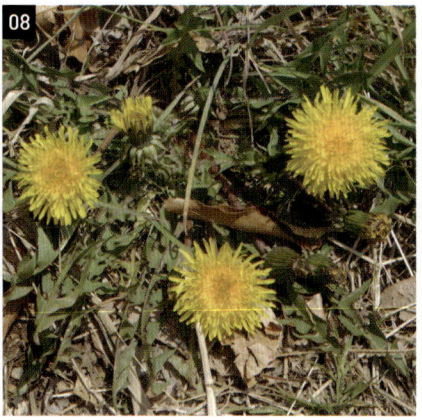
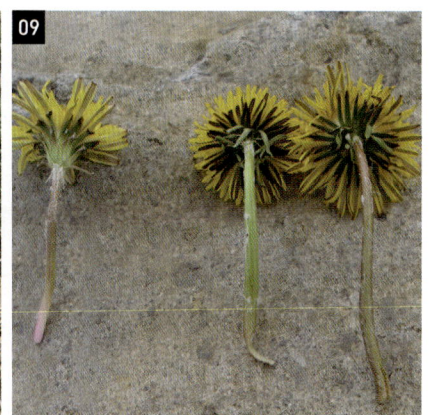

흰민들레

208

Aster tataricus L. f.

개미취 쓴맛 + 단맛 + 매운맛

■ 기침가래, 천식, 감기, 암으로 복수 찬 데 효과

국화과
여러해살이풀

다른 이름
들개미취

생약명
자원 紫菀

성분
독성이 없다.
쉬오논 기침진정
아스테린 설사억제
피토스테롤 콜레스테롤수치저하
아네톨 자율신경균형유지
프리에델린 종양억제
사포닌 면역력강화

원산지
한국

서식지
깊은 산 계곡가나 풀밭에 난다.

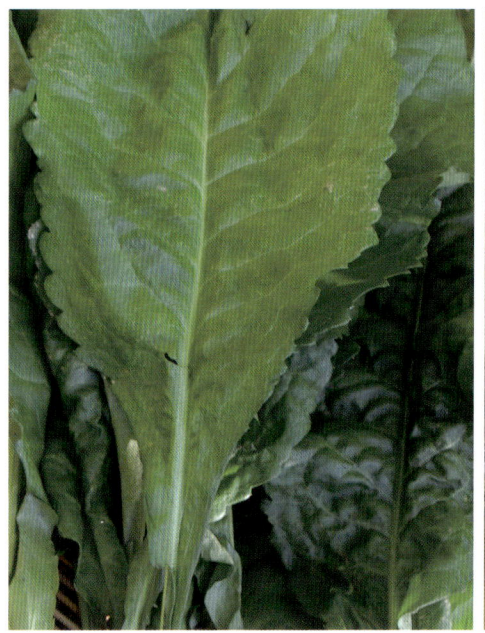 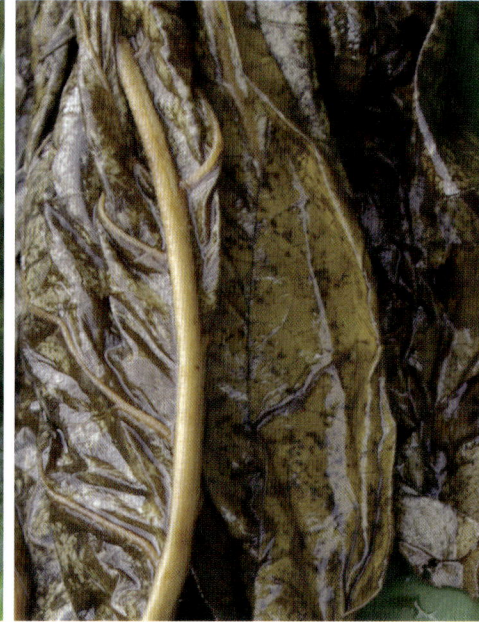

잎 채취한 모습. 8월 13일. 　　개미취잎장아찌.

장아찌 담그기

채취시기 봄~여름.

채취부위 새순이나 어린잎.

채취시 주의사항 흔치 않은 약초이므로 조금만 채취하고 개체를 남겨두며, 어릴수록 쓴맛이 덜 하므로 억세거나 꽃이 핀 것은 피한다.

밑준비 새순이나 잎을 끓는 물에 살짝 데쳐서 부드럽게 만든 뒤 찬물에 한나절 정도 담가서 쌉 쌀한 맛을 우려내고, 물기를 짜서 살짝 말린다.

담그기 준비한 것에 맛간장을 끓여서 식혀 붓거나, 맛고추장으로 버무린다. 맛간장에 넣는 효소액은 맛간장이 식은 뒤 넣는다.

숙성 담근 장아찌는 상온에 한나절 두었다가 냉장고에 넣어 익히고, 부어놓은 맛간장은 며칠에 한 번씩 따라서 다시 끓여 식혀 붓기를 3~4번 한다.

장아찌맛 쌉싸름하면서 은은한 맛이다. 완성된 장아찌는 고춧가루, 다진 파, 다진 마늘, 물엿, 식초 등으로 갖은 양념을 해서 먹기도 한다.

오행의 맛과 효능
오행상 쓴맛, 단맛, 매운맛. 쓴맛은 배출시키는 작용을 하고, 단맛은 부드럽게 만드는 작용을 하며, 매운맛은 발산시키는 작용을 한다.

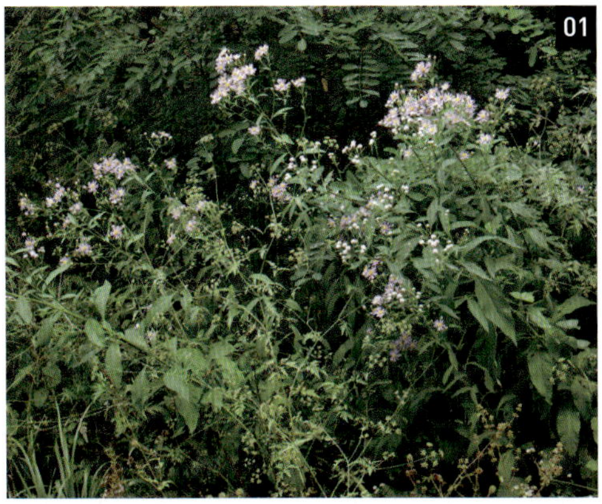

줄기는 1~1.5m 정도 자라고, 거친 잔털이 있으며, 윗동에서 가지가 갈라져 나온다. **잎**은 뿌리에서는 뭉쳐서 나고, 줄기에는 어긋난다. 달걀모양 또는 긴 타원형으로 양끝이 뾰족하고, 가장자리에 날카로운 톱니가 있으며, 아래쪽이 좁아져 날개처럼 된다. 뿌리잎은 길이 20~30㎝이고 잎자루가 길며, 줄기잎은 작고 잎자루가 짧다. **꽃**은 7~10월에 피고 연자주색이며, 꽃잎모양의 혀꽃과 꽃술모양의 대롱꽃이 모여 1송이가 된다. 1송이 지름 2~2.5㎝. 작은 송이 여러 개가 줄기와 가지 끝에 어긋나게 모여 우산모양으로 달리며, 향기가 있다. **열매**는 10~11월에 여물고, 씨앗에 흰색 갓털이 있어 바람에 날려 간다.

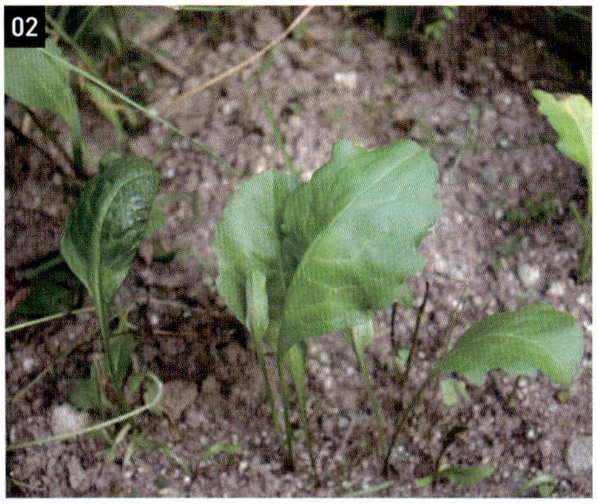

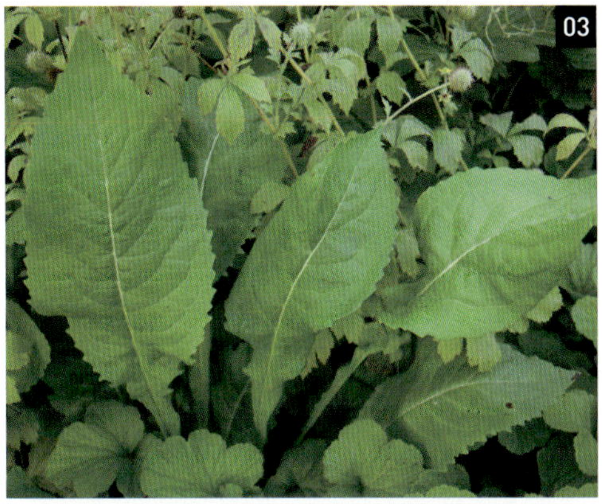

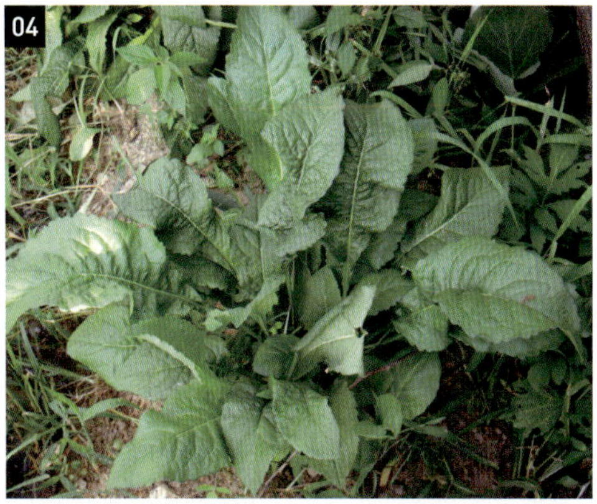

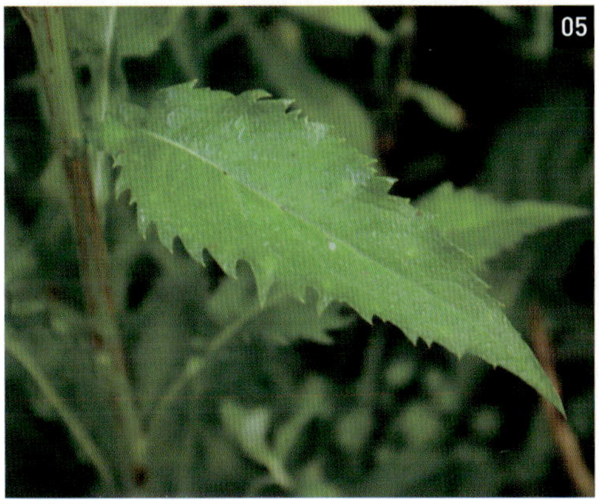

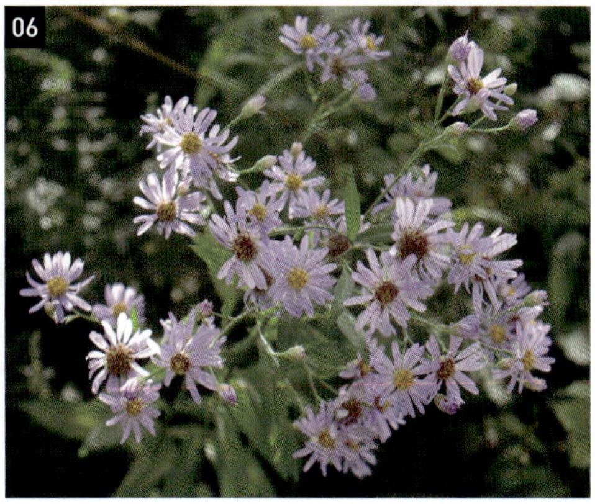

01 꽃 핀 전체 모습. 8월 31일
02 새순. 8월 13일
03 뿌리잎. 8월 13일
04 뿌리잎이 무성한 모습. 8월 13일
05 줄기와 잎. 8월 13일
06 꽃. 8월 31일
07 잎 앞뒷면과 뿌리. 8월 13일
08 왼쪽부터 잎 자라는 순서. 8월 13일

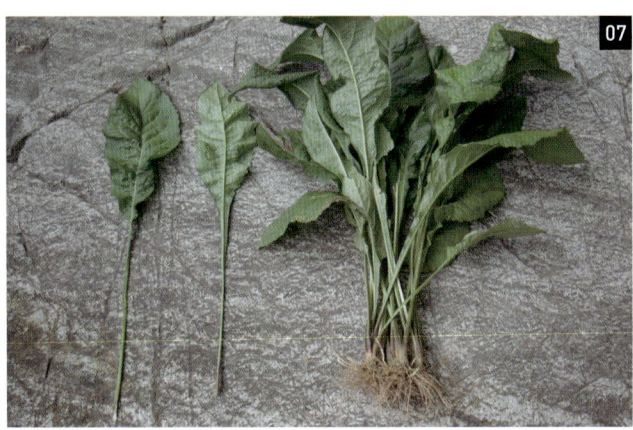
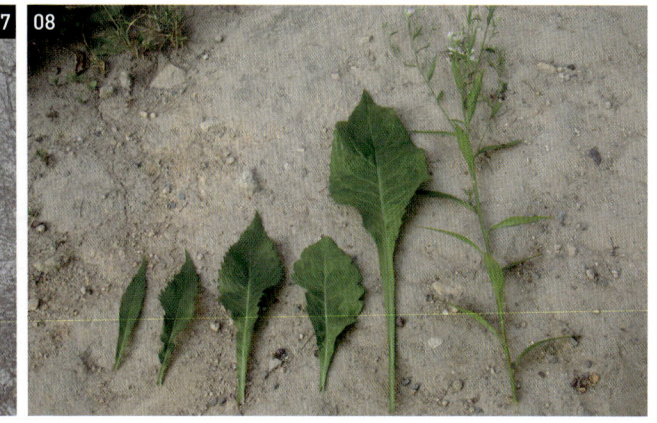

개미취

209 벌개미취 쓴맛 + 단맛 + 매운맛

Aster koraiensis Nakai

■ 기침, 천식, 폐질환에 효과

국화과
여러해살이풀

다른 이름
애기개미취

생약명
자원 紫菀
조선자원 朝鮮紫菀

성분
독성이 없다.
사포닌 면역력강화
케르세틴 알러지예방
프리에델린 종양억제
프로사포게닌 종양억제
플라보노이드 노화방지

서식지
우리나라 특산식물. 산과 들판의 계곡가나 촉촉한 곳에 난다.

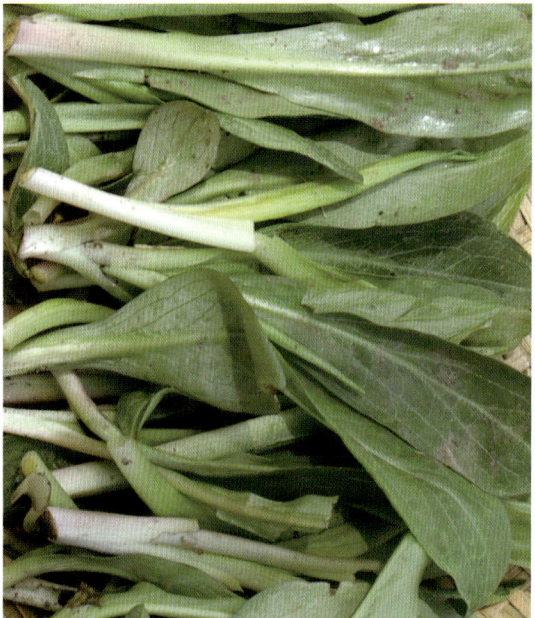

잎 채취한 모습. 4월 11일

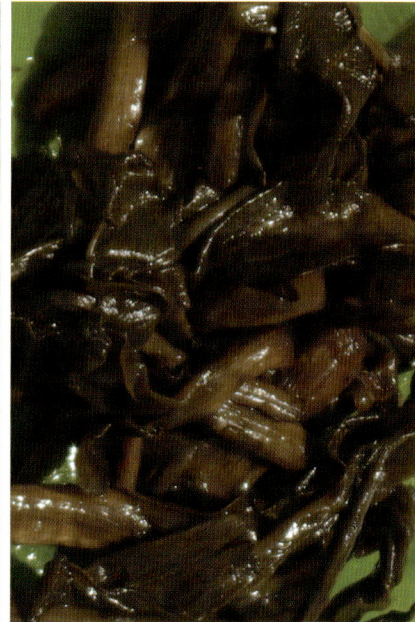

벌개미취잎장아찌.

장아찌 담그기

채취시기 봄~여름.
채취부위 새순이나 어린잎.
채취시 주의사항 흔치 않은 약초이므로 조금만 채취하고 개체를 남겨두며, 어릴수록 쓴맛이 덜하므로 억세거나 꽃이 핀 것은 피한다.
밑준비 새순이나 잎을 끓는 물에 살짝 데쳐서 부드럽게 만든 뒤 찬물에 한나절 정도 담가서 쌉쌀한 맛을 우려내고, 물기를 짜서 살짝 말린다.
담그기 준비한 것에 맛간장을 끓여서 식혀 붓거나, 맛고추장으로 버무린다. 맛간장에 넣는 효소액은 맛간장이 식은 뒤 넣는다.
숙성 담근 장아찌는 상온에 한나절 두었다가 냉장고에 넣어 익히고, 부어놓은 맛간장은 며칠에 한 번씩 따라서 다시 끓여 식혀 붓기를 3~4번 한다.
장아찌맛 쌉싸름하면서 향긋한 맛이다. 완성된 장아찌는 고춧가루, 다진 파, 다진 마늘, 물엿, 식초 등으로 갖은 양념을 해서 먹기도 한다.

오행의 맛과 효능
오행상 쓴맛, 단맛, 매운맛. 쓴맛은 배출시키는 작용을 하고, 단맛은 부드럽게 만드는 작용을 하며, 매운맛은 발산시키는 작용을 한다.

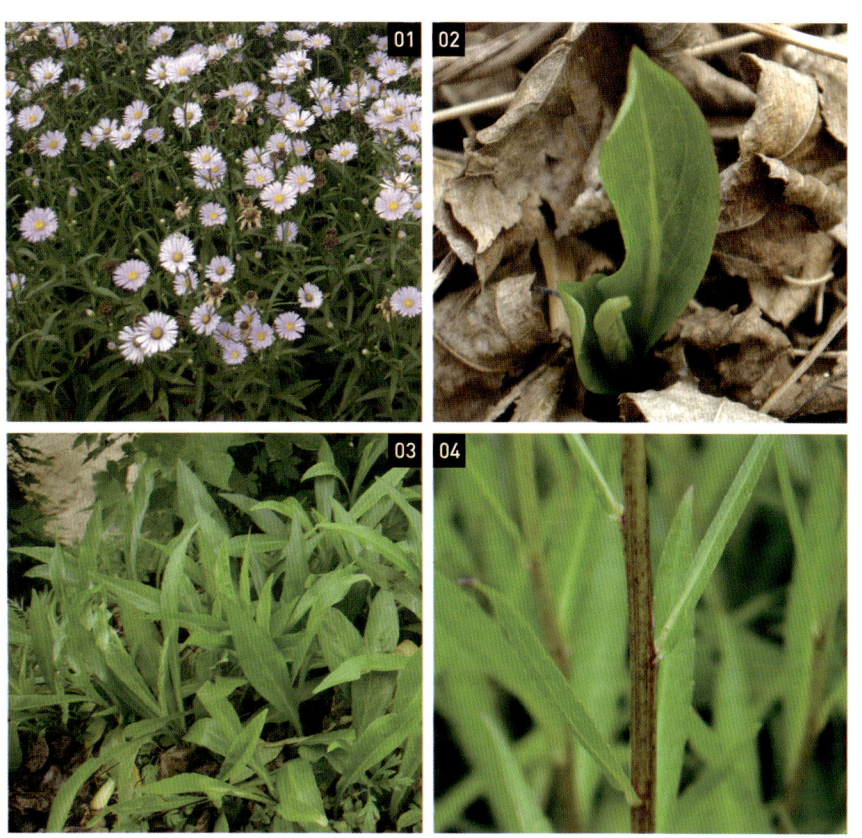

뿌리줄기가 땅속에서 굵게 자라며, 잔뿌리가 있다. 줄기는 50~60㎝ 정도 곧게 자라고, 세로로 얕은 홈이 있다. 잎은 뿌리에서는 뭉쳐서 나고, 줄기에는 어긋난다. 긴 피침형으로 끝이 뾰족하고, 아래쪽이 좁아져 잎자루처럼 되며, 가장자리에 잔 톱니가 드문드문 있다. 뿌리잎은 길이 12~19㎝이고, 줄기잎은 작고 좁아진다. 꽃은 8~9월에 피고 연자주색이며, 꽃잎모양의 혀꽃과 꽃술모양의 대롱꽃이 모여 1송이가 된다. 꽃지름은 4~5㎝이며, 향기가 있다. 열매는 10월에 여물고, 거꾸로 된 피침 같은 긴 타원형이며, 갓털이 없다.

01 꽃 핀 전체 모습. 8월 1일
02 새순. 3월 19일
03 뿌리잎 자라는 모습. 6월 20일
04 줄기와 잎. 7월 24일
05 꽃과 꽃봉오리. 7월 24일
06 풋열매. 10월 27일
07 뿌리. 3월 21일
08 뿌리잎 앞뒷면. 6월 7일

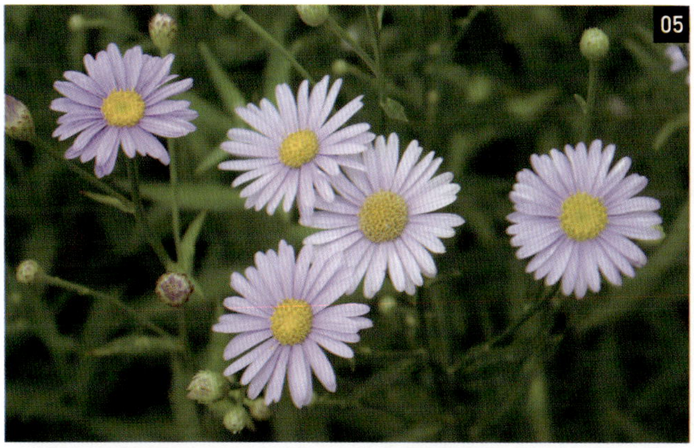

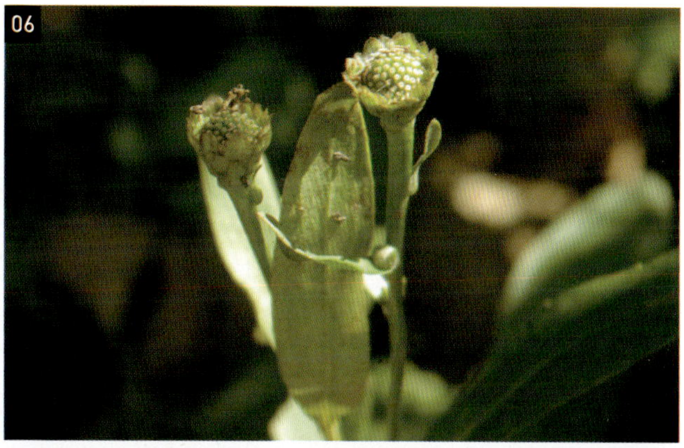

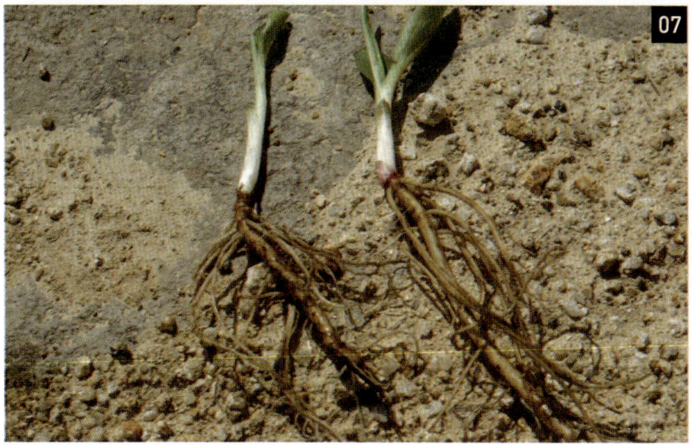

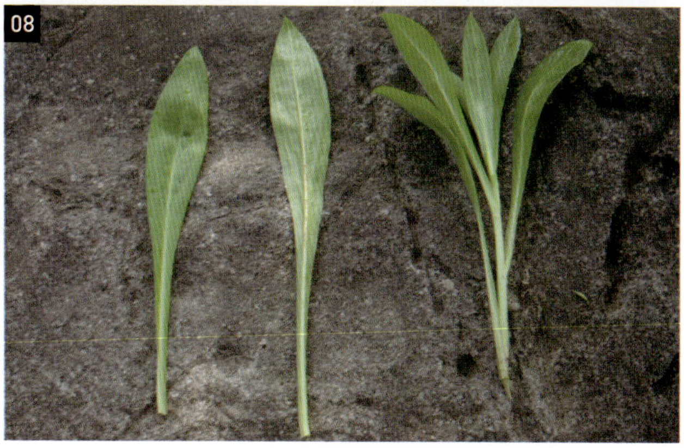

벌개미취

210 머위 쓴맛 + 단맛 + 매운맛

Petasites japonicus (Siebold & Zucc.) Maxim.

■ 기침, 가래, 편도선염, 비만에 효과

국화과
여러해살이풀

다른 이름
머구

생약명
봉두채 蜂斗菜

성분
독성이 없다.
폴리페놀 혈압상승억제
베타엘레멘 종양억제
베타카리오필렌 방향성분
티몰 부패방지
케톤 세포재생
칼슘 뼈강화
비타민A 시력유지
티아민 에너지대사관여
비타민B₂ 빈혈개선

원산지
한국

서식지
산기슭과 들판의 촉촉한 곳에 난다.

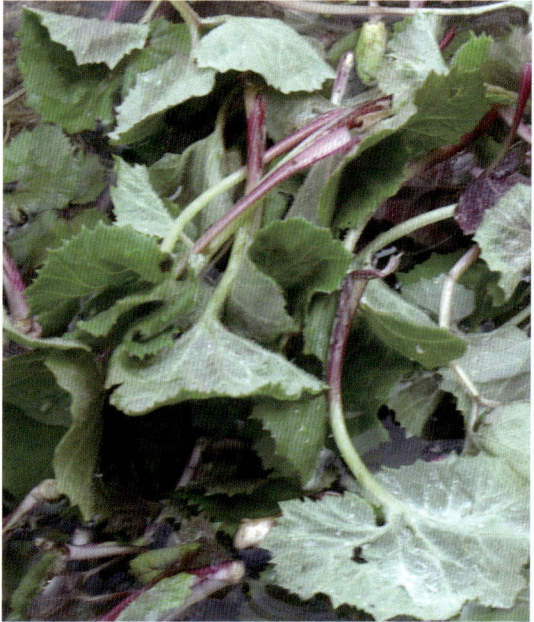
어린잎 채취하여 씻은 모습. 3월 28일

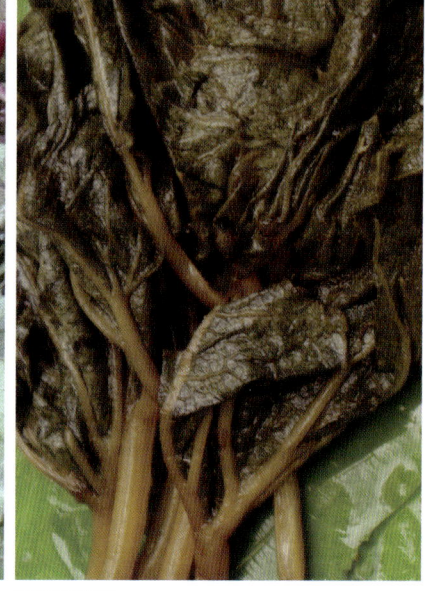
머위잎장아찌.

장아찌 담그기

채취시기 봄~가을.

채취부위 꽃봉오리를 채취하거나, 새순 또는 잎을 잎자루(머윗대)째 채취한다. 머윗대가 굵고 뻣뻣하면 잎 따로, 머윗대 따로, 머윗대 껍질 따로 장아찌를 담근다.

밑준비 꽃봉오리, 새순, 잎은 씻어서 물기를 뺀다. 굵은 머윗대는 잎을 떼어내고 소금물에 살짝 데쳐서 부드럽게 만든 뒤 겉껍질을 벗기고 살짝 말린다. 겉껍질도 살짝 말려서 장아찌를 담그기도 한다.

담그기 준비한 것을 묵은 된장이나 묵은 고추장에 박는다. 또는 맛간장을 끓여서 아삭한 맛이 살도록 뜨거울 때 붓거나, 맛된장 또는 맛고추장으로 버무린다. 맛간장에 넣는 효소액은 맛간장이 식은 뒤 넣는다.

숙성 맛간장, 맛고추장, 맛된장으로 담근 경우 상온에 한나절 두었다가 냉장고에 넣어 익히고, 부어놓은 맛간장은 며칠에 한 번씩 따라서 다시 끓여 식혀 붓기를 3~4번 한다. 꽃봉오리와 줄기는 노르스름해질 때까지 충분히 삭혀서 먹는다.

장아찌맛 쌉싸름하면서 쫄깃쫄깃한 맛이다.

오행의 맛과 효능
오행상 잎은 쓴맛과 매운맛, 꽃은 매운맛과 단맛. 쓴맛은 배출시키는 작용을 하고, 단맛은 부드럽게 만드는 작용을 하며, 매운맛은 발산시키는 작용을 한다.

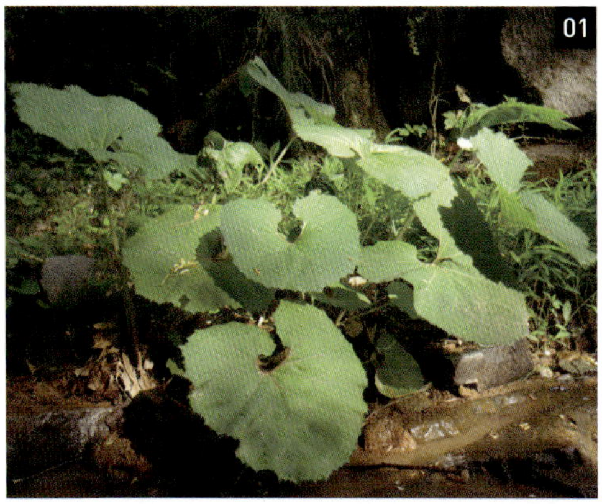

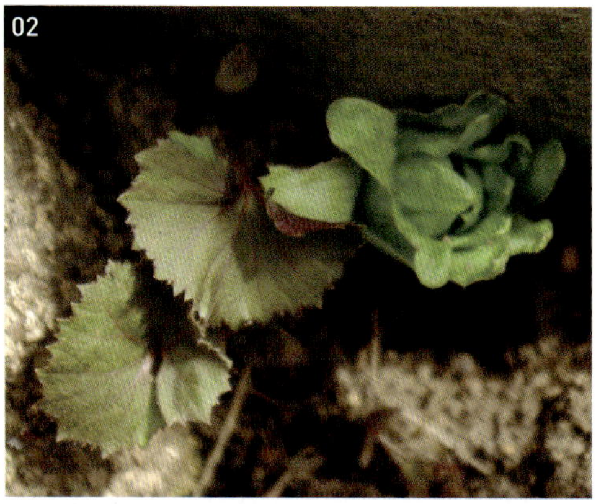

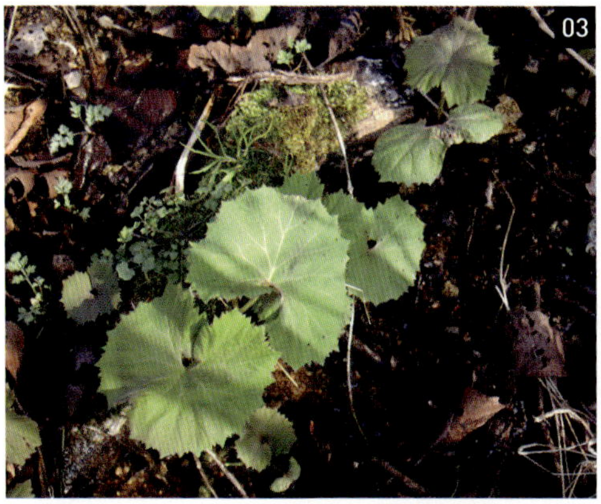

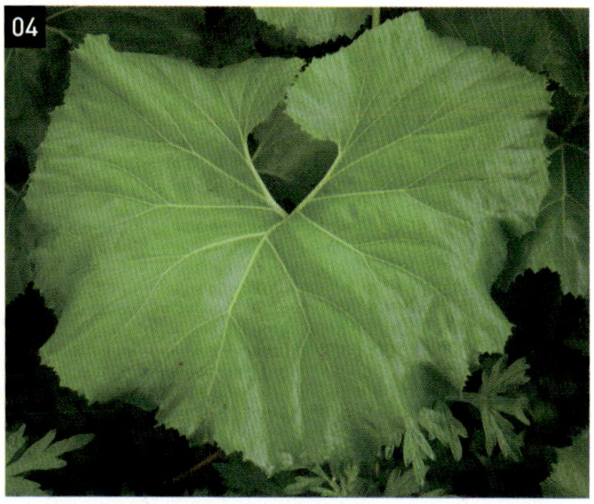

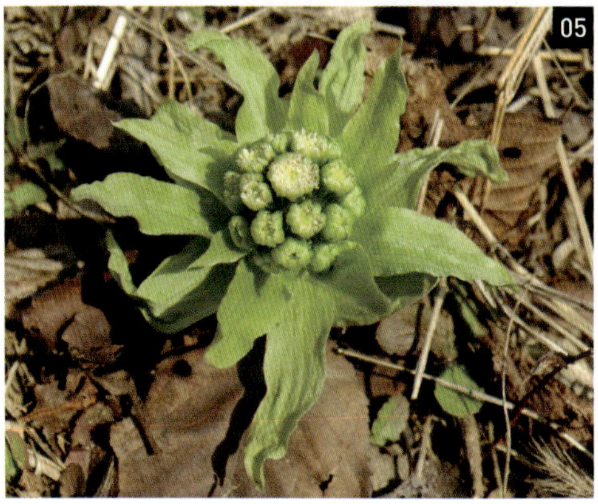

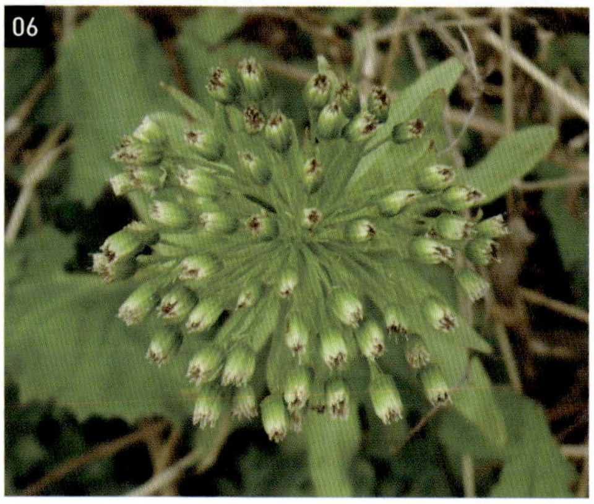

뿌리줄기가 땅속에서 사방으로 뻗어 나간다. **꽃줄기**는 5~45㎝ 정도 올라온다. **잎**은 뿌리에 뭉쳐서 나며, 둥근 콩팥모양으로 가장자리에 이빨모양의 불규칙한 톱니가 있고, 어릴 때 꼬부라진 잔털이 있다. 잎길이 15~30㎝. 잎자루는 길이 40~60㎝, 지름 1㎝이고, 윗부분에 세로로 홈이 있다. 꽃은 2~4월에 피는데 암꽃은 흰색, 수꽃은 노란흰색이며, 양성화는 열매를 맺지 않는다. 작은 송이 여러 개가 뭉쳐서 달리며, 비늘모양의 이삭잎에 싸여 있다. **열매**는 6월에 여물며, 씨앗이 원통모양이고 흰색 갓털이 있어 바람에 날려 간다.

01 전체 모습. 6월 17일
02 새순과 꽃봉오리. 5월 26일
03 어린잎 자라는 모습. 3월 12일
04 잎. 5월 28일
05 꽃 피는 모습. 3월 10일
06 열매. 4월 18일
07 잎자루(머윗대). 6월 17일
08 꽃줄기와 뿌리와 잎 앞뒷면. 4월 18일

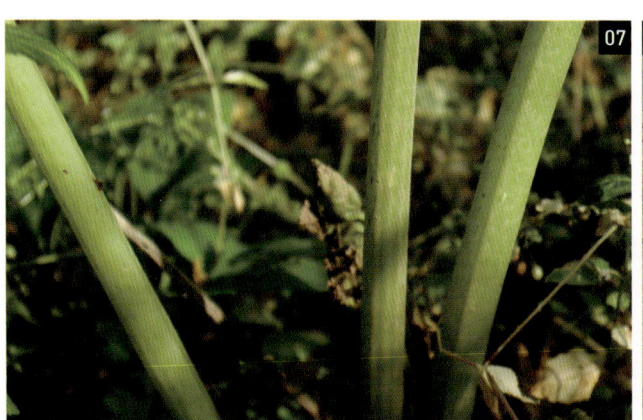
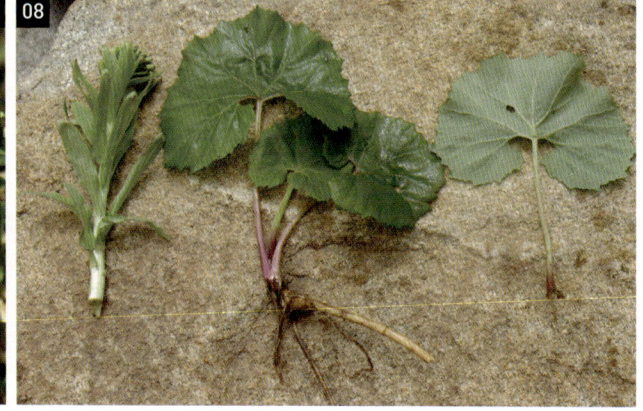

머 위

211 각시취 쓴맛 + 매운맛

Saussurea pulchella (Fisch.) Fisch.

- 고혈압, 간염, 황달, 복통설사에 효과

국화과
두해살이풀

생약명
미화풍모국 美花風毛菊

성분
독성이 없다.
퀴논 종양억제
쿠마린 항혈전제
플라보노이드 노화방지
비타민C 노화방지

원산지
한국

서식지
산과 들판의 양지나 반그늘에 난다.

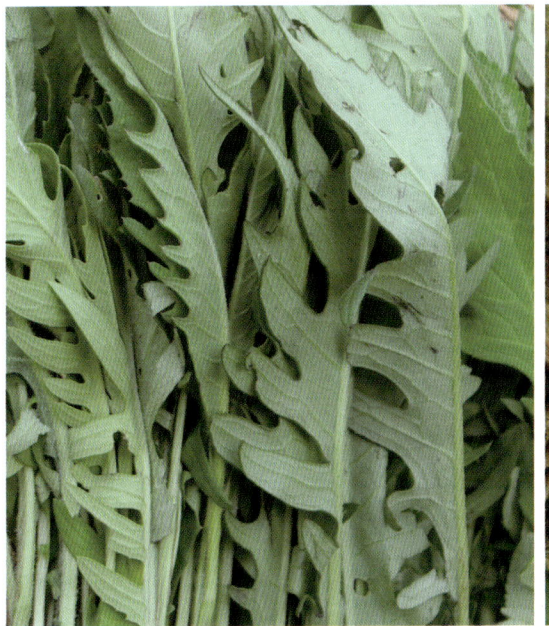
잎 채취한 모습. 6월 7일

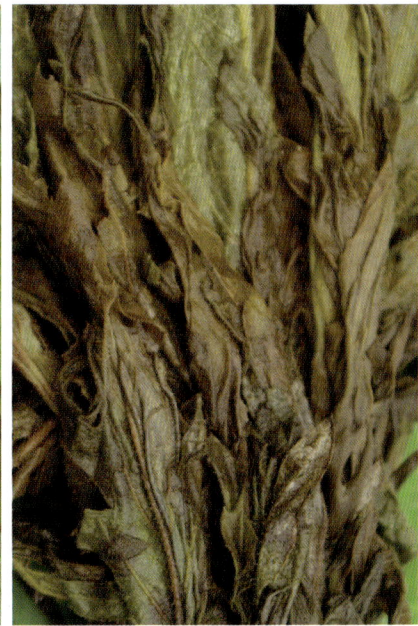
각시취잎장아찌.

장아찌 담그기

채취시기 봄~가을.
채취부위 새순이나 어린잎.
채취시 주의사항 흔치 않은 약초이므로 조금만 채취하고 개체를 남겨두며, 어릴수록 쓴맛이 덜하므로 억세거나 꽃이 핀 것은 피한다.
밑준비 새순이나 잎을 끓는 물에 살짝 데쳐서 부드럽게 만든 뒤 찬물에 한나절 정도 담가 씁쌀한 맛을 우려내고, 물기를 짜서 살짝 말린다.
담그기 준비한 것에 맛간장을 끓여서 식혀 붓거나, 맛고추장으로 버무린다. 맛간장에 넣는 효소액은 맛간장이 식은 뒤 넣는다.
숙성 담근 장아찌는 상온에 한나절 두었다가 냉장고에 넣어 익히고, 부어놓은 맛간장은 며칠에 한 번씩 따라서 다시 끓여 식혀 붓기를 3~4번 한다.
장아찌맛 씁싸름하면서 개운한 맛이다. 완성된 장아찌는 고춧가루, 다진 파, 다진 마늘, 물엿, 식초 등으로 갖은 양념을 해서 먹기도 한다.

오행의 맛과 효능
오행상 쓴맛, 매운맛. 쓴맛은 배출시키는 작용을 하고, 매운맛은 발산시키는 작용을 한다.

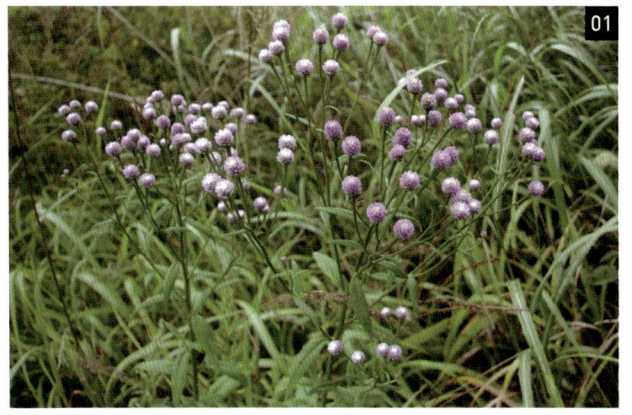

줄기는 30~150cm 정도 자라고, 잔털이 있으며, 가지가 길게 갈라져 나온다. **잎**은 뿌리잎은 뭉쳐서 나고, 끝이 뾰족한 긴 타원형이며, 가장자리가 깃털처럼 갈라지기도 한다. 줄기잎은 어긋나고, 중간잎은 가장자리가 6~10쌍으로 갈라져 깃털처럼 되며, 윗동잎은 작고 좁아진다. 줄기 중간잎은 길이 12~18cm이고, 앞뒷면에 잔털이 있으며, 뒷면에 기름점이 있다. **꽃**은 8~10월에 피고 자주색 또는 보라색이며, 꽃술 모양의 대롱꽃이 모여 1송이가 된다. 작은 송이 여러 개가 줄기와 가지 끝에 어긋나게 모여 우산모양으로 달린다. **열매**는 10~11월에 여물며, 씨앗에 갓털이 있어 바람에 날려간다.

01 꽃 핀 모습. 9월 12일
02 뿌리잎. 6월 7일
03 줄기 중간잎. 6월 7일
04 줄기와 윗동잎. 8월 15일

05 줄기 자라는 모습. 6월 7일
06 꽃. 10월 9일
07 잎 앞뒷면과 뿌리 달린 전체 모습. 6월 7일

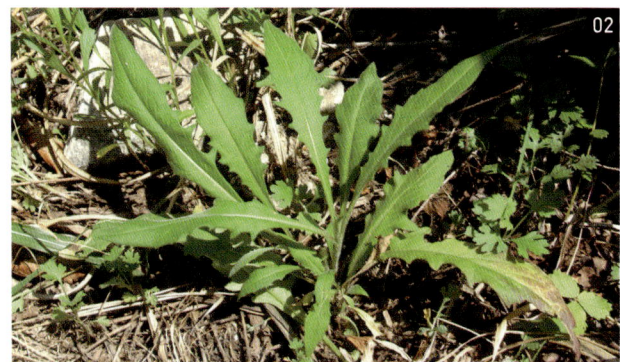

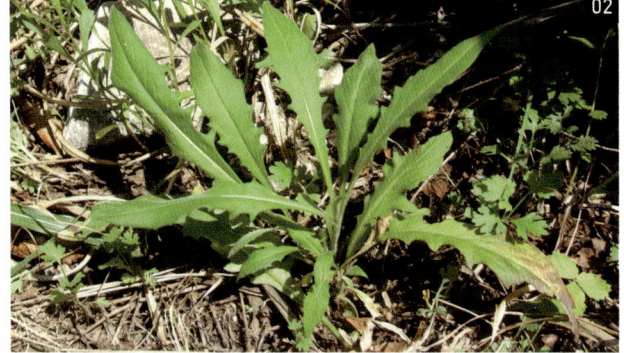

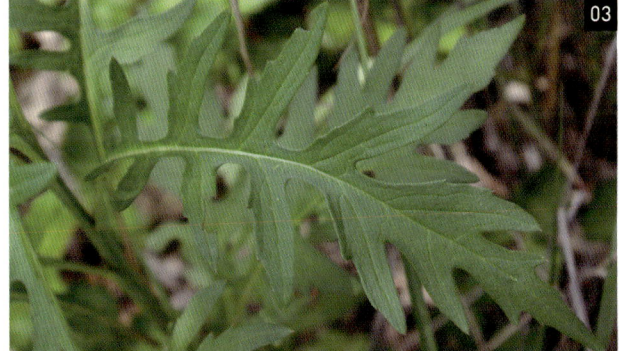

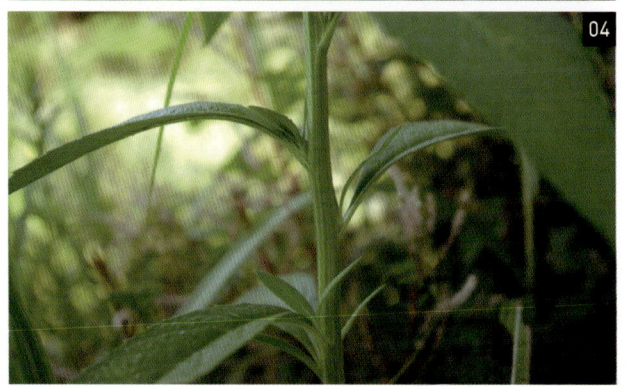

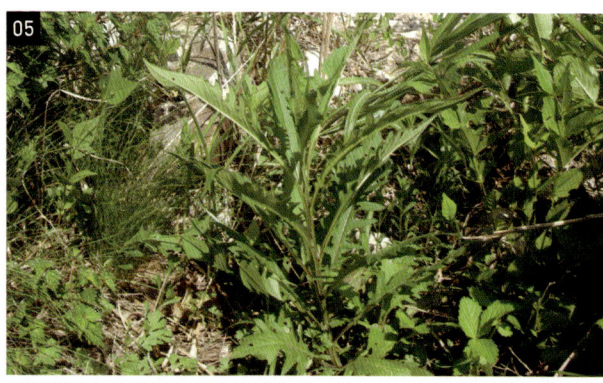

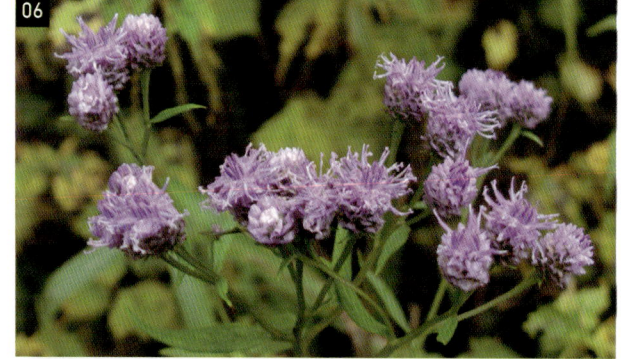

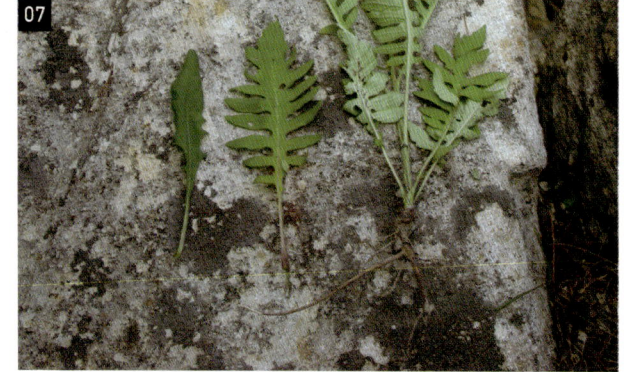

각시취

212 곤달비 쓴맛 +매운맛

Ligularia stenocephala (Maxim.) Matsum. & Koidz.

■ 젖멍울, 림프샘염, 복어중독, 붓기, 비만에 효과

국화과
여러해살이풀

다른 이름
작은곰취

생약명
협두탁오 狹頭橐吾

성분
독성이 없다.
퓨란 숙취해소
케톤 세포재생
게르마늄 면역력강화
아미노산 근육강화
칼슘 뼈강화

원산지
한국

서식지
깊은 산 습한 곳에 나며, 농가에서 심어 키우기도 한다.

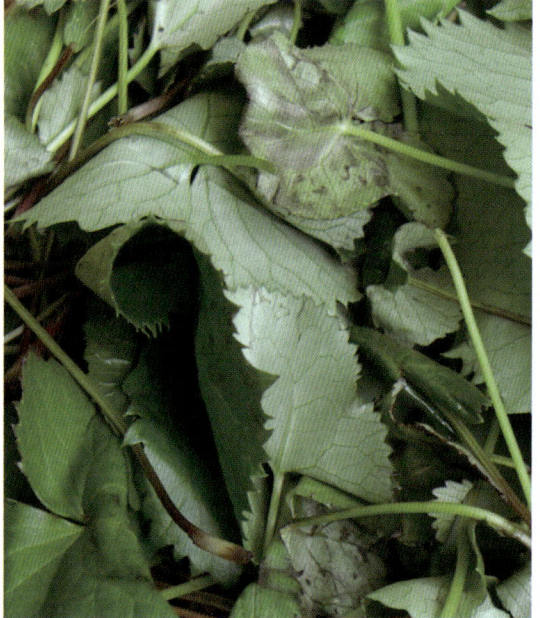 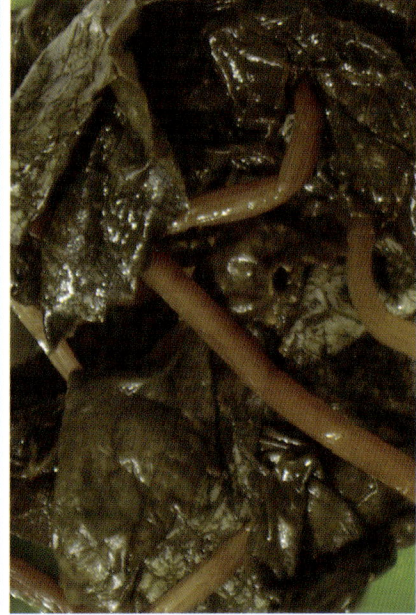

잎 채취한 모습. 6월 4일   곤달비잎장아찌.

장아찌 담그기

채취시기 봄~가을.
채취부위 잎.
채취시 주의사항 흔치 않은 약초이므로 조금만 채취하고 개체를 남겨두며, 어릴수록 쓴맛이 덜하므로 억세거나 꽃이 핀 것은 피한다.
밑준비 잎을 씻어서 물기를 뺀 뒤 차곡차곡 모은다.
담그기 준비한 잎에 맛간장을 끓여서 아삭한 맛이 살도록 뜨거울 때 붓는다. 맛간장에 넣는 효소액은 맛간장이 식은 뒤 넣고, 독특한 향을 살리려면 식초를 넣지 않는다.
숙성 담근 장아찌는 상온에 한나절 두었다가 냉장고에 넣어 익히고, 부어놓은 맛간장은 며칠에 한 번씩 따라서 다시 끓여 식혀 붓기를 3~4번 한다.
장아찌맛 쌉싸름하면서 그윽한 맛이다.

오행의 맛과 효능
오행상 쓴맛, 매운맛. 쓴맛은 배출시키는 작용을 하고, 매운맛은 발산시키는 작용을 한다.

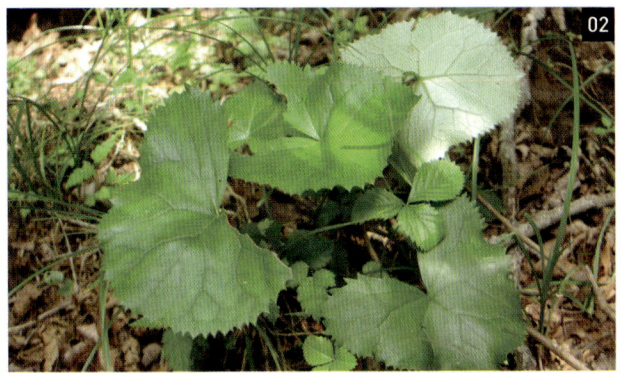
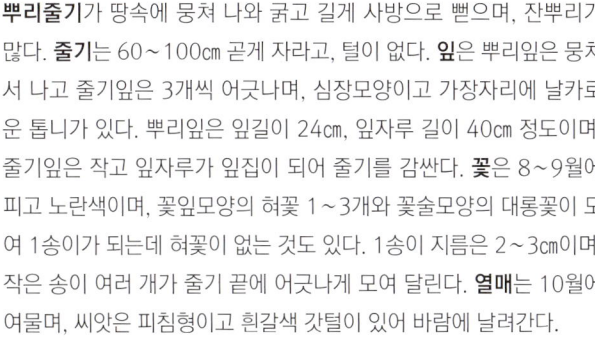

뿌리줄기가 땅속에 뭉쳐 나와 굵고 길게 사방으로 뻗으며, 잔뿌리가 많다. **줄기**는 60~100㎝ 곧게 자라고, 털이 없다. **잎**은 뿌리잎은 뭉쳐서 나고 줄기잎은 3개씩 어긋나며, 심장모양이고 가장자리에 날카로운 톱니가 있다. 뿌리잎은 잎길이 24㎝, 잎자루 길이 40㎝ 정도이며, 줄기잎은 작고 잎자루가 잎집이 되어 줄기를 감싼다. **꽃**은 8~9월에 피고 노란색이며, 꽃잎모양의 혀꽃 1~3개와 꽃술모양의 대롱꽃이 모여 1송이가 되는데 혀꽃이 없는 것도 있다. 1송이 지름은 2~3㎝이며, 작은 송이 여러 개가 줄기 끝에 어긋나게 모여 달린다. **열매**는 10월에 여물며, 씨앗은 피침형이고 흰갈색 갓털이 있어 바람에 날려간다.

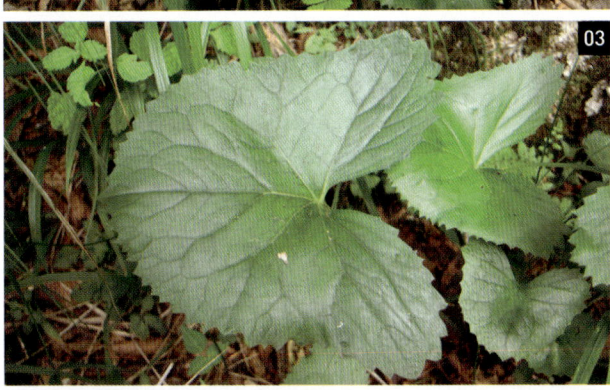
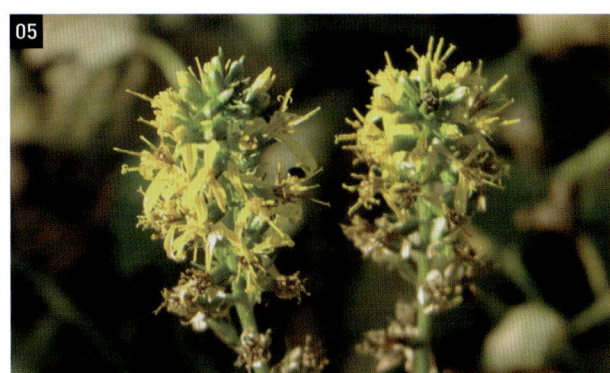
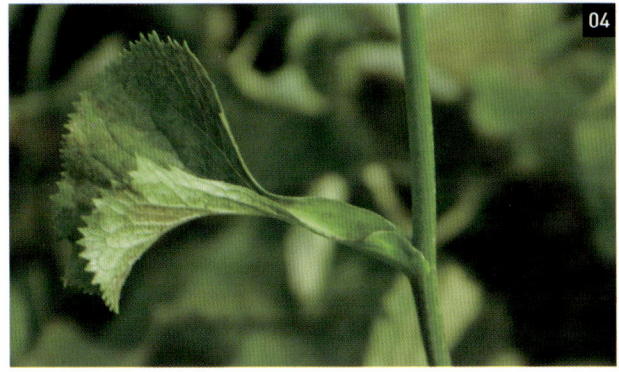
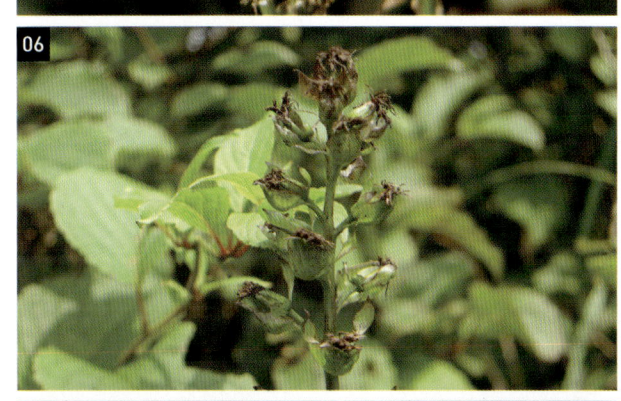
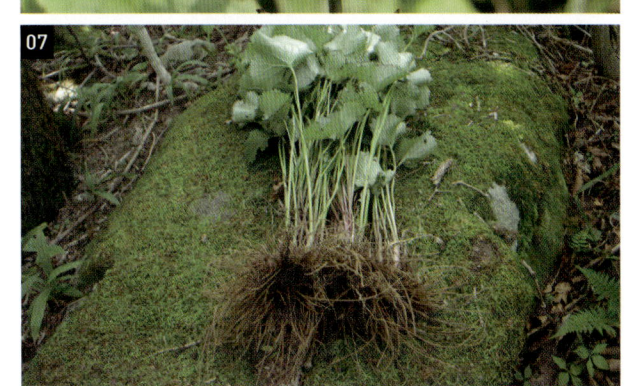

01 전체 모습. 7월 26일
02 뿌리잎과 잎 뒷면(오른쪽 위). 7월 26일
03 잎. 7월 26일
04 줄기와 잎. 7월 28일

05 꽃과 열매(아래). 7월 18일
06 열매. 7월 26일
07 뿌리 달린 전체 모습. 7월 26일

곤달비

213 담배풀

Carpesium abrotanoides L.

쓴맛 + 매운맛 조금 독성

■ 구충제, 아이의 영양실조, 두드러기, 연주창, 치통, 목마름, 배가 차고 아픈 데 효과

국화과
두해살이풀

생약명
천명정 天名精

성분
독성이 조금 있다.
스티그마스테롤 종양억제
세스퀴테르펜 락톤 염증억제
올레인산 동맥경화예방
리놀산 동맥경화예방

원산지
한국

서식지
산기슭이나 들판에 난다.

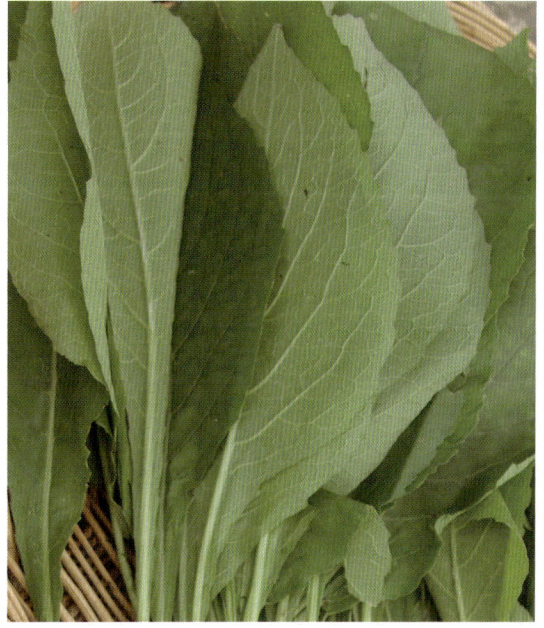
어린잎 채취한 모습. 8월 3일

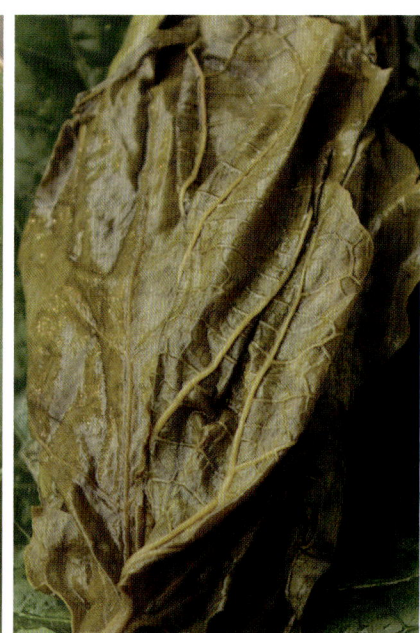
담배풀잎장아찌.

장아찌 담그기

채취시기 봄~가을.
채취부위 새순이나 어린잎.
채취시 주의사항 어릴수록 독성이 약하므로 억세거나 꽃이 핀 것은 피한다.
밑준비 새순이나 잎을 끓는 소금물에 데친 뒤 찬물에 하루 정도 담가 씁쌀한 맛과 독성을 충분히 우려내고, 여러 번 헹구어 물기를 짜고 살짝 말린다. 생으로 먹거나 독성을 우려내지 않고 먹으면 어지럼증이 생긴다.
담그기 준비한 것에 맛간장을 끓여서 식혀 붓는데, 효소액은 맛간장이 식은 뒤 넣는다.
숙성 담근 장아찌는 상온에 한나절 두었다가 냉장고에 넣어 익히고, 부어놓은 맛간장은 며칠에 한 번씩 따라서 다시 끓여 식혀 붓기를 3~4번 한다. 독성이 조금 있으므로 노르스름해질 때까지 충분히 삭혀서 먹는다.
장아찌맛 씁싸름하면서 꼬들꼬들한 맛이다.
먹을 때 주의사항 독성이 조금 있으므로 몸이 허약한 사람은 먹지 않으며, 한꺼번에 많이 먹지 않는다.

오행의 맛과 효능
오행상 쓴맛, 매운맛. 독특한 냄새가 난다. 쓴맛은 배출시키는 작용을 하고, 매운맛은 발산시키는 작용을 한다.

줄기는 50~100cm 정도 자라고, 잔털이 있으며, 가지가 많이 갈라져 나온다. **잎**은 뿌리에서는 뭉쳐서 나고, 줄기에는 어긋난다. 넓거나 긴 타원형이고, 가장자리에 불규칙한 톱니가 있으며, 잎자루에 좁은 날개가 있다. 잎길이가 10~15cm이고, 뒷면에 기름점이 있으며, 윗동잎은 작고 잎자루가 없다. **꽃**은 8~9월에 피고 노란색이며, 꽃술모양의 대롱꽃이 모여 1송이가 된다. 1송이 지름은 6~8mm이고, 잎겨드랑이에 줄지어 달리며, 꽃가지가 짧거나 줄기에 붙듯이 달린다. **열매**는 9~10월에 여물고, 씨앗에 끈적한 점액이 있어 다른 물체에 잘 붙는다.

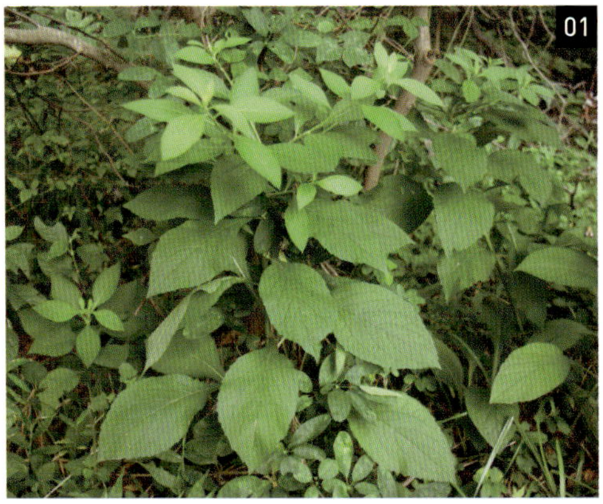

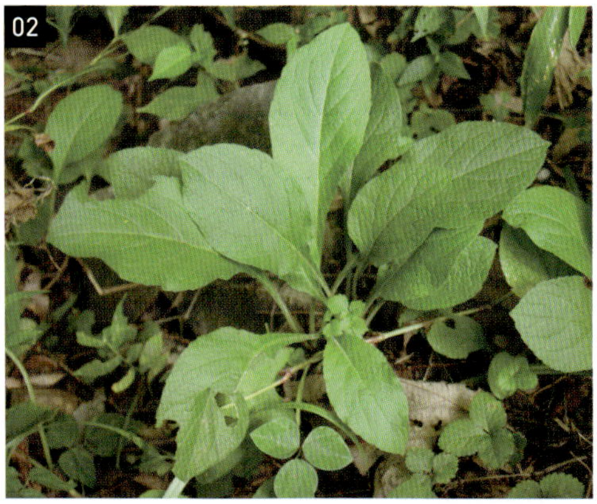

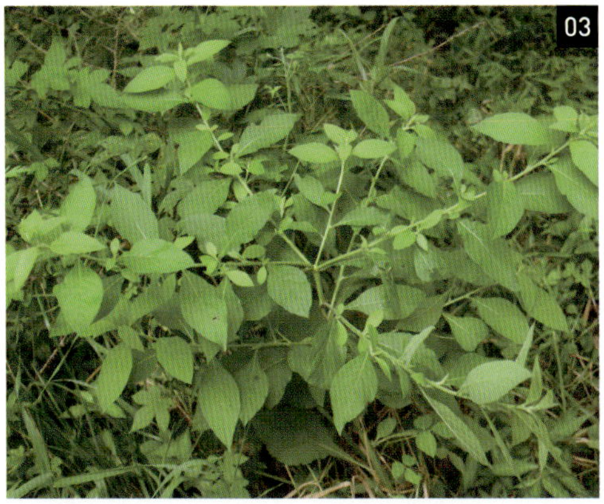

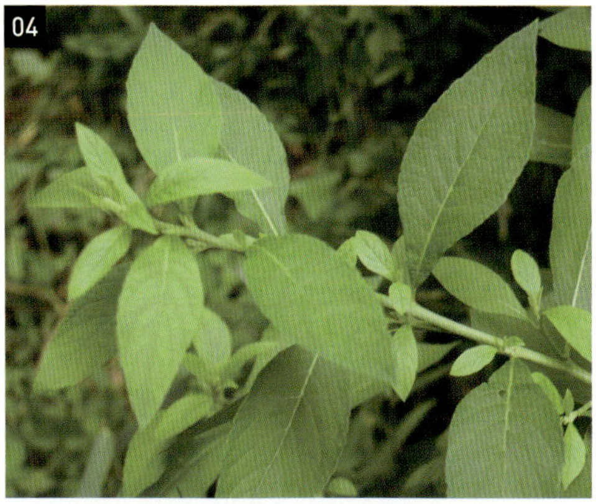

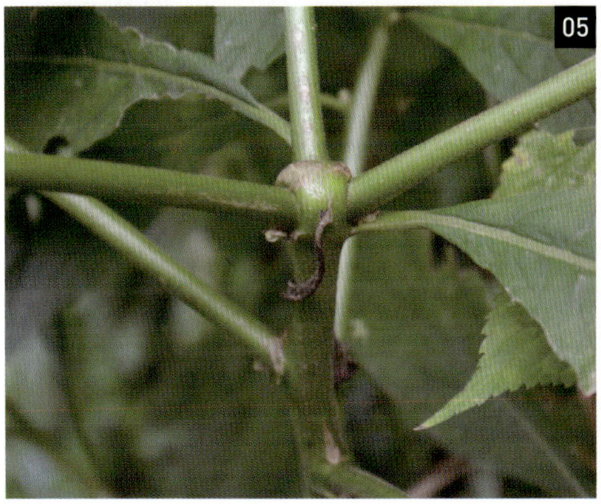

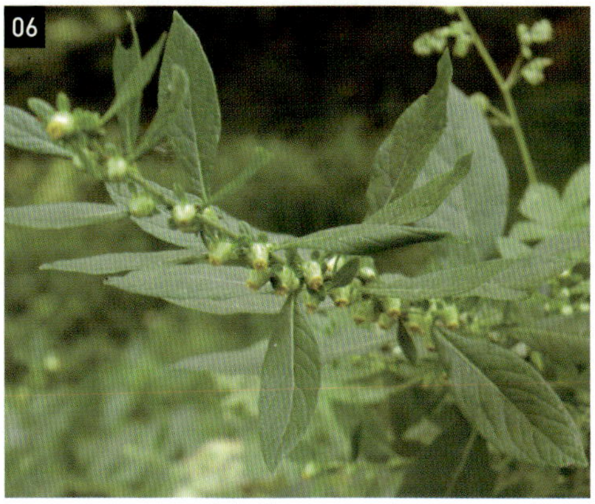

01 전체 모습. 8월 3일
02 뿌리잎. 9월 11일
03 줄기 자라는 모습. 8월 3일
04 줄기에 잎 달린 모습. 8월 3일
05 줄기와 곁가지. 9월 11일
06 꽃 핀 모습. 9월 11일
07 꽃. 9월 11일
08 잎 앞뒷면과 뿌리 달린 전체 모습. 8월 3일

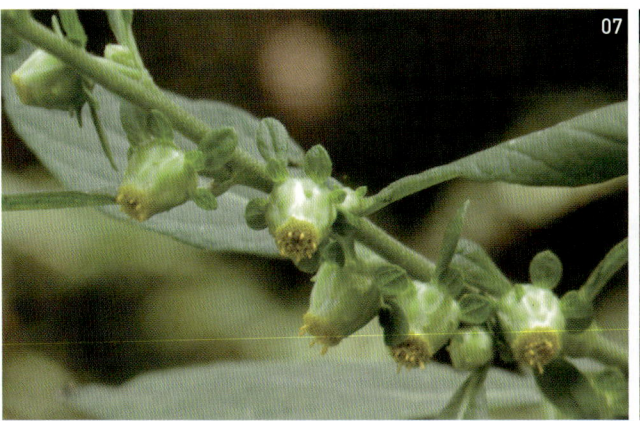
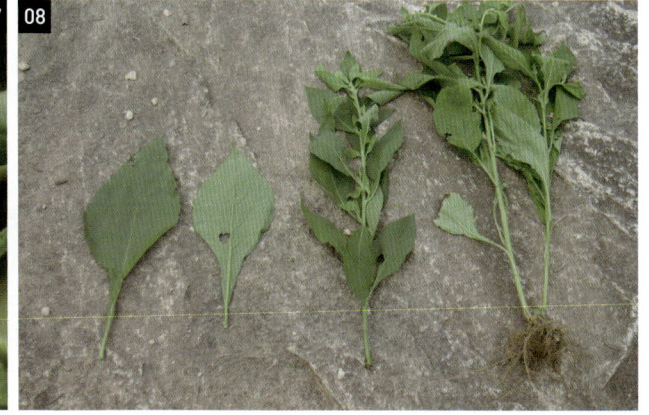

담배풀

214 긴담배풀

Carpesium divaricatum Sieb. et Zucc.

쓴맛 + 매운맛 조금 독성

■ 열감기, 두통, 인후염, 유행성 귀밑샘염, 치통, 유방염, 치질, 복통설사에 효과

국화과
여러해살이풀

생약명
금알이 金挖耳

성분
독성이 조금 있다.
디바리친 진통작용
타닌 수렴작용

원산지
한국

서식지
산이나 들판에 난다.

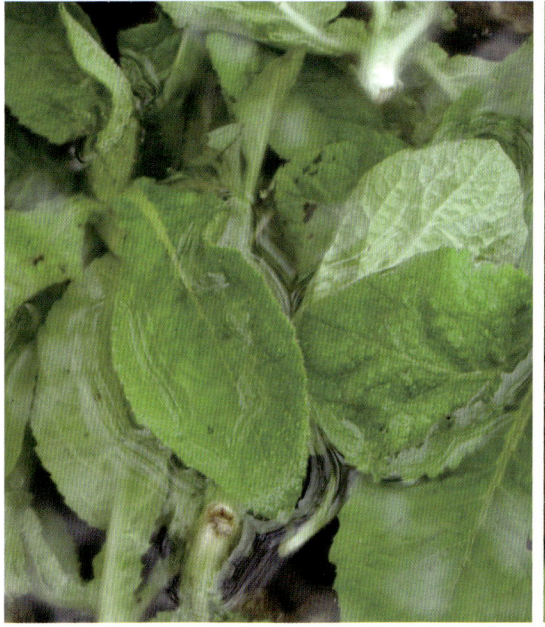
어린잎 채취하여 씻은 모습. 4월 17일

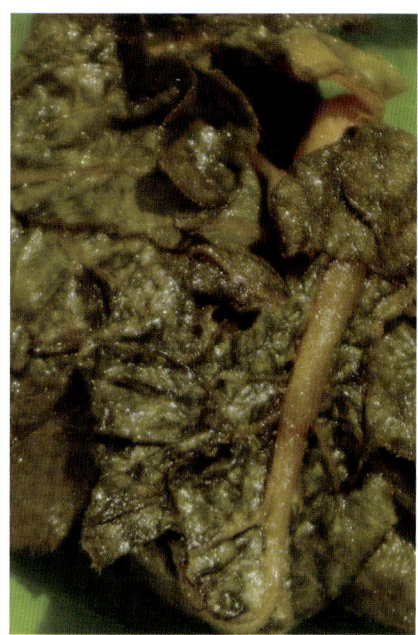
긴담배풀잎장아찌.

장아찌 담그기

채취시기 봄~가을.
채취부위 새순이나 어린잎.
채취시 주의사항 어릴수록 독성이 약하므로 억세거나 꽃이 핀 것은 피한다.
밑준비 새순이나 잎을 끓는 소금물에 데친 뒤 찬물에 하루 정도 담가서 쌉쌀한 맛과 독성을 충분히 우려내고, 여러 번 헹구어 물기를 짜고 살짝 말린다. 생으로 먹거나 독성을 우려내지 않고 먹으면 어지럼증이 생긴다.
담그기 준비한 것에 맛간장을 끓여서 식혀 붓는데, 효소액은 맛간장이 식은 뒤 넣는다.
숙성 담근 장아찌는 상온에 한나절 두었다가 냉장고에 넣어 익히고, 부어놓은 맛간장은 며칠에 한 번씩 따라서 다시 끓여 식혀 붓기를 3~4번 한다. 독성이 조금 있으므로 노르스름해질 때까지 충분히 삭혀서 먹는다.
장아찌맛 쌉싸름하고 씹는 맛이 좋다.
먹을 때 주의사항 독성이 조금 있으므로 몸이 허약한 사람은 먹지 않으며, 한꺼번에 많이 먹지 않는다.

오행의 맛과 효능
오행상 쓴맛, 매운맛. 쓴맛은 배출시키는 작용을 하고, 매운맛은 발산시키는 작용을 한다.

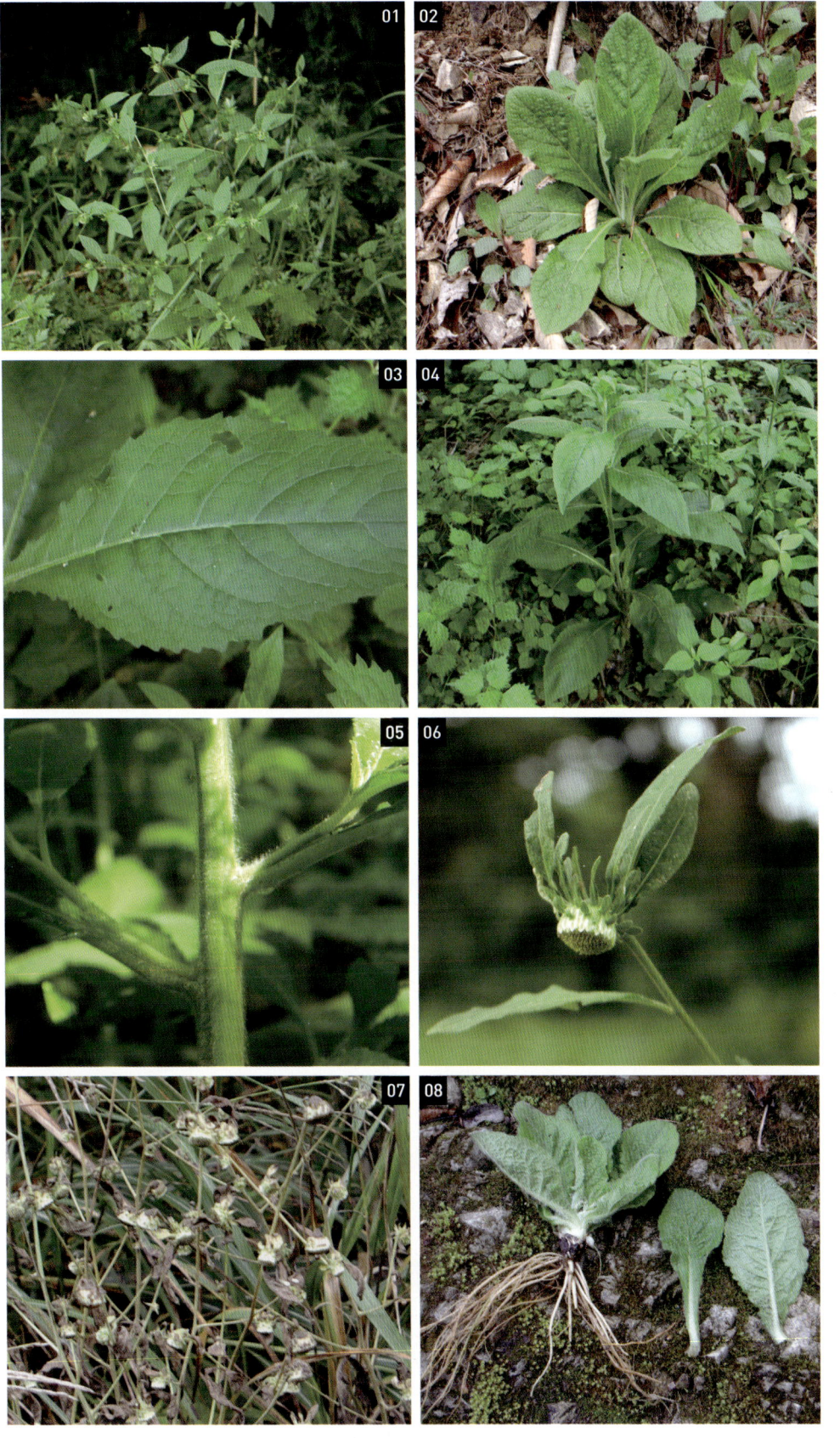

줄기는 25~150cm 정도 곧게 자라고, 부드러운 잔털이 빽빽하다. 윗동에서 가지가 옆으로 갈라져 나온다. **잎**은 뿌리에는 뭉쳐서 나고, 줄기에는 어긋난다. 달걀모양 또는 긴 타원형으로 아래쪽이 둥글거나 얕은 심장모양이고, 가장자리에 불규칙한 톱니가 있다. 잎길이가 7~23cm. 앞뒷면에 부드러운 잔털이 있으며, 뒷면에는 기름점이 있다. 줄기 중간잎은 아래쪽이 쐐기모양이고, 윗동잎은 가장자리가 밋밋하고 잎자루가 없다. **꽃**은 8~10월에 피고 노란색이며, 꽃술모양의 대롱꽃이 모여 1송이가 된다. 1송이 지름은 6~8mm이고, 줄기와 가지 끝에 아래를 향해 어긋나게 달리며, 긴 피침형의 이삭잎이 2~4개 있다. **열매**는 9~10월에 여물고, 씨앗은 원기둥모양으로 줄이 많으며 길이 3.5mm 정도이다.

01 꽃 핀 전체 모습. 8월 3일
02 뿌리잎. 4월 23일
03 줄기잎. 6월 5일
04 줄기 자라는 모습. 6월 5일
05 줄기. 6월 5일
06 꽃. 8월 3일
07 열매 달린 모습. 10월 9일
08 뿌리와 잎 앞뒷면. 4월 17일

긴담배풀

215 두메담배풀

Carpesium triste Maxim.

쓴맛 + 매운맛 **조금 독성**

■ 감기, 편도선염, 결핵성 림프샘염, 장염, 치질에 효과

국화과
여러해살이풀

생약명
천명정 天名精
암화금알이 暗花金挖耳

성분
독성이 조금 있다.
세스퀴테르펜 락톤 염증억제
테르페노이드 방향성분

원산지
한국

서식지
깊은 산이나 들판의 반그늘에 난다.

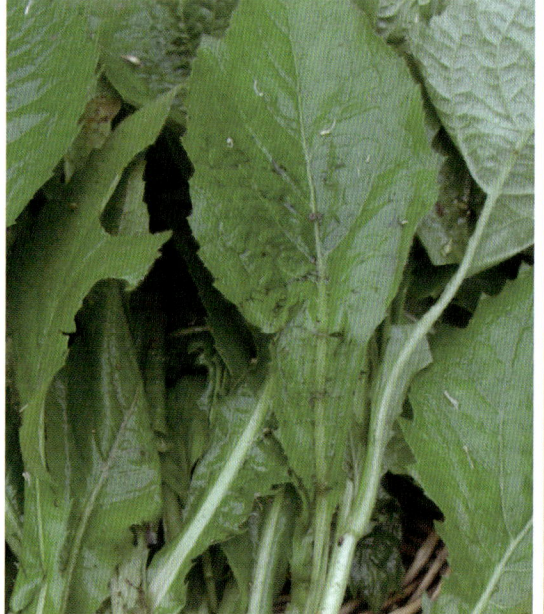
어린잎 채취한 모습. 6월 12일

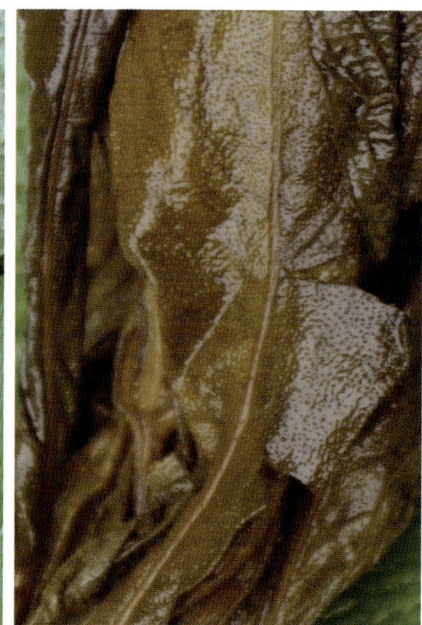
두메담배풀잎장아찌.

장아찌 담그기

채취시기 봄~가을.
채취부위 새순이나 어린잎.
채취 시 주의사항 어릴수록 독성이 약하므로 억세거나 꽃이 핀 것은 피한다.
밑준비 새순이나 잎을 끓는 소금물에 데친 뒤 찬물에 하루 정도 담가서 쌉쌀한 맛과 독성을 충분히 우려내고, 여러 번 헹구어 물기를 짜고 살짝 말린다. 생으로 먹거나 독성을 우려내지 않고 먹으면 어지럼증이 생긴다.
담그기 준비한 것에 맛간장을 끓여서 식혀 붓는데, 효소액은 맛간장이 식은 뒤 넣는다.
숙성 담근 장아찌는 상온에 한나절 두었다가 냉장고에 넣어 익히고, 부어놓은 맛간장은 며칠에 한 번씩 따라서 다시 끓여 식혀 붓기를 3~4번 한다. 독성이 조금 있으므로 노르스름해질 때까지 충분히 삭혀서 먹는다.
장아찌맛 쌉싸름하면서 은은한 맛이다.
먹을 때 주의사항 독성이 조금 있으므로 몸이 허약한 사람은 먹지 않으며, 한꺼번에 많이 먹지 않는다.

오행의 맛과 효능
오행상 쓴맛, 매운맛. 쓴맛은 배출시키는 작용을 하고, 매운맛은 발산시키는 작용을 한다.

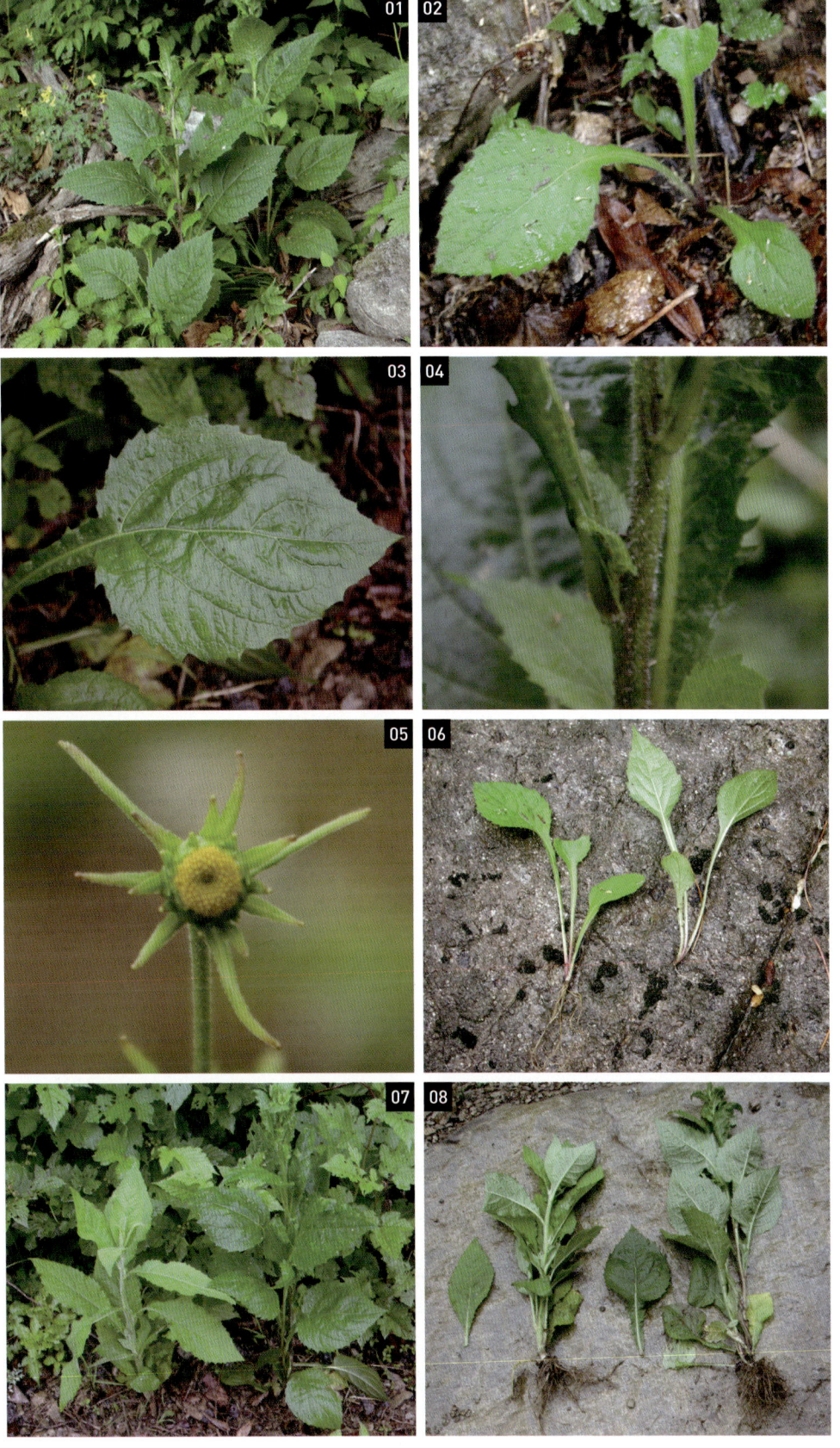

줄기는 40~100㎝ 정도 곧게 자라고, 짧은 잔털이 있다. 윗동에서 가지가 조금 갈라져 나온다. **잎**은 뿌리에서는 뭉쳐서 나고, 줄기에는 어긋난다. 긴 타원형 또는 달걀 같은 타원형이고, 아래쪽이 좁아져 잎자루의 날개가 되며, 가장자리에 불규칙한 톱니가 있다. 잎길이 13~20㎝이고 앞뒷면에 잔털이 있으며, 윗동잎은 작고 좁다. **꽃**은 7~9월에 피고 노란색이며, 꽃술모양의 대롱꽃이 모여 1송이가 된다. 꽃이 잎겨드랑이에서 올라온 꽃대에 아래를 향해 달린다. **열매**는 8~10월에 여물고, 씨앗에 끈적한 점액이 있어 다른 물체에 잘 붙는다.

01 전체 모습. 6월 12일
02 새순. 6월 12일
03 잎. 6월 12일
04 줄기. 6월 12일
05 꽃. 7월 12일
06 잎 앞뒷면과 뿌리. 6월 12일
07 유사종 긴담배풀(왼쪽)과 두메담배풀(오른쪽). 6월 13일
08 유사종 긴담배풀(왼쪽)과 두메담배풀(오른쪽) 뿌리째 비교. 6월 13일

216 등골나물 쓴맛 + 매운맛

Eupatorium japonicum Thunb. ex Murray

- 산후복통, 어혈, 고혈압, 중풍, 황달에 효과

국화과
여러해살이풀

다른 이름
새등골나물

생약명
택란(澤蘭)

성분
독성이 없다.
타락사스테롤 혈중콜레스테롤 개선
쿠마린 혈전개선
캄펜 해열과 소염작용
알파피넨 스트레스완화
베타피넨 진균억제
미르센 세포손상억제
리모넨 염증제거
티몰 부패방지

원산지
한국

서식지
산과 들판의 촉촉한 곳에 난다.

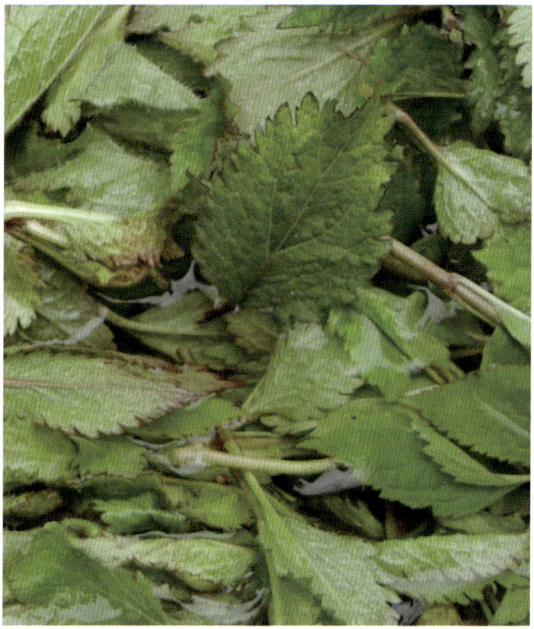

어린잎 채취하여 씻은 모습. 4월 23일

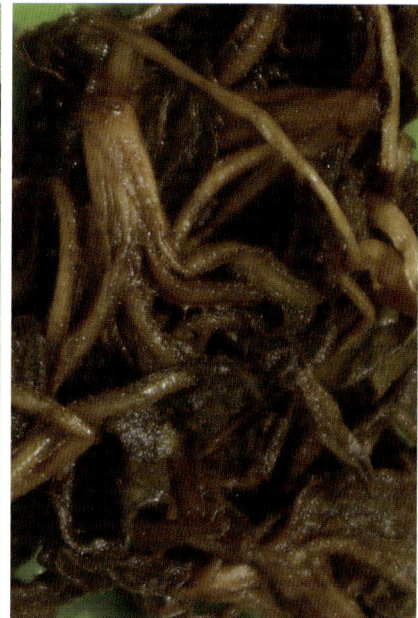

등골나물잎장아찌.

장아찌 담그기

채취시기 봄~가을.
채취부위 새순이나 연한 잎.
채취시 주의사항 어릴수록 쓴맛이 덜하므로 억세거나 꽃이 핀 것은 피한다.
밑준비 새순이나 잎을 끓는 물에 살짝 데쳐서 부드럽게 만든 뒤 찬물에 한나절 정도 담가서 쌉쌀한 맛을 우려내고, 물기를 짜서 살짝 말린다.
담그기 준비한 것에 맛간장을 끓여서 식혀 붓는데, 효소액은 맛간장이 식은 뒤 넣는다.
숙성 담근 장아찌는 상온에 한나절 두었다가 냉장고에 넣어 익히고, 부어놓은 맛간장은 며칠에 한 번씩 따라서 다시 끓여 식혀 붓기를 3~4번 한다.
장아찌맛 쌉싸름하면서 은은한 맛이다.

오행의 맛과 효능
오행상 쓴맛, 매운맛. 단맛이 난다고도 한다. 쓴맛은 배출시키는 작용을 하고, 매운맛은 발산시키는 작용을 한다.

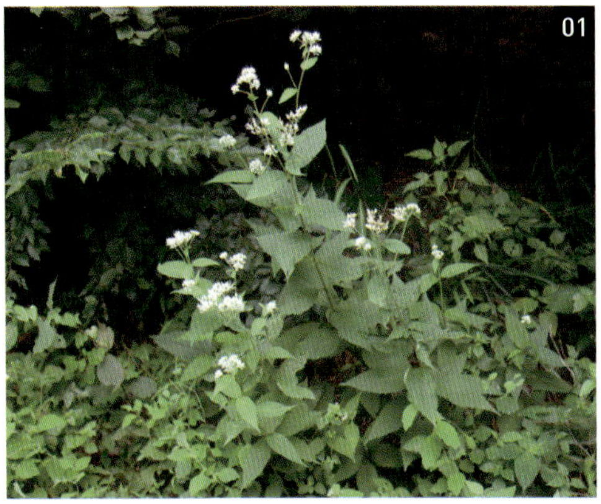

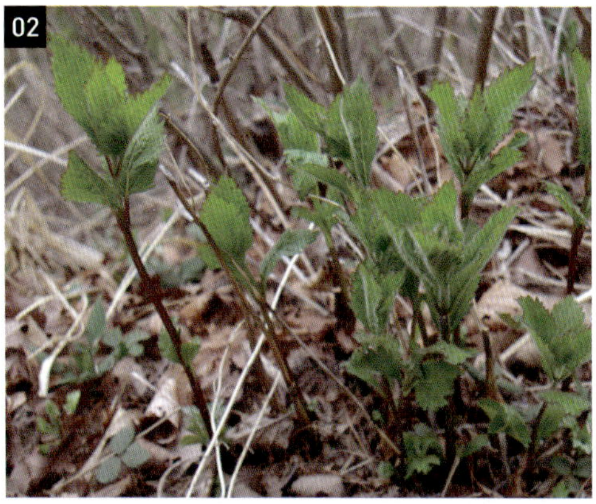

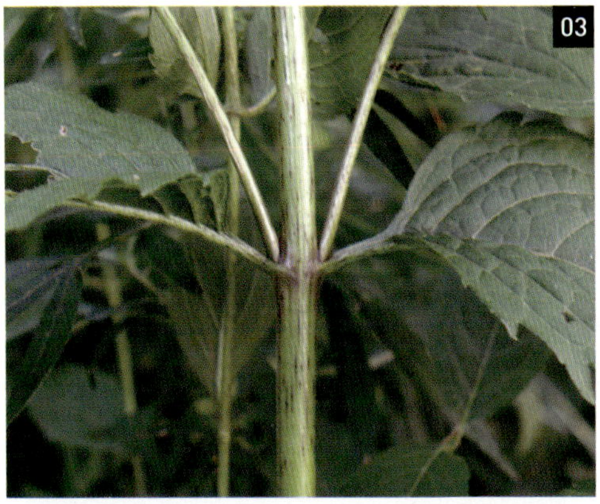

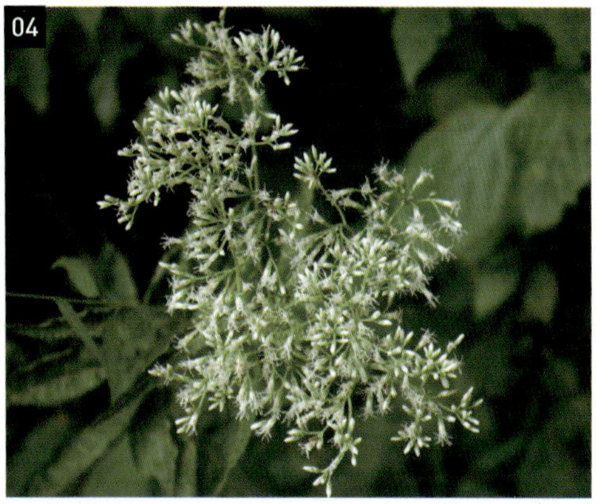

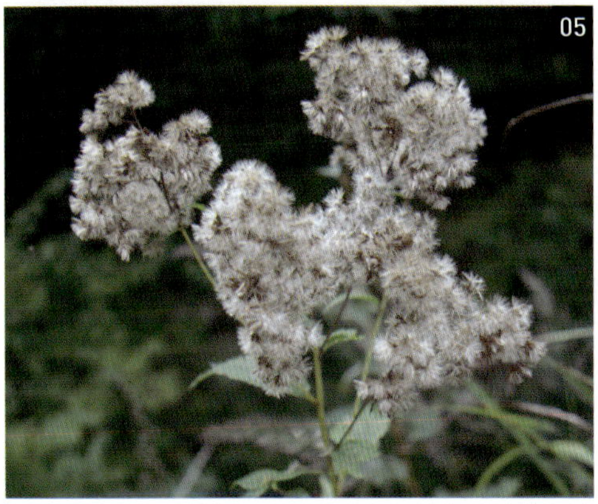

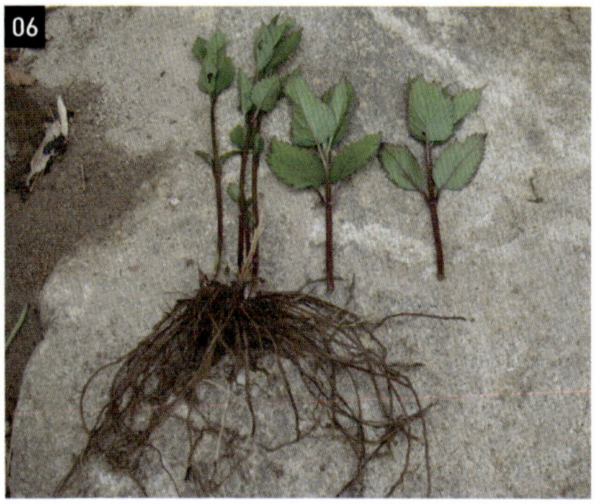

뿌리줄기가 땅속에 있으며, 수염뿌리가 길고 무성하게 뻗어 나온다. **줄기**는 1~2m 정도 곧게 자라고 단단하다. 줄기에 자줏빛이 돌기도 하며, 검붉은색 반점이 있다. **잎**은 마주 나며, 긴 타원형으로 끝이 뾰족하고, 가장자리에 뾰족한 톱니가 있다. 잎 앞뒷면에 잔털이 있고, 뒷면에는 기름점이 있다. 잎길이가 10~18㎝. 밑동잎은 작으며, 윗동잎은 작고 좁다. **꽃**은 7~10월에 피고 자줏빛 도는 흰색이며, 꽃술모양의 대롱꽃이 모여 1송이가 된다. 작은 송이 여러 개가 줄기 끝에 어긋나게 모여 우산모양으로 달린다. **열매**는 11월에 여물고, 씨앗에 흰색 갓털이 있어 바람에 날려간다.

01 꽃 핀 전체 모습. 8월 12일
02 어린잎 자라는 모습. 4월 23일
03 줄기. 7월 26일
04 꽃. 8월 12일
05 열매. 10월 14일
06 뿌리와 잎 앞뒷면. 4월 23일
07 **유사종** 등골나물(왼쪽)과 벌등골나물(오른쪽). 4월 23일
08 **유사종** 등골나물(왼쪽)과 벌등골나물(오른쪽) 뿌리 비교. 4월 23일

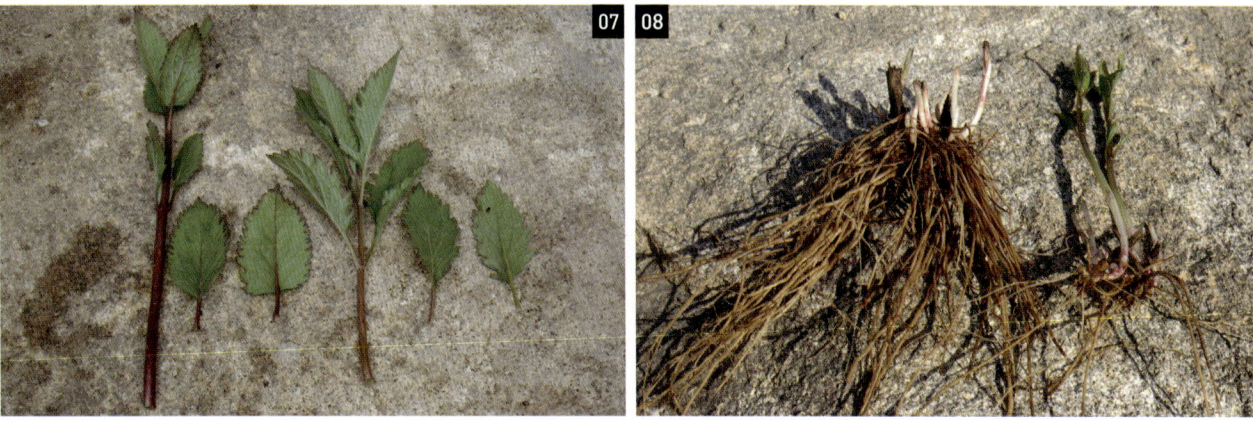

등골나물

217 골등골나물

Eupatorium lindleyanum DC.

쓴맛 + 매운맛 조금 독성

■ 고열감기, 홍역, 기침, 생리불순, 산후붓기, 고혈압에 효과

국화과
여러해살이풀

생약명
패란(佩蘭)

성분
독성이 조금 있다.
베타시스테롤 종양억제
스티그마스테롤 종양억제
트리테르펜 종양억제
알칼로이드 염증과 통증완화
하이페린 심장동맥확장
만니톨 붓기해소
옥타코사놀 체력증진
타락사스테롤 혈중콜레스테롤 개선
베타아미린 항염작용
쿠마린 혈전개선
쿠마린산 종양억제
푸마르산 부패억제
팔미트산 당뇨와 비만예방
석신산 피로회복

원산지
한국

서식지
산과 들판이나 습한 골짜기, 냇가 근처에 난다.

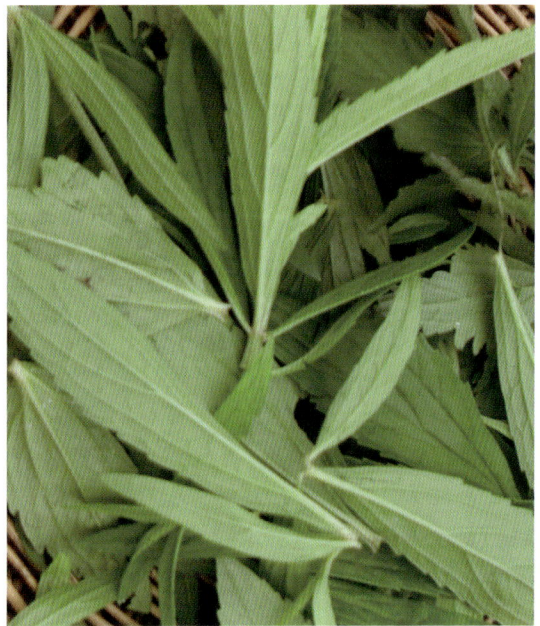

잎 채취한 모습. 6월 25일

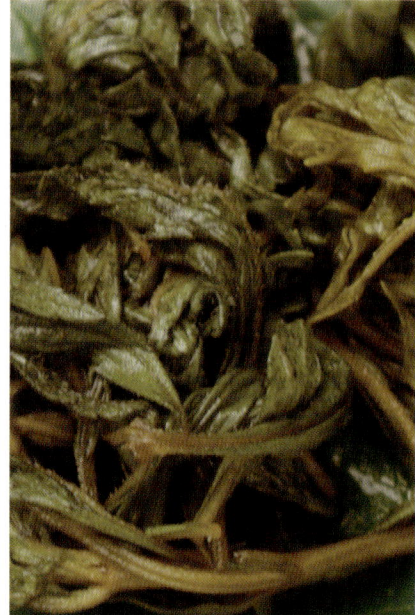

골등골나물잎장아찌.

장아찌 담그기

채취시기 봄~가을.
채취부위 새순이나 연한 잎.
채취시 주의사항 어릴수록 독성이 약하므로 억세거나 꽃이 핀 것은 피한다.
밑준비 새순이나 잎을 끓는 물에 살짝 데쳐서 부드럽게 만든 뒤 찬물에 하룻밤 담가서 독성과 쌉쌀한 맛을 우려내고, 물기를 짜서 살짝 말린다.
담그기 준비한 것에 맛간장을 끓여서 식혀 붓는데, 효소액은 맛간장이 식은 뒤 넣는다.
숙성 담근 장아찌는 상온에 한나절 두었다가 냉장고에 넣어 익히고, 부어놓은 맛간장은 며칠에 한 번씩 따라서 다시 끓여 식혀 붓기를 3~4번 한다.
장아찌맛 쌉싸름하고 개운한 맛이다.

오행의 맛과 효능
오행상 쓴맛, 매운맛. 단맛이 난다고도 하며, 신맛이 나기도 한다. 쓴맛은 배출시키는 작용을 하고, 매운맛은 발산시키는 작용을 한다.

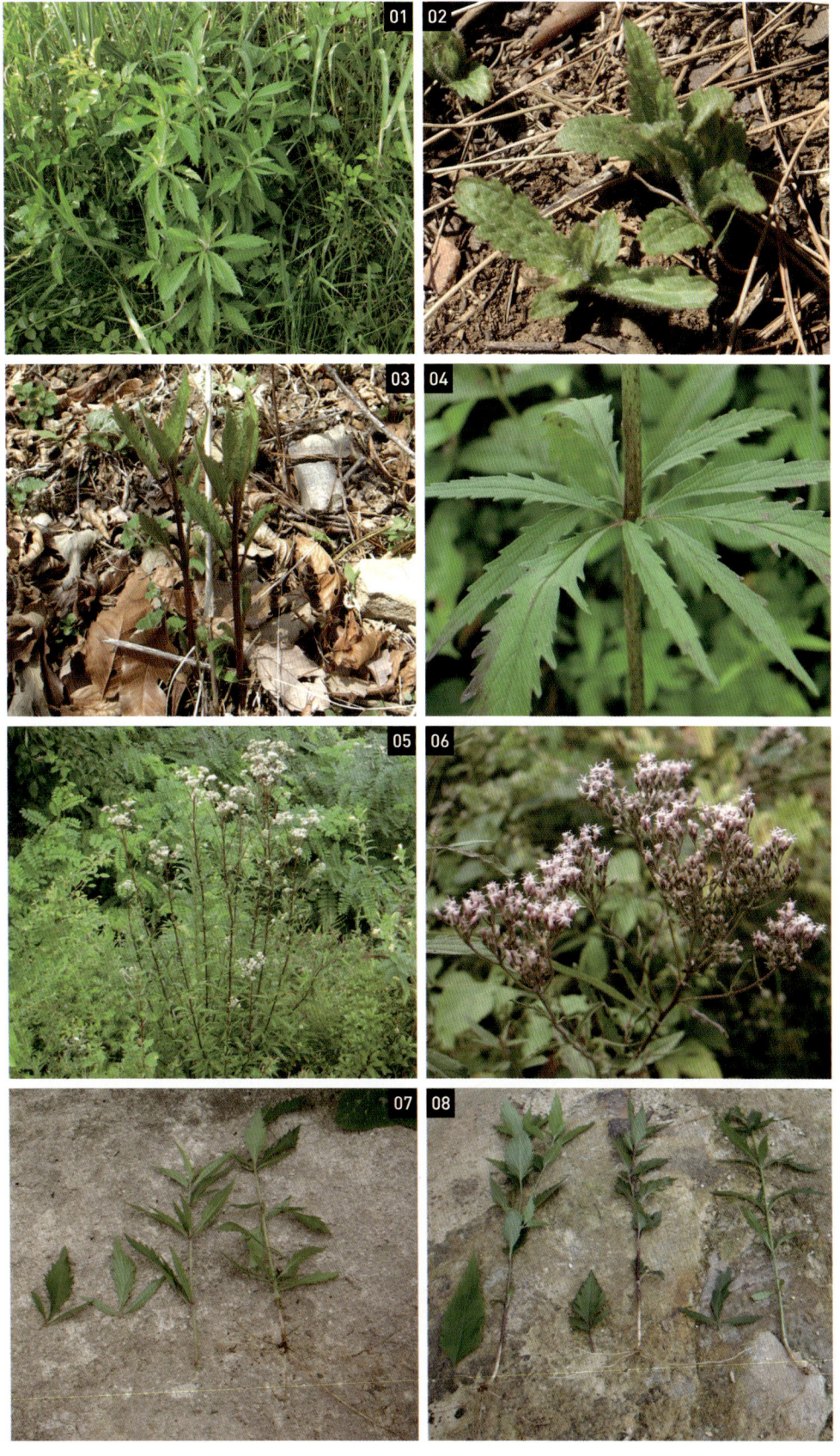

뿌리줄기가 땅속에 짧게 뻗고, 수염뿌리가 뭉쳐 나온다. 줄기는 70㎝ 정도 곧게 자라고, 거친 잔털이 있다. 잎은 마주 나며, 좁고 긴 타원형으로 3줄의 잎맥이 있고 아래쪽이 3갈래로 깊게 갈라지며, 가장자리에 불규칙한 톱니가 있다. 잎길이가 6~12㎝이고, 앞뒷면에 잔털이 있으며, 뒷면에 기름점이 있다. 꽃은 7~10월에 피고 자줏빛 또는 흰자주색이며, 꽃술 모양의 대롱꽃이 모여 1송이가 된다. 작은 송이 여러 개가 어긋나게 모여 우산모양으로 달린다. 열매는 10~11월에 여물고, 씨앗에 흰색 갓털이 있어 바람에 날려간다.

01 전체 모습. 5월 23일
02 새순. 3월 25일
03 줄기 자라는 모습. 4월 8일
04 줄기와 잎. 7월 24일
05 꽃 핀 모습. 8월 3일
06 꽃. 9월 24일
07 잎 앞뒷면과 뿌리 달린 전체 모습. 6월 25일
08 유사종 등골나물(왼쪽), 벌등골나물(가운데), 골등골나물(오른쪽) 뿌리와 잎 비교. 6월 25일

골등골나물

218 벌등골나물 쓴맛 + 매운맛

Eupatorium makinoi var. *oppisitifolium* (Koidz.) Kawahara & Yahara

■ 오한, 발열, 두통, 구토, 신장결석, 코막힘, 더위 먹은 데, 비만에 효과

국화과
여러해살이풀

다른 이름
새등골나물

생약명
목택 木澤

성분
네릴 아세테이트 박테리아억제
타락사스테롤 혈중콜레스테롤 개선
스티그마스테롤 종양억제
베타시토스테롤
혈중콜레스테롤 개선
옥타코사놀 체력증진
만니톨 붓기해소
팔미트산 당뇨와 비만예방
푸마르산 부패억제
석신산 피로회복

원산지
한국

서식지
양지바른 풀밭이나 냇가 근처에 난다.

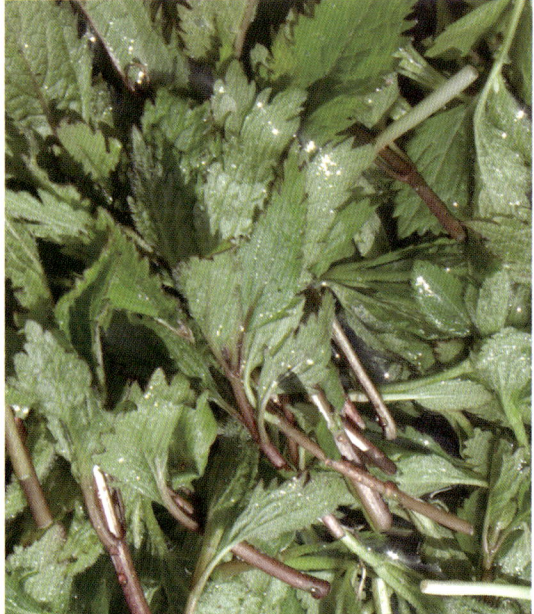
어린잎 채취해서 씻은 모습. 4월 8일

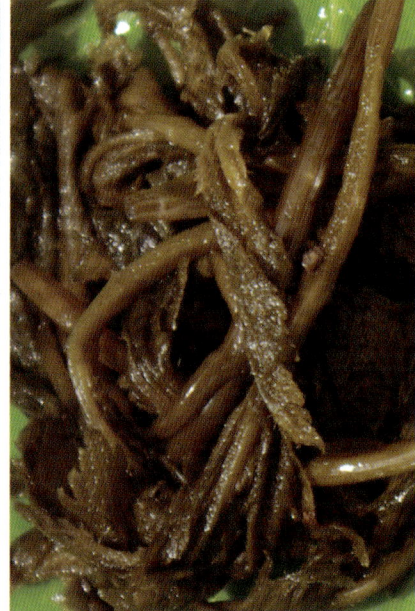
벌등골나물잎장아찌.

장아찌 담그기

채취시기 봄~가을.
채취부위 새순이나 연한 잎.
채취시 주의사항 어릴수록 쓴맛이 덜하므로 억세거나 꽃이 핀 것은 피한다.
밑준비 새순이나 잎을 끓는 물에 살짝 데쳐서 부드럽게 만든 뒤 찬물에 한나절 담가서 씁쌀한 맛을 우려내고, 물기를 짜서 살짝 말린다.
담그기 준비한 것에 맛간장을 끓여서 식혀 붓는데, 효소액은 맛간장이 식은 뒤 넣는다. 은은한 향을 살리려면 식초를 넣지 않는다.
숙성 담근 장아찌는 상온에 한나절 두었다가 냉장고에 넣어 익히고, 부어놓은 맛간장은 며칠에 한 번씩 따라서 다시 끓여 식혀 붓기를 3~4번 한다.
장아찌맛 쌉싸름하면서 향긋한 맛이다.

오행의 맛과 효능
오행상 쓴맛, 매운맛. 단맛이 난다고도 하며, 은은한 향기가 난다. 쓴맛은 배출시키는 작용을 하고, 매운맛은 발산시키는 작용을 한다.

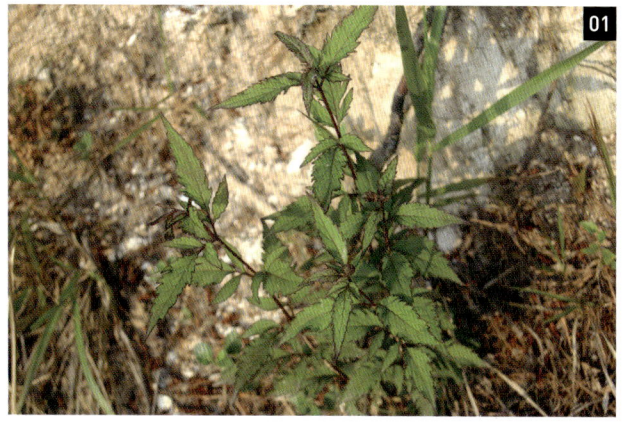

뿌리줄기가 땅속에서 옆으로 길게 뻗는다. **줄기**는 100~150㎝ 정도 곧게 자라고, 자줏빛을 띤다. **잎**은 마주 나며, 긴 타원형 또는 피침 같은 긴 타원형이고 3갈래로 깊게 갈라진다. 가운데 갈라진 조각이 크며, 가장자리에 불규칙한 톱니가 있다. 잎길이 8~13㎝이고, 앞뒷면에 잔털이 조금 있으며, 뒷면에 기름점이 없고, 잎자루가 짧다. **꽃**은 8~9월에 피고 자줏빛 또는 연붉은자주색이며, 꽃술모양의 대롱꽃이 모여 1송이가 된다. 작은 송이 여러 개가 어긋나게 모여 우산모양으로 달린다. **열매**는 9~10월에 여물고, 씨앗에 흰색 갓털이 있어 바람에 날려간다.

01 전체 모습. 6월 17일
02 어린잎 자라는 모습. 4월 25일
03 줄기 자라는 모습. 5월 30일
04 줄기와 잎. 6월 17일

05 꽃 핀 모습. 7월 12일
06 꽃. 7월 24일
07 잎 앞뒷면과 뿌리. 6월 17일

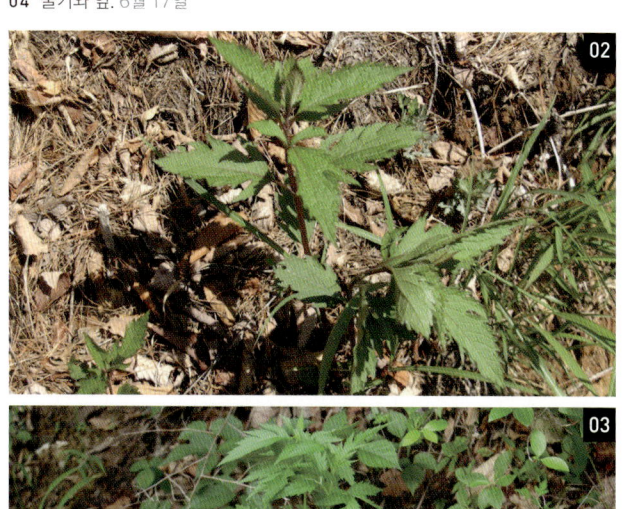

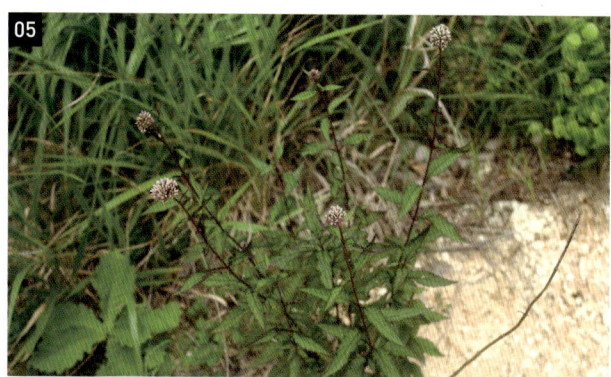

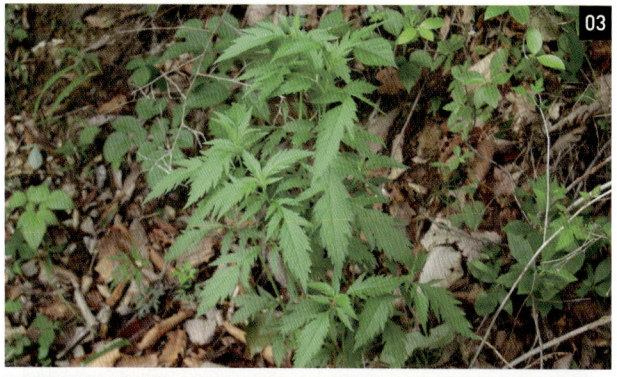

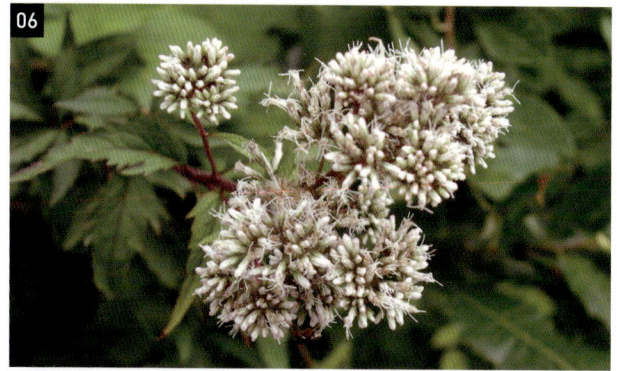

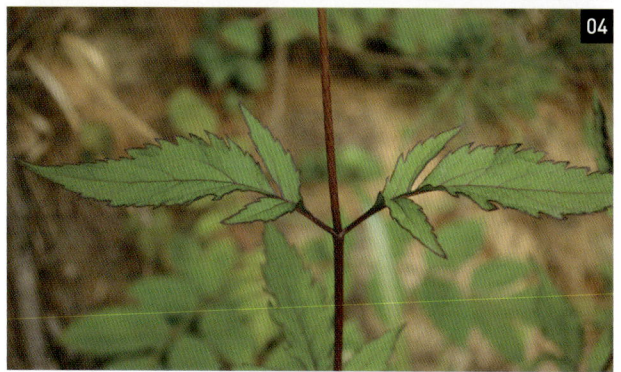

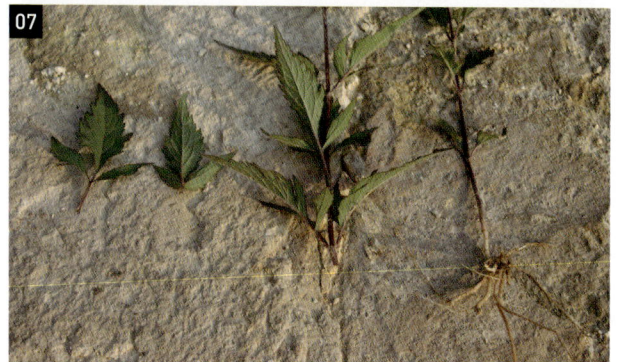

벌등골나물

219 멸가치 쓴맛 + 매운맛

Adenocaulon himalaicum Edgew.

■ 기침, 천식, 산후출혈, 배 아픈 데, 골절, 붓기, 비만에 효과

국화과
여러해살이풀

다른 이름
멸키치
명가치
음취나물
옹취

생약명
호로채 胡蘆菜
야로 野蕗

원산지
한국

서식지
깊은 산 그늘지고 축축한 곳에 난다.

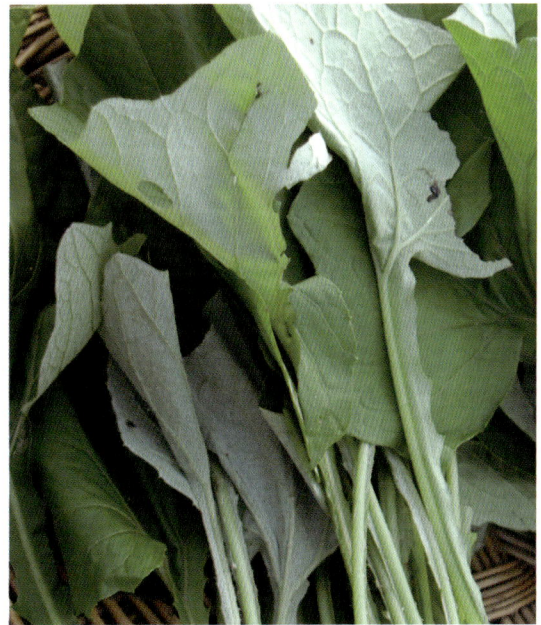
잎 채취한 모습. 8월 13일

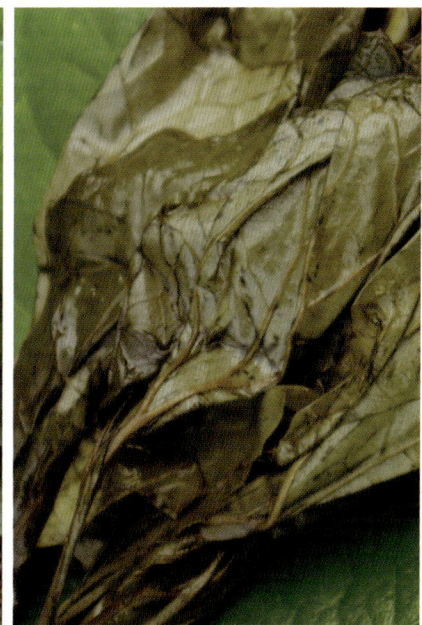
멸가치잎장아찌.

장아찌 담그기

채취시기 봄~여름.
채취부위 새순이나 연한 잎.
채취시 주의사항 어릴수록 쓴맛이 덜하므로 억세거나 꽃이 핀 것은 피한다.
밑준비 새순이나 잎을 짭짤한 소금물에 살짝 절여서 쌉쌀한 맛을 우려내고, 여러 번 헹구어 물기를 뺀다.
담그기 준비한 것에 맛간장을 끓여서 식혀 붓는데, 효소액은 맛간장이 식은 뒤 넣는다. 소금에 절였으므로 간을 약하게 한다.
숙성 담근 장아찌는 상온에 한나절 두었다가 냉장고에 넣어 익히고, 부어놓은 맛간장은 며칠에 한 번씩 따라서 다시 끓여 식혀 붓기를 3~4번 한다.
장아찌맛 쌉싸름하면서 아삭아삭한 맛이다.

오행의 맛과 효능
오행상 쓴맛, 매운맛. 쓴맛은 배출시키는 작용을 하고, 매운맛은 발산시키는 작용을 한다.

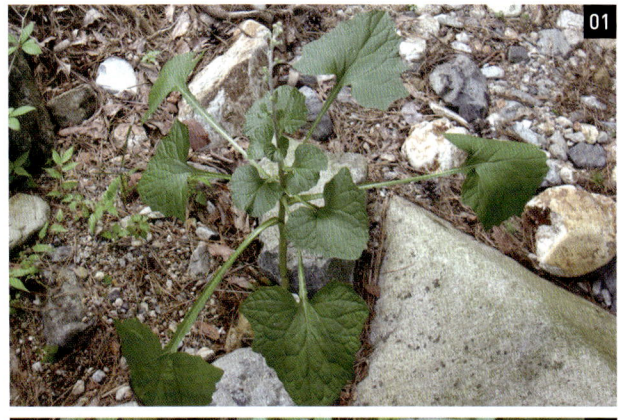

줄기는 50~100㎝ 정도 곧게 자라고, 윗동에 샘털이 있다. 잎은 어긋나며, 콩팥모양 또는 심장 같은 콩팥모양 또는 삼각형 같은 심장모양이다. 가장자리에 물결 또는 이빨 같은 톱니가 있으며, 뒷면에 흰색 솜털이 빽빽하다. 잎길이 7~13㎝이고, 잎자루가 길며 날개가 있다. 꽃은 8~9월에 피고 흰색 또는 분홍빛 도는 흰색이며, 양성화는 열매를 맺지 못한다. 작은 꽃 여러 개가 뭉쳐서 1송이가 되고, 작은 송이 여러 개가 원뿔모양으로 달린다. 꽃가지에 융털과 샘털이 있다. 열매는 10월에 여물고 긴 방망이모양이며, 끈끈한 점액이 있어서 동물털에 붙어 멀리 퍼진다.

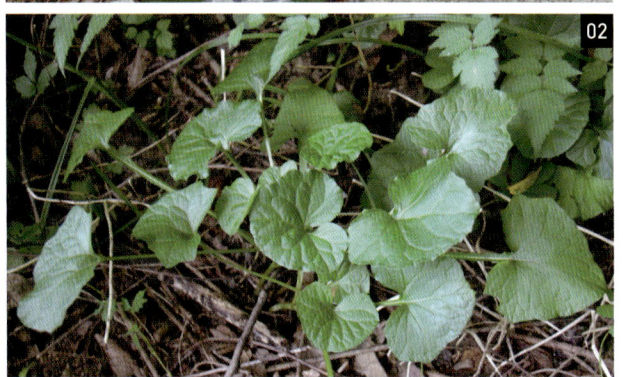

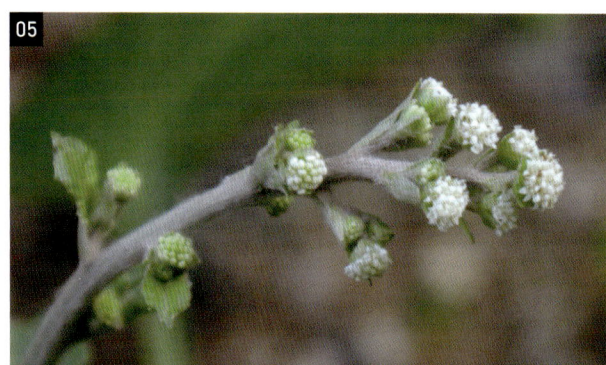

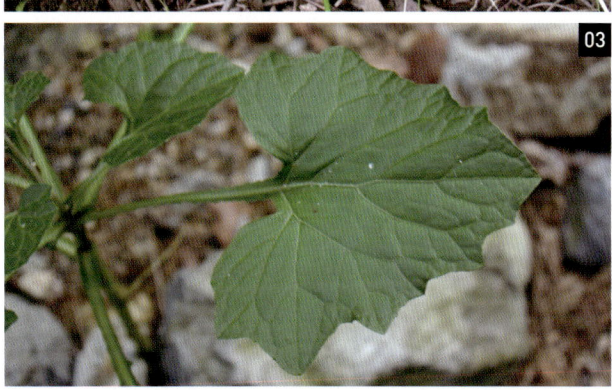

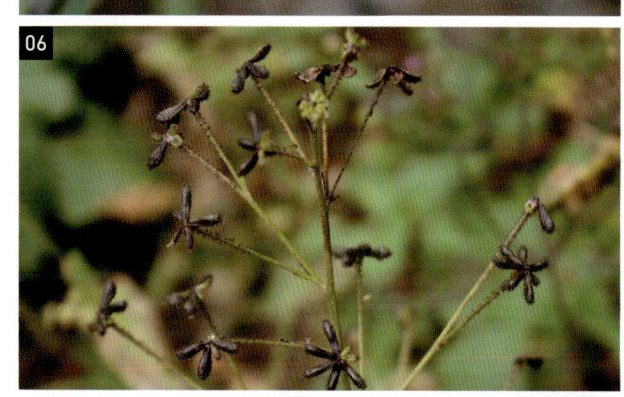

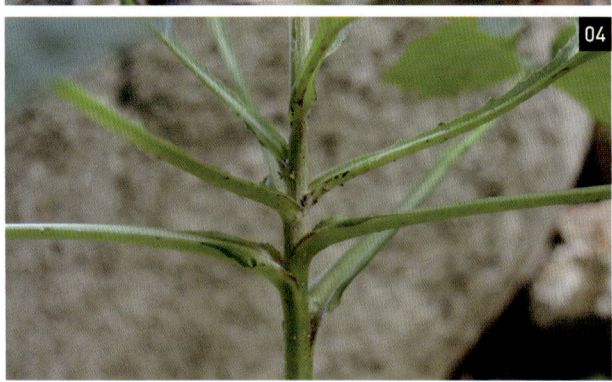

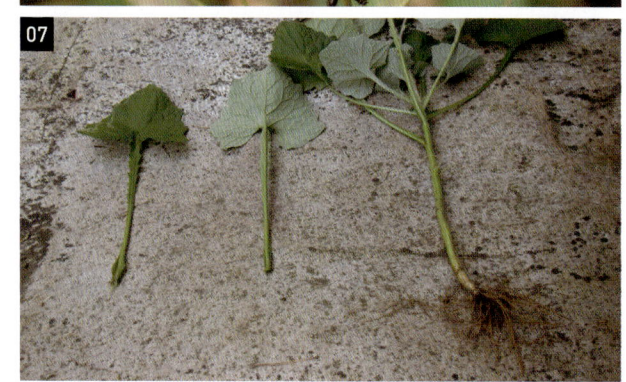

01 전체 모습. 8월 13일
02 어린잎. 8월 13일
03 잎. 8월 13일
04 줄기. 8월 13일
05 꽃. 8월 13일
06 열매. 10월 14일
07 잎 앞뒷면과 뿌리. 8월 13일

멸가치

220 은분취 쓴맛 + 매운맛

Saussurea gracilis Maxim.

■ 어혈로 아픈 데, 류머티즘, 신경통, 관절통, 타박상, 고혈압에 효과

국화과
여러해살이풀

생약명
풍모국 風毛菊

원산지
한국

서식지
산과 들판의 메마른 양지에 난다.

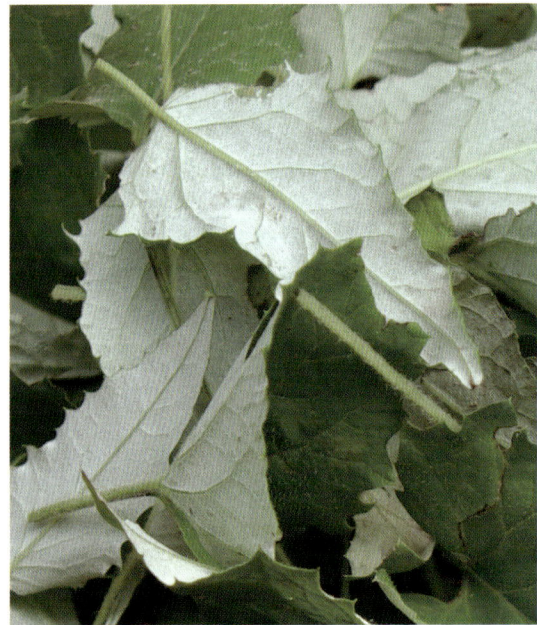
잎 채취한 모습. 8월 6일

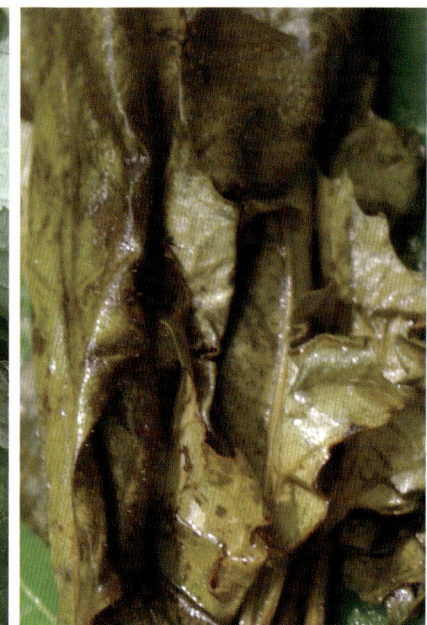
은분취잎장아찌.

장아찌 담그기

채취시기 봄~가을.
채취부위 새순이나 어린잎.
채취시 주의사항 흔치 않은 약초이므로 조금만 채취하고 개체를 남겨두며, 어릴수록 쓴맛이 덜하므로 억세거나 꽃이 핀 것은 피한다.
밑준비 새순이나 잎을 끓는 소금물에 살짝 데쳐서 부드럽게 만든 뒤 찬물에 한나절 정도 담가 쌉쌀한 맛을 우려내고, 물기를 짜서 살짝 말린다.
담그기 준비한 것에 맛간장을 끓여서 식혀 붓는데, 효소액은 맛간장이 식은 뒤 넣는다.
숙성 담근 장아찌는 상온에 한나절 두었다가 냉장고에 넣어 익히고, 부어놓은 맛간장은 며칠에 한 번씩 따라서 다시 끓여 식혀 붓기를 3~4번 한다.
장아찌맛 쌉싸름하면서 은은한 맛이다.

오행의 맛과 효능
오행상 쓴맛, 매운맛. 쓴맛은 배출시키는 작용을 하고, 매운맛은 발산시키는 작용을 한다.

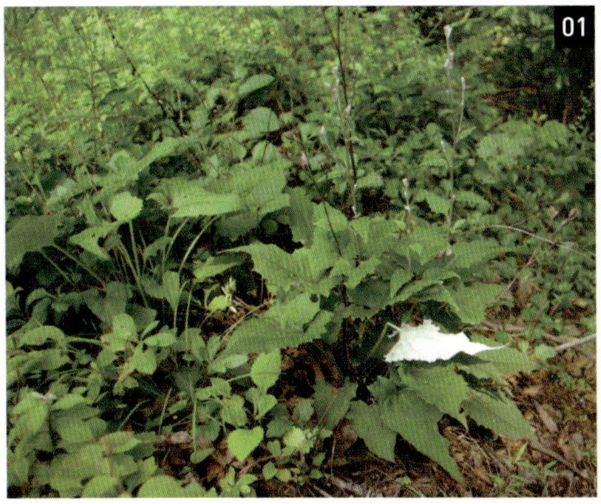

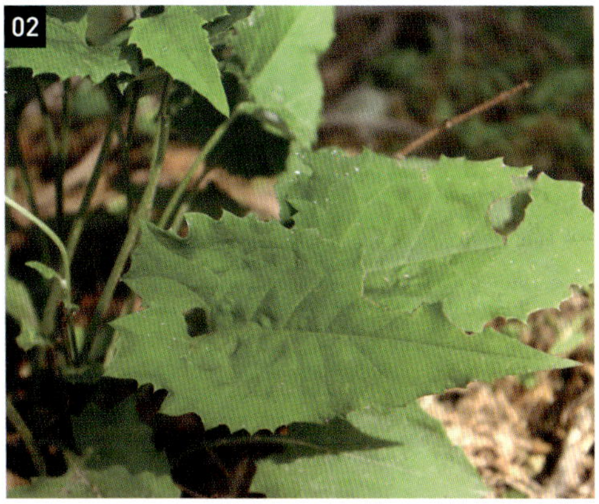

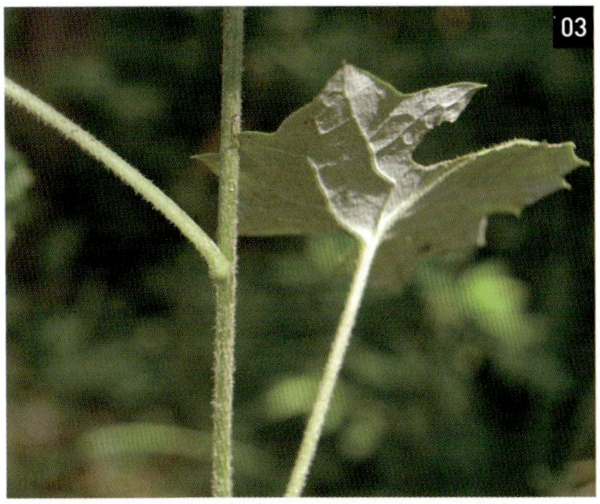

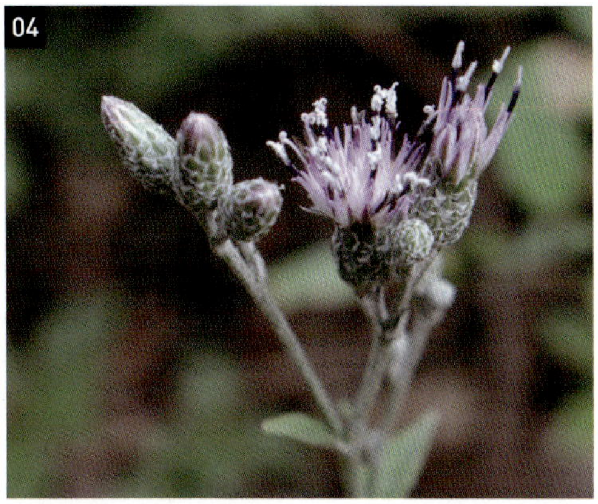

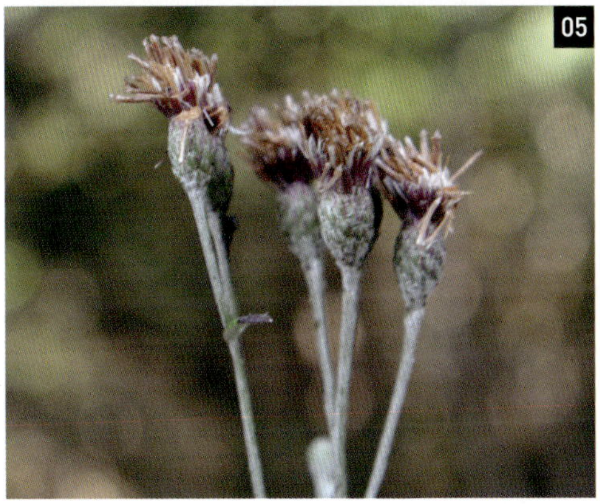

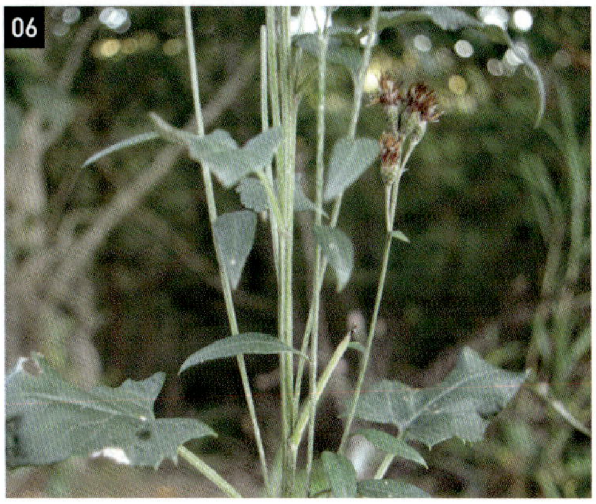

줄기는 10~30㎝ 정도 자라며, 흰 털이 빽빽하다가 없어진다. **잎**은 뿌리에서는 뭉쳐서 나고, 줄기에는 어긋난다. 타원 같은 삼각형 또는 삼각형이고, 아래쪽이 심장 또는 화살촉모양이다. 가장자리에 이빨 같은 톱니가 있으며, 뒷면이 흰색 샘털이 있다. 잎 길이 5~12㎝. 잎자루가 길다. 윗동잎은 피침형이고, 잎자루가 없다. **꽃**은 8~9월에 피고 붉은자주색이다. 꽃싼잎조각은 8~11줄이고, 거미줄 같은 흰 털로 덮여 있다. 작은 송이 여러 개가 어긋나게 모여 우산모양으로 달린다. **열매**는 10월에 여물며, 씨앗에 갓털이 있다.

---

01 꽃봉오리가 달린 전체 모습. 8월 6일
02 뿌리잎과 어린줄기(왼쪽). 8월 6일
03 줄기와 잎. 8월 6일
04 꽃과 꽃봉오리. 10월 4일
05 열매. 10월 14일
06 열매와 윗동잎. 10월 13일
07 잎 앞뒷면과 뿌리. 8월 6일
08 유사종 수리취(왼쪽), 은분취(가운데), 솜나물(오른쪽) 뿌리째 비교. 8월 6일

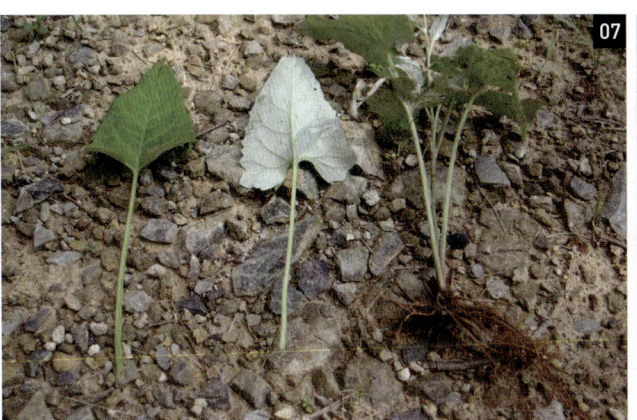
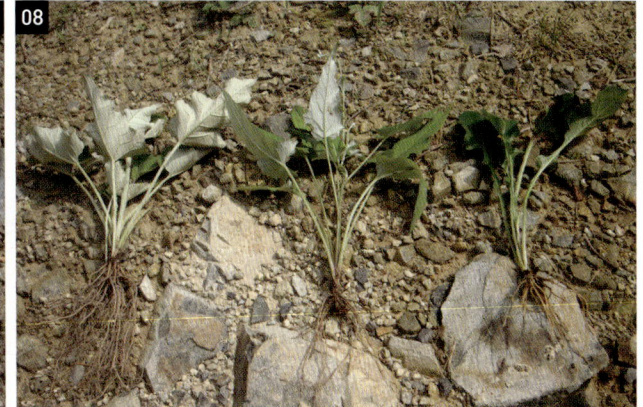

은분취

221 산비장이 쓴맛 + 매운맛

Serratula coronata var. *insularis* (Iljin) Kitam. for. *insularis*

- 기침, 가래, 감기, 빈혈, 소화불량, 치질에 효과

국화과
여러해살이풀

생약명
위니호채 偲泥胡菜

성분
독성이 없다.
이눌린 위와 장기능강화

원산지
한국

서식지
산과 들판의 양지바르고 촉촉한 곳에 난다.

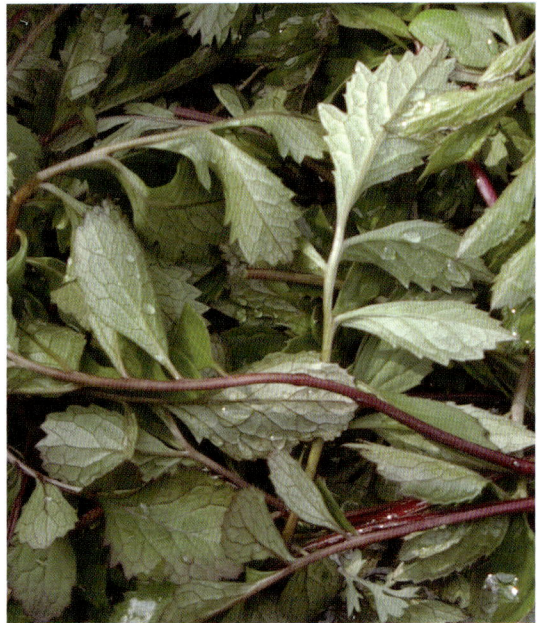
어린잎 채취하여 씻은 모습. 4월 22일

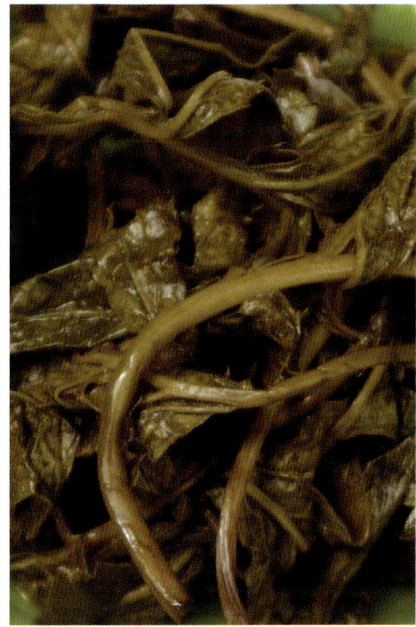
산비장이잎장아찌.

장아찌 담그기

채취시기 봄~가을.

채취부위 새순이나 어린잎.

채취시 주의사항 흔치 않은 약초이므로 조금만 채취하고 개체를 남겨두며, 어릴수록 쓴맛이 덜하므로 억세거나 꽃이 핀 것은 피한다.

밑준비 새순이나 잎을 끓는 물에 살짝 데쳐서 부드럽게 만든 뒤 찬물에 반나절 정도 담가 쌉쌀한 맛을 우려내고, 물기를 짜서 살짝 말린다.

담그기 준비한 것에 맛간장을 끓여서 식혀 붓는데, 효소액은 맛간장이 식은 뒤 넣는다.

숙성 담근 장아찌는 상온에 한나절 두었다가 냉장고에 넣어 익히고, 부어놓은 맛간장은 며칠에 한 번씩 따라서 다시 끓여 식혀 붓기를 3~4번 한다.

장아찌맛 쌉싸름하고 씹는 맛이 좋다.

오행의 맛과 효능
오행상 쓴맛, 매운맛. 쓴맛은 배출시키는 작용을 하고, 매운맛은 발산시키는 작용을 한다.

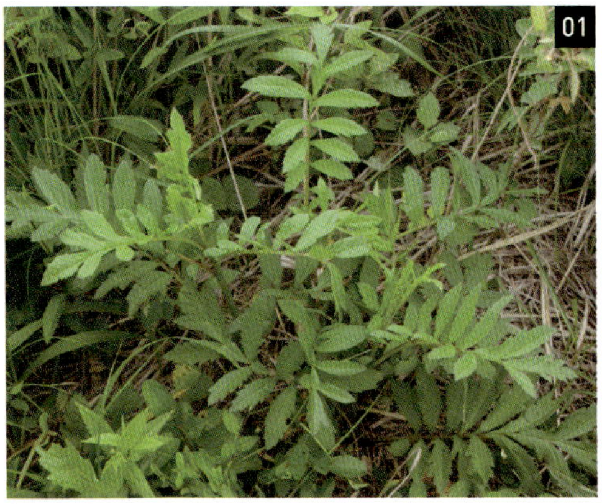

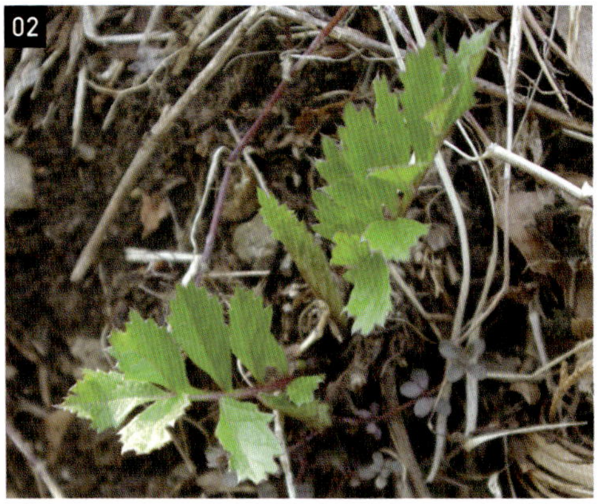

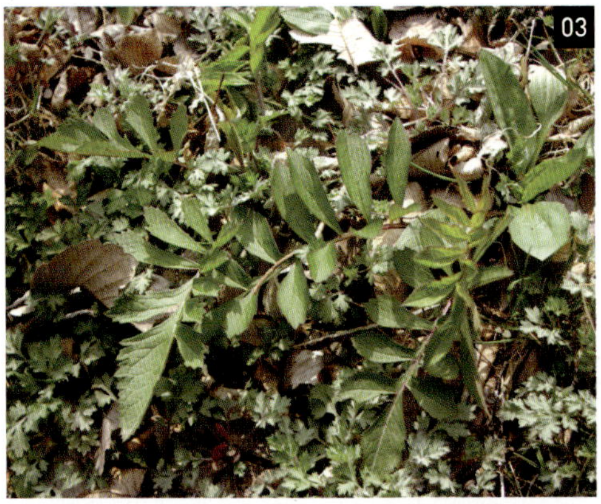

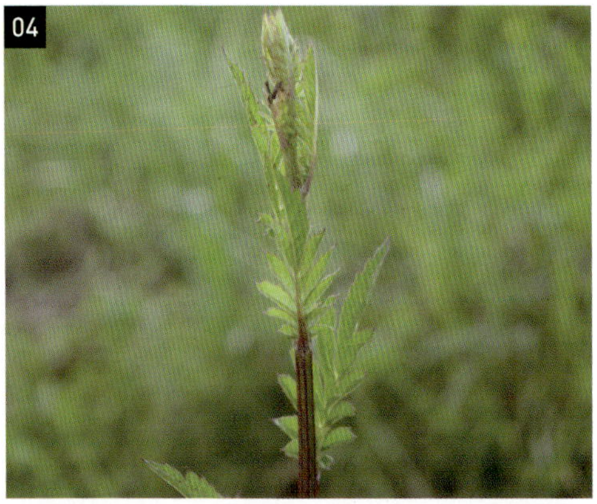

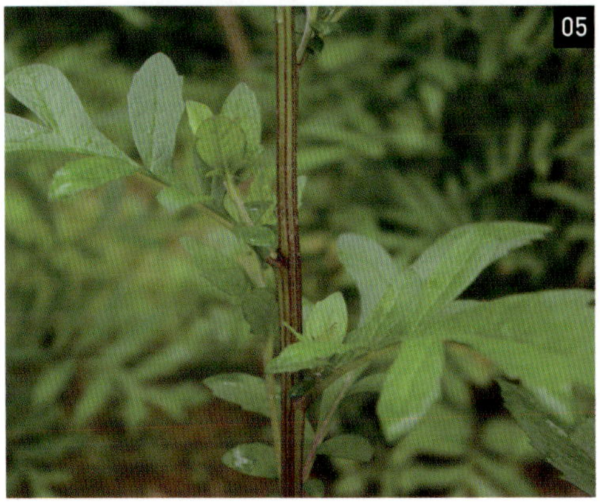

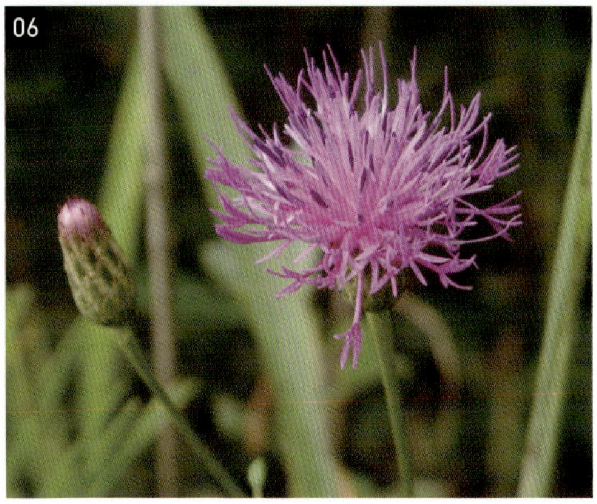

줄기는 30~140㎝ 정도 곧게 자라고, 세로로 홈이 있다. **잎**은 뿌리에서는 뭉쳐서 나고, 줄기에는 어긋난다. 달걀 같은 타원형이고, 가장자리가 6~7쌍으로 완전히 갈라져 깃털처럼 되며, 가장자리에 불규칙한 톱니가 있다. 뿌리잎은 잎자루가 길며, 줄기잎은 작고 잎자루가 짧다. **꽃**은 7~10월에 피고 붉은 연자주색이며, 꽃술모양의 대롱꽃이 모여 1송이가 된다. 1송이 지름은 3~4㎝이고, 줄기와 가지 끝에 1송이씩 달리며, 꽃싼잎조각이 피침형이다. **열매**는 10~11월에 여물고, 씨앗에 연한 갈색 갓털이 있어 바람에 날려간다.

01 전체 모습. 6월 22일
02 새순. 4월 22일
03 뿌리잎 자라는 모습. 4월 22일
04 윗동잎. 7월 18일
05 줄기와 잎. 7월 2일
06 꽃과 꽃봉오리. 9월 8일
07 열매. 10월 18일
08 뿌리와 잎 앞뒷면. 4월 22일

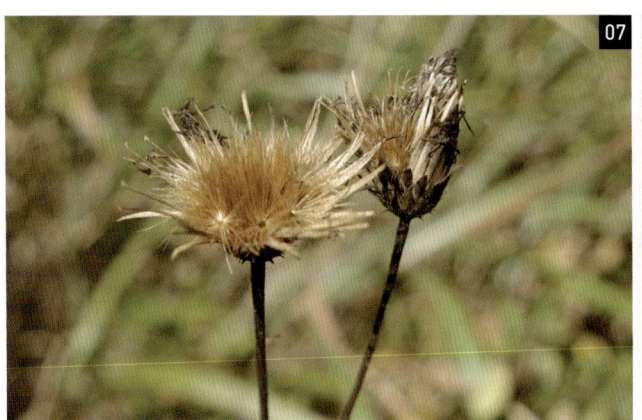
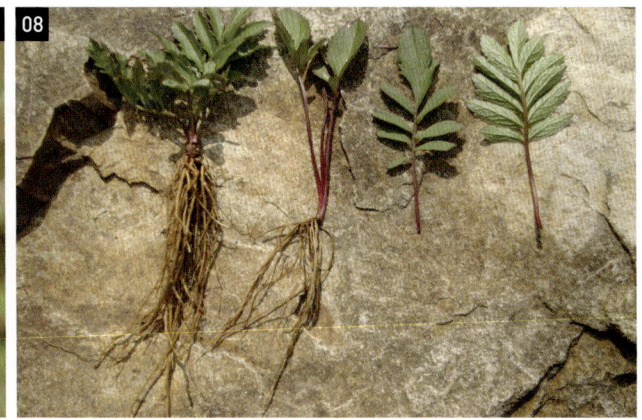

산비장이

222 삽주

Atractylodes ovata (Thunb.) DC.

쓴맛 + 매운맛

■ 감기, 야맹증, 류머티즘, 비만, 추위 타는 데 효과

국화과
여러해살이풀

다른 이름
창출
백출

생약명
창출 蒼朮

성분
독성이 없다.
아트락틸론 간기능보호
이눌린 위와 장기능강화
알칼로이드 염증과 통증완화
타닌 수렴작용
칼슘 뼈강화
칼륨 신경세포와 근육기능강화
철분 빈혈개선
단백질 근육강화
카로틴 종양억제
비타민A 시력유지
티아민 에너지대사관여

원산지
한국

서식지
산과 들판의 양지바르거나 반그늘인 곳에 난다.

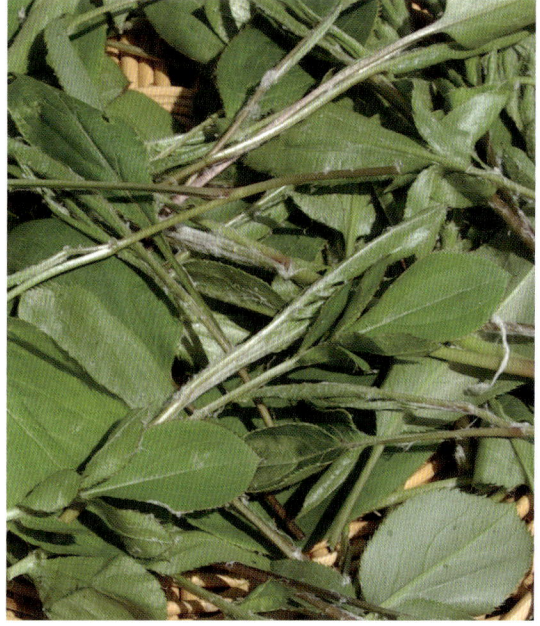
새순 채취한 모습. 4월 11일.

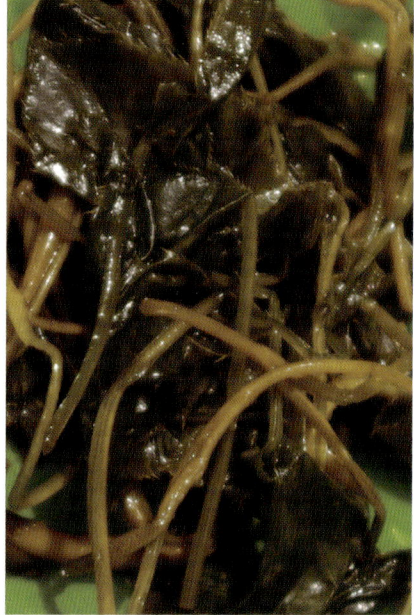
삽주순장아찌.

장아찌 담그기

채취시기 봄~여름.
채취부위 새순이나 어린잎.
채취시 주의사항 흔치 않은 약초이므로 조금만 채취하고 개체를 남겨둔다.
밑준비 새순이나 잎을 끓는 물에 살짝 데쳐서 부드럽게 만든 뒤 찬물에 헹구고, 물기를 짜서 살짝 말린다.
담그기 준비한 것을 묵은 된장이나 묵은 고추장에 박는다. 또는 맛간장을 끓여서 식혀 붓거나, 맛고추장으로 버무린다. 맛간장에 넣는 효소액은 맛간장이 식은 뒤 넣는다.
숙성 맛간장, 맛고추장으로 담근 경우 상온에 한나절 두었다가 냉장고에 넣어 익히고, 부어놓은 맛간장은 며칠에 한 번씩 따라서 다시 끓여 식혀 붓기를 3~4번 한다.
장아찌맛 쌉싸름하면서 향긋한 맛이다.

오행의 맛과 효능
오행상 쓴맛, 매운맛. 단맛이 있다고도 하며, 향기가 있다. 쓴맛은 배출시키는 작용을 하고, 매운맛은 발산시키는 작용을 한다.

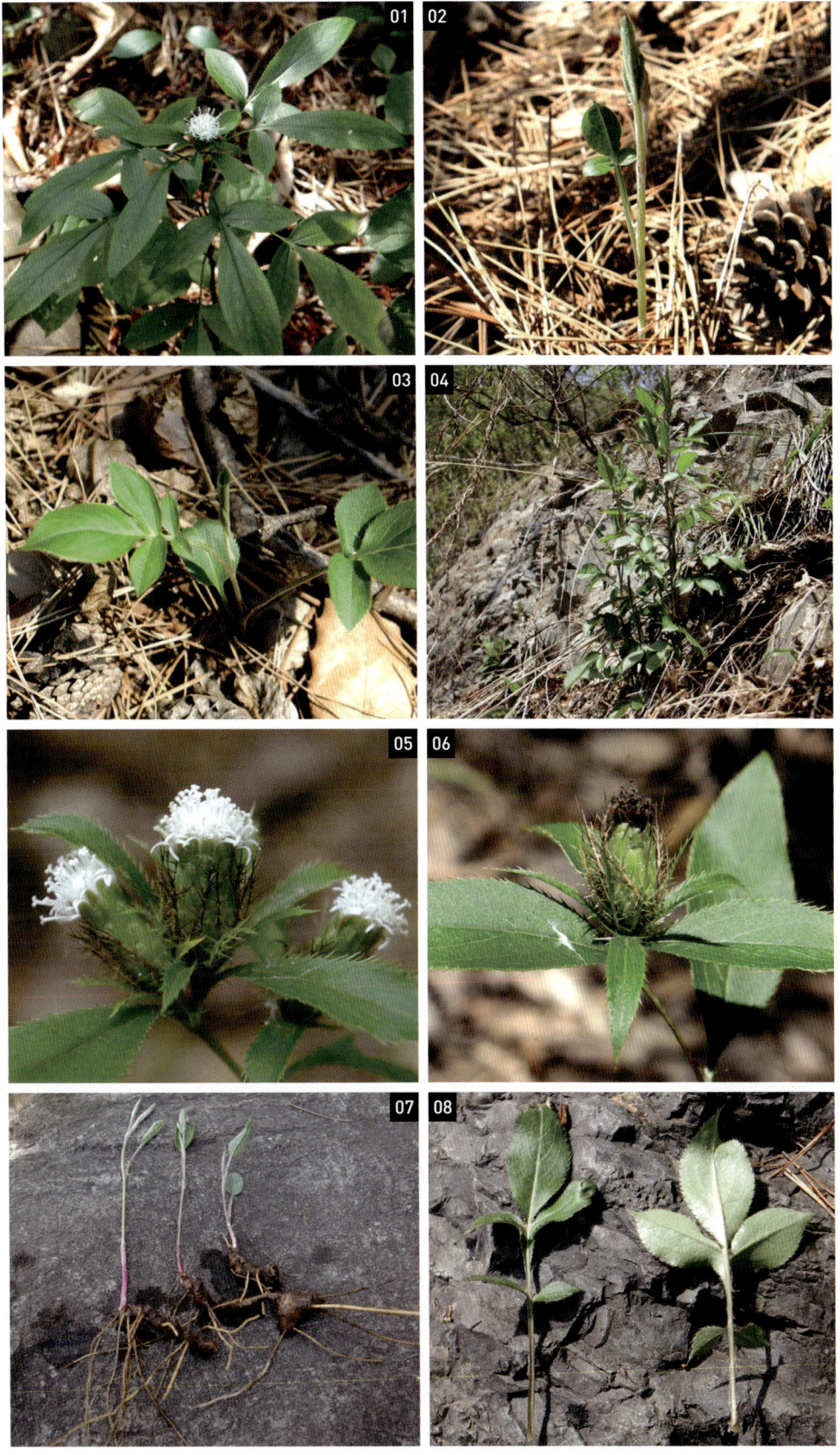

뿌리는 굵게 자라고, 옆으로 뻗으며, 살이 많다. 만져보면 끈적하고 강한 향이 난다. **줄기**는 30~100㎝ 정도 곧게 자라고 단단하며, 윗동에서 가지가 갈라져 나온다. **잎**은 어긋나며, 타원형이고, 가장자리에 짧은 바늘 같은 가시가 있다. 밑동잎은 3~5갈래로 갈라지고 잎자루가 있으며, 윗동잎은 갈라지지 않고 잎자루가 거의 없다. 잎길이 8~11㎝이며, 잎 앞면은 윤기가 있다. **꽃**은 7~9월에 피고 흰색 또는 붉은색이며, 작은 대롱꽃 20~30개가 모여 1송이가 된다. **열매**는 10월에 여무는데 둥근 타원형이고 잔털이 있으며, 길이 5㎜ 정도이다. 씨앗에 갈색 갓털이 있어 바람에 날려간다.

01 꽃 핀 모습. 9월 15일
02 새순. 4월 11일
03 어린잎. 4월 11일
04 줄기 자라는 모습. 4월 22일
05 꽃. 10월 17일
06 열매. 10월 12일
07 뿌리. 3월 29일
08 잎 앞뒷면. 4월 22일

삽주

223 쇠서나물

쓴맛 + 매운맛

Picris hieracioides var. *koreana* Kitam

- 유행성 감기, 젖멍울, 만성설사, 피부염, 아토피, 소변보기 힘든 데 효과

국화과
두해살이풀

다른 이름
쇠세나물

생약명
모련채 毛蓮菜

성분
독성이 없다.
락투신 통증완화
타닌 수렴작용

원산지
한국

서식지
산과 들판의 양지나 길가에 난다.

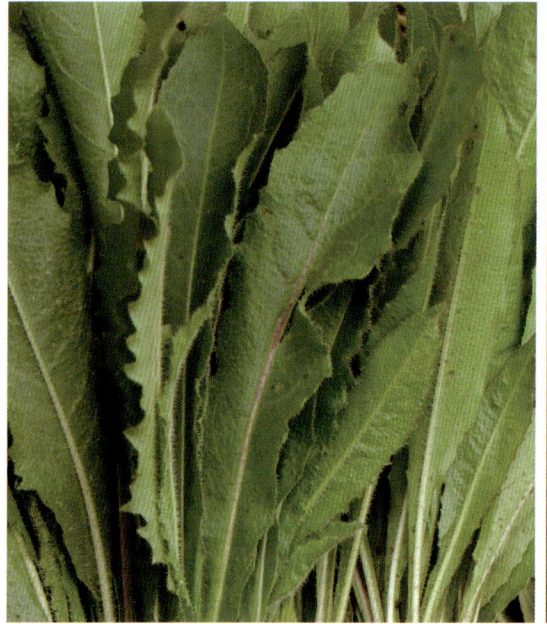
잎 채취한 모습. 6월 7일

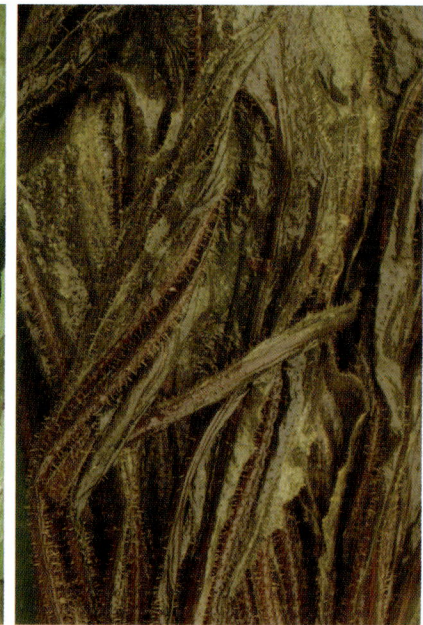
쇠서나물잎장아찌.

장아찌 담그기

채취시기 봄~여름.
채취부위 새순이나 어린잎.
채취시 주의사항 어릴수록 쓴맛이 덜하므로 억세거나 꽃이 핀 것은 피한다.
밑준비 새순이나 잎을 끓는 물에 데쳐서 부드럽게 만든 뒤 찬물에 한나절 정도 담가서 씁쓸한 맛을 우려내고, 물기를 짜서 살짝 말린다.
담그기 준비한 것에 맛간장을 끓여서 식혀 붓거나, 맛고추장으로 버무린다. 맛간장에 넣는 효소액은 맛간장이 식은 뒤 넣는다.
숙성 담근 장아찌는 상온에 한나절 두었다가 냉장고에 넣어 익히고, 부어놓은 맛간장은 며칠에 한 번씩 따라서 다시 끓여 식혀 붓기를 3~4번 한다. 잎이 질기므로 노르스름해질 때까지 충분히 삭혀서 먹는다.
장아찌맛 씁싸름하고 쫄깃쫄깃한 맛이다.

오행의 맛과 효능
오행상 쓴맛, 매운맛. 쓴맛은 배출시키는 작용을 하고, 매운맛은 발산시키는 작용을 한다.

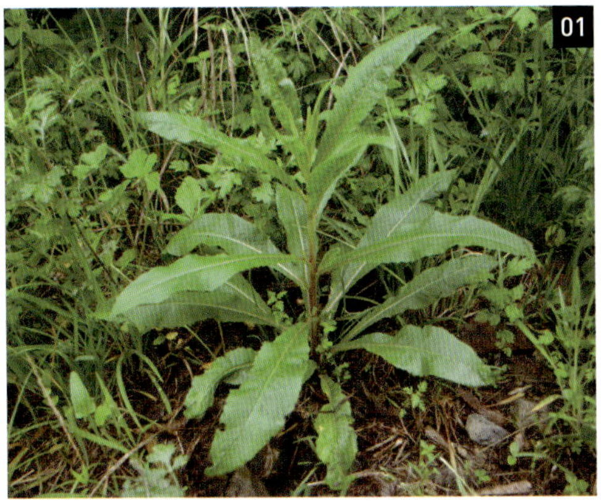

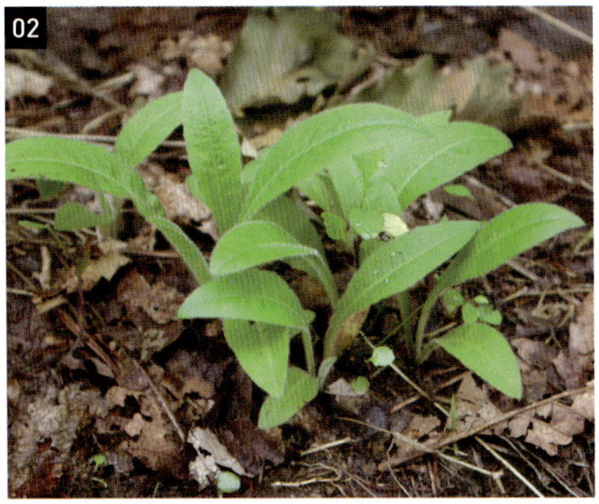

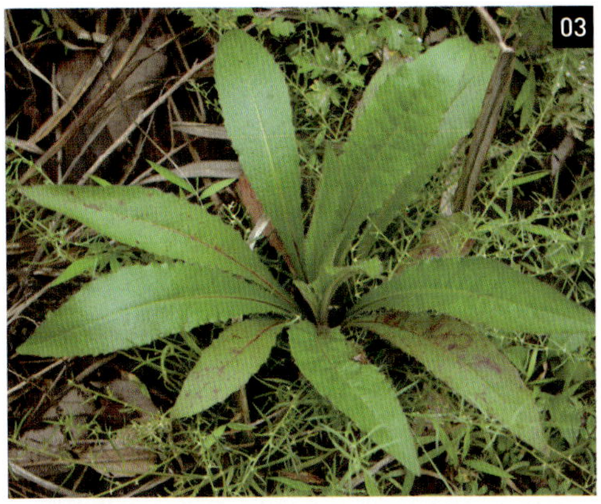

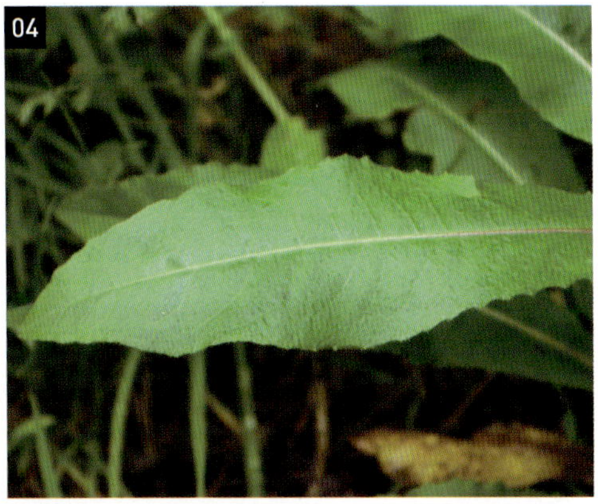

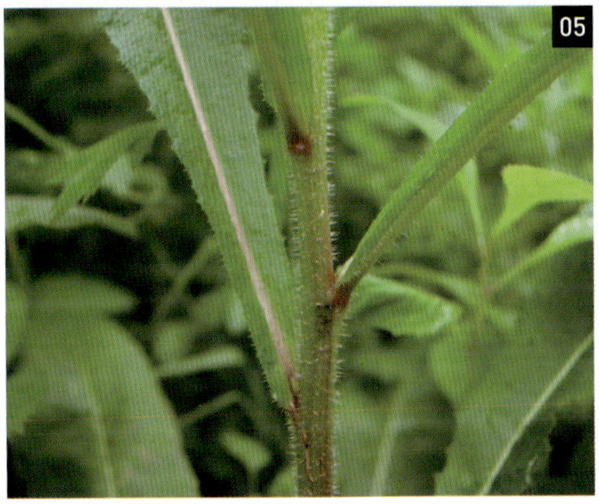

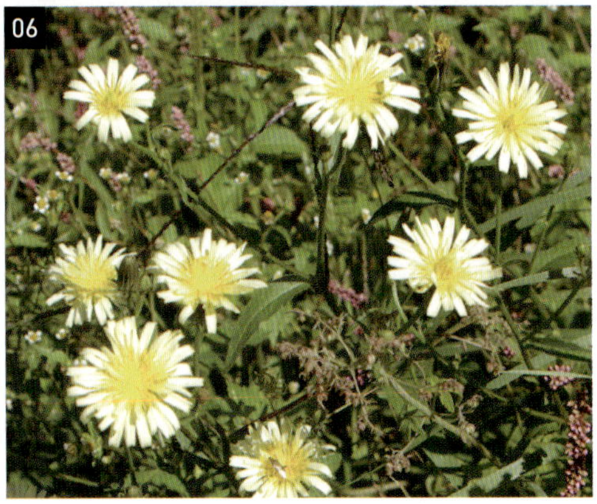

줄기는 90cm 정도 곧게 자라고, 붉은갈색의 거친 털이 있다. 줄기를 꺾으면 하얀 유액이 나온다. **잎**은 뿌리에서는 뭉쳐서 나와 퍼지고, 줄기에는 어긋난다. 좁고 긴 타원형으로 끝이 갸름하거나 뾰족하고, 아래쪽이 좁아져 잎자루의 날개가 되며, 가장자리에 물결 같은 톱니가 있다. 잎길이 8~22cm이고, 거센 잔털이 있다. 줄기의 중간 잎은 잎자루가 없고, 윗동잎은 좁고 작으며 아래쪽이 줄기를 감싼다. **꽃**은 6~9월에 피고 노란색 또는 연노란색이며, 꽃잎모양의 혀꽃과 꽃술모양의 대롱꽃이 모여 1송이가 된다. 1송이 지름은 2~2.5cm이며, 줄기와 가지 끝에 달린다. **열매**는 9~10월에 여물고, 씨앗에 흰색 또는 연갈색 갓털이 있어 바람에 날려간다.

01 전체 모습. 6월 19일
02 새순. 6월 19일
03 뿌리잎. 6월 19일
04 줄기잎. 6월 19일
05 줄기와 털. 6월 19일
06 꽃 핀 모습. 10월 4일
07 열매. 10월 14일
08 잎 앞뒷면과 뿌리. 6월 7일

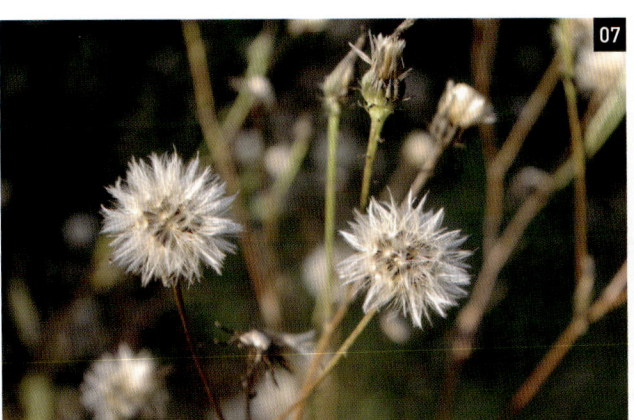
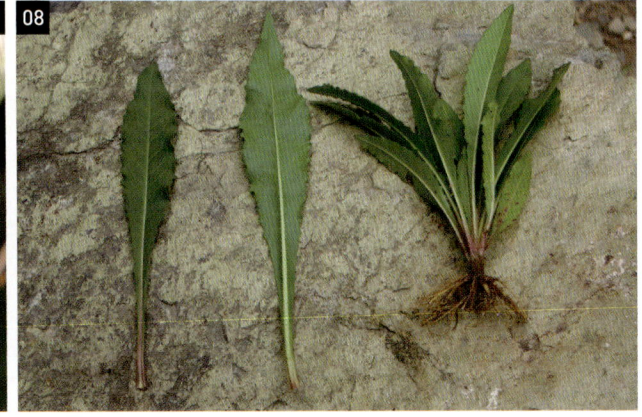

쇠서나물

224 수리취 쓴맛 + 매운맛

Synurus deltoides (Aiton) Nakai

- 기침, 감기, 기관지염, 림프샘염, 위장병, 고혈압, 비만에 효과

국화과
여러해살이풀

다른 이름
떡취

생약명
산우방 山牛蒡

성분
독성이 없다.
프롤라민 종양억제
리그닌 혈관정화
철분 빈혈개선
칼슘 뼈강화
칼륨 신경세포와 근육기능강화
아연 면역력강화
폴산 적혈구생성
인 혈중콜레스테롤 개선
나트륨 수분유지
비타민A 시력유지
티아민 에너지대사관여
비타민B₂ 빈혈개선
비타민B₆ 체내생화학반응 촉진
비타민C 노화방지
비타민E 항산화물질생성

원산지
한국

서식지
산과 들판의 그늘진 숲속에 난다.

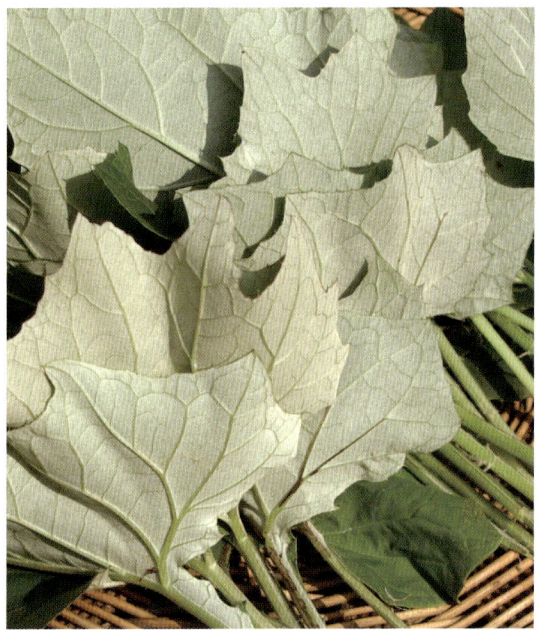
잎 채취한 모습. 8월 6일.

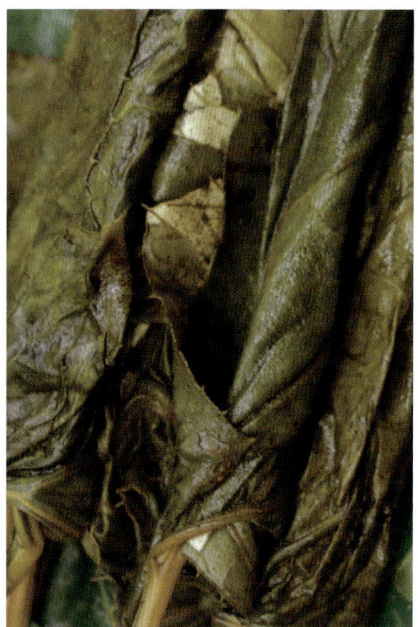
수리취잎장아찌.

장아찌 담그기

채취시기 봄~가을.
채취부위 새순이나 어린잎.
채취시 주의사항 어릴수록 달달하고 쓴맛이 덜하므로 억세거나 꽃이 핀 것은 피한다.
밑준비 새순이나 잎을 씻어서 물기를 뺀 뒤 차곡차곡 모은다.
담그기 준비한 것에 맛간장을 끓여서 아삭한 맛이 살도록 뜨거울 때 붓는데, 효소액은 맛간장이 식은 뒤 넣는다. 은은한 향을 살리려면 식초를 넣지 않는다.
숙성 담근 장아찌는 상온에 한나절 두었다가 냉장고에 넣어 익히고, 부어놓은 맛간장은 며칠에 한 번씩 따라서 다시 끓여 식혀 붓기를 3~4번 한다. 잎이 질기므로 노르스름해질 때까지 충분히 삭혀서 먹는다.
장아찌맛 쌉싸름하면서 그윽한 맛이다.

오행의 맛과 효능
오행상 쓴맛, 매운맛. 단맛이 있다고도 하며, 은은한 향기가 난다. 쓴맛은 배출시키는 작용을 하고, 매운맛은 발산시키는 작용을 한다.

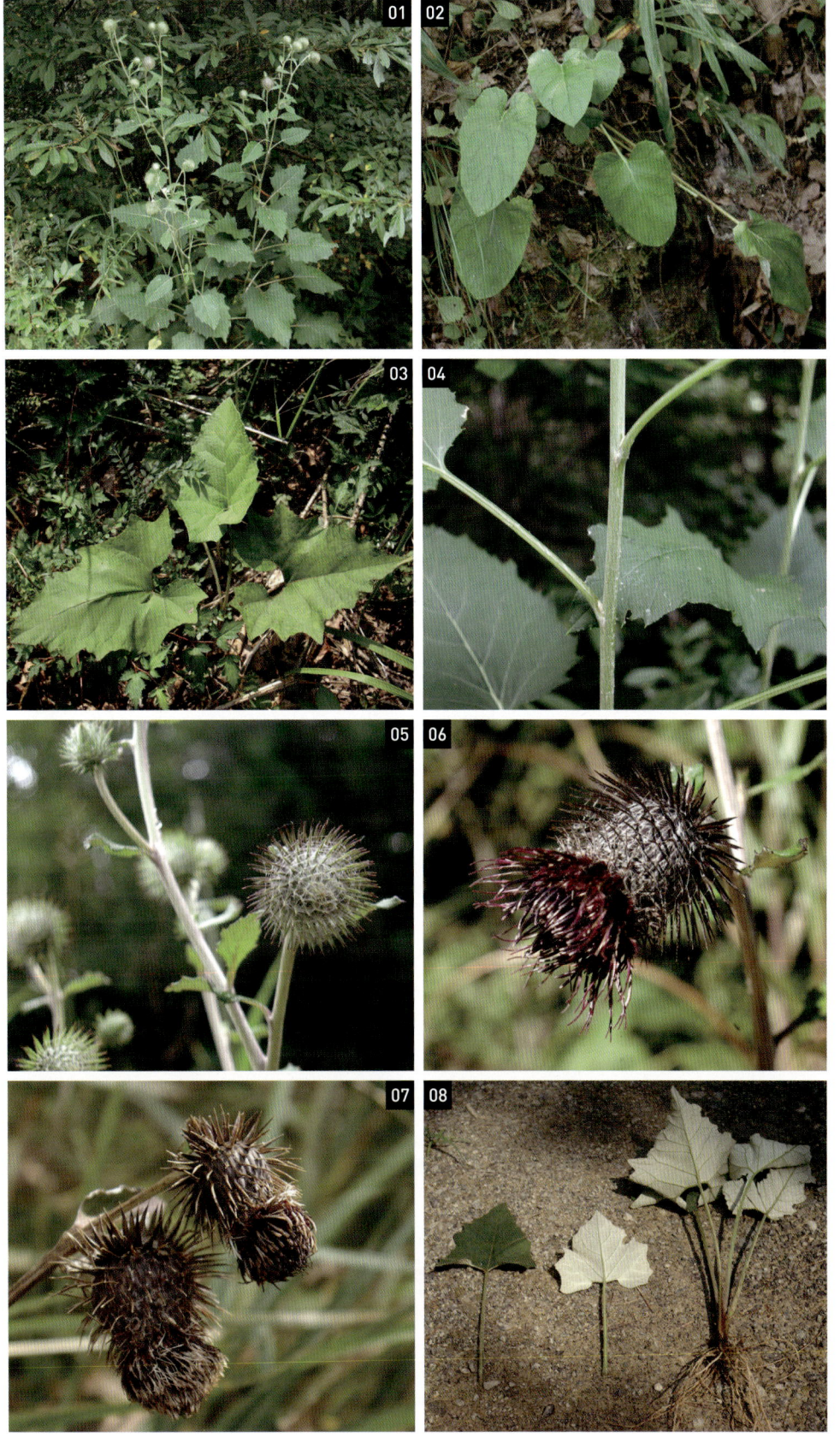

줄기는 40~100㎝ 정도 곧게 자라고, 세로로 홈이 있으며, 흰색 잔털이 빽빽하다. 윗동에서 가지가 조금 갈라져 나온다. **잎**은 뿌리에서는 뭉쳐서 나고 줄기에는 어긋나며, 긴 심장모양 또는 긴 타원형이다. 끝이 뾰족하고, 가장자리에 깊게 파인 톱니가 있으며, 뒷면에 흰색 잔털이 빽빽하다. 잎길이 10~20㎝이고 잎자루가 긴데, 윗동잎은 잎이 작고 잎자루가 짧다. **꽃**은 9~10월에 피고 자주색이며, 꽃술모양의 대롱꽃이 모여 1송이가 된다. 1송이 지름은 5㎝이고, 꽃싼잎조각에 거미줄 같은 흰색 털이 있으며, 꽃이 피면 아래를 향한다. **열매**는 9~10월에 여물고, 씨앗에 갈색 갓털이 있어 바람에 날려간다.

01 꽃봉오리 달린 전체 모습. 9월 28일
02 새순. 8월 13일
03 뿌리잎. 8월 6일
04 줄기와 잎. 8월 6일
05 꽃봉오리. 9월 3일
06 꽃. 10월 4일
07 열매. 10월 18일
08 잎 앞뒷면과 뿌리 달린 전체 모습. 8월 6일

수리취

225 쑥부쟁이 쓴맛 + 매운맛

Aster yomena (Kitam.) Honda

■ 열감기, 기관지염, 편도선염, 간염, 이질에 효과

국화과
여러해살이풀

생약명
산백국 山白菊

성분
독성이 없다.
사포닌 면역력강화
플라보노이드 노화방지
아미노산 근육강화
타닌 수렴작용
단백질 근육강화
탄수화물 에너지공급

원산지
한국

서식지
산과 들판의 양지바르고 습한 곳에 난다.

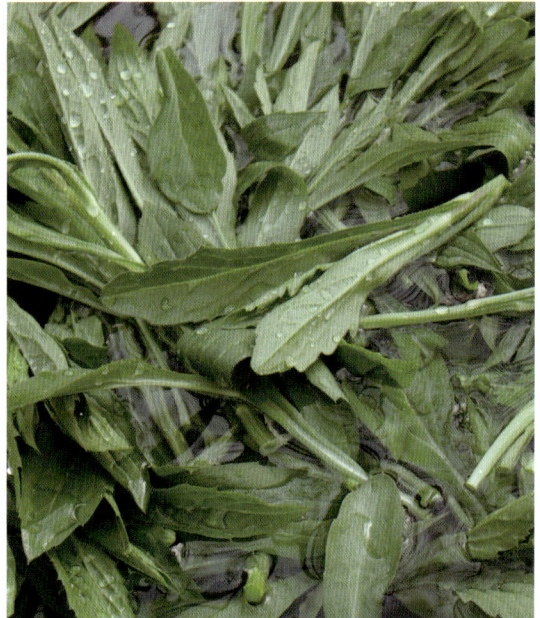 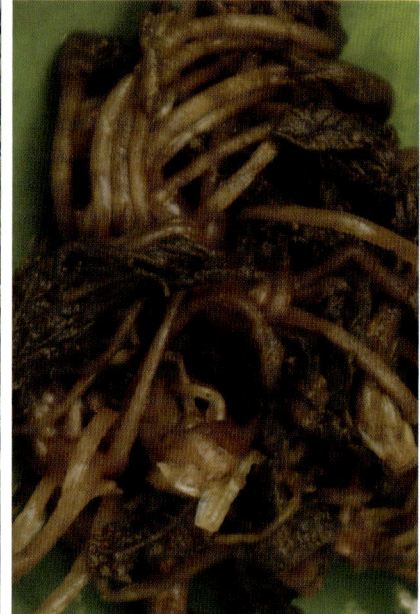

어린잎 채취하여 씻은 모습. 4월 16일   쑥부쟁이잎장아찌.

장아찌 담그기

채취시기 봄~가을.
채취부위 새순이나 어린잎.
채취시 주의사항 어릴수록 쓴맛이 덜하므로 억세거나 꽃이 핀 것은 피한다.
밑준비 새순이나 잎을 끓는 물에 살짝 데쳐서 부드럽게 만든 뒤 찬물에 반나절 정도 담가서 쌉쌀한 맛을 우려내고, 물기를 짜서 살짝 말린다.
담그기 준비한 것에 맛간장을 끓여서 식혀 붓는데, 효소액은 맛간장이 식은 뒤 넣는다. 은은한 향을 살리려면 식초를 넣지 않는다.
숙성 담근 장아찌는 상온에 한나절 두었다가 냉장고에 넣어 익히고, 부어놓은 맛간장은 며칠에 한 번씩 따라서 다시 끓여 식혀 붓기를 3~4번 한다.
장아찌맛 쌉싸름하면서 향긋한 맛이다. 완성된 장아찌는 다진 파, 다진 마늘, 들기름 등으로 갖은 양념을 해서 먹기도 한다.

오행의 맛과 효능
오행상 쓴맛, 매운맛. 은은한 향기가 있다. 쓴맛은 배출시키는 작용을 하고, 매운맛은 발산시키는 작용을 한다.

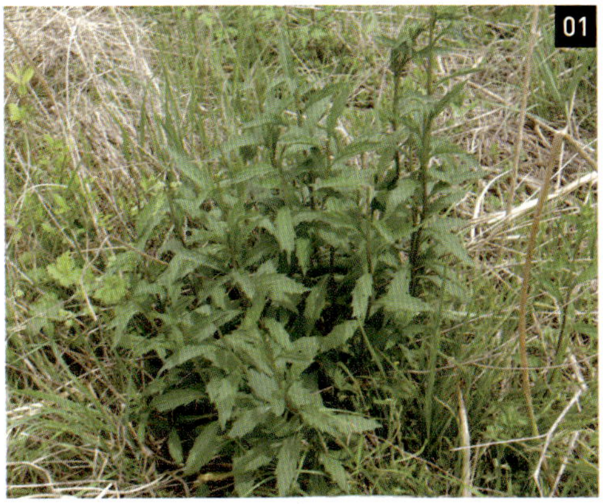

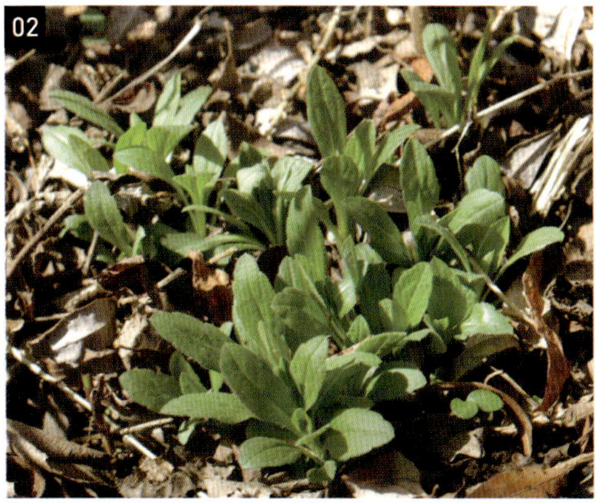

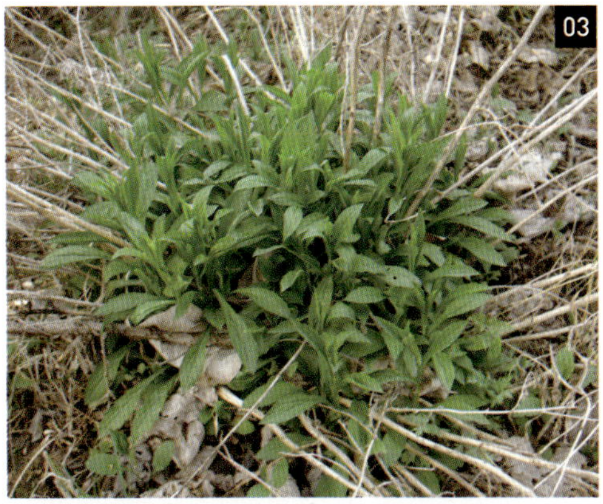

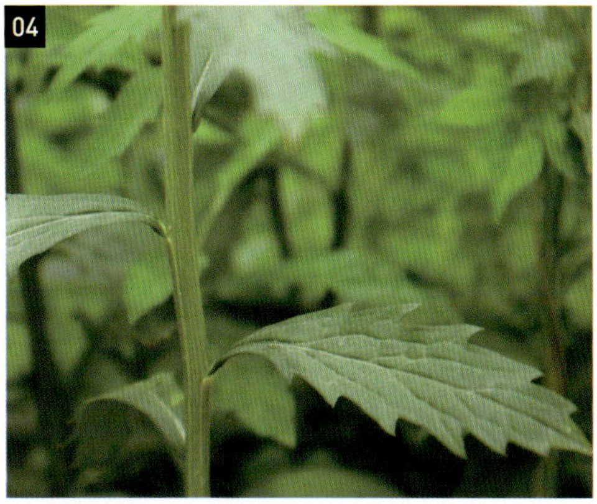

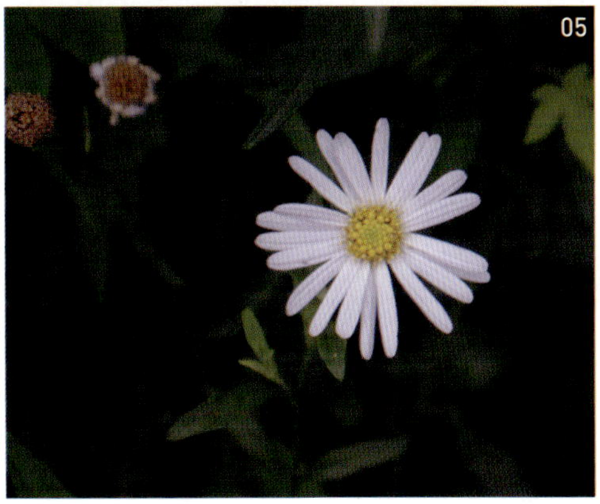

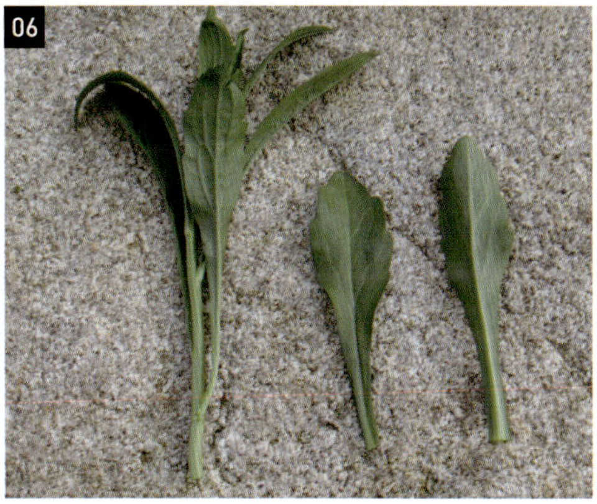

줄기는 30~100㎝ 정도 곧게 자라고, 어릴 때는 붉은갈색빛이 돌며, 윗동에서 가지가 갈라져 나온다. 잎은 어긋나며, 달걀 같은 긴 타원형으로 끝이 뾰족하고, 아래쪽이 좁아져 잎자루처럼 된다. 가장자리에는 불규칙한 톱니가 있다. 잎길이가 8~10㎝이며, 윗동잎이 작다. 꽃은 7~10월에 피고 흰자주색이며, 꽃잎모양의 혀꽃과 꽃술모양의 대롱꽃이 모여 1송이가 된다. 1송이 지름은 2.5~3㎝이고, 꽃싼잎조각이 3줄이며, 작은 송이 여러 개가 어긋나게 모여 우산모양으로 달린다. 열매는 9~10월에 여물고, 씨앗에 갓털이 있어 바람에 날려간다.

01 전체 모습. 5월 19일
02 새순. 3월 21일
03 묵은대와 어린잎. 4월 16일
04 줄기와 잎. 6월 9일
05 꽃과 열매(왼쪽 위). 7월 2일
06 잎 앞뒷면. 4월 16일
07 유사종 쑥부쟁이(왼쪽)와 까실쑥부쟁이(오른쪽). 4월 10일
08 유사종 쑥부쟁이(왼쪽)와 까실쑥부쟁이(오른쪽) 뿌리째 비교. 4월 10일

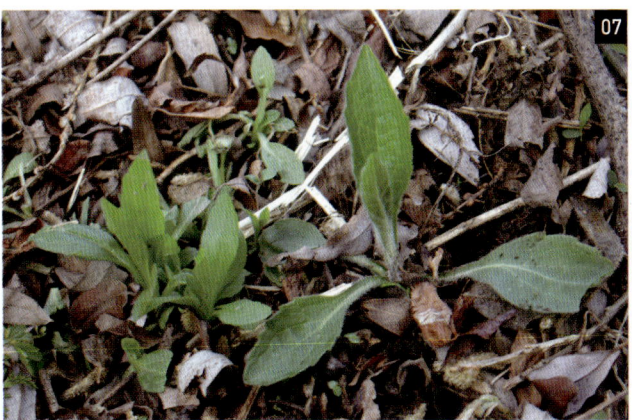
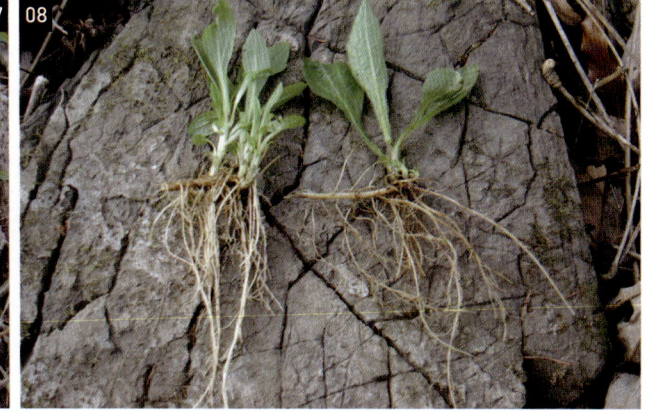

쑥부쟁이

226 까실쑥부쟁이 쓴맛 + 매운맛

Aster ageratoides Turcz. var. ageratoides

■ 종기, 뾰루지, 편도선염, 기관지염, 간염, 비뇨기감염, 열감기에 효과

국화과
여러해살이풀

다른 이름
껄끔취

생약명
산백국 山白菊

성분
독성이 없다.
사포닌 면역력강화
캠페롤 산화방지
케르세틴 알러지예방
아미노산 근육강화
플라보노이드 노화방지
타닌 수렴작용
단백질 근육강화

원산지
한국

서식지
산비탈이나 들판의 양지바른 돌밭에 난다.

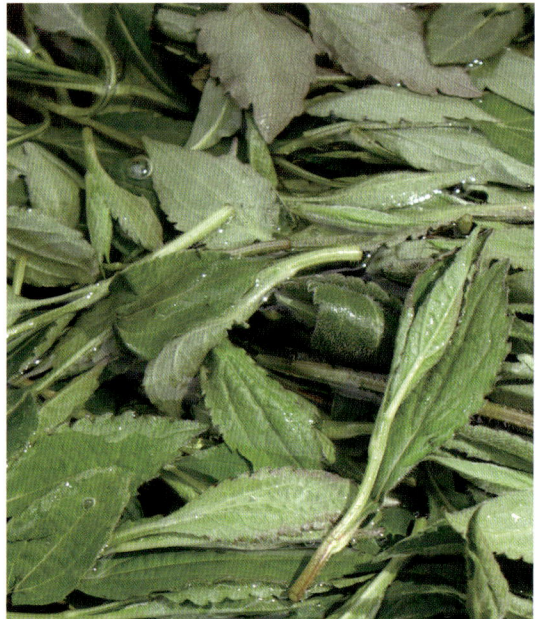
어린잎 채취하여 씻은 모습. 4월 4일

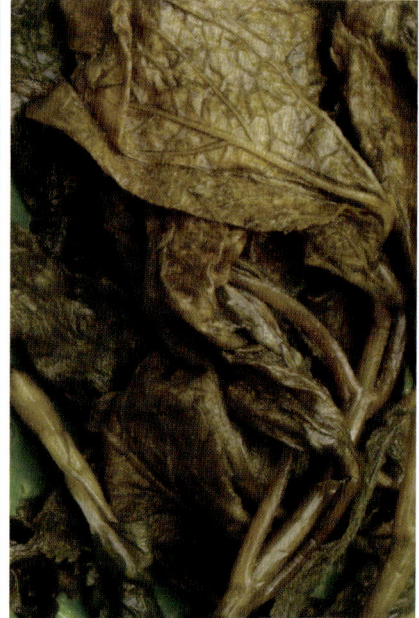
까실쑥부쟁이잎장아찌.

장아찌 담그기

채취시기 봄~가을.
채취부위 새순이나 어린잎.
채취시 주의사항 흔치 않은 약초이므로 조금만 채취하고 개체를 남겨두며, 어릴수록 쓴맛이 덜하므로 억세거나 꽃이 핀 것은 피한다.
밑준비 새순이나 잎을 끓는 물에 살짝 데쳐서 부드럽게 만든 뒤 찬물에 반나절 정도 담가서 쌉쌀한 맛을 우려내고, 물기를 짜서 살짝 말린다.
담그기 준비한 것에 맛간장을 끓여서 식혀 붓는데, 효소액은 맛간장이 식은 뒤 넣는다. 은은한 향을 살리려면 식초를 넣지 않는다.
숙성 담근 장아찌는 상온에 한나절 두었다가 냉장고에 넣어 익히고, 부어놓은 맛간장은 며칠에 한 번씩 따라서 다시 끓여 식혀 붓기를 3~4번 한다.
장아찌맛 쌉싸름하고 꼬들꼬들한 맛이다. 완성된 장아찌는 다진 파, 다진 마늘, 들기름 등으로 갖은 양념을 해서 먹기도 한다.

오행의 맛과 효능
오행상 쓴맛, 매운맛. 은은한 향기가 있다. 쓴맛은 배출시키는 작용을 하고, 매운맛은 발산시키는 작용을 한다.

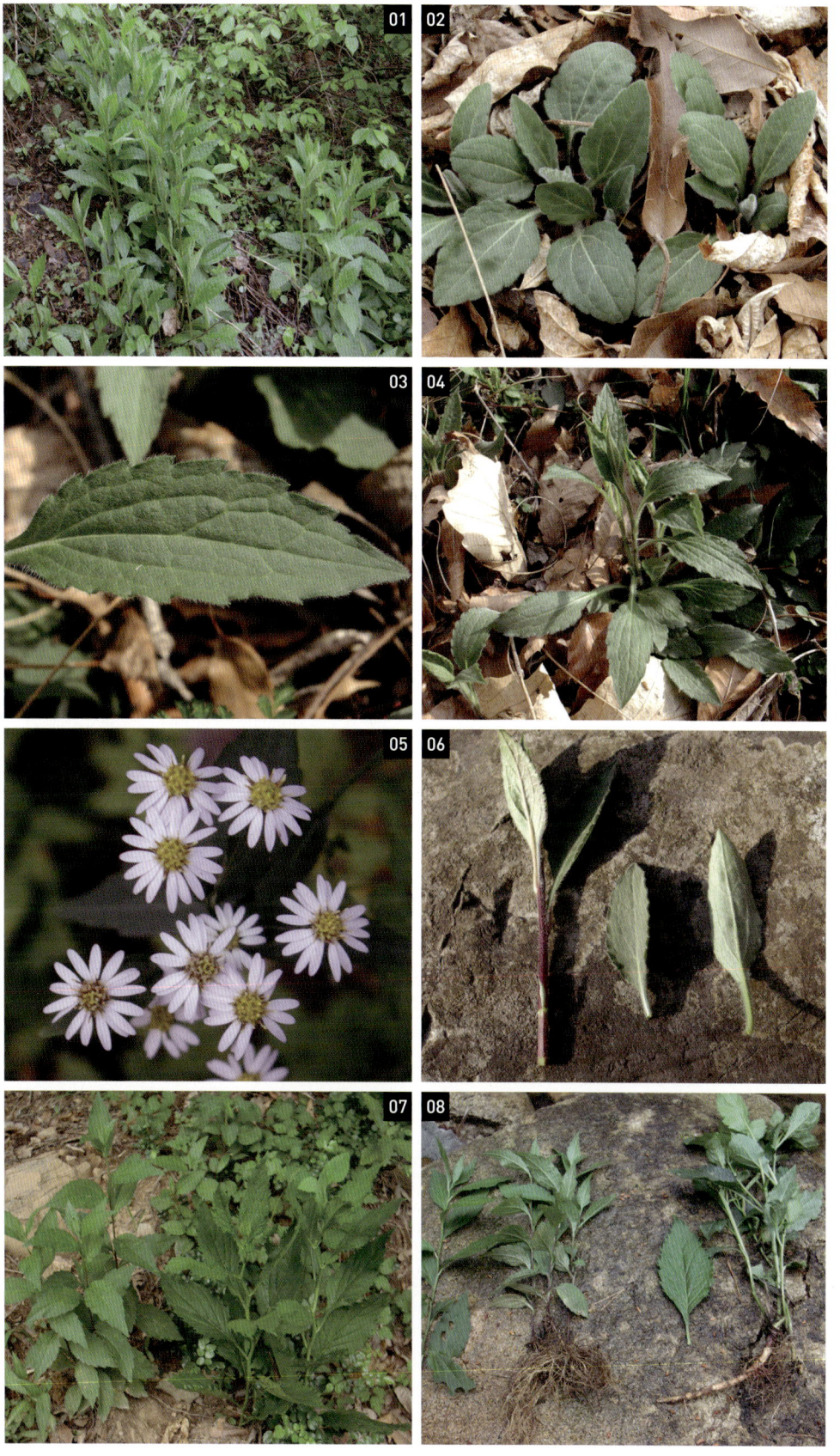

줄기는 1m 정도 곧게 자라며 거칠다. 어릴 때는 줄기에 붉은갈색빛이 돌며, 윗동에서 가지가 갈라져 나온다. **잎**은 어긋나며, 긴 타원형으로 끝이 뾰족하고, 가장자리에 톱니가 드물게 있으며, 아래쪽에 3개의 잎맥이 있다. 잎 길이가 8~10cm이고, 앞면이 거칠며, 윗동잎은 작다. **꽃**은 8~10월에 피는데 꽃봉오리는 연보라색, 꽃은 흰보라색이다. 꽃잎모양의 혀꽃과 꽃술모양의 대롱꽃이 모여 1송이가 된다. 1송이 지름은 2cm 정도이고, 작은 송이 여러 개가 어긋나게 모여 우산모양으로 달리며, 꽃가지가 거칠다. **열매**는 9~11월에 여물고, 씨앗에 자줏빛 도는 갈색 갓털이 있어 바람에 날려간다.

01 전체 모습. 4월 22일
02 새순. 3월 12일
03 잎. 3월 24일
04 줄기 자라는 모습. 3월 24일
05 꽃. 9월 27일
06 잎 앞뒷면. 4월 13일
07 유사종 까실쑥부쟁이(왼쪽)와 섬쑥부쟁이(오른쪽). 6월 18일
08 유사종 까실쑥부쟁이(왼쪽)와 섬쑥부쟁이(오른쪽) 뿌리째 비교. 6월 18일

까실쑥부쟁이

227 섬쑥부쟁이 쓴맛 + 매운맛

Aster glehni Fr. Schm.

■ 종기, 편도선염, 기관지염, 간염, 장염, 비뇨기감염, 열감기, 코피 나는 데 효과

국화과
여러해살이풀

다른 이름
울릉도나물
부지깽이나물

생약명
산백국 山白菊

성분
독성이 없다.
사포닌 면역력강화
프로사포게닌 종양억제
플라보노이드 노화방지
타닌 수렴작용
단백질 근육강화
아미노산 근육강화
탄수화물 에너지공급
비타민A 시력유지
비타민C 노화방지

서식지
우리나라 특산식물.
울릉도나 남부지방의 바닷가 근처 산이나 인가 근처, 밭둑에 난다.

오행의 맛과 효능
오행상 쓴맛, 매운맛. 은은한 향기가 있다. 쓴맛은 배출시키는 작용을 하고, 매운맛은 발산시키는 작용을 한다.

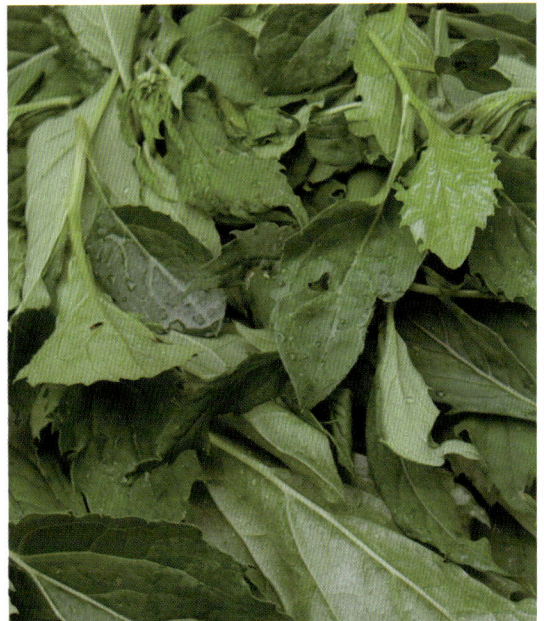 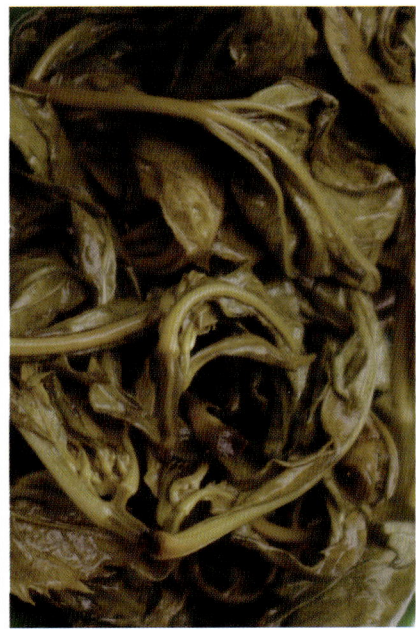

잎 채취한 모습. 6월 18일   섬쑥부쟁이잎장아찌.

장아찌 담그기

채취시기 봄~가을.
채취부위 새순이나 어린잎.
채취시 주의사항 흔치 않은 약초이므로 조금만 채취하고 개체를 남겨두며, 어릴수록 쓴맛이 덜하므로 억세거나 꽃이 핀 것은 피한다.
밑준비 새순이나 잎을 끓는 물에 살짝 데쳐서 부드럽게 만든 뒤 찬물에 반나절 정도 담가서 쌉쌀한 맛을 우려내고, 물기를 짜서 살짝 말린다.
담그기 준비한 것에 맛간장을 끓여서 식혀 붓거나, 맛고추장으로 버무린다. 맛간장에 넣는 효소액은 맛간장이 식은 뒤 넣고, 은은한 향을 살리려면 식초를 넣지 않는다.
숙성 담근 장아찌는 상온에 한나절 두었다가 냉장고에 넣어 익히고, 부어놓은 맛간장은 며칠에 한 번씩 따라서 다시 끓여 식혀 붓기를 3~4번 한다.
장아찌맛 쌉싸름하면서 구수한 맛이다. 완성된 장아찌는 다진 파, 다진 마늘, 들기름 등으로 갖은 양념을 해서 먹기도 한다.

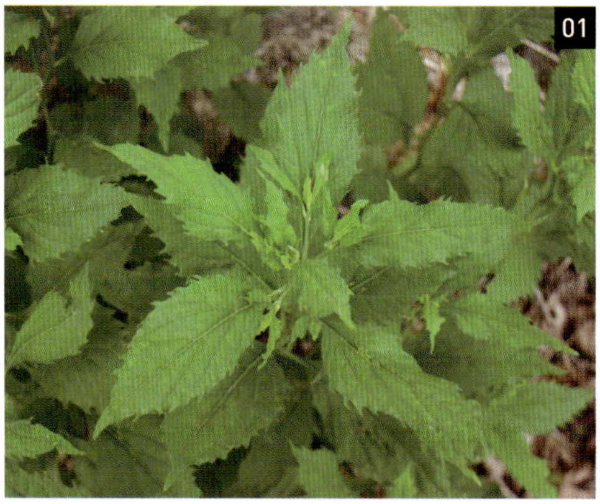

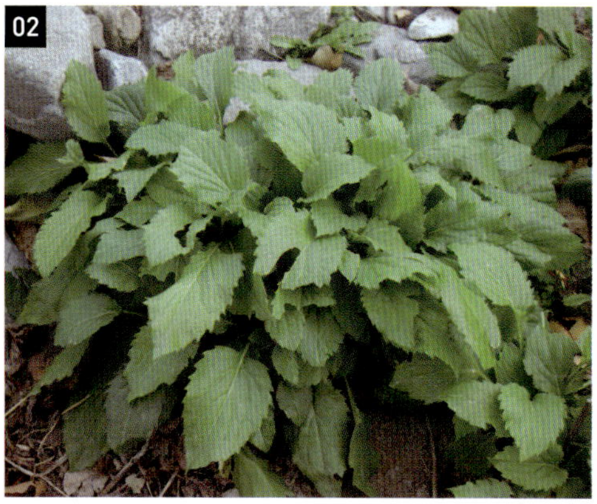

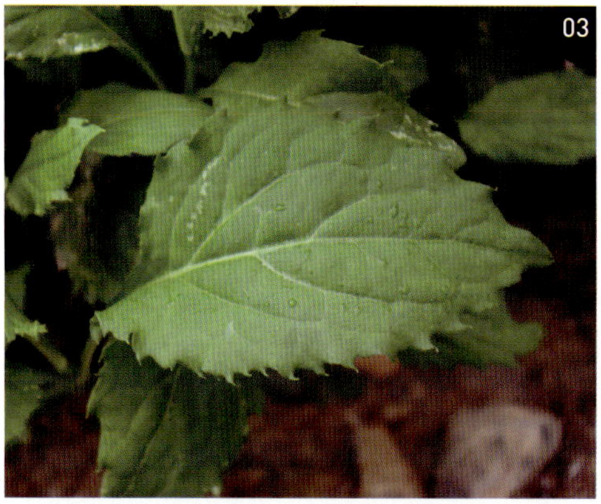

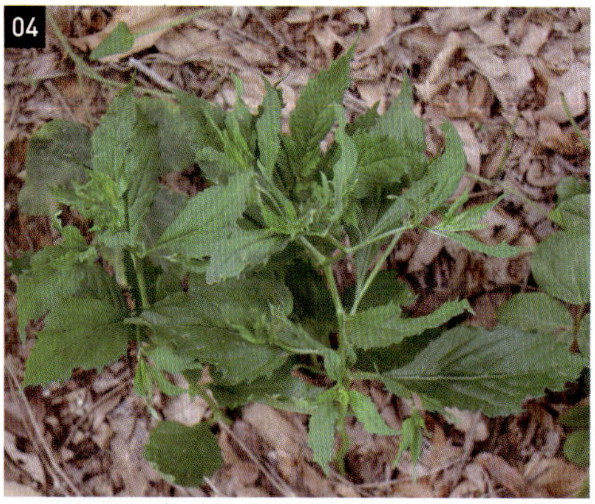

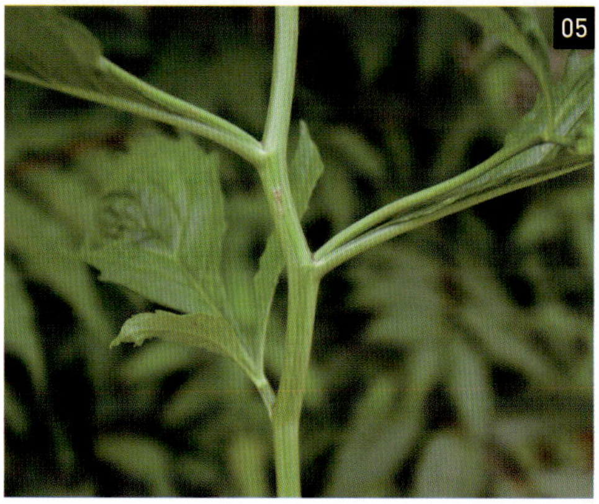

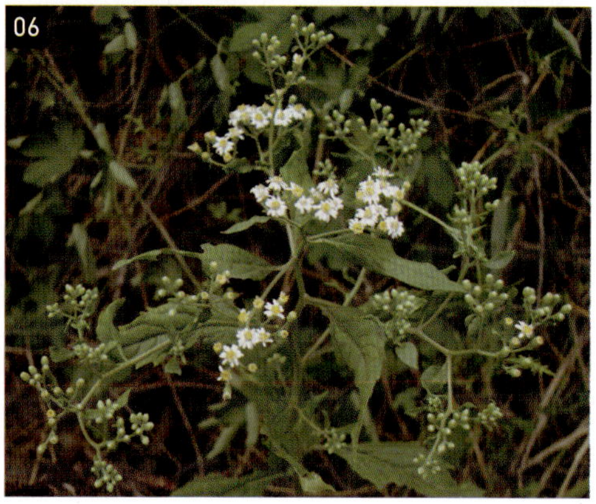

줄기는 1~1.5m 정도 자라고, 잔털이 있으며, 윗동에서 가지가 갈라져 나온다. **잎**은 어긋나며, 긴 타원형으로 끝이 뾰족하고, 가장자리에 날카로운 톱니가 있다. 잎 앞뒷면에 잔털이 있고, 뒷면에 기름점이 있다. 잎길이 13~19cm. 윗동잎은 작고, 꽃가지 잎은 줄모양이다. **꽃**은 8~10월에 피고 흰색이며, 꽃잎모양의 혀꽃과 꽃술모양의 대롱꽃이 모여 1송이가 된다. 1송이 지름은 1.5cm 정도이고, 작은 송이 여러 개가 어긋나게 모여 우산모양으로 달린다. 꽃가지에 갈색 잔털이 있다. **열매**는 10~11월에 여물고, 씨앗에 갓털이 있어 바람에 날려간다.

01 잎 달린 모습. 6월 18일
02 뿌리잎. 10월 26일
03 잎. 6월 18일
04 줄기 자라는 모습. 6월 18일
05 줄기와 잎. 6월 18일
06 꽃 피는 모습. 9월 23일
07 꽃과 꽃봉오리. 10월 2일
08 잎 앞뒷면과 뿌리. 6월 18일

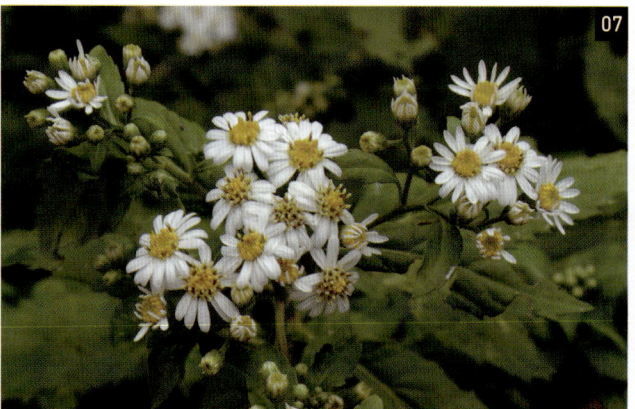
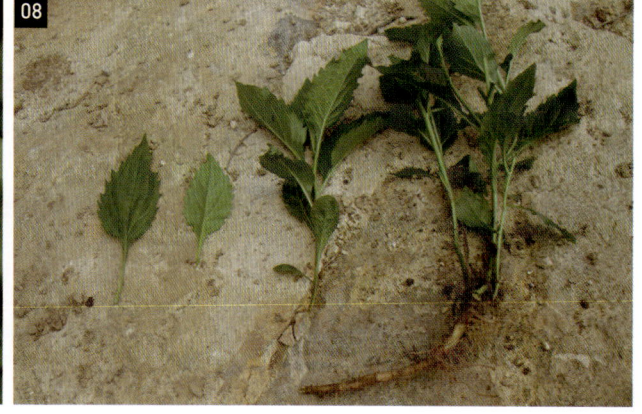

섬쑥부쟁이

228 우산나물 쓴맛 + 매운맛

Syneilesis palmata (Thunb.) Maxim.

■ 생리불순, 관절염, 허리 아픈 데, 비만에 효과

국화과
여러해살이풀

생약명
대토아산大兎兒傘

성분
독성이 없다.
폴리페놀 혈압상승억제
플라보노이드 노화방지
아미노산 근육강화
칼슘 뼈강화
마그네슘 체내기능유지

원산지
한국

서식지
산속 반그늘이며 습한 곳에 난다.

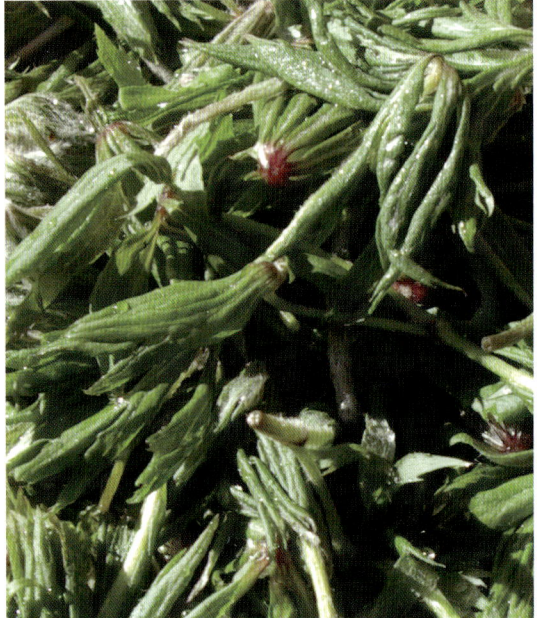 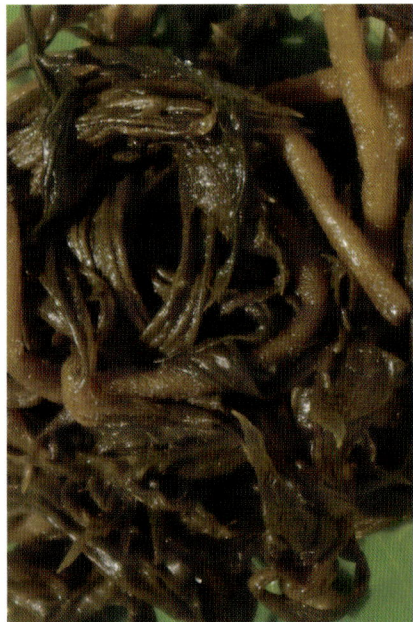

어린잎 채취하여 씻은 모습. 4월 12일 　　　우산나물잎장아찌.

장아찌 담그기

채취시기 봄~가을.
채취부위 새순이나 연한 잎.
채취시 주의사항 어릴수록 쓴맛이 덜하므로 억세거나 꽃이 핀 것은 피한다.
밑준비 새순이나 잎을 끓는 물에 살짝 데쳐서 부드럽게 만든 뒤 찬물에 한나절 정도 담가서 쌉쌀한 맛을 우려내고, 물기를 짜서 살짝 말린다.
담그기 준비한 것에 맛간장을 끓여서 식혀 붓거나, 맛고추장으로 버무린다. 맛간장에 넣는 효소액은 맛간장이 식은 뒤 넣는다.
숙성 담근 장아찌는 상온에 한나절 두었다가 냉장고에 넣어 익히고, 부어놓은 맛간장은 며칠에 한 번씩 따라서 다시 끓여 식혀 붓기를 3~4번 한다.
장아찌맛 쌉싸름하고 개운한 맛이다.
먹을 때 주의사항 생리혈이 나오게 하는 작용을 하므로 임신한 여성은 먹지 않는다.

오행의 맛과 효능
오행상 쓴맛, 매운맛. 쓴맛은 배출시키는 작용을 하고, 매운맛은 발산시키는 작용을 한다.

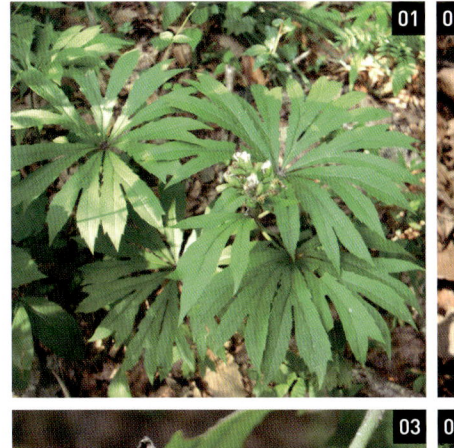
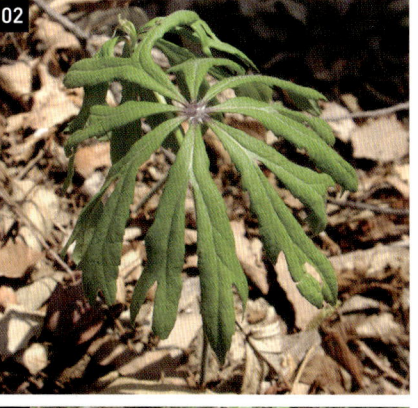
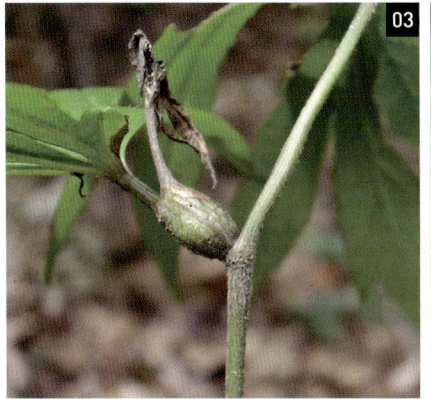
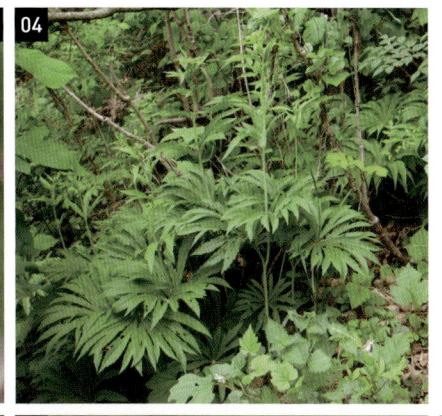
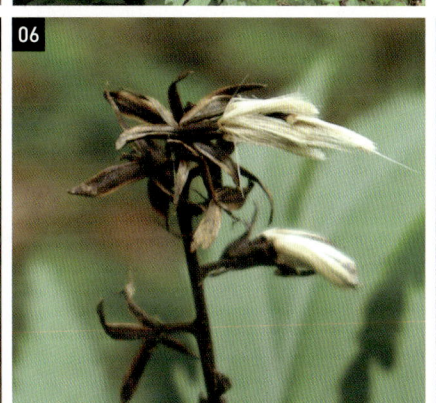
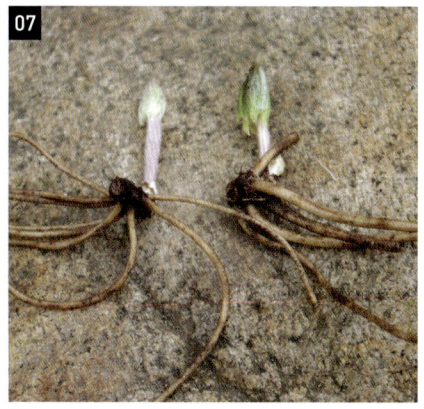
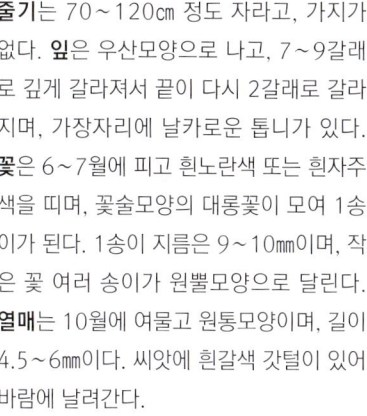

줄기는 70~120㎝ 정도 자라고, 가지가 없다. **잎**은 우산모양으로 나고, 7~9갈래로 깊게 갈라져서 끝이 다시 2갈래로 갈라지며, 가장자리에 날카로운 톱니가 있다. **꽃**은 6~7월에 피고 흰노란색 또는 흰자주색을 띠며, 꽃술모양의 대롱꽃이 모여 1송이가 된다. 1송이 지름은 9~10㎜이며, 작은 꽃 여러 송이가 원뿔모양으로 달린다. **열매**는 10월에 여물고 원통모양이며, 길이 4.5~6㎜이다. 씨앗에 흰갈색 갓털이 있어 바람에 날려간다.

01 전체 모습. 7월 26일
02 어린잎 펴지는 모습. 4월 13일
03 줄기. 10월 17일
04 줄기가 자란 군락. 5월 19일
05 꽃. 7월 2일
06 열매. 10월 17일
07 뿌리. 3월 31일
08 유사종 우산나물(왼쪽), 하늘말나리(가운데), 삿갓나물(오른쪽, 독초). 4월 7일
09 유사종 우산나물(왼쪽), 하늘말나리(가운데), 삿갓나물(오른쪽, 독초) 뿌리째 비교. 4월 7일

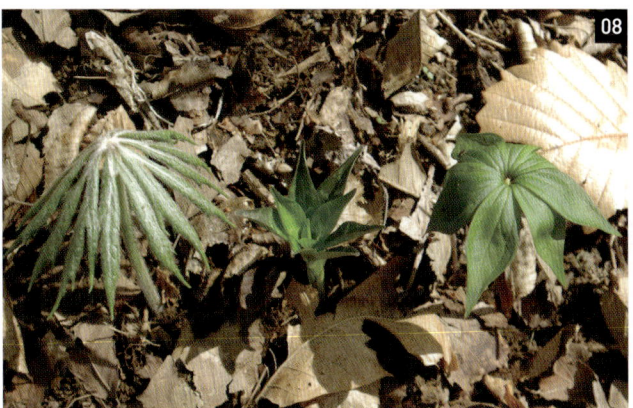
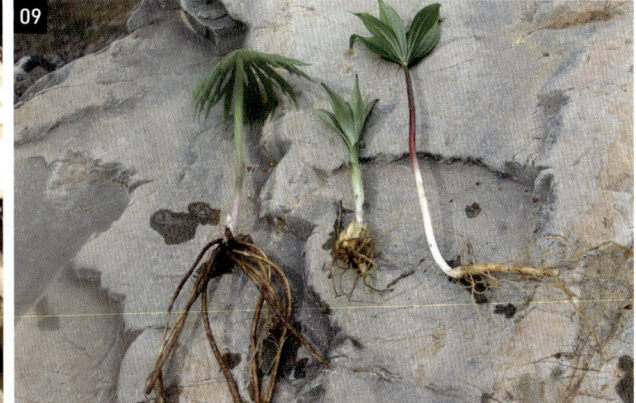

우산나물

229 털진득찰

Siegesbeckia pubescens Makino

쓴맛 + 매운맛 조금 독성

■ 류머티즘, 관절염, 사지마비, 풍진, 습진에 효과

국화과
한해살이풀

다른 이름
진둥찰
찐득찰
범불레

생약명
희렴 稀簽
선경희렴 腺梗稀簽

성분
독성이 조금 있다.
사포닌 면역력강화
알칼로이드 염증과 통증완화
플라보노이드 노화방지

원산지
한국

서식지
산과 들이 만나는 가장자리, 수풀, 길가, 바닷가에 난다.

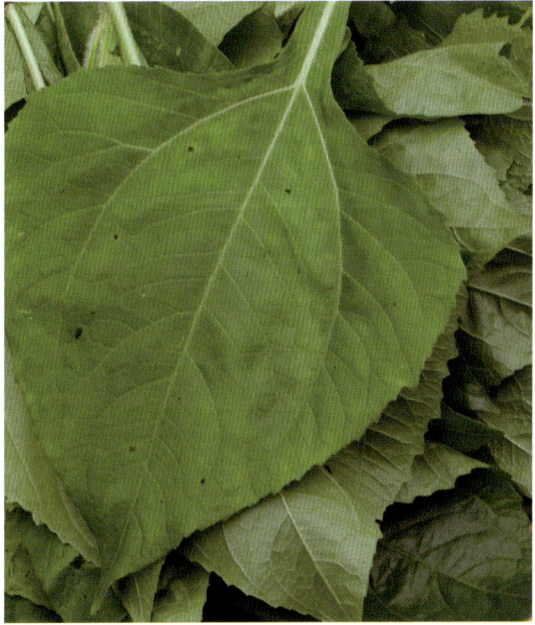
잎 채취한 모습. 7월 31일

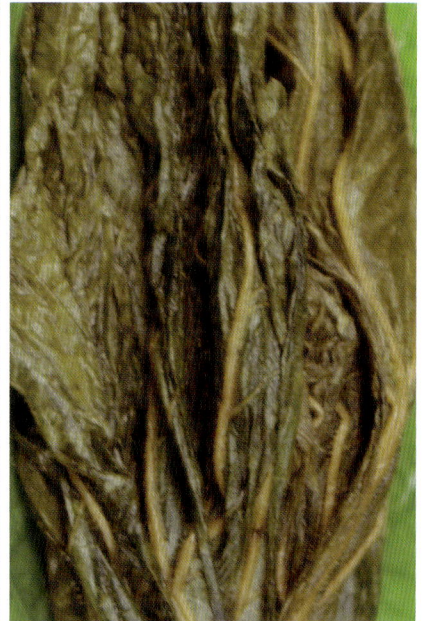
털진득찰잎장아찌.

장아찌 담그기

채취시기 봄~여름.
채취부위 새순이나 연한 잎.
채취시 주의사항 어릴수록 독성이 약하고 쓴맛이 덜하므로 억세거나 꽃이 핀 것은 피한다.
밑준비 새순이나 잎을 끓는 소금물에 살짝 데친 뒤 찬물에 한나절 정도 담가서 독성과 쌉쌀한 맛을 우려내고, 여러 번 헹구어 물기를 짠다. 생으로 먹거나 우려내지 않고 많이 먹으면 토할 수 있다.
담그기 준비한 것에 맛간장을 끓여서 식혀 붓는데, 효소액은 맛간장이 식은 뒤 넣는다.
숙성 담근 장아찌는 상온에 한나절 두었다가 냉장고에 넣어 익히고, 부어놓은 맛간장은 며칠에 한 번씩 따라서 다시 끓여 식혀 붓기를 3~4번 한다.
장아찌맛 쌉싸름하고 꼬들꼬들한 맛이다.

오행의 맛과 효능
오행상 쓴맛, 매운맛. 쓴맛은 배출시키는 작용을 하고, 매운맛은 발산시키는 작용을 한다.

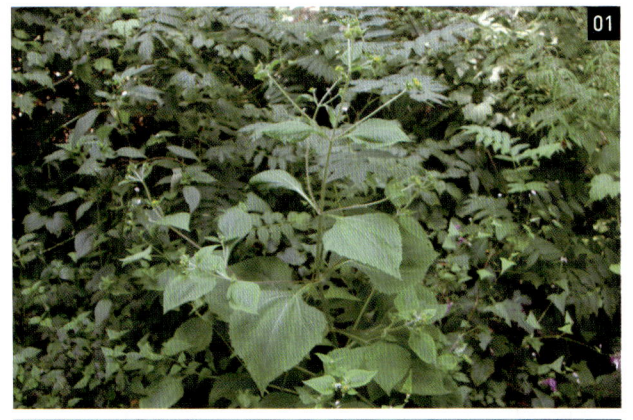

줄기는 50~100㎝ 정도 곧게 자라고, 윗동에 옆으로 퍼진 털이 빽빽하다. **잎**은 마주 나고, 세모진 달걀모양으로 끝이 뾰족하며, 3개의 큰 잎맥이 있다. 가장자리에는 불규칙한 잔 톱니가 있다. 잎길이 7.5~19㎝이며, 뒷면 잎맥에 잔털이 있다. **꽃**은 8~9월에 피고 노란색이며, 꽃잎모양의 혀꽃과 꽃술모양의 대롱꽃이 모여 1송이가 된다. 꽃싼 잎조각에 샘털이 있으며, 작은 송이 여러 개가 어긋나게 모여 우산모양으로 달린다. **열매**는 10~11월에 여물며, 씨앗은 긴 타원형이고 털이 없다.

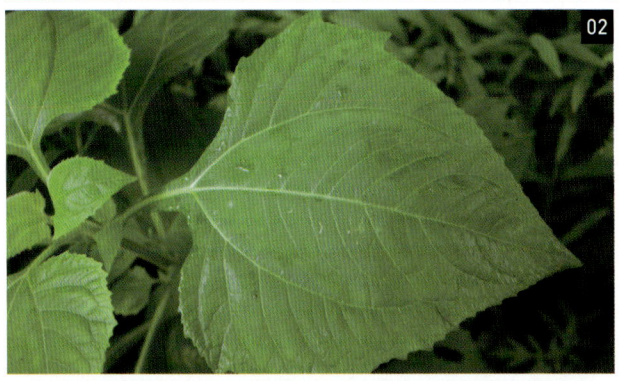

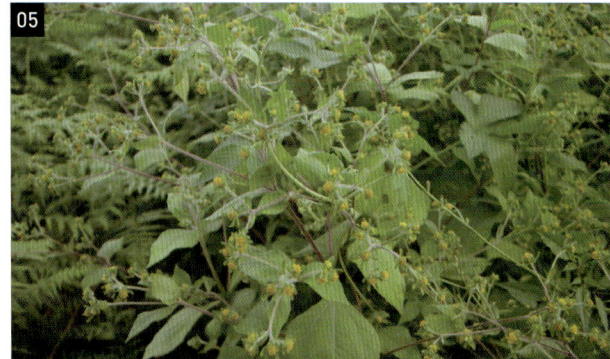

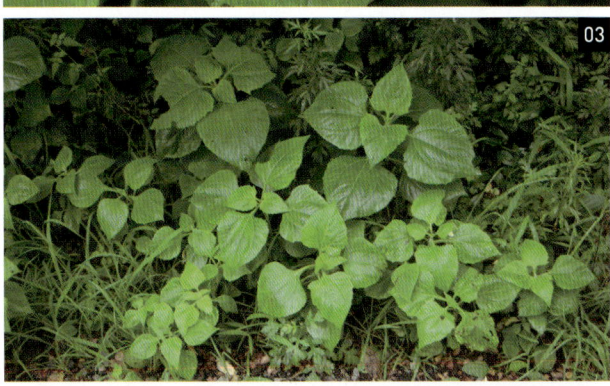

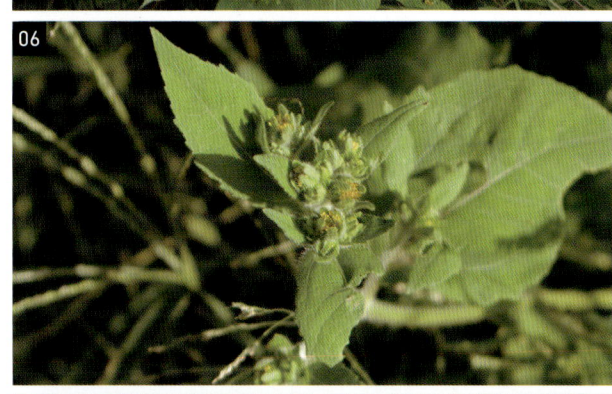

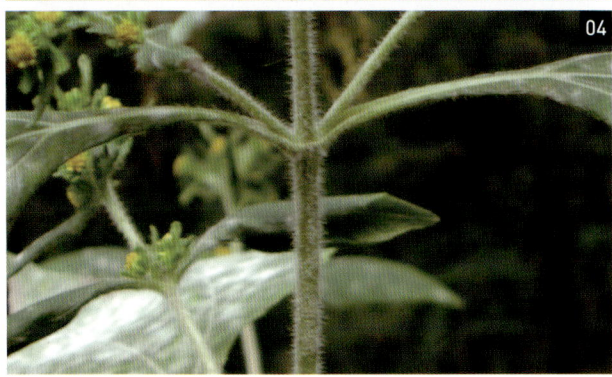

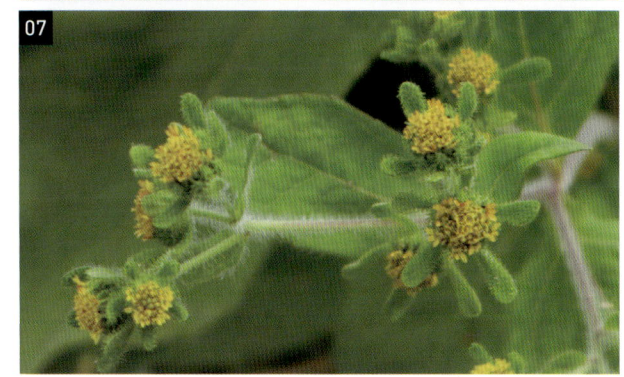

01 전체 모습. 8월 31일
02 잎. 7월 31일
03 줄기 자라는 모습. 7월 31일
04 줄기와 털. 9월 25일

05 꽃 핀 모습. 9월 13일
06 꽃봉오리와 잎. 9월 16일
07 꽃. 9월 13일

230 가는금불초

Inula britannica var. *lineariaefolia*

쓴맛 + 매운맛 + 짠맛

■ 천식, 기침감기, 기관지염, 구역질, 늑막염에 효과

국화과
여러해살이풀

생약명
선복화 旋覆花

성분
사포닌 면역력강화
이눌린 위와 장기능강화

원산지
한국

서식지
산과 들판의 습한 도랑에 난다.

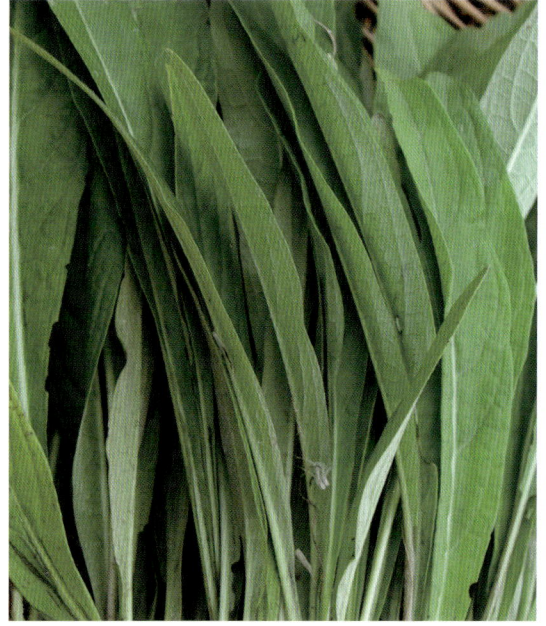
잎 채취한 모습. 8월 2일.

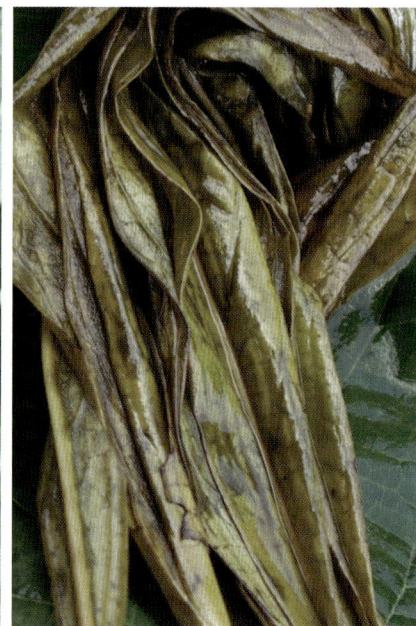
가는금불초잎장아찌.

장아찌 담그기

채취시기 봄~여름.
채취부위 새순이나 연한 잎.
밑준비 새순이나 잎을 끓는 물에 살짝 데쳐서 부드럽게 만든 뒤, 찬물에 반나절 정도 담가서 쌉쌀한 맛을 우려내고 물기를 짠다.
담그기 준비한 것에 맛간장을 끓여서 식혀 붓는데, 효소액은 맛간장이 식은 뒤 넣는다.
숙성 담근 장아찌는 상온에 한나절 두었다가 냉장고에 넣어 익히고, 부어놓은 맛간장은 며칠에 한 번씩 따라서 다시 끓여 식혀 붓기를 3~4번 한다.
장아찌맛 쌉싸름하면서 칼칼한 맛이다.

오행의 맛과 효능
오행상 쓴맛, 매운맛, 짠맛.
쓴맛은 배출시키는 작용을 하고, 매운맛은 발산시키는 작용을 하며, 짠맛은 딱딱한 것을 부드럽게 만드는 작용을 한다.

火의 맛 | 쓴맛

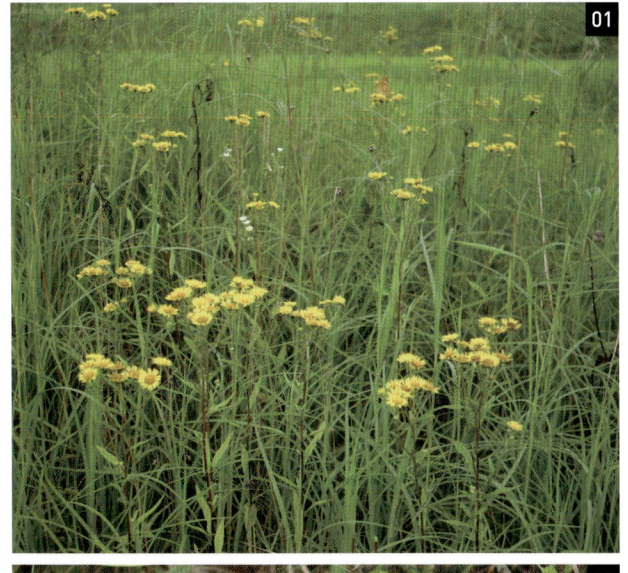

줄기는 60㎝ 정도 자라고, 잔털이 있다. **잎**은 어긋나고, 긴 피침형이며, 잎 뒷면에 잔털과 기름점이 있다. 잎길이 4~9㎝이고, 뿌리와 밑동의 잎자루는 길며, 줄기 중간과 윗동의 잎은 작고 잎자루가 없으며 아래쪽이 줄기를 반쯤 감싼다. **꽃**은 6~8월에 피고 노란색이며, 꽃잎모양의 혀꽃과 꽃술모양의 대롱꽃이 모여 1송이가 된다. 1송이 지름은 1.5~2㎝이며, 줄기와 가지 끝에 1송이씩 달린다. **열매**는 8~9월에 여물고, 씨앗에 갓털이 있어 바람에 날려간다.

01 꽃 핀 전체 모습. 8월 2일
02 뿌리잎. 8월 2일
03 줄기의 중간잎. 8월 2일
04 줄기와 윗동잎. 8월 2일
05 줄기 자라는 모습. 8월 2일
06 꽃. 8월 2일
07 잎 앞뒷면과 뿌리. 8월 2일

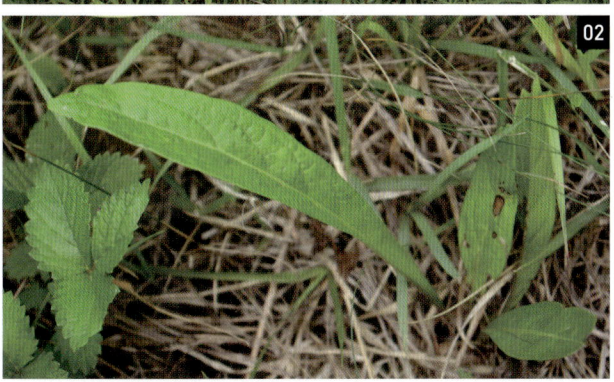

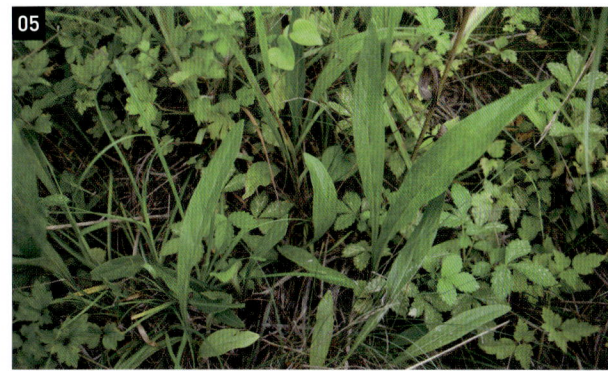

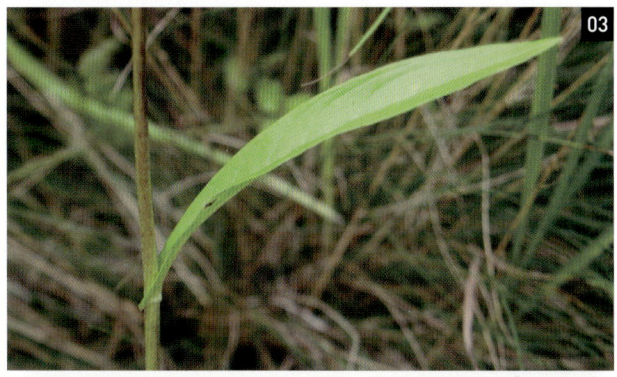

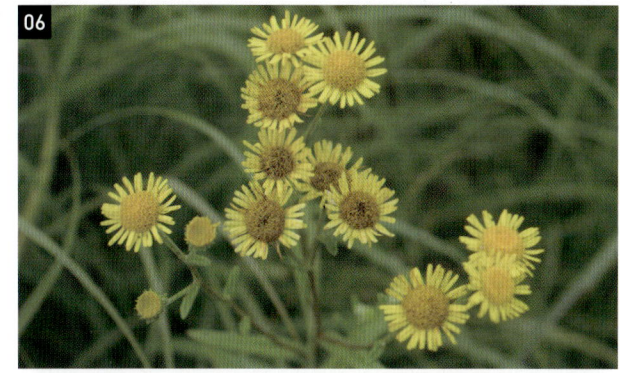

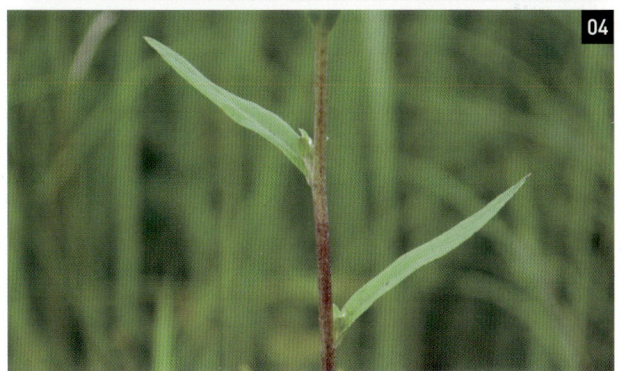

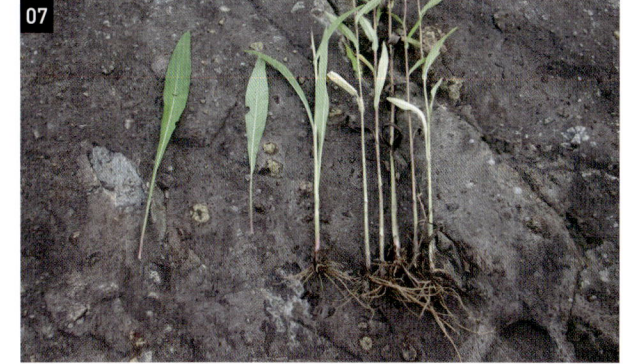

가는금불초

■ 짠맛은 딱딱한 것을 부드럽게 만드는 작용을 하여
기의 흐름을 내려주고, 뭉친 것을 풀어주며, 소변이 잘 나오게 하고,
혈관을 수축시킨다.

Chap. 05

짠맛

|水|

짠맛
짠맛 + 매운맛
짠맛 + 단맛 + 쓴맛

산부추 _{짠맛}

K 231
Allium thunbergii G. Don

■ 양기부족, 소화불량, 위장병, 당뇨, 잦은 소변에 효과

백합과
여러해살이풀

다른 이름
왕정구지

생약명
구서구 球序韭

성분
나트륨 수분유지
칼슘 뼈강화
칼륨 신경세포와 근육기능강화
인 혈중콜레스테롤 개선
철분 빈혈개선
티아민 에너지대사관여
비타민B₂ 빈혈개선
비타민C 노화방지

원산지
한국

서식지
산마루나 들판의 양지에 난다.

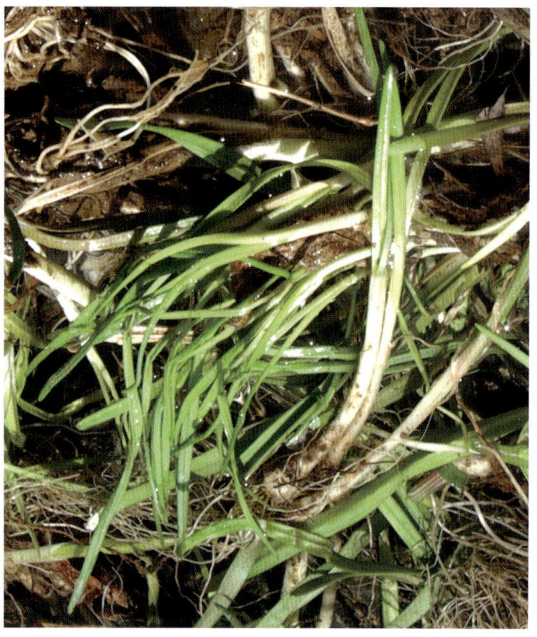
뿌리째 채취하여 씻은 모습. 3월 25일

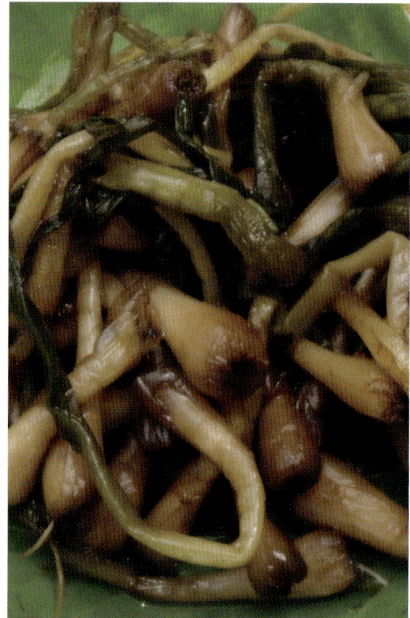
산부추장아찌.

장아찌 담그기

채취시기 봄~가을.
채취부위 꽃줄기가 올라오기 전의 새순이나 잎을 알뿌리째 채취한다.
채취시 주의사항 흔치 않은 약초이므로 조금만 채취하고 개체를 남겨둔다.
밑준비 알뿌리에 흙이 남지 않도록 깨끗이 씻어서 물기를 빼고, 잎이 길면 둘둘 만다.
담그기 준비한 것을 묵은 된장이나 묵은 고추장에 박는다. 또는 맛간장을 끓여서 식혀 붓거나, 맛된장으로 버무린다. 맛간장에 넣는 효소액은 맛간장이 식은 뒤 넣고, 독특한 향을 살리려면 식초를 넣지 않는다.
숙성 맛간장이나 맛된장으로 담근 경우 상온에 한나절 두었다가 냉장고에 넣어 익히고, 부어놓은 맛간장은 며칠에 한 번씩 따라서 다시 끓여 식혀 붓기를 3~4번 한다.
장아찌맛 칼칼하고 그윽한 맛이다.

오행의 맛과 효능
오행상 짠맛. 덜 익은 것은 떫은맛이 나기도 하며, 연한 마늘향이 난다. 짠맛은 딱딱한 것을 부드럽게 만드는 작용을 하여 기의 흐름을 내려 주고, 뭉친 것을 풀어주며, 소변이 잘 나오게 하고, 혈관을 수축시킨다.

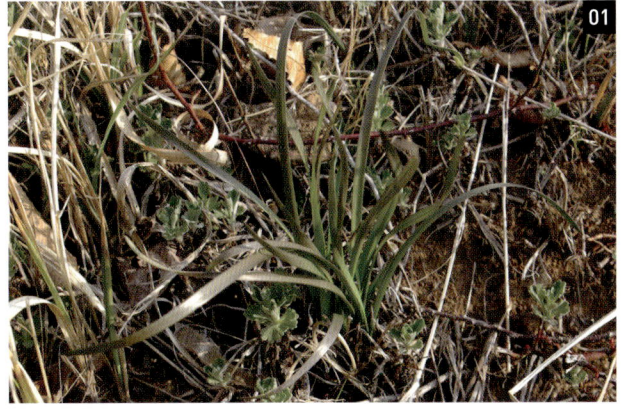

비늘줄기(알뿌리)가 땅속에서 타원형으로 자라고, 지름 1.2~1.5㎝이며, 수염뿌리가 난다. **꽃줄기**는 30~40㎝ 정도 올라온다. **잎**은 비늘줄기에서 2~6개가 나며, 줄모양이고 단면이 삼각형이다. 잎길이는 20~54㎝이다. **꽃**은 8~11월에 피고 붉은자주색이며, 꽃잎모양의 꽃덮이가 6장이다. 작은 꽃 여러 송이가 꽃줄기에 우산모양으로 달린다. **열매**는 10월에 여물고, 열매껍질이 갈라져 씨앗이 나온다.

01 전체 모습. 4월 11일
02 묵은대와 새순. 3월 8일
03 새순 자라는 모습. 3월 12일
04 잎 자라는 모습. 4월 2일

05 꽃 핀 모습. 10월 24일
06 꽃. 10월 24일
07 열매. 12월 1일

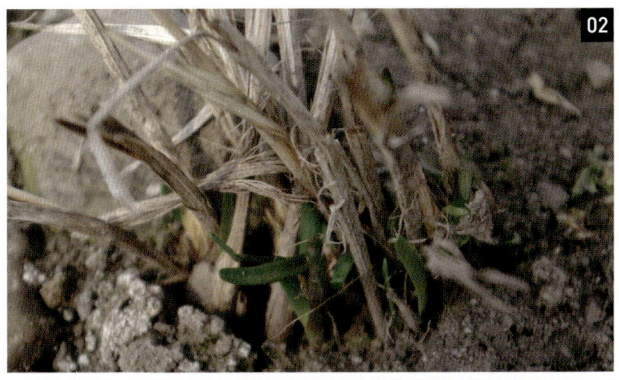

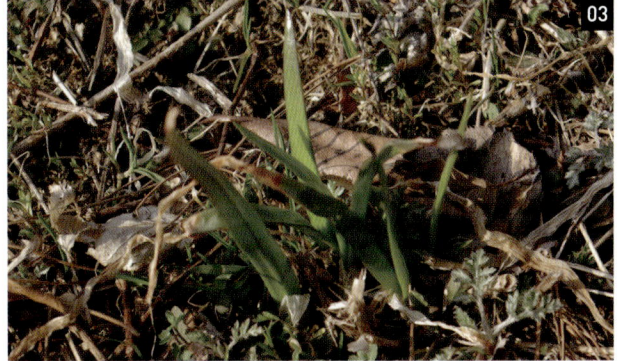

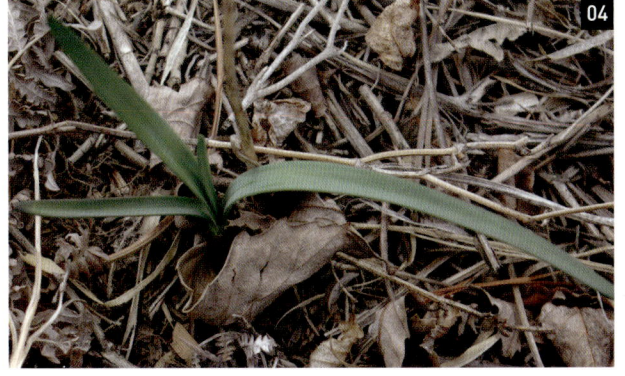

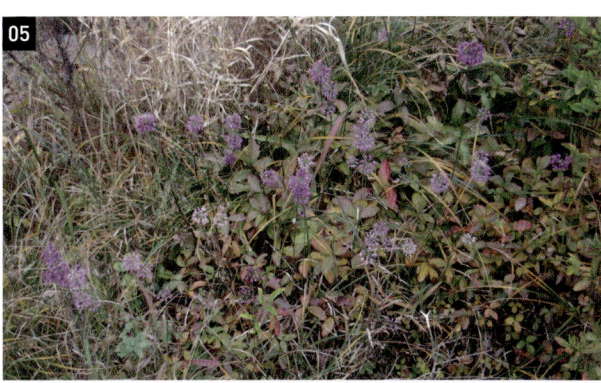

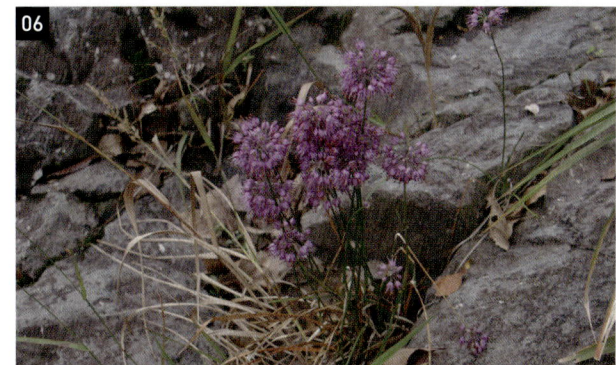

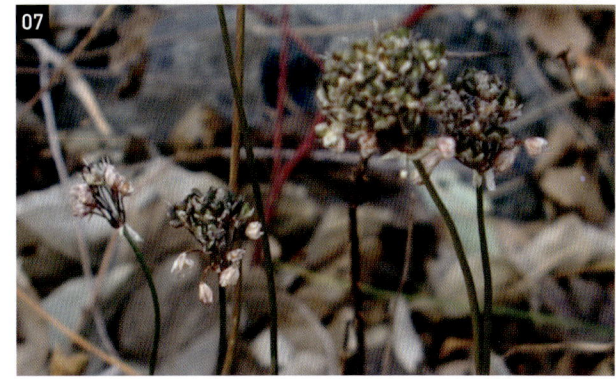

산부추

232 두메부추

Allium senescens L. var. *senescens*

짠맛 + 매운맛

■ 천식, 고혈압, 변비, 탈모, 식욕부진에 효과

백합과
여러해살이풀

다른 이름
두메달래

생약명
산구 山韭

성분
독성이 없다.
사포닌 면역력강화
알라닌 간해독
나트륨 수분유지
니아신 혈액순환촉진
칼슘 뼈강화
칼륨 신경세포와 근육기능강화
철분 빈혈개선
단백질 근육강화
비타민A 시력유지
티아민 에너지대사관여
비타민B₂ 빈혈개선
비타민C 노화방지

원산지
한국

서식지
깊은 산이나 바닷가 절벽가에 난다.

오행의 맛과 효능
오행상 짠맛, 매운맛. 연한 마늘향이 난다. 짠맛은 딱딱한 것을 부드럽게 만드는 작용을 하고, 매운맛은 발산시키는 작용을 한다.

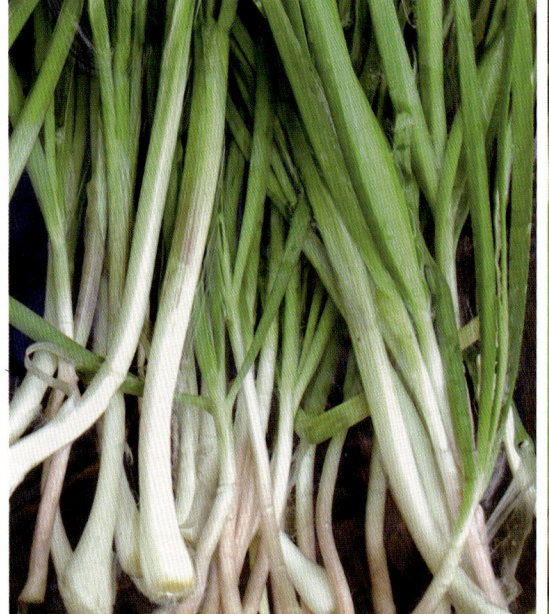

뿌리째 채취하여 씻은 모습. 4월 24일

두메부추장아찌.

장아찌 담그기

채취시기 봄~가을.
채취부위 꽃줄기가 올라오기 전의 새순이나 잎을 알뿌리째 채취한다.
채취시 주의사항 흔치 않은 약초이므로 조금만 채취하고 개체를 남겨둔다.
밑준비 두메부추를 짭짤한 소금물에 살짝 절여서 숨을 죽인 뒤 여러 번 헹구어 물기를 짜고, 잎이 길면 둘둘 만다.
담그기 준비한 것을 묵은 된장이나 묵은 고추장에 박는다. 또는 맛간장을 끓여서 식혀 붓거나, 맛된장으로 버무린다. 맛간장에 넣는 효소액은 맛간장이 식은 뒤 넣고, 소금에 절였으므로 간을 약하게 하며, 독특한 향을 살리려면 식초를 넣지 않는다.
숙성 맛간장이나 맛된장으로 담근 경우 상온에 한나절 두었다가 냉장고에 넣어 익히고, 부어놓은 맛간장은 며칠에 한 번씩 따라서 다시 끓여 식혀 붓기를 3~4번 한다.
장아찌맛 씹는 맛이 좋고 깊은 맛이 난다.

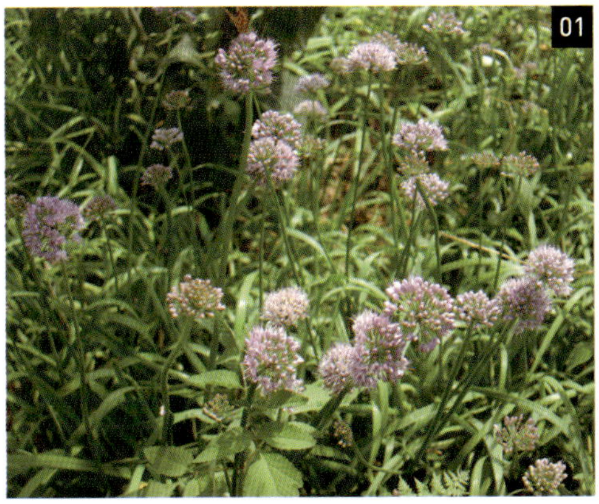

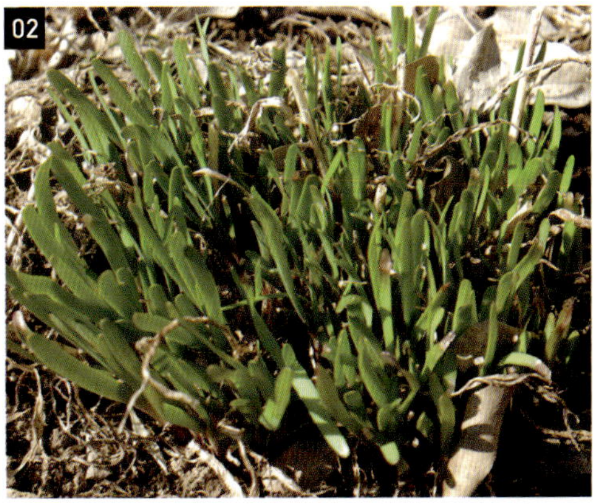

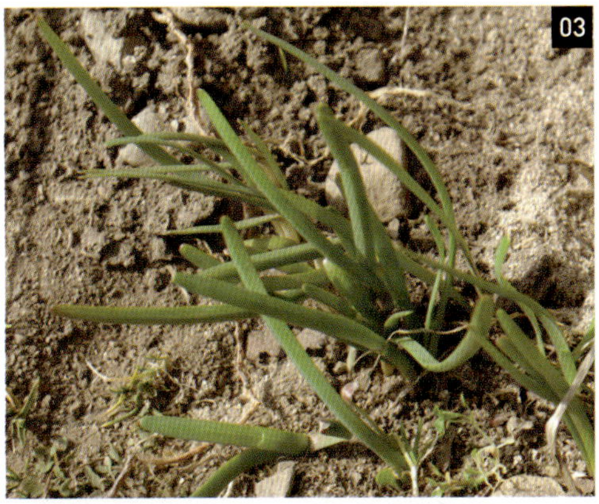

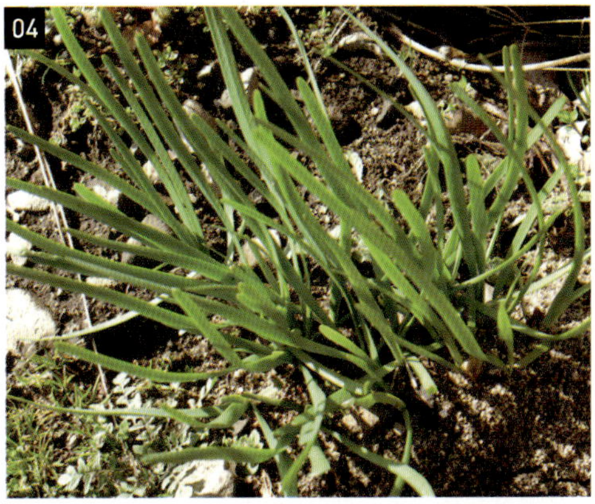

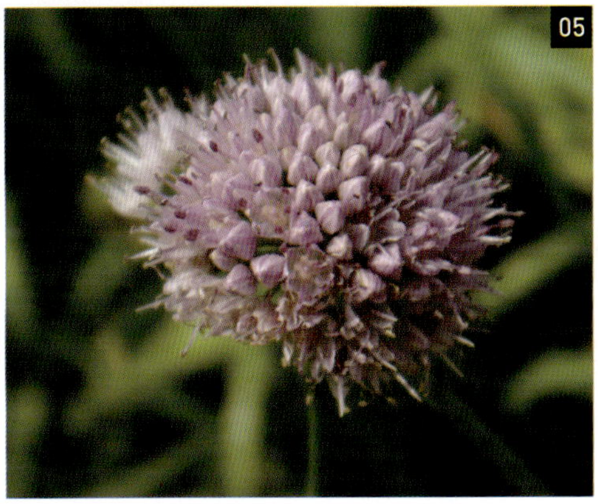

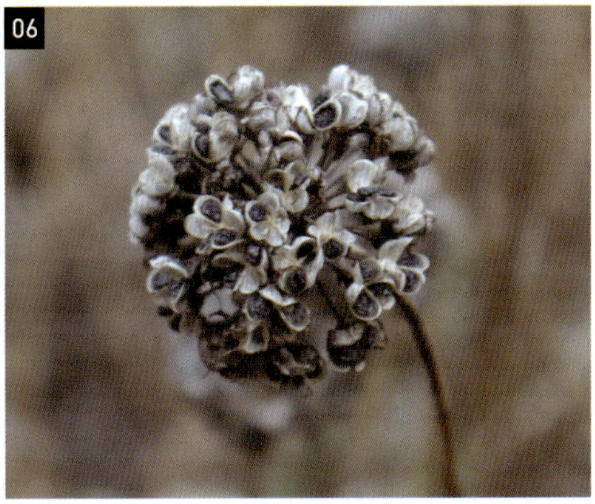

비늘줄기(알뿌리)가 땅속에서 타원형으로 자라는데, 길이 4㎝ 정도이며, 수염뿌리가 난다. 꽃줄기는 20~30㎝ 정도 올라온다. 잎은 비늘줄기에서 여러 개가 나고, 줄모양이며, 살이 많다. 잎길이 20~30㎝. 꽃은 8~9월에 피고 연보라색이며, 꽃잎모양의 꽃덮이가 6개이다. 작은 꽃 여러 송이가 우산모양으로 달린다. 열매는 10월에 여물고, 열매껍질이 갈라져 씨앗이 나온다.

01 꽃 핀 전체 모습. 9월 10일
02 묵은대와 새순. 3월 16일
03 어린잎. 3월 10일
04 다 자란 잎. 3월 18일
05 꽃. 9월 10일
06 열매 겨울 모습. 1월 26일
07 유사종 산부추(왼쪽), 두메부추(가운데), 산달래(오른쪽). 3월 14일
08 유사종 산부추(왼쪽), 두메부추(가운데), 산달래(오른쪽) 뿌리째 비교. 3월 20일

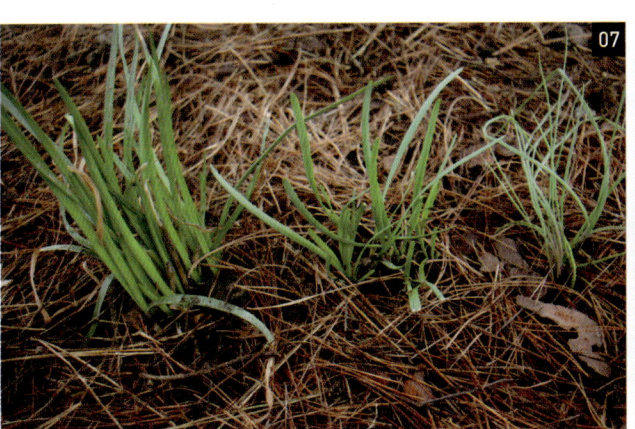
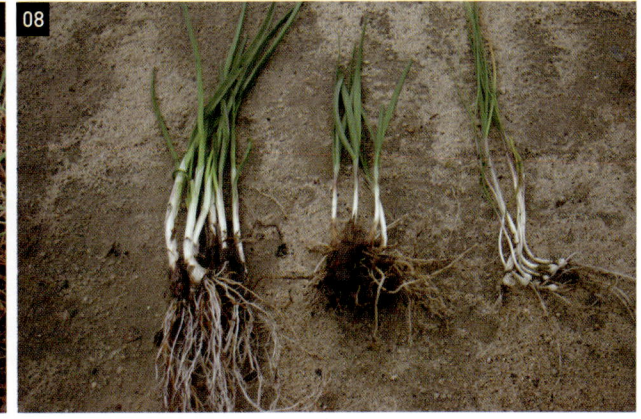

두메부추

233

Scrophularia koraiensis var. melutina Sakata ex Uyeki & Sakata

일월토현삼 짠맛 + 단맛 + 쓴맛

■ 고혈압, 불면증, 신경통, 폐렴에 효과

현삼과
여러해살이풀

다른 이름
우단현삼

생약명
조선현삼 朝鮮玄參

원산지
한국

서식지
산과 들판의 양지나 반그늘에 난다.

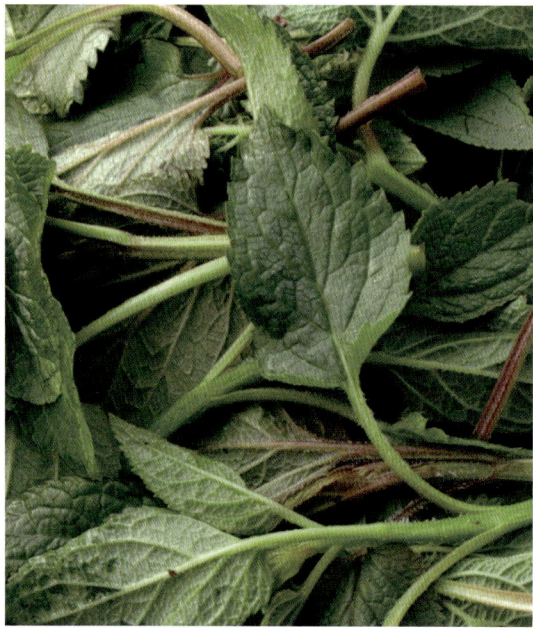
잎 채취한 모습. 4월 18일

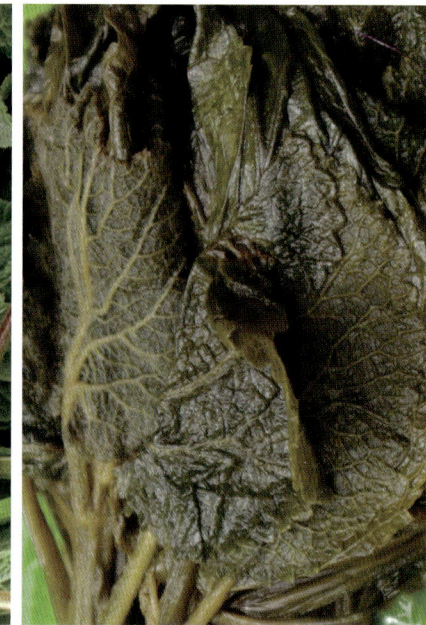
일월토현삼잎장아찌.

장아찌 담그기

채취시기 봄~여름.
채취부위 연한 잎.
채취시 주의사항 흔치 않은 약초이므로 조금만 채취하고 개체를 남겨둔다.
밑준비 잎을 끓는 물에 살짝 데쳐서 부드럽게 만든 뒤 찬물에 반나절 정도 담가서 씁쌀한 맛을 우려내고, 물기를 짜서 살짝 말린다.
담그기 준비한 잎에 맛간장을 끓여서 식혀 붓는데, 효소액은 맛간장이 식은 뒤 넣는다.
숙성 담근 장아찌는 상온에 한나절 두었다가 냉장고에 넣어 익히고, 부어놓은 맛간장은 며칠에 한 번씩 따라서 다시 끓여 식혀 붓기를 3~4번 한다.
장아찌맛 씹는 맛이 좋고 깔끔한 맛이다.

오행의 맛과 효능
오행상 짠맛, 단맛, 쓴맛. 짠맛은 딱딱한 것을 부드럽게 만드는 작용을 하고, 단맛은 부드럽게 만드는 작용을 하며, 쓴맛은 배출시키는 작용을 한다.

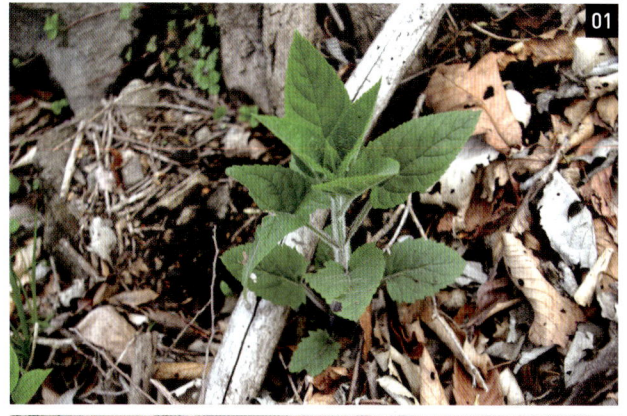

뿌리는 굵게 자라며, 살이 많다. **줄기**는 150㎝ 정도 자라고, 단면이 네모지며, 검은빛이 돌고 잔털이 빽빽하다. **잎**은 마주 나며, 달걀 같은 피침형으로 끝이 뾰족하고, 가장자리에 잘고 뾰족한 톱니가 있다. 잎 길이 10~15㎝. 잎자루가 짧고, 잎과 잎자루에 잔털이 빽빽하다. **꽃**은 7월에 피고 검붉은색이며, 꽃부리가 5갈래로 갈라져 입술모양이 된다. 꽃가지에도 잔털이 빽빽하다. **열매**는 8월에 여물고, 끝이 뾰족한 달걀모양이며, 껍질이 2갈래로 갈라져 씨앗이 나온다.

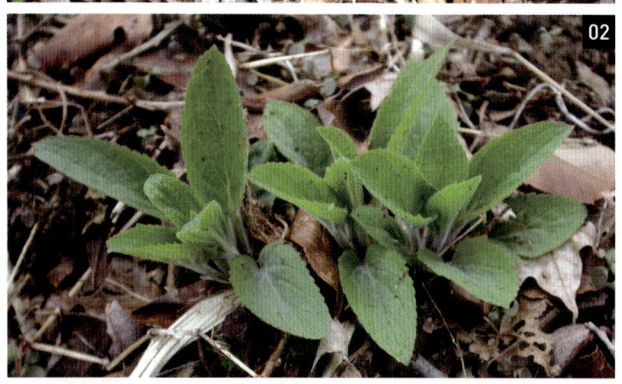

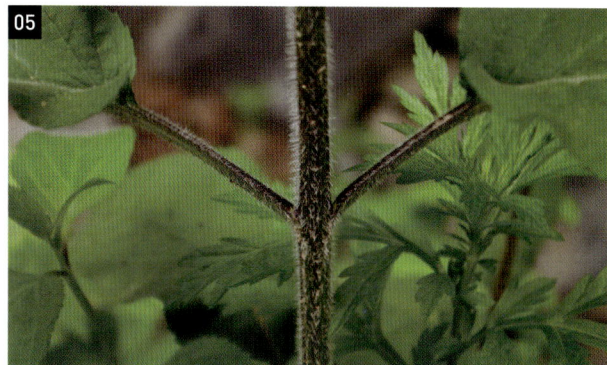

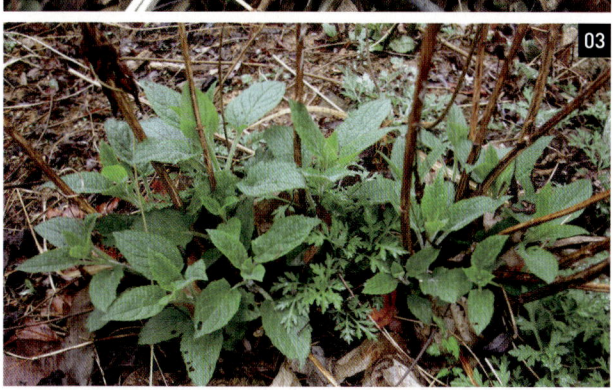

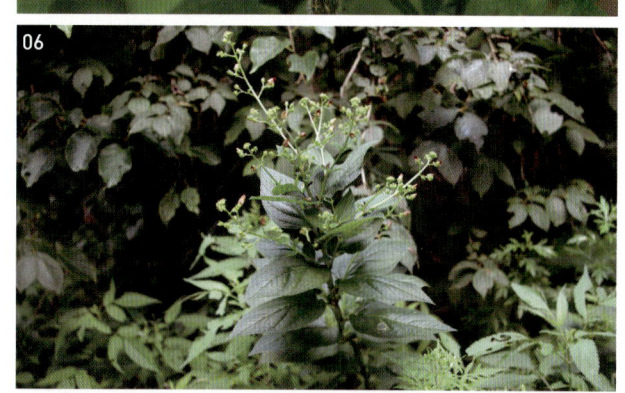

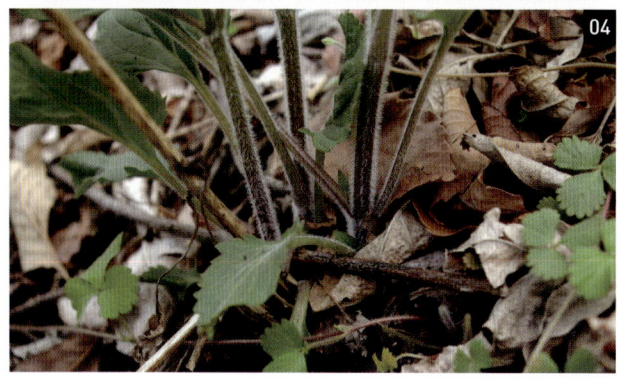

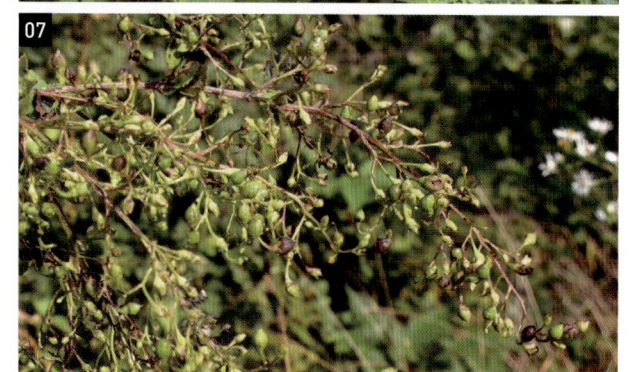

01 줄기에 털이 있는 전체 모습. 5월 1일
02 털이 있는 새순 모습. 4월 22일
03 묵은대와 새순. 4월 17일
04 털이 있는 밑동 모습. 5월 1일

05 털이 있는 줄기 모습. 6월 9일
06 꽃 핀 모습. 8월 12일
07 열매 달린 모습. 10월 14일

일월토현삼

큰개현삼 짠맛 + 단맛 + 쓴맛

234
Scrophularia kakudensis Franch

■ 고혈압, 불면증, 신경통, 폐렴에 효과

현삼과
여러해살이풀

생약명
대산현삼 大山玄蔘

성분
독성이 없다.
하파기드 염증억제
P-메톡시시나민산 혈압내림
피토스테롤 콜레스테롤수치저하
알칼로이드 염증과 통증완화
리놀렌산 체지방감소

서식지
우리나라 특산식물.
산과 들판의 양지나 반그늘에 난다.

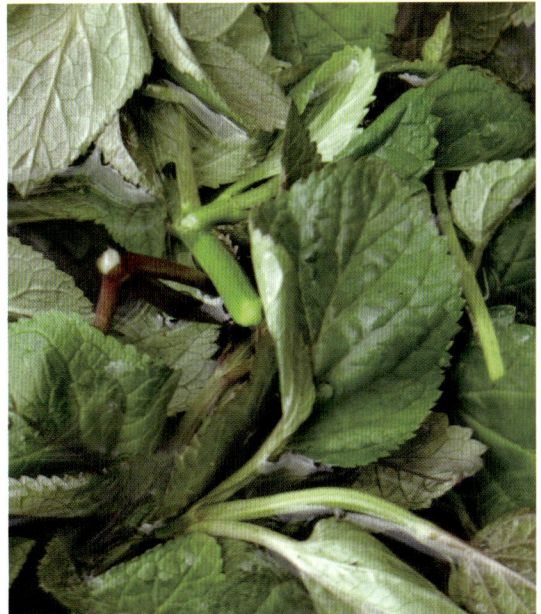

잎 채취하여 씻은 모습. 5월 1일.

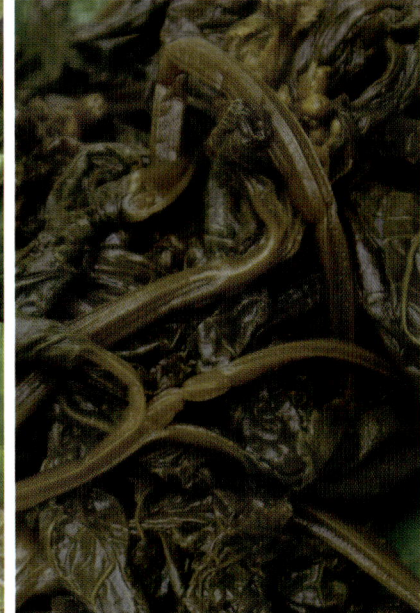

큰개현삼잎장아찌.

장아찌 담그기

채취시기 봄~여름.
채취부위 연한 잎.
채취시 주의사항 흔치 않은 약초이므로 조금만 채취하고 개체를 남겨둔다.
밑준비 잎을 끓는 소금물에 살짝 데쳐서 부드럽게 만든 뒤 찬물에 반나절 정도 담가 쌉쌀한 맛을 우려내고, 물기를 짜서 살짝 말린다.
담그기 준비한 잎에 맛간장을 끓여서 식혀 붓는데, 효소액은 맛간장이 식은 뒤 넣는다.
숙성 담근 장아찌는 상온에 한나절 두었다가 냉장고에 넣어 익히고, 부어놓은 맛간장은 며칠에 한 번씩 따라서 다시 끓여 식혀 붓기를 3~4번 한다.
장아찌맛 씹는 맛이 좋고 개운한 맛이다.

오행의 맛과 효능
오행상 짠맛, 단맛, 쓴맛. 짠맛은 딱딱한 것을 부드럽게 만드는 작용을 하고, 단맛은 부드럽게 만드는 작용을 하며, 쓴맛은 배출시키는 작용을 한다.

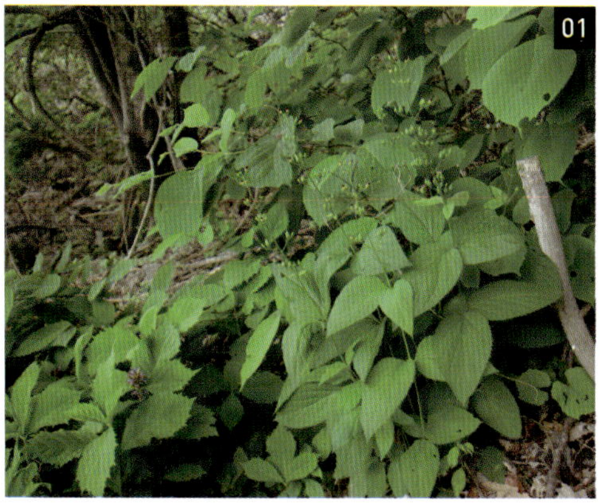

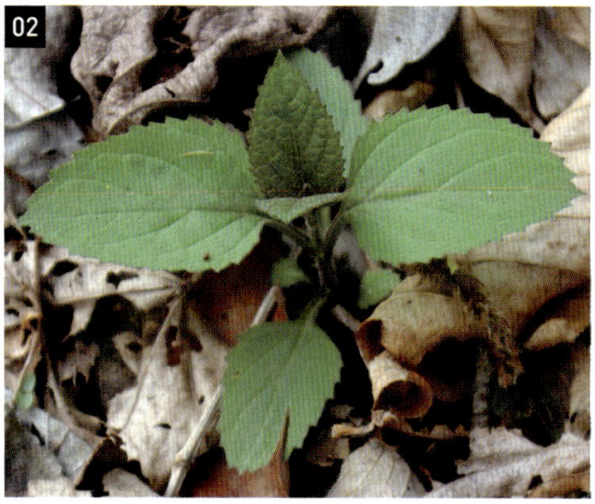

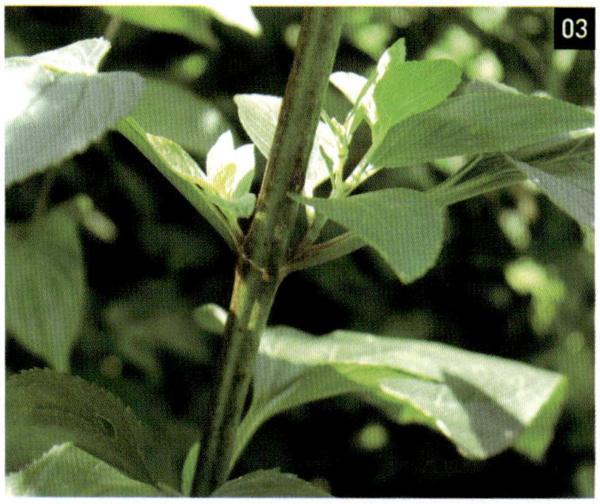

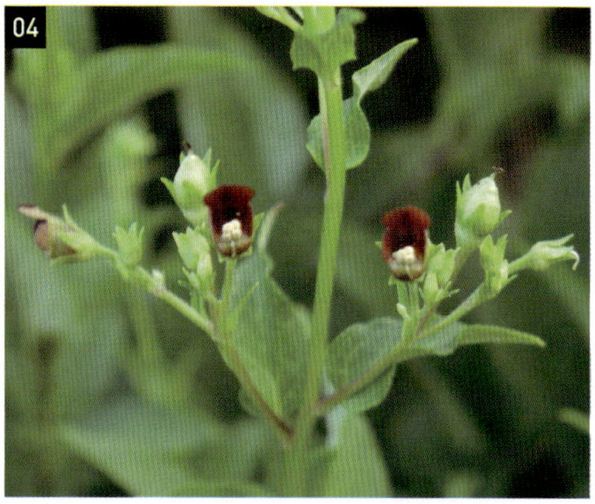

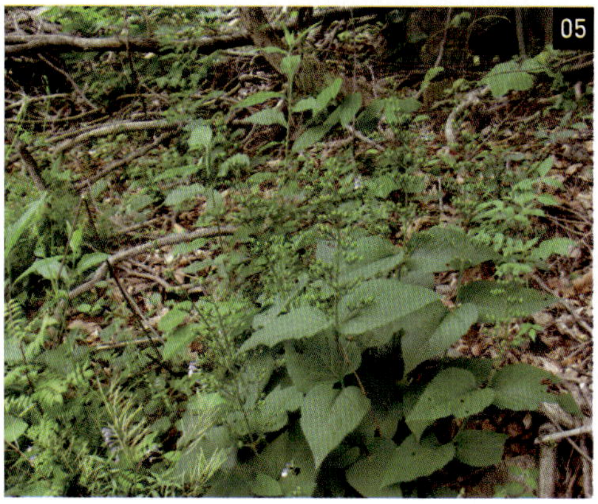

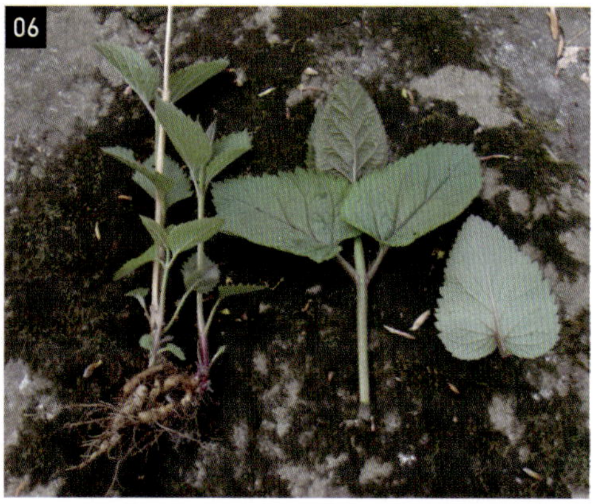

뿌리는 굵게 자라고, 살이 많으며, 양끝이 뾰족한 원기둥모양이다. **줄기**는 100~130㎝ 정도 자라고, 단면이 네모지며, 붉은 얼룩이 있다. **잎**은 마주 나고, 긴 타원형으로 끝이 뾰족하며, 가장자리에 잔 톱니가 있다. 잎길이 5~14㎝. **꽃**은 8~9월에 피고 검붉은색이며, 꽃부리가 5갈래로 갈라져 입술모양이 된다. 작은 꽃 여러 송이가 원뿔모양으로 달린다. **열매**는 9~10월에 여물고 달걀모양이며, 껍질이 2갈래로 갈라져 씨앗이 나온다.

01 꽃 핀 모습. 5월 1일
02 새순. 5월 1일
03 줄기. 7월 30일
04 꽃. 7월 18일
05 열매 달린 모습. 5월 1일
06 뿌리와 잎 앞뒷면. 5월 1일
07 유사종 큰개현삼(왼쪽), 일월토현삼(가운데), 속단(오른쪽). 5월 1일
08 유사종 큰개현삼(왼쪽), 일월토현삼(가운데), 속단(오른쪽) 뿌리째 비교. 5월 1일

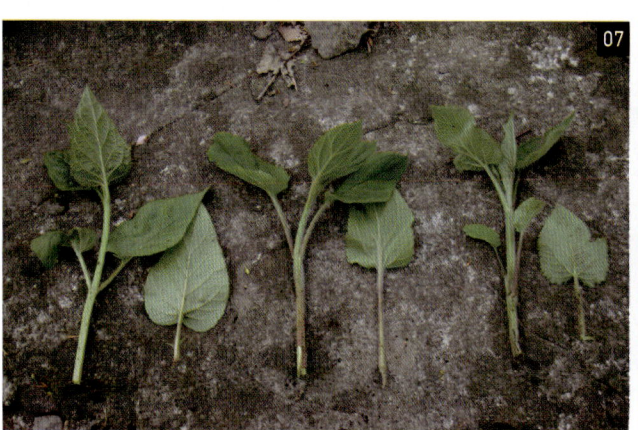
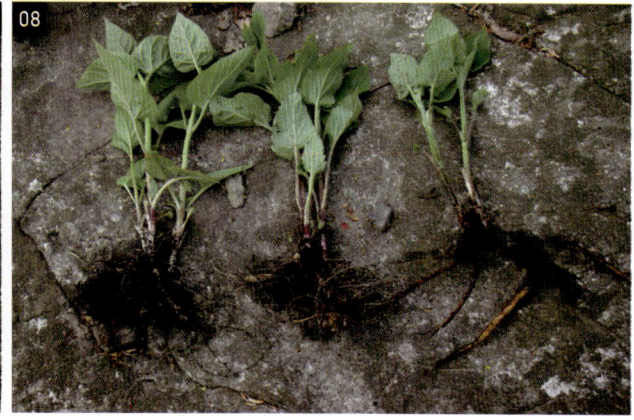

큰개현삼

■ 슴슴한 맛은 스며 나오게 하는 작용을 하여 몸에 있는 구멍을
통하게 하고, 소변이 잘 나오게 한다. 떫은맛은 수렴시키는 작용을 하여
몸에서 빠져나가는 것을 막아주고, 진액이 생겨나게 한다.

Chap. 06

슴슴한 맛 · 떫은 맛

235 개모시풀 _{슴슴한 맛}

Boehmeria platanifolia Franch. & Sav.

■ 신경통, 아토피에 효과

쐐기풀과
여러해살이풀

다른 이름
좀모시풀
흰개모시풀

생약명
팔각마 八角麻

성분
베타시토스테롤 혈중콜레스테롤 개선
팔미트산 담즙분비촉진
에모딘 위장기능강화
케르세틴 알러지예방

원산지
한국

서식지
산기슭이나 숲 가장자리에 난다.

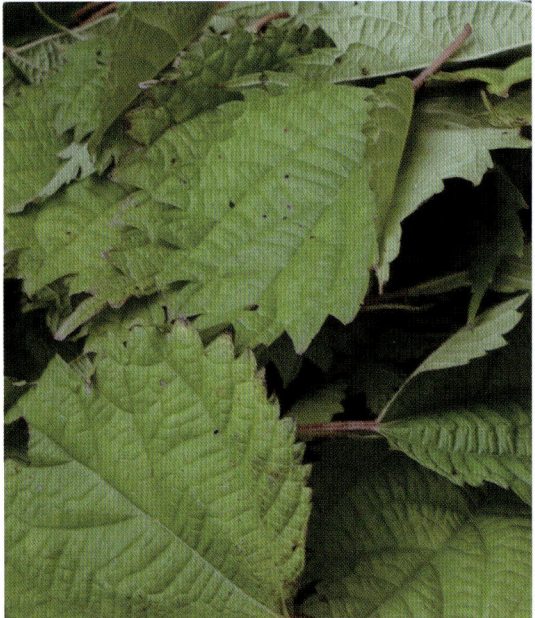
잎 채취한 모습. 8월 7일.

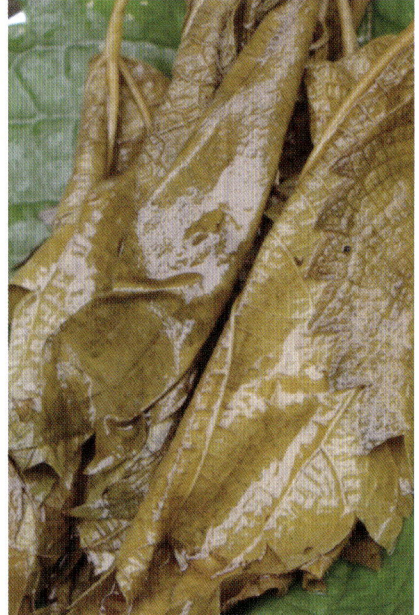
개모시풀잎장아찌.

장아찌 담그기

채취시기 봄~여름.
채취부위 연한 잎.
밑준비 잎을 끓는 물에 데쳐서 부드럽게 만든 뒤 찬물에 헹구어 물기를 짜고 살짝 말린다.
담그기 준비한 잎에 맛간장을 끓여서 아삭한 맛이 살도록 뜨거울 때 붓는다. 본래 슴슴한 맛이 있으므로 맛국물을 끓일 때 파나 고추를 넣어 칼칼한 맛을 내도 좋으며, 효소액은 맛간장이 식은 뒤 넣는다.
숙성 담근 장아찌를 상온에 한나절 두었다가 냉장고에 넣어 익히고, 부어놓은 맛간장은 며칠에 한 번씩 따라서 다시 끓여 식혀 붓기를 3~4번 한다. 잎이 질기므로 노르스름해질 때까지 충분히 삭혀서 먹는다.
장아찌맛 꼬들꼬들하고 담백한 맛이다. 완성된 장아찌는 고춧가루, 다진 파, 다진 마늘, 들기름 등으로 갖은 양념을 해서 먹기도 한다.

오행의 맛과 효능
오행상 여섯 번째 맛인 슴슴한 맛. 슴슴한 맛은 스며 나오게 하는 작용을 하여 몸에 있는 구멍을 통하게 하고, 소변이 잘 나오게 한다.

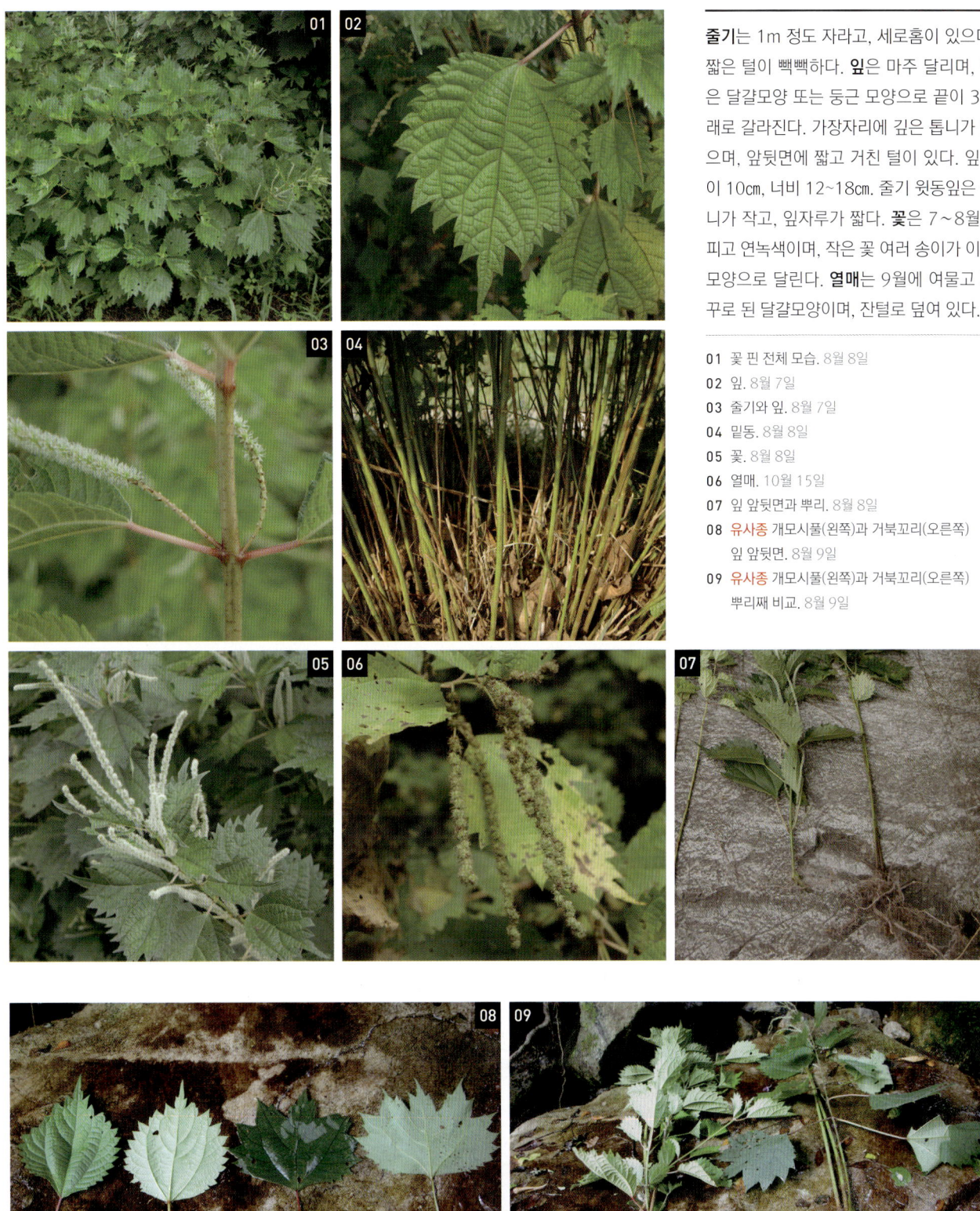

줄기는 1m 정도 자라고, 세로홈이 있으며, 짧은 털이 빽빽하다. **잎**은 마주 달리며, 넓은 달걀모양 또는 둥근 모양으로 끝이 3갈래로 갈라진다. 가장자리에 깊은 톱니가 있으며, 앞뒷면에 짧고 거친 털이 있다. 잎길이 10cm, 너비 12~18cm. 줄기 윗동잎은 톱니가 작고, 잎자루가 짧다. **꽃**은 7~8월에 피고 연녹색이며, 작은 꽃 여러 송이가 이삭모양으로 달린다. **열매**는 9월에 여물고 거꾸로 된 달걀모양이며, 잔털로 덮여 있다.

01 꽃 핀 전체 모습. 8월 8일
02 잎. 8월 7일
03 줄기와 잎. 8월 7일
04 밑동. 8월 8일
05 꽃. 8월 8일
06 열매. 10월 15일
07 잎 앞뒷면과 뿌리. 8월 8일
08 유사종 개모시풀(왼쪽)과 거북꼬리(오른쪽) 잎 앞뒷면. 8월 9일
09 유사종 개모시풀(왼쪽)과 거북꼬리(오른쪽) 뿌리째 비교. 8월 9일

236

Cardamine impatiens L.

싸리냉이 _{슴슴한 맛}

■ 열 내림, 생리불순, 천식에 효과

십자화과
두해살이풀

다른 이름
싸리황새냉이
긴잎황새냉이

생약명
제 薺
탄렬쇄미제 彈裂碎米薺

성분
콜린 숙취해소
시니그린 종양억제

원산지
한국

서식지
산기슭이나 냇가에 난다.

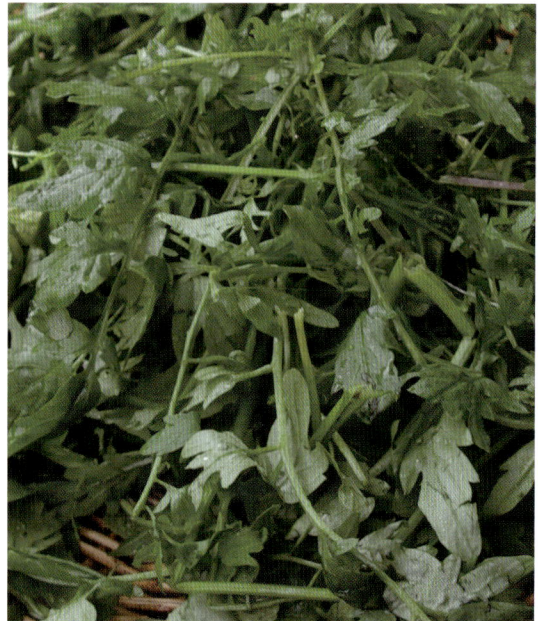
잎줄기 채취한 모습. 6월 6일.

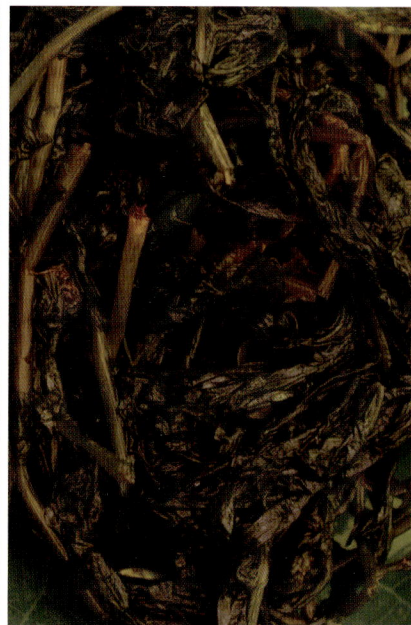
싸리냉이잎줄기장아찌.

장아찌 담그기

채취시기 봄~여름.
채취부위 잎줄기.
밑준비 잎줄기를 다듬어 씻은 뒤 물기를 뺀다.
담그기 준비한 잎줄기에 맛간장을 끓여서 식혀 붓는다. 효소액은 맛간장이 식은 뒤 넣고, 본래 슴슴한 맛이 있으므로 맛국물을 끓일 때 파나 고추를 넣어 칼칼한 맛을 내도 좋다.
숙성 담근 장아찌를 상온에 한나절 두었다가 냉장고에 넣어 익히고, 부어놓은 맛간장은 며칠에 한 번씩 따라서 다시 끓여 식혀 붓기를 3~4번 한다.
장아찌맛 부드럽고 뒷맛이 개운하다.

오행의 맛과 효능

오행상 여섯 번째 맛인 슴슴한 맛. 쌉싸름한 맛이 나기도 한다. 슴슴한 맛은 스며 나오게 하는 작용을 하여 몸에 있는 구멍을 통하게 하고, 소변이 잘 나오게 한다.

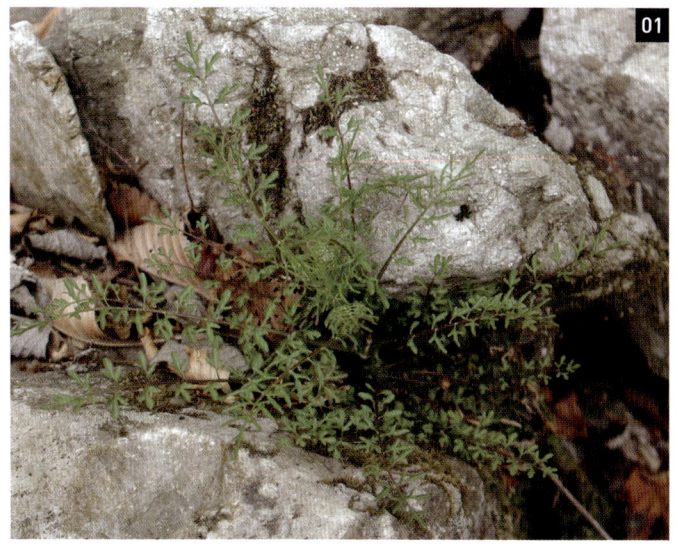

줄기는 50㎝ 정도 자라는데 그 이상 올라오기도 하며, 잔털이 있다. **잎**은 어긋나고, 깃털모양으로 갈라지며, 잎자루가 있다. 뿌리잎은 길이 10㎝ 정도이고, 줄기잎은 작다. **꽃**은 5~6월에 피고 흰색이며, 꽃잎모양의 꽃받침잎이 4장이고 십자모양으로 붙는다. 작은 꽃 여러 송이가 어긋나게 모여 달린다. **열매**는 6~9월에 여물고, 가는 꼬투리모양이며, 길이 2㎝ 정도이다.

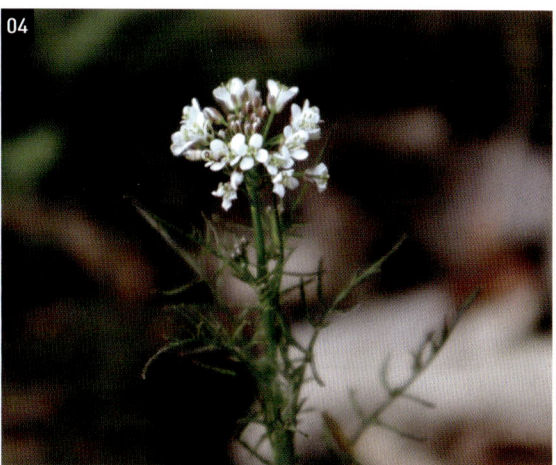

01 전체 모습. 5월 2일
02 줄기 자라는 모습. 5월 2일
03 줄기잎. 6월 6일
04 꽃. 5월 13일
05 열매 달린 모습. 6월 6일
06 뿌리 달린 전체 모습. 5월 2일

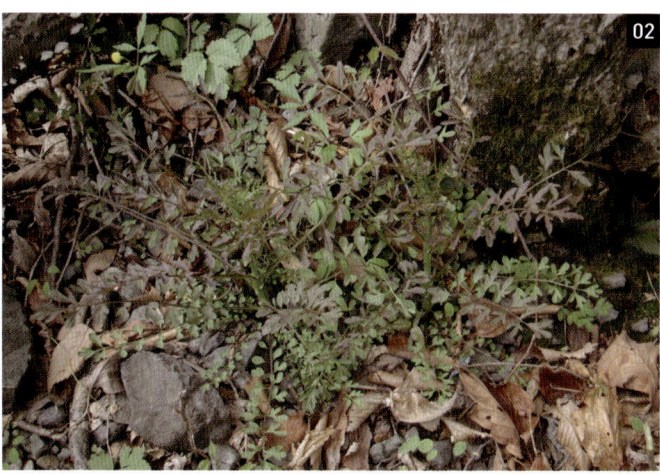

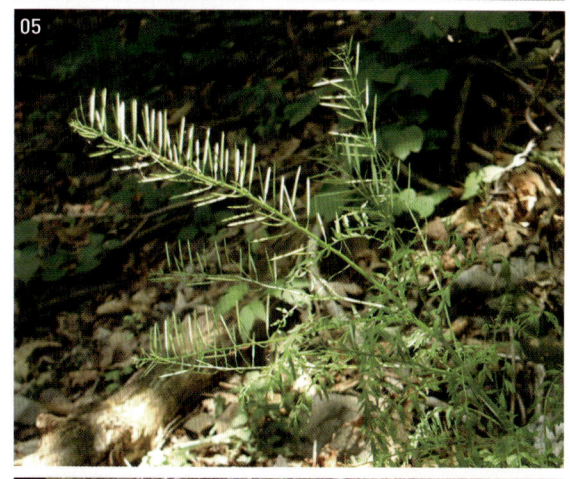

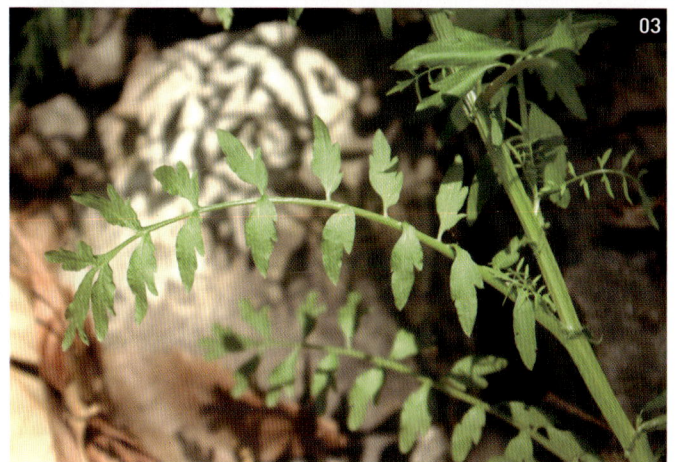

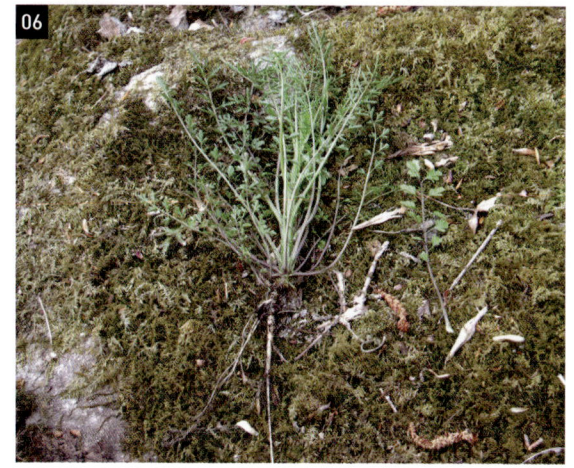

싸리냉이

237 합다리나무 떫은맛

Meliosma oldhamii Maxim.

■ 기침, 감기에 효과

나도밤나무과
잎지는 작은큰키나무

다른 이름
합대나무
합순나무
산오자나무

생약명
산저육 山猪肉

성분
타닌 수렴작용

원산지
한국

서식지
산기슭 양지에서 주로 자란다.

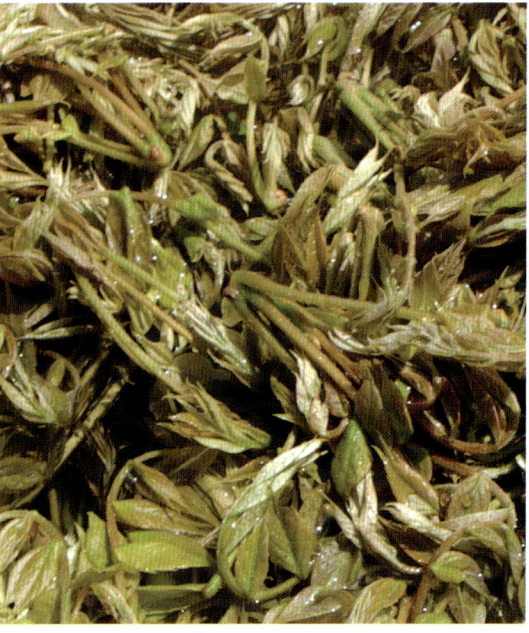
새순 채취하여 씻은 모습. 4월 11일

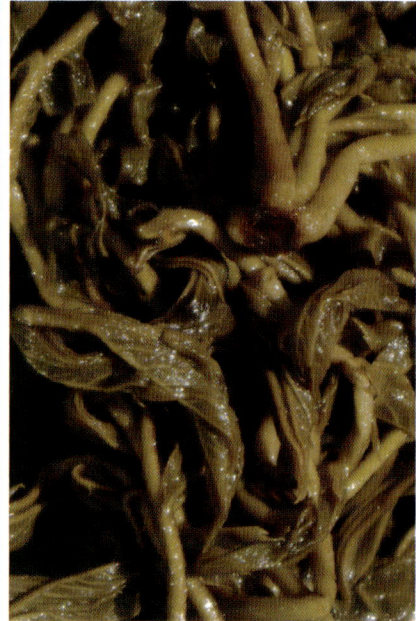
합다리순(합순)장아찌.

장아찌 담그기

채취시기 봄~여름.

채취부위 새순.

채취시 주의사항 새순을 남겨두어야 나무가 광합성을 하여 양분을 얻으므로 조금만 채취한다.

밑준비 새순을 짭짤한 소금물에 반나절 정도 절여서 떫은맛을 우려낸 뒤, 여러 번 헹구고 물기를 짜서 살짝 말린다.

담그기 준비한 것을 묵은 된장이나 묵은 고추장에 박는다. 또는 맛간장을 끓여서 식혀 붓는데, 효소액은 맛간장이 식은 뒤 넣는다. 소금에 절였으므로 간을 약하게 한다.

숙성 맛간장으로 담근 경우 상온에 한나절 두었다가 냉장고에 넣어 익히고, 부어놓은 맛간장은 며칠에 한 번씩 따라서 다시 끓여 식혀 붓기를 3~4번 한다.

장아찌맛 아삭아삭하고 뒷맛이 달달하다. 완성된 장아찌는 고춧가루, 다진 파, 다진 마늘, 들기름 등으로 갖은 양념을 해서 먹기도 한다.

오행의 맛과 효능
오행상 여섯 번째 맛인 떫은맛. 떫은맛은 수렴시키는 작용을 하여 몸에서 빠져나가는 것을 막아주고, 진액이 생겨나게 한다.

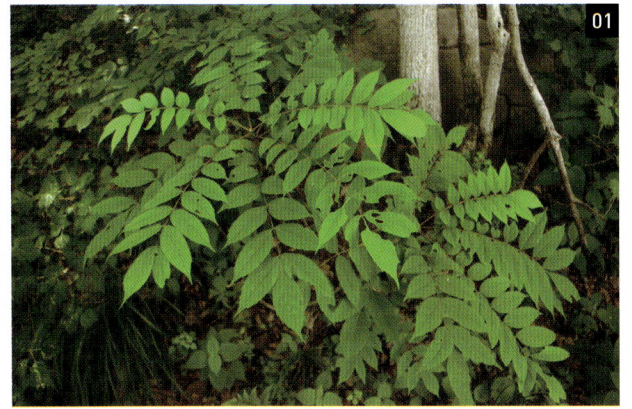

줄기는 8~10m 정도 자라며, 줄기껍질이 회갈색이고 밋밋하다. **잎**은 어긋나는 잎줄기에 9~15장이 깃털처럼 달리며, 작은 잎은 달걀모양 또는 피침 같은 타원형이고, 가장자리에 잔 톱니가 있으며, 잎길이 5~10㎝이다. 다 자란 잎은 가죽 같으며, 가을에 노란색으로 물든다. **꽃**은 6~7월에 피고 연노란흰색이며, 꽃잎이 3장이다. 작은 꽃 여러 송이가 원뿔모양으로 달린다. **열매**는 9~10월에 붉은색으로 여물고, 공모양이며, 지름 7㎜ 정도이다.

01 잎 달린 전체 모습. 6월 5일
02 새순. 4월 13일
03 어린나무. 6월 5일
04 꽃 핀 모습. 6월 18일
05 잎 앞뒷면. 6월 1일
06 밑동. 3월 19일
07 군락의 줄기 모습. 3월 26일

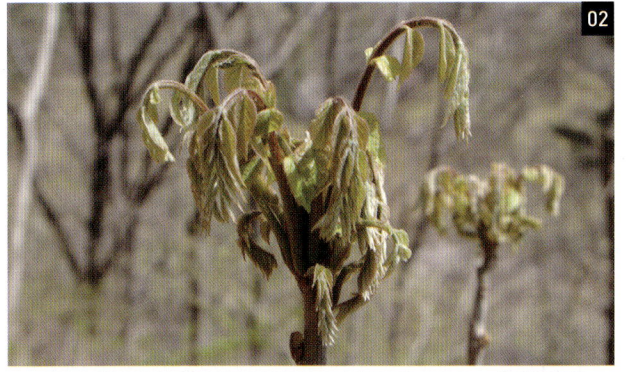

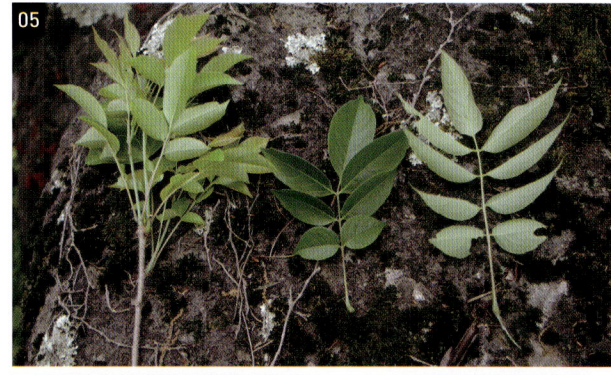

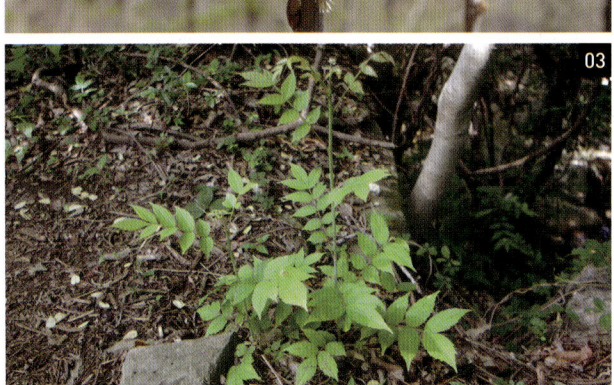

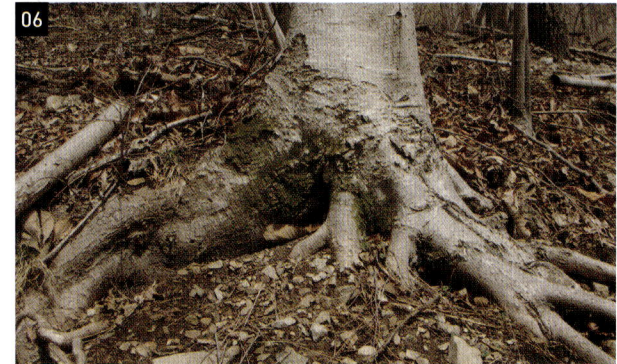

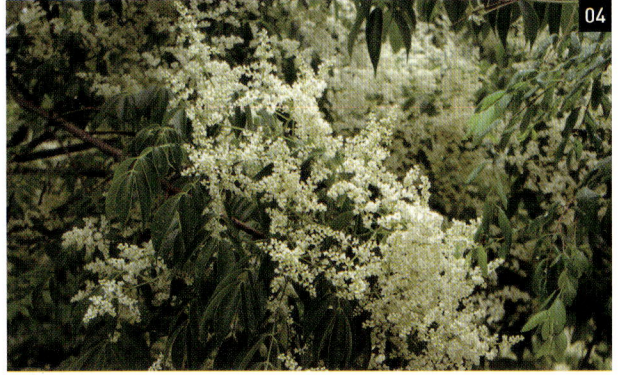

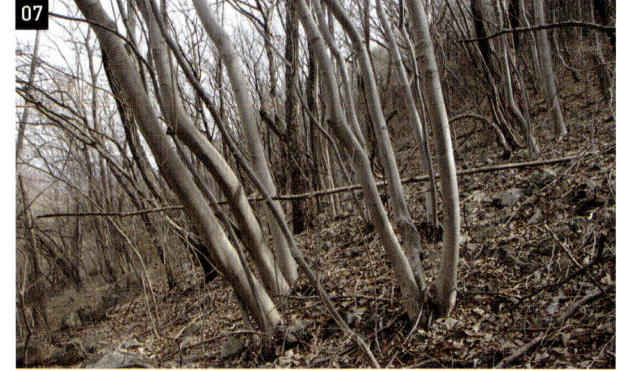

합다리나무

Chap. 07

버섯

238 능이

Sarcodon asparatus (Berk.) S. Ito

단맛 조금 독성

■ 유행성 귀밑샘염, 천식, 고지혈증, 궤양, 위암, 간암, 당뇨, 고기 먹고 체한 데 효과

능이버섯과
한해살이버섯

다른 이름
향이 香荋
향버섯

생약명
교린육치균 翹鱗肉齒菌

성분
생것에 독성이 조금 있다.
풍기스테롤 종양억제
키틴 종양억제
이노시톨 간지방제거
에르고스테롤 칼슘흡수를 돕는
비타민D가 되는 물질
만니톨 붓기해소
글루코오스 에너지공급
트레할로스 산패방지

원산지
중국으로 추정

서식지
깊은 산 6~8부 능선에 있는 넓은잎나무숲 주로 신갈나무, 졸참나무, 굴참나무, 상수리나무, 물박달나무의 비탈진 자갈땅이나 계곡가 낙엽 위에 올라온다.

오행의 맛과 효능
오행상 단맛. 감칠맛이 나며, 깊은 향기가 있다. 단맛은 부드럽게 만드는 작용을 하여 소화가 잘 되게 하고, 통증을 완화시키며, 메마른 것을 촉촉하게 하고, 부조화를 다스려 조화롭게 한다.

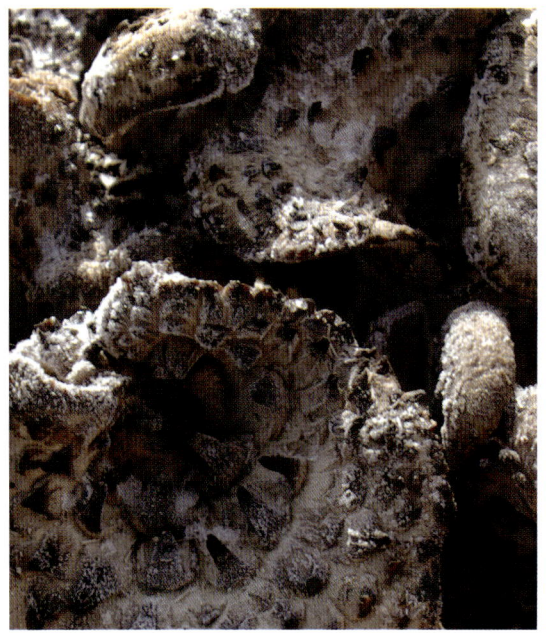
능이 채취한 모습. 10월 12일.

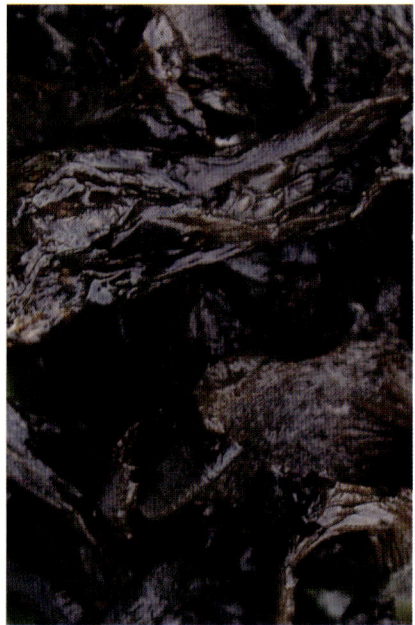
능이장아찌.

장아찌 담그기

채취시기 여름~가을. **채취부위** 전체.
채취시 주의사항 다음해에 채취한 곳 주변을 가보면 다시 채취할 수 있다. 갓이 완전히 펴지거나 늙은 것은 장아찌로 담갔을 때 살이 부서지기 쉬우므로 피한다.
밑준비 버섯 밑동에 흙이 남지 않도록 깨끗이 씻은 뒤 끓는 물에 삶아서 독성을 제거하고, 찬물에 헹구어 물기를 짜고 살짝 말린다. 생으로 먹으면 위장장애를 일으킨다. 또 큰 것은 간이 잘 배도록 적당한 크기로 썰거나 손으로 길게 찢고, 삶은 국물은 맛국물로 사용한다.
담그기 준비한 것을 묵은 간장이나 묵은 고추장에 박는다. 또는 맛간장을 끓여서 식혀 붓거나, 맛고추장으로 버무린다. 맛간장에 넣는 효소액은 맛간장이 식은 뒤 넣고, 본래 단맛이 있으므로 단맛을 줄여도 된다. 독특한 향을 살리려면 식초를 넣지 않는다.
숙성 맛간장, 맛고추장으로 담근 경우 상온에 한나절 두었다가 냉장고에 넣어 익히고, 부어놓은 맛간장은 며칠에 한 번씩 따라서 다시 끓여 식혀 붓기를 3~4번 한다.
장아찌맛 씹는 맛이 고기 같고 그윽한 맛. 1 능이, 2 표고, 3 송이로 꼽힐 만큼 맛과 향이 뛰어나다.
먹을 때 주의사항 독버섯과 혼동할 수 있으므로 함부로 먹어서는 안 되며, 만일 잘못 먹어 중독되었다면 곧바로 남은 버섯을 가지고 병원에 가서 치료를 받는다.

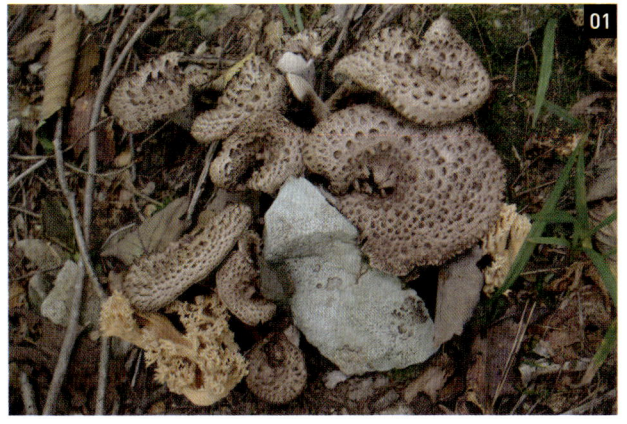

갓은 10~20cm 정도 자라는데 30cm까지 자라는 것도 있다. 자루까지 갓우물이 파여 있고, 점차 낮은 깔때기처럼 된다. **갓 윗면**은 어릴 때 연붉은갈색을 띠다가 점차 거무스름해지고, 날카로운 이빨비늘이 빽빽이 붙어 있다. 갓살은 연붉은색을 띠며, 두툼하고 탄력이 있으며, 깊은 향기가 있다. **갓 밑면**은 노루털모양의 침으로 덮여 있고, 어릴 때는 흰회갈색을 띠다가 점차 검은회갈색이 된다. **자루**는 길이 3~6cm, 지름 1.5~3.5cm이며, 짧은 노루털침으로 빽빽이 덮여 있다. **포자**는 연갈색을 띤다.

01 전체 모습. 9월 24일
02 무더기로 올라와 자라는 모습. 9월 24일
03 갓에 난 이빨비늘. 9월 24일
04 갓 펴진 모습. 9월 30일
05 갓이 오목해지는 모습. 9월 30일
06 갓이 낮은 깔때기처럼 된 모습. 9월 30일
07 갓 밑면과 자루. 9월 30일

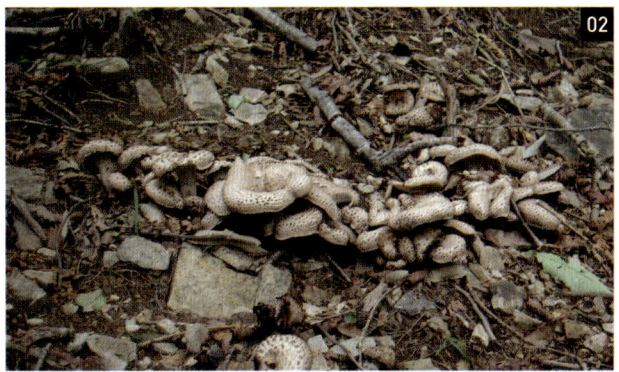

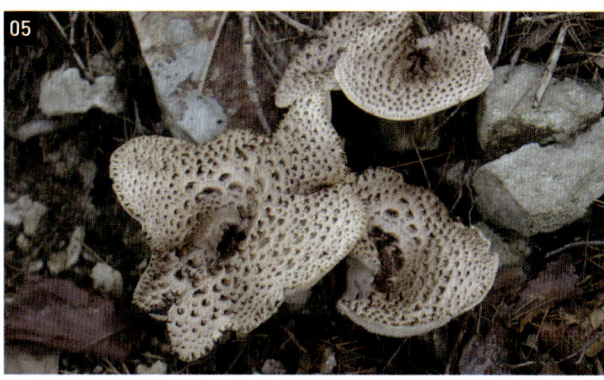

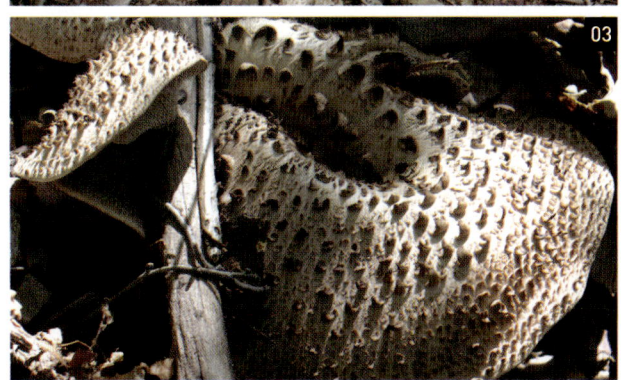

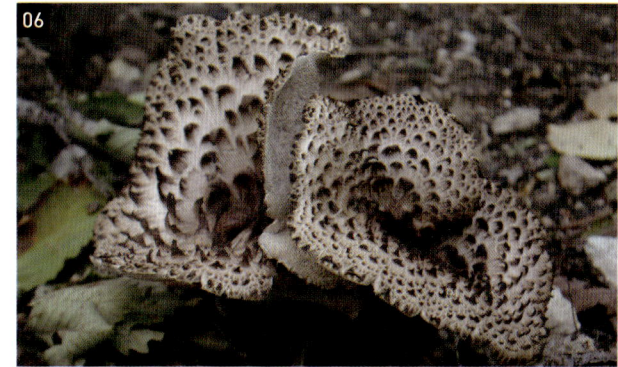

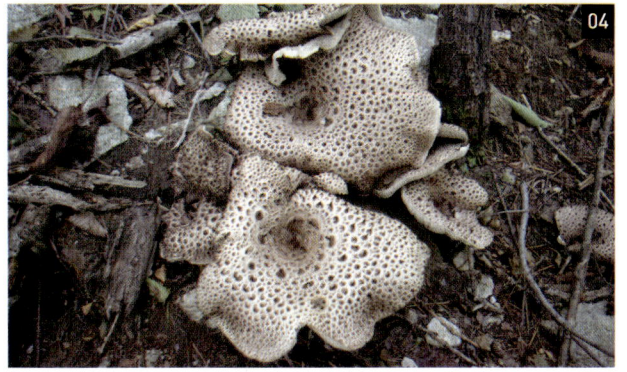

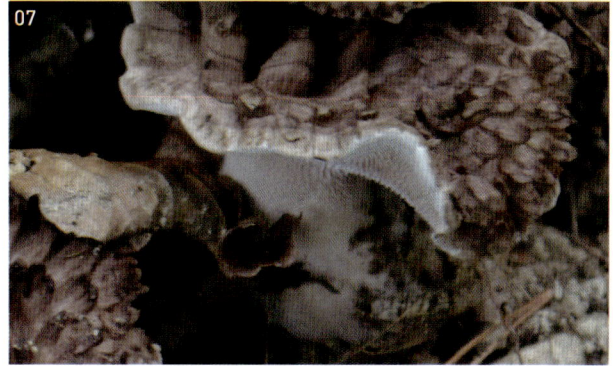

능이

239 표고 단맛

Lentinula edodes (Berk.) Pegler

■ 암, 간염, 고혈압, 고지혈증, 빈혈, 식욕부진, 숙취해소에 효과

낙엽버섯과
한해살이버섯

다른 이름
마고 蘑菇
향심 香蕈
추이 椎栮

생약명
추심 椎蕈

성분
독성이 없다.
레티난 종양억제
핵산 신진대사촉진
칼슘 뼈강화
철분 빈혈개선
단백질 근육강화
티아민 에너지대사관여
비타민B₂ 빈혈개선
비타민B₁₂ 적혈구생성
비타민D 칼슘흡수촉진

원산지
중국으로 추정

서식지
쓰러진 넓은잎나무 졸참나무,
신갈나무, 상수리나무, 밤나무,
너도밤나무 등의 참나무, 그루터기,
통나무 위에 올라오며,
농가에서 재배하기도 한다.

오행의 맛과 효능
오행상 단맛. 감칠맛이 나며, 향기가 있다. 단맛은 부드럽게 만드는 작용을 하여 소화가 잘 되게 하고, 통증을 완화시키며, 메마른 것을 촉촉하게 하고, 부조화를 다스려 조화롭게 한다.

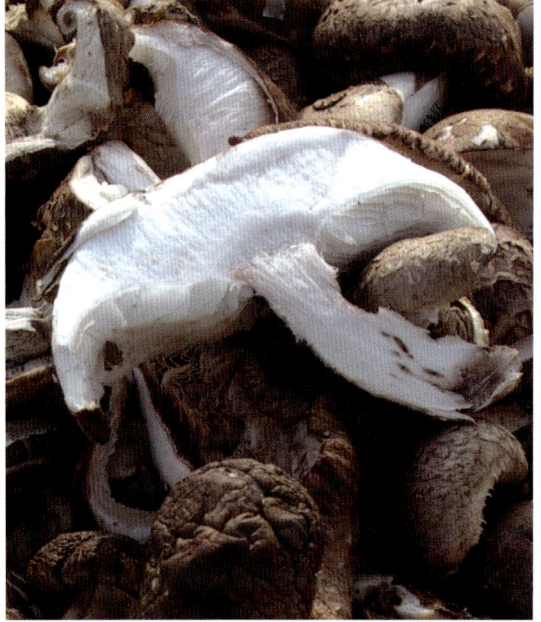 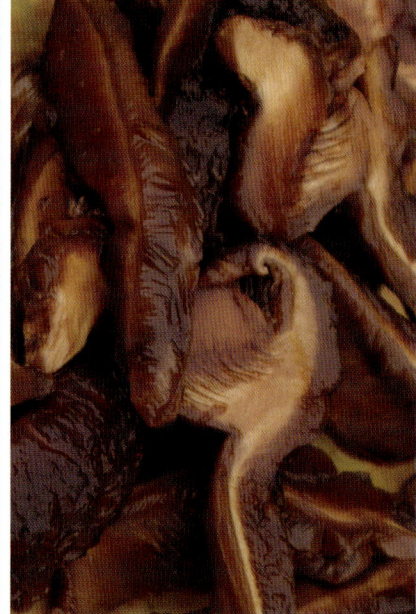

표고 채취한 모습. 10월 12일   표고장아찌.

장아찌 담그기

채취시기 봄~겨울.   **채취부위** 전체.
채취시 주의사항 자연산은 간혹 볼 수 있으며, 한 번 채취한 곳에서 다음해에 다시 나기도 한다. 갓이 완전히 피거나 늙은 것은 장아찌로 담갔을 때 살이 부서지기 쉬우므로 피한다.
밑준비 버섯 밑동에 흙이 남지 않도록 깨끗이 씻는다. 말린 것으로 담글 때는 따뜻한 물에 불려서 단단한 꼭지를 잘라내고, 끓는 물에 삶아서 찬물에 헹군 뒤 물기를 짜서 살짝 말린다. 큰 것은 간이 잘 배도록 적당한 크기로 썰거나 손으로 길게 찢고, 삶은 국물은 맛국물로 사용한다.
담그기 준비한 것을 묵은 간장이나 묵은 고추장에 박는다. 또는 맛간장을 끓여서 식혀 붓거나, 맛고추장으로 버무린다. 맛간장에 넣는 효소액은 맛간장이 식은 뒤 넣고, 본래 단맛이 있으므로 단맛을 줄여도 되며, 독특한 향을 살리려면 식초를 넣지 않는다.
숙성 맛간장, 맛고추장으로 담근 경우 상온에 한나절 두었다가 냉장고에 넣어 익히고, 부어놓은 맛간장은 며칠에 한 번씩 따라서 다시 끓여 식혀 붓기를 3~4번 한다.
장아찌맛 쫄깃쫄깃하면서 은은한 맛이다. 1 능이, 2 표고, 3 송이로 꼽힐 만큼 맛과 향이 뛰어나다.
먹을 때 주의사항 독버섯과 혼동할 수 있으므로 함부로 먹어서는 안 되며, 만일 잘못 먹어 중독되었다면 곧바로 남은 버섯을 가지고 병원으로 가서 치료를 받아야 한다.

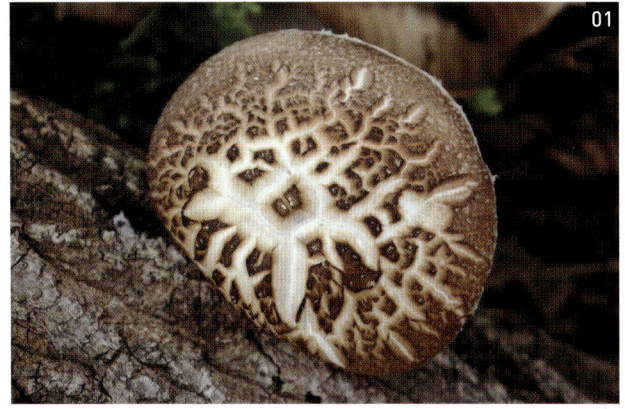

갓은 지름 4~10㎝ 정도 자라고, 어릴 때는 반원형이다 점차 편평해져서 낮은 산모양이 된다. **갓 윗면**은 연갈색 또는 검은갈색을 띠고, 추울 때 나는 것은 색깔이 짙다. 진갈색 섬유비늘로 덮여 있고, 때로는 깊이 갈라진다. 갓살은 흰색이고 두툼하며, 향기가 있다. **갓 밑면**은 흰색 주름살이 빽빽하다. **자루**는 길이 3~8㎝, 지름 6~12㎜이고, 옆으로 치우쳐 달리기도 한다. 흰색 또는 흰갈색을 띠고, 비늘가루가 있다. **포자**는 흰색을 띤다.

01 전체 모습. 4월 4일
02 봄에 올라온 모습. 4월 29일
03 갓이 갈라진 모습. 4월 4일
04 가을에 올라온 모습. 10월 22일

05 죽은 나무에 달린 모습. 10월 5일
06 동물이 갉아먹은 모습. 10월 22일
07 갓 윗면과 밑면. 10월 22일

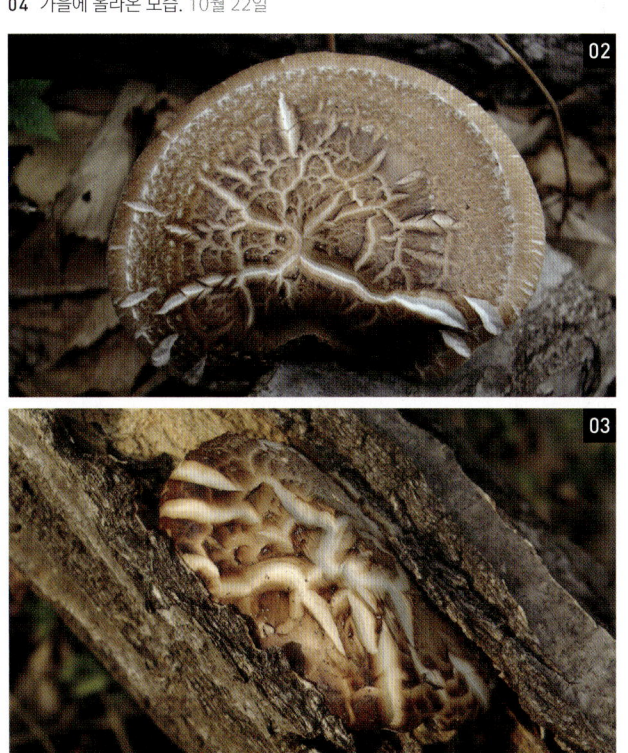

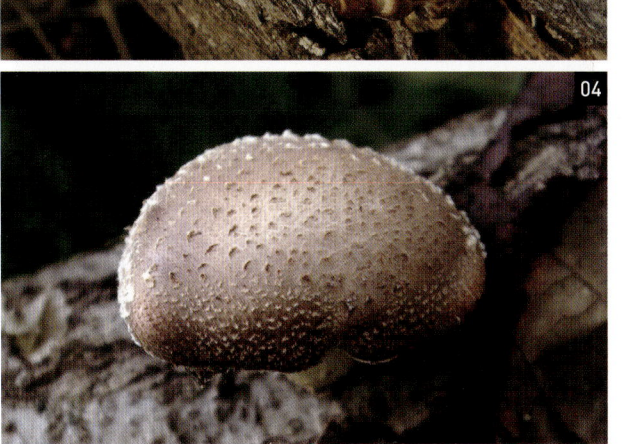

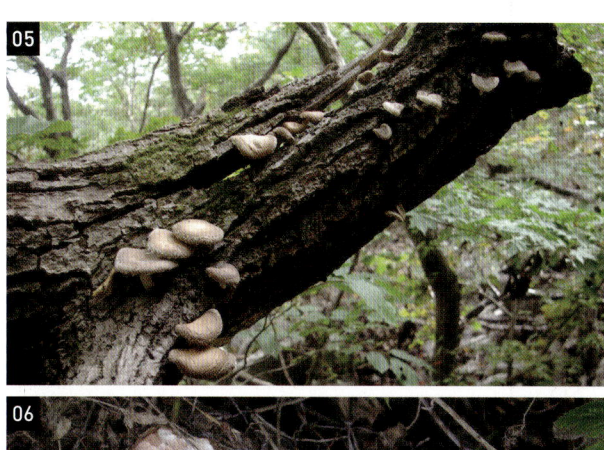

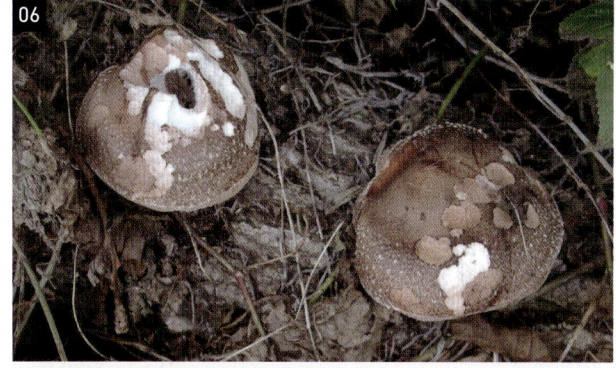

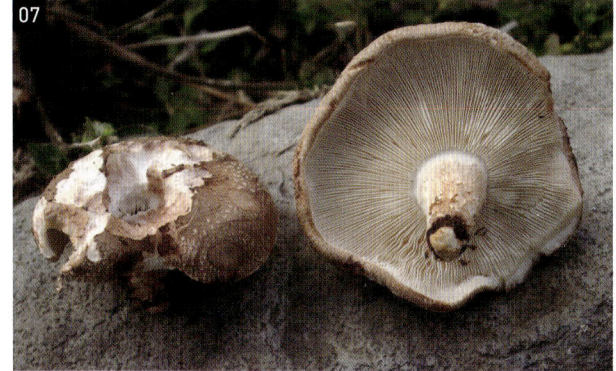

표고

240

Tricholoma matsutake
(S. Ito. & Imai) Singer.

송이 _{단맛}

■ 심장병, 고혈압, 기관지염, 위장병, 기력회복, 산후복통, 중풍마비에 효과

송이버섯과
한해살이버섯

생약명
송이 松栮
송심 松蕈

성분
독성이 없다.
베타글루칸 종양억제
칼륨 신경세포와 근육기능강화
만니톨 붓기해소
탄수화물 에너지공급
단백질 근육강화
티아민 에너지대사관여
비타민B₂ 빈혈개선
비타민C 노화방지
에르고스테롤 칼슘흡수를 돕는 비타민D가 되는 물질

원산지
한국

서식지
가을에 20년 이상 된 소나무숲 때로는 가문비나무숲, 솔송나무숲, 구상나무숲의 양지바르고 물이 잘 빠지는 축축한 마사토 위에 올라온다.

오행의 맛과 효능
오행상 단맛. 감칠맛이 있고, 솔향이 난다. 단맛은 부드럽게 만드는 작용을 하여 소화가 잘 되게 하고, 통증을 완화시키며, 메마른 것을 촉촉하게 하고, 부조화를 다스려 조화롭게 한다.

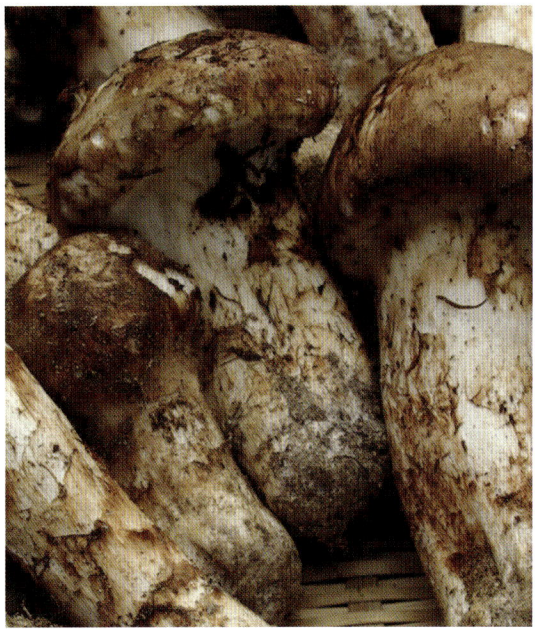
어린 송이 채취한 모습. 11월 11일

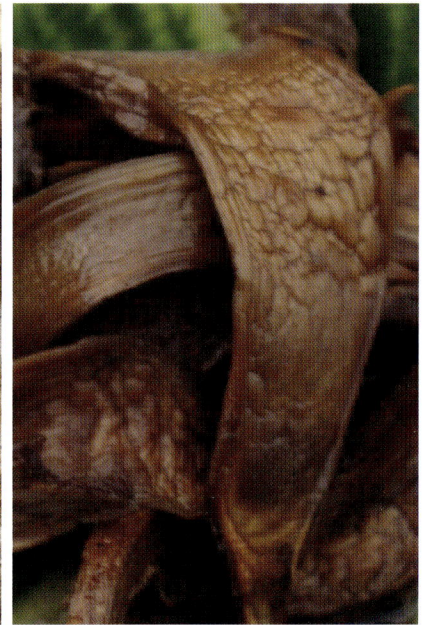
송이장아찌.

장아찌 담그기

채취시기 가을.   **채취부위** 전체.
채취시 주의사항 송이가 발견된 주변에서는 한 달 동안 계속해서 올라온다. 아래쪽을 살살 흔들어 뽑은 다음 다시 흙을 덮어놔야 다음해에도 그 주변에서 채취할 수 있다. 갓이 완전히 피거나 늙은 것은 장아찌로 담갔을 때 살이 부서지기 쉬우므로 피한다.
밑준비 버섯 밑동에 흙이 남지 않도록 깨끗이 다듬어 씻은 뒤 마른 면보자기로 물기를 닦아 살짝 말린다. 큰 것은 간이 잘 배도록 적당한 크기로 자른다.
담그기 준비한 것을 묵은 간장이나 묵은 고추장에 박는다. 또는 맛간장을 끓여서 식혀 붓거나, 맛고추장으로 버무린다. 맛간장에 넣는 효소액은 맛간장이 식은 뒤 넣고, 본래 단맛이 있으므로 단맛을 줄여도 되며, 독특한 향을 살리려면 식초를 넣지 않는다.
숙성 맛간장, 맛고추장으로 담근 경우 상온에 한나절 두었다가 냉장고에 넣어 익히고, 부어놓은 맛간장은 며칠에 한 번씩 따라서 다시 끓여 식혀 붓기를 3~4번 한다.
장아찌맛 씹는 맛이 좋고 그윽한 맛이다. 1 능이, 2 표고, 3 송이로 꼽힐 만큼 맛과 향이 뛰어나다.
먹을 때 주의사항 독버섯과 혼동할 수 있으므로 함부로 먹어서는 안 되며, 만일 잘못 먹어 중독되었다면 곧바로 남은 버섯을 가지고 병원으로 가서 치료를 받는다.

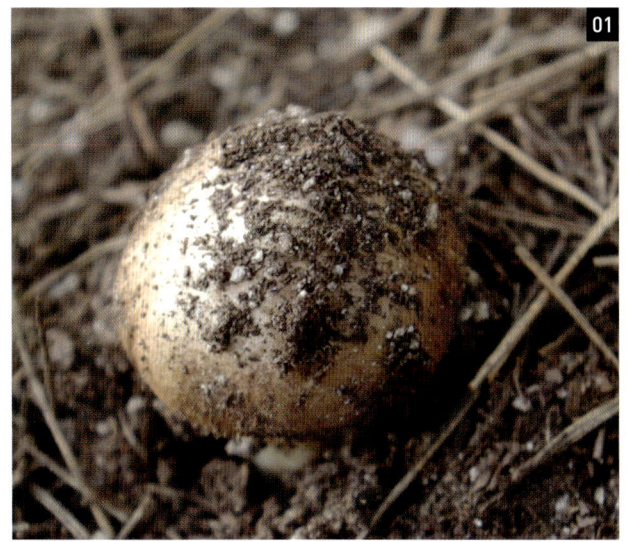

갓은 지름 8~25㎝ 정도 자라고, 어릴 때는 반원형이나 점차 둥근 산 모양이 되었다가 편평해진다. **갓 윗면**은 갈색을 띠며, 갈색 섬유비늘로 덮여 있다. 갓살은 희고 두툼하며 단단하다. **갓 밑면**은 흰색 주름살이 빽빽하며, 점차 갈색 얼룩이 생긴다. **자루**는 길이 10~20㎝, 지름 1.5~3㎝이며, 겉면이 흰색을 띠고 갈색 섬유비늘로 덮여 있다. **포자**는 흰색을 띤다.

01 어릴 때 전체 모습. 9월 22일
02 어린 버섯 올라오는 모습. 9월 22일
03 채취하는 모습. 9월 22일
04 채취한 자리. 9월 22일
05 버섯 나는 자리. 9월 3일
06 어린 버섯과 속살. 9월 22일

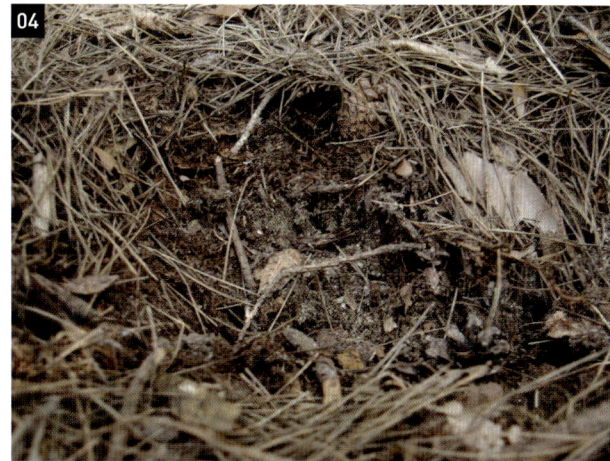

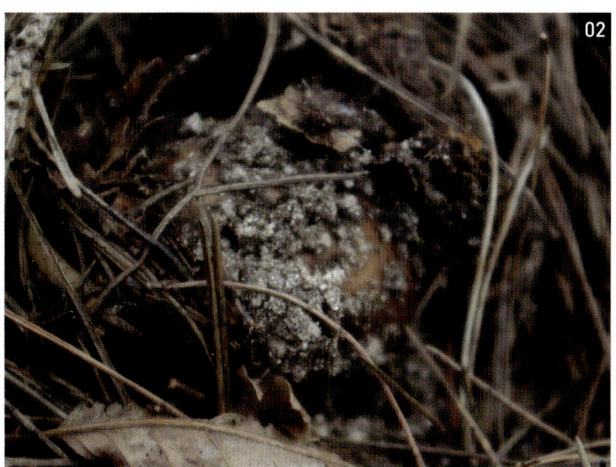

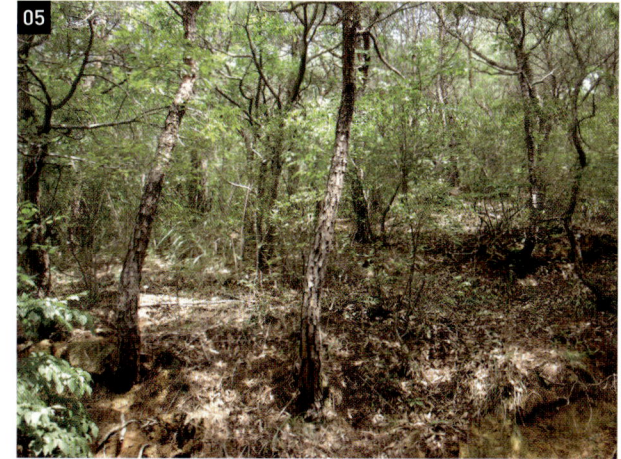

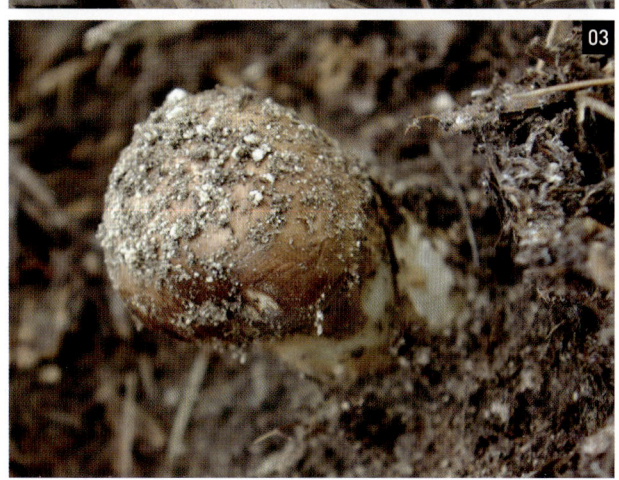

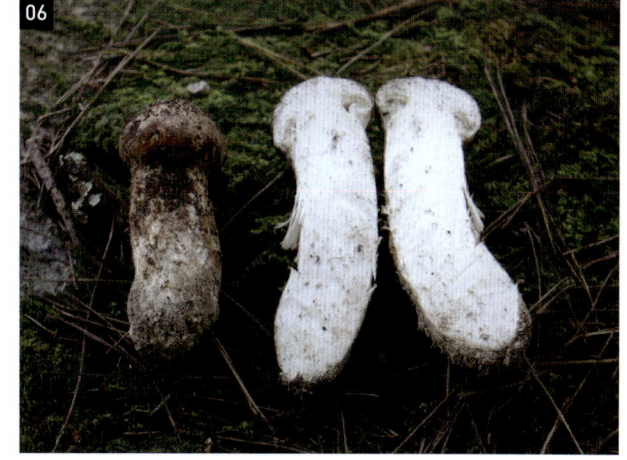

241 느타리 단맛

Pleurotus ostreatus (Jacq.) P. Kumm.

■ 강장제, 암, 수족마비, 위염, 간염, 십이지장궤양, 고혈압, 요로결석에 효과. 서근환舒筋丸, 손발마비 치료제 원료

느타리과
한해살이버섯

생약명
측이 側耳
평고 平菇

성분
렉틴 생체반응조절
키틴 종양억제
리그닌 혈관정화
트레할로스 산패방지
만니톨 붓기해소
글루코오스 에너지공급
펙틴 장정화
셀룰로오스 변비예방
티아민 에너지대사관여
비타민B₂ 빈혈개선
비타민C 노화방지
비타민D 칼슘흡수촉진

원산지
한국

서식지
주로 넓은잎나무 또는 소나무 고목, 그루터기, 통나무 위에 올라오며, 농가에서 재배하기도 한다.

오행의 맛과 효능
오행상 단맛. 감칠맛이 있으며, 향기가 있다. 단맛은 부드럽게 만드는 작용을 하여 소화가 잘 되게 하고, 통증을 완화시키며, 메마른 것을 촉촉하게 하고, 부조화를 다스려 조화롭게 한다.

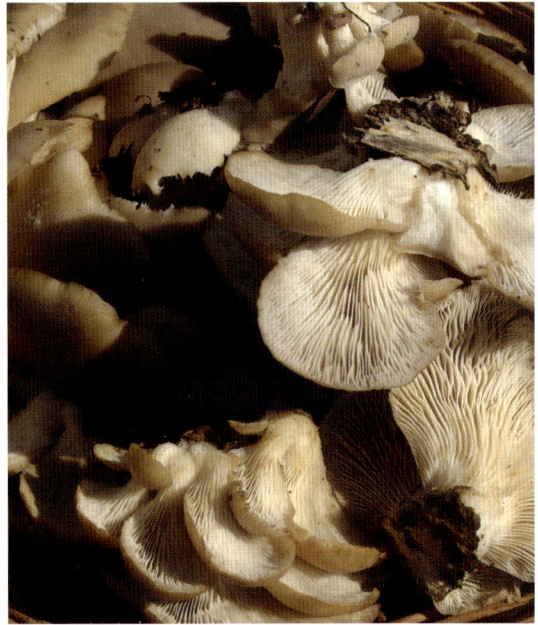

느타리 채취한 모습. 11월 25일

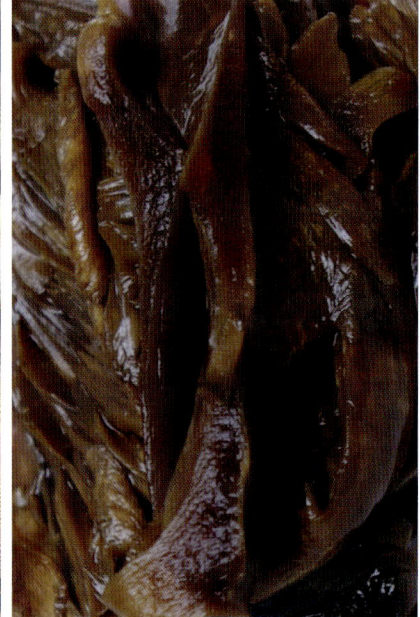

느타리장아찌.

장아찌 담그기

채취시기 가을~봄. **채취부위** 전체.
채취시 주의사항 갓이 완전히 피거나 늙은 것은 장아찌로 담갔을 때 살이 부서지기 쉬우므로 피한다.
밑준비 버섯 밑동에 흙이 남지 않도록 깨끗이 다듬어 씻은 뒤 끓는 물에 삶아서 찬물에 헹구고, 물기를 짜서 살짝 말린다. 큰 것은 간이 잘 배도록 적당한 크기로 자르거나 손으로 길게 찢고, 삶은 국물은 맛국물로 사용한다.
담그기 준비한 버섯에 맛간장을 끓여서 식혀 붓거나, 맛고추장으로 버무린다. 맛간장에 넣는 효소액은 맛간장이 식은 뒤 넣고, 본래 단맛이 있으므로 단맛을 줄여도 되며, 은은한 향을 살리려면 식초를 넣지 않는다.
숙성 담근 장아찌는 상온에 한나절 두었다가 냉장고에 넣어 익히고, 부어놓은 맛간장은 며칠에 한 번씩 따라서 다시 끓여 식혀 붓기를 3~4번 한다.
장아찌맛 씹는 맛이 좋고 담백하다.
먹을 때 주의사항 독버섯과 혼동할 수 있으므로 함부로 먹어서는 안 되며, 만일 잘못 먹어 중독되었다면 곧바로 남은 버섯을 가지고 병원으로 가서 치료를 받는다.

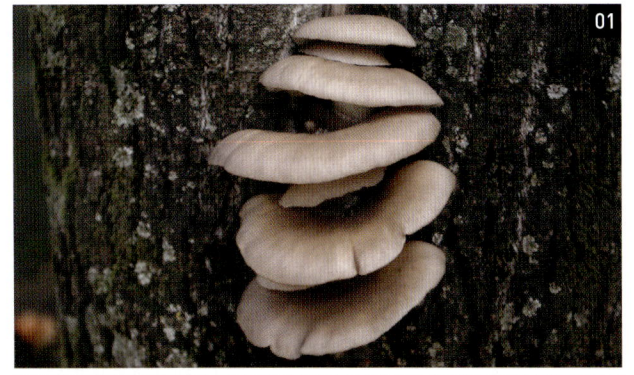

갓은 지름 5~15㎝ 정도 자라고, 어릴 때는 반원형이나 점차 편평해지거나 갓우물이 오목해진다. **갓 윗면**은 검은갈색 또는 푸른회색에서 점차 회색 또는 회갈색이 된다. 갓살은 흰색이고 조금 두툼하며, 부드러운 향이 난다. **갓 밑면**은 흰색 또는 회색 주름살이 빽빽하다. **자루**는 길이 1~4㎝, 지름 7~18㎜이며, 옆으로 치우쳐 있다. 자루 겉면은 흰색이고, 밑동에 잔털모양의 균사가 있다. **포자**는 연분홍색 또는 연자주회색을 띤다.

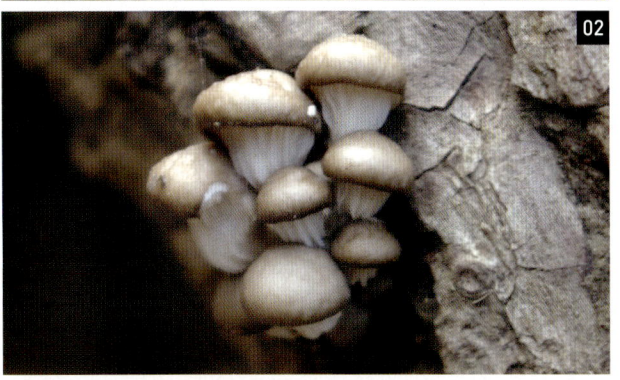

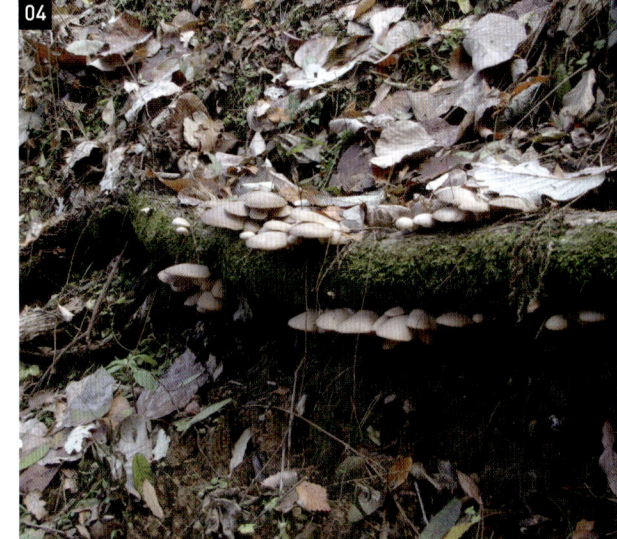

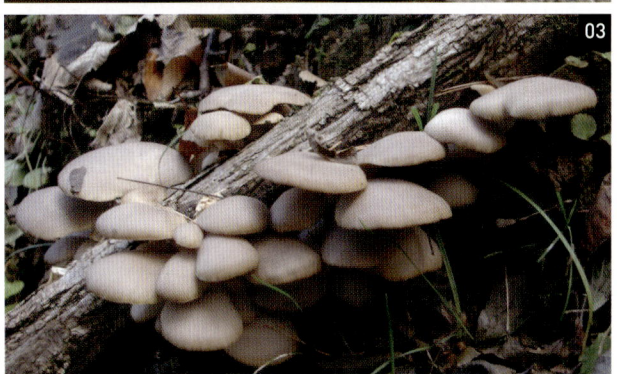

- 01 전체 모습. 10월 11일
- 02 어린 버섯. 11월 25일
- 03 갓 자란 모습. 11월 25일
- 04 군락으로 자라는 모습. 11월 25일
- 05 초봄에 마른 버섯 모습. 3월 17일
- 06 갓 윗면과 밑면. 11월 25일

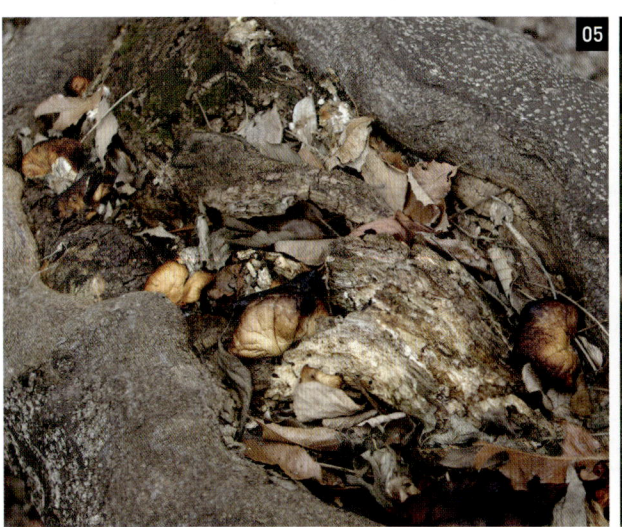

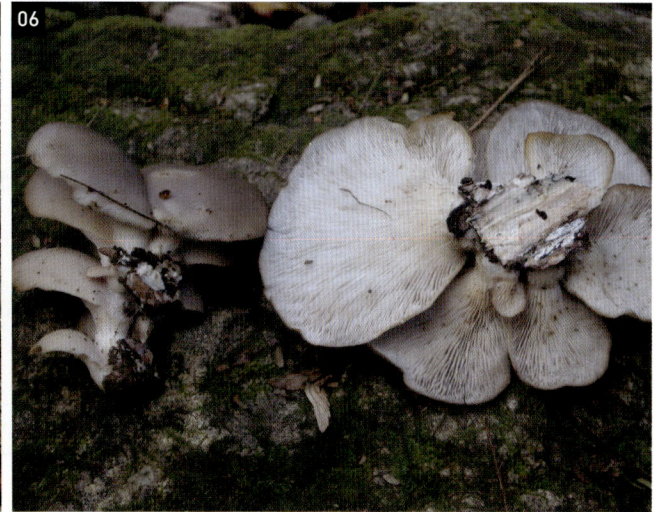

느타리

242 석이 단맛 조금 독성

Umbilicaria esculenta

■ 해독제, 폐결핵, 심장병, 간염, 위염, 장염, 치질, 비만, 눈 침침한 데 효과

석이과
지의류

다른 이름
석이버섯
돌버섯
암용(岩茸)

생약명
석이 石耳
석용 石茸

성분
오르시놀 물에 녹아 나오는 성분이라는 독성분이 조금 있다.
베타글루칸 종양억제
지로포르산 면역력강화
단백질 근육강화
칼슘 뼈강화
철분 빈혈개선
인 혈중콜레스테롤 개선
니아신 혈액순환촉진
리보플라빈 장개선
티아민 에너지대사관여

서식지
해발 700m 이상 되는 깊고 높은 산의 산등성이나 기슭의 절벽, 너덜바위, 큰 바위 위에 난다.

오행의 맛과 효능
오행상 단맛. 단맛은 부드럽게 만드는 작용을 하여 소화가 잘 되게 하고, 통증을 완화시키며, 메마른 것을 촉촉하게 하고, 부조화를 다스려 조화롭게 한다.

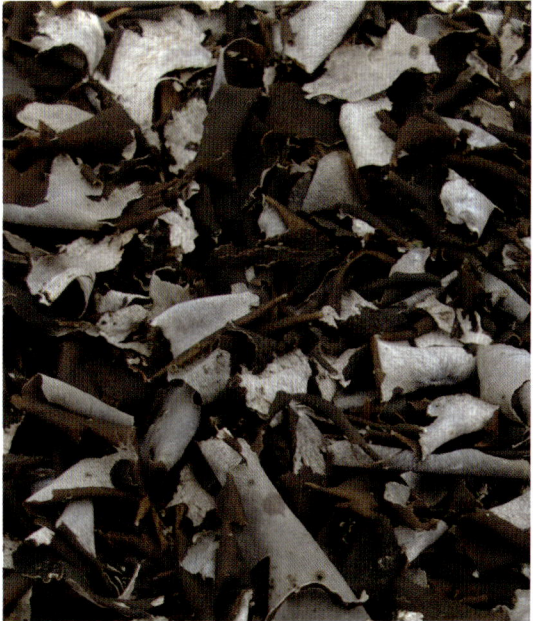

이물질을 제거하고 다듬은 모습. 6월 22일

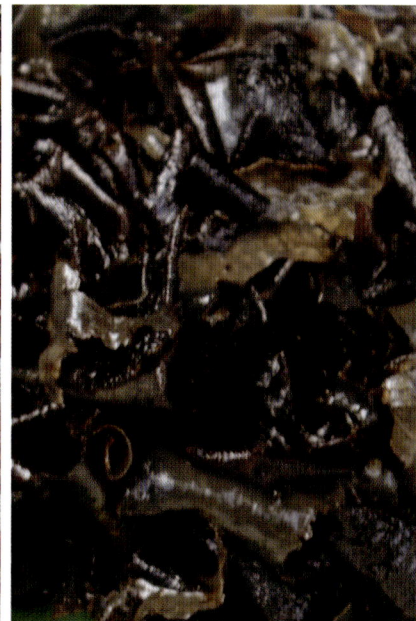

석이장아찌.

장아찌 담그기

채취시기 봄~여름.
채취부위 전체.
채취시 주의사항 바위가 메말라 있을 때는 부스러져서 채취하기 어려우므로 비온 뒤 바위에 물기가 없을 때 등산용 자일이나 로프를 타고 채취한다. 전문 장비와 경험이 없을 경우에는 직접 채취하지 않는다.
밑준비 밑면에 돌가루가 많고 조금 독성이 있으므로 물에 담가서 불린 뒤 손으로 비벼 이물질을 제거하고, 끓는 소금물에 삶아서 여러 번 헹구고 물기를 짠다. 생으로 먹거나 독성을 우려내지 않고 많이 먹으면 위장 장애를 일으킨다.
담그기 준비한 버섯에 맛간장을 끓여서 식혀 붓는데, 효소액은 맛간장이 식은 뒤 넣는다.
숙성 담근 장아찌는 상온에 한나절 두었다가 냉장고에 넣어 익히고, 부어놓은 맛간장은 며칠에 한 번씩 따라서 다시 끓여 식혀 붓기를 3~4번 한다.
장아찌맛 꼬들꼬들하면서 은은한 맛이다.

모양은 둥그스름하고 가장자리가 불규칙하며, 지름 5~12㎝ 정도 자라고 종이처럼 얇다. **윗면**은 젖으면 올리브녹색을 띠고 질기며, 마르면 회갈색이 되고 잘 부서진다. 겨울에는 검은갈색이 된다. **밑면**은 검은갈색을 띠고, 알갱이모양의 돌기가 있으며, 짧은 헛뿌리가 빽빽하다.

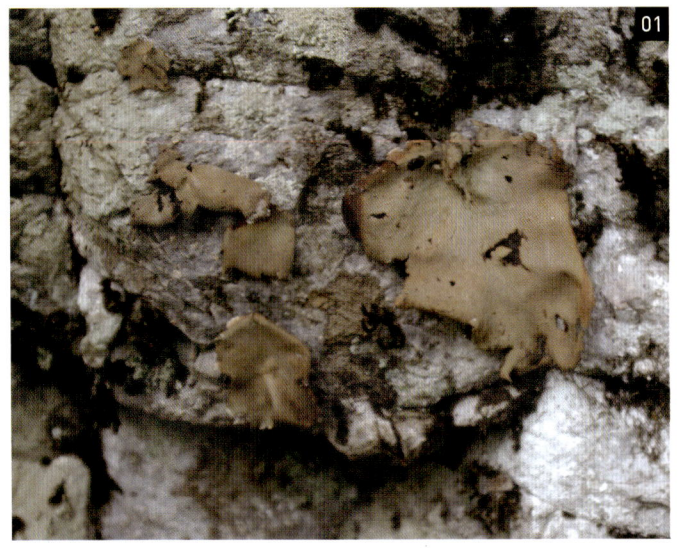

01 전체 모습. 5월 9일
02 비온 뒤 젖은 모습. 6월 21일
03 바위에 붙은 모습. 6월 21일
04 메마른 모습. 5월 19일
05 절벽에 붙은 모습. 5월 19일
06 젖은 석이 채취한 모습. 6월 21일

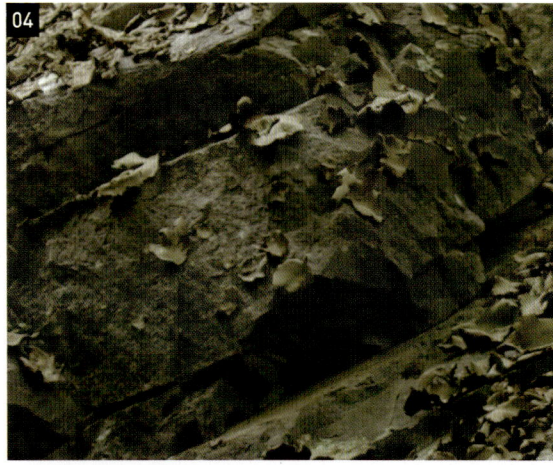

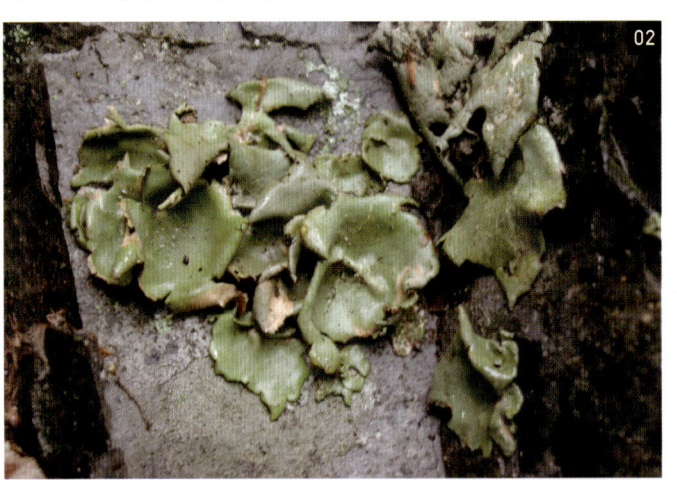

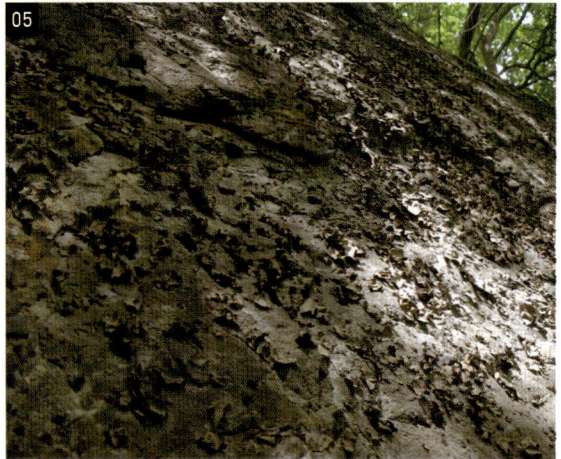

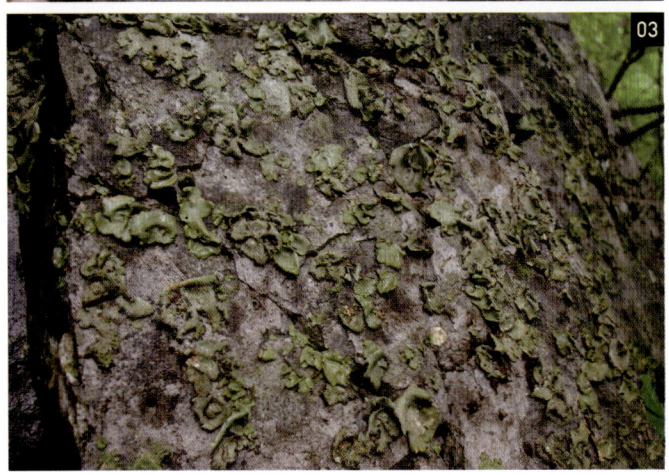

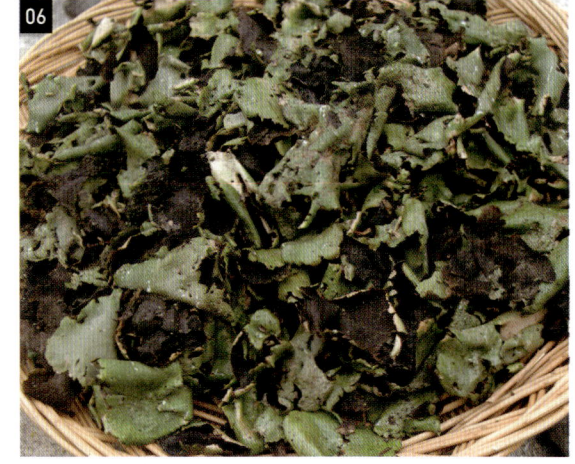

석이

243

Macrolepiota procera var. *procera* (Scop.) Singer.

큰갓버섯

조금 단맛 **조금 독성**

■ 소화력과 면역력을 높이는 효과

주름버섯과
한해살이버섯

다른 이름
갓버섯
가락지버섯
초이버섯

성분
생것은 독성이 조금 있다.
유리아미노산 20종 면역력강화
단백질 근육강화
만니톨 붓기해소
글루코오스 에너지공급
트레할로스 산패방지

서식지
넓은잎나무숲, 혼합림, 대나무밭, 풀밭 땅 위에 올라온다.

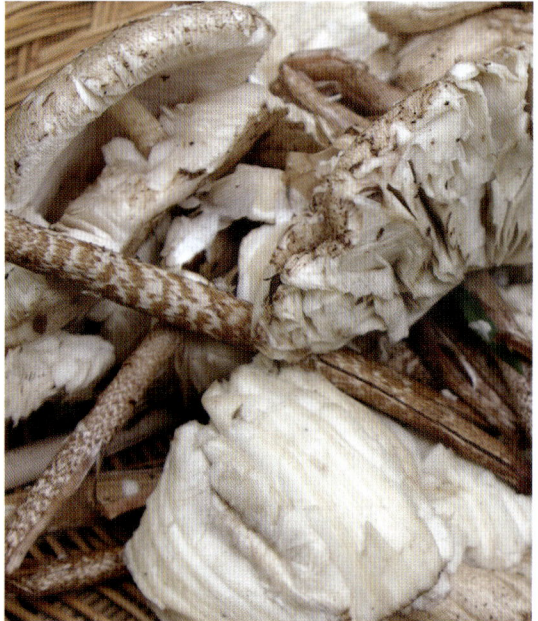

큰갓버섯 채취한 모습. 9월 14일

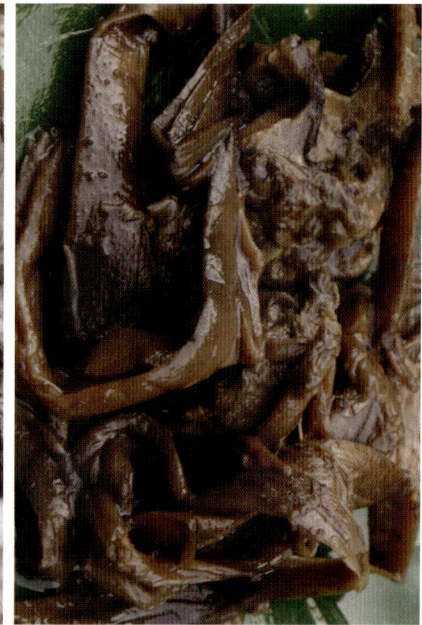

큰갓버섯장아찌.

장아찌 담그기

채취시기 여름~가을.
채취부위 전체.
채취시 주의사항 늙은 것은 장아찌로 담갔을 때 살이 부서지기 쉬우므로 피한다.
밑준비 버섯 밑동에 흙이 남지 않도록 깨끗이 다듬어 씻은 뒤 끓는 소금물에 삶아 독성을 제거하고, 찬물에 헹구어 물기를 짠다. 생으로 먹으면 위장 장애를 일으킨다. 큰 것은 간이 잘 배도록 적당한 크기로 자르거나 손으로 찢고, 자루가 길면 떼서 짧게 자른다.
담그기 준비한 버섯에 맛간장을 끓여서 식혀 붓는데, 효소액은 맛간장이 식은 뒤 넣는다.
숙성 담근 장아찌는 상온에 한나절 두었다가 냉장고에 넣어 익히고, 부어놓은 맛간장은 며칠에 한 번씩 따라서 다시 끓여 식혀 붓기를 3~4번 한다.
장아찌맛 씹는 맛이 닭고기 같고 감칠맛이 난다.
먹을 때 주의사항 독버섯과 혼동할 수 있으므로 함부로 먹어서는 안 되며, 만일 잘못 먹어 중독되었다면 곧바로 남은 버섯을 가지고 병원으로 가서 치료를 받는다.

오행의 맛과 효능
조금 단맛. 감칠맛이 난다. 단맛은 부드럽게 만드는 작용을 하여 소화가 잘 되게 하고, 통증을 완화시키며, 메마른 것을 촉촉하게 하고, 부조화를 다스려 조화롭게 한다.

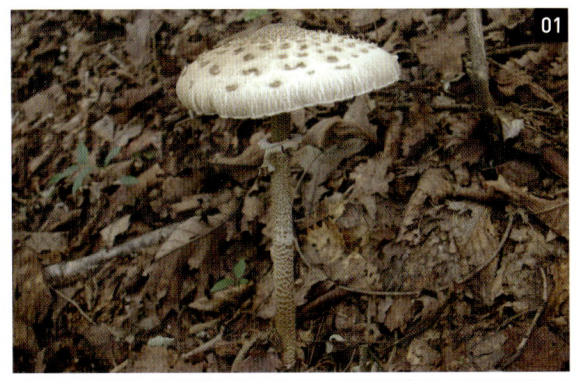

갓은 지름 7~20㎝ 정도 자라고, 어릴 때는 둥근 머리모양이나 점차 편평해지며, 늙으면 조금 오목해지고 한가운데에 볼록한 갓꼭지가 생긴다. **갓 윗면**은 맑은 회색이고, 어릴 때는 연갈색 또는 회갈색 비늘가루로 덮여 있다가 점차 갈색 나이테모양으로 갈라져 비늘조각처럼 된다. 갓살은 흰색이며 가볍고 연하다. **갓 밑면**은 흰색 주름살이 빽빽하고, 늙으면 연한 갈색이 된다. **자루**는 길이 15~30㎝, 지름 6~15㎜이고, 연갈색 또는 회갈색 비늘가루로 덮여 있으며, 불규칙하게 갈라져 뱀무늬처럼 된다. 자루 속이 비어 있으며, 갓이 펴지면 흰색 짧은치마가 달린 가락지모양의 자루턱받이가 생기고 위아래로 움직인다. **포자**는 흰색을 띤다.

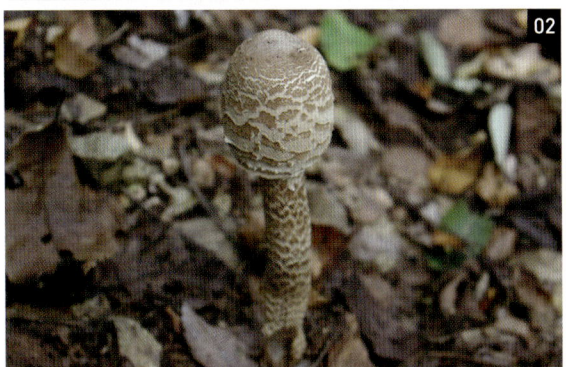

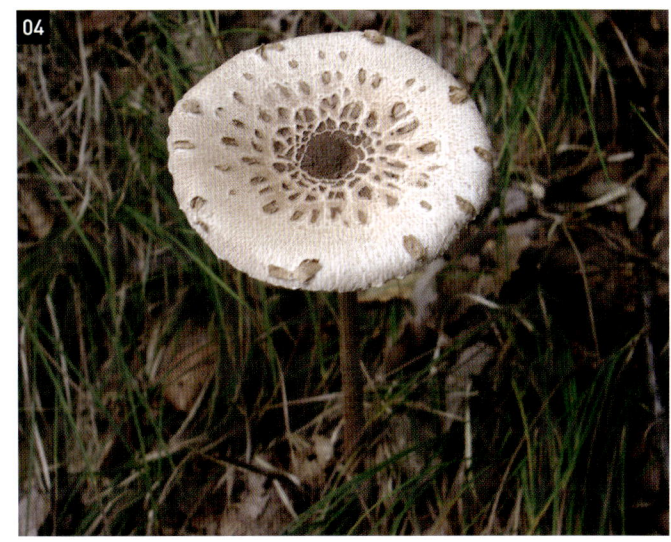

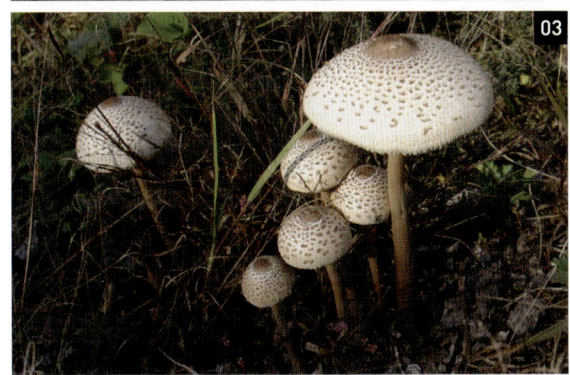

01 전체 모습. 9월 28일
02 어린 버섯 올라온 모습. 10월 17일
03 무리지어 자라는 모습. 10월 12일
04 갓이 오목해진 모습. 9월 28일
05 자루턱받이 달린 모습. 9월 14일
06 갓 밑면과 자루턱받이. 9월 14일

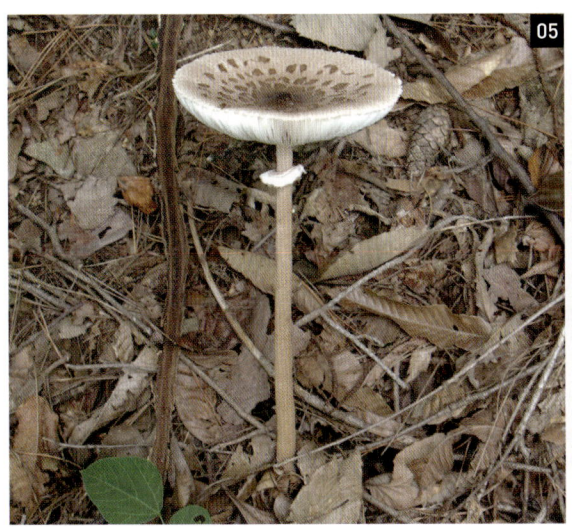
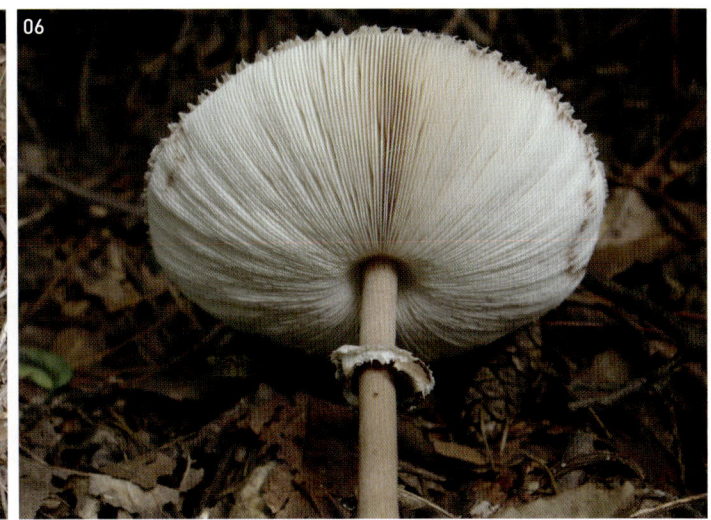

큰갓버섯

244 흰우단버섯 단맛

Leucopaxillus giganteus (Sowerby) Singer.

■ 폐결핵, 감기, 기침, 소화불량, 불안증에 효과

송이버섯과
한해살이버섯

생약명
뇌마 雷蘑

성분
클리토사이빈 결핵억제
에르고스테롤 종양억제
폴리아세틸렌 진통, 진정, 항균작용

서식지
숲속의 풀밭, 대나무숲, 잔디밭에 올라온다.

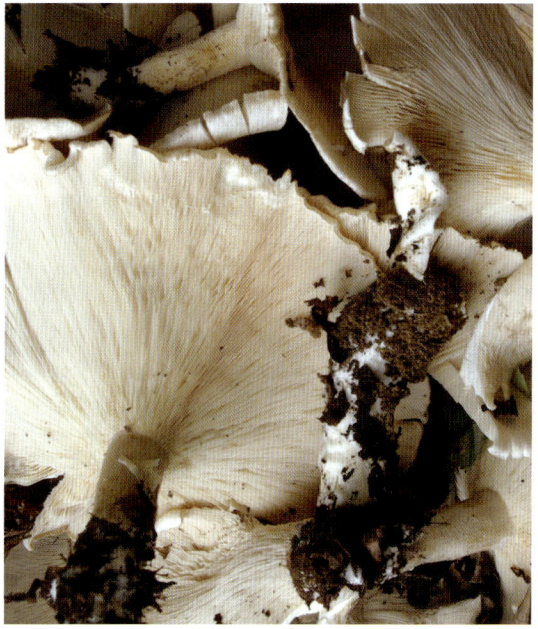
흰우단버섯 채취한 모습. 9월 7일

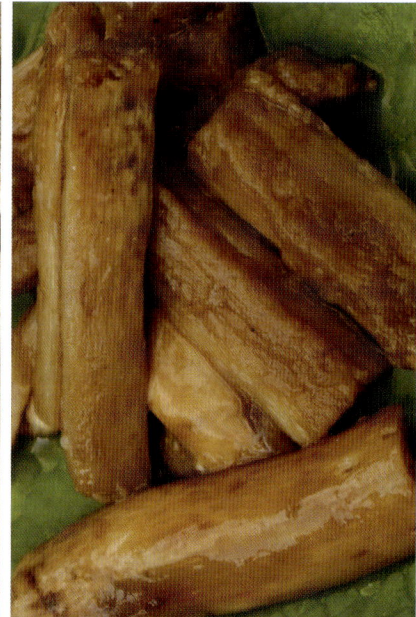
흰우단버섯장아찌.

장아찌 담그기

채취시기 여름~가을.
채취부위 전체.
채취시 주의사항 늙은 것은 장아찌로 담갔을 때 살이 부서지기 쉬우므로 피한다.
밑준비 버섯 밑동에 흙이 남지 않도록 깨끗이 다듬어 씻은 뒤 끓는 소금물에 삶아서 찬물에 헹구고, 물기를 짜서 살짝 말린다. 큰 것은 간이 잘 배도록 적당한 크기로 자르거나 손으로 길게 찢는다.
담그기 준비한 버섯에 맛간장을 끓여서 식혀 붓는데, 효소액은 맛간장이 식은 뒤 넣는다.
숙성 담근 장아찌는 상온에 한나절 두었다가 냉장고에 넣어 익히고, 부어놓은 맛간장은 며칠에 한 번씩 따라서 다시 끓여 식혀 붓기를 3~4번 한다.
장아찌맛 씹는 맛이 좋고 담백한 맛이다.
먹을 때 주의사항 독버섯과 혼동할 수 있으므로 함부로 먹어서는 안 되며, 만일 잘못 먹어 중독되었다면 곧바로 남은 버섯을 가지고 병원으로 가서 치료를 받는다.

오행의 맛과 효능
오행상 단맛. 밀가루 냄새가 난다. 단맛은 부드럽게 만드는 작용을 하여 소화가 잘 되게 하고, 통증을 완화시키며, 메마른 것을 촉촉하게 하고, 부조화를 다스려 조화롭게 한다.

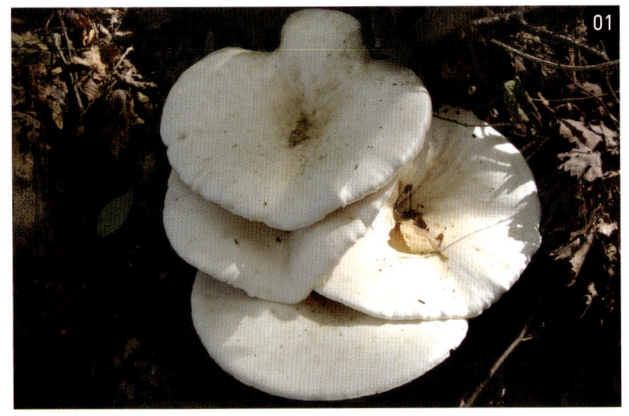

갓은 지름 7~25cm 정도 자라고, 어릴 때는 낮은 산모양이지만 점차 얕은 깔때기처럼 되며 가장자리가 안으로 말린다. **갓 윗면**은 흰색 또는 조금 지저분한 흰색을 띠며, 매끄럽고 비단 같은 윤기가 나며 미세한 비늘이 있다. 갓살은 흰색이고 단단하며, 밀가루 냄새가 난다. **갓 밑면**은 크림 같은 흰색 주름살이 빽빽하다. **자루**는 길이 5~12cm, 지름 1.5~6.5cm이고, 갓과 같은 색을 띠며, 속살이 차 있다. **포자**는 흰색을 띤다.

01 전체 모습. 9월 7일
02 갓 윗면에 빗물 고인 모습. 9월 7일
03 옆에서 본 모습. 9월 7일
04 무리지어 자라는 모습. 9월 7일
05 아래쪽에서 본 군락 모습. 9월 7일
06 갓 윗면과 밑면. 9월 7일
07 갓 밑면의 주름살. 9월 7일

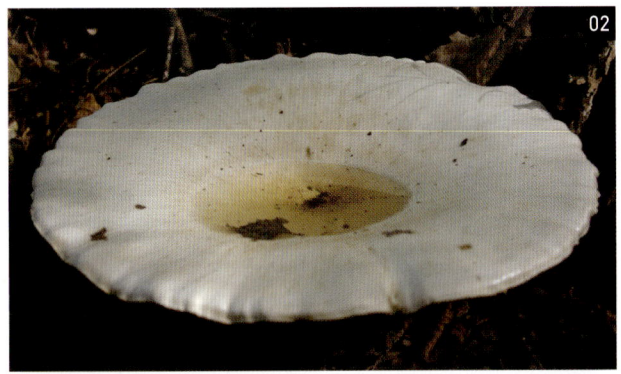
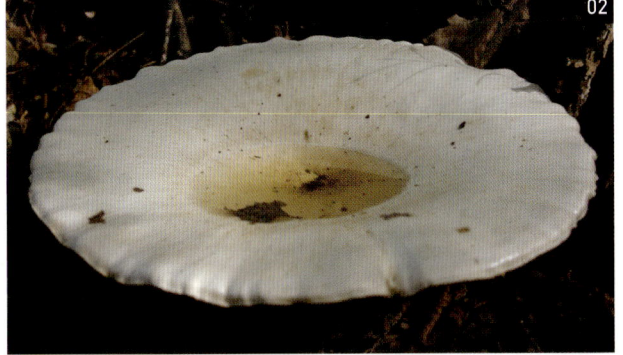
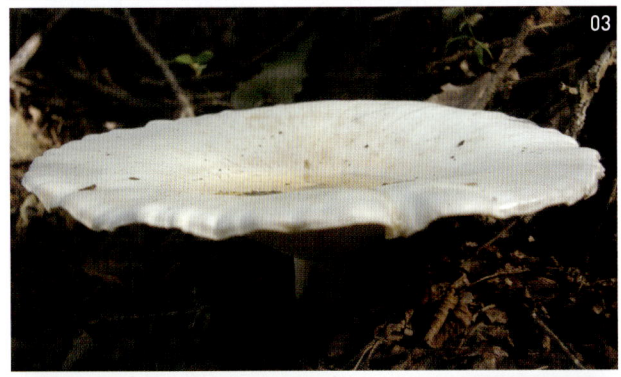
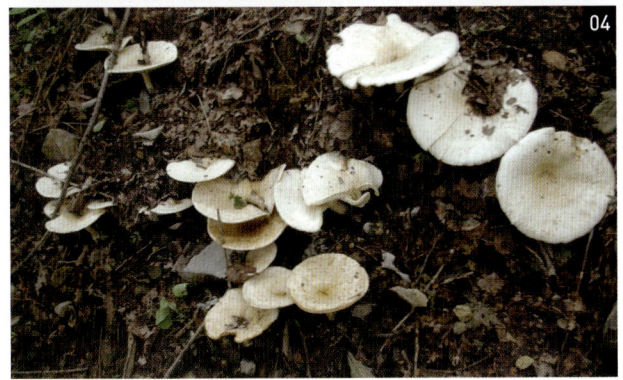
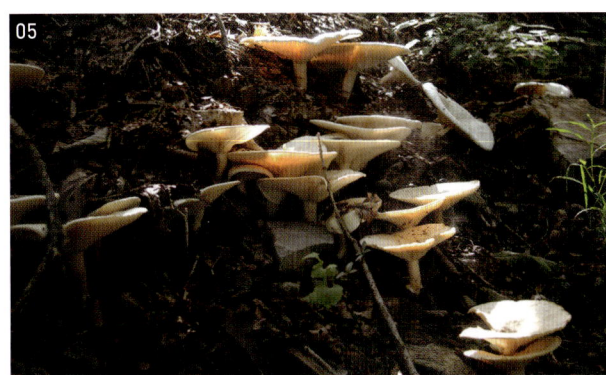
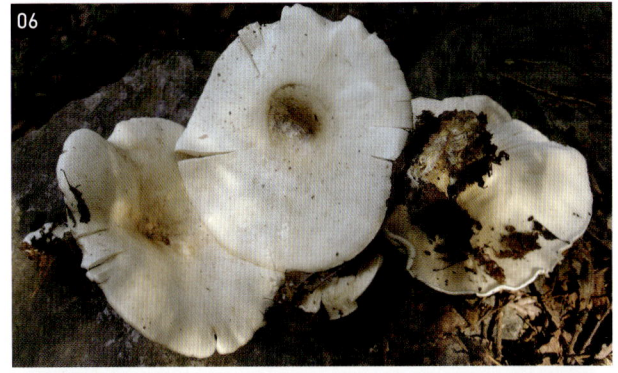
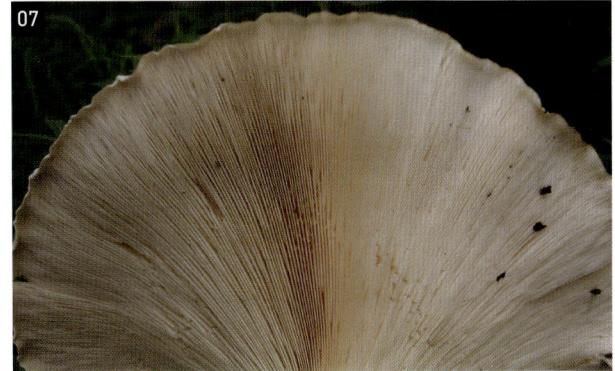

흰우단버섯

245 다발방패버섯 조금 쓴맛

Albatrellus confluens
(Alb. & Schw.) Kotl. & Pouz.

■ 결핵균 억제에 효과

방패버섯과
한해살이버섯

다른 이름
다발구멍장이버섯

성분
게르마늄 세포내 산소공급촉진
베타글루칸 종양억제
그리폴린 종양억제

원산지
한국

서식지
소나무숲~혼합림 소나무, 넓은잎나무 땅 위에 올라온다.

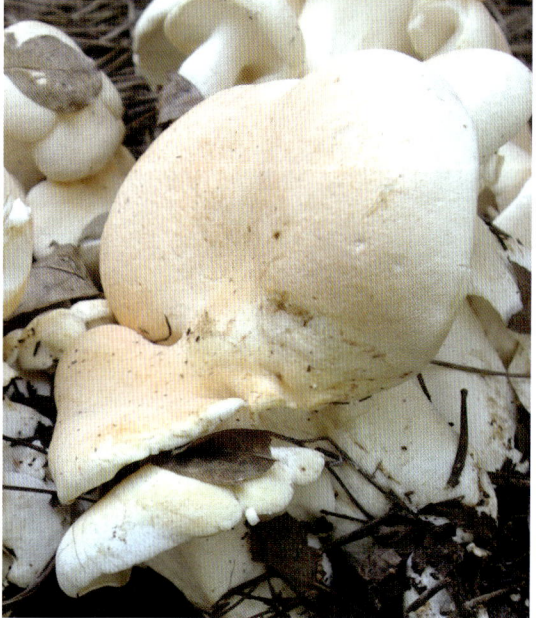
버섯 채취한 모습. 9월 16일

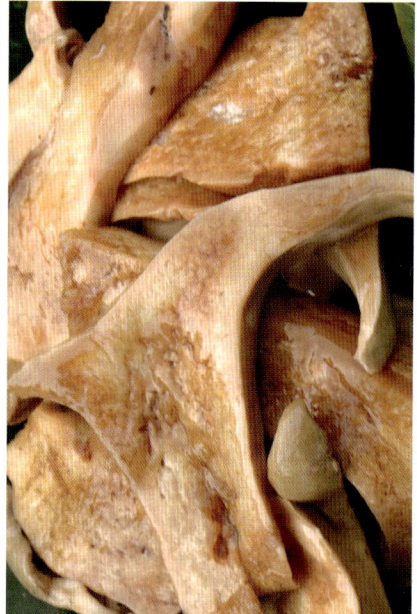
다발방패버섯장아찌.

장아찌 담그기

채취시기 여름~가을.
채취부위 전체.
채취시 주의사항 갓이 완전히 피거나 늙은 것은 장아찌로 담갔을 때 살이 부서지기 쉬우므로 피한다.
밑준비 버섯 밑동에 흙이 남지 않도록 깨끗이 다듬어 씻은 뒤 끓는 소금물에 삶아서 찬물에 반나절 정도 담가 쌉쌀한 맛을 우려내고, 물기를 짜서 살짝 말린다. 큰 것은 간이 잘 배도록 적당한 크기로 자른다.
담그기 준비한 버섯에 맛간장을 끓여서 식혀 붓는데, 효소액은 맛간장이 식은 뒤 넣는다.
숙성 담근 장아찌는 상온에 한나절 두었다가 냉장고에 넣어 익히고, 부어놓은 맛간장은 며칠에 한 번씩 따라서 다시 끓여 식혀 붓기를 3~4번 한다.
장아찌맛 오돌오돌하고 배추 같은 맛이 난다.
먹을 때 주의사항 버섯에 대해 정확히 알지 못하는 경우 독버섯과 혼동할 수 있으므로 함부로 먹어서는 안 되며, 만일 잘못 먹어 중독되었다면 곧바로 남은 버섯을 가지고 병원으로 가서 치료를 받는다.

오행의 맛과 효능
조금 쓴맛. 강한 냄새가 난다. 쓴맛은 배출시키는 작용을 하여 치솟는 기운과 열을 내리고, 입맛을 돋우며, 습한 것을 없앤다.

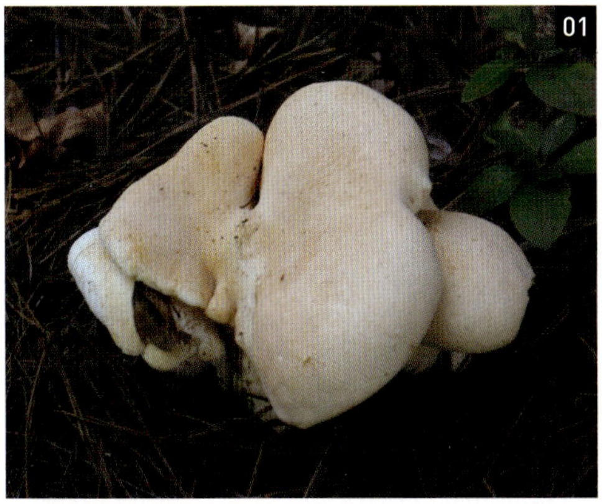

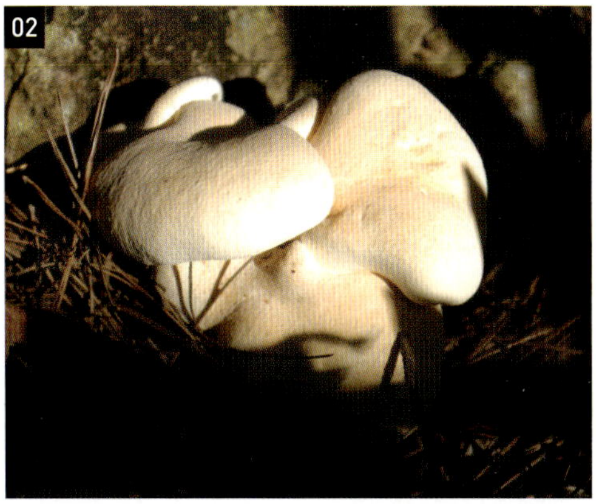

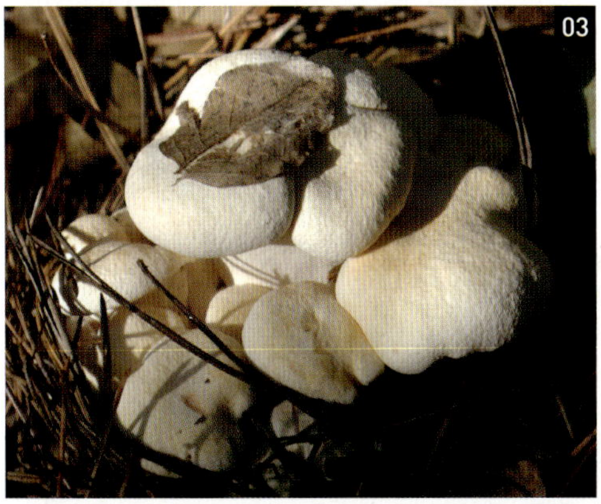

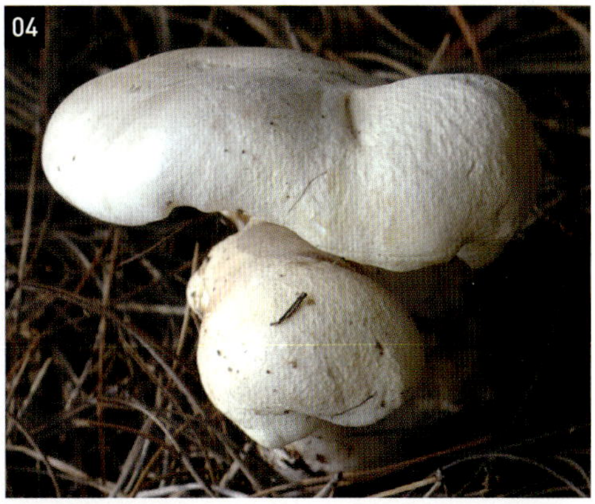

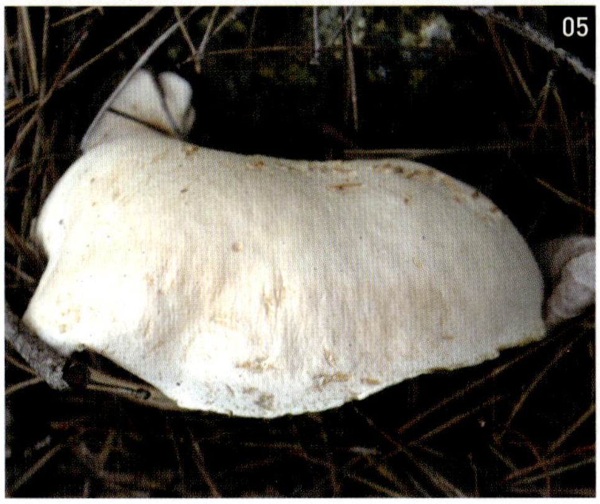

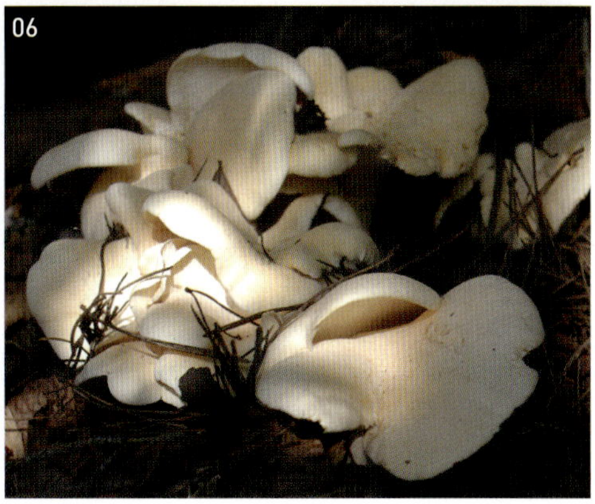

갓은 지름 3~20㎝ 정도 자라고, 여러 개가 맞붙어 30㎝까지 자라는 것도 있다. 갓 모양은 둥그스름하면서 조금 불분명하며, 어릴 때는 낮은 산모양이나 주걱모양에서 점차 편평해지다가 조금 오목해지고, 가장자리가 물결 모양이 된다. **갓 윗면**은 흰노란색 또는 노란크림색 또는 붉은크림색이다. 갓살은 흰색 또는 크림색을 띠고, 두툼하면서 단단하며, 강한 냄새가 난다. **갓 밑면**은 미세한 관구멍으로 되어 있고, 흰색을 띠며 흰녹색 또는 흰노란색이 되기도 한다. **자루**는 길이 3~6㎝, 지름 1~3㎝이고, 대개 조금 옆으로 치우쳐 붙으며 겉면은 흰색이고 노란갈색 얼룩이 잘 생긴다. **포자**는 흰색을 띤다.

---

01 전체 모습. 9월 16일
02 어린 버섯. 9월 16일
03 뭉쳐서 자라는 모습. 9월 16일
04 갓 자라는 모습. 9월 16일
05 갓 펴진 모습. 9월 17일
06 무더기로 자라는 모습. 9월 17일
07 갓이 오목해진 모습. 9월 21일
08 버섯 윗면과 밑면. 9월 16일

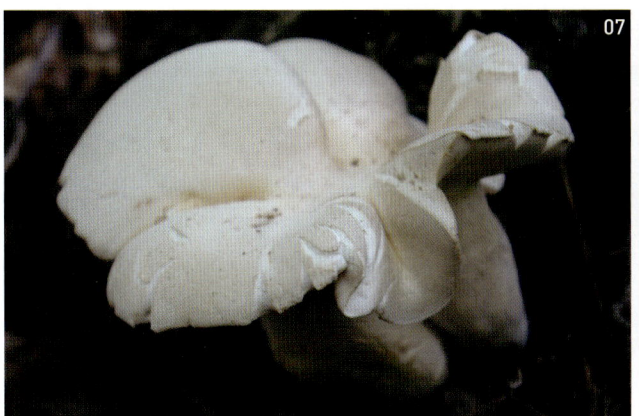
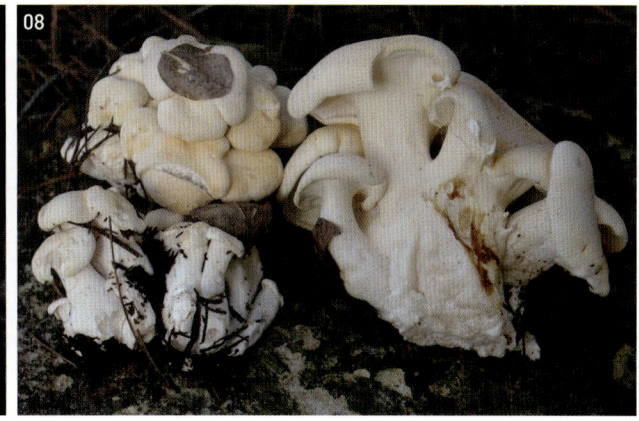

다발방패버섯

246

Ramaria botrytis (Pers.) Ricken

싸리버섯

조금 쓴맛 + 떫은맛 조금 독성

■ 혈액 속 콜레스테롤 수치를 낮추는 데, 종양 억제에 효과

나팔버섯과
한해살이버섯

생약명
소추균 掃帚菌

성분
생것은 독성이 조금 있다.
에르고스테롤 종양억제
리그닌 혈관정화
구아닐산
감칠맛성분. 혈중콜레스테롤 저하
만니톨 붓기해소
글루코오스 에너지공급
펙틴 장정화
셀룰로오스 변비예방
비타민B₂ 빈혈개선
비타민B₃ 혈액순환촉진

서식지
산속 움푹한 곳의 넓은잎나무숲 또는 소나무숲의 낙엽 쌓인 곳이나 마사토 위에 올라온다.

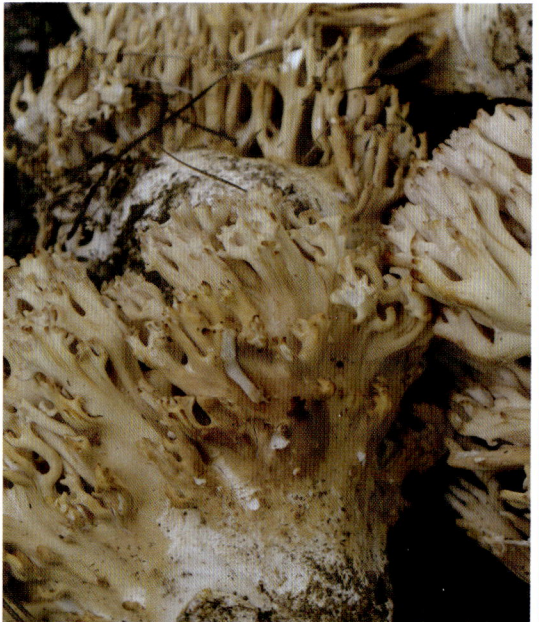 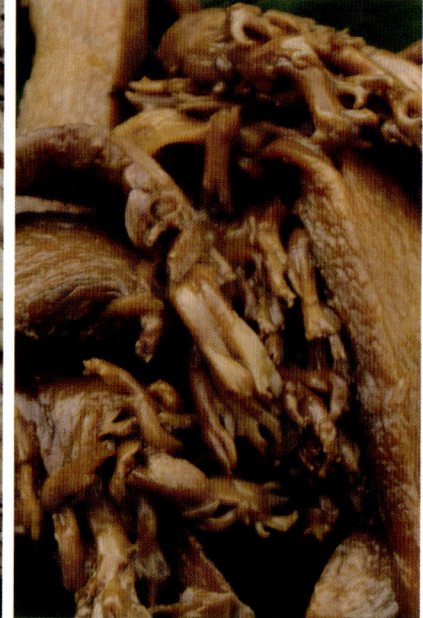

싸리버섯 채취한 모습. 9월 17일   싸리버섯장아찌.

장아찌 담그기

채취시기 가을.
채취부위 전체.
채취시 주의사항 늙은 것은 장아찌로 담갔을 때 살이 부서지기 쉬우므로 피한다.
밑준비 생것을 손질하면 살이 부서지므로 먼저 끓는 소금물에 삶은 뒤 밑동에 흙이 남지 않도록 깨끗이 다듬어 헹구고, 찬물에 담가서 독성과 씁쌀한 맛을 충분히 우려낸 뒤 마른 면보자기로 물기를 닦는다. 생으로 먹거나 독성을 우려내지 않고 먹으면 위장 장애를 일으킨다.
담그기 준비한 버섯에 맛간장을 끓여서 식혀 붓는데, 효소액은 맛간장이 식은 뒤 넣는다.
숙성 담근 장아찌는 상온에 한나절 두었다가 냉장고에 넣어 익히고, 부어놓은 맛간장은 며칠에 한 번씩 따라서 다시 끓여 식혀 붓기를 3~4번 한다.
장아찌맛 씹는 맛이 닭고기 같고 담백한 맛이다.
먹을 때 주의사항 독버섯과 혼동할 수 있으므로 함부로 먹어서는 안 되며, 만일 잘못 먹어 중독 되었다면 곧바로 남은 버섯을 가지고 병원으로 가서 치료를 받는다.

오행의 맛과 효능
조금 쓴맛, 떫은맛. 감칠맛이 난다. 쓴맛은 배출시키는 작용을 하고, 떫은맛은 수렴시키는 작용을 한다.

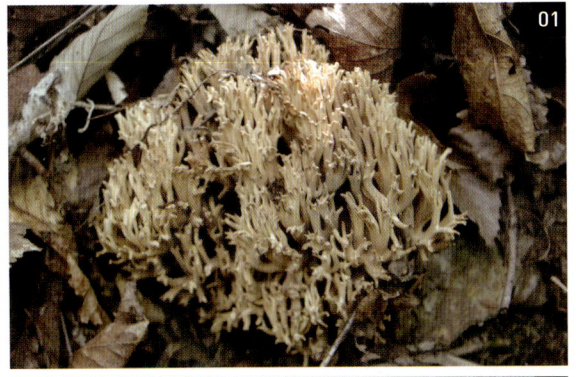

높이 7~18㎝, 지름 6~20㎝ 정도 자라고, 짧은 가지가 2갈래로 반복하여 갈라져 산호모양이 된다. **어릴 때**는 흰붉은색을 띠나 점차 노란갈색이 되며, 가지 끝이 뭉툭하고 연붉은색 또는 연자주색을 띤다. **자루**는 길이 3~5㎝이고 흰색을 띠며, 살은 흰색을 띠고 단단하다. **포자**는 노란갈색을 띤다.

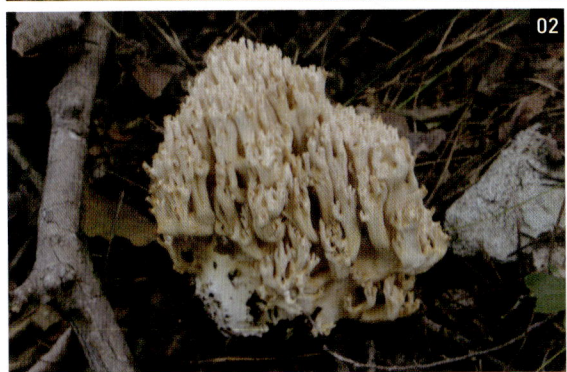

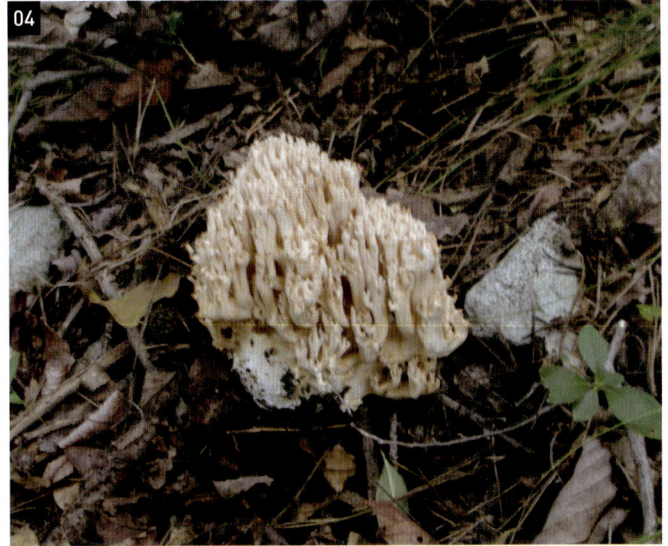

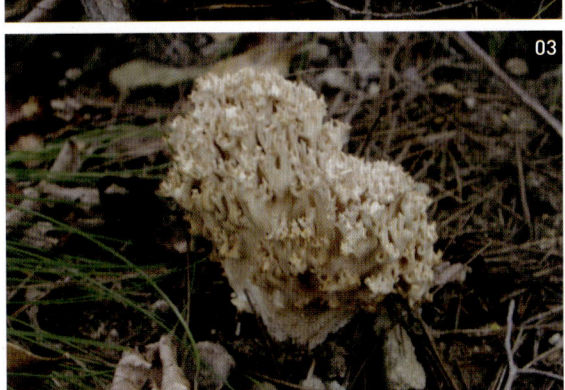

01 전체 모습. 9월 27일
02 버섯 자라는 모습. 9월 17일
03 조금 위쪽에서 본 모습. 9월 17일
04 낙엽 위에 자라는 모습. 9월 17일
05 2개가 나란히 자라는 모습. 9월 17일
06 자루 밑동과 속살. 9월 17일

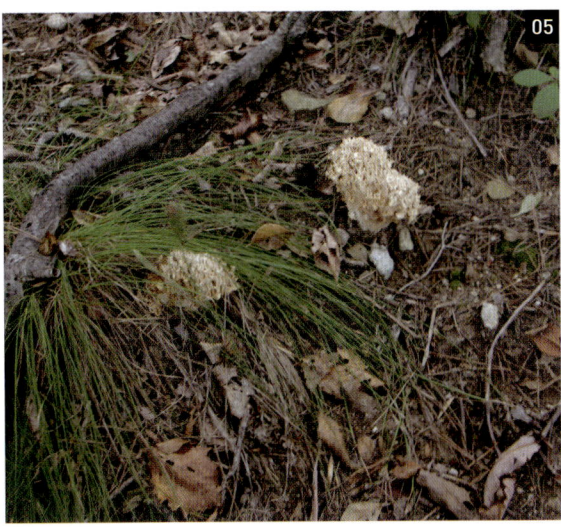

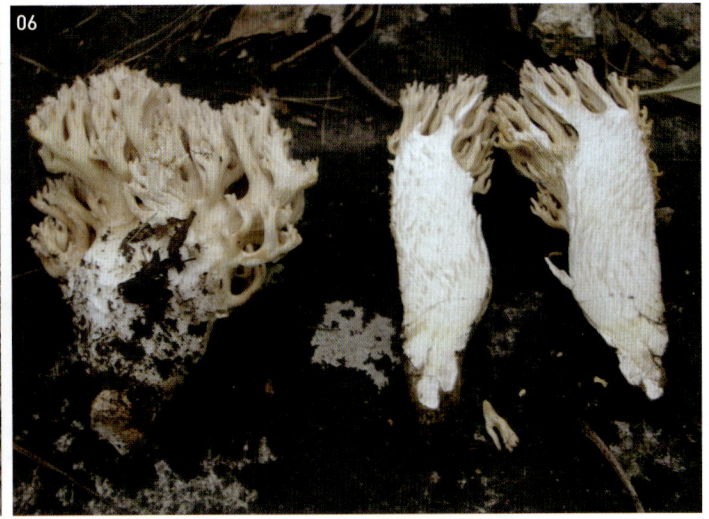

싸리버섯

| INDEX |

ㄱ

가는금불초	488
가는잎왕고들빼기	382
가시상추	430
가시오갈피	334
가지	024
각시취	450
갈퀴나물	108
감나무	026
개갓냉이	300
개곽향	174
개다래나무	298
개모시풀	502
개미취	444
개산초	220
갯고들빼기	390
갯기름나물	178
갯메꽃	114
갯무	252
갯사상자	302
갯취	374
거북꼬리	304
겨자무(서양고추냉이)	180
겹삼잎국화	376
고들빼기	378
고려엉겅퀴(곤드레)	436
고본	184
고수	186
고추	188
고추나무	116
고추나물	190
곤달비	452
골등골나물	462
곰취	254
광릉갈퀴	110
구기자나무	028
구릿대	192
궁궁이	194
그늘취(호망취)	392
근대	030
금낭화	196
기름나물	258
긴담배풀	456
까실쑥부쟁이	480
까치고들빼기	384
깨묵	032
꽃다지	198
꽃마리	264
꾸지뽕나무	034

ㄴ

나도송이풀	200
나래박쥐나물	246
나비나물	038
냉이	040
노랑갈퀴	112
노랑선씀바귀	414
노랑장대	234
누리장나무	172
누린내풀	044
눈개승마	352
느타리	516
능이	510

ㄷ

다래	154
다발방패버섯	524
단풍마	306
단풍취	046
담배풀	454
당개지치	156
대나무(죽순)	048
더덕	050
덩굴닭의장풀	054
덩굴팥	158
도라지	308
돌마타리	318
돌뽕나무	036
돌소리쟁이	310
돌콩	056
두릅나무	118
두메고들빼기	386
두메담배풀	458
두메부추	494
두충	060
둥굴레	062
들깨	202
들메나무	354
등골나물	460
땃두릅나무	064
땅두릅	312
뚝갈	314
뚱딴지(돼지감자)	066

ㅁ

마늘	268
마타리	316
매실나무	144
머위	448
멸가치	466
명아자여뀌	206
모시대	068
모시풀	070
묏미나리	072
무	256
물레나물	356
미국자리공	362
미나리	120
미나리냉이	074
미역줄나무	320
미역취	394

ㅂ

바디나물	322
바위떡풀	358
박	076
박쥐나무	208
박하	210
배암차즈기	342
배초향	212
백작약	160
버들분취	396
번행초	270
벋음씀바귀	406
벌개미취	446
벌깨덩굴	324
벌등골나물	464
벌씀바귀	408
복사나무(복숭아)	162
부추	272
비비추	122
뽀리뱅이	432
뿌리부추	214

ㅅ

사데풀	398
사람주나무	078
산기름나물	260
산달래	326
산마늘(명이나물)	216
산부추	492
산비장이	470
산수국	080
산씀바귀	410
산초나무	218
산토끼꽃	262
살구나무	164
삽주	472
새삼	274
생강나무	224
서덜취	400
석이	518
선씀바귀	412
섬쑥부쟁이	482
세잎승마	276
소경불알	052
속단	248
속속이풀	226
솜나물	402
송이	514
쇠비름	166
쇠서나물	474
수리취	476
순비기나무	328
시금치	278
싱아	150
싸리냉이	504
싸리버섯	526
쑥부쟁이	478
씀바귀	404

ㅇ

아욱	082
앵초	084
양파	280
어리병풍	418
어수리	330
얼레지	282
엉겅퀴	434
연꽃	106
영아자	088
오갈피나무	332
오리방풀	336
오이	090
옥잠화	284
옻나무(참옻)	228
왕고들빼기	380
왕머루	146

왜우산풀(누리대)	338	참마	096	털진득찰	486
우산나물	484	참반디	290	토마토	170
울산도깨비바늘	440	참비비추	364		
원추리	092	참외	098	**ㅍ**	
은분취	468	참좁쌀풀	148		
음나무	230	참죽나무	348	파드득나물	242
이고들빼기	388	참취	292	표고	512
이질풀	340	천문동	134	풀솜대	138
일월토현삼	496	초롱꽃	366	피나무	102
		초피나무	222	피마자	294
ㅈ		층층잔대	126		
		치커리	426	**ㅎ**	
자두나무	168	칡	136		
자리공	360			하늘말나리	132
자주섬초롱꽃	368	**ㅋ**		합다리나무	506
잔대	124			헛개나무	104
장대나물	232	콩	058	호장근	372
조밥나물	420	콩다닥냉이	042	화살나무	152
족도리풀	236	큰갓버섯	520	환삼덩굴	140
좀씀바귀	416	큰개현삼	498	활량나물	244
쥐오줌풀	344	큰까치수염	250	황칠나무	296
지느러미엉겅퀴	424	큰는쟁이냉이	182	흰민들레	442
지칭개	422	큰땅빈대	238	흰우단버섯	522
질경이	094	큰방가지똥	428		
		큰쐐기풀	240		
ㅊ		큰앵초	086		
		큰엉겅퀴	438		
차나무	128	큰참나물	346		
차즈기	204				
참꽃마리	266	**ㅌ**			
참나리	130				
참나물	286	털비름	100		
참당귀	288	털중나리	370		

Green Home은
자연과 함께 하는 건강한 삶, 반려동물과의 감성 교류, 내 몸을 위한 치유 등
지친 현대인의 생활에 활력을 주고 마음을 힐링시키는 자연주의 라이프를 추구합니다.

우리 몸에 좋은
장아찌사전

글쓴이 솔뫼
펴낸이 유재영
펴낸곳 그린홈
기획 이화진
편집 김기숙
디자인 정민애

1판 1쇄 2014년 8월 10일
1판 2쇄 2015년 10월 20일
출판등록 1987년 11월 27일 제10-149

주소 04083 서울 마포구 토정로 53 (합정동)
전화 324-6130, 324-6131
팩스 324-6135
E-메일 dhsbook@hanmail.net
홈페이지 www.donghaksa.co.kr
www.green-home.co.kr

ⓒ 솔뫼, 2014
ISBN 978-89-7190-459-6 13480

• 잘못된 책은 바꾸어 드립니다.
• 저자와의 협의에 의해 인지를 생략합니다.
• 이 책은 저작권법에 따라 보호를 받는 저작물이므로 무단전재나 복제, 광전자 매체 수록 등을 금합니다.
• 이 책의 내용과 사진의 저작권 문의는 동학사(그린홈)로 해주십시오.